科学出版社普通高等教育

供药学、药物制剂、临床药学、中药学　　　业使用

案例版

药 物 化 学

第 3 版

主　　编　孟繁浩　盛春泉

副主编　李　飞　甄宇红　张大军

编　　委（按姓氏汉语拼音排序）

郭　春（沈阳药科大学）　　　　　李　飞（南京医科大学）

李　帅（承德医学院）　　　　　　李义平（西安交通大学）

梁经纬（海南医科大学）　　　　　马宇衡（内蒙古医科大学）

孟繁浩（中国医科大学）　　　　　欧阳勤（陆军军医大学）

沈广志（牡丹江医科大学）　　　　盛春泉（海军军医大学）

王　琳（中国医科大学）　　　　　王　涛（长治医学院）

展　鹏（山东大学）　　　　　　　张　翔（上海交通大学）

张大军（沈阳医学院）　　　　　　甄宇红（大连医科大学）

科 学 出 版 社

北 京

郑 重 声 明

为顺应教学改革潮流和改进现有的教学模式,适应目前高等医学院校的教育现状,提高医学教育质量,培养具有创新精神和创新能力的医学人才,科学出版社在充分调研的基础上,首创案例与教学内容相结合的编写形式,组织编写了案例版系列教材。案例教学在医学教育中,是培养高素质、创新型和实用型医学人才的有效途径。

案例版教材版权所有,其内容和引用案例的编写模式受法律保护,一切抄袭、模仿和盗版等侵权行为及不正当竞争行为,将被追究法律责任。

图书在版编目(CIP)数据

药物化学 / 孟繁浩, 盛春泉主编. -- 3 版. -- 北京 : 科学出版社, 2025. 2. -- (科学出版社普通高等教育案例版医学规划教材). -- ISBN 978-7-03-081222-3

Ⅰ. R914

中国国家版本馆 CIP 数据核字第 2025A3P524 号

责任编辑:王 颖 / 责任校对:周思梦
责任印制:张 伟 / 封面设计:陈 敬

科 学 出 版 社 出版

北京东黄城根北街 16 号
邮政编码: 100717
http://www.sciencep.com

三河市骏杰印刷有限公司印刷
科学出版社发行 各地新华书店经销

*

2010 年 3 月第 一 版 开本:787×1092 1/16
2025 年 2 月第 三 版 印张:26 1/4
2025 年 2 月第十四次刷 字数:765 000

定价:118.00 元
(如有印装质量问题,我社负责调换)

前　言

本教材是在案例版《药物化学》（第 2 版）的基础上，通过调整、更新而编写的。本教材的编写充分考虑到药学专业人才培养的目的与需求，同时参考新版执业药师考试的相关要求，从实际出发，以培养具有创新精神和实用能力的药学人才为目的，兼顾医药，延续了前两版案例与传统教学理论相结合的创新性编写模式。本教材主要供药学、药物制剂、临床药学、中药学、制药工程、医药营销等药学类相关专业本科学生教学使用，也可以作为执业药师资格考试、硕士研究生入学考试、临床药师培养以及相关科研人员的参考用书。

本教材根据教育部制定的普通高等学校药学本科专业培养目标，以药物作用的靶点或药效分类，以药物化学结构与生物活性的关系为主线，从化学结构出发，讨论药物的性质、药物与机体的相互作用、药物作用的分子机理、药物在体内转运过程、代谢产物与药物的毒性和副作用、药物的合成路线等，并论述了各类药物的构效关系。在编写上注意药物化学与相关学科的衔接与相互渗透，讨论了各类药物的发展，特别是新结构类型药物的研究进展，反映了当代药物化学研究与开发的新进展。

第 3 版教材秉承了第 2 版的特色，选用的案例均来源于国内外医药工作实践，包括药物研究案例、临床用药案例、重大药学事件案例等，具有知识性、典型性、针对性、启发性、趣味性和实践性等特点。通过案例教学可以有效调动学生学习的积极性、主动性和创造性，提高学生的创造能力以及解决实际问题的能力。使用本教材组织教学时，既可以按传统模式讲授，把案例作为补充内容，供学生课外阅读讨论；也可以案例为先导，将课堂教学设置到有意义的案例情境中，既丰富了教学内容，又有利于引导学生在互动过程中，去积极探究隐含在案例背后的专业知识和技能，真正实现教学相长，提高教学效率。

根据多年来使用前两版教材进行教学的实践和经验，第 3 版教材从编写体例、结构框架上进行了调整和改变；例如，将原"第 24 章　药物研究与开发"调整为第 3 章，将原"第 23 章　多肽和蛋白质类药物"和"第 24 章第 4 节　生物药"进行了整合。在第 2 版教材的基础上，重点增加和完善了药物化学相关案例，补充了各治疗领域近 5 年新上市的药物，以及每章增加了思考题。

科学出版社和编委单位在本教材编写过程中给予了大力支持，教材编写过程中参考并借鉴了许多国内外相关教材和资料，在此一并表示衷心的感谢。特别感谢第 1 版和第 2 版编委付出的心血和努力！本教材的编写者来自于全国十几所高校，作为长期从事药物化学教学和科研的骨干教师，他们把多年来的教学经验和科研成果有机地融入到教材的编写过程中，强化了本教材的前瞻性、创新性和实践性。但限于编者水平和经验，书中难免存在疏漏和不足，恳请广大读者和同仁提出宝贵意见。

编　者

2023 年 12 月

目　录

第一章 绪 论

药物是指用于预防、治疗、诊断疾病，或调节某种功能的特殊化学物质。根据药物的来源和性质，可分为天然药物（中药）、化学药物和生物药物（生物制品）。其中，化学药物是目前临床应用中主要使用的药物，也是药物化学研究的主要对象。化学药物可以是无机矿物质、合成有机化合物、从天然产物中分离得到的有效成分，或通过发酵方法得到的抗生素等。药物化学（medicinal chemistry）是建立在多种化学学科和生命科学学科基础上，设计、合成和研究用于预防、诊断和治疗疾病的药物的一门学科，是连接化学与生命科学并使其融合为一体的交叉学科。

第一节 药物化学的研究内容和任务

药物化学是一门发现与开发新药、设计和合成化学药物、阐明药物化学性质、研究药物分子与机体生物大分子之间相互作用规律，以及药物的化学结构与生物活性（如药理活性、毒性等）之间的关系（定量构效关系，quantitative structure-activity relationship，QSAR）等多方面的综合性学科，是药学领域中的重要学科。随着现代科学技术的快速发展，特别是近年来信息学、计算机及分子生物学等学科的发展充实了药物化学的内容，使其成为一门极具生气的朝阳学科。

随着人类社会和生产力的进一步发展，人类对药物提出了更高的要求。另外，随着药物耐药性的增加以及一些人类新疾病如艾滋病（获得性免疫缺陷综合征，acquired immune deficiency syndrome，AIDS）、严重急性呼吸综合征（scvere acute respiratory syndrome，SARS）、疯牛病（牛海绵状脑病，bovine spongiform encephalopathy，BSE）和埃博拉出血热（Ebola hemorrhagic fever，EBHF）等的出现，需要研究出相应的药物，以解除这些新的疾病对人类的威胁。

药物化学的研究内容主要是分子之间的相互作用及所引起的生物效应。具体包括基于生命科学研究揭示的药物作用靶点（受体、酶、离子通道、核酸等），参考其内源性配体或底物的结构特征，设计新的药物结构分子；通过各种途径和技术寻找先导化合物（如内源性活性物质、活性代谢物、天然有效成分等），合成和优化活性化合物；研究药物的合成工艺、理化性质及稳定性，药物与生物体相互作用的方式及其在生物体内吸收、分布和代谢的规律及代谢产物；研究药物的构效关系，利用现代信息学和计算机技术，进行计算机辅助药物设计（computer-aided drug design，CADD）等。

药物的研究与开发是一个高投入、高收益、高风险的系统工程，药物化学在小分子药物研究与开发中具有极其重要的作用。药物的研究与开发一般分为发现阶段（drug discovery）和开发阶段（drug development）。一个新药从最初设想到上市，需要的时间、费用如图 1-1 所示。

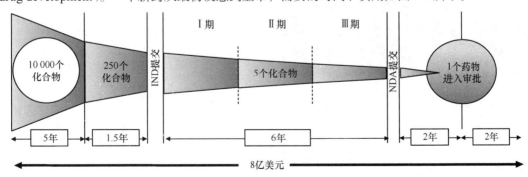

图 1-1 新药的研究与开发

IND：investigational new drug，新药临床研究申请；NDA：new drug application，新药申请

1

第二节 药物化学发展史

一、药物化学的起源与现状

药物是何时发现的？起源于何处？普遍认为药物起源于食物。早期的药物有 3 个来源：一是来源于食物，即药食同源；二是广泛的尝试，即来源于有病后寻找非食物也非已知药物的天然物质来治疗疾病；三是从动物治病用药得到启发，而发现的药物。

任何学科的形成和发展，都是与当时的科学技术水平、经济建设要求以及相关学科的促进分不开的。人类在"饥不择食"的时代，过着采集的生活，那时还不知道什么可以吃，什么不可以吃，只是乱食充饥；逐渐发现有的东西吃了以后，不仅可以解除饥饿，而且可以恢复体力或使精神饱满。另外，人们品尝存在于生活环境中的植物（如神农尝百草的传说），其中产生令人有舒适感的植物或者有明确治疗效果的植物，就被用于作为药物使用；而产生毒性作用的植物则被用于打猎、战争或其他特别用途。经过反复实践，相应的作用就得到肯定，而相应的物质就成为以后人们用来解除某种痛苦的药物。于是，便有了我国最早的药学专著——《神农本草经》，该书成书于东汉末年，全书收载药物 365 种，较系统地总结了汉代以前的药学成就，为中药学的发展奠定了理论基础。以后，几经修改与补充，发展成为当代药学著作《中华本草》，该书共 34 卷，前 30 卷为中药（包括总论 1 卷、药物 26 卷、附篇 1 卷、索引 2 卷），后 4 卷为民族药专卷（包括藏药、蒙药、维药、傣药各 1 卷），共收载药物 8980 味。

人类探索自然、认识自然的过程永无止境。在东方，神农尝百草，日遇七十二毒，得茶而解之。大约与神农相同时期，西方也同样利用植物作为药物，最初的"基本理论"是一种信号说（doctrine of signature）：如果一种植物看起来像身体的某部分，那么就被认为是自然界专门为此而设计的，就可能是用于治疗某方面疾病的药物，如图 1-2 所示。

德国化学家 Sertürner 在 1803 年尝试从鸦片中提取出主要成分，并以 morphium 命名，如图 1-3 所示。然后，他用家养的几只小狗及自己做了生物学功能试验，实验结果于 1805 年公开发表。Sertürner 对鸦片主要成分的研究标志着一个新学科——药物化学的诞生，同时也标志着药物研究与开发新时代的来临。随后一个接着一个的生物碱被分离出来，如表 1-1 所示。这些活性成分的分离和鉴定，说明天然药物中所含的化学物质是产生治疗作用的物质基础，不仅为临床应用提供了准确适用的药品，而且为现代药物化学的发展建立了良好的开端。

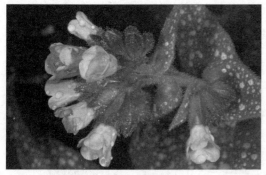

图 1-2 兜藓（lungwort）

疗肺草属植物。由于其叶的形状像肺，因而在古代被认为是自然界暗示用于治疗肺病，事实上并没有必然的联系

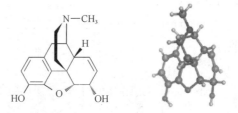

图 1-3 morphine 的结构

案例 1-1

1803 年，德国化学家 Friedrich Wilhelm Adam Sertürner 在研究鸦片如何诱发人们睡眠时，

从鸦片中分离出了吗啡（morphine）；直到 1817 年，他才通过在氨水中重结晶的方法，得到了这种化合物的纯品（一种白色晶体），并且其化学结构在超过一个世纪的时间里仍然是一个谜。但是，这并不妨碍吗啡作为一种药物在临床中应用；1827 年，默克化学公司将吗啡作为药物开始商业化生产。1923 年，英国化学家 Robert Robinson 确定了吗啡的结构式；1952 年，科学家才成功地合成了吗啡。此后，通过结构改造和构效关系的研究，开发了一系列结构简单、合成简便、疗效更好、各具特色的吗啡衍生物。

问题：

1. Friedrich Wilhelm Adam Sertürner 的研究具有什么重要意义？
2. 这个经典案例对你有什么启发？

表 1-1 生物碱的发现与分离

年份	生物碱的名称	发现者
1817	Narcotine	Robiquet
1818	Strychnine	Caventou & Pelletier
1818	Veratrine	Meissner & Caventou
1819	Colchicine	Meissner & Caventou
1820	Caffeine	Runge；Caventou & Pelletier
1820	Quinine	Caventou & Pelletier
1822	Emetine	Pelletier & Magendie
1827	Coniine	Giesecke；Geiger & Hess
1828	Nicotine	Posselt & Reimann
1831	Aconitine	Mein；Geiger & Hess
1832	Codeine	Robiquet
1833	Atropine	Geiger & Hess
1833	Thebaine	Pelletier & Dumas
1842	Theobromine	Woskresensky
1848	Papaverine	Merck
1851	Choline	Babo & Hirschbrunn
1860	Cocaine	Niemann
1870	Muscarine	Schmiedeberg & Koppe

除了在植物中提取分离活性物质外，人们也开始从有机化合物中寻找可以用作药物的活性物质，并且相应的研究工作也卓有成效。例如，人们发现了水合氯醛的镇静作用及乙醚的麻醉用途。

1832 年，37 岁的 Gergardt 以水杨酸为原料合成了一个新的化合物，但是反应很慢，需要很长时间才能完成，因此没有继续深入研究。65 年后的 1897 年，德国化学家 Hoffmann 在试图寻找某些药物来减轻他父亲的关节疼痛的过程中，对 Gergardt 的试验进行了重复，结果发现了阿司匹林（乙酰水杨酸，aspirin）。1899 年，阿司匹林作为解热镇痛药上市；1909 年，Bayer 公司开发了阿司匹林的水溶性片剂；1915 年，阿司匹林片剂已经作为非处方药销售。随着阿司匹林新用途（如对心、脑血管疾病的预防作用）的不断发现，使其成为了应用最为广泛的药物。

阿司匹林是人类历史上第一个用化学方法对天然化合物进行结构修饰而得到的药物，也是人类到目前为止仍在使用的最为神奇的药物之一。阿司匹林的成功上市，标志着药物化学的研究开始由天然产物的提取分离，又增加了新的研究内容——半合成研究，从此现代药物化学得到了迅速发展。

继阿司匹林之后，特别是在 20 世纪 20~30 年代，涌现出了各种药物，其中包括麻醉药、镇静药、镇痛药、解热镇痛药等。这几类药物实际上都与人们的主观感觉有关，以人类本身的体验作为药效的根据。在此期间，构效关系研究也开始在药物化学中起步，人们开始探索药物的药效团（pharmacophore），并对复杂的天然化合物进行结构改造，以寻找天然化合物的简化结构药用类似物。例如，可卡因经过药效基团的寻找，发展出一系列局部麻醉药，其中普鲁卡因（procaine）是最典型的成功案例，这种研究模式至今仍是新药研究的一种有效手段。

微生物学的发展，也进一步推动了药物化学的发展。1928 年，英国细菌学家 Fleming 在实验中偶然发现了人类第一个抗生素——青霉素（penicillin G）。青霉素的发现开辟了抗生素药物的新纪元，在药物治疗学上带来了一次革命。数十年来，青霉素拯救了无数肺炎、脑膜炎、脓肿、败血症患者的生命，其医用价值至今仍是不可估量。青霉素的出现促使人们开始从真菌和其他微生物中分离和寻找新药，随后四环素（tetracycline）、链霉素（streptomycin）、氯霉素（chloramphenicol）、红霉素（erythromycin）等不同结构类型的抗生素相继问世。特别是链霉素的发现，使得当时认为是不治之症的结核病得以攻克，这是药物化学对人类的重要贡献之一。目前，抗生素和半合成抗生素已成为临床应用的主要抗感染药物。

知识拓展 1-1

1928 年，英国细菌学家 Fleming 在细菌培养时偶然发现，在培养皿中的葡萄球菌由于被污染而长了大团霉菌，而且霉团周围的葡萄球菌被杀死，只有在离霉团较远的地方才有葡萄球菌生长。通过鉴定，Fleming 发现这种霉菌属于青霉菌的一种，于是，他把含有这种霉菌分泌物的液体称为"青霉素"。接着又把这种霉菌接种到各种细菌的培养皿中，发现葡萄球菌、链球菌和白喉杆菌等都能被抑制。

1929 年，Fleming 报告了他的发现。1935 年，澳大利亚病理学家 Florey 和侨居英国的德国生物学家 Chain 合作，解决了青霉素的纯化问题。1941 年，青霉素应用于临床，拯救了千百万伤病员的生命，成为第二次世界大战中与原子弹、雷达并列的三大发明之一。这一造福人类的贡献使 Fleming、Chain 和 Florey 共同获得了 1945 年诺贝尔生理学或医学奖。

药物研究与开发的试验模型逐步地从人类本身转移到动物及动物的器官上，特别是 1890 年以后，随着合成染料的出现，化合物的生物活性研究进入了细胞水平的阶段。形成了新药研究与开发的一套完整系统，从而使药物安全性与有效性得到了保障。磺胺类药物的发现，为细菌感染性疾病的治疗提供了良好的药物，同时也为化学治疗药物的发展奠定了牢固的基础。在磺胺类药物的研究与开发中，归纳出许多有价值的药物化学原理，如电子等排原理、立体选择原理、定量构效关系等，这些基本规律至今仍然应用在实践中。

随着生命科学研究的深入，人们逐渐认识到体内存在的微量生物活性物质扮演着重要的角色，对调节体内机能和维持生命起到了非常重要的作用。20 世纪 30 年代，内源性活性物质的研究取得了重要进展，如利用性器官和孕妇尿作为原料提取制得了甾体激素；20 世纪 50 年代，人们发现皮质激素具有广泛的抗炎免疫抑制作用；20 世纪 60 年代，人们发现了甾体口服避孕药；20 世纪 80 年代后期，人们发现了一氧化氮在体内的重要作用，在此基础上开展了对 NO 供体和 NO 合成酶抑制剂的研究。

20 世纪 60 年代，随着细胞及分子生物学研究取得重要成果，建立在以酶或受体为靶标而设计的一系列新类型药物研究成功，如 β-受体拮抗剂盐酸普萘洛尔（propranolol hydrochloride）于 1964 年上市，钙通道阻滞剂硝苯地平（nifedipine）于 1979 年上市，血管紧张素转换酶抑制剂卡托普利（captopril）于 1981 年上市，为心脑血管疾病的治疗提供了有效的药物。

20 世纪 80 年代以后，组合化学（combinatorial chemistry）技术使同一时间内合成大量不同结构顺序或不同取代基及取代位置的化合物成为可能。利用组合化学技术和合理药物设计方法，进行新药分子的设计和合成，建立分子多样性化合物库，结合高通量筛选（high throughput screening，HTS）技术，进行大范围、快速、高效的活性筛选，加快了新药设计和发现的速度。随着人类基因组、蛋白质组和生物芯片等研究的深入，大量与疾病相关的基因被发现，这也给新药的研究和设计提供了更多的靶点。新的药物作用靶点一旦被发现，往往会成为一系列新药发现的突破口。目前，药物化学已成功地将化学、物理学、医学、生命科学、信息学及其他一些科学技术有机地结合起来，成为名副其实的高科技系统工程，创制出战胜疾病的各种药物。新药的设计和研究，也由单纯的化学方法向以生物学为导向、化学和分子生物学相结合的方向发展。

药物研究与开发经历了漫长的历程，逐步形成了规模巨大的全球医药工业。药物研究与开发是一个高投入、高风险的过程。药物研究与开发的成功，可以为制药企业带来巨额利润。在很大的程度上，药物研究与开发的成败决定制药企业的盛衰。因而吸引着大量投资，各种新药也在不断地被研发出来。不可否认，"偶然发现"曾经在药物研究与开发的各个时期扮演着重要的角色，有时甚至起到极为重要的作用。但是，现代科学的进步使"偶然发现"的作用变得越来越小。

案例 1-2

药物研究与开发的重大失误——"反应停"事件

沙利度胺（反应停，thalidomide）于 1956 年上市，主要治疗妊娠呕吐反应，临床疗效明显，因此迅速流行于欧洲、亚洲、美洲的 17 个国家。1960 年左右，上述国家突然发现许多新生儿的上肢、下肢特别短小，甚至没有臂部和腿部，手脚直接连在身体上，其形状酷似"海豹"，部分新生儿还伴有心脏和消化道畸形、多发性神经炎等。

问题：

1. "海豹肢畸形"是什么原因导致的？
2. 该悲剧使人们从中吸取了哪些深刻的教训？

二、我国药物化学的发展成就

我国药物化学发展基本上是从头开始，逐步发展壮大的。1949 年以前，我国的化学制药工业非常落后，基础薄弱，设备落后。新中国成立以后，我国化学制药工业得到较快的发展，尤其是在改革开放以后得到迅速发展，现已形成了教学、科研、生产、质控、市场营销等比较全面的医药工业体系。我国不但能够生产抗生素和半合成抗生素、磺胺药、抗结核药、地方病防治药、解热镇痛药、维生素、甾体激素、抗肿瘤药、心血管系统药物、中枢神经系统药物等一大批临床治疗药物，满足国内患者的治病需要，保障了我国人民群众的身体健康，并且还有大量药物出口，为全人类健康和发展作出了巨大的贡献。

我国在新中国成立初期的药物研究与开发战略是仿制为主、创仿结合。实践证明，这是一条正确的道路。因而我国实现了以较少的投入、较快的速度，将我国的医药发展水平提高到全球前列的目标。20 世纪 90 年代初期，我国实施了药品专利和药品行政保护，这对我国制药工业来说，既是前所未有的挑战，同时也是十分重要的机遇。经过 20 多年的实践，我国医药工业逐步过渡到了全面创新时代。其中，药物化学工作者的贡献功不可没。我国药物化学工作者无论在新的天然产物的提取分离方面，还是在新的活性物质的设计与合成、构效关系研究等方面，都作出了重要的贡献。越来越多具有自主知识产权的新药正在逐步走向市场。通过全面创新的洗礼，企业的市场竞争力显著增强，良好的社会效益正在逐渐显露出来。

经过几十年的发展，特别是实施专利法以来，我国药品研究与开发水平已经迅速提高。我国已经有针对性地建立起了一大批创新或者技术平台，其中包括创新药物研究与开发平台、创新药物中试技术平台、化学药物杂质分离技术平台、化学药物合成技术平台、创新药物信息技术平台、创新药物分子设计平台、高通量筛选技术平台等。国家同时大力资助一大批处于实验室阶段和临床前研究或临床研究的创新项目。这些项目与平台，有效地整合了我国科研、教学及生产等方面的重要人才资源及物质资源，促进了我国新药研究开发的整体水平的提高，造就了一支成熟的研究队伍，缩短了与发达国家的差距。可以预期，我国在不久的将来，将会成为创新药物主要发源地。

为实现这一目标，需要广大药物研发科技工作者，特别是药物化学工作者长期共同的努力。只要抓住机遇，开拓进取，就一定能够很好地完成历史赋予我们的使命，为保障人民群众的健康服务作出应有的贡献。

知识拓展 1-2

2015 年 10 月 5 日，诺贝尔生理学或医学奖揭晓，我国药学家屠呦呦因发现了治疗疟疾的青蒿素（artemisinin）获得此项殊荣，实现了我国自然科学诺贝尔奖零的突破。

疟疾是世界上最古老的、最难治的寄生虫病之一。人类对疟疾的记载已有 4000 多年历史，世界各地的科学家致力于寻找治疗疟疾的药物。1967 年，我国集中全国科技力量联合研发抗疟新药，代号为"523 项目"，60 多个单位的 500 多名科研人员参与，屠呦呦是其中一位。屠呦呦领导课题组从系统搜集整理历代医籍、本草、民间方药入手，对多种中药开展实验研究，筛选了 2000 多个中草药方，整理出 640 种抗疟药方剂，用鼠疟原虫模型检测了 200 多种中草药，用了多种提取方法，最终获得了对疟原虫的抑制率达到 100% 的青蒿素。在发现青蒿素的历程中，屠呦呦从《肘后备急方》中"青蒿一握，绞汁服"获得启示，提出用乙醚低温提取，得到了其有效部位，最终开发出高效、速效、低毒的新结构类型抗疟药青蒿素。

artemisinin

第三节 药品的质量和生产质量管理规范

药物是一种特殊的商品，其质量决定着产品的生命，药物质量的优劣直接影响人们的身体健康和生命安全。"质量可控、安全有效"是药品研究与开发必须遵循的原则。药物的质量与质量标准的制定是药物研究与开发的主要内容之一。特别是在药物的开发阶段，需要对其质量进行系统、深入的研究，制定出科学、合理、可行的质量标准，并不断地修订和完善，以控制药物的质量，保证其在所拟定的有效期内安全有效。

药品的质量控制可分为过程控制和终点控制两个方面。过程控制与生产过程同步进行，以经验的参数为依据，可以全过程进行多点控制，而终点控制则是以质量标准为依据进行的对最终产品进行的单点控制。仅以终点控制的质量标准，判断药品质量存在三个方面的局限性：①无法全面体现药品的质量；②质量标准也可能无法真实反映药品质量；③质量标准对反映的问题不具备溯源性。因此，仅对终点产品"检验决定质量"的模式已不能有效对药品的质量进行控制，而应该在生产过程中同样加以控制。

目前，各国对药品的生产过程一般都有严格的控制。在中国，药品生产需要符合《药品生产质量管理规范》（good manufactory practice，GMP），该规范对各类药物的各个生产环节或者与生产销售有关的环节进行了明确、详细的规定。

为了很好地实施过程控制和终点控制，需要在研究与开发时就开始考虑各种参数。QbD（quality by design）的核心就是从最初的各个研究与开发阶段，即开始考虑最终产品的质量、确定哪些参数可能最终影响产品的参数，然后加以控制，以期最大程度地保证产品的"安全有效"。

药品质量标准是根据药品的理化性质和生物学性质而制定的，并用以检测该（批号）药品的质量是否达到要求的技术规定，药品质量标准应能准确地反映药品的全面特征。因此，在制定药品质量标准的过程中，除了药品本身的理化性质外，还要考虑药品的来源、制药工艺、生产及储运过程中的各个环节等。

1. 含量分析 药物纯度反映的是药物的外在质量，主要考虑药物有效成分的含量和杂质的含量。药物有效成分的含量是反映药物纯度的重要标志，而药物中存在的杂质可能影响药物的疗效并且可能是导致毒副作用的根源。药物的杂质是指在生产和储存过程中引入或产生的其他物质，包括由于分子手性的存在而产生的非治疗活性的光学异构体等，所以质量好的药物应该是达到一定的纯度且杂质的量越少越好。但考虑到完全除去杂质的困难性，以及除去杂质增加的生产成本等因素，一般情况下，在不影响药物疗效和人体健康的前提下，允许存在一定量的杂质。

通常，药品有效成分的含量及可能存在的杂质含量都有较为严格的规定，这些规定就构成了药物的质量标准。药品标准是国家控制药物质量的标准，是药品在生产、检验、供应、管理和使用等方面必须共同遵循的法定依据。不符合药品质量标准规定或要求的药物不能生产、供应和使用。

药品有效成分的含量测定方法应测定出活性成分，同时排除包括辅料在内的共存物的干扰。药品的含量测定方法还要体现原料、中间体及相应的制备工艺路线情况；能反映储存运输过程中被氧化、还原、分解等方面的情况以及其产物的残留。对某些特殊的杂质，有时也会进行特别的检查，如静脉注射类药品对过敏反应的物质源检查比较严格。

2. 药品的生物效价 对于某些药品，当理化性质或者其他测试不能全面反映其质量时，可以用生物效价来进行检测。生物测定的重要作用是它提供了产品生物效价的信息，可评价批与批之间的稳定性和一致性，并监测不曾预料、不易发现的构象变化。

3. 生物等效性 理论上，不管是何种剂型，如果有等量的药物有效成分到达体内的作用位点（通常通过血液或者血浆浓度测定），则会产生相同的药效或临床效果，即它们在功效和安全性方面是等同的，这就是生物等效性（bioequivalence）。但是，仅含有等量药物有效成分的不同剂型的药物，并不一定是生物等效的。这是因为制剂组分上的任何微小的变化，都可能会影响药物在体内的吸收、分布、代谢和消除，从而可能会对药物的安全性、药物的耐受性产生显著的影响。生物等效性在药物研究与开发中应用广泛，如仿制药与标准药、天然药与合成药、口服药与注射液、缓释剂与普通制剂等的比较，均需要生物等效性的方法来评价。

各个国家为确保药物质量，均制定了各自的药品质量标准，"药典"就是国家控制药品质量的标准，具有法律的约束力。因此，药典对保障人民用药安全和有效、保证和提高药品质量、促进药物研究等方面，都具有重要作用。我国于 1953 年制定和颁布了《中华人民共和国药典》，自 1985 年以后每 5 年重新修订出版一次，现行的药典是 2020 年版。未列入国家药典的药品，按国家有关药品标准执行。

第四节 药物的安全评估

药物的安全评估（the safety of a new drug）主要在临床前研究阶段及临床阶段系统进行，即非临床安全评估与临床安全评估。药品的非临床安全评估是指在实验室条件下进行的各种毒性试验，其中包括单次给药的毒性试验、反复给药的毒性试验、生殖毒性试验、致突变试验、致癌试验、各种刺激性试验、依赖性试验及与评价药品安全性有关的其他毒性试验等。新药非临床安全性评价对判断新药能否进入人体临床研究，预测临床研究的风险程度和为临床研究提供重要的安全性依据具有举足轻重的作用。

毫无疑问，试验的科学性、数据的可靠性是结论是否准确的前提。只有严格遵循药物非临床研究质量管理规范才能保证得到高质量、真实、完整和可靠的临床前新药安全性试验资料。

在所有相关的实验研究中，药物非临床研究质量管理规范均作了详尽的规定，包括研究人员及其他有关人员的资格和职责，规范并标准化安全性评价试验涉及人员的操作和行为，保证研究机构具备稳定和适当的基本设施，保证试验系统和材料的可靠性，通过制定并实施标准操作规程（standard operating procedure，SOP）来规范各种试验和操作，建立完善的实验资料记录和保存制度，建立质量保证体系等。

案例 1-2 分析

1. "海豹肢畸形"是由患儿的母亲在妊娠期间服用沙利度胺引起的。当时使用的药物是消旋化合物，造成畸胎的原因出自代谢转化产物。S-(-)-沙利度胺的二酰亚胺通过酶促水解，生成的邻苯二甲酰谷氨酸可渗入胎盘，干扰胎儿的谷氨酸类物质转变为叶酸的生化反应，从而干扰胎儿的发育，造成畸胎；而 R-(+)-异构体不易与代谢水解的酶结合，不会产生相同的代谢产物，因而并不致畸。两个对映体都有镇静作用，若将旋光异构体分开，去除 S-(-)-异构体，单用 R-(+)-异构体治疗孕吐，就可以避免产生畸胎的惨祸。

S-(-)-异构体(强致畸剂)

2. "反应停"事件是一次惨痛的教训，它以高昂的代价促成了著名的《赫尔辛基宣言》——这一国际医学界的基本道德标准的诞生。同时，促使各国政府在制定药事管理条例时规定，在药物上市前必须进行特殊药理实验（致癌、致畸、致突变），也促进了手性药物及手性药理学的发展。

在我国，对从事非临床安全评估的单位实行认证制度。所有用于新药申请的试验结果均应来自取得相关认证的机构。只有在临床前安全评估中，表现为安全、有效的候选药物才可能进入临床试验，并且通常分为Ⅰ、Ⅱ、Ⅲ和Ⅳ期，新药临床安全性评价贯穿临床试验各个阶段。在临床试验期间出现的不良事件，如果怀疑与药物有关（药物不良反应），则可能有重要意义，必须迅速向药品监督管理部门报告。发现这些不良反应必须依靠每个研究者在临床试验阶段敏锐地观察，并作详细的记录。

临床安全指标是根据疾病的严重程度、疗效指标、用药途径等方面综合考虑制定的，随着疾病不同而有差异。例如，对于治疗癌症的药物与治疗脱发的药物而言，前者的疗效指标是提高生存率，而后者的疗效指标是改善症状；在平衡风险和收益之间，前者更侧重于收益，后者更侧重于风险。因此，安全性指标确立的侧重点也应各有不同。

第五节　药物的名称

大部分药物都至少有 3 个名称：化学名、通用名和商品名。

一、化　学　名

药物的化学名是准确的系统名称，英文化学名是国际通用的名称，它符合由国际纯粹化学与应用化学联合会（IUPAC）制定的命名规则，但一般药物的化学名非常冗长。现在多以《美国化学文摘》（Chemical Abstracts Service，CAS）为依据，对药物认定其基本母核，其他部分均看成是取代基；中文化学名的命名原则可参考科学出版社出版的《英汉化学化工辞典》。如单胺氧化酶抑制剂吗氯贝胺（moclobemide，抗抑郁药）的英文化学名为 4-chloro-*N*-[2-(4- morpholinyl)ethyl]-benzamide，中文化学名为 4-氯-*N*-[2-(4-吗啉基)乙基]苯甲酰胺。

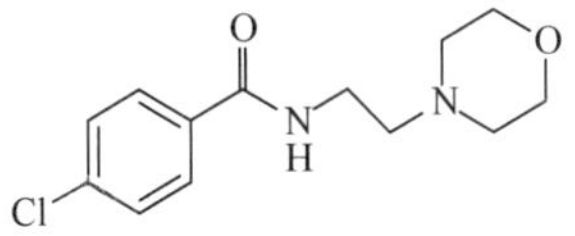

二、通 用 名

也称国际非专利药品名称（International Non-proprietary Names for Pharmaceutical Substance，INN），是世界卫生组织（World Health Organization，WHO）推荐使用的名称。一个药物只有一个通用名，不受专利和行政保护，是所有文献、资料、教材以及药品说明书中标明有效成分的名称，药品通用名也是药典中使用的名称。中国药品通用名称（Chinese Approved Drug Names，CADN）的命名，基本是以世界卫生组织推荐的 INN 为依据，结合我国具体情况而制定的。中文名尽量和英文名相对应，可采取音译、意译或音译和意译相结合，以音译为主。INN 中对同一类药物常采用同一词干，CADN 对这种词干规定了相应的中文译文，这种命名方法给医生或药学工作者记忆及使用带来了方便。

三、商 品 名

药品作为商品，是制药企业的产品。商品名和商标一样可以进行注册和申请专利保护。药品的商品名只能由该药品的拥有者和制造者使用，代表着制药企业的形象和产品的声誉。因此，含有相同药物活性成分的药品在不同的国家、不同的生产企业可能以不同的商品名销售，即使在同一个国家由于生产厂商的不同也会出现不同的商品名。按照中国新药评审的要求，对商品名有一些要求，如商品名不能暗示药物的作用和用途，应高雅、规范、简易、顺口等。

思 考 题

1. 药物化学包括哪些研究内容？
2. 药物的名称包括哪几种？

（孟繁浩）

第二章 药物的结构与作用

药物的结构决定药物的生物活性。通过人类长期的经验积累，特别是吸入性全身麻醉药物的广泛应用，人们意识到药物的理化性质与生物应答（生理活性）之间可能存在着一定的关系。1868年，英国化学家 Brown 和药理学家 Fraser 提出药物的生物活性依赖于其组分的理论，这是人们对药物的化学结构与生物反应之间关系的初步认识。

19 世纪后半叶，人们陆续从药用植物中提取分离出一系列化合物。通过对这些有效成分结构的分析、归纳和总结，药物化学家发现某些相似的结构具有相似的生物应答，从而提出了药效团（pharmacophore）概念，并在药效团理论的指导下，成功研究并开发上市了局部麻醉药物苯佐卡因、非甾体抗炎药安替比林以及磺胺类抗菌药物等。

1933 年，Hammett 对芳香酸系列化合物的 pK_a 及水解速率进行计算与分析，将计算结果与生物活性联系在一起，这就是药物的化学结构与生物活性的关系，简称药物的构效关系（structure-activity relationship，SAR）。

1951 年，药物化学家 Friedman 等提出生物电子等排体（bioisostere）概念，该设计方法就是建立在相似的结构可能具有相似的生理活性的基础之上。这一概念将结构化学中电子排布和化学性质的理论引入药物化学研究领域，成为指导结构改造、优化先导化合物的一个重要概念。20 世纪 60 年代，由药物化学家 Hansch 提出的 Hansch 分析将药物分子的疏水性、电性、立体参数与药理活性联系起来，由此进入二维定量构效关系研究时代。20 世纪 90 年代，Cramer 等提出了比较分子场方法（CoMFA），分析药物分子在三维空间内的疏水场、静电场和立体场分布与生物活性的关系。目前，CoMFA 和改进的 CoMSIA（比较分子相似因子分析）已经成为应用最广泛的药物设计基本方法之一。

与此同时，人们也发现相似的结构也可能具有不同的生物应答（如药效）。有些化合物在体外具有一定的生物活性，在体内的药效可能不如预期。这与给药方式有关，更与药物的吸收、分布、代谢、排泄有着密切的联系。本章以药物的化学结构为主线，探讨影响药效的主要因素。

第一节　药物的理化性质与活性

按药物的作用方式，药物可分为特异性药物（specific drugs）和非特异性药物（nonspecific drugs）两类。前者的药理作用与化学结构直接相互关联，并与特定受体的相互作用有关，后者的药理作用与药物化学结构关系较少，主要受其理化性质的影响。药物的理化性质主要包括药物的溶解度、分配系数、解离度、表面活性、热力学性质和波谱性质等。下面主要介绍溶解度、分配系数和解离度对药效的影响。

一、药物的溶解度及分配系数对药效的影响

药物的溶解度（solubility）是指在一定温度（气体一定压力）下，在一定量溶剂中达到饱和时溶解的药物最大量。就生物系统而言，水是基本溶剂，转运扩散至血液或体液的药物应具有一定的水溶性，可用亲水性表示药物在水中的溶解度。通过脂质生物膜转运的药物应具有一定的脂溶性，可用亲脂性或疏水性表示药物在类脂质中的溶解度。药物的脂溶性和水溶性的相对大小，一般以脂水分配系数 P 表示：$P=C_O/C_W$，C_O 是药物在非水相中分配达到平衡时的量，C_W 是在水相中分配达到平衡时的量；P 值越大，表示药物的脂溶性越大。P 值通常较大，常用其对数 $\log P$ 表示。

　　药物的水溶性主要取决于分子结构、极性、形成氢键的能力和晶格能等，若改变药物分子结构将对脂水分配系数产生显著影响。如在药物分子中引入烃基、卤素等可增加药物的脂溶性，而引入羟基、羧基等可降低药物的脂溶性。

　　对于作用于不同系统的药物，有着不同的亲脂性要求。如作用于中枢神经系统的全身麻醉药和镇静催眠药，需要透过血-脑屏障，因此需要较大的脂水分配系数。而作用于神经末梢的局部麻醉药，不需要透过血-脑屏障，但在穿透局部神经组织细胞膜时，必须有一定的脂溶性才能穿透脂质生物膜，使药物在局部的浓度较高，并能维持一定的局部麻醉时间；同时脂溶性又不能太大，否则药物易穿透血管壁，减弱或失去局部麻醉的作用。因此，在局部麻醉药物的结构中，应保持合适的脂水分配系数。

二、药物的酸碱性和解离度对药效的影响

　　药物的解离度（degree of dissociation）是反映药物在水中分子离子化的重要指标，用解离常数（dissociation constant）pK_a 表示。药物在体内的解离度取决于药物的 pK_a 和周围介质 pH 的大小。一般来说，酸性类药物随介质 pH 增大，解离度增大，体内吸收率降低；碱性类药物随介质 pH 增大，解离度减小，体内吸收率增加。如弱酸性类药物巴比妥类、阿司匹林、维生素 C 等在胃液（pH 1～1.5）中几乎不解离，以分子形式存在，脂溶性较大，在胃中易吸收；弱碱性类药物麻黄碱在胃液中几乎全部解离，以离子形式存在，在胃中很难吸收，而在 pH 较高的小肠（pH 5～7）内则易吸收。

　　药物结构的部分改变对药物的解离度、溶解度等物理性质可产生显著影响，也可影响药效。如在磺胺类药物的磺酰胺基上引入杂环取代基，对药物 pK_a 和抑菌作用均有较大影响，如表 2-1 所示。

表 2-1　磺胺类药物的结构和理化性质

H_2N—◯—SO_2NH—R

药物	—R	pK_a	解离度/%	溶解度（37℃）/（μmol/L）	最低有效浓度（×10^{-6}mol/L）
氨苯磺胺（sulfanilamide）	—H	10.48	0.03[*]	—	25000
磺胺吡啶（sulfapyridine）	N吡啶基	8.5	3.4[*]	—	20
磺胺噻唑（sulfathiazole）	噻唑基	7.12	61.5[*]	—	4
磺胺嘧啶（sulfadiazine）	嘧啶基	6.48	80.0[*] 3.9[**]	0.5	4
磺胺甲嘧啶（sulfamerazine）	甲基嘧啶基	7.1	1.4[**]	1.3	—
磺胺二甲嘧啶（sulfadimidine）	二甲基嘧啶基	7.4	0.7[**]	2.4	—

注：[*]pH=7；[**]pH=5.2。

第二节　药物的结构与药效的关系

　　药物的化学结构与其生理活性之间的关系，称为构效关系，构效关系能够阐明化学结构的改变，对药物活性强度变化的影响规律，有助于解析和认识药物的作用机制。

一、药 效 团

药效团（pharmacophore）是具有相同药理作用的药物结构中的相同部分，是与受体结合产生药效作用的药物分子在空间分布的最基本结构特征。一般而言，药物作用的特异性越高，药效团越复杂。为了确定药物的药效团，一般用尽可能多的结构类似化合物测定其药理活性，然后精确地分析结构与活性的关系。如含有双-β-氯乙胺基和双乙烯亚胺基的化合物都具有细胞毒作用，作为生物烷化剂用于癌症化疗。双-β-氯乙胺基和乙烯亚胺基是这类药物的药效基团。药效团的确定有助于药物结构改造和新药设计，部分药物的药效团及代表药物见表 2-2。

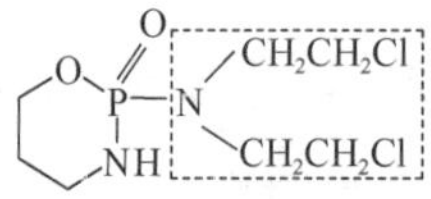

环磷酰胺 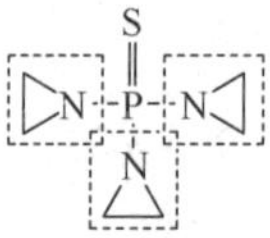　　　　塞替哌

表 2-2　部分药物的药效团及代表药物

类别	药效团	代表药物	化学结构
镇静催眠药	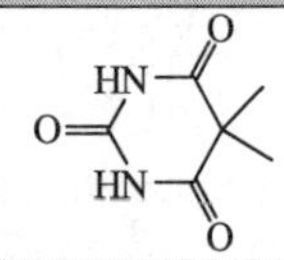	苯巴比妥（phenobarbital）	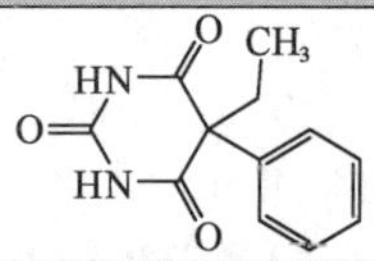
局部麻醉药	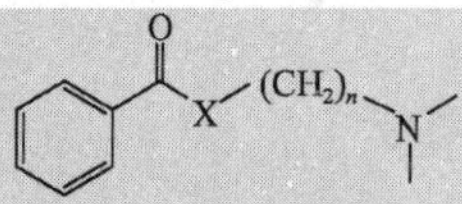	盐酸普鲁卡因（procaine hydrochloride）	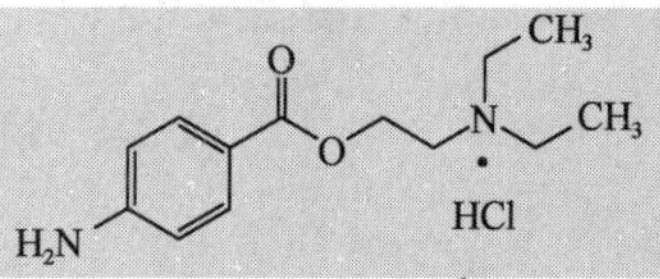
磺胺类抗菌药	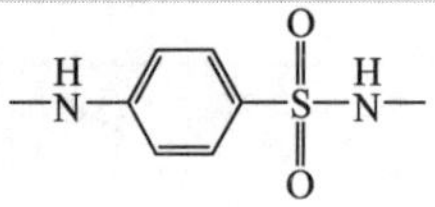	磺胺嘧啶（sulfadiazine）	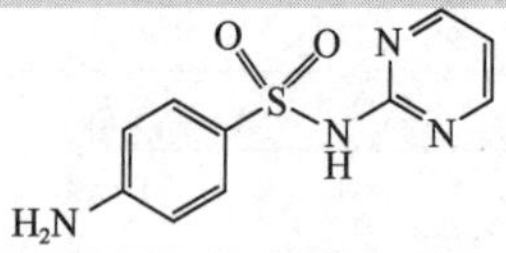
喹诺酮类抗菌药	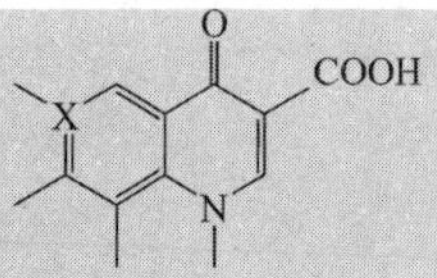	氧氟沙星（ofloxacin）	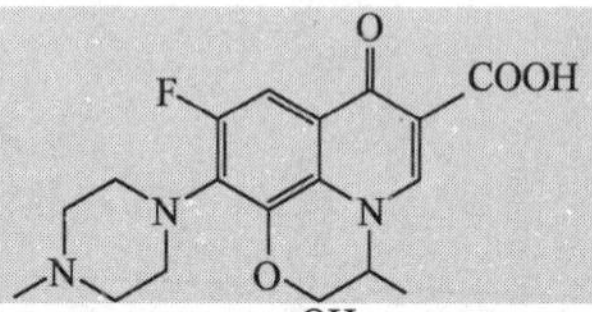
拟肾上腺素类药物	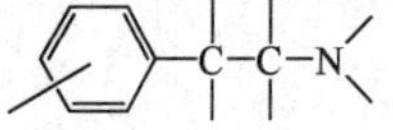	沙丁胺醇（salbutamol）	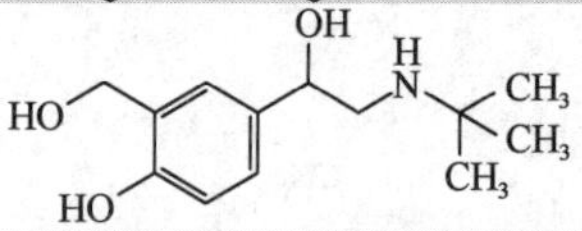
磺酰脲类降糖药	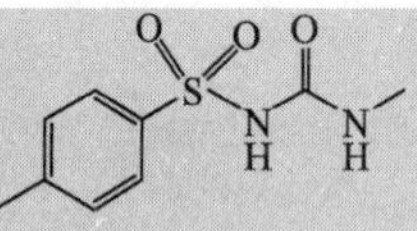	格列本脲（glibenclamide）	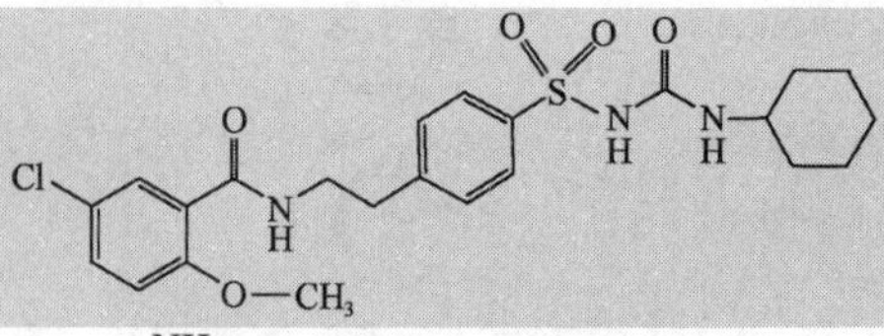
β-内酰胺类抗生素	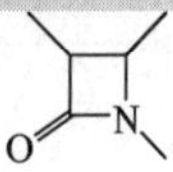	氨苄西林（ampicillin）	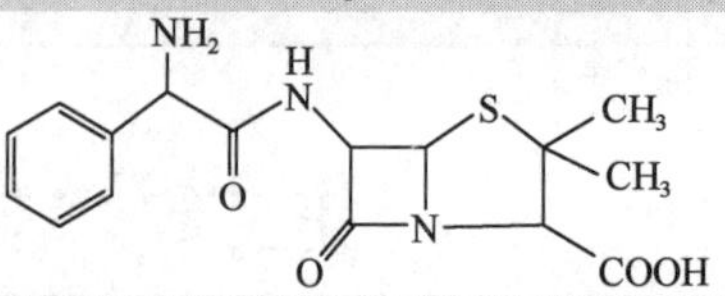

二、药 动 团

药动团（kinetophore）是指药物结构中决定药物的药代动力学性质，且参与体内吸收、分布、代谢和排泄过程的基团。药动团通常可以模拟自然界存在的物质，与药效团以化学键结合，赋予药

物分子类似天然物质被转运的性质。为此，可以认为药动团是药效团的载体。

1. 天然氨基酸 *L*-氨基酸或二肽在体内可被主动转运，可作为药动团连接于药效团上，以利于其吸收和转运。如美法仑（melphalan）为苯丙氨酸氮芥，将药效团氮芥连接在苯丙氨酸的苯环上，以此提高向癌组织中分布的选择，这是 *L*-氨基酸作为药动团的典型例子。

2. 磷酸基团 磷酸基团是构成核酸的组分之一。药物分子中连接磷酸基团，有助于向细胞内转运。如磷霉素（fosfomycin）通过抑制丙酮酸尿苷-*N*-乙酰葡萄糖胺转移酶，阻止细胞膜结构的形成，是强效抗菌药。其中环氧基是活性的药效团，膦酸基为转运到细胞内的药动团。

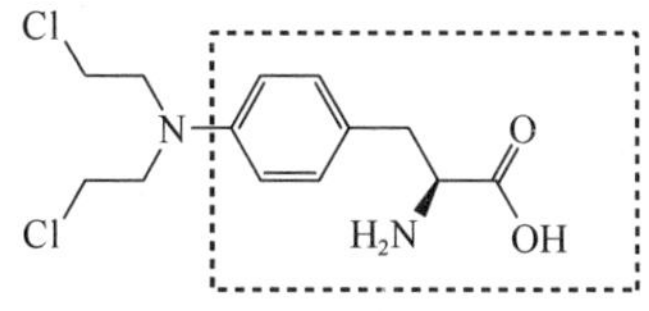

melphalan 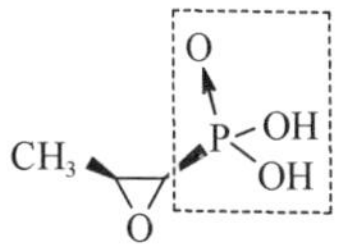　　　　fosfomycin

3. 胆酸 肝细胞中存在胆酸转运系统，对胆酸有较强的亲和力。将药物经连接基与胆酸偶联后，赋予药物肝细胞靶向的特征。

4. 糖基基团 糖分子对分子识别和细胞间信息交换起重要作用，作为生物体基本代谢物质的糖类本身就是具有天然优势的药动基团。当糖与药物形成苷类药物，容易渗入细胞内。根据糖分子性质的不同，渗入的速率不同，从而产生选择性作用。

三、毒 性 基 团

毒性基团（toxophore）是指药物分子中产生毒性以及致突变或致癌等作用的结构基团。毒性基团一般都具有亲电性，即在生理条件下能与体内核酸、蛋白质或其他重要成分中的富电子中心发生亲电反应，导致不可逆损伤。药物分子中的主要亲电基团有：①含有环氧类的基团；②可生成正碳离子的基团；③β-内酯及醌类；④烷基硫酸酯或磺酸酯及 β-卤代硫醚类；⑤*N*-氧化物、*N*-羟胺、胺类以及在体内可转化为含胺类的基团等。

第三节　药物与受体的相互作用对药效的影响

一、药物的键合特性对药效的影响

在体内药物分子与受体之间的相互作用可分为两类：一类是化学反应（形成共价键）的相互作用；一类是物理相互作用。物理作用主要有范德瓦耳斯力、氢键、疏水结合、电荷转移复合物、静电相互作用（离子偶极之间、偶极偶极之间和离子键等）等形式。

1. 共价键 在体内形成的共价键很牢固，除非被体内特异的酶解断裂，否则很难恢复原药。因此这样的药物作用一般是不可逆的，并且作用持久。如 β-内酰胺类抗生素青霉素（penicillins）和头孢菌素（cephalosporins）等的抑菌作用，不仅是由于其分子内 β-内酰胺结构的四元环张力大，具有潜在的化学反应性，也与其立体构型与构成细菌细胞壁的 *D*-丙氨酰-*D*-丙氨酸相似，可与催化细胞壁生成的转肽酶反应，从而抑制细菌的生长有关，如图 2-1 所示。

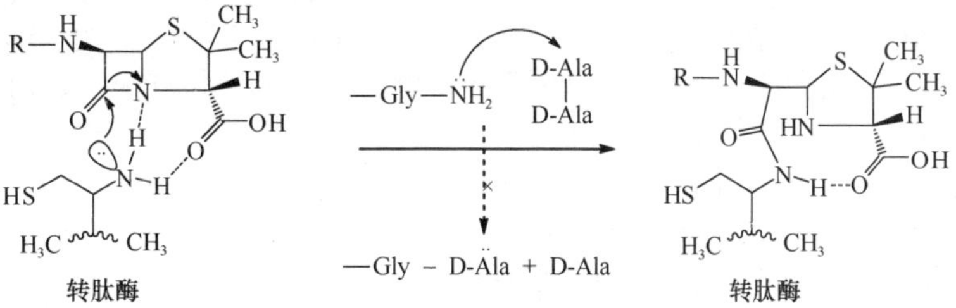

图 2-1　β-内酰胺类抗生素的作用机制

2. 氢键 药物分子中含有具有孤对电子的 O、N、S、F、Cl 等原子可与 C、N、O、F 等共价结合的 H 形成氢键，其键能约为共价键的 1/10，由静电引力、诱导极化引力和离域能（电子云平均化）三部分组成。若药物分子内或分子间形成氢键，在极性溶剂中的溶解度减小，而在非极性溶剂中的溶解度增加；若药物能与溶剂分子形成氢键，可增加溶解度；在体内药物分子与生物大分子结合，氢键也起着重要作用。如雄烷-17-酮在牛血清蛋白（5%）中的溶解度只有 140Um/L，而雄烷-3，17-二酮则为 3 250 140Um/L，其中 3-酮基使溶解度增加，与氢键形成有关。

3. 电荷转移复合物（charge-transfer complex，CTC） 或称电荷迁移络合物，是一个化合物（给予体）的电荷转移到另一个化合物（接受体）上而形成的结合体，属于分子键化合物。在药物配伍中，CTC 的形成可增加药物的水溶性和稳定性。CTC 的形成主要受溶剂的影响。CTC 的吸收光谱和原化合物不同，称为电荷转移光谱。如普鲁卡因（供体）和硫胺（受体）可形成 1∶1CTC。普鲁卡因的紫外最大吸收约为 280nm，而形成 CTC 后，其最大吸收移至 340 nm。同样，核磁共振氢谱（H-NMR）也可发生向高磁场位移。硫胺素焦磷酸酯（TPP）结合在神经膜上，当神经组织受电刺激，可释放 TPP。普鲁卡因和硫胺形成 CTC，则干扰神经传导过程。在形成 CTC 时，嘧啶环和苯环的靠近发生 π-π 电荷位移，普鲁卡因的酯羰基与硫胺焦磷酸的噻唑鎓离子形成偶极-离子相互作用，前者的氨基阳离子又与后者磷酸阴离子形成离子键，如图 2-2 所示。

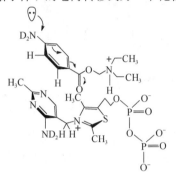

图 2-2 普鲁卡因与硫胺素焦磷酸酯电荷转移复合物

4. 金属螯合物（chelate） 由金属离子通过价键（离子键、共价键和配位键）与两个或两个以上配位体相连接而形成的环状化合物。配位体上供电子的基团只限于含有 O、N 或 S 原子基团，螯合时通常形成四、五、六元环，只有含 S 的四元环较稳定，含 O 和 N 的环多为五或六元环，而以五元环较稳定。生物体内的配位体有氨基酸、蛋白质和某些羧酸等，金属离子有 Fe^{3+}、Mg^{2+}、Cu^{2+}、Al^{3+}、Mn^{2+}、Co^{2+}、Zn^{2+}等。金属离子对生物体存在特殊的生物效应，对生命必需的一些金属离子过量则也有可能引起中毒。金属螯合作用主要应用于金属中毒的解毒、灭菌消毒、新药设计以及某些疾病的治疗等。如乙二胺四乙酸（EDTA）是常用多价配位体，主要用于铅中毒；二疏丙醇（BAL）可作为金、汞、锑、砷等中毒的解毒剂。

二、药物的官能团对药效的影响

在药物的结构优化研究中，一般应注意保留药效的基本结构。一些特定基团（官能团）的转换可导致分子结构发生变化，从而改变药物的理化性质，影响药物在体内的吸收、转运、分布与代谢，影响药物与受体或酶的结合，影响药物的活性，甚至由激动剂变为拮抗剂。

1. 酸性和碱性基团 酸性和碱性基团在药物-受体相互作用中常起到重要作用。羧基可与受体的碱性基团结合，有利于增加药物生物活性。羧酸成盐后，还可增加水溶性。胺类药物结构中具有碱性基团，易与核酸或蛋白质中的酸性基团发生作用；在生理环境下胺还易于形成铵离子，可与受体的负电部位相互作用；其氮原子上的孤对电子又可以形成氢键，能与多种受体结合，表现出多样的生物活性。

2. 酰基 羧酸成酯后可增大脂溶性，易被人体吸收。酯基易与受体的正电荷部分结合，羧酸成酯的生物活性与羧酸有很大区别，如对氨基苯甲酸是微生物所必需的营养物质，而对氨基苯甲酸烷基酯则具有局部麻醉作用。酰胺基存在于蛋白质和多肽中，能与生物大分子形成氢键，常显示结构特异性。酰胺与酯互为电子等排体，以酰胺替换酯，相应的衍生物的生物活性有可能变化不大。

3. 烃基 药物分子中引入烃基可影响或改变药物的溶解度、解离度、分配系数、氧化还原电位以及形成共价键的性质，并增加位阻从而增加稳定性。

4. 卤素 卤素是很强的吸电子基，可影响分子间的电荷分布、脂溶性及药物作用时间。卤素取代可使芳环钝化，阻碍代谢氧化。以氟原子取代正常代谢物的原子半径近似的氢原子，易与受体或酶作用，成为抗代谢物。氟原子电负性高且稳定性好，故引入氟原子或三氯甲基，大多能使药物作用增强。

5. 羟基 引入羟基可形成氢键，增加水溶性，增强与受体的结合力，改变生物活性。羟基取代可以发生在脂肪链上，也可以发生在芳环上。这有可能会使活性和/或毒性增强或减弱。

6. 巯基 由于巯基形成氢键的能力较羟基低，当引入巯基时，对水溶性的影响小，脂溶性较相应的醇高，更易于吸收。巯基有较强的还原性和亲核性，也易与重金属离子生成不溶性的硫醇盐，可作为解毒剂（如二巯丙醇）。巯基还可以与一些酶的吡啶环生成复合物而显著影响代谢。

7. 醚和硫醚 醚类化合物中的氧原子有孤对电子能吸引质子，具有亲水性，烃基则有亲脂性，使醚类化合物在脂水交界处定向排布，易于通过生物膜。硫醚与醚类的不同点是硫醚可氧化生成亚砜或砜，氧化后极性增加，与受体结合的能力以及作用强度会发生较大改变。

三、药物的立体结构对药效的影响

1. 几何异构 药物分子中存在刚性结构部分，如双键或脂环使分子产生顺反（或 *Z/E* ）异构体。顺反异构体的理化性质互不相同，吸收、分布、排泄也不相同，特别是几何异构体中的官能团或与受体互补的药效基团的排列相差较大，导致生物活性有较大差别。如非甾体雌激素药物己烯雌酚，有两种几何异构体，其中反式己烯雌酚比顺式己烯雌酚作用强 14 倍。

反式己烯雌酚

2. 构象异构 构象异构是指药物分子中各原子和基团的空间排列因碳碳单键旋转而产生动态的立体异构现象，其中各种不同的构象互称为构象异构体。柔性分子（flexible molecule）具有无数个构象异构体，它们之间处于快速动态的平衡状态，不能分离出某一个单独的化合物。其中出现概率高而自由能低的构象称为优势构象（preferred conformation）；能被受体识别并与受体结构互补且产生特定药理效应的药物分子构象称为药效构象（pharmacophoric conformation）。有些药物分子结构不同，但它们能以相同的作用机制引起相同的药理或毒理效应，这是由于它们具有共同的药效构象，即构象等效性（conformational equivalence），如表 2-3 所示。

表 2-3 部分药物的药效构象结构与作用特点

药名	药效构象结构与名称	作用特点
乙酰胆碱（acetylcholine）		乙酰胆碱的受体为毒蕈碱受体，其交叉式为活性构象
多巴胺（dopamine）		多巴胺的受体为多巴胺受体，多巴胺交叉式 β 体为活性构象，B 旋转体为活性构象体

续表

药名	药效构象结构与名称	作用特点
吗啡（morphine）	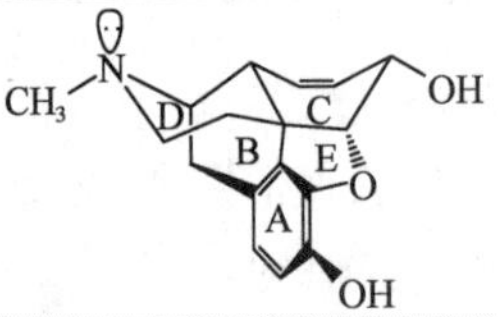	吗啡的受体为阿片受体，吗啡为阿片受体激动剂，A、B 平面与 C、D 平面呈 T 形
哌替啶（pethidine）	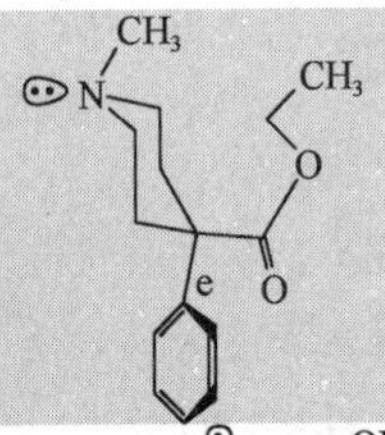	哌替啶的受体为阿片受体，苯基 e 键构型为活性构象体
纳洛酮（naloxone）	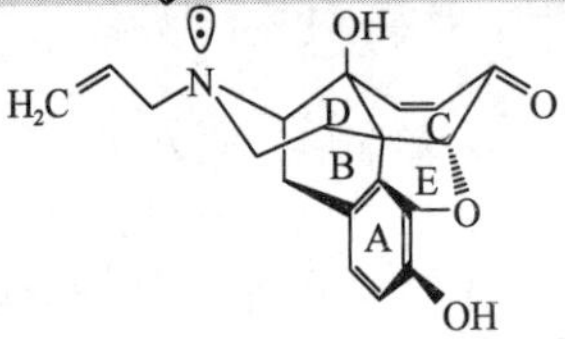	纳洛酮为阿片受体拮抗剂，化学结构与吗啡相似，对阿片受体的亲和力与吗啡相似，能阻止吗啡样物质与阿片受体的结合，但不产生吗啡样激动作用

3. 对映异构　对映异构是指药物分子中所含原子基团的连接方式以及顺序都相同而空间排列方式不同的异构现象，对映异构体互为实物与镜像关系且不能完全重合（手性）。除旋光性外，理化性质基本相同，但生物活性差别较大。当手性药物进入机体后，体内的酶、受体、载体分子等具有手性识别能力，对其吸收、分布和排泄呈现不同的立体选择性，产生不同的生物应答，导致药效上的差别，即显示不同的药理、毒理及药代动力学、不良反应等。另外，在药物代谢过程中，代谢酶对手性药物的立体选择性可导致代谢差异。一些典型手性药物见表 2-4。

表 2-4　一些典型手性药物的结构与药效

药名	化学结构	
	S-异构体	*R*-异构体
沙利度胺（反应停，thalidomide）	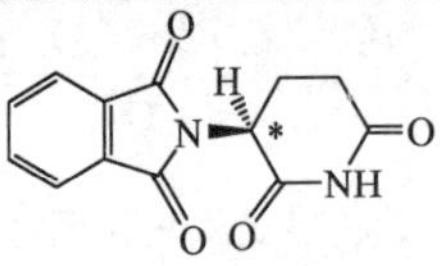 强致畸剂	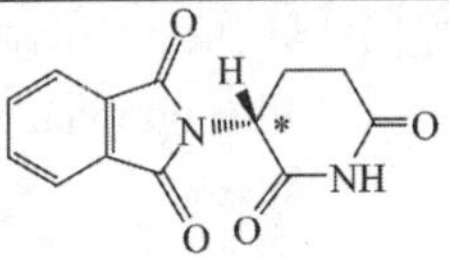 镇静剂
多巴（dopa）	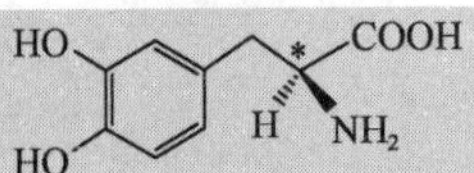 帕金森综合征治疗药	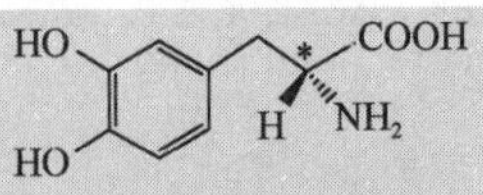 致粒状白细胞减少
普萘洛尔（propranolol）	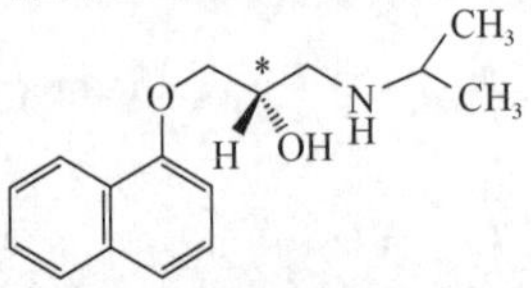 β-受体拮抗剂(治疗心脏病)	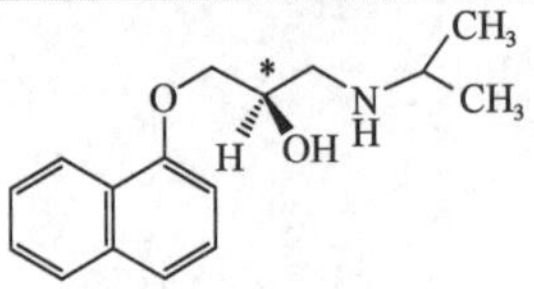 男性避孕药
布洛芬（ibuprofen）	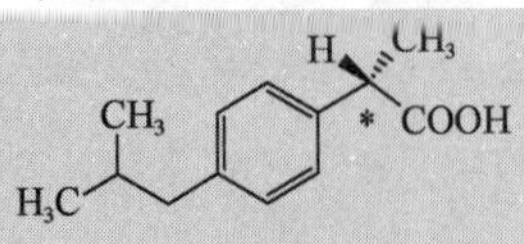 非甾休抗炎药	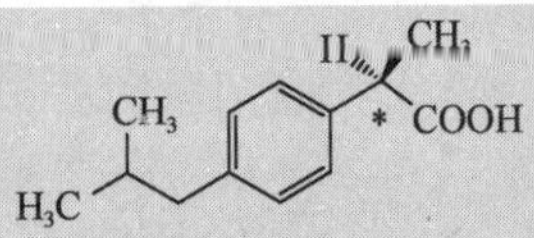 无活性

第四节　药物的结构与体内生物转化

药物的生物转化（biotransformation）是指药物在体内发生的化学反应，又称药物的代谢转化。药物生物转化反应主要可分为两类：一类是官能团反应，主要包括氧化、还原、水解反应，称为 I 相（phase I）反应；另一类是结合反应，称为 II 相（phase II）反应。

一、I 相反应

药物在体内所发生的 I 相反应主要包括氧化反应、还原反应和水解反应。

（一）氧化反应

氧化反应是药物在体内进行的最主要的生物转化反应，主要在肝脏中进行，由非特异性酶系催化完成。经过氧化反应，在药物的芳环结构或脂链结构的碳上引入羟基、羰基或羧基；在氮、硫原子上脱氢、脱烃基或生成氮氧化物、硫氧化物等，见表 2-5。

表 2-5　药物在体内生物转化中的氧化反应类型

类型	氧化反应	反应式	代表药物
微粒体酶系氧化	芳环上羟基化	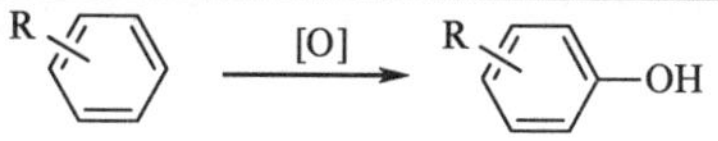	乙酰苯胺、苯巴比妥
	烃基上羟基化	$R-CH_3 \longrightarrow R-CH_2OH$	甲苯磺丁脲
	杂原子上氧化	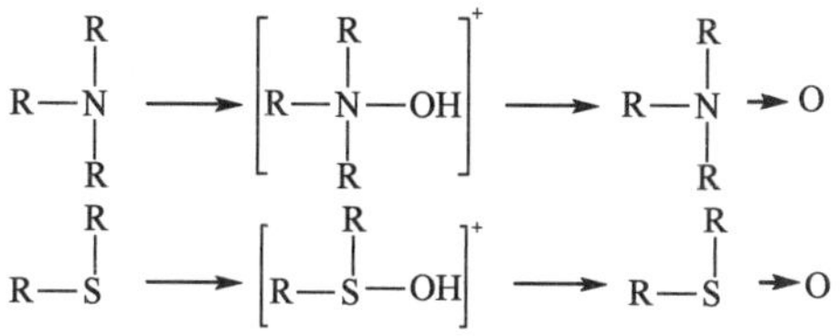	氯环嗪
	杂原子上脱烃基氧化	$R-OCH_3 \longrightarrow R-OCH_2OH \longrightarrow R-OH + CH_2O$ $R-NHCH_3 \longrightarrow R-NHCH_2OH \longrightarrow R-NH_2 + CH_2O$	非那西丁
	脱氨、脱硫氧化	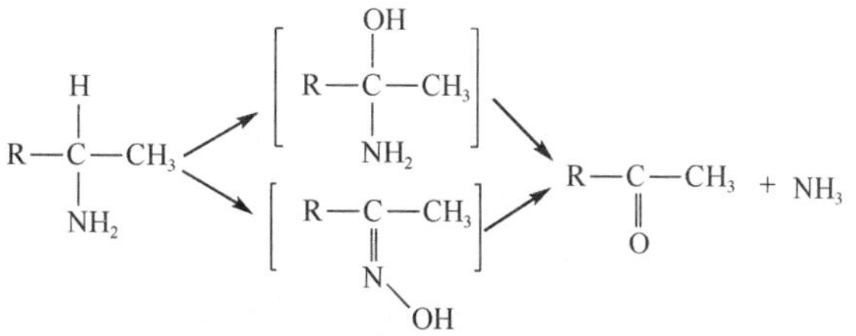	苯丙胺、硫喷妥钠
非微粒体酶系氧化	醇和醛的氧化	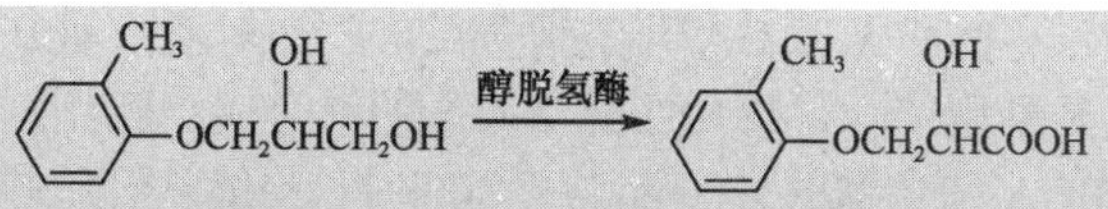 美芬新	美芬新
	胺的氧化	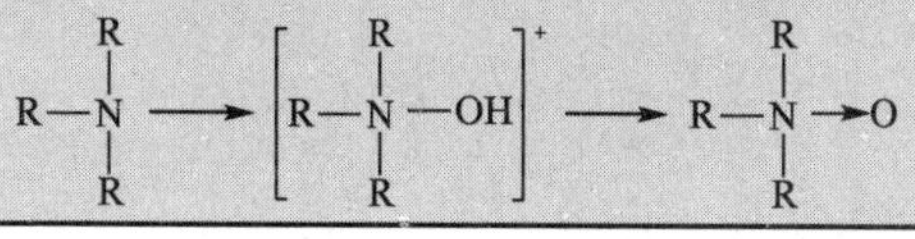	氯环嗪

（二）还原反应

体内的还原反应主要针对药物结构中的羰基、硝基、偶氮基等功能基团进行，生成相应的羟基、氨基类药物。

1. 羰基的还原反应　结构中带有羰基（醛或酮）的药物在酶的催化下，还原成相应的伯醇或仲醇类药物，如镇痛药 S-(+)-美沙酮可被还原成 3S, 6S-α-(–)-美沙醇。

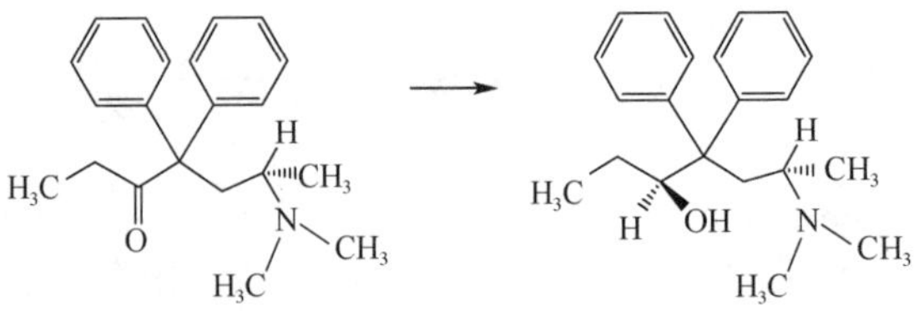

2. 硝基和偶氮基的还原反应 在体内，硝基还原酶和偶氮还原酶能分别将硝基类药物和偶氮类药物还原成相应的氨类药物。其中硝基的还原是一个多步骤过程，中间体有亚硝基和羟胺，后者毒性大，可致癌和细胞毒，如4-硝基喹啉-1-氧化物可被还原为致癌活性物羟胺化合物。

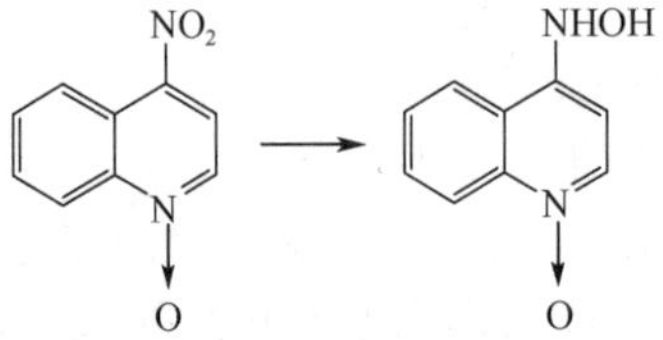

含偶氮基的抗菌药百浪多息（prontosil）被还原成活性物氨苯磺胺（sulfanilamide）。

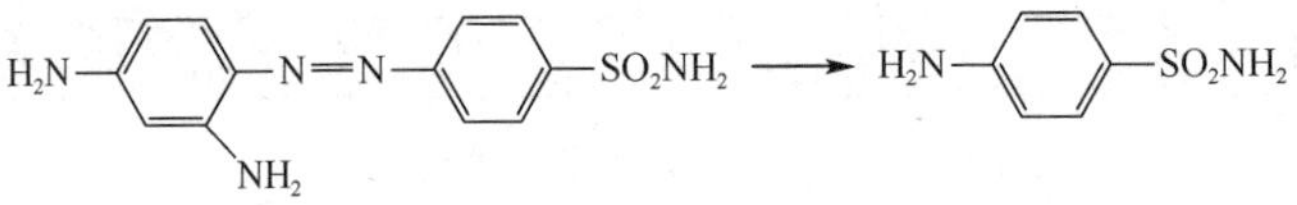

（三）水解反应

含有酯、酰胺和酰肼等结构的药物在酯酶、酰胺酶等作用下，水解生成羧酸，或将杂环化合物水解开环。一般酯的水解比酰胺容易。如氯贝丁酯（clofibrate）在血浆中水解成有降脂作用的氯贝酸（clofibric acid）。

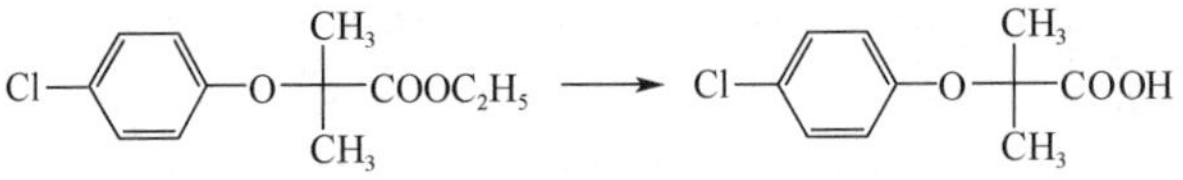

二、Ⅱ相反应

在Ⅱ相反应中，在酶的催化下可使药物分子中的羟基、羧基等基团，与葡萄糖醛酸、硫酸、甘氨酸等结合生成水溶性的代谢产物，易从肾脏或胆汁中排出体外。

1. 与葡萄糖醛酸结合 药物及其代谢产物与葡萄糖醛酸（glucuronic acid，GA）的结合，是药物代谢中最常见和最重要的反应。其反应的基团主要是羟基、氨基、羧基和巯基等，其反应的种类有醚型、酯型、N-型和S-型GA苷的结合反应。如对乙酰氨基酚（acetaminophen）中的酚羟基与GA的结合属于醚型结合，阿司匹林与GA的结合属于酯型结合，磺胺异噁唑与GA的结合属于N-型结合。当GA结合物的分子量小于300时，一般从肾脏排泄；若大于300时，则经胆汁排入肠中。

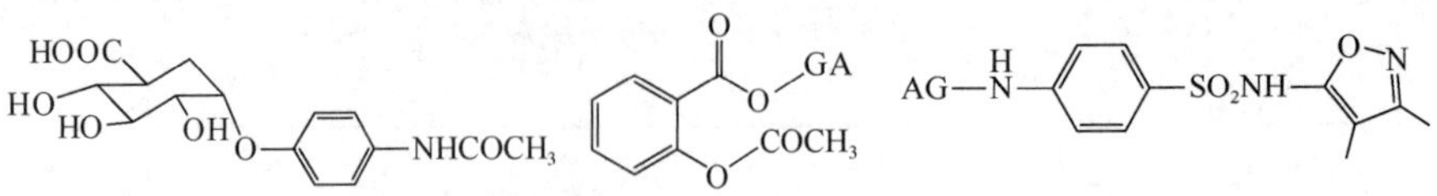

醚型(对乙酰氨基酚)　　　　酯型(阿司匹林)　　　　N-型(磺胺异噁唑)

2. 与硫酸结合 与硫酸结合的基团有羟基和氨基。由于体内硫酸源缺乏，硫酸结合比GA结合少，但与硫酸结合是一些含酚羟基的甾类和儿茶酚类药物的主要代谢途径，如支气管扩张药沙丁胺醇（salbutamol）和异丙肾上腺素（isoprenaline）。婴儿在缺乏葡萄糖醛酸化机制时，多以硫酸结合物形式为代谢途径。

沙丁胺醇硫酸酯   异丙肾上腺素硫酸酯

3. 与谷胱甘肽结合 谷胱甘肽（glutathione，GSH）是由谷氨酸、半胱氨酸和甘氨酸结合而成的三肽，属于含巯基的小分子肽类物质，具有抗氧化和解毒两种重要作用。其中半胱氨酸上的巯基为活性基团（具有亲核作用），对正常细胞中含亲电基团的物质如蛋白质、核酸等具有保护作用；而易与芥子气、铅、汞、砷等重金属盐络合而具有解毒作用，尤其是肝细胞内的 GSH 能与某些含亲电基团（E）的药物（如扑热息痛）、毒素（如自由基、重金属）等结合，转化为无害的物质排出，以此来保护细胞内的蛋白质和核酸。

4. 与乙酰基结合 与乙酰基的结合反应是含伯胺基类药物的主要代谢途径。含有芳伯胺、脂肪伯胺、氨基酸、肼或酰肼及磺酰胺的分子均能进行乙酰化反应。其过程是乙酰基在 *N*-乙酰转移酶催化下转移给辅酶 A 生成活性的乙酰辅酶 A，再经乙酰转移酶作用，将乙酰基转移给药物，如图 2-3 所示。

5. 与甲基结合 与甲基的结合反应在药物代谢中不常见，但对一些内源性物质如儿茶酚胺的生成与灭活起着重要的作用。药物分子中含氮、氧、硫的基团都能进行甲基化反应，叔胺甲基化生成季铵盐，有利于溶解和排泄。

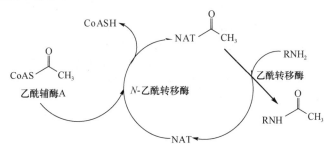

图 2-3 含伯胺基类药物的乙酰化代谢途径

三、药物的结构与体内药代动力学

1. 药物的作用过程 药物分子在体内经历的过程复杂，通常分成 3 个相继发生的时相，即药剂相、药代动力相和药效相，三个过程互相影响。

（1）药剂相（pharmaceutical phase）：药剂相属于药理和生物药剂学研究范畴，是药物在体内的初始过程，这个时相决定用药的效率。因此，无论以什么载体形式携带药物，当其进入体内后，其中的有效药物成分应当"定时"和"定量"到达所希望的作用部位。选定恰当的药物剂型、适宜的给药途径以及制剂的质量，都是药剂相的决定因素。

（2）药代动力相（pharmacokinetic phase）：药代动力相可分为吸收、分布、生物转化和排泄四个相，构成了机体在时间和空间上对药物的作用和处置。当一定剂量药物进入机体后，吸收入血液中的药量和速率是药物的固有特征，即生物利用度（bioavailability）。药物的化学结构决定药物的吸收、分布、代谢和排泄等各个环节。

（3）药效相（pharmacodynamic phase）：药效相是考察药物对机体的作用，这是用药的目的所在。该时相是药物在作用部位与受体发生相互作用，通过刺激或放大作用、级联反应或直接引发生物的物理或化学变化，导致宏观上可以观测到的药效或毒性效应。当药物与疾病相关的靶标发生作用，产生所希望的药效，获得治疗效果；如与正常组织作用，则产生不希望的不良反应，即毒副作用。

2. 药代动力学及其参数　药代动力学是用动力学原理和方法研究药物在体内的吸收、分布、代谢和排泄等过程的速率变化的科学，并用数学模型定量地表述和预测这些过程。这是药理学的一个分支，但同时也是药物化学研究药物结构、设计药物结构的重要生物学基础。主要药代动力学参数包括房室模型（隔室模型，compartmental models）、表观分布容积（apparent volume of distribution，V_d）、消除速率常数（elimination rate constant）和清除率（clearance）、半衰期（half-life）、浓度-时间曲线下面积（area under the concentration-time curve，AUC）、生物利用度（bioavailability）等。

3. 药物结构与吸收　药物的吸收（absorption）是指药物从给药部位（胃、肠以及口腔、直肠及皮肤等）通过生物膜进入血液的运动过程。药物首先吸收到血液中，再转运到作用部位，与靶组织或器官的受体相互作用，引起效应器的生物效应。因此，药物的吸收、血液中的药物浓度，是讨论药物代谢和药效的前提。

（1）生物膜（biological membrane）：生物膜是镶嵌有蛋白质和糖类（统称糖蛋白）的磷脂双分子层。生物膜有大量的酶结合位点，是与许多能量转化和细胞内通信有关的重要部位，包括核膜、线粒体膜、内质网膜、溶酶体膜、高尔基体膜、叶绿体膜、过氧化酶体膜等。生物膜形态上都呈双分子层的片层结构，厚度为 5～10nm，其组成成分主要是脂质和蛋白质，另有少量糖类通过共价键结合在脂质或蛋白质上，不同的生物膜有不同的功能。

（2）过膜转运的方式：绝大多数药物以被动扩散（passive diffusion）的简单机理穿越生物膜进入膜内，其速率主要取决于药物的脂水分配系数。某些物质（如 Na^+、K^+ 等）在细胞膜特异载体蛋白携带下，通过细胞膜本身的某种耗能过程，逆浓度差或逆电位差的跨膜转运称为主动转运（active transport）。膜孔扩散（aqueous diffusion）是指将溶于水或悬浮于水中的固体物质与液体分开的过程。离子对转运（ion-pair transport）是指高解离度的药物在体内形成中性的离子对复合物（具有脂溶性），并以被动方式转运。内吞作用（endocytosis）又称入胞作用，是通过细胞膜上的变形运动将细胞外物质（大分子药物、载体药物或颗粒状药物）包封起来转运入细胞内的过程。

（3）药物在消化道的吸收：药物经口服后，经口腔、胃、小肠、大肠吸收是最常见、最方便、最安全的给药方式。由于各个环境的不同，其吸收差异较大。

4. 药物结构与分布　药物的体内分布是指吸收进入血液的药物穿越毛细血管，并转运至组织和作用部位（受体）的过程。

（1）药物分子大小对分布的影响：若药物分子量较小（300 以下），水溶性强，则可自由地穿过毛细血管壁上的小孔；当药物分子与血浆蛋白结合，则不能穿越细胞膜或血管壁。

（2）药物的亲脂性对分布的影响：药物穿越细胞膜，向组织内分布，要求有一定的脂溶性。决定药物扩散速度的因素：一是药物的浓度梯度，二是扩散常数。后者与分配系数有关。因此改变药物的分配系数，可以影响分布的特异性。

（3）药物的电荷对分布的影响：当药物呈解离状态或带有电荷时，较难透过细胞膜和血-脑屏障，因而成为药物分布过程的限制因素。如有机胺类药物有较弱的碱性，在生理条件下，只有部分解离，因而会部分地进入中枢神经。若被季铵化后，则很难穿越血-脑屏障而无中枢作用。

5. 药物结构与消除　机体对药物及其代谢产物的消除，主要途径是肾脏、胆汁和粪便等。

（1）药物经肾脏消除：药物经肾脏消除受三个过程的影响：肾小球的过滤、近曲肾小管的主动分泌和远曲肾小管的重吸收作用。

（2）药物经胆汁消除：胆汁排泄是极性强而又不能在肠内重吸收的带正电荷或负电荷药物的重要消除途径。经胆汁消除的药物或其代谢产物的特点是：含有极性基团；带有正电荷或负电荷；有较高的分子量，一般分子量在 300 以上。

第五节　药物的结构修饰

在小分子药物发现过程中，先导化合物的结构优化是重要的一环。而对某些上市药物进行结构修饰而成为前药、软药等，可以提高药物的选择性，降低毒副作用，获得更良好的药代动力学特性。

一、前 药

前药（prodrug）即前体药物，是一类经结构修饰将原药分子中的活性基团封闭起来而本身没有活性的药物，在体内作用部位经酶或非酶作用转化为原药，而发挥疗效。前药的结构修饰是不改变药物的基本结构，而仅在某些功能基上做一定的结构修饰。

1. 改善药物的吸收 羧苄青霉素（carbenicillin）具有两个羧基，水溶性很大，口服效果不好，只能注射。当羧基转化为苯酯或 5-茚满酯，脂溶性增大，对酸稳定性增加，吸收得到改善，口服有效。

2. 延长药物作用时间 氟奋乃静（fluphenazine）肌内注射给药，吸收代谢快，药效只能维持 1 天。将氟奋乃静的羟基经酰化反应得到的氟奋乃静庚酸酯和癸酸酯，分别可保持药效 2 周和4 周。

3. 提高药物的选择性 泻药羟苯吲哚酮（diphenolisatin）常采用直肠给药。因口服给药时，药物达不到肠道下段而不能很好发挥药效。经成酯修饰成为双醋酚汀（acetophenolisatin）则可在肠道水解生成原药，进入肠道下段而发挥药效。

4. 提高药物的稳定性 维生素 C 具有特殊的烯二醇结构，还原性强，在空气中极易氧化失效。将其制成苯甲酸维生素 C 酯，效力与维生素 C 相等，但稳定性却提高，即使在水溶液中也相当稳定。维生素 A 和维生素 E 均易被氧化，制成乙酸酯后比原药稳定。

5. 提高药物的水溶性 苯巴比妥（phenobarbital）难溶于水，制成钠盐后，水溶性增大，可供注射。

6. 降低药物的刺激性 抗糙皮病的维生素烟酸（nicotinic acid）有刺激性，易引起血管扩张，面部潮红，皮肤发痒。将其羧基经化学修饰为酰胺基，则副作用降低。

7. 消除药物的不良味觉 不少抗生素药物有强烈的苦味，如含羟基的氯霉素、红霉素经酯化修饰为氯霉素棕榈酸酯、红霉素丙酸酯后，其苦味被消除。

8. 发挥药物的配伍作用 β-内酰胺酶抑制剂舒巴坦（sulbactam），本身抗菌作用微弱，氨苄西林（ampicillin）为广谱抗生素，但对 β-内酰胺酶稳定性差。为此，将两者通过亚甲基结合起来成为舒他西林（sultamicillin），经口服进入机体后，分解为舒巴坦和氨苄西林，产生配伍作用。

氨苄西林   舒巴坦

sultamicilin

二、硬 药

硬药（hard drugs）是指在体内不易受酶攻击或是不易代谢失活的药物。硬药可避免毒性代谢物的产生，增加药物的活性，使用更为安全。但实际的药物研发过程中，成功开发的硬药非常有限。

三、软 药

软药（soft drugs）是指设计成容易代谢失活的药物，药物在完成治疗后，按预先规定的代谢途径和可以控制的速率分解、失活并迅速排出体外，以减少药物蓄积的副作用。如作为麻醉辅助药物的肌松药物，希望在手术后能尽快代谢，避免蓄积中毒。根据对氯筒箭毒碱类肌松药的构效关系研究，设计出阿曲库铵（atracurium），该药在生理 pH 和体温下，由于季氮原子β-位的强吸电子作用，可进行霍夫曼（Hofmann）消除，链上的双酯也可被血浆中的酯酶水解，避免了肌松药的蓄积中毒副作用。

四、药物结构修饰的常用方法

1. 酯化

（1）具有羧基药物的成酯修饰：β-内酰胺类抗生素头孢呋辛具有耐酶和广谱特性，结构中的 2-羧基是抗菌活性必需基团，但其较大的极性影响药物在体内的吸收。将该羧基经酯化修饰后得到头孢呋辛酯，口服吸收好且作用时间长。如布洛芬对胃肠道有刺激性，其愈创木酚酯则无刺激性。

（2）具有羟基药物的成酯修饰

1）无机酸酯：磷酸和硫酸为多元酸，与醇、酚酯化成单酯后，仍保持其亲水性。

2）脂肪酸酯：从甲酸到十八酸都有应用，以乙酸最为常见。除直链脂肪酸外，也有支链脂肪酸、取代脂肪酸。如维生素 A 和维生素 E 稳定性差，容易被氧化破坏，酯化形成醋酸酯后，稳定性提高。

3）二羧酸单酯：为丁二酸、邻苯二甲酸、马来酸和二甲戊二酸的单酯，以丁二酸单酯最为常见。也可与聚乙二醇形成混酯，带有亲水性聚乙氧基，可使水溶性增大。

4）芳酸酯：苯甲酸酯、对乙酰氨基苯甲酸酯、磺酸苯甲酸酯等。

（3）具有羟基药物与具有羧基药物相互作用成酯修饰：具有羟基药物与具有羧基药物成酯，在体内分解为两种原药，各自发挥药理作用，并克服各自缺点。如烟酸与肌醇吸收性均差，相互作用形成烟酸肌醇酯后，吸收改善。又如贝诺酯（benorilate）为阿司匹林与对乙酰氨基酚所成的酯，毒副作用较两者低。

2. 酰胺化

（1）具有羧基药物的成酰胺修饰：此方法不如成酯修饰应用广，常用的胺化剂有氨、二甲胺及苯胺等。如抗癫痫药丙戊酸钠，对胃肠道有刺激性，吸收快，血药浓度波动大，将其羧基修饰为酰胺基，形成丙戊酰胺，吸收较慢，血药浓度波动范围小，毒性减小。

（2）具有氨基药物的成酰胺修饰：氨基酸为常用的酰化剂，不同氨基酸酰化形成的酰胺溶解性和水解性不同，因而可供成酰胺时选择。脂肪酸和芳酸也是常用的酰胺化试剂。

3. 成盐　具有酸性、碱性的药物，常制成适当的盐类以达到降低刺激性、增大水溶性、降低毒性、延长作用时间等目的，如阿司匹林与碱性的赖氨酸成盐，得到赖氨匹林，降低阿司匹林酸性的同时也增强了其镇痛效果。

4. 利用生物电子等排原理进行的结构修饰　电子等排体（isostere）是指外层电子数目相等的原子、离子、分子，以及具有相似立体和电子构型的基团，如—COO—、—CO—、—NH—、—Cl、—Br、—CH₂—、—CH₃ 等基团。生物电子等排体（bioisostere）是指具有相似的物理性质和化学性质，又能产生相似生物活性的基团或分子。生物电子等排原理（bioisosterism）是在药物构效关系和结构改造中常用的一种方法，即在药物基本结构的可变动部分，以电子等排体相互置换，应用此概念不但可设计出具有与原药物相似药理作用的新药，还可生产该药物的拮抗药物。

（1）经典的电子等排体：具有相同外层价电子的原子或基团。一价电子等排体如卤素、—NH₂、—OH、—CH₃ 等都有 7 个外层电子；二价电子等排体如—O—、—S—、—NH—、—CH₂—等都有 6 个外层电子；三价电子等排体如—N=、—CH=等都有 5 个外层电子；四价电子等排体如=C=、=N=、=P=等都有 4 个外层电子。

（2）非经典的电子等排体：具有相似的体积、电负性和立体化学等的原子或基团。

1）极性相似基团的置换：氢氯噻嗪（hydrochlorothiazide）的 SO_2 换成喹噻酮（quinethazone）

的 CO，其利尿作用相似，时效延长。

2）半径相似基团的置换：尿嘧啶（uracil）C-5 上的 H 换成 F 后，成为抗肿瘤药 5-氟尿嘧啶。

3）基团的互换：哌替啶（pethidine）的乙氧羰基改成安那度尔（alphaprodine）的丙酰氧基，镇痛作用增强，时效更短，起效更快。

4）链环互换：利多卡因（lidocaine）的两个乙基闭合为吡咯环，成为吡咯卡因（pyrrocaine）。局麻作用相似。将抗菌药诺氟沙星（norfloxacin）的 8 位与 1 位烷基环合，得到活性更高的氧氟沙星（ofloxacin），后者的(S)-构型称为左氧氟沙星（levofloxacin）。

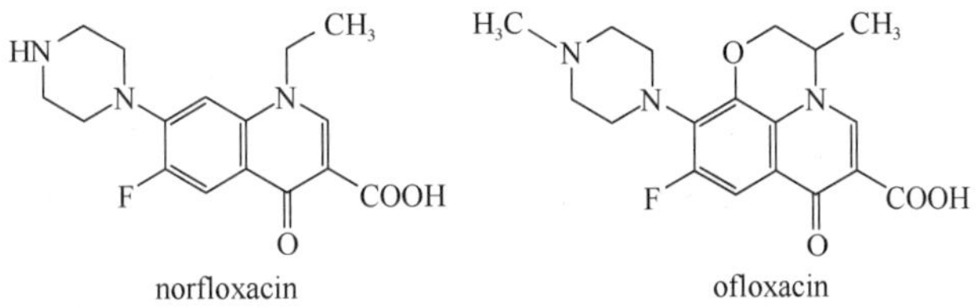

5）相似形状的分子：组胺 H_2 受体拮抗剂中子等排体的应用比较成功，如以呋喃环和噻唑环置换西咪替丁（cimetidine）的咪唑环，得到雷尼替丁（ranitidine）和法莫替丁（famotidine），H_2 受体拮抗作用均比西咪替丁强。

思 考 题

1. 举出几个理化性质影响药物活性的例子。
2. 什么是药效团？
3. 药物和受体之间可以通过哪些方式相互作用？

（王 琳）

第三章　药物研究与开发

　　几乎在所有的治疗领域，都有各自相应的药品可供使用。除了各种疾病的治疗需要用药外，还需要各种各样的保健药品。就药物的来源而言，严格来说，无论是中药还是化学药，均始源于药食同源。经过数千年的不断探索，药物研究与开发已经积累了大量的经验。特别是随着生命科学等相关学科在近百年的迅速发展，基因组学、蛋白组学、分子模拟、虚拟筛选、定量构效关系、合理药物设计、不对称合成等领域里的新技术和新方法的不断涌现，新药物的不断问世，人类健康长寿得到了进一步的保障。

　　药物研究与开发是一个高风险、高投入、费时长的系统工程。据估计，研究开发一个新药物费用在 10 亿~15 亿美元，且耗时在 10 年以上。药物研究开发包括两个阶段，即发现阶段和开发阶段。在药物发现阶段主要包括疾病及其治疗目的的确定、靶点的选择、先导化合物的发现、结构优化等。药物的开发阶段主要包括剂型及其生产工艺的研究与优化、临床前研究、临床试验等。药物研究与开发是一个庞大的系统工程，每一个阶段和每一个过程都需要系统应用多种学科的知识和技术。

　　药物研究与开发的核心是安全与有效。本章将主要介绍小分子药物的一般研究开发过程及常用方法，同时对生物药物作简单介绍。

第一节　靶点的选择

　　药物靶点（drug target）是指能与药物直接作用或者间接作用而产生生物效应的生物大分子。药物研究，特别是小分子药物研究开发一般需要有明确的药物靶点，能否正确选择药物靶点可能会影响药物研究与开发的成败，同时也关系到整个领域或制药公司的发展方向。因此，药物靶点的选择在药物研究与开发中尤为重要。

一、靶点选择的决策层

　　靶点的选择一般由三个层次就不同的内容而做出决定。涉及公司发展方向性、战略性的问题通常由最高层次决策，即由总裁、董事会决定，该层次可以称为第一决策层次。例如，开展抗癌药研究还是减肥药研究，通常都是公司最高层（或称第一层次）决定的。

　　在治疗领域确定后，再确定疾病种类。在抗肿瘤领域，是针对肺癌、肝癌还是针对结肠癌进行研究？即该疾病种类是否为大病种？相关用药是否迫切？药用机制是否明确？投资研究的风险是否很高？等等。所有这些问题的考虑，不仅要考虑经济上的问题，还要考虑技术、地缘、生态、基础设施、社会、法律、伦理、道德等方面的因素，这些问题一般由各部门经理或者相同层级（或称第二层次）来思考。

　　具体靶点的选择通常由专门委员会如靶点委员会（target committee，即第三决策层次）来确定。但是，在该专门委员会投票确定之前，一般首先由公司首席科学家（chief scientific officer, CSO）召集公司相关高层管理人员（senior managers）研究，确定较小范围内的可能靶点。然后召集项目负责人、研究小组负责人及资深科学家参与讨论。讨论的内容主要包括：靶点疾病的市场有多大；靶点对疾病的相关性如何；靶点疾病是否已有药物；是否有突破性进展的可能；该靶点在同类靶点中的优点；靶点结构是否已知；生物测试方法是否有报道；在临床试验中的候选药物；是否有先导化合物；竞争是否激烈；是否有知识产权问题。专门委员会委员所有有关靶点选择的意见都被记录下来并存档，特别是不同意见或者反对意见，需要正方逐个答复，并且记录反对方对答复是否满意等。在专门委员会全体委员达成一致，即观点一致或者各自保留意见后，再行投票。任何表决都是在充分讨论、相互完全了解对方观点后进行的。

二、靶点的种类

药物作用的靶点是多种多样的。简而言之，有人类自身相关的药物靶点，也有针对病原体的药物靶点。来自人类自身的药物靶点，主要包括蛋白质（proteins）、核酸（nucleic acids）及其他大分子，如糖（polysaccharides）、脂质（lipids）等；来自病原体的靶点也大致相同，只是具体的靶点可能有所区别。本章主要讨论来自人类自身的靶点：受体（receptors）、酶（enzymes）和离子通道（ion channels）。这些靶点也是最常见的药物作用靶点。

受体是一类介导细胞信号转导的功能性蛋白质，它可以识别某种微量化学物质并与之结合，通过信息放大系统，触发后续的生理或药理效应。受体的类型主要包括：①G 蛋白偶联受体（G protein-coupled receptor，GPCR）。大多数受体属于此种类型，诸多神经递质和激素受体需要 G 蛋白介导细胞作用，如 M 型乙酰胆碱、肾上腺素、多巴胺、5-羟色胺、嘌呤类、阿片类、前列腺素、多肽激素等。②门控离子通道型受体。该类受体存在于快速反应细胞膜上，受体激动时导致离子通道开放，细胞膜去极化或超极化引起兴奋或抑制。N 型乙酰胆碱、γ-氨基丁酸（GABA）、天门冬氨酸等属于门控离子通道型受体。③酪氨酸激活性受体。如上皮生长因子、血小板生长因子和一些淋巴因子等。④细胞内受体。如甾体激素、甲状腺素等。

理论上，在信号转导过程中起到作用的各种受体均可以作为药物靶点。特别是蛋白质偶联受体，无论是激动剂还是拮抗剂，都有可能开发成为药物。这方面的药物较多，其中包括治疗高血压的血管紧张素 II 受体拮抗剂如氯沙坦、依普沙坦；中枢镇痛的阿片受体激动剂如丁丙诺啡等。

酶在一些生理反应中起到催化或者介质作用。因此，各种酶构成了一类重要的药物靶点。特别是酶抑制剂，在药物治疗中起着重要作用，重要的酶抑制包括降血压的血管紧张素转化酶抑制剂、调血脂的 HMG-CoA 还原酶抑制剂、抗肿瘤的激酶抑制剂等。

带电荷的离子经离子通道出入细胞，不断运动、传输信息，构成了生命过程的重要组成部分。离子通道多数是由跨膜蛋白构成。重要的药物包括作用于 Na^+ 通道的抗心律失常药，如奎尼丁、利多卡因、恩卡尼等；作用于 Ca^{2+} 通道药物，如硝苯地平、尼卡地平等；作用于 K^+ 通道药物，主要为 K^+-ATP 酶的激动剂和拮抗剂，如胺碘酮、索他洛尔等。

核酸也是一类重要的靶点。癌症细胞在繁殖发展过程中比正常细胞需要更多的碱基，如果能控制或者干扰碱基的合成，就有可能控制癌症。氮芥、环磷酰胺、甲氨蝶呤、羟基脲、丝裂霉素、博来霉素、白消安、顺铂、喜树碱等抗癌药，其作用机制就是破坏 DNA 的结构和功能。一些抗病毒药如阿昔洛韦、碘苷、阿糖腺苷、齐多夫定等，其作用机制是干扰 DNA 的合成。作用于 RNA 靶点的药物有利福霉素类抗生素、氟尿嘧啶、放线菌素 D、多柔比星、普卡霉素等。

除了蛋白质、核酸外，理论上生物体内另外两种大分子多糖和脂类物质，也可以作为药物靶点，但是目前以多糖、脂类物质作为靶点所进行的研究中，副作用、选择性以及如何寻找作用强的化合物仍然是该类药物靶点在实际药物研究开发中的主要需要解决的问题。在现有药物中，以受体为作用靶点的药物超过 50%；以酶为作用靶点的药物超过 20%，其中特别是酶抑制剂，在临床用药中具有特殊的地位；以离子通道为作用靶点的药物约占 6%；以核酸为作用靶点的药物仅占 3%；其余近 20%药物的作用靶点不明确。

那么，人类自身到底有多少可以用于药物靶标相关的基因呢？随着人类基因组工程的顺利完成，人们发现，在人类基因库 29856 个基因中，大约有 3051 个与药物靶标相关的基因，见表 3-1。

表 3-1　部分真核细胞的药靶基因比较表

类型	人	果蝇	线虫	酿酒酵母
总基因数	29 856	13 601	18 424	6 241
蛋白组中蛋白数	21 688	13 849	17 946	6 127
药靶基因预测数	3 051	1 714	2 267	508
药靶基因所占比例（%）	10～14	12	12	9

在这些药靶基因中，主要的类别有激酶、偶联蛋白、离子通道等相关基因（图 3-1）。另外，磷酸酶、肽酶、细胞色素、激素受体、羧酶、去氢酶、还原酶等相应的基因也都是重要的药物靶标基因，这些药物靶标涉及细胞生长周期及细胞生长环境的所有方面。

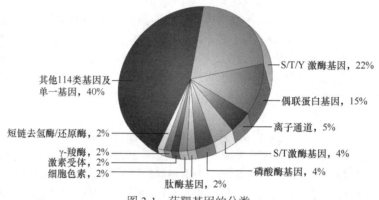

图 3-1　药靶基因的分类

系统的分析结果发现，已上市的药物中，只有 324 个药物靶点，其中 266 个来自人类。由此可以看出，尽管经过了长期的发展，全球医药行业在新药研究开发上每年的投入达上千亿美元之多，然而我们仍然只在少数的药物靶点上取得了成功，更多的仍然有待开发。

三、靶点的发现与鉴定

药物靶点的发现与鉴定，一般通过三个步骤。首先确定所研究的疾病种类，其次研究潜在的靶点，最后对潜在的靶点与疾病相关性进行验证（图 3-2）。

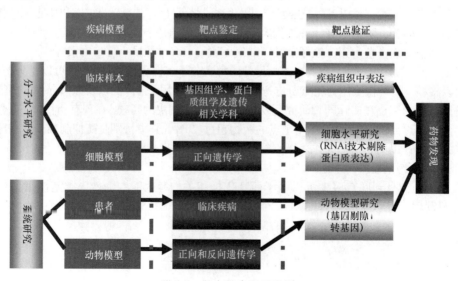

图 3-2　靶点的来源及鉴别

就药物靶点的研究方法学而言,可以从基于疾病相关的分子水平和基于患者及动物模型的系统水平两个层面来展开。

从分子水平上开展寻找药物靶点的研究,是目前最常用的方法。在分子水平的研究中,主要是围绕正常样本与病理样本的差异展开分析,其中病理样本可以是来自临床患者的样本(如细胞或组织等),也可以是相关的细胞模型。靶点的鉴定主要采用三种技术:①基因组学的方法,通过对 RNA 的研究寻找疾病相关的基因;②蛋白质组学技术,主要是通过双向(2D)电泳、聚丙烯酰胺凝胶电泳(SDS-PAGE),结合质谱分析发现与疾病相关的蛋白质;③遗传学分析,主要对靶点候选基因展开核苷酸多态性分析,完成 DNA 的基因分型,再展开相关的数据分析。通过比较正常样本和病理样本在基因水平和蛋白质水平的两个层面的差异,揭示疾病发生的分子机理,从而发现新的药物靶点。

系统水平的研究是从有机体的层面探索药物的靶点。首先对患者展开生理学、病理学和流行病学方面的综合研究,同时采用正向遗传学(forward genetics)和反向遗传学(reverse genetics)方法;其次在动物模型上研究表型变化与基因改变的相关性,从而发现疾病靶点。系统水平的研究在肥胖、动脉粥样硬化、心力衰竭、中风、行为异常、神经退行病、高血压等疾病的研究中不可替代,因为这些疾病只有在整体活体水平才能被检测。

传统的遗传学手段大致可以分为正向遗传学和反向遗传学。正向遗传学是指通过生物个体或细胞基因组的自发突变或人工诱变,寻找相关表型或性状改变,然后从这些特定性状变化的个体或细胞中找到对应的突变基因,并揭示其功能(如遗传病基因的克隆)。反向遗传学的原理正好相反,人们首先是改变某个特定的基因或蛋白质,然后寻找有关的表型变化(如基因敲除技术或转基因研究)。简单地说,正向遗传学是从表型变化研究基因变化,反向遗传学则是从基因变化研究表型变化。

知识拓展 3-1

在表观遗传领域,组蛋白的甲基化在蛋白质翻译后修饰的过程发挥了重要作用。EZH2(enhancer of zeste homolog 2)是组蛋白甲基转移酶的催化亚单位,在实体瘤中过度表达。历经十多年的基础研究后,EZH2 被确证是潜在的抗肿瘤新药靶,并开始研发靶向 EZH2 的抗肿瘤药物。他泽司他(tazemetostat)是全球首个靶向 EZH2 的首创性药物,历经 8 年的临床前研究与临床研究,于 2019 年在美国获批上市,用于治疗不适合手术的、转移性或局部晚期上皮样肉瘤。

靶点的验证目前可以通过靶点调控在疾病组织的表达水平,也可以通过 RNA 干扰(RNA interference,RNAi)技术在细胞水平特异并高效地抑制靶基因产物的表达,或在动物模型中,通过基因敲除技术,获得去除靶点基因功能表型,也可采用转基因鼠等技术验证靶点与疾病的相关性。

四、活性测试方法的建立

传统的药物评价是通过观察实验细胞或动物在直接给药后的表型现象(phenotype)来进行评价。许多传统药物如吗啡、阿司匹林、胰岛素等均采用这样的方法完成初期药物评价,其作用机制是上市多年后才逐渐研究清楚。随着科学发展,特别是人类基因组测序的完成,生命科学进入后基因组时代,即蛋白质组学时代,疾病分子机制逐步得到阐明,疾病靶点不断得到发现。这就为如何应用已知的靶点或者大胆推论的靶点(受体)来制定新药筛选的策略、规避新药研究的风险提供了可能。

广义生物活性的检测包括四级水平的检测,即基于药物靶点的分子水平评价、细胞水平评价、实验动物模型评价和人类Ⅰ、Ⅱ、Ⅲ期临床试验以及新药上市后不良反应监控等一系列的评价。但是,通常所说的生物活性是指新化合物在分子水平及细胞水平上的生物活性。

生物活性检测是提供新化合物的生物功能信息的重要手段，在新药研究中对指导结构优化、预测药代特性等有着极其重要的作用。由于目前发现的大多数药物靶点是与疾病相关的蛋白质，而很多药物的药理作用机制是基于调节"药物靶点"的生物活性设计的。因此，以药物作用靶点为主要研究对象的分子和细胞水平的检测，实际上就是通过进行一系列与蛋白质功能相关的实验，来评判药物的生物活性。根据待检测样品的数量可采用单一化合物活性测试方法和高通量测试方法来实施。

（一）单一化合物的活性测试方法

单一化合物活性测试可以采用受体结合分析、酶活性检测、细胞因子检测、细胞活性检测、代谢物检测、基因产物检测等实验方法来进行。

1. 受体结合分析　受体结合实验是检测药物（配体）与靶点（受体）特异性识别的一种方法。通常需要先进行分子水平的结合实验，再进行细胞水平的结合实验。通常，使用纯化蛋白质比使用活细胞进行药物检测的成本低，而且可以容易检测出化合物与靶点间的半数抑制浓度（IC_{50}）、结合常数（K_i 或 K_d）及动力学机制（binding kinetics），从而得出化合物的构效关系（structure-activity relationship，SAR）。

常用的分子水平和细胞水平的化合物活性测试方法虽然较多，但基本原理大约相同：药物与靶点的专一结合，然后通过荧光或化学发光或同位素示踪等检测，完成对化合物的定性、定量测定。最常用的方法有酶联免疫吸附测定法（enzyme-linked immunosorbent assay，ELISA）、免疫荧光法（immunofluorescence assay，IFA）和放射免疫法（radioimmunoassay，RIA）等。

（1）ELISA方法：1971年，由 Engvall 和 Perlmann 首次报道了 ELISA 法。ELISA 是一种通用的高度敏感和多用途的定量技术。该方法敏感性高（可检测 0.10～1.0ng/ml 的蛋白质），特异性强，重复性好，操作简单，已被广泛用于生物学和医学科学的许多领域。该法既可用于药物与靶点的分子水平检测，也可用于细胞水平检测。

ELISA 方法的基础是先制备抗原或抗体的固相物及抗原或抗体的酶标记物，其基本原理见图 3-3。将抗原或抗体吸附于固相载体（如聚苯乙烯材料）表面，然后抗原或抗体可通过共价键与酶连接形成酶标试剂，常用的酶为辣根过氧化物酶（HRP）和碱性磷酸酶。这种酶结合物一方面保持其抗原或抗体的免疫学性质，另一方面有酶学活性。当酶试剂与固相后的被检抗原或抗体结合后，加入生色底物或荧光底物，酶随即催化底物显色或发荧光，此颜色或荧光的强度与试验样品的量成正比，可以通过酶标仪读数检测。

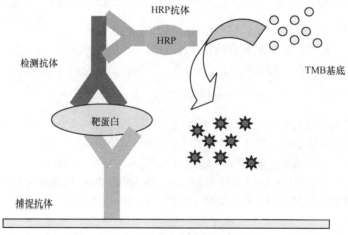

图 3-3　ELISA 的基本原理图

常用的几种 ELISA 方法：间接 ELISA 法检测特异抗体、直接竞争 ELISA 法检测可溶性抗原、抗体夹心 ELISA 法检测可溶性抗原、双抗体夹心 ELISA 法检测特异抗体、直接细胞 ELISA 法检测细胞表面抗原、间接细胞 ELISA 法检测对细胞表面抗原有特异性的抗体。

（2）RIA 方法：RIA 是由 Yalow 和 Berson 在 20 世纪 60 年代初期建立的一种体外微量分析方法。该方法结合了放射性示踪技术的高灵敏度和免疫学技术高特异性的优点，具有特异性强、灵敏度高、准确性和精密度好、操作简便等特点，是检测微量物质生物活性的有效工具之一。

知识拓展 3-2

放射免疫分析中常用标记核素：^{125}I 为 γ 射线，半衰期约 60 天；^3H 为 β 射线，半衰期为 12.3 年。如氯氨-T（chloramine-T）法：氯氨-T 是一种温和的氧化剂，在水溶液中产生次氯酸，可使碘阴离子氧化成碘分子。这种活性碘可取代肽链中酪氨酸苯环上羟基邻位的一个或两个氢，使之成为含有放射性碘化酪氨酸的蛋白质。

RIA 的基本原理是"竞争结合分析"。经放射性同位素标记的抗原（*Ag，简称标记抗原；通常与待检抗原是同一物质）和非标记抗原（Ag，待测非标记抗原）同时与一定数量的特异性抗体（Ab）混合发生竞争性的抗原-抗体反应。该反应液中*Ag 和 Ab 结合后，结合型标记物*AgAb（B）和游离型标记物*Ag（F）的比例是一定的，并处于动态平衡。随着待检非标记抗体 Ag 增加，则 Ag 与*Ag 竞争性地与 Ab 结合，Ag 的量越多，B/F 值或 B%越小。然后通过离心等方法将反应液中的 B 和 F 分离，分别检测 B 和 F 的放射性含量，即可算出 B/F 值和结合百分率（B%）。

$$Ag + Ab \rightleftharpoons AgAb$$

$$*Ag + Ab \rightleftharpoons *AgAb$$

在研究细胞水平的受体结合试验时，同时需要进行化合物的内在化分析及结合物的释放分析。内在化检测方法有多种手段。其中，简单的方法是将已到达饱和状态的标记物-受体细胞，再通过一定的试剂或稀释方法使结合于细胞表面的标记物脱离细胞，通过检测游离出的标记物，得到药物内在化的信息。

知识拓展 3-3

抗体的亲和力与特异性是两个不同的概念。

亲和力（affinity）是指单个抗体分子与抗原决定簇特异结合的能力，用 K_i 或 K_d 值表示，反映了抗体的灵敏度。特异性（specificity）指抗体与抗原结合的专一性，抗体的特异性高，与目标抗原的结合力强，而与目标抗原类似物的结合能力（交叉反应）就低。

---

2. 酶活性检测 从广义上说，任何一种可以检测反应物变化速度的分析技术都可用来测定酶活性，主要包括比色法、容量法、仪器分析技术。其中量气法和分光光度法是目前较常用的方法。

（1）量气法。在封闭的反应系统中，如果有气体变化，通过测量变化后的气体体积或压力则很容易计算出气体的变化量。华勃呼吸仪是专用于测定酶活性的一种常用仪器。这种仪器特别适用于测定那些在反应中产生或消耗气体的酶，如氧化酶反应涉及 O_2 的消耗，脱羧酶会产生 CO_2 气体。但也不仅仅局限于这些酶，科学家采用与 CO_2 气体保持平衡后的重碳酸盐体系，可以测定各种产生 H^+ 的酶反应，如各种还原酶的反应。在 20 世纪上半个世纪华勃呼吸仪在实验室研究中得到广泛应用，并在酶学上取得了丰硕的成果。

（2）比色法。比色法是基于溶液对光的选择性吸收而建立起来的一种分析方法。有色物质溶液的颜色与其浓度有关，利用光学比较溶液颜色的深度，可以测定溶液的浓度。比色法检测酶活性的操作较简单，如 Somogyi 法、Bodansky 法、King 法等。这些方法都是在酶和底物作用一段时间后终止酶反应，加入各种化学试剂与产物或基质反应呈色，同时将被测物质作标准管或标准曲线，比较后计算出在此段时间内产物生成量或底物消耗量，从而求得其反应速率。

（3）分光光度法。分光光度法的基本原理是当一适当波长的单色光通过一固定浓度的溶液时，其吸光度与光通过的液层厚度成正比（Lambert 定律）；而当一适当波长的单色光通过溶液时，若液层厚度一定，则吸光度与溶液浓度成正比（Beer 定律）。

分光光度法有以下几个方面的优点：①测定范围不仅限于可见光范围，还可以扩展到紫外和红外吸收部分，这就为扩大测定酶范围提供了可能性；②提供了寻找一种不需停止酶反应就可直接测定产物生成量或底物消耗量的可能性。分光光度法具有操作简便、准确性高等特点，已经成为目前最常用的方法之一。

3. 细胞因子测定法 细胞因子如白细胞介素类药物（interleukins），在机体的免疫调节、炎症应答、肿瘤转移等生理和病理过程中发挥着重要作用。检测这类细胞因子的方法主要有生物学检测法、免疫学检测法和分子生物学检测法。

生物学检测是根据细胞因子特定的生物活性而设计的一种检测法。各种细胞因子具有不同的生物学活性，如白细胞介素-2(IL-2)具有促进淋巴细胞增殖作用，肿瘤坏死因子(tumor necrosis factor, TNF）具有杀伤肿瘤细胞的功效，集落刺激因子（colony-stimulating factor，CSF）能刺激造血细胞集落形成，干扰素（interferon，IFN）具有保护细胞免受病毒攻击的作用。因此，选择某一细胞因子独特的生物活性，即可对其进行检测。生物活性检测法又分为以下几类：细胞增殖法、靶细胞杀伤法、细胞因子诱导产物分析法、细胞病变抑制法等。

由于细胞因子为蛋白质或多肽，具有较强的抗原性。通过制备细胞因子的特异性抗血清或单克隆抗体，利用抗原抗体特异性反应的特性，采用免疫学技术，如 ELISA、荧光免疫及免疫印迹法可以定量检测细胞因子。

分子生物学方法是利用细胞因子的基因探针来检测细胞因子 mRNA 表达的技术，如斑点杂交、Northern blotting、逆转录 PCR、细胞或组织原位杂交技术等。这些实验的关键在于制备高质量的核酸探针和待测物（如 mRNA 样品或细胞/组织样本）。核酸探针是指一段用放射性同位素或其他标记物（如生物素、地高辛等）标记并与目的基因互补的 DNA 片段或单链 DNA、RNA。近年来出现的 RT-PCR 技术特异性检测 mRNA 的方法，也广泛用于细胞因子的研究领域。该法具有灵敏、快速等优点，甚至可以从 1～10 个细胞中检出其中的特异 mRNA。

4. 细胞活性检测法 细胞生长抑制活性检测方法主要有 MTT 法、克隆形成法、H^3 放射性同位素掺入法等。其中 MTT 法最为常用。MTT 全称为 3-(4, 5-二甲基噻唑-2)2, 5-二苯基四氮唑溴盐 [3-(4, 5-dimethyl- thiazol-2-yl)-2, 5-diphenyltetrazolium bromide]，又称噻唑蓝，是一种黄颜色的染料。MTT 法检测原理为活细胞线粒体中的琥珀酸脱氢酶能使外源性 MTT 还原为水不溶性的蓝紫色结晶甲臜（formazan）并沉积在细胞中，而死细胞无此功能。DMSO 能溶解细胞中的甲臜，用酶联免疫检测仪在 490nm 波长处测定其光吸收值，可间接反映活细胞数量。在一定细胞数范围内，MTT 结晶形成的量与细胞数成正比。该方法已广泛用于一些生物活性因子的活性检测、大规模的抗肿瘤药物筛选、细胞毒性试验以及肿瘤放射敏感性测定等。它的特点是灵敏度高、经济、不需要特殊检测仪器、无放射性同位素污染、适合大批量检测等。

（二）高通量测试方法

高通量筛选（high throughput screening，HTS）技术是 20 世纪 80 年代后期发展起来的一种药物筛选新技术，集计算机控制、自动化操作、高灵敏度检测、数据结果自动采集和处理于一体，实现了药物的快速、微量、灵敏和大规律筛选，其日筛选量可以达到数万甚至数十万样品次，是新药筛选方法的一大进步。

HTS 方法与单个化合物测试方法在测试原理上是基本一致的，但是，由于高通量筛选中，待测样品数量大、待测体积小，要求高通量测试方法快速方便。目前，大多数高通量测试方法是建立在单个化合物的测试方法之上的，缺点是精确度稍差。

（三）高内涵筛选技术

目前，一般针对单个化合物的测试方法，往往要求可以较准确地定量；而在筛选大量化合物时，则要求把快速作为重要依据之一。但是无论何种方法，可能都存在某些局限性。单个化合物的测试一般比较费时，而高通量测试方法则存在如何避免"假阳性（false hits）"问题。由此，发展出了高内涵筛选技术（high content screening，HCS）。

HCS 是指在维持细胞结构和功能完整性的情况下，检测被筛样品对活细胞形态、生长、分化、迁移、凋亡、代谢途径及信号转导等各个环节的影响。其主要特点是可以在单一次实验中获取大量相关信息，以便迅速确定样品生物活性和潜在毒性。

HCS 的应用范围包括靶点激活、细胞分裂及凋亡、蛋白转位、细胞活力、细胞迁移、受体内化、细胞毒性、细胞周期和信号转导，还可用来监测细胞器、活性物质释放（如一氧化氮、活性氧、胞内钙离子）等。目前，HCS 技术被广泛应用于药靶的确证和药物初筛，尤其适用于诸如 GPCR 功能性研究、药物多靶点研究、癌症的综合研究、多指标形态学观察、激酶级联反应、信号转导途径的研究等。

此外生物芯片，包括基因芯片、蛋白质芯片、基因-蛋白质芯片、细胞芯片、小分子芯片等新技术也开始用于药物的高通量筛选。

第二节　先导化合物

药物可以直接来源于天然产物，更多的药物是通过合成或者半合成而得到的，即通过对先导化合物的结构优化而得。先导化合物（lead compound）是指具有所期望的生物或药理作用的活性分子，但在成药性能方面尚存在缺陷，例如，药效不足、溶解性差、生物利用度低、毒副作用大等。先导化合物是新药研发的起点，需进行结构优化转变为候选新药。如青霉素 G 最早来源于青霉素菌培养液，通过对青霉素进行半合成结构改造，发现了具有抗菌活性更强大、药代动力学特性更好的系列青霉素衍生物。青霉素 G 就是先导化合物。

> **知识拓展 3-4**
>
> 最早来源于植物和微生物的药物是现代药物化学的起源。
>
> 吗啡是人类从天然产物中提取得到的第一个药物。吗啡为麻醉性镇痛药，常用其盐酸盐、硫酸盐、乙酸盐和酒石酸盐。吗啡一般可用于肾绞痛和胆结石、转移癌所致的剧痛及其他镇痛药无效的疼痛，其最大缺点是易成瘾。吗啡久用易成瘾，现在只能在十分严格的限制条件下作为镇痛药使用。

先导化合物的发现是新药研究开发关键的一步。只有确定了先导化合物，针对先导化合物的系统的结构优化工作才能够系统地展开。所以，有时又将先导化合物称之为化学切入点（chemistry starting point）。

> **知识拓展 3-5**
>
> 通过对已经上市或者在临床研究中，来源于合成或者半合成小分子药物的分析发现，一般都符合以下规则（Lipinski's rule of five）：
>
> MW：<500；
>
> CLogP：<5；
>
> H-bond donors：<5；
>
> H-bond acceptors（sum N and O atoms）：<10；
>
> No more than one violation.
>
> （not applicable for substrates of transporters and natural products）

作为先导化合物，最好基本符合里宾斯基五规则（Lipinski's rule of five）：先导化合物的母核在化学上应该是稳定的；有合适数目的可供结构改造的变化点，以便提供足够的多样性，利于结构优化；相应的结构改造在化学上最好是方便易行的。作为先导化合物，即使其酶活性或者细胞水平的活性要求可以不高，但是其作用机理应该是明确的。如果在动物模型上得到初步验证——即所谓的通过假设验证，那就更可靠了。

一、先导化合物的来源

（一）天然药物仍然是先导化合物的重要来源

长期以来，人类用来治疗各种疾病的药物主要来源于自然界。许多天然产物至今仍然在临床上使用，如水杨酸（salicylic acid）、吗啡（morphine）、奎宁（quinine）等。

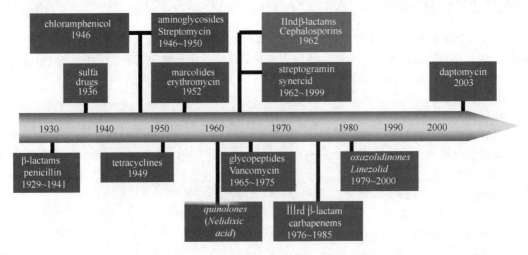

salicylic acid　　　　morphine　　　　　　quinine

Newman 等对 1981~2019 年所有批准上市药物进行分析发现，大约有 65% 的药物实体直接或者间接来源天然产物。组合化学的出现，使人们的研究兴趣从天然产物转到了化合物库的合成与高通量筛选上，但是，来源于天然产物的药物仍然具有重要的意义。如用于治疗癌症的紫杉醇（taxol，paclitaxel）、多柔比星（doxorubicin）、长春碱（vinblastin），以及用于抗感染的红霉素（erythromycin）、四环素（tetracycline）、万古霉素（vancomycin）等。

知识拓展 3-6

组合化学（combinatorial chemistry）起源于多肽固相合成，是一门将化学合成、组合理论、计算机辅助设计结合于一体，根据组合原理将不同合成构建模块进行组装，从而产生海量化合物的技术。组合化学实现了合成微量化和操作自动化，可在短时间内合成数目庞大的有机化合物，经过高通量筛选发现具有生物活性的先导化合物。

以抗感染药为例，大多数药物或者其先导化合物来源于微生物代谢产物（图 3-4），青霉素来

图 3-4　抗感染药物的来源（斜体为非天然产物来源药物）

源于微生物，磺胺类药物则来源于天然染料。1946 年，链霉素的发现，标志着氨基糖苷类药物时代的开始，同时也标志着从微生物中寻找药物进入了新的发展时期。氨基糖苷类、四环素类、大环内酯类等抗感染药都是在 50 年代发现的。与此同时，人们也逐步开展了半合成改造。1962 年，开发出了第二代以头孢菌素为代表的 β-内酰胺类抗生素，抗菌活性更强、抗菌谱更广。1976 年，成功全合成了碳青霉烯，开启了第三代 β-内酰胺类抗生素的新时代。

在抗肿瘤药物领域，天然产物特别是来源于植物的天然产物在对各种癌症的治疗中起到重要的作用。目前临床应用的天然产物主要分为 4 大类：长春碱（vinca, catharanthus alkaloids）、鬼臼毒素类（epipodophyllotoxins）、紫杉烷类（taxanes）、喜树碱类（camptothecins）。据报道，从 1950 年到 2006 年上市的 100 个抗癌药实体分子中，共有 51 个直接或者间接来源于天然产物。

长春碱（vinblastine）和长春新碱（vincristine）是从长春花中分离得到的抗癌药，已经在临床上应用了 40 多年，主要作用于微管蛋白使之不能聚合而起到抗癌作用。鬼臼毒素（podophyllotoxin）是从盾叶鬼臼的根茎分离得到，也是微管蛋白抑制剂。依托泊苷（etoposide）为鬼臼毒素类衍生物，临床上用于治疗多种癌症。紫杉醇是从短叶红豆杉树皮（*Taxus brevifolia* nutt）中分离得到的，其作用机制为干扰微管蛋白的聚合。喜树碱来自蓝果树科（Nyssaceae）的喜树（*Camptotheca acuminata* decne），作用于 DNA 拓扑异构酶。

根据上述五大类来自植物的抗癌药物的基本母核，人们进行了大量的结构改造研究，获得了许多抗癌活性更强的衍生物，同时也发现了许多作用机制独特的化合物，部分化合物目前正在研究开发中。

（二）组合化学、高通量筛选以及虚拟筛选在先导化合物的发现中得到了广泛的应用

在通过高通量筛选寻找先导化合物的过程中，所采用的方法往往属于快速测定方法，其结果的准确度可能不及单一化合物所用的经典测试方法。因此，所得到的"具有活性"的化合物一般称为"hit"，见图 3-5。

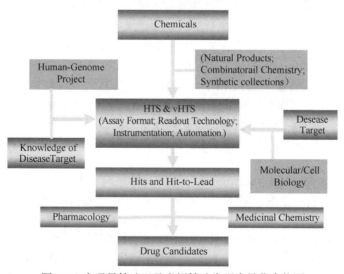

图 3-5 高通量筛选以及虚拟筛选发现先导化合物图

从"hit"到"lead"（先导化合物的简称），仍然需要进行一系列实验。首先要对其纯度、结构进行确定；其次对"hit"的同类化合物进行研究，以确定其活性并非来源于其他分子的反应活性；最后进行作用机制研究。只有全部通过相关要求的化合物，才可能作为先导化合物展开结构优化研究。

知识拓展 3-7

A primary hit from HTS will be subjected to the following experience:

Purity analysis;

Structure analysis;

Re-synthesis;

Re-testing;

Expanding the catalogues of the primary Hits by purchasing/synthesis.

Pathway analysis.

随着计算机辅助药物设计相关软件的迅速发展、相关计算精确度的提高,用虚拟药物筛选的方法来寻找先导化合物得到越来越广泛的应用。使用计算机药物辅助设计的方法,所得的"hit",首先需要实验进行验证,以确定这些"hits"的确具有生物活性。然后,经过 HTS 大致相同的步骤,实现"hits"到"leads"的转化。目前一些结构新颖的化合物就是通过组合化学或者虚拟筛选而得到的。

知识拓展 3-8

虚拟筛选则利用计算机强大的计算能力,采用分子相似性搜寻、药效团搜寻或分子对接的方法,在化合物数据库中寻找可能的活性化合物。通过打分评价,优选出潜在的活性分子之后,可以通过向有关公司定购、自己合成或提取分离的方法得到样品,并进行药理测试。与高通量筛选相比,虚拟筛选不存在样品的限制,其费用也远远低于前者。

（三）生物电子等排置换是一种比较有效和直接的先导化合物发现方法

在寻找"me-too""me-better"药物中,电子等排属于常用的方法之一。两个分子含有相同数目和相同排布的电子,则称这两个分子为电子等排体。所谓生物电子等排原理包含两个方面的内容:①相似的分子结构一般应该具有相似的性质;②在生物体内,相似或者相同的分子间相互作用形式,一般地应该能引起相同的生物效应。药物与靶点的主要相互作用形式有共价相互作用、疏水相互作用、范德瓦耳斯相互作用、离子相互作用、π-π 相互作用、σ-σ 相互作用、π-离子相互作用和氢键,理论上只要能够产生相同或者相似作用形式的片段、结构单元或者用能产生相同或者相似生物效应（作用）的片段、结构单元等,均可以用来进行生物电子等排置换原理来进行置换。

经典的电子等排体为按氢化物取代规律形成的等排体,可分为一价基团电子等排体,如氢与卤素、羟基与巯基等;二价基团电子等排体,如羰基（C=O）与硫代羰基（C=S）等;三价基团电子等排体,如氮和磷等;四价基团电子等排体,如烷烃与硅烷、环与直链电子等排体等。

以组蛋白脱乙酰酶（histone deacetylase,HDAC）抑制剂的设计为例,根据曲古抑菌素 A（trichostatin A）可能的相互作用形式,用 σ-σ 相互作用取代曲古抑菌素 A 中的 π-π 相互作用,就得到了伏立诺他（vorinostat）。σ-σ 相互作用可能比 π-π 相互作用稍弱,不过,在分子设计中至少没有排斥这种作用。事实上,伏立诺他的酶抑制活性比曲古抑菌素 A 要弱,但是,由于伏立诺他的药代动力学特性及其对某些特定癌症的疗效比曲古抑菌素 A 更好,伏立诺他于 2006 年首先获得 FDA 的批准上市。帕比司他（panobinostat）基本保持了曲古抑菌素 A 的所有相互作用特征,帕比司他与曲古抑菌素 A 的酶抑制活性大致相同,帕比司他于 2015 年获得 FDA 批准上市（图 3-6）。

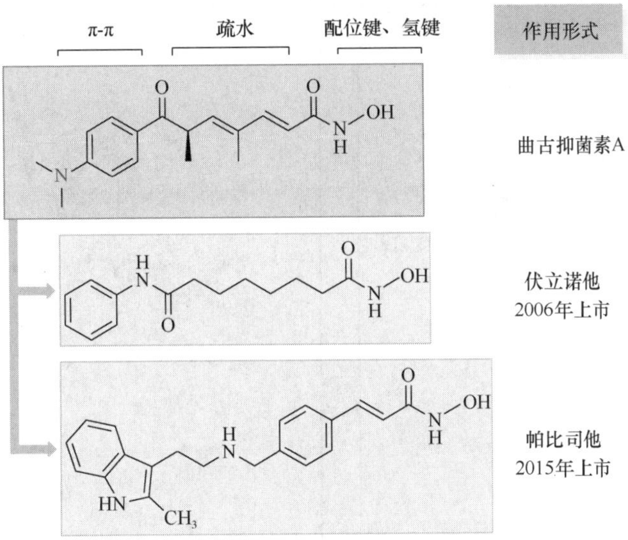

图 3-6 HDAC 抑制剂的设计

（四）全新药物设计在先导化合物的设计方面也有广泛的应用

全新药物设计又称从头药物设计（de novo drug design），其基本思路是以靶点的活性为特征，产生一系列与之相匹配的片段，通过这些配体的连接形成完整的配体分子。由全新药物设计产生的配体分子，首先要进行评估预测，其次选择其中较好的化合物进行合成、生物活性测试、作用机制研究。

全新药物设计方法包括片段定位法、位点连接法和逐步生长法等。

片段定位法是指将活性口袋分成若干个区域，如疏水区、氢键受体区、氢键给体区等，然后在各个区域选择与之相匹配的片段，自动连接或者人工连接，即得到相应的分子，最后用打分函数进行打分评价。

位点连接法则是在活性口袋表面上，以不同的点来进行描述，代表受体在该点的化学特性及其空间位置。然后将分子片段放入活性口袋中，并且与一点或多点重叠，将这些碎片连接起来，最后打分评价。

逐步生长法是以活性口袋中相互结合良好的一个片段为起点，根据口袋的化学特性，逐步延伸生长，从而得到一个完整的配体分子。

在实际应用过程中，或者在发展成为商业软件时，通常都会将上述三种全新药物设计方法综合应用。另外，在全新设计的战略上有多目标循环法、逐步优化法等。无论采用何种战略，除了设计软件外，影响全新药物设计质量的主要因素还包括设计者的分子设计经验及碎片数据库的大小与质量等。其中分子设计者的有机化学知识、对靶点的理解程度及分子结构的敏感度尤为重要。很难想象，完全没有化学背景的人用全新设计方法所设计出来的分子，会对项目进展有多大的帮助。

例如，为了克服利福霉素的耐药性，Fishwick 等以利福平与 RNA 聚合酶的相互作用关系，采用全新药物设计的方法，设计出了全新的 RNA 聚合酶抑制剂。该抑制剂具有较强的抗菌活性，正在进一步的结构优化中。Fishwick 成功的关键在于结合点的确定，在确定整个分子结构时，显然已经考虑到了最终合成上的便利（图 3-7）。

（五）偶然发现也是先导化合物来源的渠道之一

在药物研究开发的历史中，偶然发现经常成为主要推动力之一。许多重要的先导化合物、重要的药物分子以及一些重要的作用机制，都是来源于偶然发现。

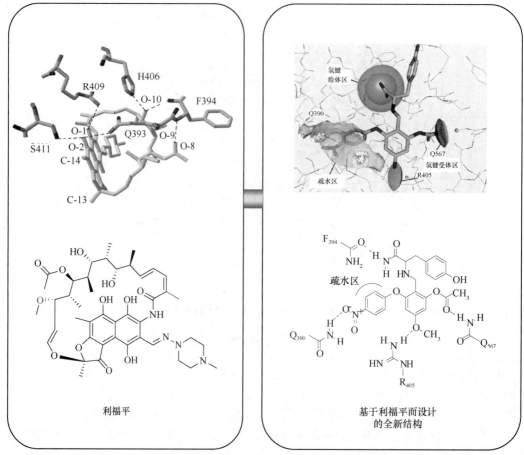

图 3-7　基于利福平的全新药物设计

　　早期青霉素的发现以及近期西地那非（viagra，sildenafil mesylate）的发现就是其中最典型的例子。青霉素挽救了无数生命，直至现在，基于青霉素 G 作为先导化合物而衍生出来的半合成及全合成 β-内酰胺类抗生素仍然占据抗感染药物市场的重要份额。西地那非的出现则标志着药物在提高人类生活质量上，又迈出了重要一步。另外，抗抑郁症药丙米嗪（imipramine）则是在寻找抗结核杆菌药的过程中发现的。

　　苯二氮䓬类镇静催眠药也是偶然发现的。20 世纪 50 年代，巴比妥类药物已是研究热点，因此 Sternbach 开始从事镇静药研究时决定另辟蹊径。他选择了合成化合物 **3** 或 **4**，但是，所有合成的目标化合物均没有生物活性，而所得重排反应的化合物 **8** 与预期目标化合物的结构不同（图 3-8），经试验表现出很强的生物活性，由此开创了镇静催眠药研究新时期。

　　从某种意义上来说，偶然发现也属于科学实验结果之一，只不过是并非预期的结果。历史证明，所有的偶然发现基本上都是通过对实验现象进行认真观察、仔细跟踪，对实验结果进行系统分析总结而得到的。

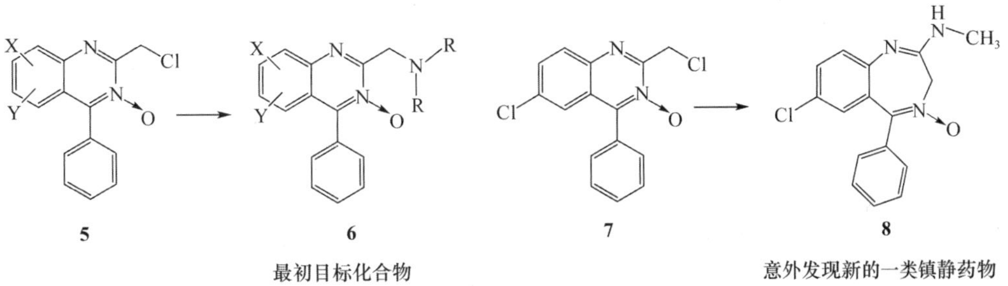

5　　　　　　6　　　　　　7　　　　　　8

最初目标化合物　　　　　　意外发现新的一类镇静药物

图 3-8　苯二氮䓬类镇静剂的发现

二、结 构 优 化

在药物研究开发中，先导化合物的发现与鉴定是极为重要的一步。在许多情况下，先导化合物不能直接进入临床应用，这是因为先导化合物可能存在着这样或那样一些缺陷，如活性不够高、化学结构不稳定、毒性较大、选择性不高或者药代动力学性质不合理等。需要对先导化合物进行化学修饰、进一步优化，使之发展为较适合于临床应用的药物，这一过程称为先导化合物的优化。

一个化合物能否最终成为药物主要的判断标准是安全、有效。这就需要在提高其生物活性的同时，也要尽可能地降低其副作用。因此，先导化合物的优化包括目标化合物生物活性（potency）的优化、目标化合物的药学性质（pharmaceutical profiling）的优化、目标化合物疗效（efficacy）的优化和安全性（safety）的优化。

生物活性是指目标化合物的酶抑制（或激活）活性、细胞生长抑制活性等体外活性，一般要求尽可能地提高相关活性及选择性。在生物活性优化阶段，如何提高生物活性优化的速度，已有大量的探索。目标化合物的设计主要根据多样性、互补性和相似性三原则进行。即结构优化应该涵盖尽可能广的化学空间（chemical space）以便进行系统的研究，得出较可靠的构效关系；同时，也要有目的地针对具体的小分子与靶点之间的相互作用关系，基于电子、空间等方面互补性进行具体的分子设计。具体的目标化合物，一般都会参考"成药性 8 原则"。另外，目标化合物是否稳定、合成方法是否方便、目标化合物的专利是否具有新颖性等，也是生物活性优化阶段需要考虑的因素。

知识拓展 3-9

成药性 8 原则：

M_w：＜500；

CLog$P$：＜5；

H-bond donors：＜5；

H-bond acceptors （sum N and O atoms）：＜10；

PSA：＜140Å；

Rotatable Bonds：＜10；

Chiral Centers：＜3；

No more than one violation； not applicable for substrates of transporters and natural products.

药学性质的优化包括多个方面，如溶解性、稳定性、渗透性和生物利用度等，药物的溶解性决定了给药方式。如水中溶解度低，可能就很难静脉给药。在不影响生物活性的情况下，可以通过在目标化合物中引入羧基或者氨基、成盐的方式提高其在水中的溶解度，也可以引入亲水基团制备成前药。例如，抗流感药物奥司他韦（商品名：达菲）是一个前药，在体内经酯酶水解成活性的羧酸结构（GS4071），抑制神经氨酸酶而发挥抗流感病毒作用。

奥司他韦   GS4071

　　稳定性包括两个方面：一是本身的化学稳定性；二是体内代谢的稳定性。一些化学不稳定的化合物往往含有活泼的功能基团，这样的分子可能会干扰活性的准确测定。最重要的是带有活泼基团的分子可能会带来安全问题。一般而言，化学稳定的分子，可以期待其在体内也有一定的稳定性，但并非完全一致。某些化学稳定的药物分子，在体内可能稳定性不足。与化学稳定性不同，药物在体内的稳定性更加复杂，通常一般的化学规律无法解释体内的代谢过程，体内代谢与药物的半衰期存在直接联系，而半衰期与药效和副作用关系密切，因而受到高度的重视。已有相当多的研究，也有相关的计算机预测软件可供使用。但是，在药物研究开发实践中，仍然需要进行实际测定。

　　渗透性与药物的药效、转运、代谢、分布、副作用等都有很大关系。以抗癌药为例，药物口服吸收能否迅速到达肿瘤部位并且在那里富集很重要。如果没有到达肿瘤部位，或者到达肿瘤部位的药物浓度不足，就很难发挥应有的疗效。而分子量的大小、解离常数、脂水分配系数、分子的极性表面积、氢键形成能力及分子的柔性等均影响药物的渗透性。在成药性 8 原则中，$\log P$ 一般要求小于 5；$\log P$ 高，渗透性一般较好；但是，$\log P$ 过高，容易被细胞色素 P450 迅速代谢，生物利用度会下降；如果目标化合物进一步与细胞色素 P450 结合起到抑制作用，可能引起机体的药物中毒问题，而目标化合物的极性表面积过大，会降低渗透性。经验表明，极性表面积小于 140Å 为好。

　　生物利用度（bioavailability）是指药物被机体吸收进入循环的相对量和速率，用 F 表示，$F = (A/D) \times 100\%$，A 为进入体内循环的量，D 为口服剂量。药物分子的脂水分配系数、分子的极性表面积等都是影响生物利用度的因素，此外，影响生物利用度的因素还包括药物的剂型、晶型、赋型剂及生产工艺等，生物利用度是药物制剂质量的一个重要指标。改变药物的生物利用度的方法也包括两个方面：改变药物分子结构和改变剂型。

　　药物疗效（efficacy）是指在动物体内针对某种疾病的治疗效果。药物的疗效明显要比药物的生物活性复杂得多。药物进入体内后，经吸收分布才可能到达作用部位，并在那里富集足够的浓度。理想的药物是迅速到达作用部位并且只与药物靶点发生作用，从而产生疗效。如前所述，药物进入体内后，可能会与其他大分子相互作用，导致药物分解失效，另外，代谢产物也可能产生毒副作用。药物与靶点相互作用产生疗效后，以什么方式、如何从体内排出？所有这些因素都可能影响药物的疗效。

　　为了安全起见，在药物进入临床试验前，一般都需要在动物体内进行系统的药效学评价。以抗肿瘤药研究与开发为例，一旦获得体外活性较好具有开发前景的化合物，就会在裸鼠模型上进行人移植癌细胞的抑制试验。除了获得药效学数据外，同时观察药物的毒性，并对药物的代谢分布进行研究。

早期的毒性试验也是优化内容之一，一般应该尽可能避免对细胞色素 P450 进行竞争性抑制，常常试验的代表性异构酶为 P450 3A4、P450 2D6 等。另一个常用的指标是 hERG（human ether-a-go-gorelated gene），该靶点与人心肌细胞相联系。如果目标化合物抑制 hERG，则预示着该化合物可能有潜在的心脏毒性。

第三节　临床前研究及临床研究

经过前期研究，具有进一步开放前景的化合物，将进入临床前研究直至临床研究。所选择的化合物，则称为临床前候选药物（preclinical drug candidate）或者临床候选药物（clinical drug candidate）。

一、临床前研究

广义的临床前研究（preclinical study）包括从靶点寻找到进入Ⅰ期临床研究为止所有的相关研究。狭义的临床前研究是指为了申报进入临床研究而针对候选化合物所开展的研究。从立项开始，直到获得临床前候选化合物，称为药物发现阶段。而从临床前研究开始到临床研究直至申报上市，称为药物开发阶段。

药物临床前研究内容包括合成工艺、提取方法、理化性质及纯度、剂型选择、处方筛选、制备工艺、检验方法、质量指标、稳定性、药理、毒理、动物药代动力学研究等。中药制剂还包括原药材的来源、加工及炮制等的研究；生物制品还包括菌毒种、细胞株、生物组织等起始原材料的来源、质量标准、保存条件、生物学特征、遗传稳定性及免疫学的研究等。

临床前研究的核心内容是安全、有效和稳定可控。理论上，任何药物可能都存在一定的副作用。而在临床前研究阶段，将淘汰危害大的候选化合物，权衡有副作用的化合物，优选出安全、有效、质量可控的候选化合物进入临床试验。

1. 生产工艺　所选择的生产工艺不仅决定药品的成本，还与残留杂质、残留溶剂等密切相关。在药典上，各国对相关残留与杂质均有明确的要求与规定。一般而言，对一些在成品中含量超过0.3%的杂质或者不明残留，需要分离鉴定，并且对其进行药效与毒理学研究。候选化合物的晶型也对后续的药代药动、药效与毒副作用有影响。因此，在进行系统开展临床前研究的第一步，就是首先确定候选化合物的生产工艺。然后应用该生产工艺制备样品，进行制剂研究。

2. 药效学研究　药效学研究的目的是为临床试验确定适应证提供参考依据。因此，一般需要在一定范围筛选最有可能的治疗应用。所选择的模型与开发阶段的模型一般大致相同。同时需要开展药代药动、组织分布等研究，并且在此基础上寻找到较好的给药方式、剂量与给药间隔。

3. 毒理学研究　为了全面把握候选化合物可能存在的副作用，在临床前研究阶段，将结合药物的剂型、剂量、给药方式与给药间隔，全面系统开展毒理学研究。相关的主要试验包括急性毒性试验、长期毒性试验、特殊毒性试验（遗传、生殖、致癌）、其他毒性试验（过敏、刺激等）。通过这些试验，阐明药物毒性作用及强度，计算相对毒性参数，了解毒性靶器官，为长毒、特殊毒性试验剂量设计，为Ⅰ期临床试验起始剂量选择，为临床毒副作用监护提供参考等。

在临床前研究中，无论是药效学研究还是毒理学研究中，需要注意动物模型以及实验过程中的动物种属差异性、动物个数的有限性、某些特异性反应、疾病干扰性、结果的假象性等。

二、Ⅰ期临床试验

在新药开发过程中，将候选药物第一次用于人体以研究其性质的试验，称之为Ⅰ期临床试验（phase Ⅰ clinical trial）。与所有临床试验一样，Ⅰ期临床试验是在严格控制的条件下开展的。在

Ⅰ期临床试验中，给少量试验药物于少数经过谨慎选择和筛选出的健康志愿者（对肿瘤药物而言通常为肿瘤患者），监测药物的血液浓度/排泄性质和任何可能出现的有益反应或不良反应，以评价药物在人体内的性质。通过Ⅰ期临床试验，还可以得到一些药物最高和最低剂量的信息，以便确定将来在患者身上使用的合适剂量。显然，Ⅰ期临床试验是初步的临床药代动力学及人体安全性评价试验，目的在于观测人体对新药的耐受程度和药代动力学，为制定给药方案提供依据。

三、Ⅱ期临床试验

通过Ⅰ期临床研究，在健康人身上得到了为达到合理的血药浓度所需要的药品剂量的信息，即药代动力学数据。但是，通常在健康的人体上是不可能证实药品的治疗作用的。在Ⅱ期临床试验（phase Ⅱ clinical trial），将给药于少数患者志愿者，然后重新评价药物的药代动力学和排泄情况。这是因为药物在患病状态的人体内的作用方式常是不同的，对那些影响肠、胃、肝和肾的药物尤其如此。以一个新的治疗关节炎的镇痛药的开发为例，Ⅱ期临床研究将确定该药缓解关节炎患者的疼痛效果如何，还要确定在不同剂量时不良反应的发生率的高低，以确定疼痛得到充分缓解但不良反应最小的剂量。因此，Ⅱ期临床试验是对治疗作用的初步评价阶段。Ⅱ期临床试验一般通过随机盲法对照试验（根据具体目的也可以采取其他设计形式），对新药的有效性和安全性作出初步评价，并为设计Ⅲ期临床试验和确定给药剂量方案提供依据。

四、Ⅲ期临床试验

在Ⅰ、Ⅱ期临床研究所掌握信息的基础上，将试验药物用于更大范围的患者志愿者身上，进行扩大的多中心临床试验，进一步评价药物的有效性和耐受性（或安全性），称之为Ⅲ期临床试验（phase Ⅲ clinical trial）。

Ⅲ期临床试验是治疗作用的确证阶段，也是为药品注册申请获得批准上市提供依据的关键阶段。该期试验一般为具有足够样本量的随机化盲法对照试验。临床试验将对试验药物和安慰剂（不含活性物质）或已上市药品的有关参数进行比较。试验结果应当具有可重复性。可以说，该阶段是临床研究项目的最繁忙和任务最集中的部分。除了对成年患者研究外，还要特别研究药物对老年患者，有时还要包括儿童的安全性。一般来讲，老年患者和危重患者所要求的剂量要低一些，因为他们的身体可能不能有效地清除药物，使得他们对不良反应的耐受性更差。而儿童人群具有突变敏感性、迟发毒性和不同的药物代谢动力学性质等特点，因此在决定药物应用于儿童人群时，权衡疗效和药物不良反应应当是一个需要特别关注的问题。在国外，儿童参加的临床试验一般放在成人试验的Ⅲ期临床后才开始。如果一种疾病主要发生在儿童，并且很严重又没有其他治疗方法，FDA 允许Ⅰ期临床试验直接从儿童开始，即在不存在成人数据参照的情况下，允许从儿童开始药理评价。

思　考　题

1. 常见的药物靶点有哪些？
2. 鉴定靶点的技术主要包括哪几种？
3. 药物先导化合物发现途径有哪些？

（盛春泉）

第四章　镇静催眠药物和抗癫痫药物

镇静催眠药（sedative-hypnotics）和抗癫痫药（antiepileptics）均属于中枢神经系统抑制药物。镇静催眠药是一类对中枢神经系统有普遍的抑制作用，能引起安静和近似生理性睡眠状态的药物。

癫痫（epilepsy）是一种反复发作的神经系统疾病。抗癫痫药物可抑制大脑神经的兴奋性，用于预防和控制癫痫的发作。

第一节　镇静催眠药物

镇静药和催眠药之间没有严格的界限，常因剂量不同产生不同效果。通常使用小剂量时产生镇静作用，以消除患者的紧张和焦虑不安；中等剂量时可进入睡眠状态；大剂量时则产生麻醉、抗惊厥作用；超大剂量时可导致死亡。有些镇静催眠药还有抗癫痫、抗震颤及肌肉松弛等作用。

镇静催眠药物按化学结构可分为巴比妥类（barbiturates）、苯二氮䓬类（benzodiazepines）、咪唑并吡啶类（imidazo pyridines）、吡咯酮类（pyrrolidones）和其他类。巴比妥类药物曾作为主要的镇静催眠药使用，由于该类药物具有严重的耐药性和依赖性，被列入国家精神类药品管理，现在临床上仅有苯巴比妥等用作抗癫痫药。因此，本章将巴比妥类药物放在抗癫痫药物中介绍。

一、苯二氮䓬类

苯二氮䓬类（benzodiazepines）镇静催眠药是20世纪60年代发展起来的一类药物，该类药物中首先用于临床的是意外发现的氯氮䓬（chlordiazepoxide，利眠宁），该药由于不良反应较巴比妥类药物少，安全范围大，一问世就受到高度的重视。对氯氮䓬的构效关系研究，发现氯氮䓬分子中脒基和氮上的氧并不是生物活性所必需的，经过结构修饰得到类似物地西泮（diazepam）。地西泮活性比氯氮䓬强，毒性低，而且合成方法简单。以地西泮为先导化合物，对其进行结构修饰发展了一类1,4-苯二氮䓬-2-酮类化合物。

常见的苯二氮䓬类药物有地西泮（diazepam）、奥沙西泮（oxazepam）、替马西泮（temazepam）、硝西泮（nitrazepam）、氯硝西泮（clonazepam）、氟西泮（flurazepam）、劳拉西泮（lorazepam）、普拉西泮（prazepam）和夸西泮（quazepam）等。

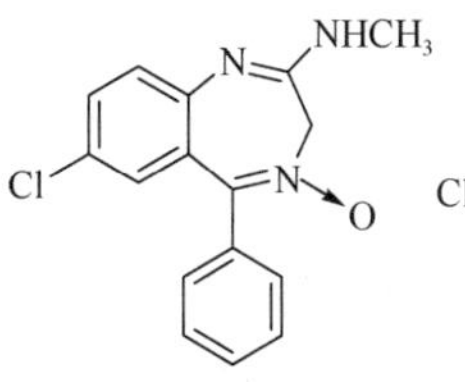

chlordiazepoxide 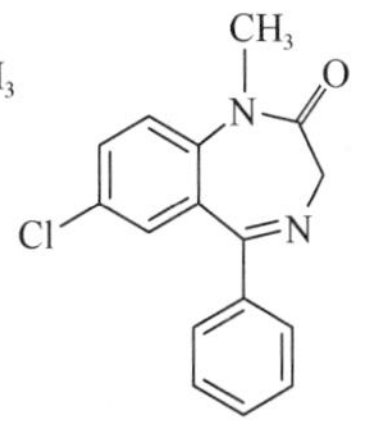　diazepam 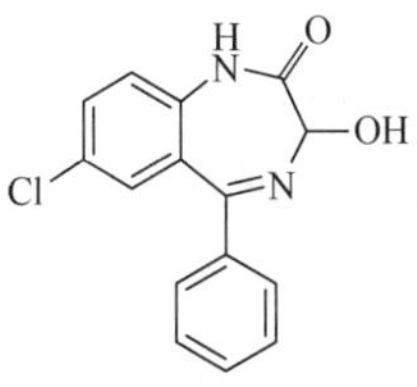　oxazepam 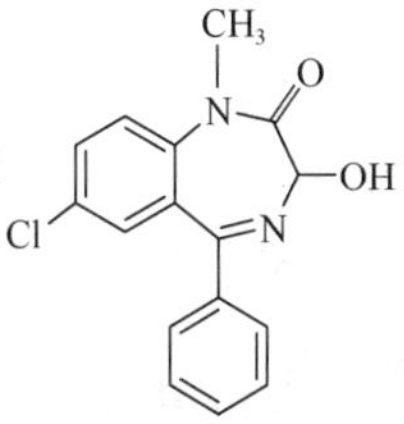　temazepam 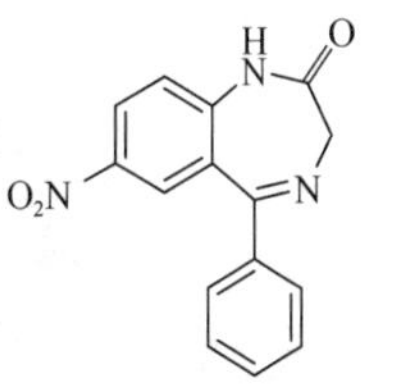　nitrazepam

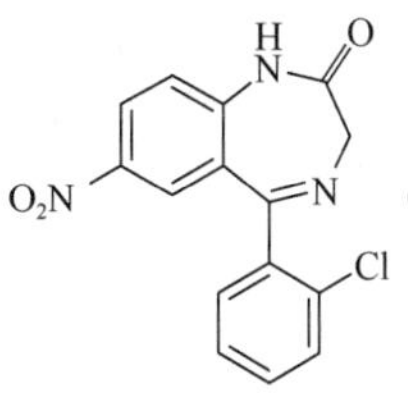

clonazepam 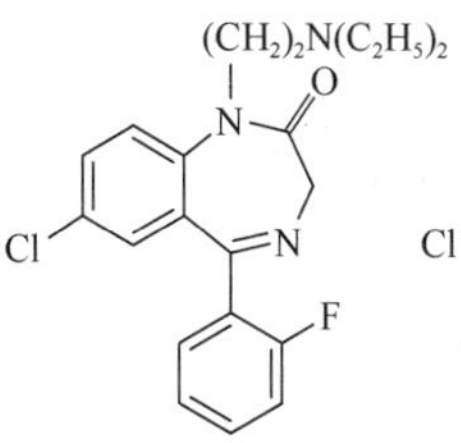　flurazepam 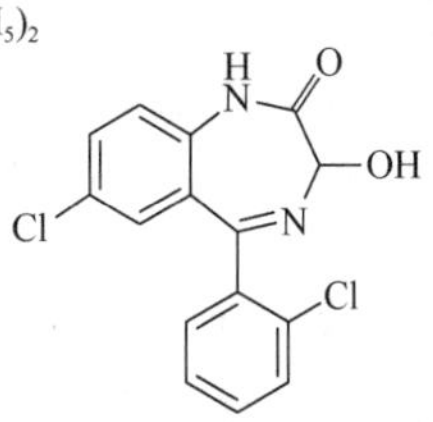　lorazepam 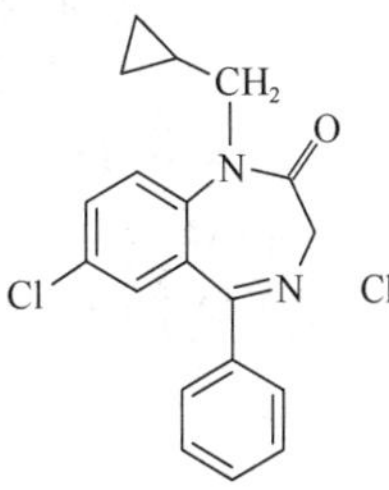　prazepam 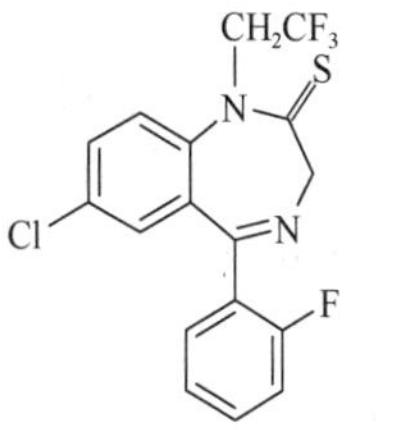　quazepam

知识拓展 4-1

　　苯二氮䓬类药物的偶然发现：20 世纪 50 年代，Leo Stembach 在从事新型安定药物研究时，设计了苯并庚噁二嗪化合物，但多次合成实验，仅得到六元环的喹唑啉 N-氧化物，经药理活性测定，该化合物没有预想的药理作用，因此终止了该研究项目。2 年后，在清洗实验仪器时，他发现瓶中析出一些白色结晶，就好奇地重新测定了活性，却意外发现这种结晶具有明显的镇静作用。进一步推导化合物的结构，确证该结晶为苯二氮䓬类化合物——氯氮䓬。根据反应条件推测这种结构变化是喹唑啉 N-氧化物在放置中经历了分子内亲核反应并扩环的过程，从而开发了新型 1,4-苯二氮䓬类的镇静催眠药物。

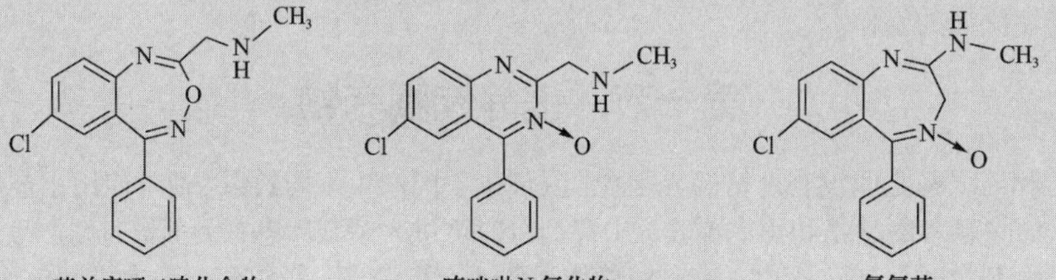

苯并庚噁二嗪化合物　　　　喹唑啉 N-氧化物　　　　氯氮䓬

　　苯二氮䓬类药物的结构特征为具有苯环和七元亚胺内酰胺环骈合的 1,4-苯二氮䓬母核。该类药物结构中具有 1,2 位的酰胺键和 4,5 位的亚胺键，在酸性或碱性条件下两者都容易发生水解开环反应，产物是二苯酮及相应的甘氨酸化合物，这两个过程是平行进行的。4,5 位开环是可逆性反应，在酸性情况下水解开环，中性和碱性情况下脱水闭环，尤其是当 7 位和 1,2 位有强吸电子基团存在时，4,5 位重新环合更容易进行。所以，药物口服后在胃酸作用下 4,5 位水解开环，开环化合物进入弱碱性的肠道，又闭环形成原药。因此，4,5 位开环不影响药物的生物利用度。

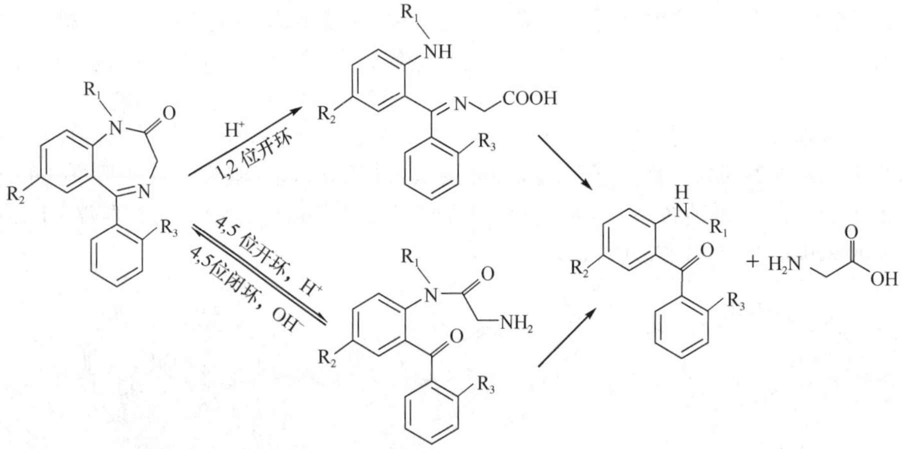

　　本类药物结构中 1,2 位的酰胺键和 4,5 位的亚胺键在酸性条件下都易水解开环，导致该类药物不稳定，作用时间短。为增加该类药物的代谢稳定性，在 1,4-苯二氮䓬母核的 1,2 位骈上五元含氮杂环（如咪唑或三唑环），或在 4,5 位骈上四氢噁唑环，得到后缀为唑仑（-azolam）的一系列作用较强的苯二氮䓬类药物，其代谢稳定性增加，提高了与受体的亲和力，活性显著增强。例如，阿普唑仑（alprazolam）、三唑仑（triazolam）、咪达唑仑（midazolam）、奥沙唑仑（oxazolam）和美沙唑仑（mexazolam）等。

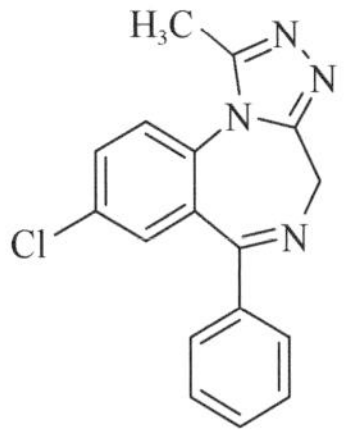

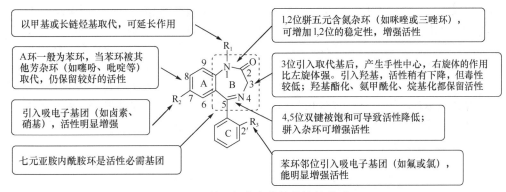

alprazolam 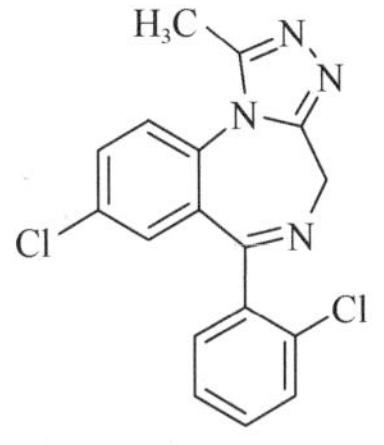　　triazolam 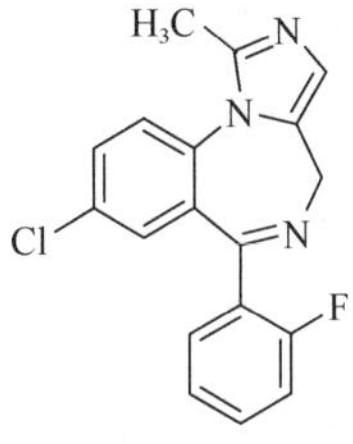　　midazolam 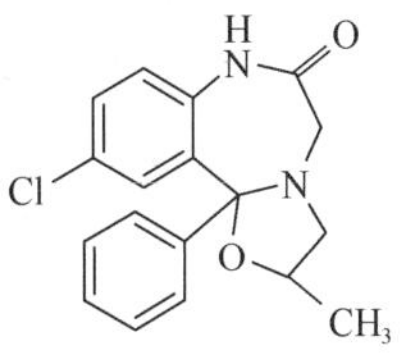　　oxazolam 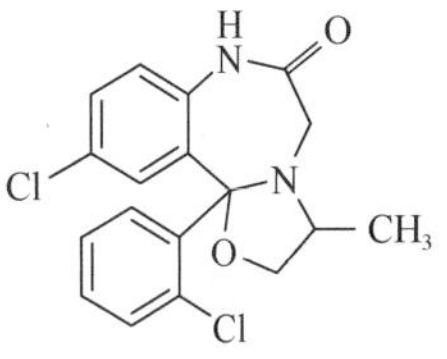　　mexazolam

苯二氮䓬类药物的作用机制与 γ-氨基丁酸（γ-aminobutyric acid，GABA）系统有关。GABA 是中枢神经系统中的抑制性递质，现已发现 GABA 受体有 $GABA_A$、$GABA_B$ 和 $GABA_C$ 受体三种亚型。其中 $GABA_A$ 受体存在于人体内多种神经元中，脑内主要是 $GABA_A$ 受体。$GABA_A$ 型受体的 α 亚基上有特异的苯二氮䓬类的结合位点，称为苯二氮䓬类受体。当苯二氮䓬类药物占据苯二氮䓬受体时，形成苯二氮䓬-Cl^- 通道大分子复合物，增加氯离子通道的开放频率，增加受体与 GABA 的亲和力，增强了 GABA 的作用，从而产生镇静、催眠、抗焦虑、抗惊厥和中枢性肌肉松弛等药理作用。因此，苯二氮䓬类被称为 $GABA_A$ 受体激动剂。

苯二氮䓬类药物的构效关系见图 4-1。

以甲基或长链烃基取代，可延长作用

1,2 位骈五元含氮杂环（如咪唑或三唑环），可增加 1,2 位的稳定性，增强活性

A 环一般为苯环，当苯环被其他芳杂环（如噻吩、吡啶等）取代，仍保留较好的活性

3 位引入取代基后，产生手性中心，右旋体的作用比左旋体强。引入羟基，活性稍有下降，但毒性较低；羟基酯化、氨甲酰化、烷基化都保留活性

引入吸电子基团（如卤素、硝基），活性明显增强

4,5 位双键被饱和可导致活性降低；骈入杂环可增强活性

七元亚胺内酰胺环是活性必需基团

苯环邻位引入吸电子基团（如氟或氯），能明显增强活性

图 4-1　苯二氮䓬类药物的构效关系

知识拓展 4-2

苯二氮䓬类的立体化学：苯二氮䓬类结构中的七元亚胺-内酰胺环有两种可能的船式构象，见图 4-2（a）和（b）。不同构象时，药物与苯二氮䓬受体的亲和力不同。当 3 位是两个氢时，在室温下苯二氮䓬七元亚胺-内酰胺环两种船式构象很容易相互转换，不能完全以稳定的构象与受体结合。在 3 位引入羟基取代，产生了手性中心，得到一对构象稳定的对映体。如奥沙西泮（oxazepam）由于 3 位羟基取代，以羟基为平伏键的构象为稳定构象[图 4-2（c）]，对受体的亲和力强，因此奥沙西泮右旋体的作用比左旋体强。说明七元苯二氮䓬环的构象决定了药物与苯二氮䓬受体的亲和力。

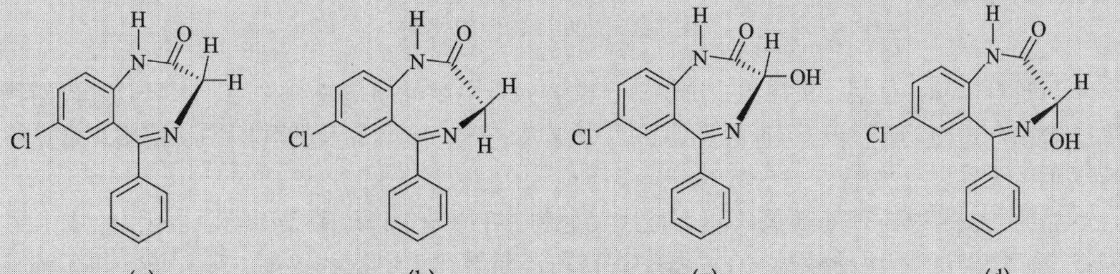

（a）　　　　　（b）　　　　　（c）　　　　　（d）

图 4-2　苯二氮䓬类药物的构象

地西泮（diazepam）

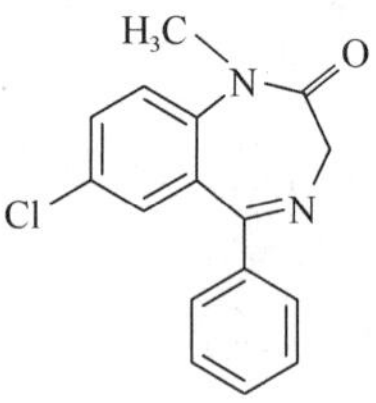

化学名为 1-甲基-5-苯基-7-氯-1,3-二氢-2*H*-1,4-苯并二氮杂䓬-2-酮，7-chloro-1,3-dihydro-1-methyl-5-phenyl-2*H*-1,4-benzodiazepin-2-one，又称安定。

本品为白色或类白色的结晶性粉末；无臭，味微苦。在丙酮或三氯甲烷中易溶，在乙醇中溶解，在水中几乎不溶。熔点 130～134℃。

本品遇酸或碱受热易发生 1,2 位和 4,5 位水解开环，生成 2-甲氨基-5-氯-二苯甲酮和甘氨酸，失去活性。但是口服后，在胃酸作用下，水解反应几乎都在 4,5 位上进行，当开环化合物进入肠道，因 pH 升高，又闭环生成原药，因此不影响药物的生物利用度。

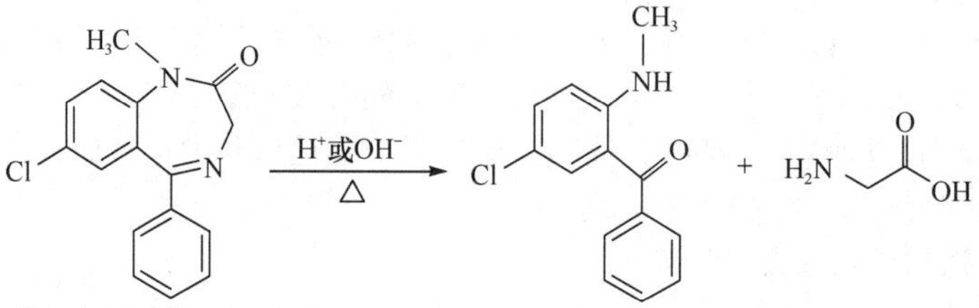

本品口服吸收快，生物利用度约为 76%，1～2h 血药浓度达峰值，与血浆蛋白结合率为 98%，半衰期为 20～70h。苯二氮䓬类药物的代谢主要在肝脏进行，代谢途径为 *N*-脱甲基、C-3 位氧化、苯环酚羟基化、氮氧化合物还原、1,2 位及 4,5 位开环等。地西泮的代谢途径为 N-1 位去甲基生成去甲西泮（nordazepam），以及 C-3 位羟基化生成替马西泮（temazepam）等，进一步代谢为奥沙西泮（oxazepam），见图 4-3。主要以代谢物的游离或与葡萄糖醛酸结合形式经肾排泄，有肠肝循环，长期用药有蓄积作用。活性代谢产物替马西泮和奥沙西泮已被开发成新药上市，这两个药物的催眠作用较弱，副作用小，半衰期较短，适用于老年人和肝肾功能不良者使用。

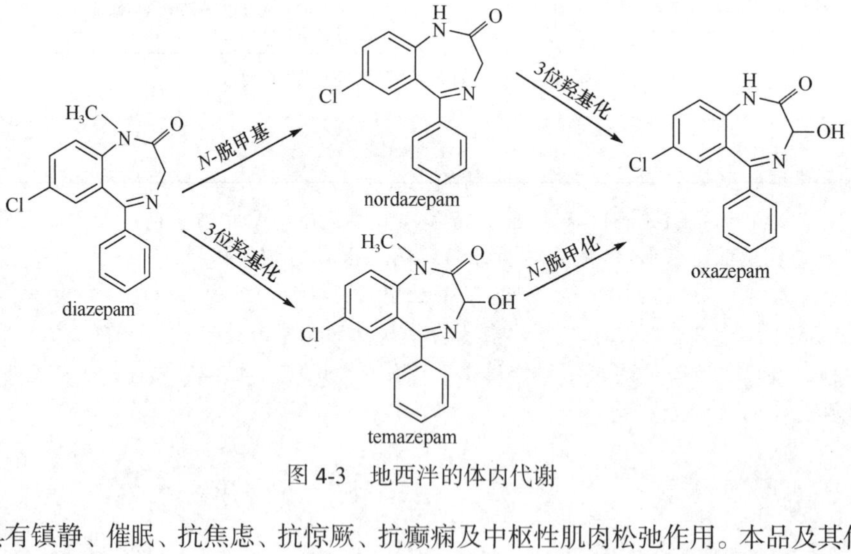

图 4-3　地西泮的体内代谢

本品具有镇静、催眠、抗焦虑、抗惊厥、抗癫痫及中枢性肌肉松弛作用。本品及其代谢物脂溶性高，容易穿透血-脑屏障；可通过胎盘，可分泌入乳汁，故孕妇及哺乳期妇女慎用。常见不良反应有嗜睡、头昏、乏力等。

本品的合成是以 3-苯基-5-氯-苯并异噁唑为原料，在甲苯中以硫酸二甲酯甲基化，生成 1-甲基-3-苯基-5-氯-苯并异噁唑甲磺酸盐；在乙醇中用铁粉还原得到 2-甲氨基-5-氯二苯甲酮，再于环己烷中与氯乙酰氯经酰化反应，生成 2-（*N*-甲基-氯乙酰胺基）-5-氯二苯甲酮；最后在甲醇中与盐酸乌洛托品作用环合得本品。

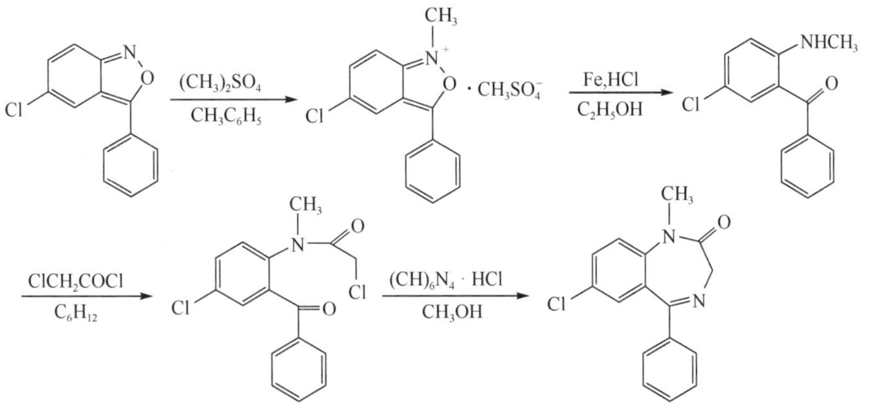

案例 4-1

苯二氮䓬类结构中1,2位的酰胺键和4,5位的亚胺键在酸性条件下都易水解开环，导致该类药物不稳定，作用时间短。为增加该类药物对代谢的稳定性，在1,4-苯二氮䓬环的1,2位并合三氮唑环，不仅增加了该类药物的代谢稳定性，而且还提高了与受体的亲和力。如苯二氮䓬类药物艾司唑仑（estazolam），其结构与阿普唑仑相似，其镇静催眠作用比硝西泮强 2.4～4 倍，具有广谱的抗惊厥作用。阿普唑仑（alprazolam）的作用比地西泮强 10 倍，在体内的代谢产物有 1-羟甲基阿普唑仑（无活性）和 4-羟基阿普唑仑（有活性），4-羟基阿普唑仑的生物活性为原药的 1/2。

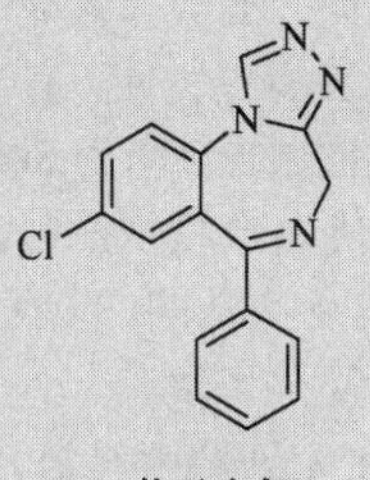

艾司唑仑 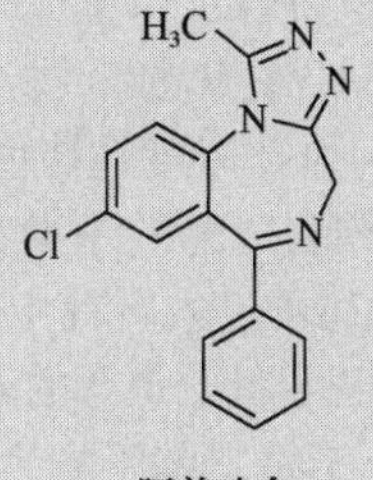　　　　　　　　　阿普唑仑

问题：

1. 为什么艾司唑仑的代谢稳定性比硝西泮强？
2. 简述苯二氮䓬类药物的代谢途径。

奥沙西泮（oxazepam）

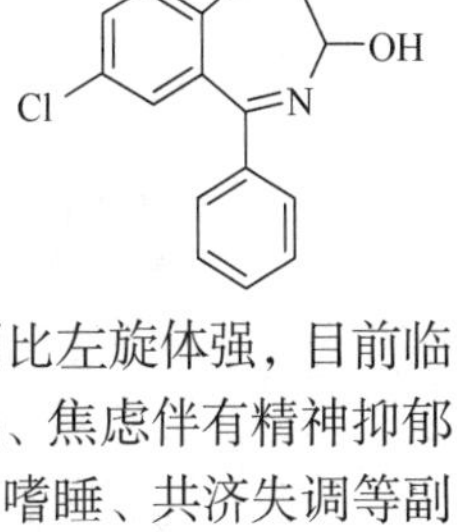

化学名为 5-苯基-3-羟基-7-氯-1,3-二氢-2*H*-1,4-苯并二氮杂䓬-2-酮，5-phenyl-3-hydroxy-7-chloro-1,3-dihydro-2*H*-1,4-benzodiazepin-2-one，又称去甲羟基安定、舒宁。

本品为白色或类白色结晶性粉末；几乎无臭。在乙醇、三氯甲烷或丙酮中微溶，在乙醚中极微溶解，在水中几乎不溶。熔点 198～202℃。

本品的 C-3 位是一个手性碳原子，因此有一对旋光异构体，右旋体的作用比左旋体强，目前临床使用奥沙西泮的外消旋体。主要用于治疗焦虑、紧张、激动；也可用于催眠、焦虑伴有精神抑郁的辅助用药。本品是地西泮的代谢产物，其药理作用与地西泮相似，但较弱；嗜睡、共济失调等副作用较少。

本品在酸性溶液中加热水解可生成 2-苯甲酰基-4-氯苯胺和甘氨酸，水解产物 2-苯甲酰基-4-氯苯胺是含芳伯氨基的化合物，经重氮化反应后与 β-萘酚偶合，生成橙红色的偶氮化合物，可用于鉴别。

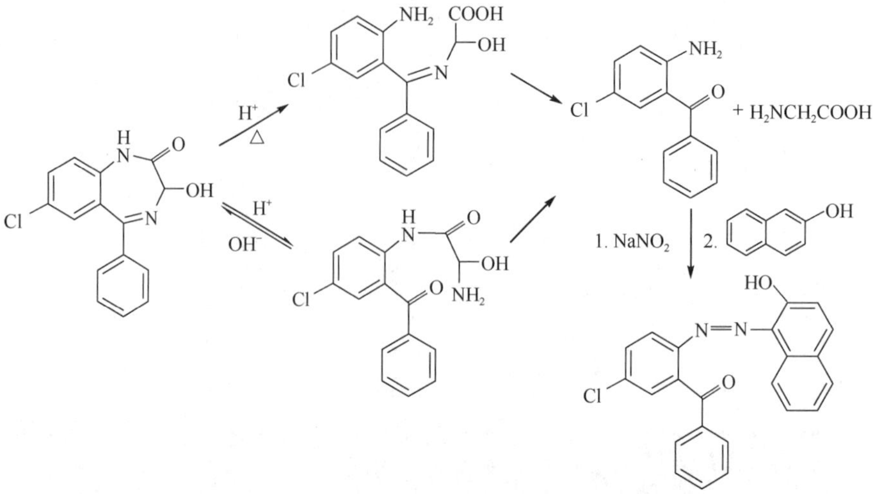

阿普唑仑（alprazolam）

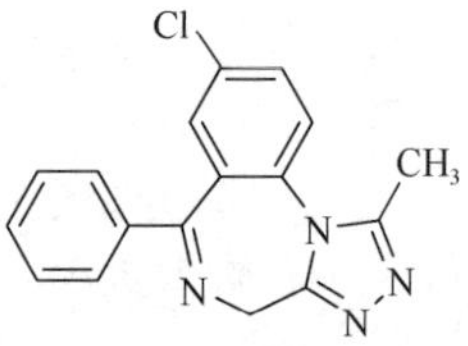

化学名为 1-甲基-6-苯基-8-氯-4H-(1, 2, 4-三氮唑)并[4, 3-a][1, 4]-苯并二氮杂䓬，1-methyl-6-phenyl-8-chloro-4H(1, 2, 4-triazolo)[4, 3-a][1, 4]benzodiazepine，又称佳静安定、佳乐定。

本品为白色或类白色结晶性粉末。在三氯甲烷中易溶，在乙醇或丙酮中略溶，在水或乙醚中几乎不溶。熔点 228～228.5℃。

本品是在地西泮的 1, 2 位骈合了甲基取代的三唑环，使苯二氮䓬的 1, 2 位不易被水解，因此增强了药物的化学稳定性。同时，还增加药物与受体的亲和力，使其活性增强。

本品口服易吸收，1～2h 血药浓度达峰值，血浆蛋白结合率为 80%。在肝脏经 CYP3A4 代谢，生成 α-羟基阿普唑仑，活性约为原药的一半。原药和代谢产物从尿排出，消除半衰期 11～15h。本品可通过血-脑屏障和胎盘，还可进入乳汁中，故孕妇及哺乳期妇女慎用。

本品主要用于抗焦虑，也可用于焦虑的辅助用药及抗恐惧药，还可用于催眠。

本品的合成是以 2-氨基-5-氯二苯甲酮为原料，在环己烷中经氯乙酸乙酯酰化，在甲醇中与乌洛托品作用环合得 N-去甲基地西泮，再用五硫化二磷硫代得硫代 N-去甲基地西泮，最后在正丁醇中用乙酰肼环化制得。

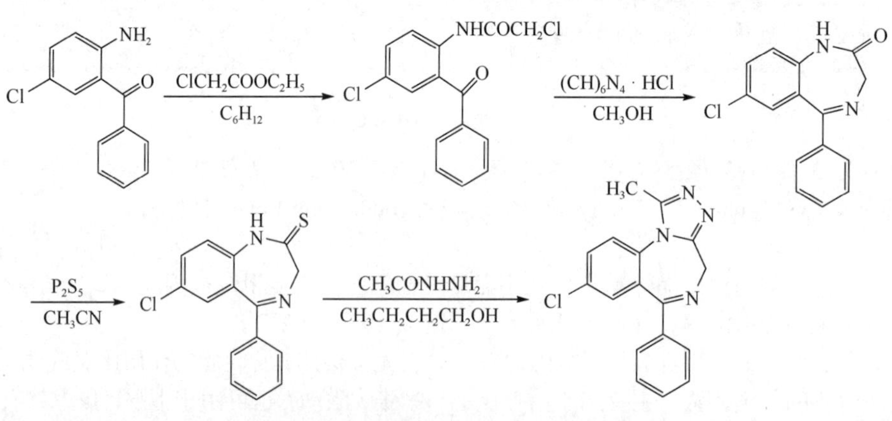

案例 4-1 分析

1. 水解开环反应是早期苯二氮䓬类药物不稳定和作用时间短的原因。为增加该类药物对代谢的稳定性，在 1,4-苯二氮䓬的 1,2 位并合三氮唑环，增加了该类药物的代谢稳定性。艾司唑仑是在苯二氮䓬环 1, 2 位并合三氮唑环，使苯二氮䓬环 1, 2 位不易水解开环，不仅增强了药物的代谢稳定性，而且增加了药物与受体的亲和力，从而增强了药物的生理活性。

2. 苯二氮䓬类药物代谢主要在肝脏进行，代谢途径主要有 N-去甲基化、C-3 位上羟基化、芳环的羟基化、氮氧化合物还原和 1, 2 位水解开环等。

二、咪唑并吡啶类

咪唑并吡啶类（imidazo pyridines）是 20 世纪 90 年代发展起来的新结构类型镇静催眠药，其代表药物有唑吡坦（zolpidem）、阿吡坦（alpidem）及其类似物扎来普隆（zaleplon）等。扎来普隆结构属于吡唑并嘧啶的衍生物。

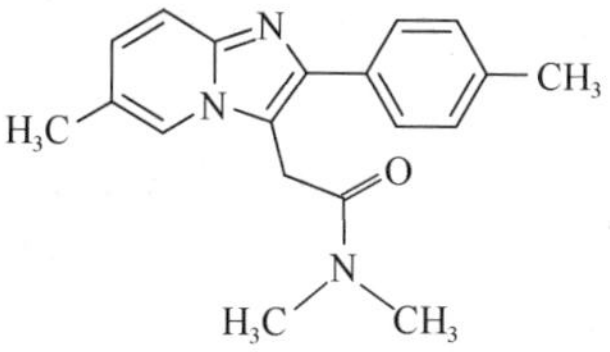

zolpidem

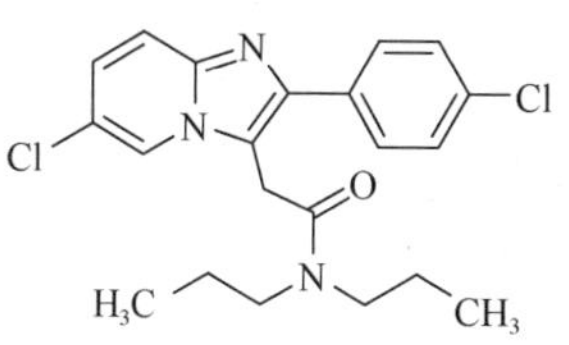

alpidem

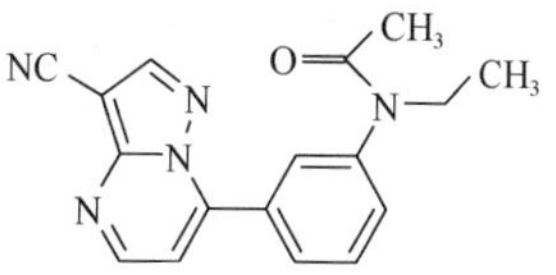

zaleplon

酒石酸唑吡坦（zolpidem tartrate）

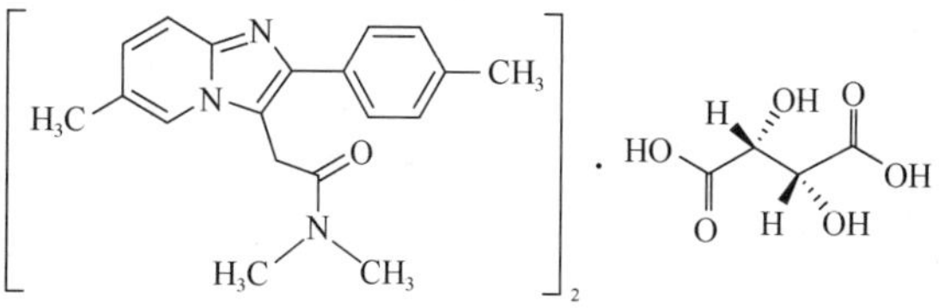

化学名为 $N, N,$ 6-三甲基-2-(4-甲基苯基)咪唑并[1, 2-a]吡啶-3-乙酰胺-L(+)-酒石酸盐，$N, N,$ 6-trimethyl-2-(4-methylphenyl)imidazo[1, 2-a] pyridine-3-acetamide-L(+)-tartrate。

本品为白色或类白色结晶性粉末，无臭，略有引湿性。在甲醇中略溶，在水或乙醇中微溶，在三氯甲烷或二氯甲烷中几乎不溶；在 0.1mol/L 盐酸溶液中溶解。固体状态对光、热均较稳定。熔点 193～197℃。

本品选择性地与苯二氮䓬ω_1受体亚型结合，而与 ω_2、ω_3 受体亚型亲和力差，具有较强的镇静催眠作用，对呼吸无抑制作用，是目前最常用的镇静催眠药之一。口服吸收迅速，0.5～2h 血药浓度达峰值，与血浆蛋白结合率为 92%，半衰期约 2.5h。主要在肝脏代谢，代谢以氧化为主，生成羧酸衍生物，排出体外，见图 4-4。

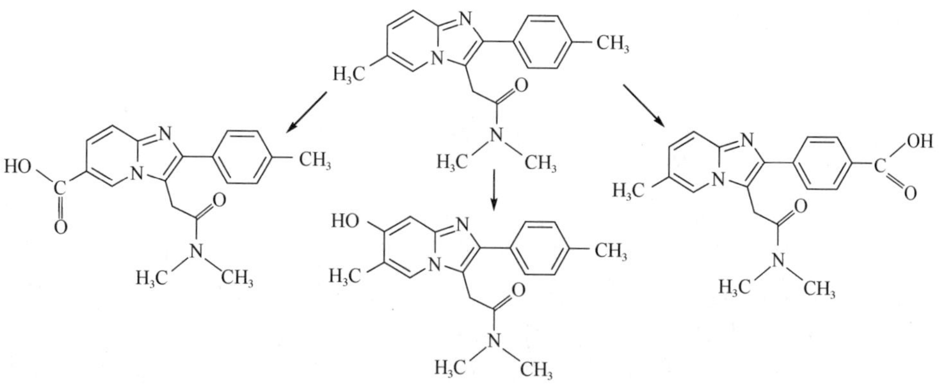

图 4-4　唑吡坦的体内代谢

三、吡咯酮类

吡咯酮类（pyrrolidones）药物佐匹克隆（zopiclone）是第三代催眠药物中的第一个非苯二氮䓬类 GABA$_A$ 受体激动剂药物，其在提高睡眠质量等方面较苯二氮䓬类药物更理想。

佐匹克隆（zopiclone）

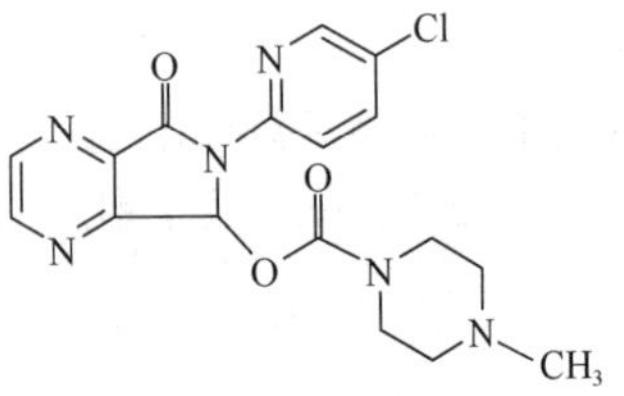

化学名为 6-（5-氯吡啶-2-基)-7-[（4-甲基哌嗪-1-基）甲酰氧基]-5,6-二氢吡咯并[3,4-b]吡嗪-5-酮，4-methyl-1-piperazinecarboxylic acid-6-（5-chloro-2-pyridinyl）-6,7-dihydro-7-oxo-5H-pyrrolo[3,4-b]pyrazin-5-yl ester。

本品为白色至微黄色结晶性粉末；无臭，味苦。在二氯乙烷中易溶，在甲醇或 DMF 中略溶，在乙醇或稀盐酸中微溶，在水中几乎不溶。熔点 175～178℃。

本品作用于 GABA$_A$ 受体/氯离子通道复合物中苯二氮䓬受体的不同结合位点，为 ω_1 受体亚型的激动剂。口服后吸收迅速，1.5～2h 血药浓度达峰值，生物利用度约 80%，与血浆蛋白结合率约为 45%，半衰期约 5h。在肝脏代谢，主要的代谢物为无活性的 N-去甲基佐匹克隆和有活性的佐匹克隆 N-氧化物，见图 4-5。其代谢物均主要从尿中排出，有少量原药从唾液中排出。

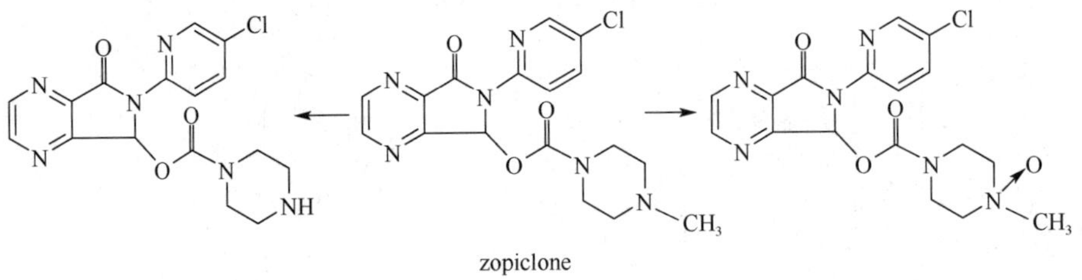

zopiclone

图 4-5 佐匹克隆的体内代谢

本品为速效催眠药物，能延长睡眠时间，提高睡眠质量，减少夜间觉醒和早醒次数。本品的特点为次晨残余作用低，停药后无失眠反跳，长期用药也不会在体内蓄积，但突然停药时会产生戒断症状。用于治疗各种失眠症，尤其适用于不能耐受次晨残余作用的患者。

本品的 5-S-(+)异构体 eszopiclone（艾司佐匹克隆）对中枢的苯二氮䓬受体的亲和力比消旋体强 50 倍，催眠作用比消旋体强，且毒性和副作用低。

四、其 他 类

其他常见的镇静催眠药主要有水合氯醛（chloral hydrate）、甲丙氨酯（meprobamate）、甲喹酮（methaqualone）及雷美替胺（ramelteon）等。

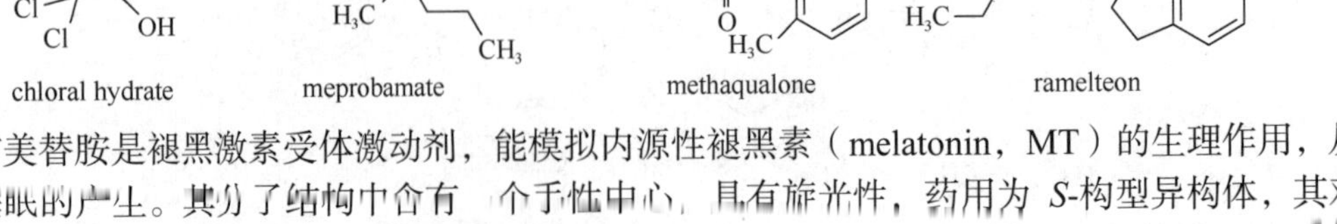

chloral hydrate   meprobamate   methaqualone   ramelteon

雷美替胺是褪黑激素受体激动剂，能模拟内源性褪黑素（melatonin，MT）的生理作用，从而诱导睡眠的产生。其分子结构中含有一个手性中心，具有旋光性，药用为 S-构型异构体，其对褪黑素 MT$_1$ 受体的亲和力比 R-构型的对映异构体强 500 多倍，对 MT$_1$ 受体的选择性是 MT$_2$ 受体的 10 倍以上，故其能够减少入睡所需的时间，而不是调节昼夜节律。本品吸收迅速，在体内大部分经过首过代谢，口服生物利用度只有不到 2%，其消除半衰期约为 2h。本品对启动睡眠具有较好的疗效，而对于维持睡眠则效果欠佳。与 GABA$_A$ 受体拮抗剂类药物相比，本品正常剂量下不影响患者的认知功能、记忆力及注意力的集中。

第二节　抗癫痫药物

癫痫（epilepsy）是因大脑局部神经元过度兴奋而产生阵发性放电所致的慢性、反复性和突发性的大脑功能失调症，其临床表现为运动、感觉、意识、行为和自主神经等不同程度的障碍。按癫痫发作时的表现可分为部分性发作、全身性发作和非典型发作三大类。每一类又有不同类型，即通常称为大发作、小发作、精神运动性发作、局限性发作和癫痫持续状态。

人们早期使用溴化物（如溴化钠、溴化钾）来治疗癫痫，但是毒性较大。1912 年，开始使用苯巴比妥（phenobarbital）治疗癫痫，能有效控制对溴化物耐受的症状；1938 年，发现苯妥英（phenytoin）有很好的抗癫痫和抗惊厥作用，推动了抗癫痫药物（antiepileptics）的进一步发展；20 世纪 60 年代，发现了卡马西平（carbamazepine）和丙戊酸（valproic acid）；20 世纪 90 年代以来，又发现了加巴喷丁（gabapentin）、拉莫三嗪（lamotrigine）等。抗癫痫药按结构类型可分为巴比妥类、乙内酰脲类（hydantoines）、二苯并氮䓬类（dibenzoazepines）、GABA 类似物、脂肪羧酸类和磺酰胺类等。苯二氮䓬类也用于癫痫的治疗，已在前一节中作了介绍。

一、巴　比　妥　类

巴比妥类（barbiturates）药物最初是作为镇静催眠药应用于临床，由于长期使用可产生依赖性、耐受性和中枢毒性等副作用，目前主要用于抗癫痫及抗惊厥。巴比妥类药物是环丙二酰脲（巴比妥酸，barbituric acid）的衍生物。巴比妥酸本身无生理活性，当 5 位上的两个氢原子被烃基取代后才呈现活性。不同的取代基，起效快慢和作用时间不同。通常按作用时间将巴比妥类药物分为长效（4～12h），如苯巴比妥（phenobarbital）；中效（2～8h），如异戊巴比妥（amobarbital）；短效（1～4h），如司可巴比妥（secobarbital）；超短效（1h 左右），如硫喷妥（thiopental）、海索比妥（hexobarbital）等。

barbituric acid　　phenobarbital　　amobarbital　　secobarbital

thiopental　　hexobarbital

知识拓展 4-3

　　巴比妥类药物的作用机制可能与体内多种靶点有关：①该类药物通过阻断脑干的网状结构上行激活系统的传导机能，使大脑皮质细胞兴奋性下降，产生镇静催眠抗惊厥作用。②该类药物可作用于 γ-氨基丁酸（GABA）系统，其对 GABA 的释放、代谢或重摄入不能产生影响，而是与 GABA 受体-Cl⁻通道大分子表面的特定位点作用，形成复合物，使复合物的构象发生改变，影响与 GABA 偶联的 Cl⁻通道的传导，延长 Cl⁻通道的开放时间，延长 GABA 的作用。③该类药物具有解偶联氧化磷酸化作用，可降低脑中的氧化代谢过程而使脑的兴奋性活动功能降低，因而具有弱的抗焦虑作用。④该类药物还能抑制电子的传递系统，抑制脑内碳酸酐酶的活性。

巴比妥类药物属于结构非特异性药物，其作用强弱、起效快慢主要与其理化性质有关，而作用时间维持长短则与体内的代谢过程有关。

与活性有关的理化性质主要是药物的酸性解离常数 pK_a 和脂水分配系数。巴比妥酸结构中的 5 位氢为丙二酰基中的活性氢，具有较强的酸性，5 位单取代的巴比妥类酸性也较强，在生理 pH 7.4 条件下，几乎全部解离成离子状态，故口服不易吸收，吸收后也不易透过血-脑屏障，因此无镇静催眠作用。5,5-二取代或 1,5,5-三取代巴比妥类，分子中只存在内酰胺-内酰亚胺互变异构，酸性减弱（pK_a 7~8），在生理 pH 条件下不易解离，仍有相当比例的分子态药物，不仅可以口服，也易进入脑中发挥作用，故显效快、作用强。

药物必须有一个适当的脂水分配系数，才有利于药物在体内的转运和分布。中枢神经系统的药物需要透过血-脑屏障，因而巴比妥类药物的亲脂性对镇静催眠作用影响很大。C-5 位无取代基时，分子有一定的极性，亲脂性小，不易透过血-脑屏障，无镇静催眠作用。C-5 位上的两个取代基的碳原子总数必须在 4~8 之间，使脂水分配系数保持一定数值，才能有良好的镇静催眠作用。当碳原子总数大于 9 时，亲脂性过强，作用下降甚至出现惊厥。若在 5,5-二取代巴比妥酸 1 位氮原子上引入甲基，不仅降低了解离度，而且增加了脂溶性，如海索比妥（hexobarbital），在生理 pH 条件下未解离药物比例高达 90%，因而起效快，作用时间短，且更易代谢，属超短效巴比妥类；若在两个氮原子上都引入甲基，则产生惊厥作用。若 2 位碳上的氧原子以其电子等排体硫原子取代，即为硫巴比妥类；由于硫的亲脂性比氧大，分子更易透过血-脑屏障进入中枢神经系统，所以药物起效快，但因易代谢，持续时间短。例如，硫喷妥 30s 即可生效，作为麻醉前的用药。巴比妥类药物的构效关系见图 4-6。

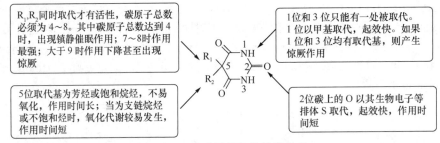

图 4-6 巴比妥类药物的构效关系

巴比妥类药物的代谢主要是在肝脏进行，其中包括 5 位取代基的氧化、N-脱烷基、2 位脱硫、水解开环等。5 位取代基的氧化是巴比妥类药物代谢的主要途径，当 5 位取代基为芳烃或饱和烷烃时，一般氧化为酚或醇类，由于其不易被代谢而易被重吸收，因而作用时间长，如苯巴比妥；当 5 位取代基为支链烷烃或不饱和烃时，一般氧化为醇或二醇，在体内容易发生此类氧化代谢失活，部分原型药物仍能通过肾小管吸收，因而构成了中、短效催眠药，如异戊巴比妥、司可巴比妥等。此外，含硫巴比妥类容易发生脱硫反应。

巴比妥类药物在体内还可发生水解开环反应，1,6 位开环生成酰脲类化合物，或者 1,2 位开环生成酰胺类化合物。

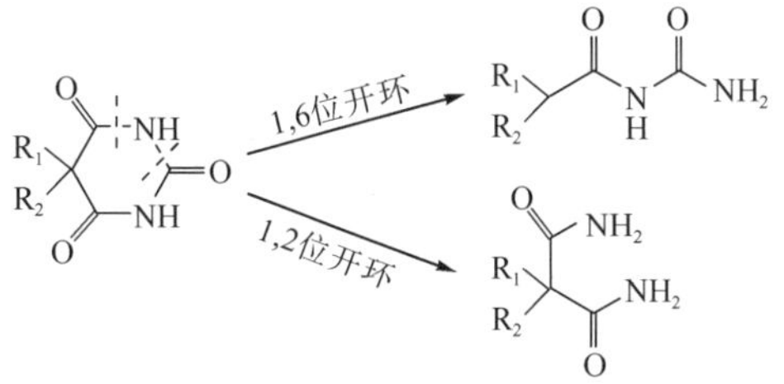

巴比妥类药物的合成通法是以丙二酸二乙酯为原料，在 5 位引入不同的取代基 R_1 和 R_2 后，再与脲环合而得。如果引入的取代基大小不同，一般先引入大的取代基后再引入小的取代基。若以硫脲替代脲，则可以合成含硫的巴比妥类药物。

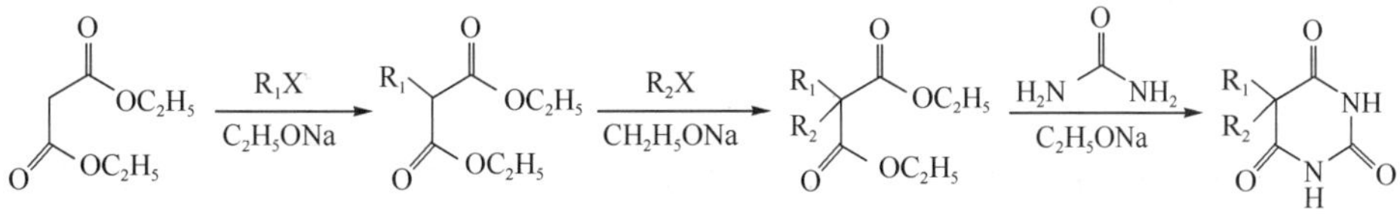

案例 4-2

1912 年，苯巴比妥作为催眠药在临床应用不久，就被发现是良好的抗癫痫药。在对巴比妥类似物的研究中发现，5-乙基-5-苯基乙内酰脲具有抗惊厥作用，进一步将其分子中的 5 位上的乙基改为苯基，得到 5,5-二苯基乙内酰脲（苯妥英，phenytoin），其具有很好的抗惊厥和抗癫痫作用，从而推动了抗癫痫药物的一系列研究。将乙内酰脲化学结构中的—NH—以—CH₂—或—O—取代，分别得到丁二酰亚胺类（succinimides）和噁唑烷酮类（oxazolidinediones）抗癫痫药物。

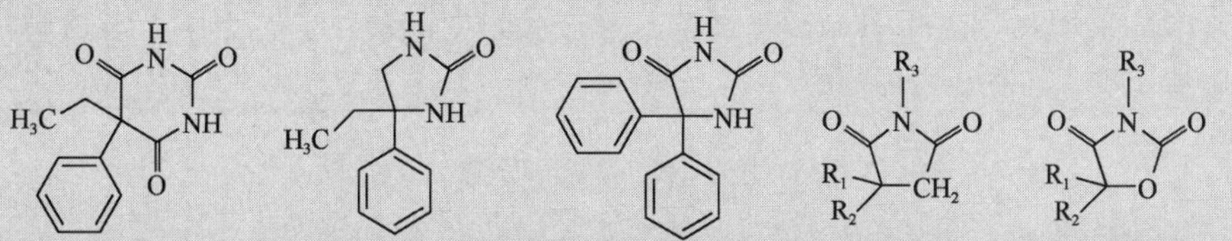

苯巴比妥　　5-乙基-5-苯基乙内酰脲　　苯妥英　　丁二酰亚胺类　　噁唑烷酮类

问题：

1. 如何用化学方法鉴别苯巴比妥和苯妥英钠？
2. 试探讨这种环的变化在新药研究与开发中的意义。

苯巴比妥（phenobarbital）

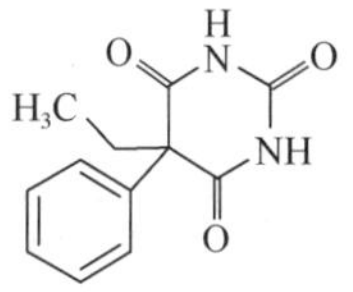

化学名为 5-乙基-5-苯基-2, 4, 6(1*H*, 3*H*, 5*H*)-嘧啶三酮，5-ethyl-5-phenyl-2, 4, 6(1*H*, 3*H*, 5*H*)-pyrimidinetrione，又称鲁米那（luminal）。

本品为白色有光泽的结晶性粉末；无臭，味微苦。本品在乙醇或乙醚中溶解，在三氯甲烷中略溶，在水中极微溶解；在氢氧化钠或碳酸钠溶液中溶解。熔点 174.5～178℃。

本品具有内酰胺-内酰亚胺的互变异构，形成烯醇型化合物，因而具有弱酸性，能溶解于氢氧化钠溶液中，生成钠盐，可溶于水作注射用药。其钠盐不稳定，与酸性药物或吸收空气中的二氧化碳而析出苯巴比妥沉淀。本品水溶液放置过久易水解开环，失去活性。为了防止水解失效，本品注射剂须制成粉针剂，临用时溶解。在配制注射剂和药物配伍使用中要加以注意。

本品结构中因含有酰脲（—CONHCONHCO—）结构，与铜盐作用能发生类似双缩脲的颜色反应，常用于巴比妥类药物的鉴别及区别含硫和非含硫巴比妥类药物。不含硫巴比妥类药物与吡啶和硫酸铜溶液作用，显紫色，而含硫巴比妥类药物显绿色。

本品具有镇静催眠、抗惊厥作用，临床主要用于治疗癫痫大发作。

异戊巴比妥（amobarbital）为 5 位被乙基和异戊基取代的环丙二酰脲衍生物。本品的 5 位侧链上有支链，具叔碳原子，在体内易被氧化代谢成羟基，羟基代谢产物与葡萄糖醛酸结合后易溶于水，从肾脏消除，故为中等时效的巴比妥类镇静催眠药。主要用于催眠、抗惊厥以及麻醉前给药。

硫喷妥钠（thiopental sodium）是将巴比妥结构中 2 位碳上的氧以其生物电子等排体硫取代而得，为硫代巴比妥类。由于硫的亲脂性比氧大，分子更易通过血-脑屏障进入中枢，所以药物起效快，但因易代谢，持续作用时间短，为超短时间巴比妥类药物。硫喷妥钠可溶于水，通常做成注射剂供临床使用，用于控制惊厥和手术时麻醉使用。

案例 4-2 分析

1. 略。

2. 在新药设计和研发过程中，对先导化合物优化以及由已知药物出发进行模拟创新，大都涉及分子骨架的变换。分子骨架环系的打开和形成新环系会强烈影响分子的柔性，改变分子的三维空间特征，改变分子的药效和药代动力学特征。对分子骨架环系的修饰方法主要有杂环替换、开环、闭环、环消除、环的缩小或扩大等。通过环骨架的修饰，旨在改善药物的物理化学和生物学性质，提高结构新颖性。

二、乙内酰脲类

将巴比妥类结构中的—CONH—换成—NH—得到乙内酰脲类（hydantoins）。乙内酰脲本身无抗癫痫作用，当 5 位两个氢被苯基取代后即产生抗惊厥作用。1938 年发现的苯妥英（phenytoin）是第一个用于临床的乙内酰脲类药物，其抗惊厥作用强，虽然毒性较大，但仍是治疗癫痫大发作的主要药物。乙内酰脲类药物还有乙苯妥英（ethotoin）、磷苯妥英（fosphenytoin）。其中，磷苯妥英钠（fosphenytoin sodium）是一个水溶性的苯妥英的磷酸酯前药。

phenytoin　　　ethotoin　　　fosphenytoin sodium

将乙内酰脲中的—NH—以其电子等排体—O—、—CH$_2$—取代，分别得到乙内酰脲类的类似物噁唑烷酮类（oxazolidinediones）和丁二酰亚胺类（succinimides）。噁唑烷酮类的药物有三甲双酮（trimethadione）、二甲双酮（dimethadione），二甲双酮是三甲双酮的主要代谢产物。丁二酰亚胺类的药物有苯琥胺（phensuximide）、乙琥胺（ethosuximide）等。

trimethadione　　　dimethadione　　　phensuximide　　　ethosuximide

案例 4-3

苯妥英（phenytoin）是第一个用于临床的乙内酰脲类药物，其可产生酮式和烯醇式的互变异构而显酸性，可溶于氢氧化钠溶液。苯妥英钠（phenytoin sodium）为二苯乙内酰脲的钠盐，其水溶液显碱性反应，常因部分水解而发生浑浊。苯妥英钠粉针剂应密闭保存，临用时新鲜配制。临床使用的注射用苯妥英钠为苯妥英 10 份与无水碳酸钠 4 份混合的无菌粉末。

问题：

1. 苯妥英钠有哪些临床应用？
2. 苯妥英钠为什么要制成粉针剂？

苯妥英钠（phenytoin sodium）

化学名为 5,5-二苯基乙内酰脲钠盐，5,5-diphenyl-2,4-imidazolidinedione sodium，又称大伦丁钠。

本品为白色粉末；无臭，味苦；微有引湿性。本品在水中易溶，在乙醇中溶解，在三氯甲烷或乙醚中几乎不溶。

本品分子中含有酰胺结构，其水溶液在碱性条件下加热，可以发生水解开环，最后生成 α-氨基二苯乙酸和氨。本品水溶液呈碱性，在空气中渐渐吸收二氧化碳，析出游离的苯妥英而浑浊。故本品注射剂应制成粉针剂，临用时配制。

本品的水溶液中加入二氯化汞试液，可生成白色沉淀，在氨试液中不溶。而巴比妥类的药物，虽也有汞盐反应，但所得沉淀溶于氨试液中，以此可以区别巴比妥类药物和苯妥英钠。

本品主要在肝脏代谢，两个苯环只有一个氧化，主要代谢产物是羟基化的无活性的 5-(4-羟基苯基)-5-苯基-乙内酰脲，再与葡萄糖醛酸结合排出体外。本品具有"饱和代谢动力学"的特点，如果用量过大或短时间反复用药，可使代谢酶饱和，代谢速率显著减慢，从而产生毒性反应。

案例 4-3 分析

1. 苯妥英钠是治疗癫痫大发作和部分性发作的首选药；此外，苯妥英钠还能治疗三叉神经痛、心律失常。

2. 苯妥英钠水溶液呈碱性，露置于空气中吸收二氧化碳析出白色游离的苯妥英，出现浑浊，故苯妥英钠及其水溶液都应密闭保存或临用时新鲜配制。另外，苯妥英分子中含有酰胺结构，具有水解性。其水溶液在碱性条件下加热可水解开环，最终生成 α-氨基二苯乙酸和氨。因本品及其水溶液都不稳定，故将其制成粉针剂，临用时新鲜配制。

三、二苯并氮䓬类

卡马西平（carbamazepine）

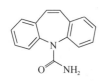

化学名为 5H-二苯并[b,f]氮杂䓬-5-甲酰胺，5H-dibenz [b,f] azepine-5-carboxamide，又称酰胺咪嗪。

本品为白色或类白色的结晶性粉末，几乎无臭。在三氯甲烷中易溶，在乙醇中略溶，在水或乙醚中几乎不溶。熔点 189～193℃。

本品的两个苯环与氮杂䓬环的 10, 11 烯键成一较大的共轭体系,其乙醇溶液在 238nm 与 285nm 波长处有最大吸收,可用于定性和定量的鉴别。

本品有引湿性,其片剂在潮湿环境中保存时,可生成二水合物,片剂表面硬化,使本品的溶解和吸收困难,药效降为原来的 1/3。本品长时间光照,固体表面由白色变橙色,部分生成二聚体和 10, 11-环氧化物,故本品应避光密闭保存。

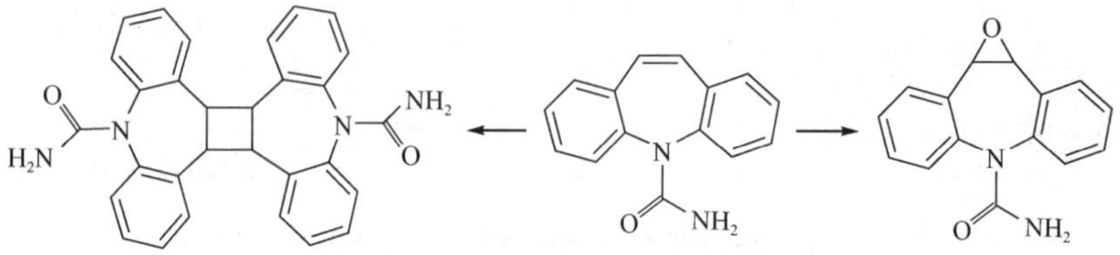

本品口服后在胃肠道吸收,由于水溶性差,吸收慢且不规则。本品在肝脏代谢,主要代谢产物为有活性的 10, 11-环氧卡马西平,进一步代谢为无活性的反式 10, 11-二羟基卡马西平,后者可与葡萄糖醛酸结合,经肾脏排出。

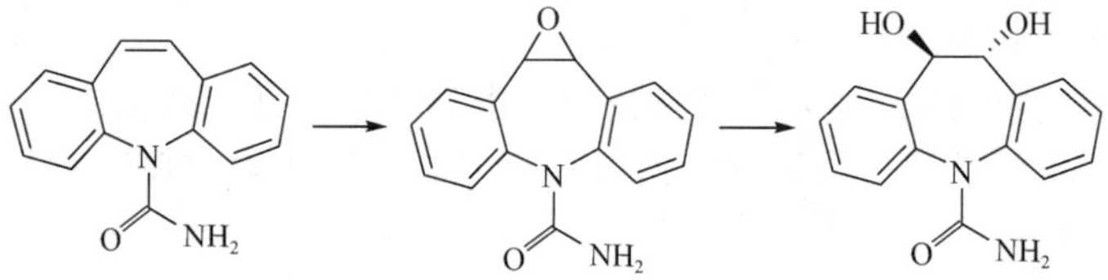

本品是第一个上市的二苯并氮䓬类,又称亚氨胺类药物,最初用于治疗三叉神经痛。因其化学结构与三环类的抗抑郁药有相似性,后来发现具有广谱抗癫痫作用,现主要用于苯妥英钠等药物难以控制的癫痫大发作、复杂的部分性发作或其他全身性发作。也有用于全面性发作中的强直阵挛发作者;对典型或不典型失神发作、肌阵挛或失张力发作无效;还可用于三叉神经痛、舌咽神经痛等。

本品的合成是以 5H-10, 11-二氢二苯并[b, f]氮䓬为原料,经 5 位氯甲酰化、10 位溴代,再脱溴化氢形成双键,最后经氨解反应制得。

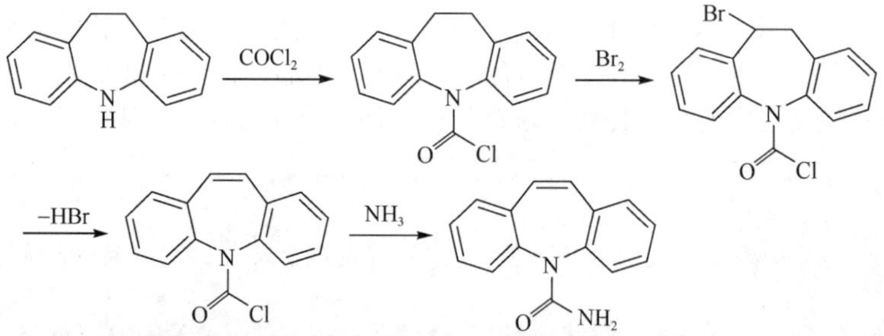

知识拓展 4-4

奥卡西平(oxcarbazepine),又称氧代卡马西平,是卡马西平的 10-酮基衍生物,奥卡西平是一种无活性的前体药物,口服吸收良好,在体内几乎全部代谢成有活性的 10, 11-二氢-10-羟基卡马西平,该代谢物具有很强的抗癫痫作用,见图 4-7。由于奥卡西平不代谢成 10, 11-环氧化合物,所以没有由其引起的副作用,故具有不良反应低、毒性小等优点。

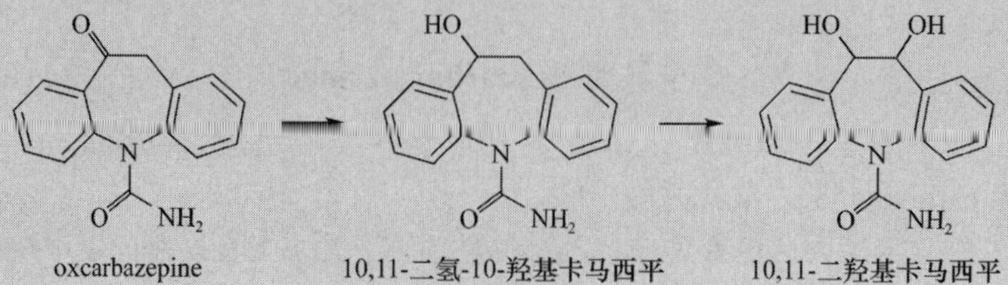

oxcarbazepine   10,11-二氢-10-羟基卡马西平   10,11-二羟基卡马西平

图 4-7　奥卡西平的体内代谢过程

四、GABA 类似物

癫痫发作的原因之一是脑内 γ-氨基丁酸（GABA）含量过低，抑制性递质减少。γ-氨基丁酸类药物具有与 GABA 的类似结构，可以不可逆抑制 GABA 氨基转移酶的活性；或为 GABA 的前药，在体内释放 GABA，提高脑中 GABA 的浓度等机制发挥抗癫痫作用。临床常用的 GABA 类似物（analogues of GABA）有加巴喷丁（gabapentin）、普洛加胺（progabide）、氨己烯酸（vigabatrin）、普瑞巴林（pregabalin）和噻加宾（tiagabine）等。

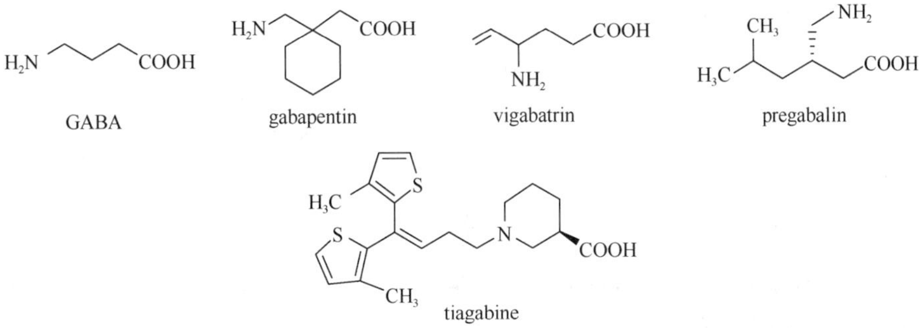

加巴喷丁（gabapentin）的化学名为 1-(氨甲基)环己基乙酸，是 γ-氨基丁酸的环状衍生物，其作用机制不是直接作用于 GABA 受体，而是增加 GABA 释放使其含量增加。由于其具有较高的脂溶性，易通过血-脑屏障。本品口服吸收快，达峰时间为 2～3h，半衰期为 5～7h。在体内不被代谢，以原型药物从尿中排出。本品常与其他抗癫痫药物联合使用，治疗成人的癫痫部分性发作。

普洛加胺（progabide）又名卤加比（halogabide），是一种拟 γ-氨基丁酸药，为 γ-氨基丁酸的前体药物，其结构中二苯甲叉基为载体部分与 γ-氨基丁酰胺相连。制成前药可使药物的亲脂性增加，便于药物透过血-脑屏障在中枢神经发挥作用。本品口服吸收良好，在肝脏有首过效应。体内经氧化脱氨基代谢，产生有活性的羧酸化合物，继而亚胺键断裂，形成二苯甲酮衍生物、γ-氨基丁酰胺及 γ-氨基丁酸。本品对癫痫、痉挛状态和运动失调均有良好的治疗效果。

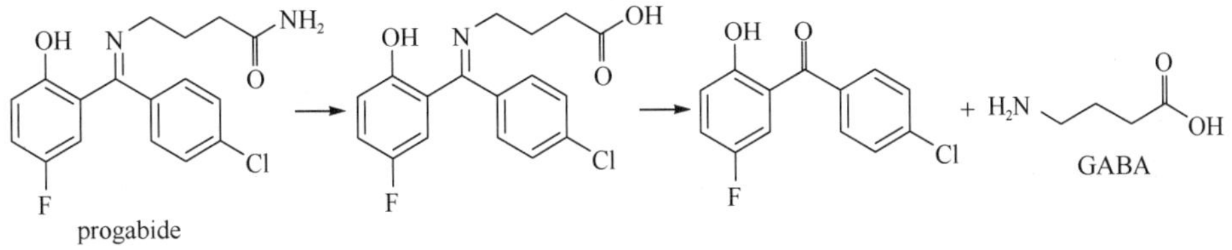

五、其 他 类

丙戊酸（valproic acid）是 1963 年 Meunierz 在筛选抗癫痫药时，意外发现作为溶剂的丙戊酸具有很强的抗癫痫作用，进而发展了一类具有脂肪羧酸结构的抗癫痫药。丙戊酸钠（sodium valproate）抗癫痫谱广，现成为治疗癫痫的常用药物。构效关系研究发现，如果把分支碳链延长到 9 个碳原子，则产生镇静作用；另外，如果取消分支，直链脂肪酸的抗惊厥作用很弱。同类药物还有丙戊酰胺（valpromide）、丙戊酸镁（magnesium valproate）等。

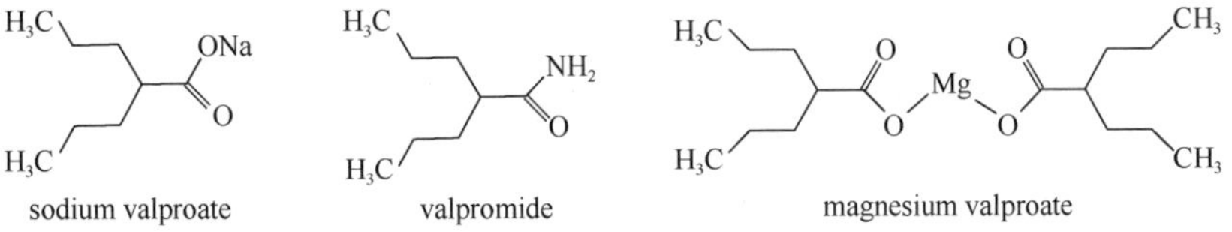

一些具有磺酰胺类结构的化合物也具有抗癫痫的作用，如唑尼沙胺（zonisamide）、托吡酯（topiramate）、舒噻美（sultiame）等。

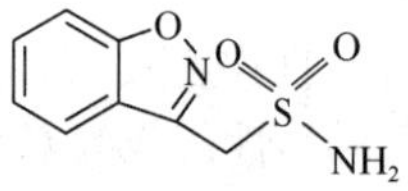

zonisamide 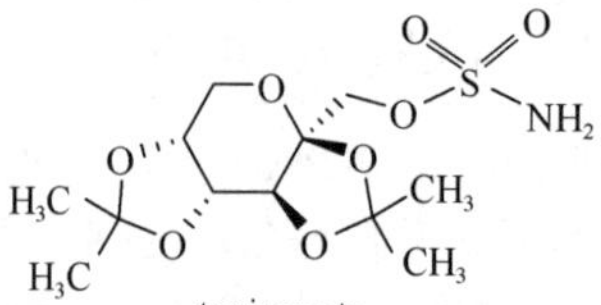　　　topiramate 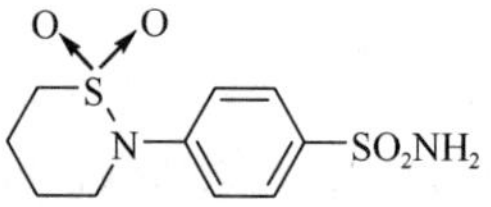　　　sultiame

　　近年来又相继发现了一些具有抗癫痫作用的新结构类型，如氨基甲酸酯类的非尔氨酯（felbamate）、苯基三嗪类化合物拉莫三嗪（lamotrigine）等。

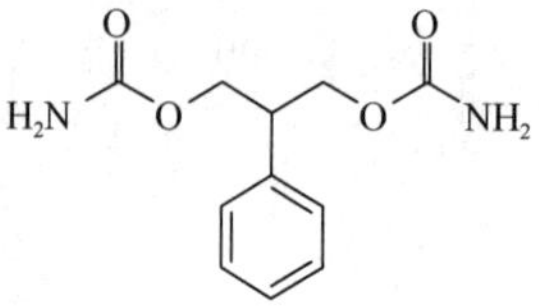

felbamate 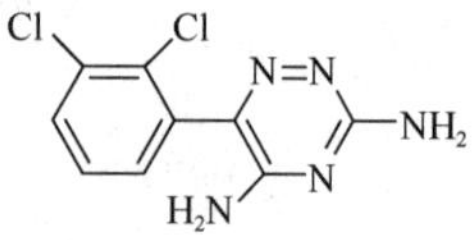　　　　lamotrigine

思 考 题

1. 镇静催眠药物按化学结构可分为哪几类？每一类列举一个代表药物，并写出其化学结构式。
2. 简述苯二氮䓬类药物的构效关系。
3. 简述地西泮在体内的代谢途径及活性代谢产物。
4. 为什么巴比妥C-5位次甲基上的两个氢原子必须全部被取代才呈现生物活性？
5. 写出巴比妥类药物的结构通式，并简述巴比妥类药物的构效关系。
6. 抗癫痫药物按化学结构可分为哪几类？每一类列举一个代表药物，并写出其化学结构式。
7. 写出巴比妥类药物的一般合成通法。

（沈广志）

第五章 抗精神失常药物

精神失常是由多种原因引起的精神活动障碍，主要表现为精神分裂、抑郁、焦虑和躁狂等症状。根据药物的药理作用和临床作用特点，抗精神失常药（psychotherapeutic drugs）可分为抗精神病药（antipsychotics）、抗抑郁药（antidepressants）、抗躁狂药（antimanics）和抗焦虑药（antianxiety agents）。其中抗焦虑药可消除紧张和焦虑状态，大部分也是镇静催眠药（sedative-hypnotics）。躁狂症和抑郁症同属情感性精神障碍，情感活动呈现过分高涨者称为躁狂症，而过分低落者称为抑郁症。除了碳酸锂（lithium carbonate，Li_2CO_3）作为治疗躁狂症的首选药外，抗精神病药如氯丙嗪、奋乃静、氟哌啶醇以及抗癫痫药卡马西平等都具有抗躁狂作用，亦属于抗躁狂药。本章主要介绍抗精神病药和抗抑郁药。

案例 5-1

第二次世界大战期间，罗纳·普朗克公司合成了一批吩噻嗪类化合物，并希望从中发现抗症疾药物，但最终却得到了抗组胺药异丙嗪（promethazine）。法国军医 Henri Laborit 偶然发现使用异丙嗪之后，患者的情绪变得平静和放松；文章发表后，引起了制药公司的注意。很快，在异丙嗪的基础上合成了化合物 RP-3277（氯丙嗪），它的分子结构与异丙嗪只有微小的差别。研究显示氯丙嗪可以明显减轻精神病患者的幻觉和躁狂等症状，随后发现其作用与多巴胺受体有关。有人比喻氯丙嗪为精神科的"青霉素"，被称为抗精神病史上最伟大的医学发现。

phenothiazine   promethazine   chlorpromazine

问题： 氯丙嗪与异丙嗪在结构上的微小差别为何能产生活性上的巨大差异？

第一节 抗精神病药物

抗精神病药主要用于治疗精神分裂症，故也称为抗精神分裂症药。抗精神病药可在不影响意识清醒的条件下，控制精神病阳性症状如幻觉、妄想、兴奋、躁动、思维障碍、行为障碍及精神分裂症阴性症状如情感冷漠、思维贫乏、意志减退等。精神病的病因尚不清楚，普遍认为可能与患者脑内神经递质多巴胺（dopamine，DA）的功能亢进有关。越来越多的研究结果表明，精神分裂症与社会环境、家族性遗传等因素有关。精神疾病的治疗，早期多采用电休克疗法，直到 20 世纪 50 年代如氯丙嗪等药物的发现，药物治疗才逐渐成为主要治疗手段。经典的抗精神病药（standard antipsychotic agents）是 DA 受体拮抗剂，阻断中脑-边缘系统和中脑-皮质系统的 DA 通路，降低 DA 水平。长期大量使用，可引起锥体外系副作用。近年来出现的新一代抗精神病药，如氯氮平等，锥体外系副作用较少，被称为非经典的抗精神病药（atypical antipsychotic agents）。

按照化学结构，抗精神病药可分为吩噻嗪类、噻吨类（硫杂蒽类）、丁酰苯类、苯甲酰胺类和二苯二氮䓬类。其中吩噻嗪类、噻吨类和二苯二氮䓬类通称为三环类，都是由吩噻嗪（phenothiazine）结构改造而来的。

知识拓展 5-1

1. 抗精神病药大多具有不同程度的镇静作用，但其抗精神病作用不是通过镇静，而是通过药物的选择性对抗而发挥治疗作用。抗精神病药长期应用一般无成瘾性。

2. 锥体外系反应（extrapyramidal reaction，EPR）是抗精神病药治疗中最常见的神经系统副作用，发生原因是药物阻断了黑质-纹状体通路的 DA 受体，导致多巴胺系统功能降低和乙酰胆碱系统功能相对增强，以类帕金森病最为常见，表现为运动障碍、肌张力高、震颤和自主神经功能紊乱等。

一、吩 噻 嗪 类

氯丙嗪（chlorpromazine）是第一个用于临床的吩噻嗪类抗精神病药物，具有很强的镇静特性，患者用药后会产生"人工冬眠"状态，临床病例发表后得到了迅速推广，从而开创了药物治疗精神疾病的历史。氯丙嗪的发现改变了精神分裂症患者的预后，并在西方国家掀起了非住院化运动。

盐酸氯丙嗪（chlorpromazine hydrochloride）

化学名为 N, N-二甲基-2-氯-10H-吩噻嗪-10-丙胺盐酸盐，2-chloro-N, N-dimethyl-10H- phenothiazine-10- propylamine hydrochloride，又称冬眠灵。

本品为白色或乳白色结晶性粉末；微臭，味极苦，有引湿性。在水、乙醇或三氯甲烷中溶解，在乙醚或苯中不溶。游离碱的 pK_a 为 9.3。熔点 194～198℃。

本品和该类药物都具有吩噻嗪母环，其中环上的 S 原子和 N 原子都是良好的电子给予体，易被氧化，在空气或日光中放置渐变为红棕色，应避光密闭保存；重金属离子对氧化有催化作用，遇氧化剂则迅速被破坏。为防止其氧化变色，注射液中需加入对氢醌、连二亚硫酸钠、亚硫酸氢钠或维生素 C 等抗氧剂。

本品遇硝酸后可形成醌式结构而显红色，这是吩噻嗪类化合物的共有反应，可用于鉴别。

本品的合成是以邻氯苯甲酸和间氯苯胺为原料，经 Ullmann 反应制得 2-羧基-3-氯-二苯胺，与铁粉加热脱羧后，在碘催化下与硫环合制得 2-氯-吩噻嗪，再与 N, N-二甲基-3-氯丙胺缩合制得氯丙嗪，与饱和盐酸醇溶液成盐制得。

本品口服吸收慢且不完全，主要在肝脏代谢，体内代谢过程非常复杂。代谢过程主要有 S-氧化、苯环羟基化、侧链 N-去甲基化、侧链的氧化和 10 位脱烷基化等，羟基化产物可进一步与葡萄糖醛酸结合排出体外。

本品为中枢多巴胺受体拮抗剂，具有多种药理活性。临床上主要用于控制精神分裂症或其他精神病的兴奋骚动、紧张不安、幻觉、妄想等症状；还用于镇吐、顽固性呃逆、低温麻醉及人工冬眠等。有部分患者用药后，在强烈日光照射下发生严重的光化毒反应，这是氯丙嗪和该类药物的毒副作用之一。服用该类药物后应尽量减少户外活动，避免日光照射。

奋乃静（perphenazine）

是以羟乙基哌嗪基取代氯丙嗪侧链二甲氨基的吩噻嗪类药物，基本药理性质与氯丙嗪相似，抗精神病作用比氯丙嗪强 6～8 倍。用于精神分裂症、躁狂症、焦虑症等，也有镇吐作用；可产生锥体外系反应。利用侧链的醇羟基与长链脂肪酸成酯，可得到作用时间延长的前药。如庚氟奋乃静（fluphenazine enanthate）和癸氟奋乃静（fluphenazine decanoate）可增加药物的脂溶性，在体内逐渐吸收，缓慢水解释放出原药，注射一次可分别维持作用 1～2 周和 2～3 周，特别适用于需长期治疗且服药不合作的患者。临床常用的吩噻嗪类抗精神病药见表 5-1。

表 5-1 临床常用的吩噻嗪类抗精神病药

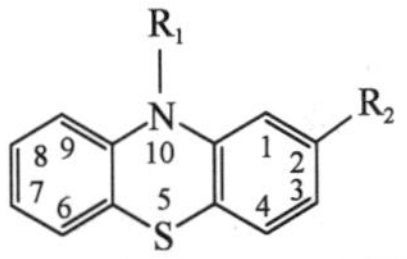

药物名称	—R_1	—R_2	作用强度
氯丙嗪（chlorpromazine）	—(CH_2)_3N(CH_3)_2	—Cl	1
乙酰丙嗪（acetylpromazine）	—(CH_2)_3N(CH_3)_2	—COCH_3	<1
三氟丙嗪（triflupromazine）	—(CH_2)_3N(CH_3)_2	—CF_3	4
奋乃静（perphenazine）	—CH_2CH_2CH_2—N⟮⟯N—CH_2CH_2OH	—Cl	10
氟奋乃静（fluphenazine）	—CH_2CH_2CH_2—N⟮⟯N—CH_2CH_2OH	—CF_3	50
庚氟奋乃静（fluphenazine enanthate）	—CH_2CH_2CH_2—N⟮⟯N—CH_2CH_2OCOC_6H_{13}	—CF_3	
癸氟奋乃静（fluphenazine decanoate）	—CH_2CH_2CH_2—N⟮⟯N—CH_2CH_2OCOC_9H_{19}	—CF_3	
三氟拉嗪（trifluoperazine）	—CH_2CH_2CH_2—N⟮⟯N—CH_3	—CF_3	13
硫乙拉嗪（thiethylperazine）	—CH_2CH_2CH_2—N⟮⟯N—CH_3	—SC_2H_5	
硫利达嗪（thioridazine）	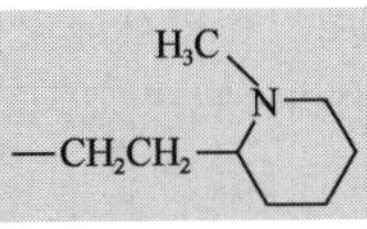 —CH_2CH_2—（N-甲基哌啶）	—SCH_3	0.5～1
哌泊塞嗪（pipotiazine）	—CH_2CH_2CH_2—N⟮⟯N—CH_2CH_2OH	—SO_2N（CH_3）_2	
哌泊嗪棕榈酸酯（pipotiazine palmitate）	—CH_2CH_2CH_2—N⟮⟯N—CH_2CH_2OCOC_{15}H_{31}	—SO_2N（CH_3）_2	

吩噻嗪类抗精神病药的作用靶点是 DA 受体，目前已分离出 D_1～D_5 五种亚型。DA 受体按照与药物的结合模式，可分为 A、B、C 三个部分；吩噻嗪类药物的结构也具有相应的 A、B、C 三个结构单元，如图 5-1 所示。吩噻嗪类药物与 DA 受体结合中，B 部分的立体专属性最高，C 部分（吩噻嗪三环部分）次之，A 部分立体专属性最小。B 部分必须由三个成直链的碳原子组成，否则与 DA 受体的 B 区在立体上不匹配，抗精神病活性则明显下降。支链结构可能与

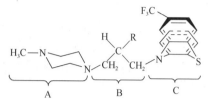

图 5-1　噻吩类药物与受体的相互作用

H_1 受体的亲和力较大，故抗组胺作用较强。C 部分是和受体表面作用的重要部分。吩噻嗪环沿 N-S 轴折叠，两个平坦的苯环几乎互相垂直。大部分抗精神病药物的二面角在一个相同的范围之内。A 部分的专属性不及 B、C 部分，可变性较大，侧链末端的碱性基团可为直链的二甲氨基，也可为环状的哌嗪基或哌啶基，其中含哌嗪侧链的作用较强。

案例 5-1 分析

1. 异丙嗪结构中两个氮原子之间以支链结构连接，使得其与 H_1 受体的亲和力较大，故抗组胺作用较强，抗精神病活性弱。而氯丙嗪两个氮原子之间由三个成直链的碳原子相连，与 DA 受体在空间结构上相匹配，能够产生较强的抗精神病作用。

2. 在氯丙嗪的优势构象中，侧链向有氯取代的苯环方向倾斜，与多巴胺的优势构象部分重叠。吩噻嗪环上 2 位的氯原子引起分子的不对称性，导致 10 位侧链向含氯原子的苯环方向倾斜，是这类抗精神病药的重要结构特征，失去氯原子则无抗精神病作用。

盐酸氯丙嗪的成功促进了人们对吩噻嗪类抗精神病药的深入研究，结构改造多集中在三环上的取代基、10 位 N 上的取代基及三环的生物电子等排体三个方面，构效关系见图 5-2。

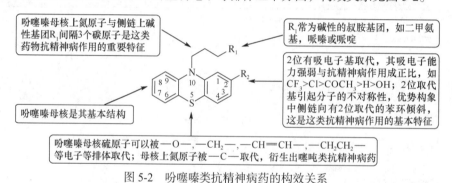

吩噻嗪母核上氮原子与侧链上碱性基团 R_1 间隔 3 个碳原子是这类药物抗精神病作用的重要特征

R_1 常为碱性的叔胺基团，如二甲氨基，哌嗪或哌啶

2 位有吸电子基取代，其吸电子能力强弱与抗精神病作用成正比，如 CF_3>Cl>$COCH_3$>H>OH；2 位取代基引起分子的不对称性，优势构象中侧链向有 2 位取代的苯环倾斜，这是这类抗精神病作用的基本特征

吩噻嗪母核是其基本结构

吩噻嗪母核硫原子可以被 —O—，—CH_2—，—CH=CH—，—CH_2CH_2— 等电子等排体取代；母核上氮原子被 —C— 取代，衍生出噻吨类抗精神病药

图 5-2　吩噻嗪类抗精神病药的构效关系

二、噻 吨 类

将吩噻嗪类抗精神病药的吩噻嗪环上的 10 位氮原子换成碳原子，并通过双键与侧链相连，得到噻吨类（thioxanthenes，又称硫杂蒽类）抗精神病药，又称硫杂蒽类抗精神病药。因该类药物的母核与侧链通过双键相连，故有顺式（Z）和反式（E）两种几何异构体，前者的抗精神病作用是后者的 5～7 倍，这可能是顺式异构体类似于氯丙嗪的优势构象，能与多巴胺分子部分重叠，有利于与受体的相互作用。

氯普噻吨（chlorprothixene）

化学名为 (Z)-N,N-二甲基-3-(2-氯-9H-亚噻吨基)-1-丙胺，(Z)-3-(2-chloro-9H-thioxanthen-9-ylidene)-N,N-dimethyl-1-propanamine。

本品为淡黄色结晶性粉末；无臭，无味。在三氯甲烷中易溶，在水中不溶。熔点 96～99℃。

本品具有碱性，侧链的二甲氨基能与盐酸成盐。在室温条件下比较稳定，在光照和碱性条件下，可发生双键的分解，生成 2-氯噻吨和 2-氯噻吨酮。

本品的抗精神病作用不及氯丙嗪，但镇静作用较强，适用于伴有焦虑或抑郁的精神分裂症、焦虑性神经官能症和更年期抑郁症。

临床常用的噻吨类抗精神病药还有珠氯噻醇（zuclopenthixol）、氟哌噻吨（flupentixol）和替沃噻吨（thiothixene）。

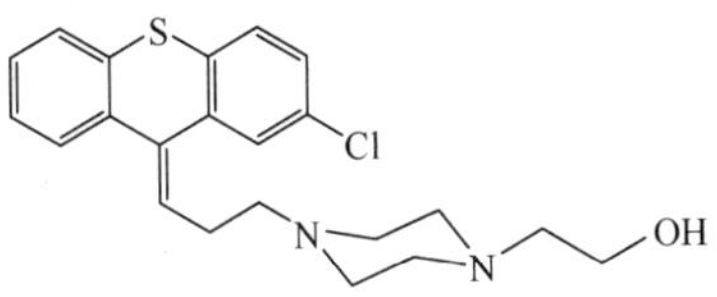

zuclopenthixol 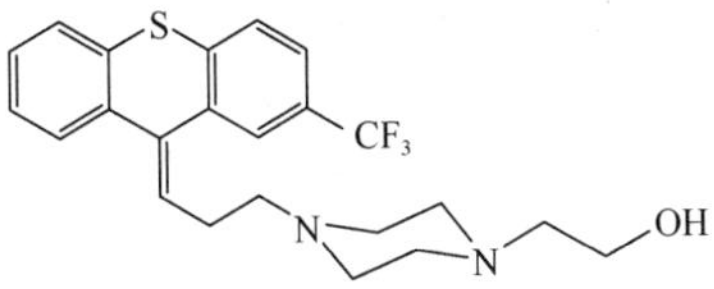　　flupentixol 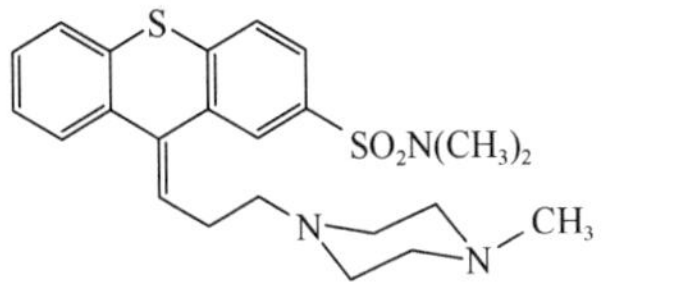　　thiothixene

三、丁酰苯类

在研究镇痛药哌替啶衍生物的过程中，发现如果将哌替啶 N 上的甲基用丙酰基取代时，镇痛作用下降；但用苯甲酰乙基取代时，除具有吗啡样活性外还有类似氯丙嗪的作用；进一步的研究发现，将苯甲酰乙基换成苯甲酰丙基，可使吗啡样作用消失，从而得到了丁酰苯类（butyrophenones）抗精神病药。该类药物的抗精神病作用一般比吩噻嗪类强，同时用作抗焦虑药。

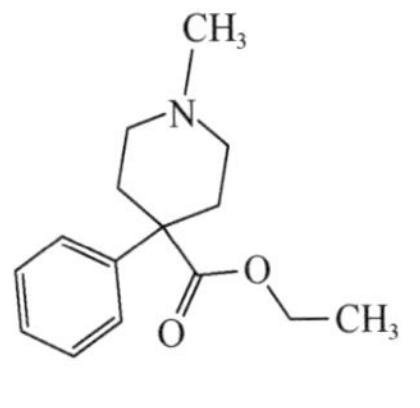

哌替啶 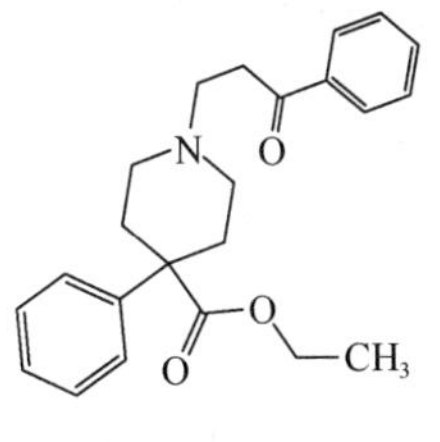　　　　丙酰苯类似物 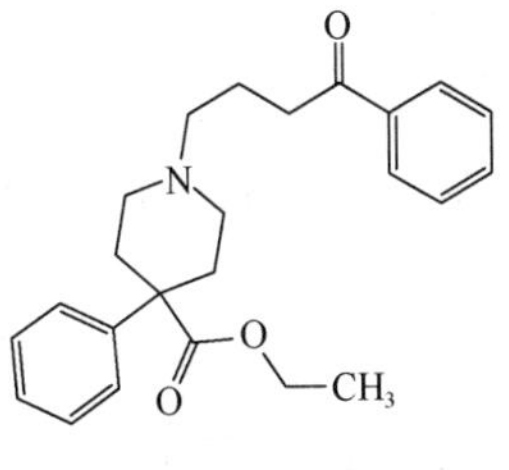　　　　丁酰苯类似物

氟哌啶醇（haloperidol）

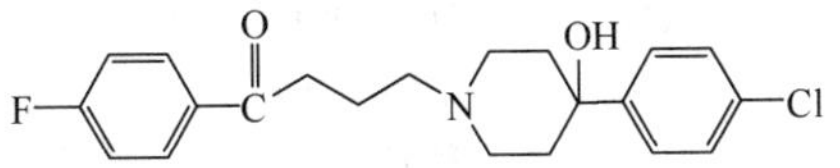

化学名为 1-(4-氟苯基)-4-[4-(4-氯苯基)-4-羟基-1-哌啶基]-1-丁酮，4-[4-(4-chlorophenyl)-4-hydroxy-1-piperidinyl]-1-(4-fluorophenyl)-1-butanone。

本品为白色或类白色结晶性粉末；无臭，无味。在三氯甲烷中溶解，在乙醇中略溶，水中几乎不溶。熔点 149～153℃。

本品对光敏感，在 105℃干燥时发生部分降解，需在室温、避光条件下保存。

本品的药理作用类似吩噻嗪类抗精神病药，其特点是作用强而持久，临床上用于治疗急性精神分裂症及躁狂症。本品的锥体外系副作用比较多见，且有致畸作用。

本品口服吸收较好，2～6h 血药浓度达峰值，半衰期为 21h；在肝脏代谢，代谢以氧化性 N-脱烷基反应和酮基的还原反应为主，肾脏消除，有首过效应（图 5-3）。制成氟哌啶醇的癸酸酯前药，只需每月注射一次。

本品的合成是以 1-氯-4-异丙烯基苯为原料，与氯化铵、甲醛缩合，得到的产物经盐酸加热脱水重排生成 4-(4-氯苯基)-1, 2, 3, 6-四氢吡啶，经溴化氢加成、水解生成 4-(4-氯苯基)-4-哌啶醇，然后与 4-氯-1-(4-氟苯基)-1-丁酮缩合制得。

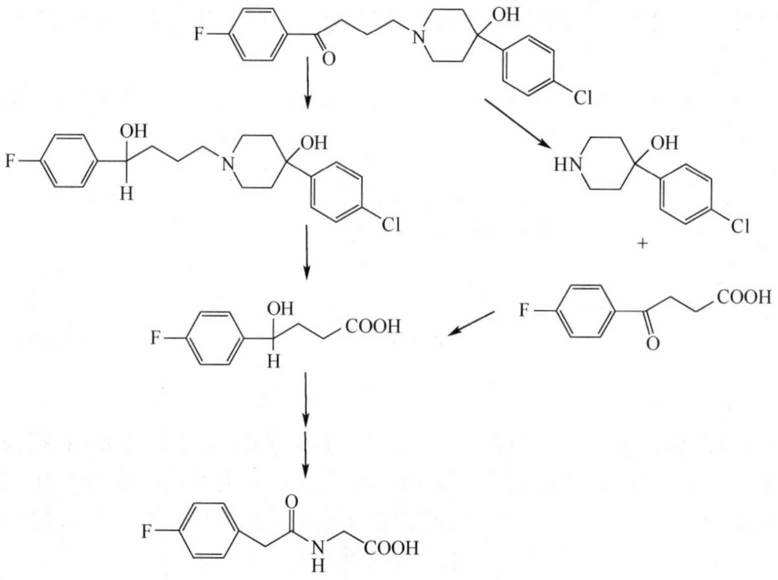

图 5-3　氟哌啶醇的体内代谢

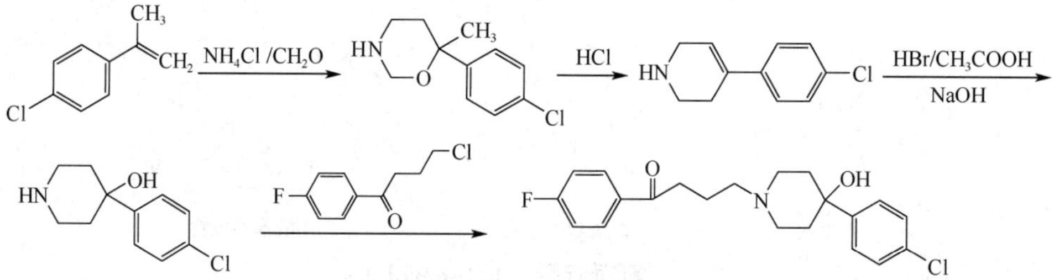

本品于 1985 年上市，是此类药物中最早应用于临床的抗精神失常药。后来的研究发现哌啶环上的苯环取代基以三氟甲基取代时(三氟哌多, trifluperidol)，活性超过氟哌啶醇。螺哌隆(spiperone)是哌啶与咪唑酮的螺环化合物，活性也较强。氟哌利多（氟哌啶, droperidol）具有非常强的安定作用和止吐作用，其安定作用是氯丙嗪的 200 倍，镇吐作用是氯丙嗪的 700 倍。

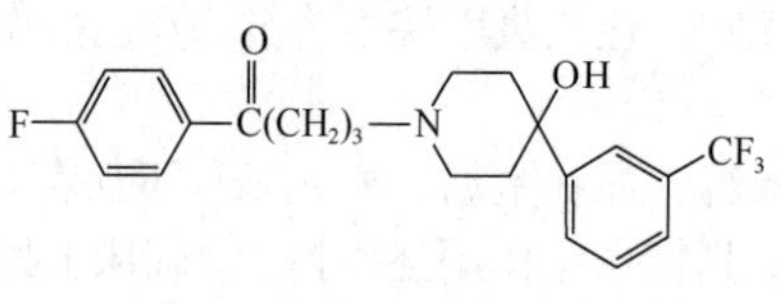

trifluperidol

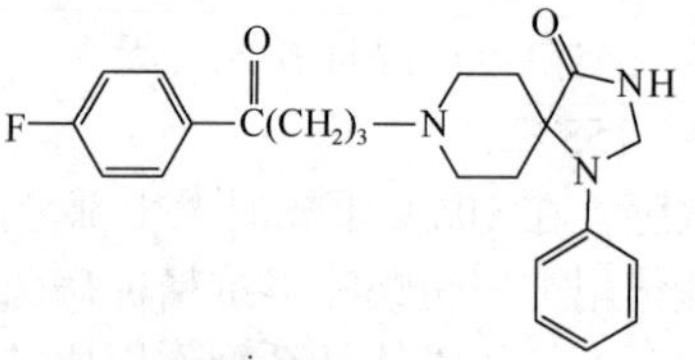

spiperone

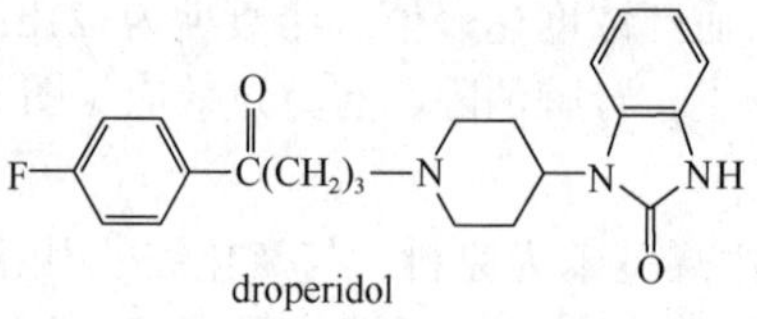

droperidol

在改造丁酰苯类药物结构的过程中还发现了二苯丁基哌啶类抗精神病药，如五氟利多（penfluridol）、氟司必林（fluspirilene）和匹莫齐特（pimozide）。这一类药物既是 DA 受体拮抗剂，又是钙通道阻滞剂。共同特点是作用时间长，对精神分裂症无论急性、慢性、阳性和阴性症状都有效，其他抗精神病药无此作用。丁酰苯类抗精神病药的构效关系见图 5-4。

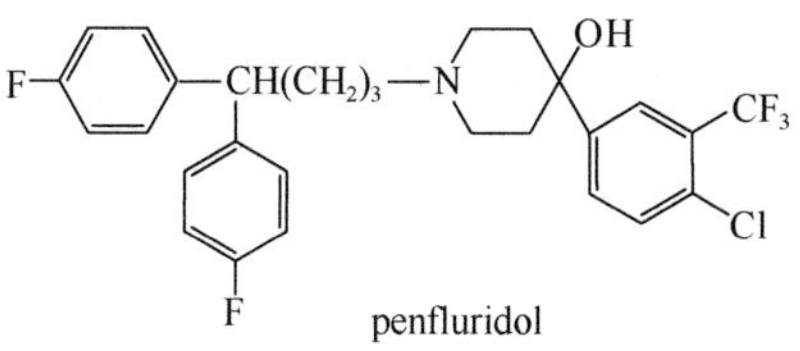

penfluridol

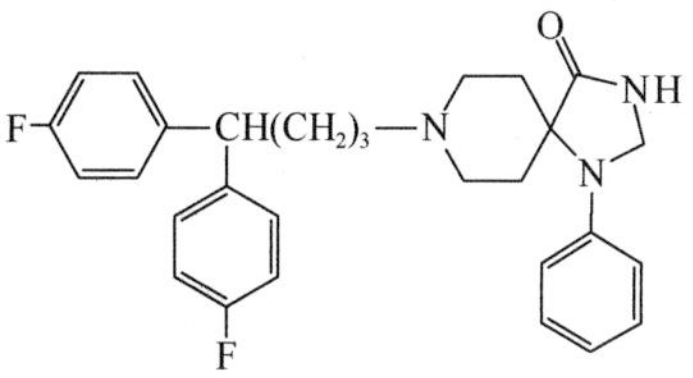

fluspirilene

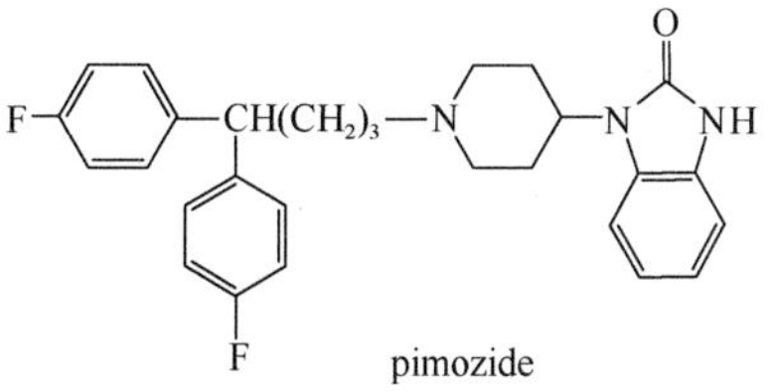

pimozide

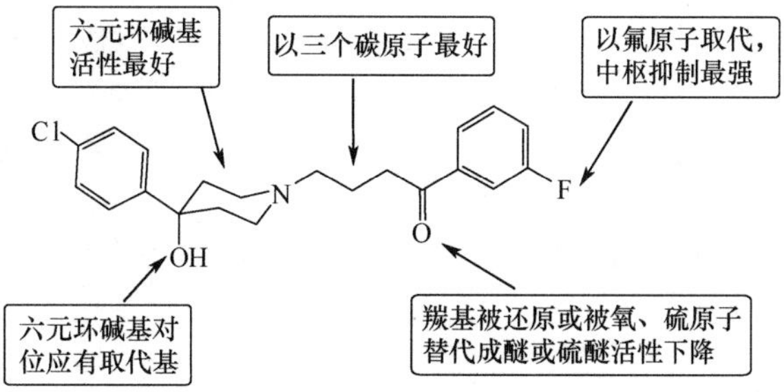

图 5-4 丁酰苯类抗精神病药的构效关系

案例 5-2

患者，男性，39 岁，因自主点头、手抖，走路头偏向一侧、躯干歪向另一侧 4 个月入院。患者于 3 年前因出现精神恍惚、狂躁不安、幻视幻听、兴奋躁动、打人毁物等异常行为，诊断为精神分裂症，一直服用氯丙嗪及奋乃静治疗，病情基本缓解，停药 4 个月后，出现上述症状，就诊当地医院诊断为震颤麻痹，给予美多巴治疗 2 个月，症状无好转。查体，神志清楚，问答合理，颅神经及感觉系统正常，四肢肌力 V 级，四肢肌张力偏高，头颅 CT 及脑电图正常，考虑为服用抗精神病药所致的药源性迟发性运动障碍，停用抗精神病药和抗胆碱能药治疗，症状有所缓解。

问题：

1. 请分析当地医院误诊的原因。
2. 针对该患者的情况，给出更为合理的用药建议。

四、苯甲酰胺类

20 世纪 70 年代，在对局麻药普鲁卡因的结构改造中，发现甲氧氯普胺（metoclopramide）有很强的止吐作用，并有轻微的镇静作用；进一步的研究发现其作用机制与拮抗 DA 受体有关，从而发现了舒必利（sulpiride）等苯甲酰胺类（benzamides）抗精神病药。舒必利不仅具有抗精神病和抗抑郁症作用，同时还具有止吐作用并能抑制胃酸分泌，优点是锥体外系副作用较少，目前已有左旋体 S-(−)-舒必利（左舒必利，levosulpiride）上市。近年来上市的还有瑞莫必利（remoxipride）、奈莫必利（nemonapride）和硫必利（tiapride）。

metoclopramide

sulpiride

remoxipride

nemonapride

tiapride

五、二苯二氮草类

对吩噻嗪类药物的噻嗪环用生物电子等排原理进行结构改造,将六元环扩为七元二氮草环得到二苯二氮草类(dibenzodiazepines)抗精神病药。其作用机制与经典的抗精神病药不同,阻断 DA 受体的作用较经典的抗精神病药弱,但具有拮抗肾上腺素 α-受体、N-胆碱受体、组胺受体和 5-羟色胺(5-HT)受体的作用。这类药物可能具有 DA 和 5-HT 受体的双相调节作用,被认为是非经典的抗精神病药。与经典的抗精神病药比较,锥体外系反应及迟发性运动障碍等毒副作用较轻,可用于治疗多种类型的精神分裂症。

氯氮平(clozapine)

化学名为 8-氯-11-(4-甲基-1-哌嗪基)-5H-二苯并[b, e][1, 4]二氮杂草, 8-chloro-11-(4-methyl-1-piperazinyl)-5H-dibenzo[b, e][1, 4] diazepine, 又称氯扎平。

本品为淡黄色结晶性粉末;无臭,无味。在三氯甲烷中易溶,在乙醇中溶解,在水中几乎不溶。熔点 181～185℃。

本品口服吸收较好,但因肝脏的首过效应,生物利用度约 50%;体内几乎全部代谢,主要代谢途径包括 N-去甲基化和 N-氧化。本品在人的肝微粒体、中性粒细胞或骨髓细胞中能产生硫醚代谢物,导致毒性,主要是粒细胞减少症,本品在使用时需监测白细胞数量。

本品是第一个被发现的非经典抗精神病药,因锥体外系副作用较轻,受到人们的重视。对此做了大量的结构改造研究,主要集中在氯氮平的 2、5、8 位的取代,由此得到一系列二苯并氮草类抗精神病药,见表 5-2。

表 5-2　二苯并氮草类抗精神病药

药物名称	—X—	—R	—R$_1$	—R$_2$
氯氮平(clozapine)	—NH—	—H	—Cl	—CH$_3$
洛沙平(loxapine)	—O—	—Cl	—H	—CH$_3$
氯噻平(clothiapine)	—S—	—Cl	—H	—CH$_3$
阿莫沙平(amoxapine)	—O—	—Cl	—H	—H

其他非经典抗精神病药还有利培酮(risperidone)、奥氮平(olanzapine)、喹硫平(quetiapine)和齐拉西酮(ziprasidone),这些药物也没有或较少有锥体外系反应和迟发性的运动障碍等不良反应。

帕潘立酮（paliperidone）是利培酮的 9-羟基代谢产物，帕潘立酮棕榈酸酯（paliperidone palmitate）利用前药原理设计的长效非典型精神分裂症治疗药物。

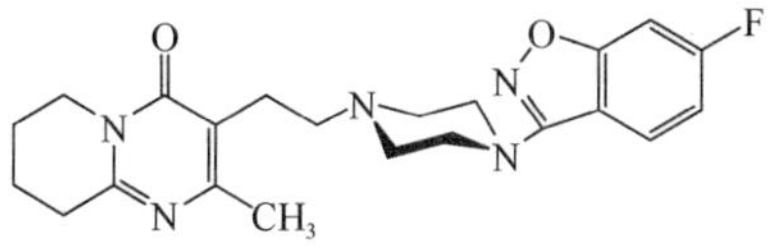

risperidone

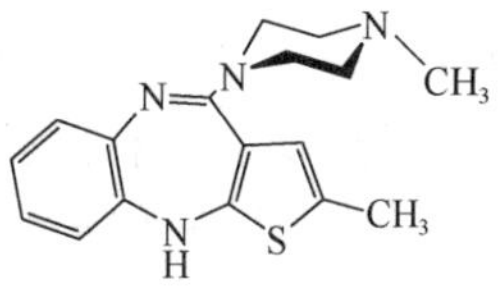

olanzapine

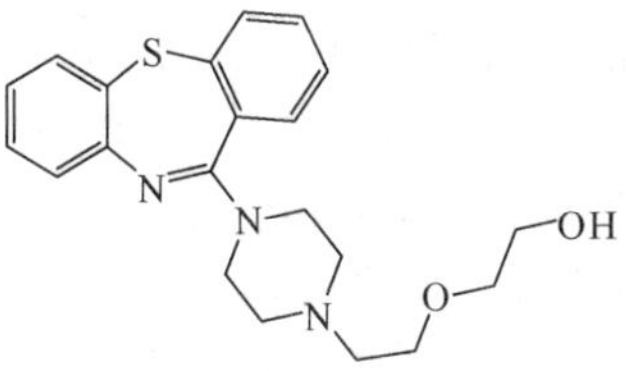

quetiapine

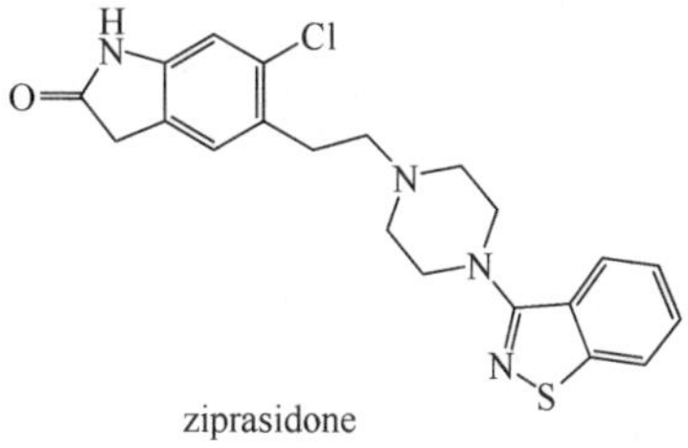

ziprasidone

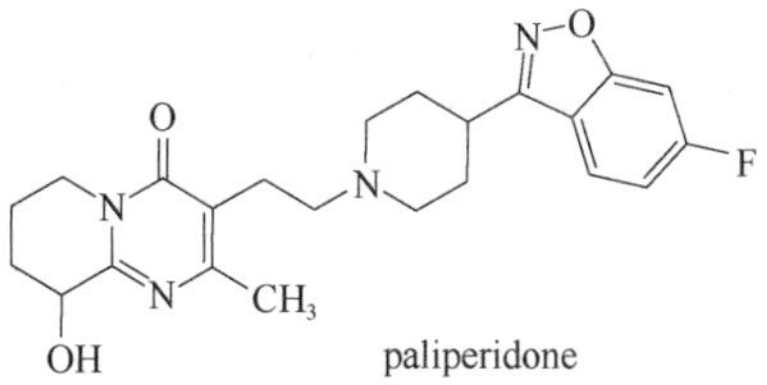

paliperidone

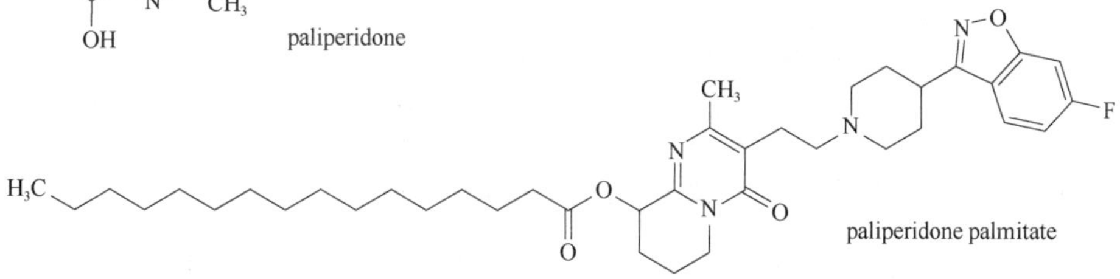

paliperidone palmitate

案例 5-2 分析

1. 药源性迟发性运动障碍多见于有精神病史，及服用氯丙嗪、奋乃静等抗精神病类药，在服药过程中或停药后易出现迟发性运动障碍，症状类似震颤麻痹。因此对于患者出现肢体的不自主运动应详细询问病史，如有服用抗精神病药时应想到本病的可能，以免误诊。

2. 建议：①尽可能缓慢地加药，尽量避免长期或大剂量应用吩噻嗪类抗精神病药。②停用或更换抗精神病药，要逐渐减量，不可骤然停药。③早发现，早治疗。一旦出现症状，可换用副作用较小的氯氮平等非经典抗精神病药。

第二节　抗抑郁药物

抑郁症是精神病的一种，表现为显著而持久的情绪异常低落，常有强烈的自杀倾向。抑郁症是一种常见疾病，目前患有抑郁症的患者越来越多，发病率至少 5%以上，约 15%的抑郁症患者死于自杀。抑郁症严重困扰患者的生活和工作，给家庭和社会带来沉重的负担。

抑郁症的病因复杂，可能与脑内神经递质去甲肾上腺素（noradrenalin，NA）和 5-羟色胺（5-hydroxytryptamine，5-HT）的浓度降低有关。现有的抗抑郁药，按作用机制可分为单胺氧化酶抑制剂（monoamine oxidase inhibitor，MAOI）、去甲肾上腺素重摄取抑制剂（NRIs）和 5-羟色胺重摄取抑制剂（SSRIs）等。

一、单胺氧化酶抑制剂

单胺是指结构中含有一个氨基的化合物，在自然界分布广泛，如 DA、5-HT、酪胺、儿茶酚胺、NA 等都是单胺类物质，大多具有很强的生理活性。单胺氧化酶抑制剂可以通过抑制 NA、DA 和 5-HT 等多种单胺类递质的代谢失活，而达到抗抑郁的目的。研究发现，单胺氧化酶有 MAO-A 和 MAO-B 两种亚型，其中 MAO-A 与 5-HT 和 NA 的代谢有关，如果特异性地抑制 MAO-A，则能提高药物的选择性而增强抗抑郁作用。

单胺氧化酶抑制剂异丙异烟肼（iproniazid）是第一个临床应用的抗抑郁药，原本用于结核病的治疗。Nathan Kline 偶然发现该药具有提高患者精神状态的副作用，从而促使人们开始研究异丙异烟肼在抑郁症方面的效用，并于 1957 年开始广泛用于抑郁症的治疗。后来又合成了苯乙肼（phenelzine）和异卡波肼（isocarboxazid）等，经过一系列结构改造和优化研究，最终发现了选择性强、疗效好的吗氯贝胺（moclobemide），吗氯贝胺也是第一个用于临床的可逆性 MAO-A 抑制剂。与吗氯贝胺作用机制相同的托洛沙酮（toloxatone）是一种新型结构抗抑郁药物，也属于可逆性 MAO-A 抑制剂。

iproniazid phenelzine isocarboxazid

moclobemide toloxatone

吗氯贝胺（moclobemide）

化学名为 4-氯-*N*-[2-(4-吗啉基乙基)]苯甲酰胺，4-chloro-*N*-[2-(4-morpholinyl)ethyl]benzamide。

本品为白色结晶性粉末；无臭，味微苦。在甲醇、乙醇或三氯甲烷中易溶，在水中微溶。熔点 136～140℃。

本品的合成是用对氯苯甲酸和氯甲酸乙酯反应形成酸酐后，与 4-(2-氨基)乙基吗啉反应制得。

本品是特异性单胺氧化酶 A（MAO-A）的可逆性抑制剂，不良反应轻，无催眠副作用，在正常用量情况下无明显的镇静作用，临床上用于治疗抑郁症。

二、去甲肾上腺素重摄取抑制剂

去甲肾上腺素重摄取抑制剂（norepinephrine-reuptake inhibitors，NRIs）类药物是 20 世纪 40 年代利用生物电子等排原理，将吩噻嗪类药物分子中的硫原子以生物电子等排体亚乙基（—CH₂—CH₂—）或亚乙烯基（—CH═CH—）替代，而形成的二苯并氮䓬类（三环类）抗抑郁药。研究发现丙咪嗪（imipramine）对抑郁症患者明显有效，在体内脱甲基生成的代谢产物地昔帕明（去甲丙咪嗪，

desipramine）也有明显的抗抑郁作用。氯米帕明（clomipramine）是丙咪嗪的 3-氯取代衍生物，是一种安全有效且起效快的广谱抗抑郁药，同时还有抗焦虑作用。

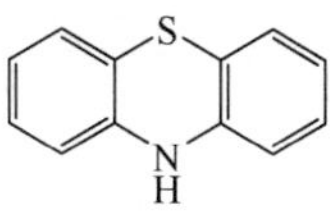

| phenothiazine | 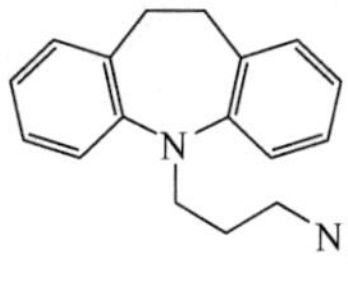 imipramine | 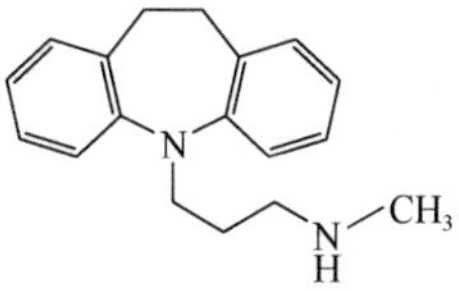 desipramine | 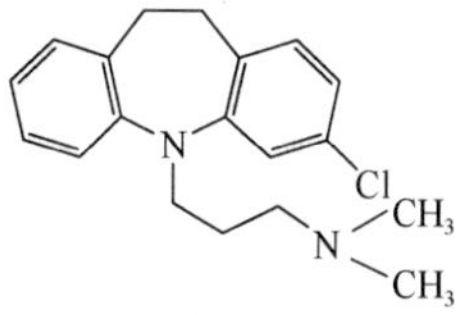 clomipramine |

受噻吨类（硫杂蒽类）药物结构设计的启发，采用生物电子等排体原理，将二苯并氮䓬母核中的氮原子以碳原子取代，并通过双键与侧链相连，形成二苯并环庚二烯类抗抑郁药。例如，阿米替林（amitriptyline）可选择性地抑制中枢突触部位对去甲肾上腺素的再摄取，其活性代谢产物去甲替林（nortriptyline）的抗抑郁作用比丙咪嗪强。氯氮平类似结构的衍生物多塞平（多虑平，doxepin）具有较强的抗抑郁作用，由于其镇静作用较强，常用于治疗焦虑性抑郁症。

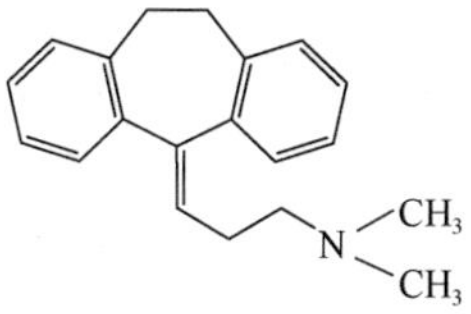

| amitriptyline | 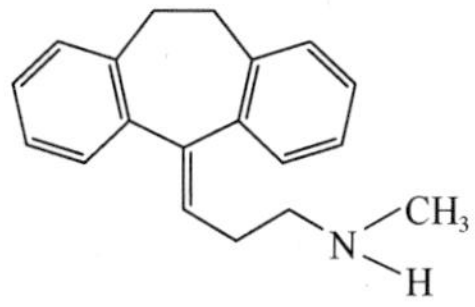 nortriptyline | 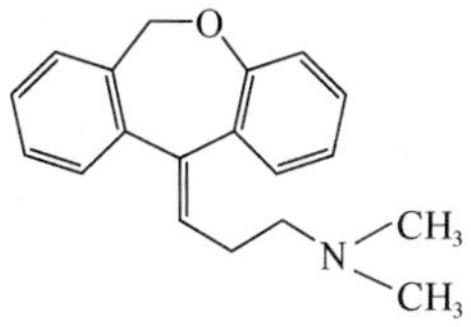 doxepin |

马普替林（maprotiline）属于 9,10-二氢蒽的 9,10-亚乙基桥环衍生物，也称四环类抗抑郁药，为选择性去甲肾上腺素重摄取抑制剂，对 5-HT 几乎没有作用，为广谱抗抑郁药，副作用比丙咪嗪小且起效快。由于有适度的镇静作用，可解除因抑郁引起的焦虑，既不影响白天的活动，晚上还有一定的催眠作用。

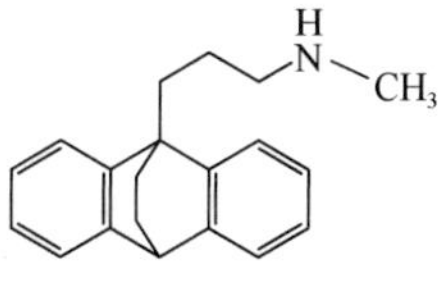

maprotiline

将氯氮平 5 位的氮原子用氧原子取代，形成二苯并氧氮䓬类，如洛沙平（loxapine）。阿莫沙平（氯氧平，amoxapine）是洛沙平的脱甲基活性代谢物，继续代谢生成 7-羟基阿莫沙平和 8-羟基阿莫沙平，也都有抗抑郁活性，且半衰期较长。阿莫沙平的抗抑郁谱广，对其他抗抑郁药治疗无效患者也有效。

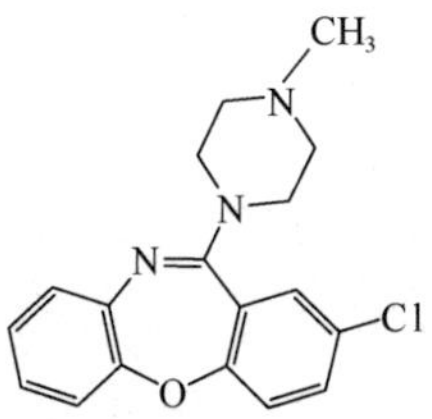

| loxapine | 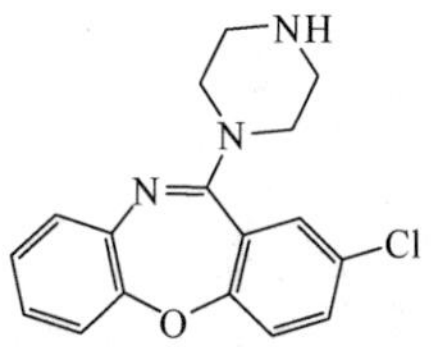 amoxapine |

案例 5-3

　　丙咪嗪（imipramine）是第一个三环类抗抑郁药，在体内发生 N-去甲基化，生成活性代谢产物地昔帕明（desipramine），活性强于丙咪嗪，因而成为新的抗抑郁药。推测其他抗抑郁药的 N-去甲基化也可能是活化过程，从而由阿米替林（amitriptyline）得到去甲替林（nortriptyline），现已成功上市。

> **问题：**
> 1. 你认为氯米帕明的 *N*-去甲基化代谢产物会有抗抑郁活性吗？请给出结构。
> 2. 丙米嗪、阿米替林等抗抑郁药的侧链上的 N 都有 2 个甲基取代，为什么马普替林、氟西汀等药物设计成单甲基取代？
> 3. 试探讨这种新药研究与开发的途径。

盐酸阿米替林（amitriptyline hydrochloride）

化学名为 *N*, *N*-二甲基-3-(10, 11-二氢-5*h*-二苯并[*a*, *d*]环庚三烯-5-亚基)-1-丙胺盐酸盐，3-(10, 11-dihydro-5*H*-dibenzo[*a*, *d*]cyclohepten-5-ylidene)-*N*, *N*-dimethyl-1-propanamine hydrochloride。

本品为无色结晶或白色粉末；味苦，有烧灼感，随后有麻木感。在水、甲醇、乙醇或三氯甲烷中易溶。熔点 196～197℃。

本品具有双苯并稠环共轭体系，并且侧链含有脂肪族叔胺结构。对日光较敏感，易被氧化，需避光保存，其水溶液也不稳定。

本品是临床上最常用的三环类抗抑郁药，能明显改善或消除抑郁症状。适用于各种抑郁症的治疗，尤其对内因性精神抑郁症疗效较好，不良反应少。本品在肝脏内脱甲基，生成活性代谢产物去甲替林，两者活性相同而去甲替林的毒性较阿米替林低，已在临床上使用。

本品的合成是以二苯[*a*, *d*]环庚酮为原料，经格氏（Grignard）反应、脱水消除、成盐反应制得。

三、5-羟色胺再摄取抑制剂

知识拓展 5-2

绝大部分早期抗抑郁药都是同时影响几种不同的神经递质而产生药理作用，同时也产生副作用。因此科学家开始研究只选择性影响某一种特异性神经递质的抗抑郁药。1968 年，瑞典科学家 Carlesson 发现，当神经电冲动在神经元传导时，5-HT 被释放到神经元突触间隙，帮助神经冲动的传导；一旦神经传导过程完成，5-HT 被神经元再摄取。如果抗抑郁药抑制 5-HT 的再摄取过程，使其保留在突触间隙，就可以提高抑郁患者的兴奋性。Carlesson 的研究结果最终促进了新型抗抑郁药氟西汀于 1986 年研发成功，Carlesson 也因此成就获得了 2000 年诺贝尔生理学或医学奖。

5-羟色胺再摄取抑制剂（serotonin-reuptake inhibitors, SSRIs）可提高 5-HT 在突触间隙中的浓度，从而改善患者的情绪。该类抗抑郁药选择性强，与三环类抗抑郁药相比，疗效相当，但抗 M 胆碱受体的副作用和心脏毒性较少。SSRIs 是目前抗抑郁新药中研究开发最多的一类药物。

盐酸氟西汀（fluoxetine hydrochloride）

化学名为(±)*N*-甲基-3-苯基-3-(4-三氟甲基苯氧基)丙胺盐酸盐，(±)*N*-methyl-γ-[4-(trifluoromethyl)phenoxy] benzenepro-panamine hydrochloride，又称百忧解。

本品为白色或类白色结晶性粉末，在甲醇中易溶，在水中微溶。本品结构中有一手性碳原子，临床使用外消旋体，其中 S-异构体的活性较强。

本品在胃肠道吸收，在体内代谢消除较慢。在肝脏代谢成活性的去甲氟西汀，在肾脏消除。

本品的合成是从 β-甲氨基苯丙酮出发，经还原得 N-甲基-3-羟基-苯丙胺，再与 4-三氟甲基氯苯缩合，最后与 HCl 成盐制得。

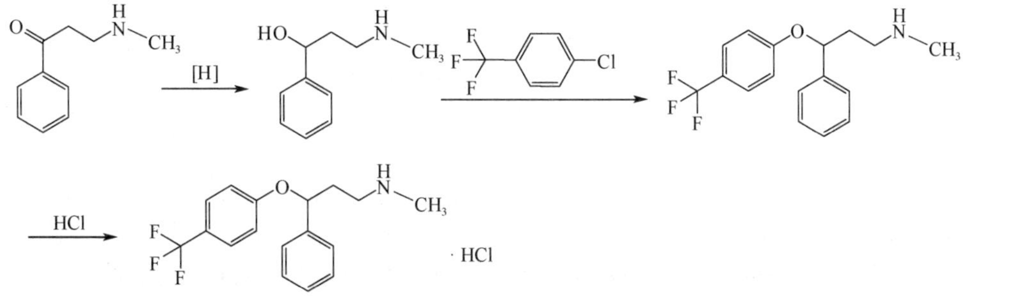

案例 5-3 分析

1. 氯米帕明在肝脏内代谢生成去甲氯米帕明，其血药浓度是原药的 2 倍，也具有抗抑郁作用。

2. 马普替林、氟西汀等药物的单甲基取代设计也是基于上述体内代谢活化过程。

3. 通过研究药物的代谢反应和过程，发现具有活性的代谢产物，是寻找新药和新的先导化合物的重要途径。

临床上常用的 SSRIs 还有盐酸帕罗西汀（paroxetine hydrochloride）、氟伏沙明（fluvoxamine）、舍曲林（sertraline）和西酞普兰（citalopram）等，其临床用途和氟西汀类似。

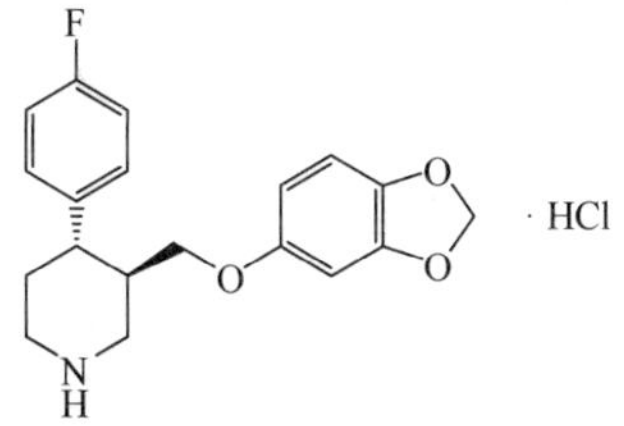

paroxetine hydrochloride

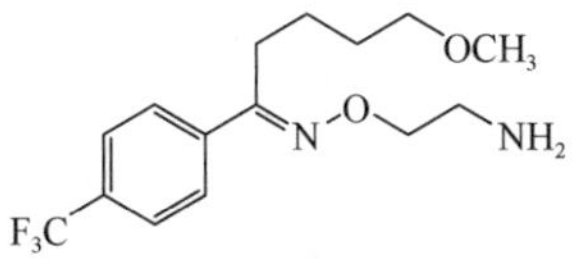

fluvoxamine 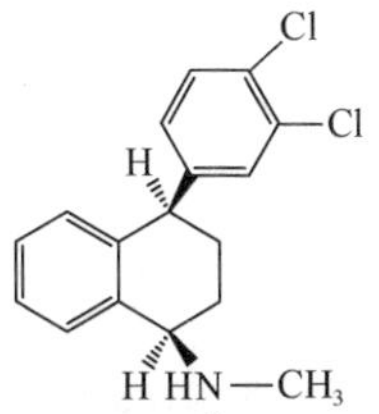　　sertraline 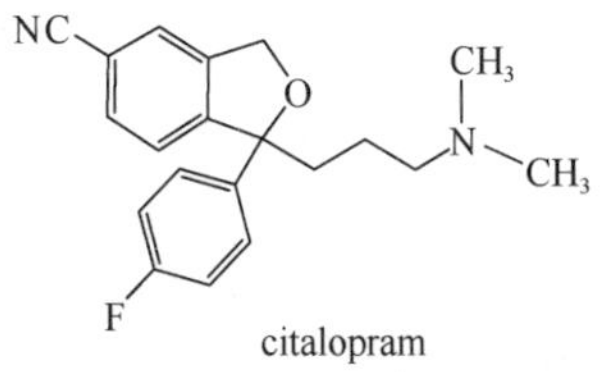　　citalopram

---

知识拓展 5-3

氟西汀、帕罗西汀、舍曲林、西酞普兰、氟伏沙明被称为抗抑郁药中的"五朵金花"，这 5 种药物的化学结构差异较大，帕罗西汀和舍曲林是单体异构体，氟西汀和西酞普兰为消旋体，氟伏沙明无光学活性。不同的药物对 5-HT 的选择性和抑制强度有区别，在对 5-HT 重摄取的抑制强度上，舍曲林、帕罗西汀和西酞普兰较强。对受体作用的选择性是导致治疗中产生副作用的原因，如与肾上腺素能受体作用，会影响心血管系统功能；与胆碱能受体结合，产生抗胆碱能反应，导致口干、便秘、青光眼加重；与组胺受体结合，引起嗜睡和肥胖等。5 种药物中，西酞普兰对这些受体的亲和力最低，舍曲林、氟西汀和帕罗西汀对受体的影响较大，副作用相对较多。对于上述 5 种不同的药物，应根据病情、药理作用的不同加以选用，合理使用，趋利避害，坚持用药个体化原则，避免盲目用药。

此外，文拉法辛（venlafaxine）具有 5-羟色胺重摄取和去甲肾上腺素重摄取双重抑制作用，是第一个 5-HT 和 NA 重摄取抑制剂（serotonin-norepinephrine reuptake inhibitors，SNRIs），抗抑郁作用与三环类抗抑郁药相似或更强，但不良反应较少，用于治疗焦虑性抑郁症，对中度和重度抑郁症治疗效果都较好。

米氮平（mirtazapine）是新型抗抑郁药，其作用机制与其他抗抑郁药不同。该药不是再摄取的阻断，而是促进 NA 和 5-HT 的释放，从而使两个递质的浓度升高，又称去甲肾上腺素能与特异性 5-羟色胺能抗抑郁药（noradrenergic and specific serotonergic antidepressants，NASSAs）。米氮平具有良好的抗抑郁疗效和安全性，起效迅速、耐受性良好。

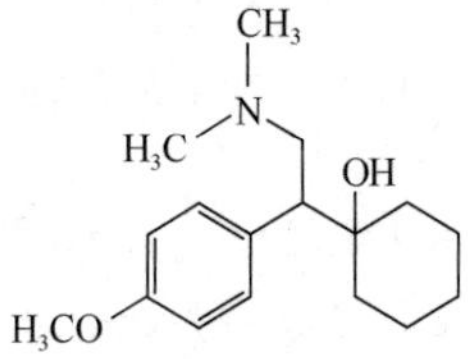

venlafaxine 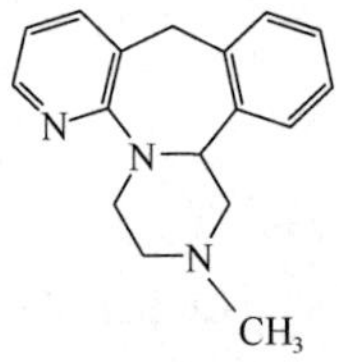   mirtazapine

思 考 题

1. 请指出吩噻嗪类抗精神病药物结构改造的主要位置。
2. 吩噻嗪类药物产生光化毒的机理是什么？
3. 通过本章的学习，你了解了哪些药物结构修饰的方法？试举例说明。

（孟繁浩）

第六章　麻　醉　药　物

麻醉（anesthesia，anaesthesia）一词来源于希腊语"an"及"aesthesis"，表示"知觉和（或）感觉丧失"。麻醉药（anesthetic agents）是指能够使整个机体或其局部可逆性的和暂时性的失去知觉及痛觉的药物，根据其作用范围可分为全身麻醉药和局部麻醉药。全身麻醉药作用于中枢神经系统，使其受到可逆性抑制，从而使意识及感觉，特别是痛觉消失，并引起骨骼肌松弛；局部麻醉药则作用于神经末梢或神经干，可逆性地阻断感觉神经冲动的传导，在意识清醒状态下导致局部组织暂时性痛觉消失。这两类药物的作用机制虽然不同，但均能消除手术给患者带来的疼痛，保证患者安全，为手术或者其他医疗检查创造良好的治疗条件。

> **知识拓展 6-1**
>
> 麻醉药与麻醉药品是两个不同的概念。
>
> 麻醉药是指可以使患者暂时、可逆性失去知觉及痛觉的药物，麻醉药一般没有成瘾性；麻醉药品是指连续使用后易产生生理依赖性、能成瘾的药品，使用和储存应严格管理。

第一节　全身麻醉药物

> **案例 6-1**
>
> 东汉末年杰出的医学家华佗所创造的"麻沸散"是世界上最早使用的麻醉药，公元 2 世纪我国已利用"麻沸散"全身麻醉进行剖腹手术，但麻沸散的配方早已失传。
>
> 在 19 世纪初期，英国化学家戴维最早发明了全身麻醉剂。他偶然走进一间充有"一氧化二氮"气体的房间时，忽然感觉不到牙疼了。好奇心促使戴维做了多次试验，从而证明了一氧化二氮具有麻醉作用。并且由于戴维闻到这种气体时感到很舒服，于是称它为"笑气"。
>
> **问题**：试解释临床用"笑气"作为麻醉剂的性质及作用。

全身麻醉药（general anesthetics）根据其作用特点和给药方式的不同，可将其分为吸入麻醉药（inhalation anesthetics）和静脉麻醉药（intravenous anesthetics）。理想的全身麻醉药应满足以下条件：①起效快，停药后清除迅速；②对身体无害，尤其对心、肝、肾等无害；③易于控制麻醉的深度和时间；④性质稳定，不易燃烧；⑤储存、运输和使用方便。

一、吸入麻醉药

吸入麻醉药（inhalation anesthetics）是一类化学性质不活泼的气体或易挥发的液体，也称挥发性麻醉药（volatile anesthetics）。该类麻醉药化学结构类型主要有脂肪烃类、卤烃类及醚类等。其特点是易挥发，化学性质不活泼，脂溶性较大，且通过肺泡进入血液。最早应用于外科手术的全身麻醉药为一氧化二氮（笑气，nitrous oxide）、乙醚（ether）和氯仿（三氯甲烷，chloroform）。一氧化二氮毒性低，并具有良好的镇痛作用，但是麻醉作用较弱，因此常与其他麻醉药配合使用。乙醚的优点是麻醉期清楚、易于控制并具有良好的镇痛及肌肉松弛作用，其缺点是易燃、易爆及呼吸道刺激等，现已少用。氯仿因毒性大，已被淘汰。低分子量的脂肪醚也具有麻醉作用，但其毒性随碳链的增长而增加，并且也具有易燃、易爆等缺点。

为了寻求更理想的新型麻醉药,药物研发人员发现在烃类及醚类分子中引入卤原子可降低易燃性,增强麻醉作用,但却使毒性增大;后来发现如果引入氟原子,毒性比引入其他卤原子小,从而发现了具有应用价值的氟烷(halothane, fluothane)、甲氧氟烷(methoxyflurane)、恩氟烷(enflurane)、异氟烷(isoflurane)、七氟烷(sevoflurane)和地氟烷(desflurane,地氟醚)等一系列优良的吸入麻醉药。

$$N=N \quad CH_3OCH_3 \quad CHCl_3 \quad F_3CCHBrCl \quad Cl_2CHCF_2OCH_3$$

nitrous oxide　　　ether　　　chloroform　　　halothane　　　methoxyflurane

$$F_2CHOCF_2CHClF \quad F_2CHOCHClCF_3 \quad (CF_3)_2CHOCH_2F \quad F_3CCHFOCHF_2$$

enflurane　　　　isoflurane　　　　sevoflurane　　　　desflurane

氟烷的麻醉作用比乙醚强而快,吸入 1%～3%的氟烷蒸气在 3～5min 即可达到全身麻醉的作用,对呼吸道黏膜无刺激性,苏醒快,无燃烧爆炸危险,但毒性较大,镇痛及肌松作用弱,通常只用于浅表麻醉。

甲氧氟烷的麻醉、镇痛及肌松作用都比氟烷强,对呼吸道黏膜无刺激性,浅麻醉时安全性较好,但诱导期较长,苏醒较慢,毒性较大。

异氟烷又称异氟醚,性质稳定,在日光和紫外线下,或遇强碱均不发生分解反应。可用于各种手术的麻醉,吸入后药物浓度在血中迅速达到平衡,诱导迅速,苏醒也快。其麻醉作用较强,毒性较低。将异氟烷的氯用氟取代后得到地氟烷,麻醉诱导快,苏醒早,对循环功能影响小,对肝肾功能无明显影响,但麻醉效能较低。

七氟烷是一种高效吸入麻醉药,诱导时间短,苏醒快,毒性小,对肝、肾无直接损害,对循环抑制轻,对心肌力抑制小,尤其适用于小儿、牙科和门诊手术时的麻醉。

恩氟烷（enflurane）

化学名为 2-氯-1-(二氟甲氧基)-1, 1, 2-三氟乙烷, 2-chloro-1-(difluoromethoxy)-1, 1, 2- trifluoroethane,又称安氟醚。本品为无色易流动的液体;不燃,不爆,易挥发,具有特殊的臭气。相对密度 1.25;沸点 56.5℃。本品为异氟烷的同分异构体,性质稳定。麻醉作用较强,诱导比乙醚快且平稳,对呼吸道黏膜无刺激性,肌松作用良好,毒性较小。本品一般用于复合全身麻醉,可与多种静脉全身麻醉药和全身麻醉辅助用药联用或合用。目前本品和异氟烷已成为较常用的吸入全麻药。

吸入麻醉药属结构非特异性药物。结构非特异性药物的作用主要取决于分子的物理或物理化学性质,而对化学结构或化学性质的要求并无特异性;与之对应,大多数药物属于生物活性与化学结构密切相关的结构特异性药物(structurally specific drug)。近年来的定量构效关系(QSAR)研究显示其麻醉作用强度与药物的脂水分配系数呈非线性关系。

案例 6-1 分析

临床应用的笑气是由 50%的一氧化二氮与 50%的氧气混合而成,为无色、有甜味的惰性无机合体,化学性能稳定,且通过抑制中枢神经系统神经递质的释放和神经冲动的传导及改变离子通道的通透性而产生药理作用。一氧化二氮能使患者快速失去痛觉,而且吸入后仍然可以保持意识清醒,这一特点使一氧化二氮的麻醉作用在临床中得到了广泛应用。

二、静脉麻醉药

经静脉注射进入体内,通过血液循环作用于中枢神经系统而产生全身麻醉作用的药物,称为静脉麻醉药(intravenous anesthetics),又称非吸入全身麻醉药(non-inhalation anesthetics)。其特点为麻醉作用迅速，对呼吸道无刺激，不良反应少，使用方便，目前在临床上占有重要地位。

最早应用的静脉麻醉药为超短时作用的巴比妥类药，如硫喷妥钠（thiopental sodium）、硫戊妥钠（thiamylal sodium）、海索比妥钠（hexobarbital sodium）和美索比妥钠（methohexital sodium）等。硫代巴比妥类药物由于脂溶性较大，极易通过血-脑屏障到达脑组织，因此很快产生麻醉作用；但由于吸收分布迅速，故麻醉作用时间短，一般仅能维持数分钟。临床上主要用于诱导麻醉、基础麻醉及复合麻醉等。

thiopental sodium

thiamylal sodium

hexobarbital sodium

methohexital sodium

盐酸氯胺酮（ketamine hydrochloride）

化学名为 2-(2-氯苯基)-2-(甲氨基)环己酮盐酸盐，2-(2-chlorophenyl)-2-(methylamino)cyclohexanone hydrochloride，又称凯他敏。

本品为白色结晶性粉末；无臭。在水中易溶，在热乙醇中溶解，在乙醚或苯中不溶。熔点 259～263℃。本品加碱后可得到游离氯胺酮，熔点 92～93℃。

本品为 α-苯基-α-氨基环己酮结构，含有一个手性碳原子，临床上常用其外消旋体，但其右旋体所产生的镇痛、安眠和麻醉作用分别为左旋体的 3 倍、1.5 倍和 3.4 倍，出现噩梦、幻觉等副作用也比左旋体少。

盐酸氯胺酮为静脉麻醉药，也可肌内注射。该药物选择性地阻断痛觉向丘脑和大脑皮质传导，麻醉时患者呈浅睡状态，痛觉完全消失，意识模糊，呈木僵状态，称为分离麻醉（dissociation anesthesia）。由于麻醉作用时间短且镇痛作用显著，故多用于门诊患者、儿童以及烧伤患者换药。由于本品易产生幻觉，属 I 类精神药品，应按照国家规定进行管理和使用。

此外，苯二氮䓬类药物具有镇静、催眠、抗焦虑、抗惊厥和肌肉松弛作用，大剂量时可使意识丧失，也广泛用作静脉麻醉药。如咪达唑仑（midazolam）和瑞马唑仑（remimazolam），用于术前准备和诱导麻醉。

依托咪酯（etomidate）为超短时作用的非巴比妥类催眠药，用于诱导麻醉时，通常与镇痛药、肌松药及吸入麻醉药合用。

芬太尼（fentanyl）和舒芬太尼（sufentanil）为强效麻醉性镇痛药，镇痛作用强，作用时间短，配合吸入麻醉药，用于麻醉前给药和维持麻醉。

丙泊酚（propofol）可迅速诱导麻醉，连续注射给药可以维持麻醉，常与镇痛药或吸入麻醉药合用。具有入睡迅速、清醒快、恢复好等特点，目前已成为门诊短小手术常用麻醉药。

羟丁酸钠（sodium hydroxybutyrate）麻醉作用较弱，无镇痛和肌肉松弛作用，但毒性较小，常与镇痛药、肌松药合用，用于诱导麻醉或维持麻醉。

丙泮尼地（propanidid）为超短时静脉麻醉药，持续时间短，临床用于诱导麻醉及短中小手术的麻醉。

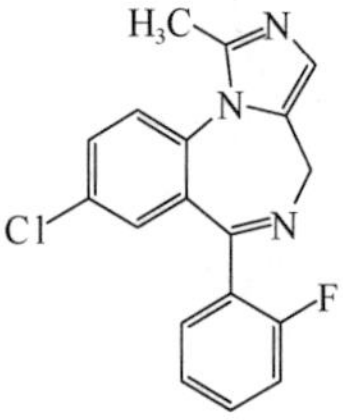

midazolam

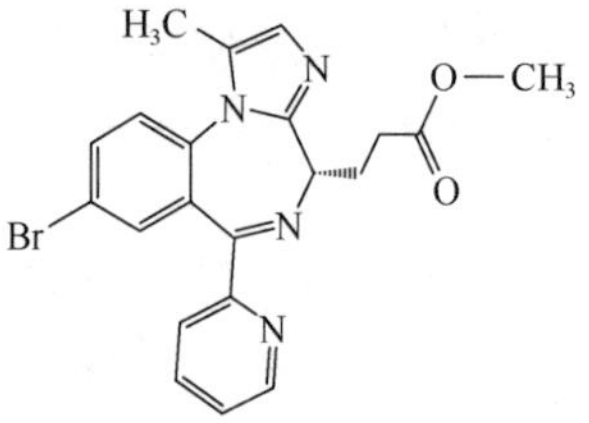

vamorolone

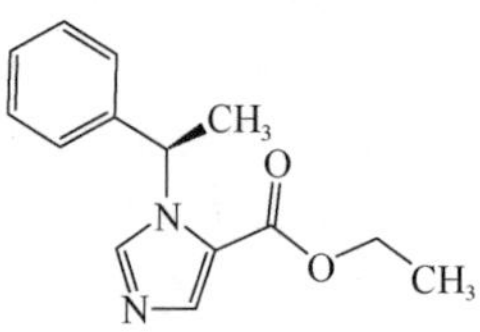

etomidate

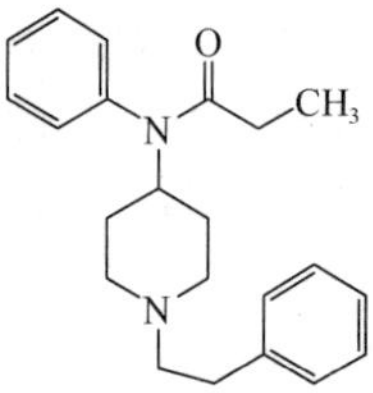

fentanyl

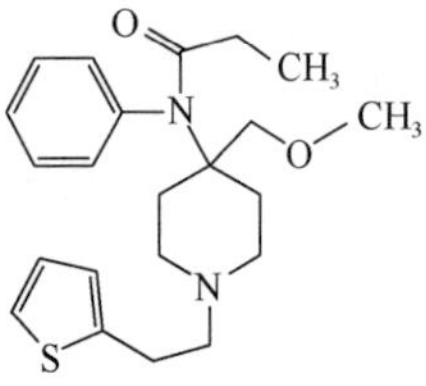

sufentanil

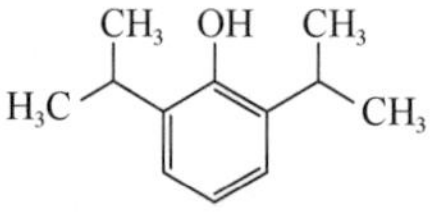

propofol

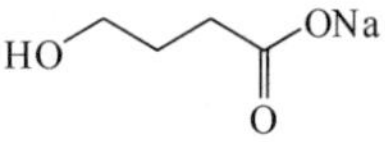

sodium hydroxybutyrate

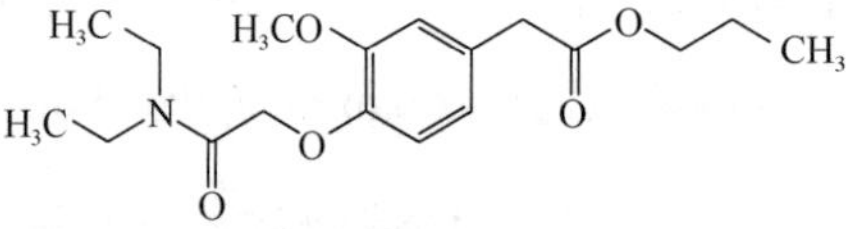

propanidid

知识拓展 6-2

全身麻醉药的药理作用机制至今尚未完全阐明,目前普遍认为多数静脉麻醉药通过作用于 GABA 受体或与门控离子通道(ligand-gated ion channels)相互作用。一氧化二氮和盐酸氯胺酮则是通过抑制 N-甲基-D-天冬氨酸(N-methyl-D-aspartate,NMDA)受体复合物而起效,吸入麻醉药氟烷则有多种分子靶点。

第二节 局部麻醉药物

知识拓展 6-3

人们很早就知道咀嚼南美洲古柯树叶可以止痛。1860 年,Niemarm 从古柯树叶中提取到一种生物碱晶体,并命名为可卡因(cocaine);1884 年,Koller 发现其局部麻醉作用并首先应用于临床;但是可卡因具有成瘾性及其他一些毒副作用,如致变态反应性、组织刺激性及水溶液不稳定性等,导致可卡因的临床应用受到了限制。

为了寻找更好的局部麻醉药,药物研发人员决定对其结构进行改造,最初使用的策略是将复杂的天然化合物结构进行降解,以寻找出基本药效基团。盐酸普鲁卡因的发现及酯类局麻药的发展过程,提供了从剖析活性天然产物分子结构入手进行药物化学研究的一个经典例证。

局部麻醉药(local anesthetics)简称局麻药,是一类局部应用能暂时、完全和可逆性地阻断神经冲动的产生和传导的药物。按照化学结构,局部麻醉药可分为芳酸酯类、酰胺类、氨基酮类、氨基醚类以及氨基甲酸酯类等。

局部麻醉药能降低神经细胞兴奋性,但不影响静息电位。目前大多数研究者认为局部麻醉药作用于神经细胞膜 Na^+ 通道内侧,抑制 Na^+ 内流,阻止动作电位的产生和传导。经进一步研究发现,局麻药与 Na$^+$ 通道内侧受体结合后，引起 Na$^+$ 通道蛋白质构象变化，导致 Na$^+$ 通道的失活，闸门关闭，阻滞 Na$^+$ 内流，从而产生局麻作用。

一、芳　酸　酯　类

在可卡因结构改造过程中，首先将可卡因水解，得到爱康宁（ecgonine）、苯甲酸及甲醇，结果三者都不具局部麻醉作用。

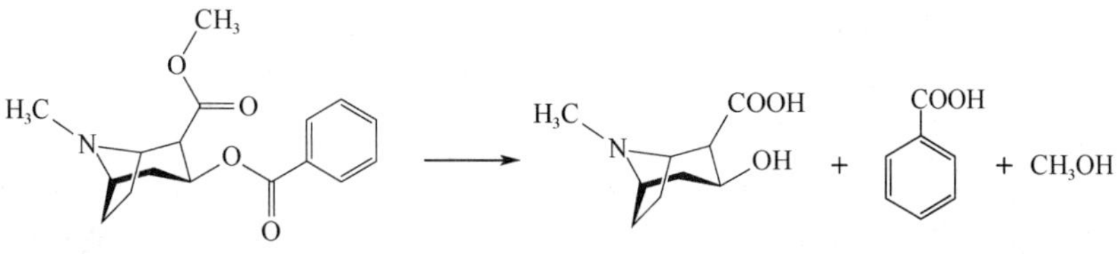

cocaine　　　→　　　ecgonine

另外发现托呱可卡因（tropacocaine）具有局麻活性，表明可卡因的甲氧羰基并非活性所必需的基团。

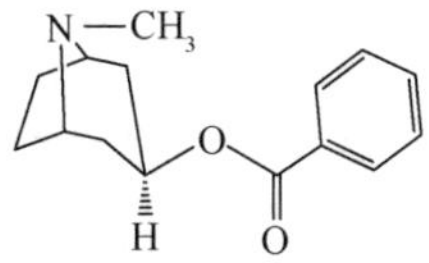

tropacocaine

其次对可卡因母核爱康宁结构进行简化，得到的四氢吡咯环开裂化合物 α-优卡因（α-eucaine）和 β-优卡因（β-eucaine）都具有局部麻醉作用，说明莨菪烷双环结构并不是必需的。

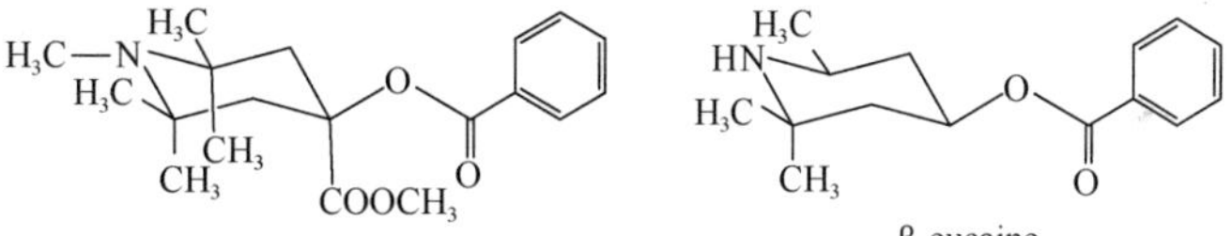

α-eucaine　　　　　　β-eucaine

用其他羧酸代替苯甲酸与爱康宁成酯后，麻醉作用降低或完全消失，可见苯甲酸酯在可卡因的局部麻醉作用中占有重要地位。由此得到了一系列优良的芳酸酯类（aromatic acid esters）局部麻醉药。

药物研发人员在认识到可卡因分子中苯甲酸酯结构的重要性后，便开始了苯甲酸酯类化合物的研究。1890 年首先证实对氨基苯甲酸乙酯（苯佐卡因，benzocaine）具有局部麻醉作用，此发现的重要性在于启示人们苯佐卡因和可卡因在结构上有某种联系。之后又发现氨基羟基苯甲酸酯类具有较强的局部麻醉作用，如奥索卡因（orthocaine）和新奥索仿（orthoform new），但此类化合物的溶解度较小，不能注射应用，若制成盐酸盐则酸性太强，也不能应用。为了克服这一缺点，考虑到可卡因分子中醇胺的存在，研究者合成了一系列的氨基苯甲酸酰胺酯和氨代烷基酯，并在 1904 年开发成功盐酸普鲁卡因。此类药物的研制成功，使氨代烷基侧链的重要性得到进一步的认识，可卡因分子中复杂的爱康宁结构只不过相当于氨代烷基侧链的作用。至此，相当简单的局麻药基本结构得以确认。

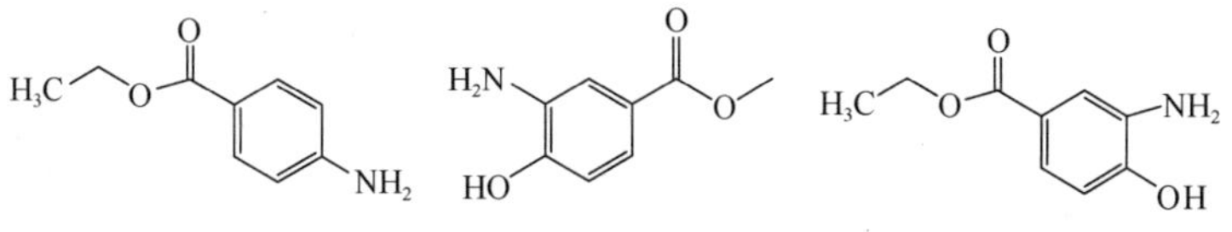

benzocaine　　　　　orthocaine　　　　　orthoform new

盐酸普鲁卡因（procaine hydrochloride）

化学名为 4-氨基苯甲酸-2-(二乙氨基)乙酯盐酸盐，4-aminobenzoic acid 2-(diethylamino)ethyl ester hydrochloride，又称盐酸奴佛卡因（novocaine hydrochloride）。

本品为白色结晶或结晶性粉末；无臭，味微苦，随后有麻痹感。在水中易溶，乙醇中略溶，三氯甲烷中微溶，乙醚中几乎不溶；2%水溶液 pH 为 5～6。熔点 154～157℃。本品在空气中稳定，但对光线敏感，宜避光储存。

本品至今仍为临床广泛使用的局部麻醉药，具有良好的局部麻醉作用，毒性低，无成瘾性，用于浸润麻醉、阻滞麻醉、腰麻、硬膜外麻醉和局部封闭疗法等。

本品的芳伯氨基易被氧化变色，pH 及温度升高、紫外线、氧、重金属离子等均可加速氧化，所以注射剂制备中要控制 pH 和温度，通入惰性气体，加入抗氧剂及金属离子掩蔽剂等。盐酸普鲁卡因显芳香第一胺类反应，在稀盐酸中与亚硝酸钠生成重氮盐，加碱性 β-萘酚试液，生成猩红色偶氮颜料，可用于鉴别。

本品水溶液加氢氧化钠得普鲁卡因（熔点 57～59℃），继续加热则生成对氨基苯甲酸和二乙氨基乙醇。体内代谢也主要是水解生成对氨基苯甲酸和二乙氨基乙醇；前者 80%可随尿排出，或形成结合物后排出；后者30%随尿排出，其余可继续脱氨、脱羟和氧化后排出。

本品的合成是以对硝基甲苯为原料，经氧化得到对硝基苯甲酸，与 β-二乙氨基乙醇酯化得到硝基卡因，再经还原、成盐即制得盐酸普鲁卡因。

本品易水解失效，这一结构上的不稳定性，不仅给储存带来问题，也是造成局部麻醉作用持续时间短的原因之一。为了克服这一缺陷，提高酯基的稳定性，以普鲁卡因作为先导化合物，对苯环、酯键、侧链进行结构优化，从而获得了一系列酯类局麻药。

在本品的苯环上以其他基团取代，因空间位阻作用而使酯基的水解减慢，可使局部麻醉作用增强。如氯普鲁卡因（chloroprocaine）、羟普鲁卡因（hydroxyprocaine）和奥布卡因（oxybuprocaine）的局部麻醉作用均比普鲁卡因强，作用持久。这些药物的结构说明苯环上不仅可以引入羟基、氨基、卤素、烷氧基，而且基团的取代位置专属性也不高，甚至功能基团互换后仍具有活性。

在苯环上的氨基上引入取代烷基，可以增强局部麻醉作用，如丁卡因（tetracaine）比普鲁卡因强约 10 倍，可用于浸润麻醉、阻滞麻醉、腰麻和硬膜外麻醉。因能透过黏膜，可用于五官科黏膜麻醉，弥补了普鲁卡因不能用于表面麻醉的不足。

chloroprocaine

hydroxyprocaine

oxybuprocaine

tetracaine

将乙醇胺侧链延长可以保持活性，如布他卡因（butacaine）；在侧链上引入甲基，因立体障碍使酯键不易水解，故使麻醉作用延长，如徒托卡因（tutocaine）、二甲卡因（地美普卡因，dimethocaine）等。

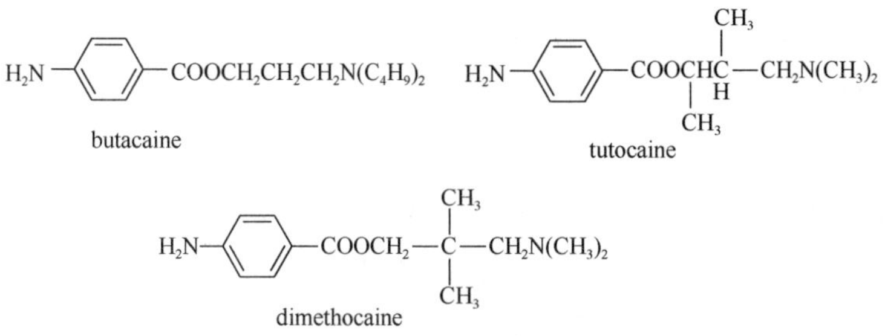

羧酸酯中的氧原子若以其电子等排体硫原子置换，脂溶性增大，显效快。如硫卡因（thiocaine）的局麻作用较普鲁卡因强，毒性也比普鲁卡因大，可用于浸润麻醉及表面麻醉。如将该氧原子用电子等排体氮原子取代则得到普鲁卡因胺（procainamide），其水溶液比普鲁卡因稳定，但局部麻醉作用仅为普鲁卡因的 1/100，目前主要用于治疗心律不齐。

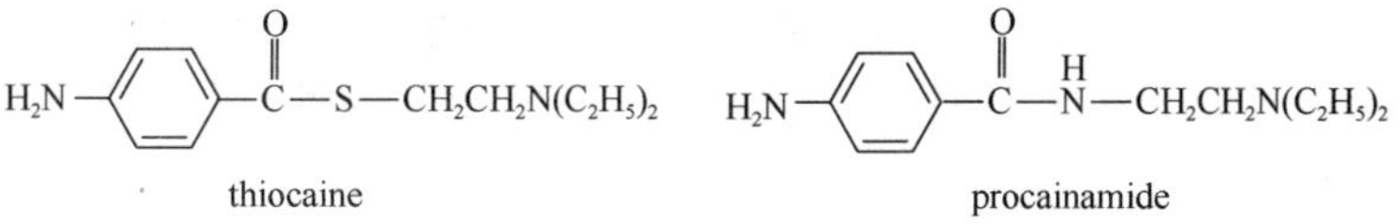

二、酰 胺 类

在芳酸酯类局麻药中，一个芳香酸通过酯键连接一个含氮侧链。如果用酰胺键来代替酯键，并将胺基和羧基的位置互换，使氮原子连接在芳环上，羧基为侧链一部分，就构成了酰胺类（amides）局部麻醉药的基本结构。

知识拓展 6-4

酰胺类局部麻醉药并不是由芳酸酯类局麻药结构改造得到的，而是从具有麻醉作用的天然生物碱异芦竹碱（isogramine）的发现得到启发的。酰胺类局麻药利多卡因（lidocaine）可看作异芦竹碱的开链类似物或生物电子等排类似物。

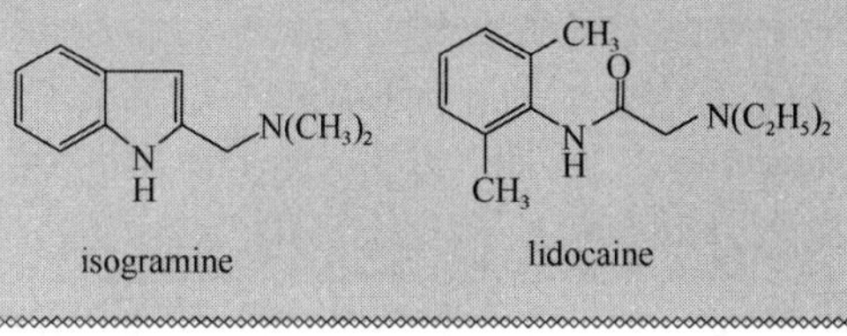

盐酸利多卡因（lidocaine hydrochloride）

化学名为 N-(2, 6-二甲苯基)-2-(二乙氨基)乙酰胺盐酸盐一水合物，2-(diethylamino)-N-(2, 6-dimethylphenyl)acetamide hydrochloride monohydrate，又称赛罗卡因（xylocaine）。

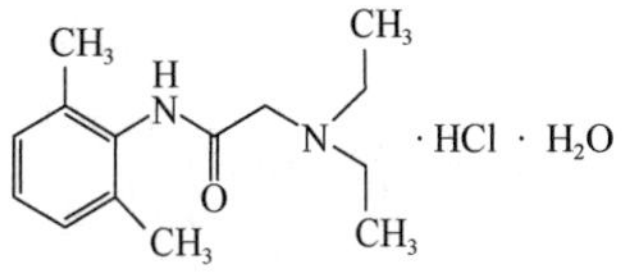

本品为白色结晶性粉末；无臭，味苦，继有麻木感。本品在水、乙醇中易溶，在三氯甲烷中溶解，在乙醚中不溶。4.42%水溶液为等渗溶液，0.5%水溶液 pH 为 4.0～5.5。熔点 75～79℃；无水物熔点 127～129℃。

本品的合成以间二甲苯为原料，经硝化得到 2, 6-二甲基硝基苯，然后还原成 2, 6-二甲基苯胺，再经氯乙酰氯酰化生成 2, 6-二甲基氯乙酰苯胺，最后和乙二胺缩合、盐酸成盐即得。

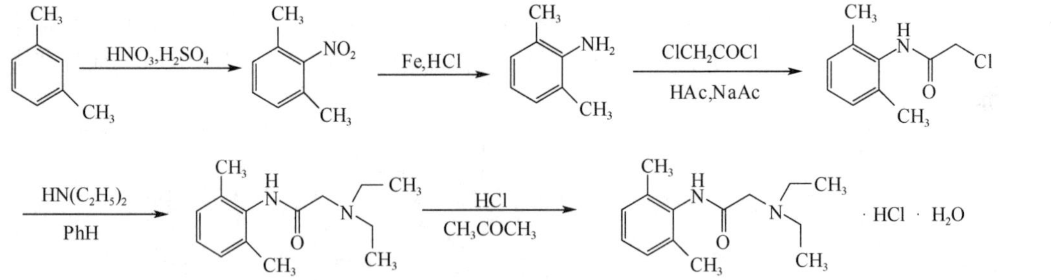

本品以其结构中的酰胺键区别于普鲁卡因的酯键。酰胺键较酯键稳定，并且利多卡因酰胺键的两个邻位均有甲基，空间位阻使其在酸性或碱性溶液中均不水解，体内酶解的速度也比较慢。此为利多卡因较普鲁卡因作用强，维持时间长，毒性大的原因之一。

本品的局部麻醉作用比普鲁卡因强 2～9 倍，维持时间长，毒性也相应较大，在体内的代谢途径主要是 N-去乙基化。至今已有多种酰胺类局部麻醉药在临床上使用，并成为注射用局部麻醉药的重要组成部分。随后发现本品还具有抗心律失常作用，尤其对室性心律失常疗效较好，作用时间短暂，无蓄积性，不抑制心肌收缩力，治疗剂量下血压不降低；此外，还用于室性心动过速和频发室性早搏的治疗。

甲哌卡因（mepivacaine）是用环叔胺结构代替利多卡因的链状叔胺得到的化合物，药效与利多卡因相似，作用较迅速、持久，毒性及副作用较小，且不扩张血管，适用于腹部手术、四肢及会阴部手术等。

布比卡因（bupivacaine）为长效局麻药，麻醉时间比盐酸利多卡因长 2～3 倍，弥散度与利多卡因相仿，对循环和呼吸影响较小，对组织无刺激性，不产生高铁血红蛋白，常用量对心血管功能无影响。用于局部浸润麻醉、外周神经阻滞和椎管内阻滞。其(S)-异构体左布比卡因（levobupivacaine）已上市，疗效与布比卡因无明显差异，但中枢神经系统和心脏毒性明显低于布比卡因。

罗哌卡因（ropivacaine）是一种手性药物，具有麻醉和止痛作用，作用持续时间长，心脏毒性低。适用于外科手术麻醉和硬膜外麻醉，以及术后或分娩疼痛等。

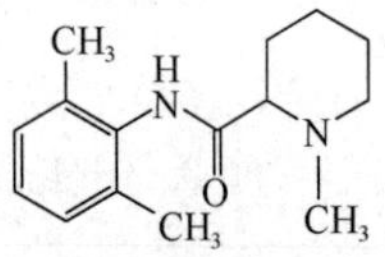

mepivacaine 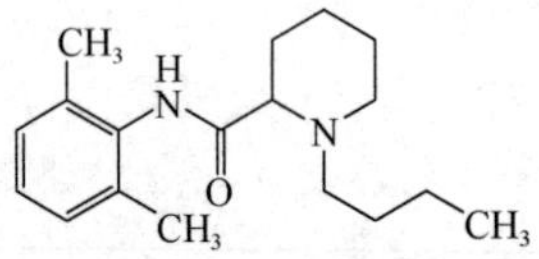   bupivacaine 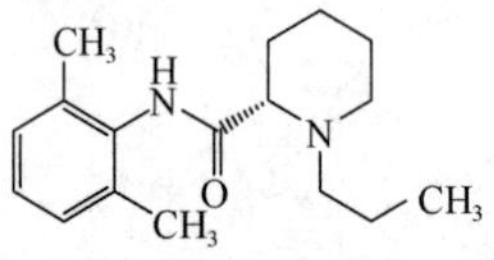   ropivacaine

临床常用的酰胺类局麻药还有丙胺卡因（prilocaine）、吡咯卡因（pyrrocaine）、依替卡因（etidocaine）、三甲卡因（trimecaine）、奥他卡因（octacaine）、布坦卡因（butanilicaine）、辛可卡因（cinchocaine）和阿替卡因（articaine）等。

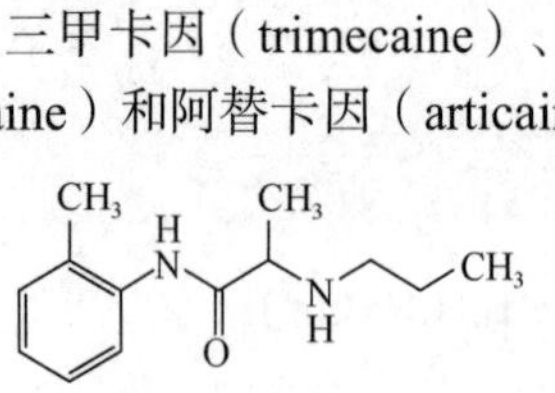

prilocaine 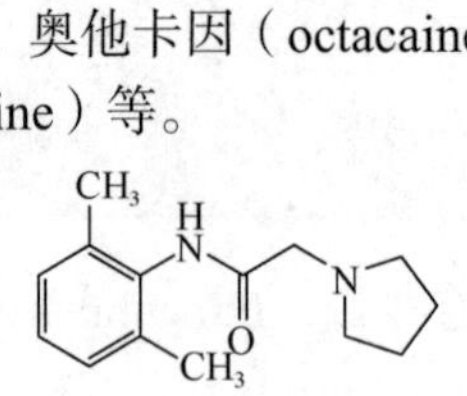   pyrrocaine 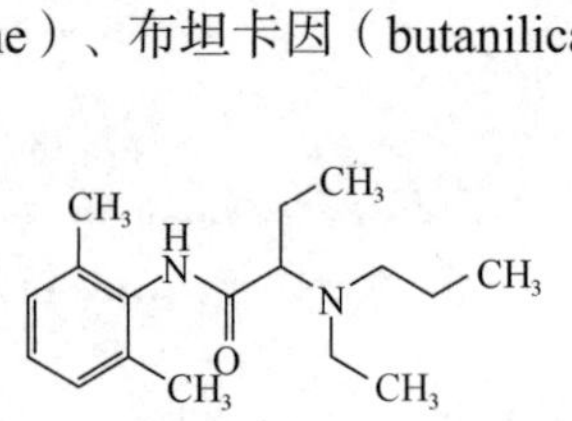   etidocaine

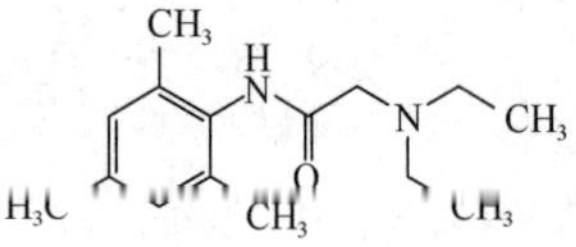

trimecaine 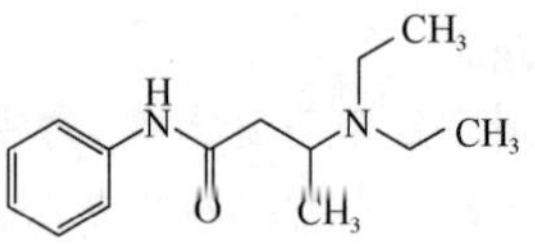   octacaine 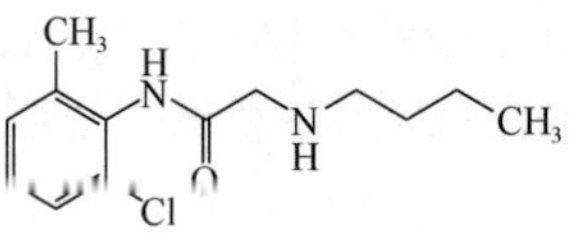   butanilicaine

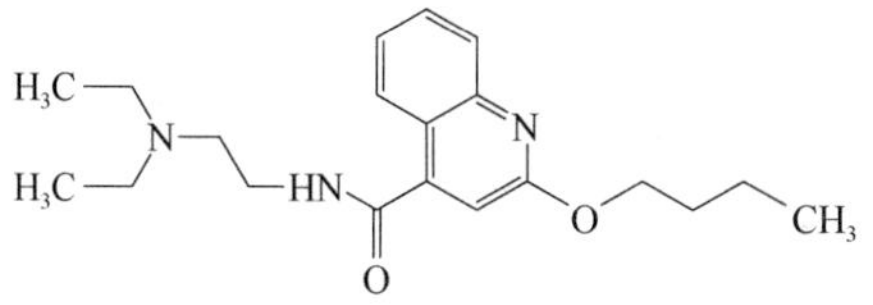

cinchocaine

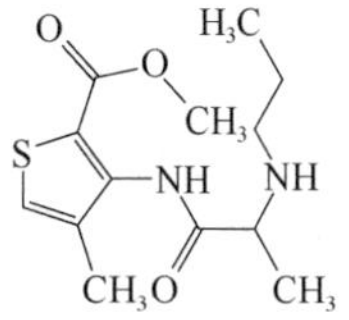

articaine

三、氨 基 酮 类

以电子等排体—CH$_2$—代替芳酸酯类局麻药结构中酯基的—O—则成为酮类化合物。氨基酮类（aminoketones）药物结构中的羰基比普鲁卡因的酯基和利多卡因的酰胺基都稳定，所以麻醉作用更持久，主要有达克罗宁（dyclonine）和法立卡因（falicaine）。

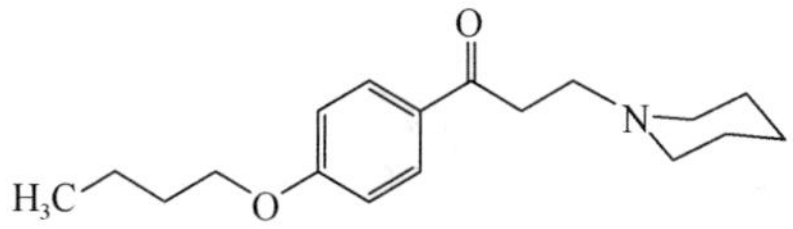

dyclonine

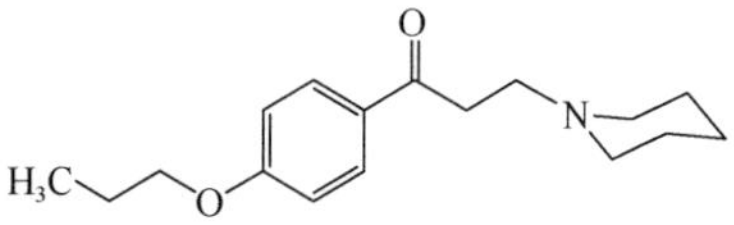

falicaine

盐酸达克罗宁（dyclonine hydrochloride）

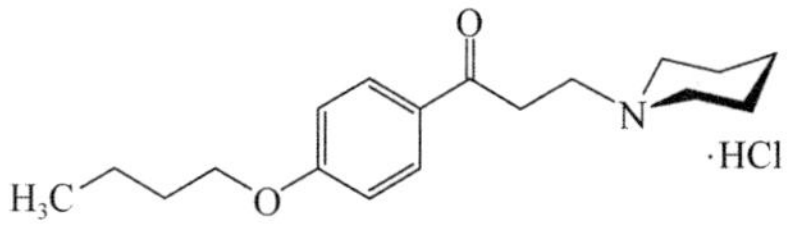

化学名为 1-(4-丁氧苯基)-3-(1-哌啶基)-l-丙酮盐酸盐，1-(4-butoxyphenyl)-3-(1-piperidinyl)-1-propanone hydrochloride。

本品为白色结晶或白色结晶性粉末；略有气味，味微苦，随后有麻痹感。在三氯甲烷中易溶，在乙醇中溶解，在水中略溶，在丙酮中微溶，在乙醚或正己烷中几乎不溶。水溶液 pH 为 4～7，需隔绝空气避光保存。熔点 172～176℃。

本品具有很强的表面麻醉作用，对黏膜穿透力强，见效快，作用较持久，毒性较普鲁卡因低。但由于刺激性较大，不宜作静脉注射和肌内注射，只作为表面麻醉药，用于烧伤、擦伤、虫咬伤等镇痛止痒，及喉镜、气管镜、膀胱镜等内镜检查前的准备。

本品的合成可用苯酚与溴丁烷进行烷基化反应得到丁基苯基醚，然后在无水氯化锌催化下与乙酐进行 Friedel-Crafts 反应生成 4-丁氧基苯乙酮，再与多聚甲醛和盐酸哌啶发生 Mannich 反应，最后成盐即得。

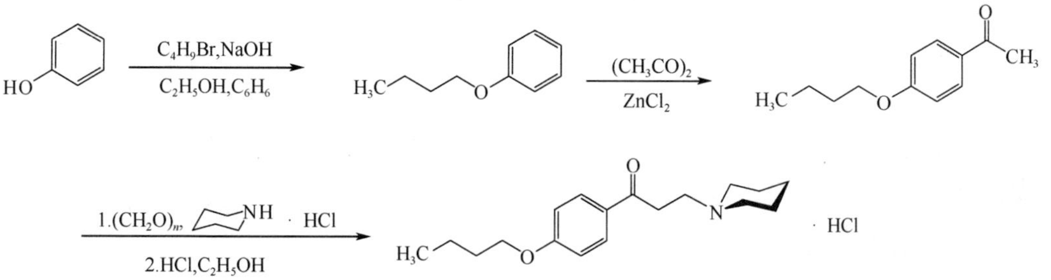

四、其 他 类

氨基醚类局麻药是用醚键替代芳酸酯类局麻药中的酯基或酰胺类局麻药中的酰胺基得到的，如奎尼卡因（quinisocaine，或二甲异喹 dimethisoquin）和普莫卡因（pramocaine），均用作表面麻醉药，其中奎尼卡因的麻醉作用比可卡因强约 1000 倍，毒性高 2 倍。

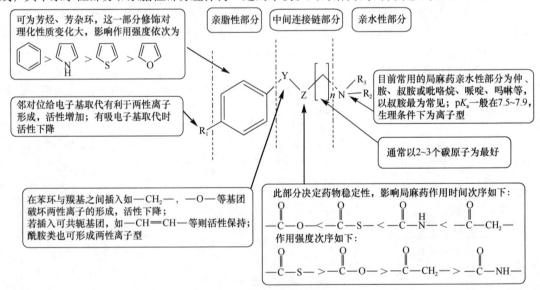

quinisocaine

pramocaine

氨基甲酸酯类局麻药有地哌冬（diperodon，或狄奥散 diothane）和卡比佐卡因（carbizocaine），麻醉作用强，后者可用于有炎症的组织的麻醉。

diperodon

carbizocaine

脒类局麻药中的非那卡因（phenacaine）在眼科用于表面麻醉，5～10min 内即可生效，持续作用约 1h，渗透作用较强，不扩张瞳孔。

phenacaine

局部麻醉药的结构类型较多，有酯、酰胺、酮、醚及氨基甲酸酯等，结构特异性较低。但大多数局部麻醉药基本骨架由亲脂性部分（Ⅰ）、中间连接链部分（Ⅱ）和亲水性部分（Ⅲ）三部分构成，其中亲水性部分和亲脂性部分应保持一定的平衡。局部麻醉药的构效关系见图 6-1。

图 6-1　局部麻醉药的构效关系

思 考 题

1. 为什么利多卡因的化学性质比普鲁卡因稳定？
2. 大多数局部麻醉药的基本骨架由哪几部分构成？
3. 盐酸普鲁卡因注射液加热变黄的主要原因是什么？

（孟繁浩）

第七章 镇痛药物

疼痛伴随着实质或潜在的组织损伤，会导致不愉快的感觉，并影响情绪，是许多疾病的症状。剧烈的疼痛可引起生理功能紊乱甚至休克等严重的症状。世界卫生组织把疼痛列为继呼吸、脉搏、体温和血压之后的人类第五大生命指标，并提出了"免除疼痛是基本人权"的理念。临床上应用的镇痛药（analgesic drugs）有两大类，分别是作用于中枢神经系统的阿片样镇痛药和作用于外周神经系统的非甾体抗炎药。本章介绍的镇痛药是指作用于中枢神经系统，与阿片受体结合选择性地消除或减轻痛觉但不影响其他感觉的药物，主要包括吗啡及其衍生物和合成镇痛药。

第一节 吗啡及其衍生物

吗啡（morphine）是阿片（鸦片）的主要成分，阿片是草本植物罂粟未成熟蒴果浆汁的干燥凝固物。1803 年，德国化学家 Sertürner 从阿片生物碱混合物中提取分离得到，其含量可达 10%～20%；1923 年，Gulland 和 Robinson 确定其化学结构；1952 年，Gazte 和 Tschudi 对其完成了全合成；1968 年，通过 X 衍射技术确定了其绝对构型；从而为吗啡的构效关系研究奠定了基础。

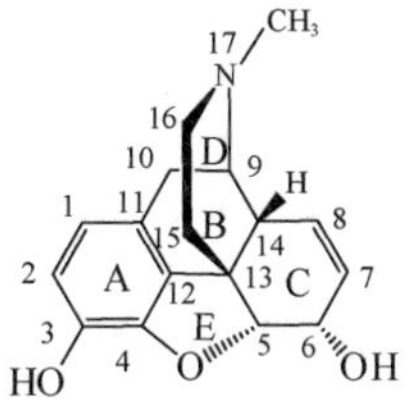

morphine

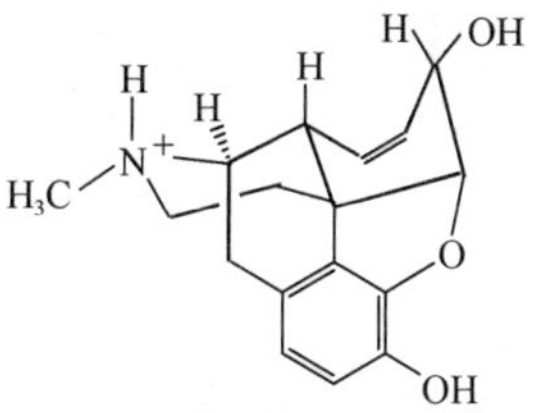

吗啡的T型构象

吗啡是由五环（A、B、C、D、E）稠合而成的刚性结构，是含有 5 个手性中心（$5R, 6S, 9R, 13S, 14R$）的手性分子，A、B 和 C 环构成部分氢化的菲环，C 和 D 环构成部分氢化的异喹啉环。环的稠合方式为：B/C 环呈顺式，C/D 环呈反式，C/E 环呈顺式。天然吗啡为左旋体，其在生理 pH 条件下呈质子化状态，构象呈三维"T"型。吗啡及其衍生物的镇痛活性与其立体结构密切相关，研究证实合成的右旋体(+)-吗啡无镇痛及其他生理活性。

吗啡具有良好的镇痛作用，但其成瘾性和呼吸抑制的毒副作用使其临床应用受到限制。药物研发人员对吗啡进行结构修饰的主要部位为 3 位酚羟基、6 位醇羟基、17 位叔氨基、7,8 位间双键，并成功开发了一些成瘾性小、不良反应少、活性强的镇痛药。

将吗啡 3 位烷基化可导致镇痛活性降低；将吗啡分子中的两个羟基酯化，其镇痛作用强于吗啡。吗啡及吗啡 3,6 位结构修饰的衍生物名称、结构与作用特点见表 7-1。

表 7-1 吗啡及其衍生物的名称、结构与作用特点

药物名称	结构	作用特点
吗啡（morphine）	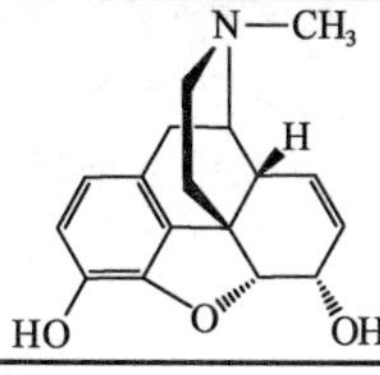	有良好的镇痛、镇咳等作用，但容易成瘾，并伴有呼吸抑制、便秘等副作用

续表

药物名称	结构	作用特点
可待因（codeine）	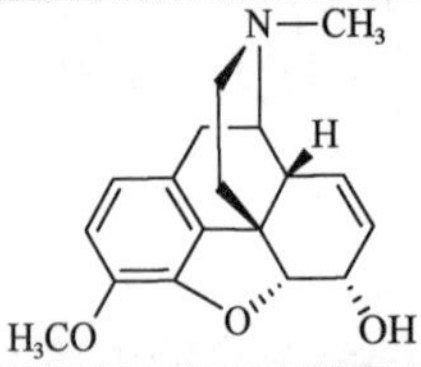	吗啡的前药，镇痛作用是吗啡的 20%，成瘾性小。用于治疗中等疼痛、咳嗽、腹泻
异可待因（heterocodeine）	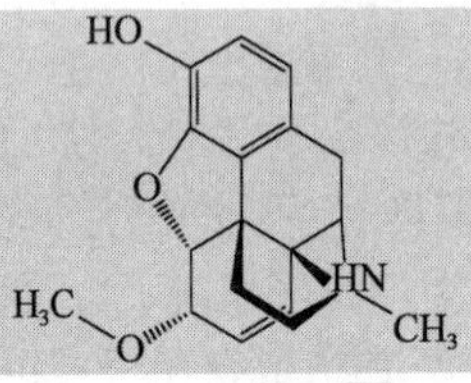	镇痛作用是吗啡的 5 倍
乙基吗啡（ethylmorphine）	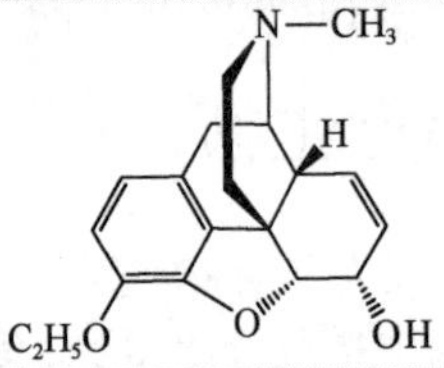	与吗啡镇痛作用相似
海洛因（heroin）	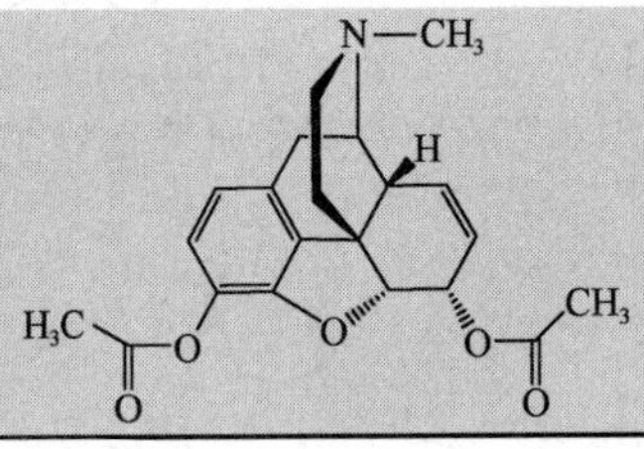	镇痛作用强于吗啡；由于酯化使其极性变小，静注容易通过血-脑屏障；在中枢经代谢转变为 6-乙酰基吗啡，对 μ-阿片受体的激动活性增强，更易产生依赖性，因此被称为毒品之王

可待因（codeine）也是罂粟中分离的生物碱，其是将吗啡分子结构中的 3 位酚羟基甲基化制得，成瘾性小，但体内镇痛活性仅为吗啡的 20%，主要用作镇咳药。异可待因（heterocodeine）是将吗啡分子结构中的 6 位甲基化的产物，其镇痛活性是吗啡的 5 倍。将吗啡的两个羟基乙酰化可制得海洛因（heroin），其镇痛作用增强，但毒性和成瘾性也增大，现已被列入毒品进行严格管控。

案例 7-1

1803 年，德国药剂师 Sertürner 从鸦片中分离出一种生物碱，为了进一步验证其效果，他冒着生命危险，亲自服用，并险些丧命。醒来之后，他感觉自己刚刚像进入了梦幻王国一般，这让他想到了古希腊神话中的睡梦之神吗啡斯（Morpheus），于是，他将这种新发现的生物碱被命名为"吗啡"（morphine）。吗啡的诞生是幸运的，因为它恰好赶上了两个关键性事件：一是皮下注射法的发明，皮下注射不仅效用更强，而且可以减轻肠胃症状，加速了吗啡的普及；另一个是近代科学思潮的兴起。20 世纪 50 年代，中国学者邹冈教授发现了吗啡的作用部位，并为后期对吗啡进行作用机制研究奠定了基础。

问题：吗啡的剂型为何为注射剂或缓释片？

将吗啡结构中 7 位和 8 位间的双键氢化，6 位醇羟基氧化成酮得到氢吗啡酮，14 位氢以羟基替换，得到羟吗啡酮，其镇痛作用均强于吗啡；17 位 N-甲基换成烯丙基或环内甲基，其活性作用发生逆转，由激动剂转为拮抗剂；见表 7-2。

表 7-2 吗啡酮衍生物的名称、结构与作用特点

药物名称	结构	作用特点
氢吗啡酮（hydromorphone）	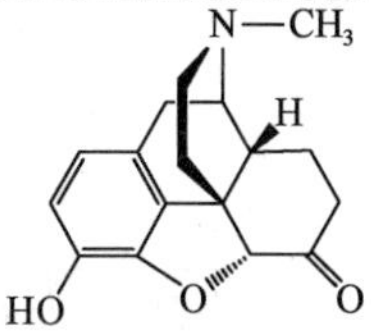	阿片受体激动剂，其镇痛活性比吗啡强 8～10 倍
氢可酮（hydrocodone）	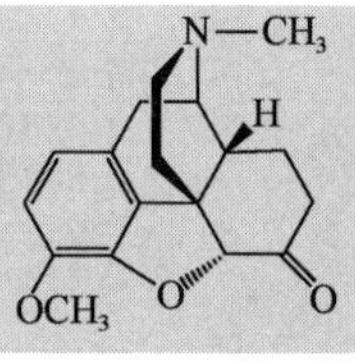	阿片受体激动剂，其镇痛活性比吗啡弱
羟吗啡酮（oxymorphone）	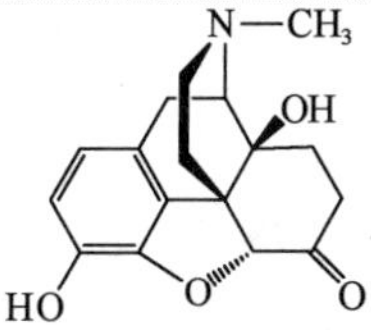	阿片受体激动剂，其镇痛作用比吗啡强，但副作用也增大
羟考酮（oxycodone）	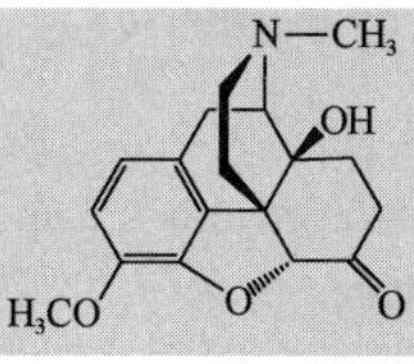	阿片受体激动剂，其镇痛作用比吗啡弱
纳洛酮（naloxone）	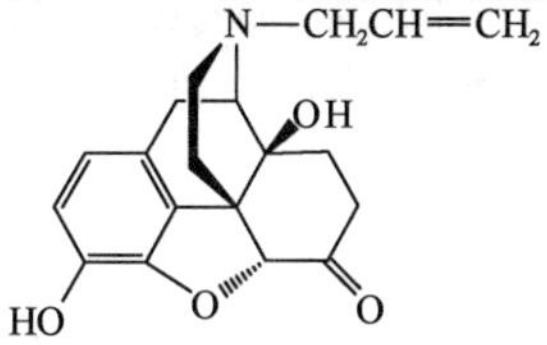	μ-阿片受体的拮抗剂，小剂量即能迅速逆转吗啡类的作用，临床用于吗啡类药物中毒的解救药
纳曲酮（naltrexone）	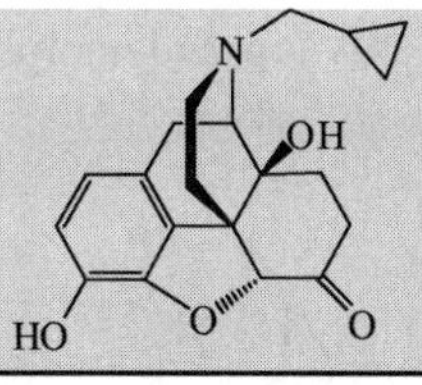	μ-阿片受体的拮抗剂，拮抗作用是纳洛酮的 2～3 倍，作用时间长

案例 7-1 分析

　　吗啡结构中含有两个酚羟基，在体内羟基发生第Ⅱ相生物结合反应为其主要代谢途径。代谢时 3 位酚羟基可以发生葡萄糖醛酸结合，也可以发生硫酸化结合。由于在体内吗啡的 3 位葡萄糖醛酸结合广泛，所以吗啡口服生物利用度低，故一般制成注射剂或缓释片。

　　蒂巴因（thebaine）是阿片生物碱中另一组分，结构与吗啡、可待因相似，却无镇痛活性，毒性很强。C 环中的二烯结构与单烯烃进行 Diels-Alder 反应，形成一个新环，得到高效 μ-阿片受体激动剂埃托啡（etorphine），其镇痛作用比吗啡强 10 000 倍以上，但治疗指数低，因此，仅用作研究阿片受体的工具药。将埃托啡分子中的桥乙烯还原得到二氢埃托啡（dihydroetorphine），其镇痛作用强于埃托啡，其戒断症状及精神依赖性潜力均明显轻于吗啡，且在规定的镇痛剂量下很少发生呼吸抑制作用，致便秘作用轻，但其仍因具有强成瘾性而被限制应用于临床。

thebaine   etorphine   dihydroetorphine

通过对吗啡的结构修饰研究，发现了许多具有药用价值的衍生物，构效关系见图 7-1。

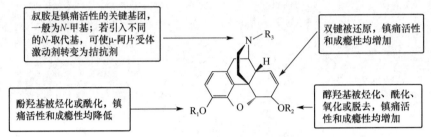

叔胺是镇痛活性的关键基团，一般为N-甲基；若引入不同的N-取代基，可使μ-阿片受体激动剂转变为拮抗剂

双键被还原，镇痛活性和成瘾性均增加

酚羟基被烃化或酰化，镇痛活性和成瘾性均降低

醇羟基被烃化、酰化、氧化或脱去，镇痛活性和成瘾性均增加

图 7-1 吗啡及其衍生物的构效关系

盐酸吗啡（morphine hydrochloride）

· HCl · 3H₂O

化学名为 17-甲基-4, 5α-环氧-7, 8-二脱氢吗啡喃-3, 6α-二醇盐酸盐三水化合物，(5α, 6α)-7, 8-didehydro-4, 5-epoxy-17-methylmorphinan-3, 6-diol hydrochloride trihydrate。

本品为白色有丝光的针状结晶或结晶性粉末；无臭，遇光易变质。在水中溶解，在乙醇中略溶，在三氯甲烷或乙醚中几乎不溶。

$[\alpha]_D^{20}=-110° \sim -115°$。

本品结构中既有弱酸性的酚羟基，又有碱性的叔胺，是一个酸碱两性化合物。能与酸生成稳定的盐，如盐酸盐、硫酸盐、氢溴酸盐，我国临床上常用盐酸盐。本品及其盐类的化学性质不稳定，在光照下即能被空气氧化，生成毒性大的伪吗啡（pseudomorphine）和吗啡-N-氧化物（morphine-N-oxide），伪吗啡也称双吗啡（dimorphine），是吗啡的二聚物。故本品应避光、密封保存。

morphine   [O]→   pseudomorphine   +   morphine-N-oxide

本品盐类水溶液的稳定性与溶液的 pH 有关，在 pH 3～5 的溶液中较为稳定，在中性或碱性溶液中易被氧化，空气中的氧、日光和紫外线照射或金属离子均可促进此反应。

本品在酸性溶液中加热易脱水并发生重排，生成阿扑吗啡（apomorphine），其可兴奋中枢的呕吐中枢，临床上用作催吐剂。阿扑吗啡还能通过激动多巴胺受体，诱发中枢性阴茎勃起，可治疗性功能障碍。

morphine $\xrightarrow[\triangle]{H^+}$ apomorphine

本品作用于 μ-阿片受体，具有镇痛、镇咳、镇静作用。临床上常用于减轻癌症、创伤或内脏引起的剧烈疼痛，也可用于麻醉前给药。吗啡具有成瘾性，容易耐受，且有呼吸抑制、便秘和体重减轻等副作用。

> **知识拓展 7-1**
>
> 与吗啡相互作用的阿片受体有 3 种（μ，κ，δ），都识别同样的药效团（酚、芳环和离子化的胺）。吗啡与 μ-阿片受体的结合作用最强，该受体与吗啡严重的副作用有关。
>
> 与 κ-阿片受体的相互作用可产生镇痛及镇静的作用，且没有严重的副作用。然而，κ-阿片受体激活会产生精神方面的副作用，限制了 κ-阿片受体选择性阿片类药物的上市。δ-阿片受体主要与脑啡肽相互作用。

第二节 合成镇痛药物

在吗啡的结构修饰物中，虽然发现了一些作用优于吗啡的药物及可以作为吗啡中毒解救药物使用的拮抗剂，但大多数药物仍存在吗啡样的副作用，加之吗啡来源的限制，因此有必要进一步通过研究简化吗啡结构，以寻找具有吗啡样镇痛作用的结构片段，这不仅可以减少其毒副作用，而且能够简化合成步骤，并有利于工业化生产。目前，通过简化吗啡结构得到的合成镇痛药（synthetic analgesics）主要有哌啶类、氨基酮类、吗啡喃类和苯并吗喃类及其他类。

一、哌 啶 类

1939 年，药物研发人员在研究阿托品类似物时意外发现了第一个合成镇痛药哌替啶（pethidine），其是典型的 μ-阿片受体激动剂。其在化学结构上可看作吗啡 A、D 环的类似物。哌替啶存在两种构象，一种为苯环处于直立键，另一种为苯环处于平伏键，前者与吗啡结构中 4-芳基哌啶部分的空间结构一致，即苯环处于直立键是哌替啶镇痛的活性构象。

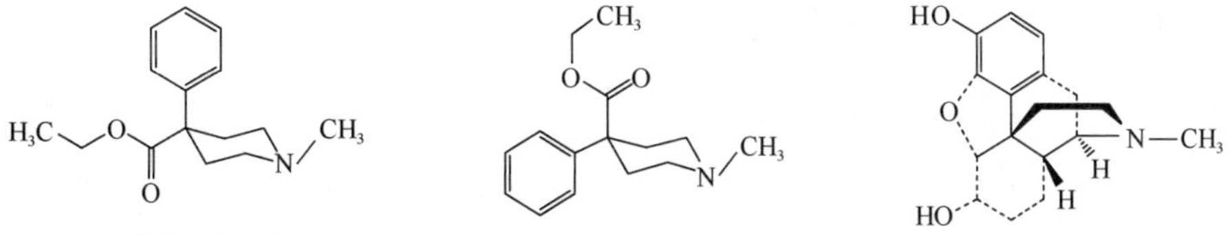

pethidine构象1(直立键)   pethidine构象2(平伏键)   吗啡的4-芳基哌啶部分

将哌替啶中哌啶环片段的 *N*-甲基用较大基团替代，所得衍生物的镇痛活性大为增强。如阿尼利定（anileridine）、苯哌利定（phenoperidine）和匹米诺定（piminodine）等均已应用于临床。

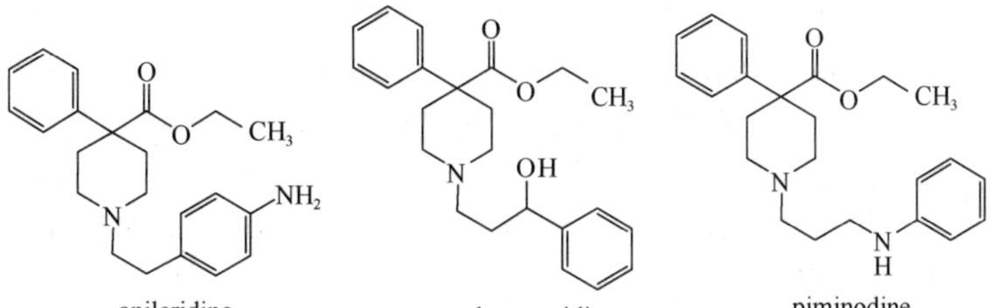

anileridine   phenoperidine   piminodine

将哌替啶结构中的哌啶-4-甲酸乙酯替换为 4-哌啶醇丙酸酯，并在其哌啶环的 3 位引入甲基得到阿法罗定（alphaprodine，α-prodine）和倍他罗定（betaprodine，β-prodine），前者的镇痛作用与吗啡相当，而后者则是吗啡的 5 倍。

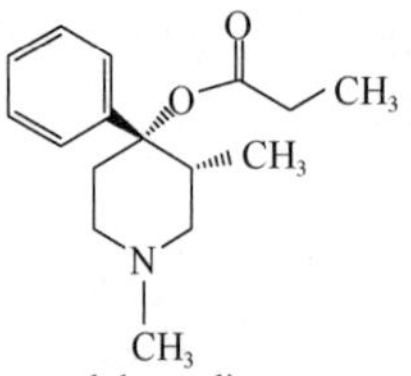

alphaprodine 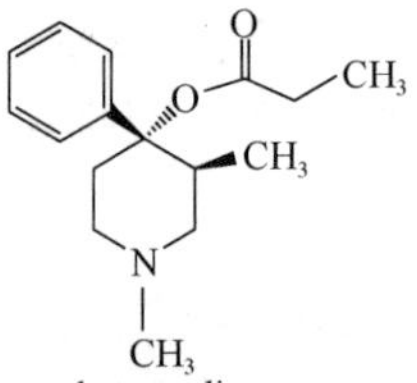　　　　　　betaprodine

　　将哌啶的 4 位引入 N-苯基丙酰胺基，发现了 4-苯胺基哌啶类药物芬太尼（fentanyl）等，是 μ-阿片受体激动剂，见表 7-3。

表 7-3　常见 4-苯胺基哌啶类药物名称、结构与作用特点

药物名称	结构	作用特点
芬太尼（fentanyl）	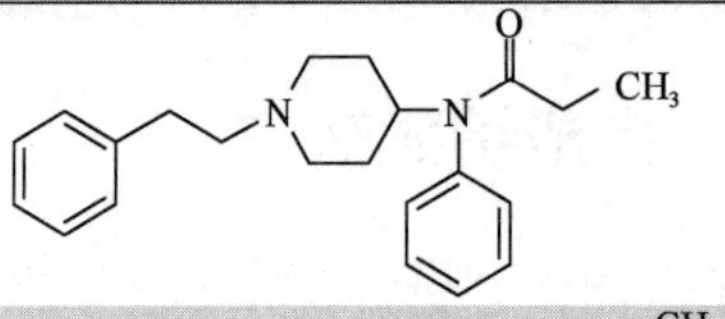	镇痛作用约为哌替啶的 500 倍，吗啡的 80 倍
阿芬太尼（alfentanil）	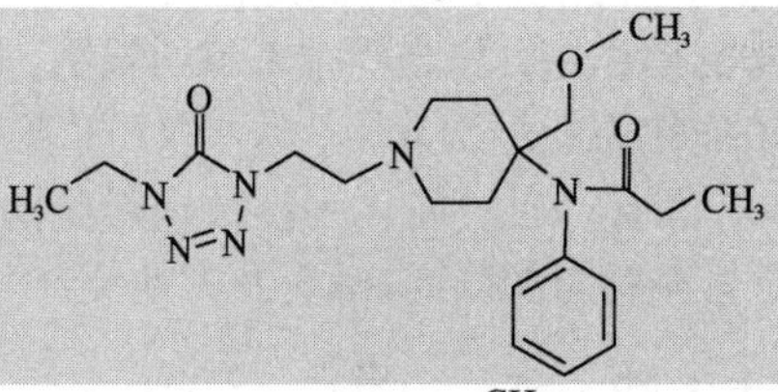	对 μ-阿片受体的亲和力比芬太尼强 7~10 倍，治疗指数高达 25 200，安全性好，起效快，维持时间短
舒芬太尼（sufentanil）	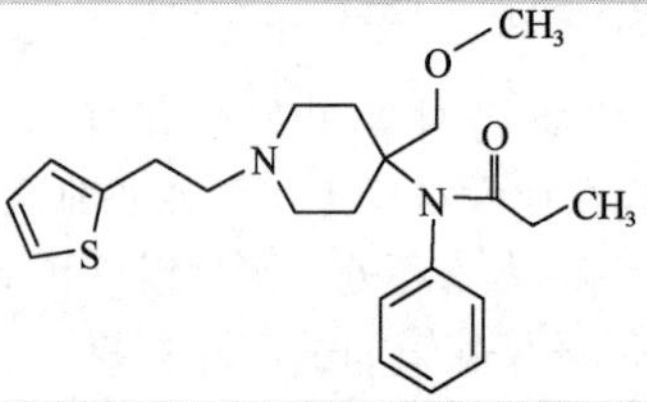	镇痛作用强，安全性好，治疗指数高，起效快，维持时间短，临床主要用作麻醉辅助用药
瑞芬太尼（remifentanil）	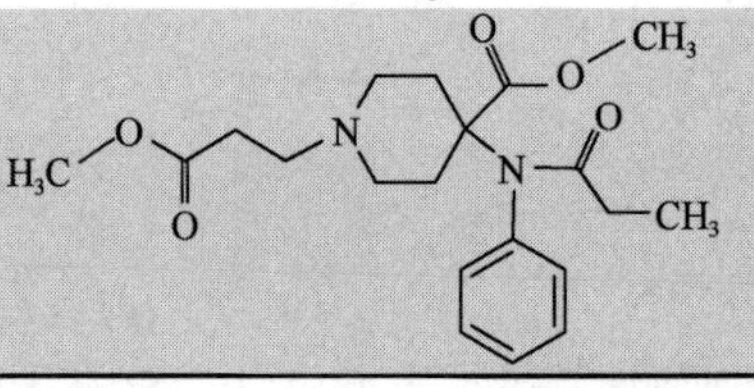	前药，作用时间短，消除半衰期仅 6min，无累积性阿片样效应，停止给药后迅速复原，临床用于全麻诱导和全麻中维持镇痛

盐酸哌替啶（pethidine hydrochloride）

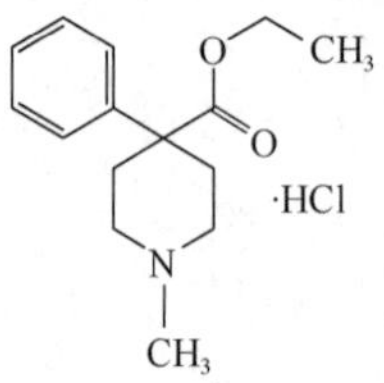

　　化学名为 1-甲基-4-苯基-4-哌啶甲酸乙酯盐酸盐，1-methyl-4-phenyl-4-piperidine-carboxylic acid ethyl ester hydrochloride，又称度冷丁。

　　本品为白色结晶性粉末；无臭或几乎无臭。在水或乙醇中易溶，在三氯甲烷中溶解，在乙醚中几乎不溶。熔点 186~190℃。

　　本品具有 4-苯基哌啶结构，虽含有酯键，但由于空间位阻大，水溶液在 pH 4 及室温下稳定。

　　本品为 μ-阿片受体激动剂，是目前最常用的人工合成强效镇痛药，适用于各种剧痛，如创伤、手术、癌症引起的剧痛，麻醉前用药，或局麻与静吸复合麻醉辅助用药等。镇痛效力为吗啡的 1/10~1/8，与吗啡在等效剂量下可产生同样的镇痛、镇静及呼吸抑制作用，但维持时间较短，无吗啡的镇咳作用。不良反应比吗啡轻，有成瘾性不宜连续使用。

　　本品可口服或注射。口服时约 50% 经肝脏代谢，血药浓度较低，故通常采用肌内注射给药。本品经肝脏代谢成哌替啶酸（pethidine acid）、去甲哌替啶（norpethidine）和去甲哌替啶酸

（norpethidinic acid），然后与葡萄糖醛酸结合后经肾脏排泄，见图 7-2。去甲哌替啶的神经毒性作用强，代谢缓慢，易蓄积而引起中枢毒性，不适于慢性疼痛的治疗。

本品的合成是以苯乙腈为原料，在氨基钠存在下与 N,N-二(2-氯乙基)-甲胺环合得 N-甲基-4-苯基-4-氰基哌啶，经酸性水解、酯化得哌替啶，随后在乙醇中与氯化氢成盐制得。

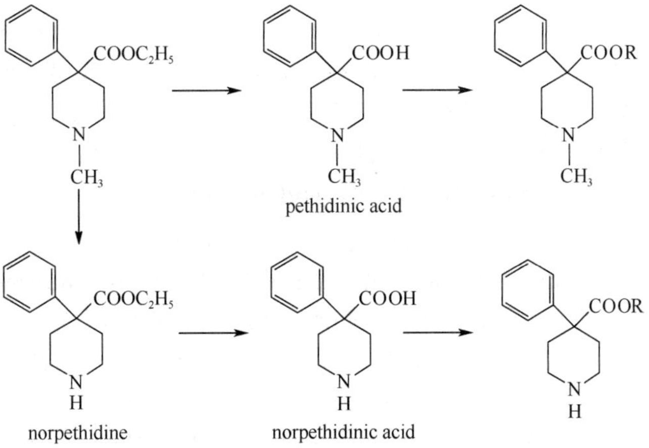

图 7-2　哌替啶的体内代谢

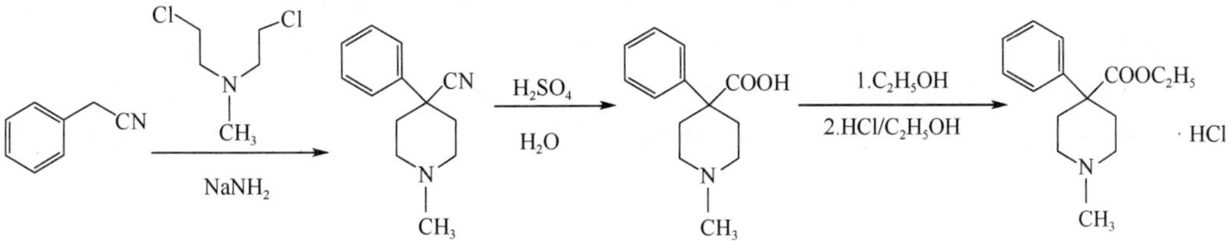

枸橼酸芬太尼（fentanyl citrate）

化学名为 N-[1-(2-苯乙基)-4-哌啶基]-N-苯基-丙酰胺枸橼酸盐，N-phenyl-N-[1-(2-phenylethyl)-4-piperidinyl]-propanamide citrate。

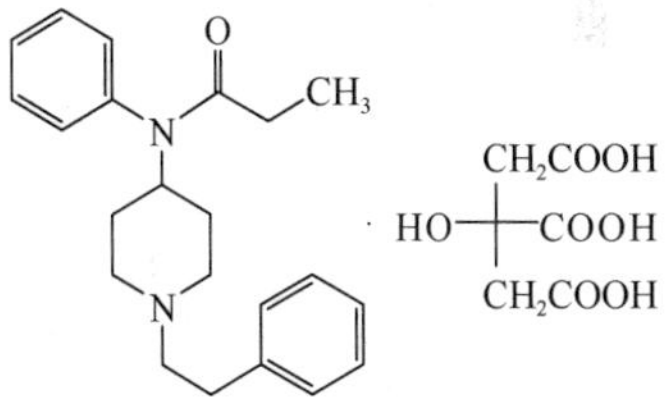

本品为白色结晶性粉末；味苦。在热异丙醇中易溶，在甲醇中溶解，在水或三氯甲烷中略溶；水溶液呈酸性反应。熔点 150～153℃。

本品口服经胃肠道吸收，但临床一般采用注射给药。本品主要在肝脏代谢，代谢产物与约 10%的原药由肾脏排出。

本品为 μ-阿片受体激动剂，作用强度为吗啡的 80 倍，主要用于手术前后及术中等各种剧烈疼痛等。不良反应一般为眩晕、视物模糊、恶心、呕吐、低血压等，严重时为呼吸抑制。本品有成瘾性，但较哌替啶轻。

二、氨 基 酮 类

早期曾发现具有碱性侧链的芴-9-羧酸酯类化合物具有一定的镇痛作用，经结构改造制得镇痛药美沙酮（methadone），这是第一个应用于临床的氨基酮类（aminoketones），也称苯基丙胺类药物，主要作用于 μ-阿片受体，其药理作用与吗啡相似。美沙酮是一个高度柔性分子，经构象分析可知，分子中的羰基发生极化后，碳原子上带有部分正电荷，与叔胺氮原子上的孤对电子相互吸引，形成类似于哌替啶的构象。

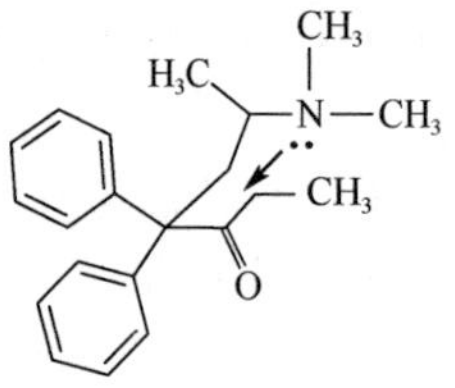

美沙酮构象 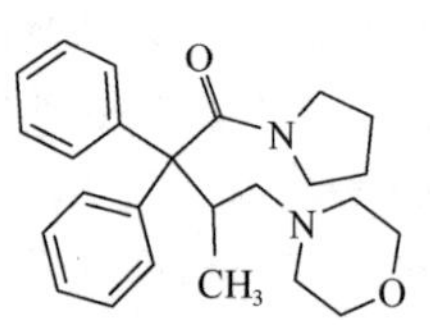   dextromoramide 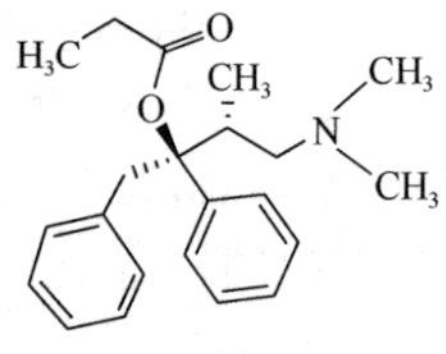   dextropropoxyphene

经美沙酮进行结构改造得到右吗拉胺（dextromoramide）和右丙氧芬（dextropropoxyphene）。右吗拉胺的镇痛作用较吗啡强，且口服吸收良好，用于重度疼痛，有成瘾性；右丙氧芬镇痛效果确切，成瘾性低，副作用小，适用于慢性或复发性中度疼痛性疾病，也可作为戒毒药物。

盐酸美沙酮（methadone hydrochloride）

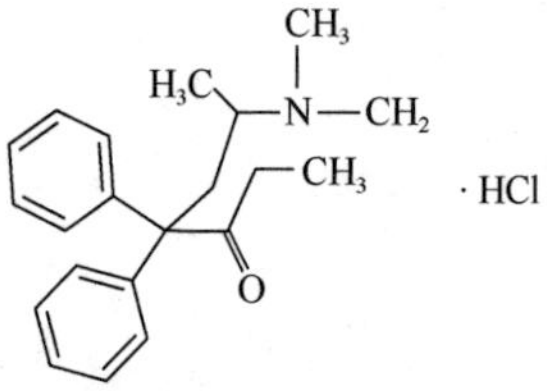

化学名为 4,4-二苯基-6-(二甲氨基)-3-庚酮盐酸盐，6-(dimethylamino)-4,4-diphenyl-3- heptanone hydrochloride，又称非那酮。

本品为无色结晶或白色结晶性粉末；无臭。在乙醇或三氯甲烷中易溶，在水中溶解，在乙醚中几乎不溶。熔点 230～234℃。

本品为 μ-阿片受体激动剂，镇痛效果与吗啡相当，强于哌替啶，主要用于各种阿片类药物的戒毒治疗。本品的耐受性及成瘾发生较慢，戒断症状略轻，但脱瘾较难。

本品口服吸收迅速，血浆蛋白结合率为 87%～90%，生物利用度为 90%，血浆 $t_{1/2}$ 约 7.6h。主要在肝脏代谢，其中 N-脱甲基后的仲氨基与酮羰基环合成无活性的吡咯烷衍生物。羰基被醇脱氢酶还原后得到的美沙醇（methadol），镇痛活性弱于美沙酮，美沙醇进一步脱甲基后生成去甲美沙醇（normethadol）和二去甲美沙醇（dinormethadol），活性强于美沙酮，半衰期长，因而美沙酮的镇痛作用持续时间较长，见图 7-3。

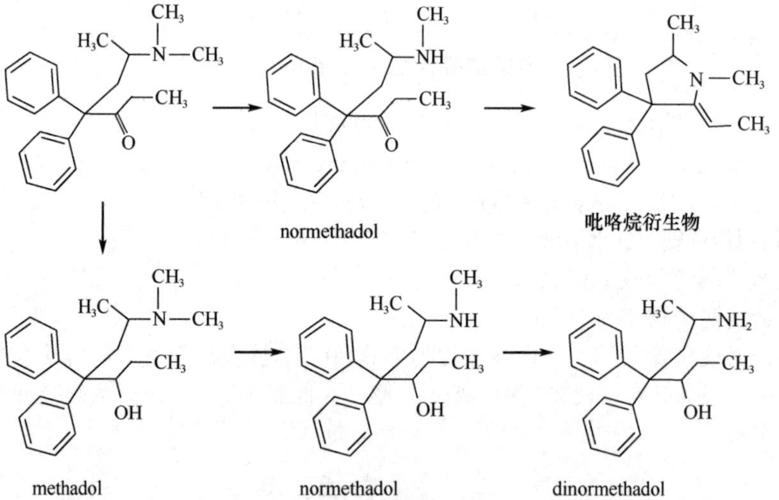

normethadol   吡咯烷衍生物

methadol   normethadol   dinormethadol

图 7-3 美沙酮的体内代谢

知识拓展 7-2

美沙酮维持疗法是一种替代和递减法的综合脱毒治疗方法，在国外使用比较普遍。即在戒毒者进行脱毒治疗、消除戒断症状后，定期给戒毒者以限量的美沙酮进行维持，防止和减轻戒毒者产生的对毒品的强烈觅求。美沙酮维持疗法是一种"以小毒攻大毒"的保守疗法。优点是戒毒者的戒断症状平缓，不痛苦；缺点是费用昂贵、周期长。

三、吗啡喃类

吗啡喃类（morphinanes）合成镇痛药也称吗啡烃类药物，为吗啡化学结构中去掉 4,5-醚键（E 环）后得到的衍生物。其中 3 位为氢，7,8 位双键氢化，称为 N-甲基吗啡喃（N-methylmorphinan），镇痛活性弱。在 N-甲基吗啡喃的 3 位引入羟基，得到的左旋体称为左啡诺（levorphanol），镇痛作用为吗啡的 4 倍，为 μ-阿片受体激动剂。左啡诺的 17 位甲基用环丁基甲基替代，14 位引入羟基得到布托啡诺（butorphanol），为 μ-阿片受体拮抗剂、κ-阿片受体激动剂，这种具有激动-拮抗双重作用的药物也称拮抗性镇痛药。布托啡诺临床常用其酒石酸盐，治疗癌症和手术后疼痛，具有成瘾性小的特点。

N-methylmorphinan levorphanol butorphanol

四、苯并吗喃类

将吗啡的 C 环和 E 环同时去除，得到苯并吗喃类（benzomorphanes），其仍具有镇痛活性。经研究表明在 C 环裂开处保留小的烃基，可使立体构型与吗啡相似，有利于镇痛活性。非那佐辛（phenazocine）镇痛作用约为吗啡的 10 倍，镇静作用小，但口服首过效应大。喷他佐辛（pentazocine）为 κ-阿片受体激动剂、μ-阿片受体的弱拮抗剂，几乎无成瘾性，它是第一个非麻醉性吗啡类镇痛药。将非那佐辛的 N-取代基改为对氟苯丁酮基得到塞克洛斯（cyclocine，氟痛新），为近年来报道的非麻醉性镇痛药，镇痛作用强于喷他佐辛，几乎无成瘾性，并有安定和肌肉松弛作用。

phenazocine pentazocine cyclocine

案例 7-2

医师向你咨询一个病例：一位因严重车祸受伤的患者，转院到你所在的医院，从发生车祸到现在，原医院已对他使用吗啡镇痛达 4 个多月。现主治医生考虑到长期使用吗啡可能导致药物依赖性，想换用其他药物，到药房一查，发现了下列几种药物：可待因、哌替啶、芬太尼和曲马多。医生希望得到临床药师的帮助。

问题：

1. 作为药师，你知道上述四种药物的作用特点吗？
2. 你的治疗目标是什么？
3. 如果可能，你推荐给患者采用什么药物？

喷他佐辛（pentazocine）

化学名为(2R, 6R, 11R)-1, 2, 3, 4, 5, 6-六氢-6, 11-二甲基-3-(3-甲基-2-丁烯基)-2, 6-亚甲基-3-苯并吖辛因-8-醇，(2R, 6R, 11R)-rel-1, 2, 3, 4, 5, 6-hexahydro-6, 11-dimethyl-3-(3-methyl- 2-butenyl)-2, 6-methano-3-benzazocin-8-ol，又称镇痛新。

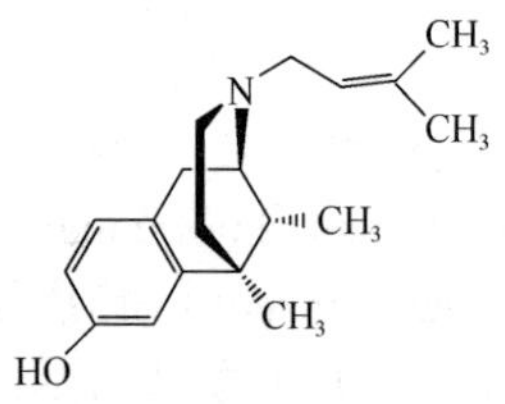

本品为白色至类白色粉末；无臭，味微苦。本品在三氯甲烷中易溶，在乙醇或丙酮中溶解，在苯或乙酸乙酯中微溶，在水中几乎不溶。熔点 145.4～148.6℃。

本品为三环化合物，是将吗啡的 C 环和 E 环去除发现的阿片样镇痛药的新结构类型。17 位氮原子的取代基是由 5 个碳原子组成的 3-甲基-2-丁烯基，符合阿片受体激动/拮抗剂的结构特点。本品分子中含有 3 个手性碳，分子具有旋光性，左旋体镇痛活性强，临床用其外消旋体。

本品为阿片受体部分激动剂，通过激动 κ-阿片受体发挥镇痛作用，对 μ-阿片受体为弱拮抗作用。镇痛效力约为吗啡的 1/3，但比哌替啶强。本品口服首过效应大，生物利用度低。临床常用注射给药，用于癌症、创伤和手术等引起的疼痛。本品的成瘾性小，呼吸抑制作用约为吗啡的 1/2，但连续长期使用仍会出现成瘾现象。

五、其　他　类

盐酸曲马多（tramadol hydrochloride）

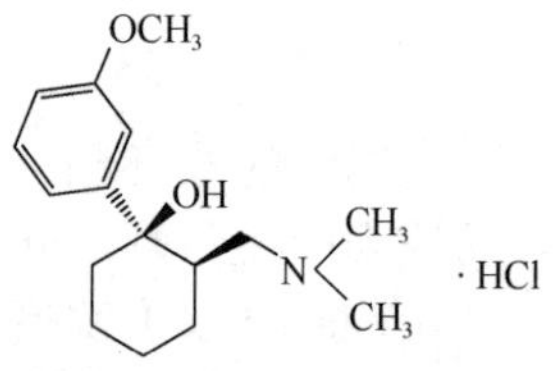

化学名为(±)-(1R, 2R)-2-[(N, N-二甲氨基)亚甲基]-1-(3-甲氧基苯基)-环己醇盐酸盐，(1R, 2R)-rel-2-[(dimethylamino)methyl]-1-(3-methoxy-phenyl)-cyclohexanol hydrochloride。

本品为白色结晶或结晶性粉末；有引湿性；无臭，味苦。在水中极易溶，在乙醇或三氯甲烷中易溶，在丙酮中微溶，在乙醚中不溶。熔点 179～182℃。

本品与 μ-阿片受体和 δ-阿片受体结合发挥镇痛作用，还能够通过抑制中枢神经传导部位的去甲肾上腺素和 5-羟色胺再摄取发挥镇痛作用。本品用于治疗癌症疼痛、骨折或术后疼痛等各种急、慢性疼痛。主要作用于中枢神经系统，耐药性和依赖性较轻，无明显呼吸抑制作用，但长期使用有成瘾性。

本品口服吸收迅速而完全，生物利用度高，主要在肝脏代谢，主要的代谢物是 O-去甲基曲马多和 N-去甲基曲马多，还有少量的 N, N-双去甲基曲马多、N, O-双去甲基曲马多（图 7-4）；其中，O-去甲基曲马多与 μ-阿片受体亲和性是(+)-曲马多的 200 倍，半衰期长达 9h。由于不同人种 CPY2D6 的含量不同，O-去甲基曲马多的含量也有所不同，因此曲马多对不同患者的镇痛效果及不良反应也有差异。

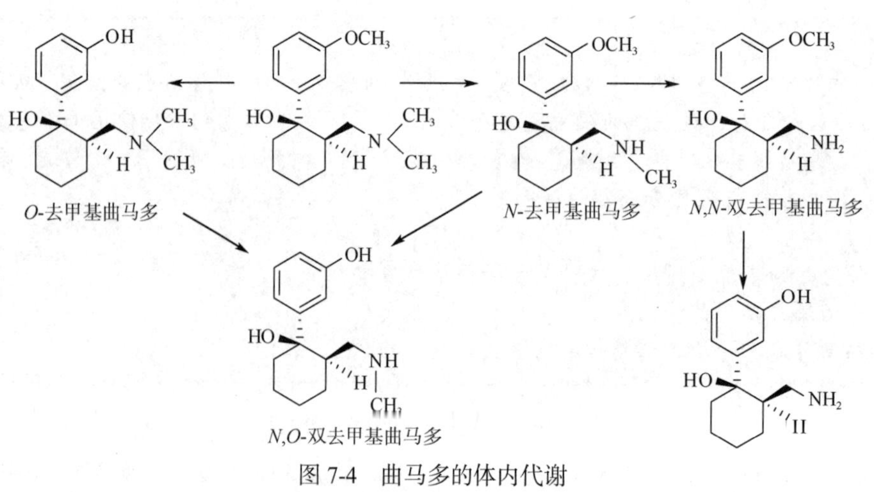

图 7-4　曲马多的体内代谢

本品的合成是以 3-甲氧基溴苯为原料，制成的格氏试剂与 2-二甲氨基甲基环己酮反应，得曲马多（粗品），经 48% HBr 处理、氢氧化钠碱化、盐酸成盐即得本品。

案例 7-2 分析

1. 略。
2. 使用方便，镇痛效果好，成瘾性小。
3. 本案推荐患者使用曲马多。

地佐辛（dezocine）是 κ-阿片受体的激动剂和 μ-阿片受体的拮抗剂。与喷他佐辛等相比，其结构中的碱性中心为伯氨基团，而非叔胺基团，其镇痛作用比喷他佐辛强，成瘾性低。该药用于手术、内脏以及癌症的疼痛。

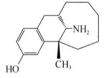

dezocine

六、阿片样镇痛药结构与阿片受体模型

吗啡结构中存在 A、B、C、D、E 五个环，目前临床上所用的主要镇痛类药物大多是通过对吗啡结构进行结构优化后获得的。破除 D 环得到吗啡喃类（如左啡诺）；同时破除 C 环和 D 环得到苯并吗喃类（如喷他佐辛）；同时破除 B 环、C 环和 D 环得到 4-苯基哌啶类（如哌替啶），对其进行结构改造，又得到了阿法罗定和芬太尼；同时破除 B 环和 D 环得到苯基多氢异喹啉类，未发现有效的镇痛药物；同时破除 D 环和 E 环得到多氢菲核，无镇痛作用（图 7-5）。

Becket 等于 1954 年根据吗啡及合成镇痛药的共同药效构象，提出阿片类镇痛药的基本结构特征：①具有一个碱性中心，在生理 pH 下成为阳离子；②分子中具有一个平面的芳环结构；③一个突出于平面的烃基链。根据药物与受体相互作用原理，阿片类镇痛药这种类似的药效构象，应与体内的阿片受体的三维结构互补，从而发挥镇痛活性。由此提出了与其相适应的阿片受体三点结合模型（图 7-6）：①一个负离子部位通过静电吸引与药物碱性中心阳离子相结合；②一个平坦区域通过范德瓦耳斯力相互作用与药物分子的芳环相结合；③一个凹槽部位与药物分子突出于平面的烃基链相适应。

阿片受体的三点结合模型虽能解释大多数阿片样镇痛药的作用，但不能够解释所有的现象，之后逐步发展完善阿片受体学说，提出的阿片受体四点和五点结合模型，能够很好地解释为什么埃托啡镇痛活性高出吗啡上万倍，纳洛酮是阿片受体完全的拮抗剂等。

1996 年，Sagara 等提出了 μ-阿片受体的结合部位与吗啡活性构象的作用关系模型，见图 7-7。在吗啡与模型的对接中，吗啡的氨基阳离子与受体跨膜Ⅲ上 Asp147 的羧酸负离子发生离子相互作用，吗啡的一个环（苯酚基团）与跨膜Ⅵ上 Tyr299 的苯酚基团发生疏水相互作用，而吗啡结构中的酚羟基分别与跨膜Ⅵ上 Lys303 的氨基和跨膜Ⅲ上 Tyr148 的酚羟基发生氢键相互作用，并认为该氢键作用是配体与受体结合的主要作用力。

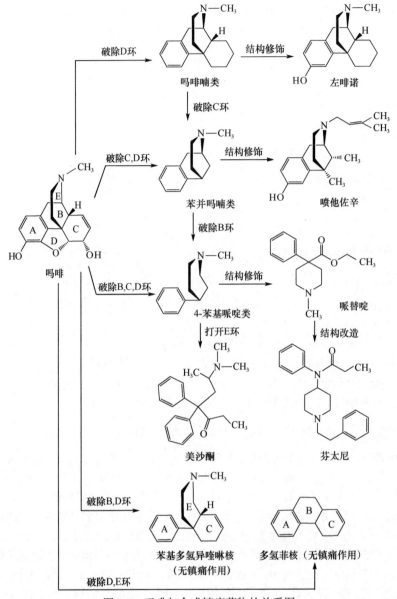

图 7-5 吗啡与合成镇痛药物的关系图

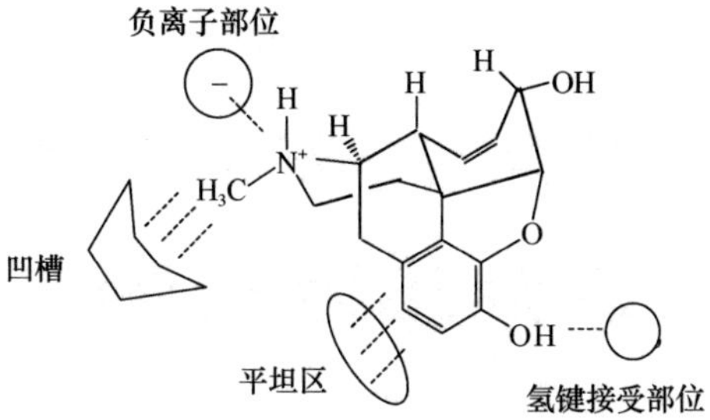

图 7-6 吗啡与阿片受体的结合模型

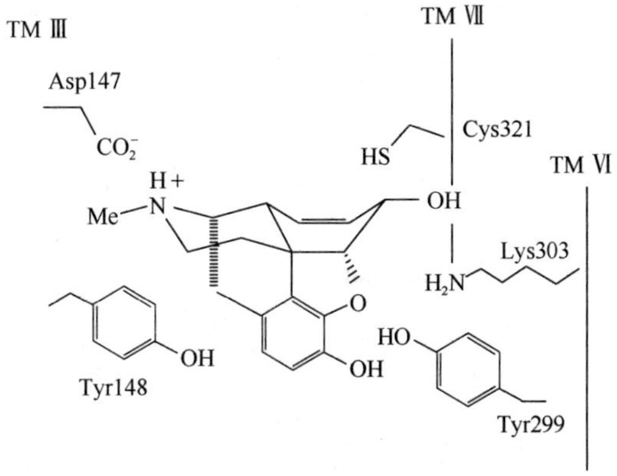

图 7-7 吗啡与 μ-阿片受体的作用模型

思 考 题

1. 试列举出吗啡的鉴别反应。
2. 右旋吗啡为何不具有镇痛活性?

（李　帅）

第八章 中枢兴奋药物和神经退行性疾病治疗药物

随着社会人口老龄化趋势不断增大，老年痴呆症和帕金森病等神经退行性疾病的发病率也呈现出逐年递增的趋势，因此，该类药物的临床使用量急剧增加，其中吡乙酰胺类中枢兴奋药（促智药）发展较快，且常用于治疗老年痴呆症。

第一节 中枢兴奋药物

中枢兴奋药（central nervous system stimulants）是一类能够提高中枢神经系统机能活动的药物，作用于大脑、延髓和脊髓等部位，具有兴奋大脑、改善脑功能、选择性兴奋延髓呼吸中枢和改善脊髓传导等功能。本类药物主要用于抢救呼吸衰竭、药物中毒或严重感染、创伤等引起中枢抑制的患者，因而又称回苏药（analeptic）；但该类药物用量过大可使中枢神经系统广泛强烈地兴奋而发生惊厥，甚至可由惊厥转变为中枢神经抑制状态而危及生命，这种抑制被称为超限抑制。超限抑制无法使用中枢兴奋药来消除，故应严格控制用药剂量。

按化学结构，中枢兴奋药可分为生物碱类、酰胺类、苯乙胺类和其他类。依据作用部位，中枢兴奋药又可分为以下 5 类：①大脑皮质兴奋药物，又称精神兴奋药物，可引起觉醒、神经兴奋，如咖啡因（caffeine）、哌醋甲酯（methyl phenidate）、匹莫林（pemoline）等；②延脑呼吸中枢兴奋药，又称呼吸兴奋药，如尼可刹米（nikethamide）、二甲弗林（dimefline）、多沙普仑（doxapram）等；③脊髓兴奋药，小剂量时能使脊髓反射性的兴奋提高，大剂量时则引起惊厥，如士的宁（strychnine）；④反射性兴奋药，主要作用于颈动脉球的化学感受器，反射性使呼吸中枢兴奋，如盐酸洛贝林（lobeline hydrochloride）、野靛碱（cytisine）等；⑤促智药（nootropics drug）具有改善大脑微循环、促进大脑功能恢复和恢复智力的功能，用于脑血管疾病、脑外伤后遗症以及老年痴呆症的治疗，如奥拉西坦（oxiracetam）等。

一、生物碱类

生物碱类（alkaloids）中枢兴奋药主要有黄嘌呤类和其他类生物碱。黄嘌呤类药物主要有咖啡因（caffeine）、可可碱（theobromine）和茶碱（theophylline），均为黄嘌呤（xanthine）的甲基取代物，只是在取代位置和取代甲基的数目上稍有不同。咖啡因为 1, 3, 7-三甲基黄嘌呤，可可碱为 3, 7-二甲基黄嘌呤，茶碱为 1, 3-二甲基黄嘌呤。茶叶中含有 1%～5%咖啡因、可可碱和少量的茶碱。

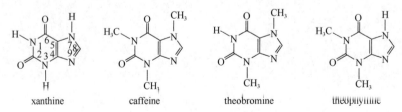

xanthine　　caffeine　　theobromine　　theophylline

咖啡因、茶碱、可可碱具有相似的药理作用，都能够兴奋中枢神经系统、兴奋心脏、松弛平滑肌及利尿，但作用强度随结构的差异而有所不同。中枢兴奋作用：咖啡因＞茶碱＞可可碱；兴奋心肌、松弛平滑肌及利尿作用：茶碱＞可可碱＞咖啡因。所以咖啡因主要用作中枢兴奋药物；茶碱主要为平滑肌松弛药物、利尿及强心药物；目前已很少在临床中使用。

> **知识拓展 8-1**
>
> 黄嘌呤生物碱存在种属差异，使用正常剂量的咖啡因对人是安全的，但咖啡因、茶碱、可可碱等对动物（如狗和马）的毒性很大，原因是这些动物肝脏的新陈代谢与人类不同。另有研究证明咖啡因与骨质流失及骨质疏松症有相关性，因此建议适量摄取咖啡、茶等饮料。

黄嘌呤类药物的口服吸收较好，其结构与核苷酸及其代谢产物如次黄嘌呤、尿酸的结构相似，毒副作用较低。其中，茶碱衍生物为磷酸二酯酶抑制剂，可用于治疗哮喘。临床上常用的黄嘌呤类药物见表 8-1。

表 8-1 临床上常用的黄嘌呤类药物

药物	结构	作用
氨茶碱 （aminophylline）	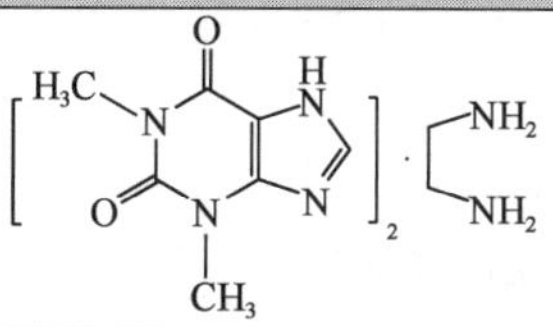	对平滑肌的舒张作用较强，主要用于支气管哮喘，急性心功能不全和胆绞痛
二羟丙茶碱 （diprophylline）	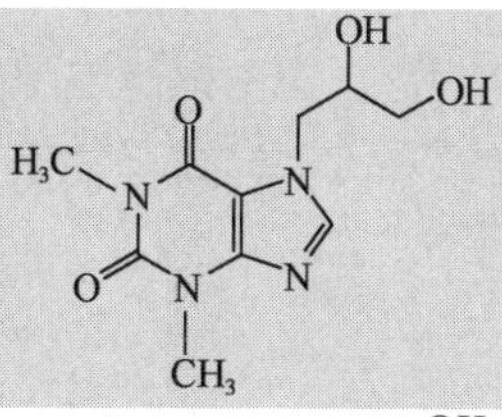	又称喘定，作用与茶碱类似，毒性小，副作用低，主要用于支气管哮喘
巴米茶碱 （bamifylline）	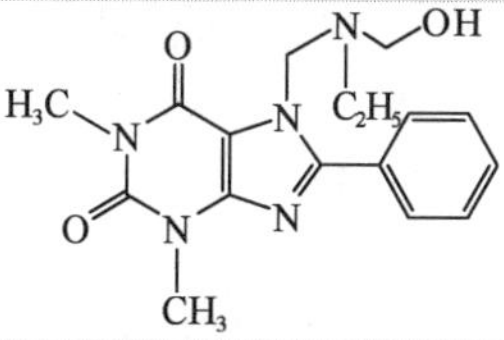	具有中枢兴奋作用及舒张支气管的作用
咖啡君 （cafedrine）	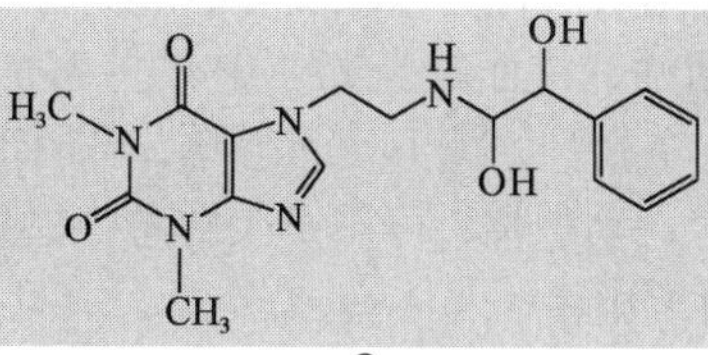	茶碱的 7 位与麻黄碱相连接，中枢兴奋作用强于咖啡因和麻黄碱，副作用小
丙戊茶碱 （propentofylline）	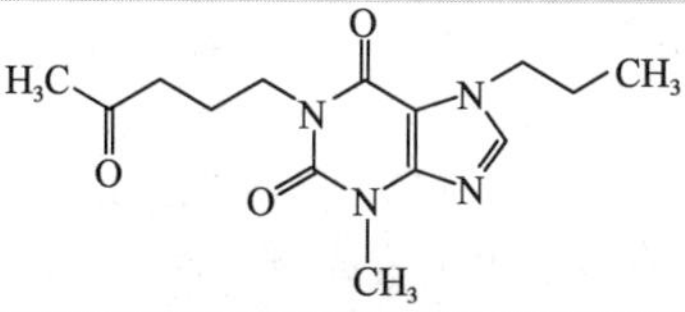	具有扩张周围血管，促进葡萄糖的利用，增加脑内氧的分压，改善记忆，用于治疗痴呆
登布茶碱 （denbufylline）	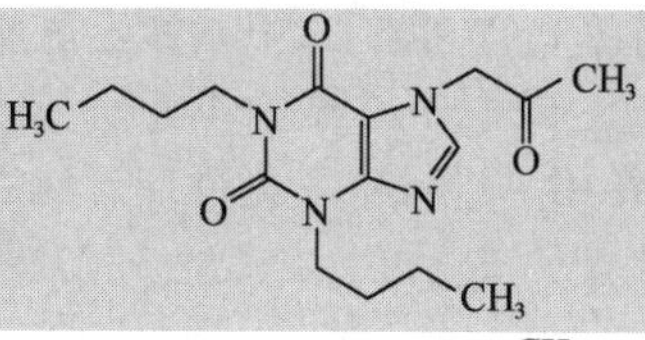	具有舒张血管的活性，是治疗脑血管功能紊乱的有效药物
己酮可可碱 （pentoxifylline）	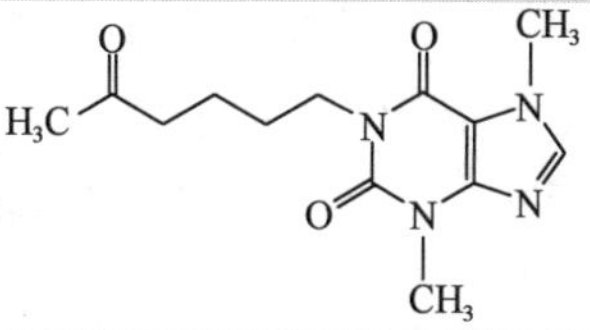	可改善微循环，抑制血小板聚集，激活脑代谢，治疗脑血管障碍，血管性头痛，血栓闭塞性脉管炎

咖啡因（caffeine）

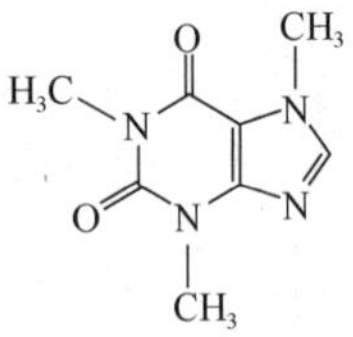

化学名为 1,3,7-三甲基-3,7-二氢-1H-嘌呤-2,6-二酮一水化合物，3,7-dihydro-1,3,7-trimethyl-1H-purine-2,6-dione monohydrate，又称三甲基黄嘌呤。

本品为白色或带极微黄绿色的针状结晶；无臭，味苦；有风化性；受热时易升华。在热水或三氯甲烷中易溶，在水、乙醇或丙酮中略溶，在乙醚中极微溶解。熔点235～238℃。

本品的碱性极弱，与强酸如盐酸、氢溴酸等也不能形成稳定的盐。为了增大溶解度，可与有机酸制成复盐，如安钠咖注射液是咖啡因与苯甲酸钠形成的复盐，与水分子形成分子间氢键，故水溶性增大，可制成注射剂。

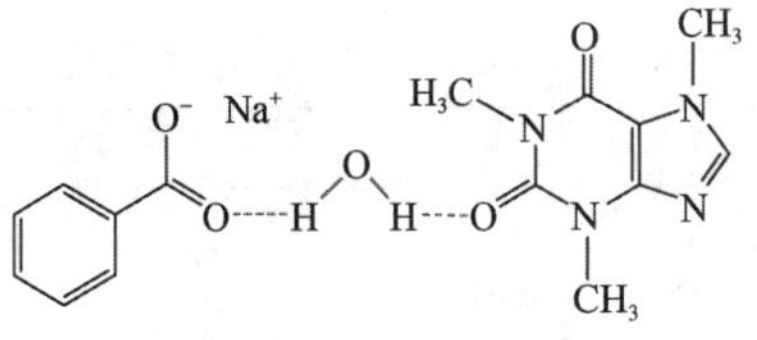

caffeine and sodium benzoate

本品具有酰脲结构，对碱不稳定，与碱共热可分解为咖啡啶。

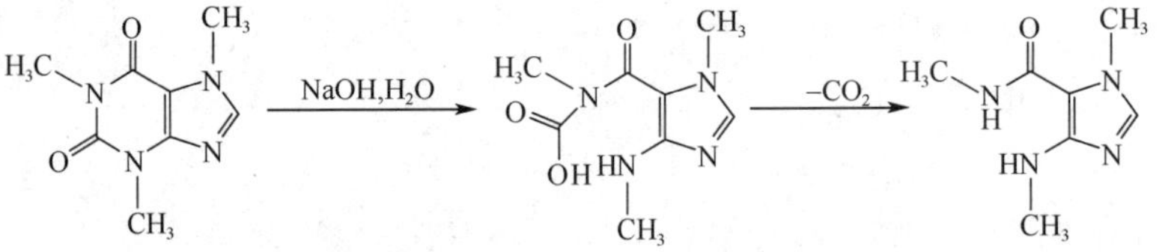

本品与盐酸、氯酸钾在水浴上加热蒸干，所得残渣遇氨即生成紫色的四甲基紫脲酸铵，再加氢氧化钠，紫色即消失。此反应称为紫脲酸铵反应，是黄嘌呤类生物碱的特征鉴别反应。

本品的饱和水溶液与碘试液及稀盐酸反应，生成红棕色沉淀，在过量的氢氧化钠试液中沉淀复溶解，可用于鉴别。

本品在肝脏中发生代谢反应，被黄嘌呤氧化酶氧化为尿酸类化合物，还可受微粒体氧化酶的作用而脱甲基。作用机制是抑制磷酸二酯酶的活性，进而减少 cAMP 的分解，提高细胞内 cAMP 的含量，加强大脑皮质的兴奋过程。小剂量能振奋精神，减少疲乏感觉，可用于治疗神经衰弱和精神抑制；大剂量能直接兴奋延脑呼吸中枢及血管运动中枢，可用于缓解急性感染中毒、催眠药、麻醉药中毒引起的呼吸及循环衰竭。长期超剂量使用会对人体造成损害，一旦停止使用可出现精神委顿、浑身困乏疲软等戒断症状。本品多和解热镇痛药组成复方感冒药，还可与麦角胺合用治疗偏头痛。日常生活中还可用来配制饮料或作为食品添加剂。

本品可以用提取法、半合成法、全合成法三种方法制备。从可可豆或茶叶中提取，或从茶碱出发半合成，随着化学制药工业的迅速发展，目前多采用全合成方法制备。

本品的全合成是以氰乙酸为原料与二甲基脲缩合得 1,3-二甲基氰乙酰脲，在碱性条件下环合得到1,3-二甲基-4-亚氨基脲嗪，再与亚硝酸反应生成1,3-二甲基-4-亚氨基-5-异亚硝基脲嗪，经铁粉还原得 1,3-二甲基-4,5-二氨基脲嗪，在甲酸作用下进行甲酰化反应，然后在碱性条件下环合得茶碱，最后经甲基化制得。

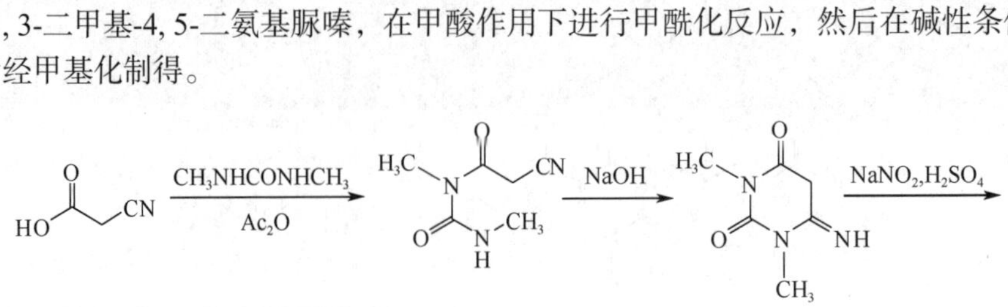

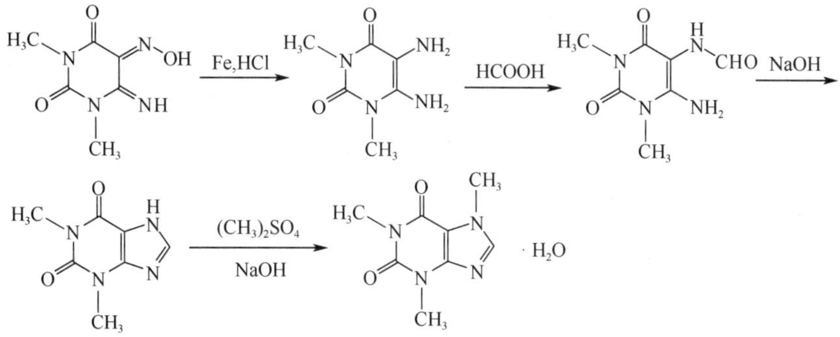

其他生物碱类中枢兴奋药见表 8-2。

表 8-2　其他生物碱类中枢兴奋药

药品名称	结构式	用途
一叶萩碱 （securinine）	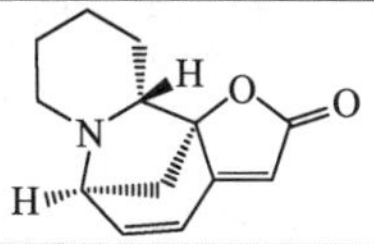	兴奋脊髓，增强反射和肌肉紧张度。适于脊髓损害引起的瘫痪，并可治疗面部神经麻痹和小儿麻痹后遗症等
盐酸洛贝林 （lobeline hydrochloride）	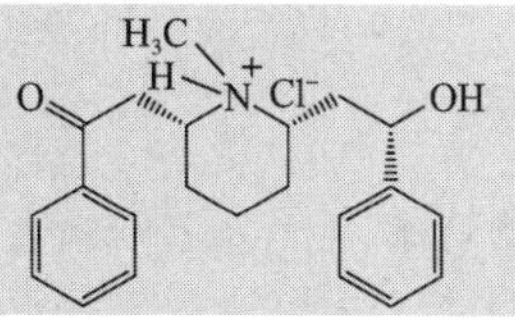	用于各种原因引起的呼吸抑制和呼吸衰竭。适用于新生儿窒息、呼吸衰竭、吸入麻醉药及其他中枢抑制剂的中毒，一氧化碳引起的窒息以及肺炎、白喉等疾病引起的呼吸衰竭
野靛碱 （cytisine）	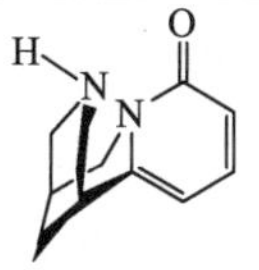	用途同盐酸洛贝林。可使血压升高，故高血压、动脉硬化、内出血或脑水肿等患者禁用
士的宁 （strychnine）	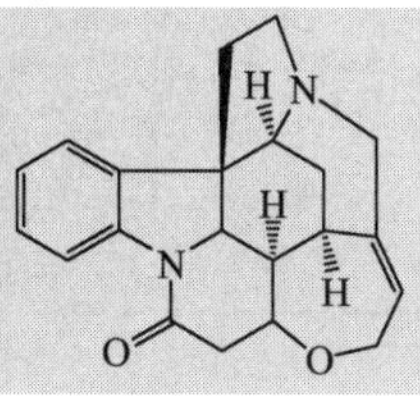	本品对脊髓有高度选择兴奋作用，通过先刺激脊髓束而兴奋中枢神经系统。本品安全范围小，临床现已少用，主要用作药理模型药物
尼麦角林 （nicergoline）	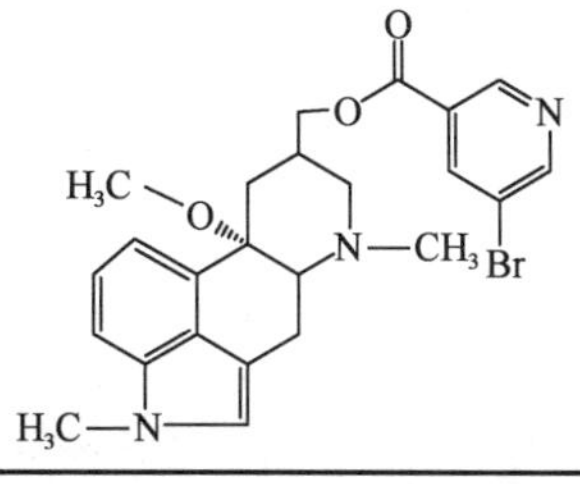	增强脑代谢，增加葡萄糖和氧的利用，促进神经递质的转换、神经的传导和蛋白质的生化合成，舒张血管，抗缺氧，可显著增强记忆，防止血栓形成，副作用小

二、酰胺类和其他类

酰胺类（amides）中枢兴奋药的作用机理和临床功效大不相同，从结构上可将其分为内酰胺、脂酰胺、芳酰胺等。其中具有内酰胺环的吡乙酰胺类促智药发展较快，用于治疗老年痴呆症。其他酰胺类中枢兴奋药见表 8-3，苯乙胺类等其他中枢兴奋药见表 8-4。

表 8-3　酰胺类中枢兴奋药

药物	结构	作用
尼可刹米（nikethamide）		用于中枢性呼吸及循环衰竭、麻醉药及其他中枢抑制药的中毒，对吗啡中毒引起的呼吸抑制效果较好
香草二乙胺（etamivan）		具有刺激呼吸中枢的作用，用于巴比妥类药物的中毒及其他镇静催眠药所引起的严重呼吸抑制、慢性肺疾病引起的肺功能不全的治疗
匹莫林（pemoline）		临床上用于治疗脑功能轻微失调和轻度抑郁，也可治疗儿童注意力缺乏症和运动机能亢进症
贝美格（bemegride）		兴奋延髓呼吸中枢，临床上主要用于治疗巴比妥类药物的中毒
地沙双酮（diethadione）		兴奋延髓呼吸中枢，临床上主要用于治疗巴比妥类药物的中毒
多沙普仑（doxapram）		选择性兴奋呼吸中枢，适用于药物引起的呼吸抑制以及手术麻醉后的苏醒
双吗拉明（dimorpholamine）		具有显著地呼吸兴奋及血压上升作用，对延髓的呼吸中枢有特异作用。适用于麻醉药、催眠药中毒引起的呼吸障碍及休克的治疗

表 8-4　其他中枢兴奋药

药物	结构	作用
苯丙胺（amphetamine）		苯乙胺类中枢兴奋药，1893 年首先被日本人称作"觉醒剂"，第二次世界大战被日军列为军用品，用于解除士兵疲劳和强化士兵行为，成瘾性强和毒副作用大，我国按一类精神药品管理
盐酸哌甲酯（methylphenidate hydrochloride）		苯乙胺类中枢兴奋药，用于注意缺陷多动障碍（儿童多动综合征，轻度脑功能失调）、发作性睡病，以及巴比妥类、水合氯醛等中枢抑制药过量引起的昏迷。长期应用可引起精神依赖和成瘾
盐酸哌苯甲醇（pipradrol hydrochloride）		苯乙胺类中枢兴奋药，能提高精神活动，可对抗抑郁症
克脑醚（antiradon）		适用于外伤性昏迷、一氧化碳中毒、脑缺氧、巴比妥类及安定类药物中毒、放射性损伤等

续表

药物	结构	作用
二苯美伦（bifemelane）		可改善脑神经传导和脑内葡萄糖代谢，扩张脑血管。临床上用于改善脑梗死、脑出血后遗症
盐酸甲氯酚酯(meclofenox-ate hydrochloride)		对处于抑制状态的中枢神经系统有兴奋作用，用于新生儿缺氧症、颅脑外伤性昏迷、老年精神错乱、儿童精神迟钝、小儿遗尿和酒精中毒等
二甲氟林（dimefline）		又称回苏灵，对呼吸中枢的兴奋作用较强，常用于中枢抑制药过量所致的呼吸抑制或因疾病所致的中枢性呼吸衰竭

第二节　抗老年痴呆症药物

老年痴呆症是发生在老年期及老年前期的一种原发性退行性脑病，是一种持续性高级神经功能活动障碍，即在没有意识障碍的状态下，记忆、思维、分析判断、视空间辨认、情绪等方面的障碍，老年人脑部功能失调的一种表现，以智力衰退、行为及人格变化为特征，同时伴有社会活动能力减退。临床可分为 3 种类型：阿尔茨海默病（Alzheimer disease，AD）、血管性痴呆症及其他类型的痴呆症。

老年痴呆症患者由于脑功能萎缩，中枢神经区域神经元和神经突出明显减少或消失，同时伴随神经递质如乙酰胆碱（acetylcholine）、5-羟色胺（5-hydroxytryptamine，5-HT）、去甲肾上腺素（norepinephrine，NA）以及多巴胺（dopamine，DA）等含量减少；脑组织布满神经原纤维缠结(neurofibrillary tangle, NFT)、衰老斑(senile plaque, SP)及脑内淀粉样 β 蛋白(amyloid beta-protein，Aβ)并大量沉积；这种改变在与认知能力相关区域如海马及相关皮质部位尤为明显。现代分子生物学研究证明老年痴呆症的发病与免疫、遗传、毒物等方面有关，某些可源于染色体异常。

目前，对于老年痴呆症没有根治的方法，临床上主要通过药物控制病情的发展和改善脑功能，常用的治疗药物主要有脑代谢激活剂、乙酰胆碱酯酶抑制剂、抑制 Aβ 生成药物、抑制 Aβ 聚集药物等。本节重点介绍脑代谢激活剂，这些药物具有神经保护和促进大脑功能恢复功能，可以有效改善患者的智力、行为能力以及控制情绪能力，提高患者的生活质量。

知识拓展 8-2

老年痴呆症常发生在 50 岁以后，起病隐匿，发展缓慢，早期往往是以逐渐加重的健忘开始，如果不注意，通常不易发现。临床上按照病情的发展分为三个阶段：第一阶段为健忘期，主要表现是记忆力明显减退；第二阶段为混乱期，突出的表现是空间辨认障碍，容易迷路，不认识亲人或朋友；第三阶段是极度痴呆期，患者进入全面衰退状态，生活不能自理，如吃饭和穿衣均需人照顾，大小便失禁等。

吡拉西坦（piracetam）

化学名为 2-(2-氧代-吡咯烷-1-基)乙酰胺，2-(2-oxo-1-pyrrolidine)acetamide，又称脑复康、吡乙

酰胺。

本品为白色或类白色的结晶性粉末；无臭，味苦。在水中易溶，在乙醇中略溶，在乙醚中几乎不溶。熔点 51～154℃。

本品具有五元杂环内酰胺结构，为 γ-氨基丁酸的衍生物；可直接作用于大脑皮质，具有激活、保护和修复神经细胞的作用，主要是通过对谷氨酸受体通道的调节实现。另外，能促进海马部位乙酰胆碱的释放，增强胆碱能传递。

本品口服吸收完全，起效快，作用强，毒性低。存在明显首过效应，可通过血-脑屏障和胎盘屏障；主要以原型由尿液排出体外。

本品可以改善轻度及中度老年痴呆者的认知能力，对重度痴呆者无效。另外还可用于治疗脑震荡、脑外伤、脑动脉硬化、脑血管意外后遗症、老年精神衰退、儿童智力下降等疾病，能促进神经外科手术后昏迷患者的苏醒。由于对中枢作用的选择性强，仅限于脑功能的改善，对脑神经无兴奋作用，故没有成瘾性和镇静作用。

本品的合成是以 2-吡咯烷酮与氯乙酸乙酯为原料，制得 2-(2-氧代-吡咯烷-1-基)乙酸乙酯，再经过氨解反应即可制得。

通过改变 2-吡咯烷酮的 1 位和 4,5 位的取代基，得到了一系列拉西坦类（racetams）改善脑功能的药物，该类药物毒性低，无严重副作用。此类药物的作用机制可能是增强神经递质传递，调节离子流动，增加钙、钠内流，减少钾外流，与影响载体介导的离子转运有关。

奥拉西坦（oxiracetam）又称脑复智，可促进磷酰胆碱和磷酰乙醇胺的合成，促进脑代谢及对记忆思维的集中作用比吡拉西坦好，毒性小。阿尼西坦（aniracetam，茴拉西坦）具有作用强、起效快、毒性低等优点，对神经保护和记忆过程的 L-谷氨酸受体具有特殊的作用，如健忘症、记忆减退、老年痴呆、脑血管后遗症等有很好的疗效；对脑缺氧所致的学习记忆障碍具有拮抗作用，能提高记忆再现率。普拉西坦（pramiracetam）可改善记忆，促进大脑机敏度，其作用可能是通过增加脑 ATP 和 ADP 的储存和供给影响高级脑皮质功能。奈非西坦（nefiracetam）为认识增强药，通过大脑皮质的作用，增强认知能力和防止学习、记忆的损伤。

其他具有神经保护和促进大脑功能恢复的药物见表 8-5。

表 8-5 其他促进脑功能恢复的药物

药物	结构	作用
丙戊茶碱 （propentofyline）		脑代谢调节药，具有广谱神经保护和认知刺激效应

续表

药物	结构	作用
胞磷胆碱 （citicoline）	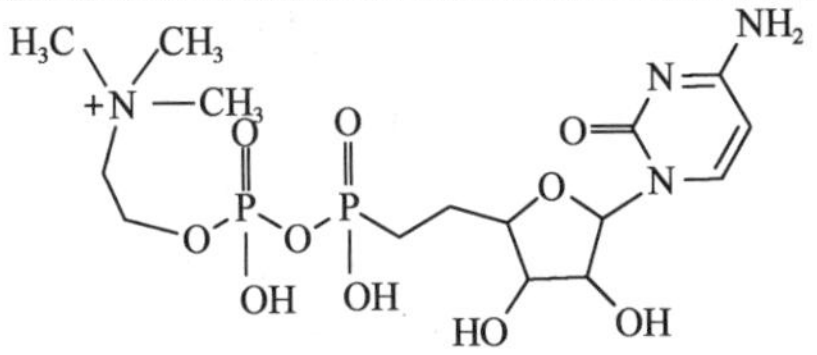	用于与脑血管病、头部创伤、中风等有关的神经变性障碍
阿米三嗪甲烷磺酸盐（almitrine bismesylate）	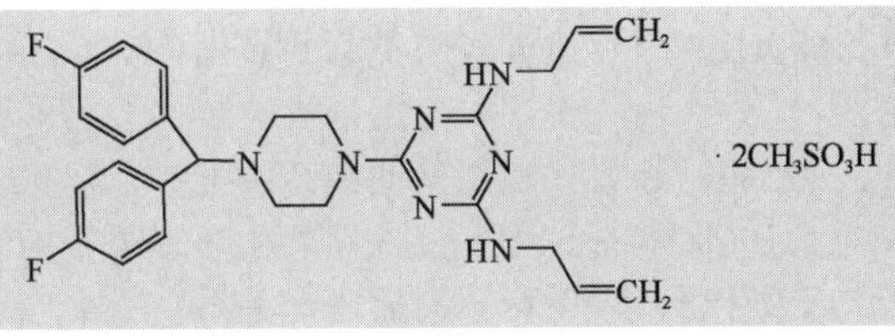 ·2CH$_3$SO$_3$H	与萝芙碱（raubasme）组成复方称为都可喜（duxil），能够提高大脑血氧供应，改善微循环，用于老年痴呆症的治疗
吡硫醇（pyritinol）	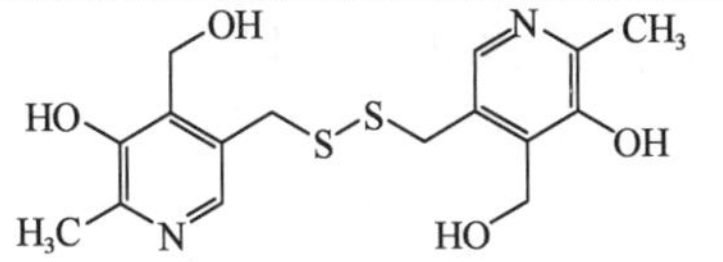	脑代谢改善药。临床上用于脑震荡后遗症、脑外伤后遗症、脑炎及脑膜炎后遗症等
依昔苯酮（exifone）	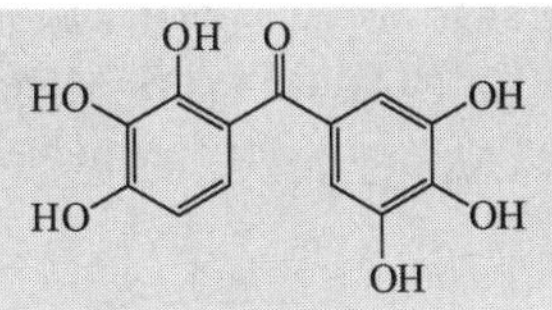	对记忆力障碍和早年性痴呆症有效
麦角溴烟酯 （nicergoline）	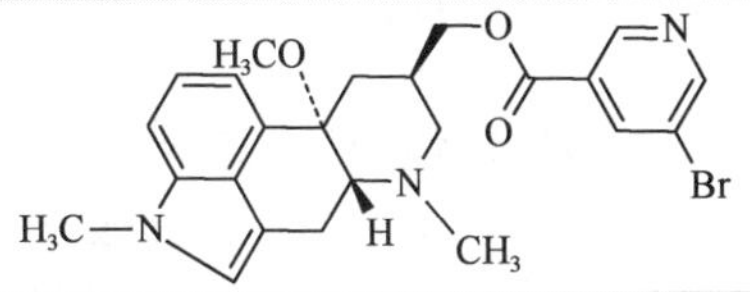	又称尼麦角林，可促进脑细胞能量的新陈代谢，增加氧和葡萄糖的利用，增加神经递质 DA 的转换而促进神经传导，促进脑部蛋白质的合成，改善脑功能
美金刚胺 （memantine）	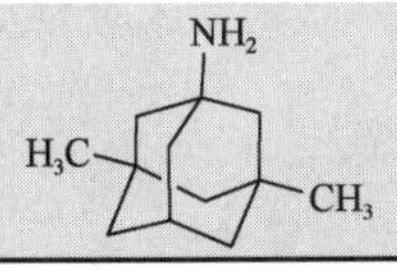	为非竞争性 NMDA 受体拮抗剂，可以阻断谷氨酸浓度病理性升高导致的神经元损伤，治疗中重度至重度晚期 AD

第三节　抗帕金森病药物

知识拓展 8-3

　　19 世纪，英国人詹姆士·帕金森医生于 1817 年发现有些患者根本不能控制自己的震颤，而且肌力减退，身体前倾，起步后呈奔跑步态，但智力和感觉正常，容易摔跤跌倒，病情呈逐渐恶化。1817 年，帕金森医生通过临床观察把详细病历做了首次公开，并根据临床症状将此疾病命名为"震颤麻痹"。随后，法国著名神经病学家夏科医生对"震颤麻痹"补充了"肌强直体征"。为了纪念帕金森医生对于认识此病的贡献，后人将此病称为"帕金森病"，并将詹姆士·帕金森医生的生日 4 月 11 日定为"世界帕金森病日"。著名作家巴金、著名数学家陈景润以及拳王阿里、绘画大师达利等均曾因帕金森病而饱受痛苦。

　　帕金森病是常见于中老年的神经系统变性疾病，是一种渐进性的不可逆转的脑疾，易出现沮丧、情绪低落等精神疾病。病变部位在脑部黑质及纹状体，黑质负责制造并储存神经递质多巴胺，纹状体环路向纹状体输送多巴胺，多巴胺为纹状体的抑制性神经递质，乙酰胆碱为纹状体的兴奋性神经递质。正常人中这两种递质处于一种动态平衡，在维持椎体外系功能上起着重要的作用。在帕金森病患者体内，由于纹状体中的多巴胺减少，而乙酰胆碱含量不变，这样就破坏了多巴胺与乙酰胆碱之间的平衡，结果表现为多巴胺功能减弱，乙酰胆碱的作用相对亢进，从而产生临床上的诸多症状。随着分子药理学的发展，近年来的研究证实患者脑内其他神经递质如 NA、5-HT、γ-氨基丁酸等也与其有关。其发病机制尚未完全明确，目前主要有两种观点：①黑质纹状体多巴胺能-胆碱能神经功能失衡学说。因黑质病变，DA 合成减少，使纹状体内 DA 含量降低，黑质-纹状体通路 DA 能神经功能（起抑制作用）减弱，而胆碱能神经功能（起兴奋作用）相对占优势，从而产生帕金森病的临床症状。②多巴胺的氧化应激-自由基学说。PD 患者 DA 氧化代谢过程中产生的 H_2O_2 和 O_2 在黑质部位 Fe^{3+} 催化下生成超氧阴离子和羟自由基，促进神经膜类脂的氧化，破坏 DA 能神经细胞膜功能，使 DA 神经元发生进行性退变。

帕金森病患者随着年龄的增长，多巴胺神经元比脑部其他神经系统更易衰变。正常成年人纹状体的多巴胺水平每 10 年下降约 13%，当纹状体中多巴胺水平下降约 70% 时，可出现临床症状。研究发现帕金森病与遗传、多巴胺氧化以及生活环境等因素有着密切关系；另外，凡能引起中枢神经系统多巴胺-乙酰胆碱失衡的药物和神经毒素也可诱发帕金森病，如 1-甲基-4-苯基-1, 2, 3, 6-四氢吡啶（MPTP）是一种潜在的和选择性的神经毒素，静脉注射、吸入或皮肤小剂量接触后，均可导致帕金森病。

帕金森病是一种慢性病，目前在临床上无法彻底治愈，需要长期用药控制；现在临床应用的抗帕金森病药只是减轻症状或部分补偿黑质中多巴胺的减少，直接刺激多巴胺受体，增加它的合成或减少其分解代谢。依据其作用机制可分为拟多巴胺药、多巴胺受体激动剂、多巴胺加强剂等。

一、拟多巴胺药

药物进入中枢神经系统需要透过血-脑屏障。多巴胺的碱性较强，在体内 pH 条件下以质子化形式存在，不能透过血-脑屏障，故不能直接药用。20 世纪 60 年代初，Cotzias 和其合作者首次报道大剂量口服多巴可有效地改善帕金森病患者的状况。随后，进一步的临床研究发现其左旋体更为安全有效。

左旋多巴（levodopa）

化学名为 L-3-(3, 4-二羟基苯)丙氨酸，L-3-(3, 4-dihydroxyl)phenylalanine，又称 L-多巴。

本品为白色粉末或类白色结晶性粉末；无臭，无味。在水中微溶，在乙醇、三氯甲烷或乙醚中不溶，在稀酸中易溶。熔点 276～278℃（分解）。

由于分子结构中含有邻二酚结构，为酪氨酸的羟化物，化学性质不稳定，易被空气氧化而变色；水溶液加 1% 茚三酮溶液加热即显红色。其水溶液久置后，可变黄、红紫，直至黑色，高温、水、光、碱、重金属可加速其变化，其注射液加 L-半胱氨酸盐酸盐可作抗氧剂。

本品对轻、中度帕金森病患者效果较好，重度或老年患者较差。本品本身并无药理活性，在体内多巴胺脱羧酶催化下生成多巴胺。本品口服后 80% 于 24 h 内降解成多巴胺代谢物，由肾脏排泄，有些代谢物可使尿液变红；本品可通过乳汁分泌。

本品口服后由小肠吸收，广泛分布于体内各组织，由于肝、心、肺和肾脏部位的酶活性强于脑内的酶活性，左旋多巴服用后 95% 在外周经多巴脱羧酶脱羧转化成多巴胺而消耗掉，仅有约 1% 左旋多巴到达脑内，故左旋多巴的用量很大，存留在外周的大量多巴胺则产生较多副作用。维生素 B_6、安定、吩噻嗪类药物、氟哌啶醇、利血平等对左旋多巴有对抗作用，应避免同时使用。

苄丝肼（benserazide）和卡比多巴（carbidopa）为外周多巴脱羧酶抑制剂，和左旋多巴合用后能阻止外周多巴脱羧成多巴胺，从而使更多的多巴进入脑内，可使左旋多巴的需要量减少

75%～80%，又可减少或消除外周副作用。因此临床上常用其复合制剂，如美多巴含左旋多巴和苄丝肼。

benserazide　　carbidopa

二、多巴胺受体激动剂

在帕金森病的病变机制中，多巴胺受体的变化具有重要的意义。多巴胺神经元释放出的多巴胺和由左旋多巴在纹状体内经酶作用脱羧形成的多巴胺，必须与多巴胺受体结合才能发挥生理作用。目前已确定有 5 种多巴胺受体亚型，D_1 和 D_5 亚型位于突触后，D_2、D_3 和 D_4 亚型分别位于突触前和突出后。其中，多巴胺 D_2 受体的变化是帕金森病受体病理改变中最主要的病变。目前应用的多巴胺受体激动剂可分为两大类，即麦角碱类和非麦角碱类多巴胺受体激动剂。

溴隐亭（bromocriptine）是肽类麦角生物碱类化合物，为多巴胺 D_1 和 D_2 受体的部分激动剂，美国最早将溴隐亭作为催乳激素抑制药用于临床，后来发现对帕金森病有治疗作用，其与左旋多巴合用比单用效果好。该药物必须有一定量的内源性 DA 存在才对 PD 起作用。常有恶心、呕吐、头痛、头晕、乏力、肢体水肿等不良反应，还可以出现低血压、运动障碍、多动症和精神障碍；大量长期应用可引起胸膜-肺、腹膜纤维化。随着新型 DA 受体激动剂的开发和应用，溴隐亭已被其他DA 受体激动剂所替代。

bromocriptine

盐酸普拉克索（pramipexole dihydrochloride）

化学名为(S)-2-氨基-4, 5, 6, 7-四氢-6-正丙氨基苯并噻唑二盐酸盐一水合物，(S)-2-amino-4, 5, 6, 7-tetrahydro-6-(propylamino)-benzothiazole dihydrochloride monohydrate。

本品为白色或类白色粉末；熔点 296～298℃。其分子结构使其具有接受电子的能力，具有很强的抗氧化功能。

本品为新一代非麦角碱类多巴胺激动剂，选择性地作用于 D_2、D_3 和 D_4 受体，在控制运动相关症状的同时缓解精神心理症状，具有潜在的抗抑郁作用。其 S-(–)体对 D_2 受体的亲和力约是 R-(+)体的 8～10 倍，是消旋体的 2 倍。

本品作为治疗帕金森病的一线药物，具有抑制多巴胺的代谢、抗氧化、抑制线粒体转换通道开放、抗细胞凋亡以及激发神经营养活性等作用；本品可以单独使用治疗早期帕金森病，也可用于左旋多巴治疗无效时的补救治疗，对伴有抑郁的 PD 患者更为有益；另外，本品还可用于治疗不安腿综合征。口服后吸收迅速，2h 内达到峰浓度，其组织分布广泛，蛋白结合率低，在体内消除半衰期为 12h，90%的药物以原型通过尿液排出。

本品的合成是以 4-乙酰胺基环己酮为原料，经环合、水解、拆分、丙酰化、还原制得。

阿扑吗啡（apomorphine）是镇痛药盐酸吗啡的酸催化重排产物，原用作催吐药，可透过血-脑屏障，是治疗 PD 的广谱 DA 激动药，对 D_1、D_2 及 D_3 受体具有强烈的激动作用。

罗匹尼罗（ropinirole）是一种选择性非麦角碱类多巴胺 D_2 受体激动剂，可直接激发纹状体多巴胺受体，从而改善运动迟缓、僵直和震颤及抑郁情绪，提高患者的日常生活能力；也可减轻长期使用左旋多巴而产生的并发症。临床常用其盐酸盐，作用强度中等，持续时间较短。

吡贝地尔（piribedil）直接作用于纹状体多巴胺受体，可刺激大脑黑质纹状体突触后的 D_2 受体及中脑皮质，中脑边缘叶通路的 D_2 和 D_3 受体，提供有效的多巴胺效应；具有治疗震颤、肌强直和运动减少的作用，而且能够改善忧郁情绪。临床可用单一药物或与左旋多巴合用治疗帕金森病，改善老年患者的病理性认知和感觉神经功能障碍，如注意力和/或记忆力下降、眩晕、动脉病变的疼痛性症状、循环源性的眼科障碍等。

apomorphine   ropinirole   piribedil

三、多巴胺加强剂

多巴胺体内代谢主要通过单胺氧化酶（MAO）、多巴胺 β-羟基化酶（dopamine-β-hydroxylase，DBH）和儿茶酚-O-甲基转移酶（catechol-O-methyltransferase，COMT）进行。这三种酶的抑制剂都能够降低脑内多巴胺的代谢，提高脑内多巴胺水平，称为多巴胺加强剂（或多巴胺保留剂，dopamine conservers），对帕金森病具有治疗作用。目前临床使用的主要是单胺氧化酶和儿茶酚-O-甲基转移酶抑制剂。

单胺氧化酶抑制剂（MAOI）中苯乙肼（phenelzine）和反苯环丙胺（tranylcypromine）为长效、不可逆、非选择性的 MAO 抑制剂，与左旋多巴合用，会产生高血压和精神狂乱的危险。司来吉兰（selegiline）和雷沙吉兰（rasagiline）为不可逆选择性 MAO-B 抑制剂。司来吉兰在低剂量（≤10mg/d）时为高度选择性 MAO-B 抑制剂，具有温和的抗帕金森病作用，与左旋多巴合用可延长给药间隔和增加疗效。雷沙吉兰可以单独使用，或与左旋多巴联用治疗中至重度帕金森病，是帕金森病的一线治疗用药。

phenelzine   tranylcypromine   selegiline   rasagiline

早期用于临床的儿茶酚-O-甲基转移酶抑制剂如连苯三酚由于毒性大、特异性差、作用时间短，目前仅作为工具药用于体外药理学试验。近年来研究人员发现了选择性强、毒性小、高效的第二代儿茶酚-O-甲基转移酶抑制剂，如托卡朋（tolcapone）和恩他卡朋（entacapone），能抑制左旋多巴和多巴胺的代谢，增强左旋多巴的疗效和延长作用时间。其中托卡朋于 1999 年因肝毒性和多起死亡病例而撤出加拿大及澳大利亚市场。恩他卡朋能有效抑制左旋多巴的 *O*-甲基化，增加左旋多巴在中枢的生物利用度，减少其用量及服药次数，并改善左旋多巴长期治疗引起的运动波动。

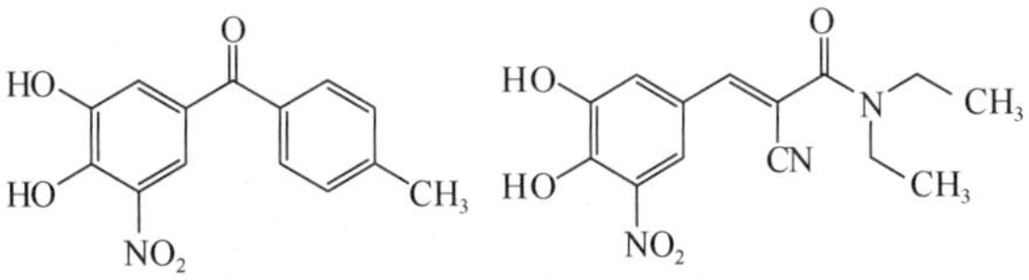

tolcapone　　　　　　　　　entacapone

四、其他药物

抗胆碱药曾是最有效的治疗帕金森病的药物，自从临床使用左旋多巴和卡比多巴以来，抗胆碱药成为二线药物。由于外周抗胆碱药物引起的副作用大，研究开发了中枢性抗胆碱药物如苯海索（benzhexol）、丙环定（procyclidine，又称开马君、开马特灵）和比哌立登（biperiden）等。

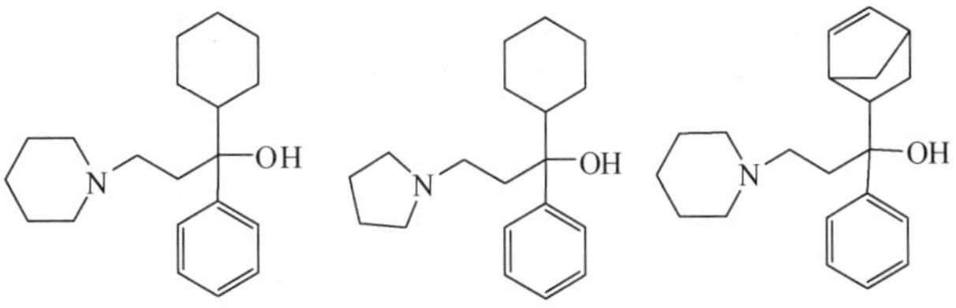

benzhexol　　　　　　procyclidine　　　　　　biperiden

抗胆碱药经常与左旋多巴合用，此类药物能抑制纹状体对多巴胺的重吸收和储存，用于治疗难以控制的震颤；另外，还用于较年轻震颤型患者的初始治疗。但在使用时应该谨慎，尤其是老年患者和具有识别障碍的患者，因为此类药物具有显著的神经精神毒性和其他抗胆碱能不良反应。

抗组胺药如苯海拉明（diphenhydramine）也有一定的抗帕金森病的作用，其外周不良反应少，但对震颤的效果差，可能与其具有一定的中枢抗胆碱作用有关。

某些抗抑郁药也具有抗帕金森病的作用，如三环类抗抑郁药盐酸阿米替林（amitriptyline）用于治疗精神抑郁的帕金森病患者有效，其治疗效果与其抗胆碱作用有关，也有可能与其抑制儿茶酚胺的再摄取有关。

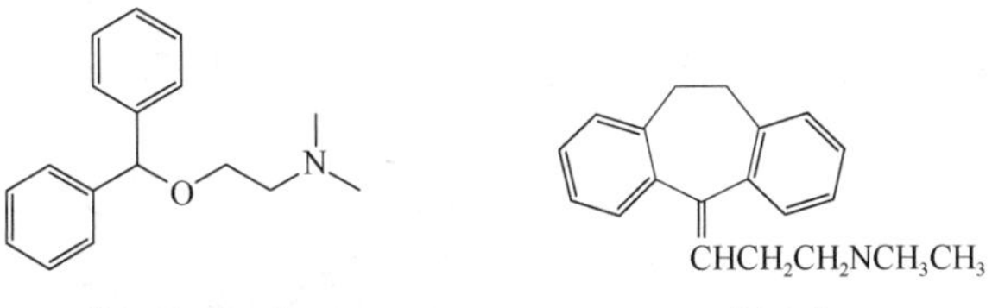

diphenhydramine　　　　　　　　amitriptyline

思　考　题

1. 简述紫脲酸铵反应的过程。
2. 从茶叶中提取咖啡因时为什么使用乙醇而不使用氯仿或水等其他溶剂？
3. 试述左旋多巴抗帕金森病的作用机理、特点及应用。

（王　琳）

第九章　拟胆碱药物和抗胆碱药物

乙酰胆碱（acetylcholine，ACh）是传出神经系统的主要神经递质，支配交感神经节前纤维、副交感神经节前节后纤维及运动神经纤维，这些神经也被称为胆碱能神经。

$$H_3C-C(=O)-O-CH_2CH_2-N^+(CH_3)_3$$
acetylcholine

乙酰胆碱的生物合成在神经末梢内完成，丝氨酸在丝氨酸脱羧酶、胆碱 N-甲基转移酶和胆碱乙酰转移酶的作用下，经脱羧、甲基化和乙酰化，生成乙酰胆碱，并储存于突触囊泡中。神经冲动到达神经末梢时，使乙酰胆碱释放，作用于突触后膜的乙酰胆碱受体，产生相应的生理效应。神经末梢释放的乙酰胆碱很快被乙酰胆碱酯酶（acetylcholinesterase，AChE）水解为胆碱和乙酸而失活。

根据对生物碱毒蕈碱（muscarine）和烟碱（nicotine）的反应性不同，乙酰胆碱受体分为两类：对毒蕈碱较为敏感的称为毒蕈碱型乙酰胆碱受体（mAChR），即 M 受体；而对烟碱较为敏感的称为烟碱型乙酰胆碱受体（nAChR），称为 N 受体。

muscarine   nicotine

M 受体广泛分布于中枢和外周神经系统，属 G 蛋白偶联受体，与乙酰胆碱结合产生心收缩力减弱、心率减慢、气管和胃肠道平滑肌收缩、血管平滑肌松弛、腺体分泌增强等生理效应。

N 受体主要分布于交感神经和副交感神经的神经节、肾上腺髓质、骨骼肌的神经肌肉接头处，属离子通道型受体，与乙酰胆碱结合能产生交感神经和副交感神经兴奋的双重作用，作用复杂，及骨骼肌收缩作用。

临床上，影响胆碱能神经系统的药物包括拟胆碱药（cholinomimetic drugs）和抗胆碱药（anticholinergic drugs），通称为胆碱受体药。

> **知识拓展 9-1**
>
> 现已确认 M 受体有 5 个亚型，即 M_1、M_2、M_3、M_4 和 M_5。M_1 亚型主要分布于大脑皮质和海马区，对学习和记忆过程发挥重要作用，M_1 受体被认为是治疗阿尔茨海默病的靶点之一。M_2 受体主要分布在小脑、心脏、平滑肌和一些钾通道上，M_3 受体主要分布在分泌腺和平滑肌上，M_4 受体分布于前脑基底和纹状体，M_5 受体是在大脑黑质复合物中发现的。M_1、M_3 和 M_5 受体可以间接调节一些钾通道、氯通道和钙通道，M_2 和 M_4 受体也可以间接调节一些钙通道。N 受体主要有两个亚型，神经节和肾上腺髓质为 N_1 受体，骨骼肌中的为 N_2 受体。

第一节　拟胆碱药物

拟胆碱药又称胆碱能药物（cholinergic agents），是一类具有与乙酰胆碱相似作用的药物，根据其作用机制和靶点，可分为胆碱受体激动剂（cholinoceptor agonists）和乙酰胆碱酯酶抑制剂

（acetylcholinesterase inhibitors，AChEIs）两类。

一、胆碱受体激动剂

案例 9-1

　　1926 年，奥地利格拉茨大学 Loewi 教授分离得到一种"迷走神经激素"，并确认是乙酰胆碱。随后新泽西州的默克和康派尼实验室的 Major 和 Cline 坚信能够找到有价值的乙酰胆碱类似物，合成了一系列胆碱衍生物，结果发现结构中多一个甲基的乙酰甲胆碱更能抵抗酶的降解，该酶后来被称为胆碱酯酶，乙酰甲胆碱能兴奋拟副交感神经，用于扩张外周血管以及其他相关疾病的治疗。1931 年，Kritmair 合成了卡巴胆碱并获得专利。

问题：为什么卡巴胆碱性质更稳定，活性更强？

　　乙酰胆碱是胆碱受体的天然激动剂，但其化学稳定性差，在胃肠道和血液中很快被乙酰胆碱酯酶水解而丧失活性，另外乙酰胆碱为季铵结构，生物利用度极低，对胆碱受体也无选择性，导致产生副作用，临床上无实用价值。临床使用的胆碱受体激动剂必须性质稳定，同时具有较高的选择性。根据其选择性不同，分为完全拟胆碱药、毒蕈碱样作用拟胆碱药和烟碱样作用拟胆碱药。

　　1. 完全拟胆碱药　对 M 受体和 N 受体均有作用的拟胆碱药称为完全拟胆碱药。如槟榔碱（arecoline）结构中的叔胺质子化后形成离子态而产生与乙酰胆碱相似的作用，由于毒副作用较大，现已少用。卡巴胆碱（carbachol）又称氯化氨甲酰胆碱，对 M 受体和 N 受体均有较强的作用，对平滑肌作用较强，可降低平滑肌张力，临床用于治疗青光眼。

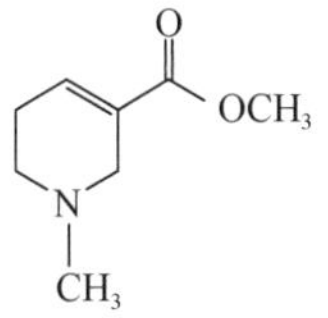

arecoline 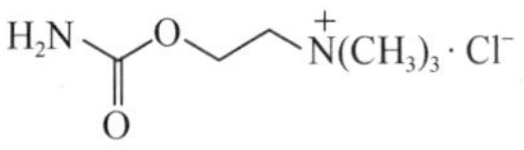　　　　　　　carbachol

　　2. 毒蕈碱样作用拟胆碱药　毒蕈碱样作用拟胆碱药即 M 受体激动剂。毒蕈碱是选择性 M 受体激动剂，可以看作乙酰胆碱的环状类似物。天然的(+)-毒蕈碱是其八个异构体中的一个（2S, 3R, 5R），其氧化物毒蕈酮（muscarone）与乙酰胆碱的结构更相似，也是一种 M 受体激动剂，而且具有毒蕈碱所不具有的烟碱样作用。

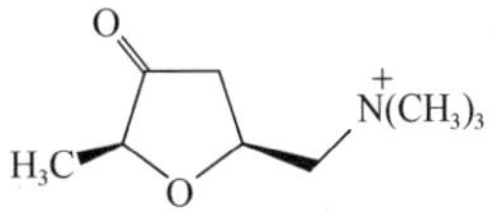

muscarone

　　通过对乙酰胆碱进行结构改造，从其类似物中得到一些对 M 受体有选择性的激动剂，常用的选择性 M 受体激动剂及其临床用途见表 9-1。

表 9-1　常用的 M 受体激动剂

药物	结构	作用
氯醋甲胆碱（methacholine chloride）	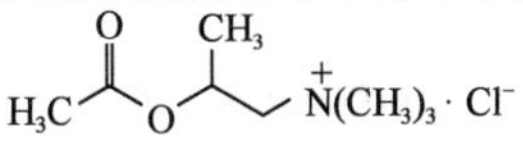	主要用于防治心动过速以及外周血管痉挛性疾病

续表

药物	结构	作用
氯贝胆碱（bethanechol chloride）	$H_2N-\underset{O}{\overset{O}{\parallel}}C-O-CH_2-CH(CH_3)-\overset{+}{N}(CH_3)_3 \cdot Cl^-$	主要用于术后腹气胀、尿潴留以及各种原因导致的胃肠道或膀胱功能异常
硝酸匹鲁卡品（pilocarpine nitrate）	· HNO₃	主要用于缓解或消除青光眼的各种症状
氧特莫林（oxotremorine）		抗震颤麻痹

3. 烟碱样作用拟胆碱药 烟碱对 N 受体的选择性作用，一般为先兴奋后抑制的双向作用。由于烟碱作用广泛且复杂，故无临床实用价值，仅用作受体研究的工具药。尽管对烟碱进行了结构改造，但其类似物较少用于临床。

4. 胆碱受体激动剂的构效关系 乙酰胆碱是胆碱受体的天然配基，其分子是由季铵基、亚乙基桥和乙酰氧基三部分组成直链柔性分子，通过对以下四方面进行结构改造和修饰：季铵结构的转变、乙酰基的转变、亚乙基链的转变、酯基被其他基团取代，得到了一系列 M 受体激动剂，结构改变引起拟胆碱活性的变化规律如图 9-1 所示。

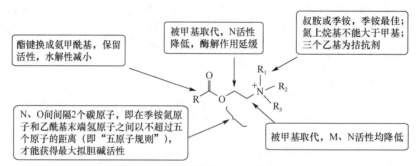

图 9-1 胆碱受体激动剂的构效关系

案例 9-1 分析

乙酰胆碱及其衍生物结构中的酯键是胆碱酯酶的作用部位。卡巴胆碱分子中，乙酰基被氨基甲酸酯基团取代，氨基甲酸酯对胆碱酯酶引起的代谢失活更加稳定，因此卡巴胆碱在胃肠道、尿道及其他部位的作用比乙酰胆碱、乙酰甲胆碱活性更强。

硝酸匹鲁卡品（pilocarpine nitrate）

化学名为(3S-cis)-3-乙基-4-[(1-甲基-1H-咪唑-5-基)甲基]-2(3H)-二氢呋喃酮硝酸盐，(3S-cis)-3-ethyl-4-[(1-methyl-1H-imidazole-5-yl)methyl]-2(3H)-dihydro furanone nitrate，又称毛果芸香碱。

本品为无色结晶或白色结晶性粉末；无臭；遇光易变质。本品在水中易溶，在乙醇中微溶，在三氯甲烷或乙醚中不溶。$[\alpha]_D^{20}$ =80°～83°（H₂O）；熔点 174～178℃（分解）。

本品是从芸香科植物毛果芸香（*Pilocarpus jaborandi*）的叶子中分离的生物碱，也可人工合成。本品的化学结构与乙酰胆碱明显不同，没有季铵结构，但在体内以质子化的季铵正离子为活性形式，分子中含有 2 个手性碳原子，可有 4 个立体异构体，天然产物中主要存在的是匹鲁卡品和异匹鲁卡品（isopilocarpine），后者是匹鲁卡品的差向异构体，其药理作用与匹鲁卡品相似，但活性只有前者的 1/20～1/6。

将本品内酯环上的两个取代基处于顺式构型，由于空间位阻，不稳定，当加热或在碱性条件下可迅速发生 C-3 差向异构化成异匹鲁卡品。在碱性溶液中，内酯环可被水解开环，生成无药理活性的毛果芸香酸钠。在 pH 4.0～5.5 时较稳定，中性或微酸性溶液中也能缓缓分解变质。

将本品结构中不稳定的内酯环上 3 位碳原子替换为氮原子，得到的具有氨基甲酸酯结构的生物电子等排体，作用强度相当，但稳定性大大提高，作用时间较长。

本品为 M_1 受体部分激动剂，对 M_2 受体有弱的拮抗作用，有缩小瞳孔和降低眼压的作用，对汗腺和唾液腺有较强的作用。临床主要用于缓解或消除青光眼的各种症状。

二、乙酰胆碱酯酶抑制剂

AChE 是有 537 个氨基酸的水解酶，其催化中心由 Ser200-His440-Glu327 组成，位于由 14 个氨基酸残基组成的芳香峡谷的底部，催化中心 Glu327 的游离羧基作为阴离子位点与乙酰胆碱的季铵阳离子相互作用，通过 Ser200 羟基氧亲核进攻乙酰胆碱的酯羰基，His440 残基的咪唑环可以使羰基氧发生部分质子化，增加羰基碳原子的正电荷而使反应更容易进行，如图 9-2 所示。

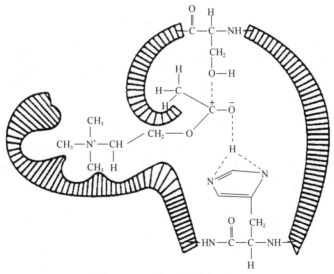

图 9-2　乙酰胆碱的水解过程

乙酰胆碱与 AChE 反应，使其 Ser200 乙酰化，生成的乙酰化酶失去活性，水解释放出乙酸根后，使酶的催化表面再生。乙酰化酶去乙酰化使酶恢复催化活性的过程称为酶的复能（reactivation），如图 9-3 所示。

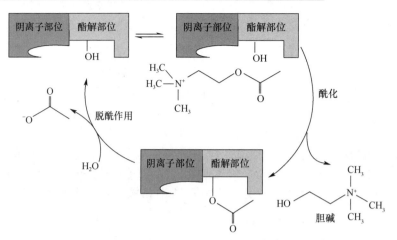

图 9-3　乙酰胆碱酯酶水解及复能过程示意图

对 AChE 的催化活性产生抑制作用的化合物即为乙酰胆碱酯酶抑制剂（AChEIs），也被称为抗胆碱酯酶药。AChEIs 是一类间接的拟胆碱药，通过抑制突触间 AChE 活性，延缓乙酰胆碱的水解，提高突触处乙酰胆碱水平，增强并延长乙酰胆碱作用。临床上用于治疗胆碱能功能低下引起的相关症状，如重症肌无力、青光眼、阿尔茨海默病等。

> **案例 9-2**
> 　　19 世纪的尼日利亚旧加拉巴地区，把加拉巴豆用作毒药，强迫死刑犯人喝这种豆的水提液；如果犯人能把毒物呕吐出来并能幸存，就可获得自由，表明问心无愧的人能大胆地咽下这种药而能引起呕吐。此风俗引起爱丁堡的一位生药学教授 Christison 的兴趣，动物实验结果表明，这种豆的提取物能使动物心脏停止跳动而引起死亡。为了证实这尚不确切的结果，他又在自己身上进行试验，亲身经历了极度虚弱的感觉，最终他侥幸地活了下来。他的学生 Fraser 发现加拉巴豆提取物能引起瞳孔缩小，并从加拉巴豆中分离得到一种无定形粉末，当时把它称为"依色林（eserine）"；1864 年，得到了结晶性纯品，并命名为毒扁豆碱（physostigmine）；1931 年，毒扁豆碱应用于临床，用于缩瞳。
> 　　1934 年，发现了一种少见的瘫痪症——重症肌无力，其症状与箭毒中毒相似。因为毒扁豆碱是箭毒的解毒药，因此将毒扁豆碱用于重症肌无力患者身上进行试验，结果疗效十分满意。
> **问题：**为什么毒扁豆碱的缩瞳作用较新斯的明差？其主要缺点是什么？

毒扁豆碱（physostigmine）是最早发现的抗胆碱酯酶药，具有氨基甲酸酯结构，其拟胆碱作用比乙酰胆碱大 300 倍。与 AChE 结合后，乙酰胆碱不能被水解，乙酰胆碱的过量聚集引起神经递质混乱，导致呕吐等多种毒性反应，甚至死亡。其水溶液很不稳定，放置后逐渐被水解为毒扁豆酚（physostigmol）而失活。

毒扁豆碱水解成毒扁豆酚后失去抑制 AChE 的活性，提示氨基甲酸酯结构对酶抑制作用的重要性，由此合成了大量酚类的氨基甲酸酯类化合物。研究表明，最简单的 *N*-甲基氨基甲酸酯也有相当程度的抗胆碱酯酶作用；*N*-甲基氨基甲酸酯衍生物的药理作用虽强，但在水中易水解而失活；

N,N-二甲氨基甲酸酯不易水解，克服了单甲基氨基甲酸酯衍生物容易水解的问题，临床上使用溴新斯的明（neostigmine bromide）及类似物溴吡斯的明（pyridostigmine bromide）和苄吡溴铵（benzpyrinium bromide）等，用于治疗重症肌无力、腹气胀、尿潴留等。

neostigmine bromide　　　　pyridostigmine bromide　　　　benzpyrinium bromide

在毒扁豆碱结构的结构改造中发现，两个杂环对抑制 AChE 活性并不是必需的；将毒扁豆碱结构中的叔胺基替代成季铵基，抗胆碱酯酶作用增强，结合乙酰胆碱本身的季铵结构，因此认为季铵阳离子是抑制 AChE 的基本结构。毒扁豆碱能竞争性地与 AChE 结构中的阴离子位点结合，从而对抗了酶与乙酰胆碱的作用，对 AChE 产生可逆性抑制。一些不带或带有氨基甲酰氧结构的季铵类药物如依酚溴铵（edrophonium bromide，艾的酚）、安贝氯铵（ambenonium chloride）等，主要抑制神经肌肉连接处的 AChE，而对其他部位很少作用，临床上用于治疗重症肌无力和腹胀气等。

edrophonium bromide　　　　　　　ambenonium chloride

碘依可酯（ecothiopate iodide）和异氟磷（isoflurophate）是有机磷酸酯，可与 AChE 催化中心反应形成磷酰化酶，不可逆地抑制酶对乙酰胆碱的水解，用于降低眼内压治疗青光眼。

isoflurophate　　　　　　　　ecothiopate iodide

不同类型的 AChEIs，尤其是氨基甲酸酯类和磷酸酯类，与酶的作用与乙酰胆碱类似，都能与酶的丝氨酸侧链羟基形成共价结合，不同的是酰化 AChE 的裂解速率不同，因此可逆/不可逆的概念只反映了 AChE 复合物裂解速率的不同，而非本质机理的差异。

溴新斯的明（neostigmine bromide）

化学名为溴化 N,N,N-三甲基-3-[(二甲氨基)甲酰氧基]苯铵，3-[[(dimethylamino)carbonyl]oxy]-N,N,N-trimethylbenzenaminium bromide。

本品为白色结晶性粉末；无臭，味苦。在水中极易溶解，在乙醇或三氯甲烷中易溶，在乙醚中几乎不溶。熔点 171～176℃（分解）。

本品具有氨基甲酸酯结构，在碱液中可水解。口服生物利用度仅为 1%～2%。注射用的是新斯的明的甲硫酸盐。

本品的合成是以间氨基酚为原料，第一条合成路线是将氨基二甲基化得间二甲氨基苯酚，在苯或三氯甲烷中与光气反应，酚羟基被氯甲酰化，再与二甲胺反应后，以溴甲烷季铵化，得本品；第二条合成路线是将间二甲氨基苯酚用氢氧化钠成盐后，与二甲氨基甲酰氯酯化，再经季铵化制得。

本品为可逆性 AChEI，具有兴奋平滑肌、骨骼肌的作用。主要用于重症肌无力，腹部手术后腹胀气及尿潴留，也可作为非去极化肌松药的拮抗剂。

反应路线中的试剂及中间体（由间氨基苯酚出发）：

起始物 NH_2/OH → $(CH_3)_2SO_4$ → $N(CH_3)_2$/OH → $COCl_2$ → $N(CH_3)_2$/$OCOCl$ → $NH(CH_3)$ → $N(CH_3)_2$/$OCON(CH_3)_2$ → CH_3Br → $N^+(CH_3)_3 \cdot Br^-$/$OCON(CH_3)_2$

$N(CH_3)_2$/OH → $NaOH$ → $N(CH_3)_2$/ONa → $ClCON(CH_3)_2$ →（至 $OCON(CH_3)_2$ 中间体）

案例 9-2 分析

毒扁豆碱为单甲氨基甲酸酯结构，易水解成毒扁豆酚后失去抑制 AChE 的活性，而利用新斯的明分子中的二甲基氨基甲酸酯增加稳定性，不易水解，活性更强。

三、乙酰胆碱酯酶抑制剂与阿尔茨海默病

阿尔茨海默病（AD）是一种慢性进行性神经衰退性疾病，是老年人群中常见和多发的智能障碍综合征，临床特征为严重的认知功能和记忆功能障碍。全世界有超过 2600 万 AD 患者，其中 48% 在亚洲，我国大于 65 岁老年人群中 AD 患病率为 3%～5%。年龄每增加 5 岁，阿尔茨海默病的发病率上升 2 倍。从第一次诊断 AD 至今已有 100 多年，对其病理描述乃至分子水平发病机制的认识一直在发展，但其发病原因和机制仍然尚未阐明，相关治疗药物仍然缺乏很好的特异性，轻、中度 AD 主要以乙酰胆碱酯酶抑制剂为主，重度 AD 患者缺乏有效的治疗手段。AD 发病原因和机制可能与多种因素有关，有胆碱能学说、基因学说、自由基损伤学说、钙学说、炎症学说等。在 AD 病理过程中，基底前脑区的胆碱能神经元丢失，致使乙酰胆碱的合成、摄取、释放下降，结果使 M_1 受体处于刺激不足的状态，而 M_1 受体的活化对学习和记忆非常重要，因而逐渐出现记忆力减退、认知功能障碍、行为精神异常和社交障碍等症状。AChEIs 是目前临床上用于治疗 AD 最成功的药物，AChEIs 通过抑制突触间 AChE 的活性，降低乙酰胆碱的水解速度，提高乙酰胆碱的水平，达到缓解和治疗目的。

案例 9-3

关于 AD 的发病原因和机制尚不清楚，在 AD 患者脑中均可发现神经细胞形成的以 β-淀粉样蛋白（β-amyloid protein，Aβ）为核心的老年斑、神经元纤维缠结、广泛而程度不一的脑萎缩、神经元和突触的缺失以及血管淀粉样改变。Aβ 通过氧化应激、兴奋毒性、能量耗竭、炎症反应及神经细胞凋亡等过程导致神经细胞死亡，Aβ 可能是产生 AD 的主要原因，已成为治疗 AD 药物的新靶点。在对 AChE 结构与功能的深入研究中发现，在 AChE 的催化中心之外存在着外周阴离子位点（peripheral anionic sites，PAS），能促进 Aβ 的形成和加速其积聚。

问题：针对 PAS 在 AD 发生过程中的病理作用，以及 AD 的多因素发病机制，对新型 AD 药物的研发有何启示？

他克林（tacrine）是四氢氨基吖啶类可逆性 AChEIs，其抑制 AChE 活性较毒扁豆碱弱一个数量级，但其脂溶性高，易透过血-脑屏障，直接激活 M 受体和 N 受体，还有阻断钾离子通道、抑制单胺氧化酶活性和阻止单胺类神经递质摄取的作用。1993 年上市，是 FDA 批准的第一个用于治疗轻、中度 AD 的药物，因肝毒性逐渐被新一代药物取代。

石杉碱甲（huperzine A，HupA）是我国科学工作者从民间草药蛇足石杉（*Huperzia serrata*，又称千层塔）中分离得到的一种新型石松类生物碱有效单体，对 AD 具有良好的治疗作用，1996

年批准为 AD 治疗药物。HupA 进入脑组织后，选择性地分布在前脑皮层及海马区，与 AChE 具有极好的嵌合作用，在胆碱能神经突触处抑制 AChE 活性，增强该区域乙酰胆碱功能，从而改善脑功能、改善 AD 记忆障碍。对血管性痴呆、智力低下以及其他神经退行性疾病均有一定的治疗作用，且外周不良反应轻微。

加兰他敏（galanthamine，洛法新）是从石蒜科植物石蒜中分离的生物碱，属第二代 AChEI，能竞争性可逆抑制 AChE。由于该药容易透过血-脑屏障，明显抑制大脑皮质 AChE，提高大脑皮质乙酰胆碱浓度，翻转巨细胞基底神经核群损毁产生的智能障碍，2001 年 FDA 批准用于治疗阿尔茨海默病。

tacrine　　　　huperzine A　　　　galanthamine

此外，乙酰胆碱酯酶抑制剂利斯的明（rivastigmine），M₁ 受体激动剂沙可美林（sabcomeline）和呫诺美林（xanomeline）等也是临床上常用的治疗 AD 的药物。

rivastigmine　　　　sabcomeline　　　　xanomeline

盐酸多奈哌齐（donepezil hydrochloride）

化学名为 2,3-二氢-5,6-二甲氧基-2-[[(1-苯甲基)-4-哌啶基]甲基]-1H-茚-1-酮盐酸盐，2,3-dihydro-5,6-dimethoxy-2-[[1-(phenylmethyl)-4-piperidinyl]methyl]-1H-inden-1-one hydrochloride。

本品为白色或类白色粉末，熔点 211～212℃（分解）。

本品是第二个 AD 治疗药物，系强效可逆性非竞争 AChEI，与他克林相比疗效更强、副作用更低，对中枢选择性更好，并且对外周神经系统产生的副作用较轻。口服吸收良好，作用时间长，半衰期长达 70h。用于治疗轻度至中度 AD，也可治疗脑外伤所致的记忆障碍，能提高 AD 患者的认知能力和综合功能。本品没有肝毒性，耐受性良好，不良反应与胆碱能作用有关，包括恶心、呕吐、腹泻、胃肠不适等。

案例 9-3 分析

目前使用的 AChEIs 均是治疗轻度至中度症状，对于重症 AD 的治疗还没有有效的治疗药物。在 AD 发生过程中，PAS 病理作用的发现启发人们设计作用于 AChE 催化位点与外周位点的多作用点 AChEIs。多作用点 AChEIs 通过"整合效应"不仅增强了对酶的抑制活性和选择性，而且能有效地抑制 Aβ 的产生和积聚，在提高胆碱能神经功能的同时也延缓了老年斑的形成，对有效治疗 AD 具有双重机制，已成为开发新型 AChEIs 的热门途径。

此外，针对 AD 的多因素发病机制，多靶点 AChEI 的研究也是 AD 药物研发的热点，如借助计算机辅助药物设计，将他克林与抗氧剂、钙拮抗剂、5-HT₃ 阻断剂制备成二聚体，通过多靶点抑制 Aβ 的聚集，促进神经元存活，此设计策略为 AD 药物研发开辟了新方向。

四、乙酰胆碱酯酶复能药物

用作杀虫剂和神经毒剂的磷酸酯类不可逆 AChEIs，如美曲磷酯（metrifonate）、沙林（sarin）、敌敌畏（dichlorvos）以及乐果（dimethoate）等，都可与 AChE 催化中心反应形成磷酰化 AChE，该磷酰化 AChE 很难水解重新释放出 AChE，导致乙酰胆碱在体内堆积，发生一系列中毒症状。其中毒的原因是由于磷酰化 AChE 水解速度很慢，所以需要用比水更强的亲核性试剂分解磷酸酯键，使被磷酰化的 AChE 恢复活性（复能）。

metrifonate　　　　sarin　　　　dichlorvos　　　　dimethoate

理想的复能药应含有强的亲核基团，对 AChE 有较高的选择性和结合能力，且结合位置接近于 AChE 的磷酰化丝氨酸残基。早在 20 世纪 50 年代，Wilson 等根据酶-底物契合原理设计出吡啶甲醛肟季铵盐，分子中季铵正离子与磷酰化 AChE 阴离子部位结合，若分子中的亲核性基团肟基氧原子与磷酰化酶的磷原子处于适宜的距离，就能通过亲核反应断裂丝氨酸氧原子与磷原子间的酯键，重新释放出活性的 AChE。Wilson 计算了三种吡啶甲醛肟碘甲烷季铵盐的空间距离，认为 2-吡啶甲醛肟碘甲烷盐（碘解磷定）的反式构型最为合适，实验证实其复能效力最强。

案例 9-4

农作物喷药工，男，55 岁，肌肉震颤无法控制，出现视力模糊、大小便失禁等症状。

问题：

1. 分析该男子出现上述症状的原因是什么？
2. 建议应该如何处理？

碘解磷定（pralidoxime iodide，解磷毒）可与有机磷酸酯类直接作用，生成无毒化合物随尿排出，可作为有机磷农药解毒剂。对形成不久的磷酰化 AChE 有复活作用，对已经老化的磷酰化 AChE 的复活效果较差。为了克服碘解磷定水溶性差、需要静脉注射的缺点，用 Cl⁻代替 I⁻制得氯解磷定（pralidoxime chloride），易溶于水，可肌内注射给药，且毒性较低。碘解磷定和氯解磷定均难通过血-脑屏障，对中枢系统的解毒作用效果较差。

4-吡啶甲醛肟与二氯甲醚形成的季铵盐双复磷（obidoxime chloride），容易通过血-脑屏障，并兼有阿托品样作用，能同时解除有机磷酸酯类引起的烟碱样、毒蕈碱样及中枢神经系统症状。

pralidoxime iodide　　　　obidoxime chloride

案例 9-4 分析

1. 有机磷酸酯类农药大多脂溶性高，以气雾剂或微粉作为杀虫剂时，可以通过胃肠道、皮肤、黏膜、肺组织等各种途径吸收，且分布广泛并能进入中枢神经系统。脂溶性的药物可以在体内滞留数周甚至数月，在体内蓄积引起中毒。该男子作为农作物喷药工，长时间接触有机磷酸酯类农药，可能通过以上途径发生有机磷中毒。磷酸酯类与 AChE 发生不可逆结合作用，ACh 不能及时代谢而发生蓄积，引起毒性反应。低剂量慢性中毒即出现视力模糊、大小便失禁、肌肉震颤，支气管腺体分泌增加等症状。

2. 首先用肥皂、碱性液体等清洁皮肤，清除毒物以免继续吸收，可以吸氧、通风等呼吸支持。注射有机磷酸酯类特异性解毒药（如氯解磷定）以及抗胆碱药（如阿托品）。

第二节　抗胆碱药物

临床上使用的抗胆碱药主要是胆碱受体拮抗剂，通过阻断乙酰胆碱与胆碱受体的相互作用，减少胆碱能神经的兴奋，从而达到治疗胆碱能神经过度兴奋引起的病理状态。按作用部位和作用的受体亚型不同，抗胆碱药可分为拮抗副交感效应器乙酰胆碱受体的抗副交感神经药（parasympatholytics，M 受体拮抗剂）、神经节阻断药（ganglionic blocking drugs，N_1 受体拮抗剂）和神经肌肉阻断药（curariform drugs，N_2 受体拮抗剂）。

一、M 受体拮抗剂

M 受体拮抗剂（M-cholinoceptor antagonists），能选择性阻断乙酰胆碱与节后胆碱能神经支配的效应器上的 M 受体的相互作用，产生扩大瞳孔、抑制腺体分泌、松弛平滑肌、加快心率等效应。用于治疗平滑肌痉挛导致的内脏绞痛、散瞳，也可扩张支气管。临床使用最早的 M 受体拮抗剂是以阿托品为代表的生物碱，后来通过对阿托品结构改造，得到大量的解痉药和散瞳药。

（一）茄科生物碱类 M 受体拮抗剂

茄科生物碱除了从茄科植物颠茄（*Atropa belladonna* L）、曼陀罗（*Datura stramonium* L）及莨菪（*Hyoscyamus niger* L）等分离提取的阿托品（atropine）、东莨菪碱（scopolamine）外，还有从我国唐古特山莨菪分离出山莨菪碱（anisodamine）和樟柳碱（anisodine），是一类具有相同分子骨架的生物碱。

atropine　scopolamine　anisodamine　anisodine

茄科生物碱都是由莨菪醇（tropine）与有机酸形成的酯。莨菪醇的基本骨架为托品烷（莨菪烷，tropane），托品烷的 3 位有羟基时为 3-托品醇，当 3 位羟基为 α-构型时称为托品醇（tropine，莨菪醇）；为 β-构型时称为伪莨菪醇（pseudotropine）。托品醇结构中的哌啶环可存在船式和椅式两种构象，椅式能量比船式低，存在如下平衡。

tropane　　tropine

莨菪碱的酸部分为托品酸（tropic acid，莨菪酸），即 α-羟甲基苯乙酸。天然的托品酸的 α-碳构型为 S-构型，由 S-(−)-托品酸与莨菪醇形成的酯即(−)-莨菪碱。由于托品酸在提取分离过程中极易发生消旋化，得到(−)-莨菪碱的外消旋体，即阿托品。

茄科生物碱类主要通过阻断 M 受体产生抗胆碱作用，阿托品具有解痉、散瞳、抑制腺体分泌等多种药理作用。阿托品对外周及中枢 M 受体均有选择性拮抗作用，将阿托品结构中的叔胺制成季铵，因难以通过血-脑屏障，对中枢神经系统作用极弱。溴甲阿托品（mebropine，胃疡平）和异丙托溴铵（ipratropium bromide，异丙基阿托品），是阿托品的 N-烃基化物的溴化物，具有季铵结构而不易通过血-脑屏障，无中枢副作用，前者用于治疗胃及十二指肠溃疡，后者具有较强的舒张支气管平滑肌作用，用于治疗支气管哮喘和喘息型慢性支气管炎。后马托品（homatropine）是由莨菪醇与杏仁酸形成的酯，扩瞳作用好，作用快，持续时间短，适用于眼科散瞳检查，无抑制腺体分泌的副作用。替沃托品（tiotropium bromide）是一种新型吸入型长效支气管扩张剂，作用与异丙托溴铵相同，但选择性好，作用时间长，不良反应轻微。

| mebropine | ipratropium bromide | homatropine | tiotropium bromide |

东莨菪碱（scopolamine）又称莨菪胺、天仙子碱（hyoscine），与莨菪碱在结构上的区别是在托品烷的 6,7 位有环氧结构。临床用氢溴酸东莨菪碱（scopolamine hydrobromide），是选择性 M_1 受体拮抗剂，作用与阿托品相似，散瞳及抑制腺体分泌作用强，易于通过血-脑屏障和胎盘，对呼吸中枢有兴奋作用，对大脑皮质有明显的抑制作用。临床用作镇静药，用于全麻前给药、晕动病、狂躁性精神病，也用于内脏平滑肌痉挛、睫状肌麻痹和有机磷农药中毒等。

为了降低东莨菪碱的中枢作用，将制成季铵盐如甲溴东莨菪碱（scopolamine methobromide）和丁溴东莨菪碱（scopolamine butylbromide），无中枢抑制作用，是外周抗胆碱药。前者用于溃疡和胃肠道痉挛，后者除了有平滑肌解痉作用，还有阻断神经节及神经肌肉接头的作用；还用于慢性支气管炎和支气管哮喘，以及胃肠道内窥镜检查的术前用药。氧化东莨菪碱（genoscopolamine）是东莨菪碱的 N-氧化物，进入体内转变为东莨菪碱，药效与东莨菪碱相同，毒性较小。

| scopolamine methobromide | scopolamine butylbromide | genoscopolamine |

山莨菪碱（anisodamine）是山莨菪醇与左旋莨菪酸形成的酯，是从茄科植物山莨菪根中分离的生物碱，药用氢溴酸盐。天然品为左旋体，合成品为外消旋体，副作用略大。本品的抗胆碱作用与阿托品相似，适用于感染性中毒休克，血管性疾患，各种神经痛及平滑肌痉挛。

茄科生物碱的化学结构十分相似，区别主要在 6,7 位氧桥、6 位或莨菪酸 α-位羟基。对其抗胆碱作用及其选择性分析可见，分子中存在环氧结构时，由于脂溶性较大，易进入中枢而产生中枢抑制作用，如东莨菪碱的中枢作用最强，临床可用作镇静药；当环氧结构开环形成羟基，分子极性增大，中枢作用减弱，如山莨菪碱的中枢作用最弱。

硫酸阿托品（atropine sulfate）

化学名为(RS)-α-(羟甲基)苯乙酸-8-甲基-8-氮杂双环[3.2.1]-3-辛醇酯硫酸盐一水合物，(RS)-α-(hydroxymethyl)benzeneacetic acid(3-endo)-8-methyl-8-azabicyclo[3.2.1]oct-3-yl ester sulfate monohydrate。

本品为无色结晶或白色结晶性粉末；无臭。本品在水中极易溶解，在乙醇中易溶。熔点 190～194℃。

本品碱性较强，水溶液可使酚酞变红。阿托品结构中的酯键在弱酸性、近中性条件下较稳定，pH 3.5～4.0 最稳定；碱性时易水解，生成托品醇和消旋托品酸。

本品显托品生物碱类的专属反应——Vitali 反应。用发烟硝酸处理，托品酸发生硝化反应，生成三硝基衍生物；再加入氢氧化钾醇液和一小粒固体氢氧化钾，显深紫色。

天然存在的(-)-莨菪碱的抗胆碱作用比外消旋的阿托品强 2 倍，但左旋体的中枢兴奋作用比右旋体强 8～10 倍，毒性更大，所以临床使用易制备、安全性好的外消旋体，《中华人民共和国药典》规定旋光度不得超过−0.40°。

本品对外周及中枢 M 受体有选择性拮抗作用，对 M_1 和 M_2 受体缺乏选择性，具有解痉、散瞳、抑制腺体分泌等多种药理作用，但副作用较多。临床用于各种内脏绞痛、睫状肌炎症和散瞳，还用于有机磷酸酯类中毒的迅速解救。

案例 9-5

　　患者，男性，51 岁，患胃溃疡 1 年余，上腹部经常疼痛，就诊前 1 年交替口服普鲁本辛、胃复康和 654-2 等解痉药。近几天感到双眼胀、视物模糊而就诊。无青光眼史。经过检查左右视力分别为 0.2 和 0.3，双瞳孔中度放大。医生诊断：双眼急性窄角性青光眼。

问题：

　　1. 你建议应如何处理？

　　2. 试分析导致该患者出现急性青光眼的原因？

（二）合成类 M 受体拮抗剂

茄科生物碱虽然是有效的抗胆碱药，但它们药理作用广泛，时常引起口干、心悸、视力模糊等不良反应。随着对 M 受体亚型及其功能的进一步了解，选择性高而副作用小的合成抗胆碱药的研究也逐步得到了发展（表 9-2）。将阿托品的结构进行简化、衍化得到的氨基醇酯类衍生物是合成抗胆碱药的主要结构类型，还有氨基醇类和氨基醚类。氨基醇酯类临床主要用作解痉，根据氨基不同，包括叔胺和季铵两大类。氨基醇类和氨基醚类主要是叔胺结构，临床主要用作抗震颤麻痹药。

表 9-2　常用的合成类抗胆碱药

结构类型	结构
氨基醇酯类	格隆溴铵 (glycopyrronium bromide)　　奥芬溴铵 (oxyphenonium bromide)　　甲溴贝那替秦 (benactyzine methobromide)

续表

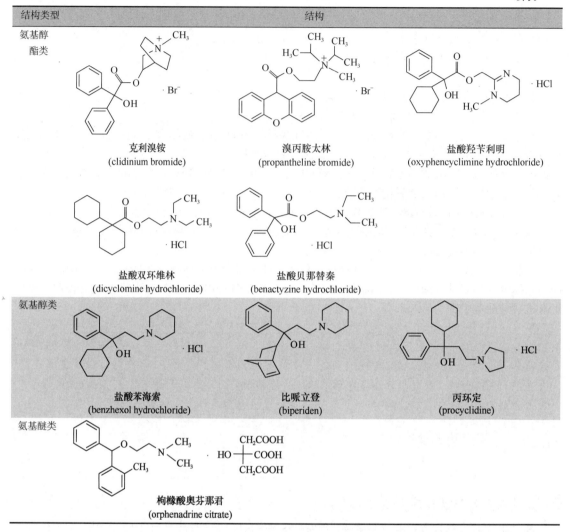

结构类型	结构

氨基醇
酯类

克利溴铵
(clidinium bromide)

溴丙胺太林
(propantheline bromide)

盐酸羟苄利明
(oxyphencyclimine hydrochloride)

盐酸双环维林
(dicyclomine hydrochloride)

盐酸贝那替秦
(benactyzine hydrochloride)

氨基醇类

盐酸苯海索
(benzhexol hydrochloride)

比哌立登
(biperiden)

丙环定
(procyclidine)

氨基醚类

枸橼酸奥芬那君
(orphenadrine citrate)

溴丙胺太林（propantheline bromide）

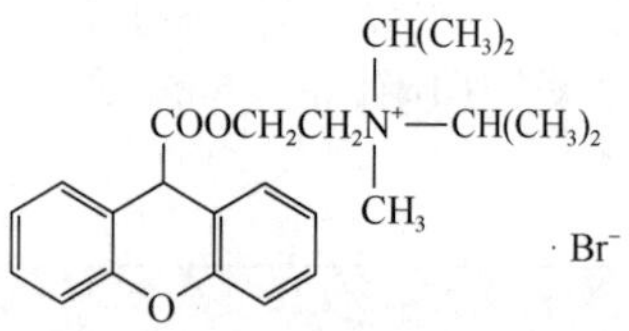

化学名为 *N*-甲基-*N*-(1-甲基乙基)-*N*-[2-(9*H*-呫吨-9-甲酰氧基)乙基]-2-丙铵，*N*-methyl-*N*-(1-methylethyl)-*N*-[2-[(9*H*-xanthen-9- ylcarbonyl) oxy] ethyl]-2-propaninium bromide，又称普鲁本辛。

本品为白色或类白色结晶性粉末；无臭，味极苦；微有引湿性。本品在水、乙醇或三氯甲烷中极易溶解，在乙醚中不溶。熔点 157～164℃（分解）。

本品与 NaOH 试液煮沸，酯键水解生成呫吨酸钠，经酸化析出呫吨酸。呫吨酸遇硫酸显亮黄色或橙黄色，并显微绿色荧光。

本品合成的关键是呫吨环的合成，以邻氯苯甲酸为原料，与苯酚在氢氧化钠和铜粉催化下制成邻苯氧基苯甲酸，再用浓硫酸加热环合得 9-呫吨酮，经锌粉碱性条件下还原成呫吨醇，再经氰化、水解得呫吨-9-羧酸，与二异丙胺乙醇在二甲苯中共沸脱水酯化，最后用溴甲烷季铵化得本品。

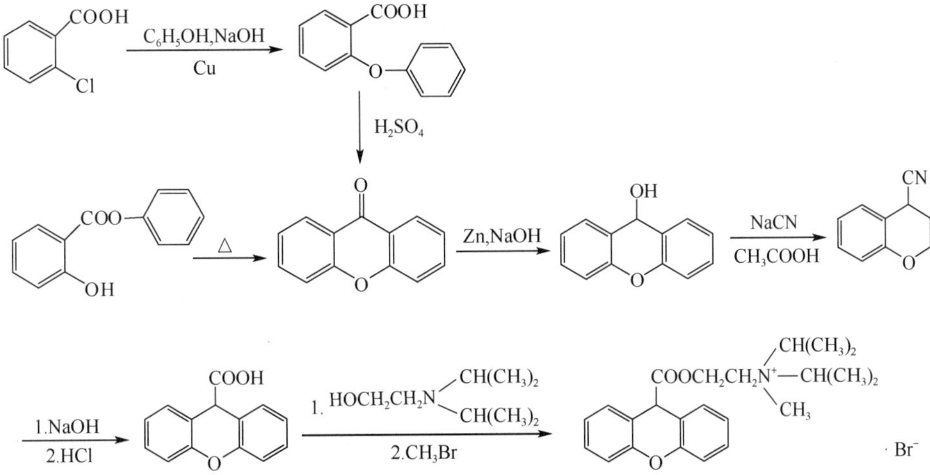

本品对胃肠道平滑肌的抑制作用较强，中枢副作用小，主要用于胃肠道痉挛和胃及十二指肠溃疡的治疗，也用于胃炎、胰腺炎、胆汁排泄障碍等。

> **案例 9-5 分析**
>
> 　　1. 立即停用解痉药，滴用 1% 的匹鲁卡品眼药水，以及静滴 20% 甘露醇等药物，降低眼压，至眼压恢复正常。
>
> 　　2. 抗胆碱类解痉药（M 受体拮抗剂）可以迅速解除胃肠道痉挛，减轻疼痛，但同时还有散大瞳孔，使眼压升高的作用，因此青光眼患者禁止使用。即使无青光眼病史的患者，使用此类药物也可能引起青光眼。以阿托品为代表的药物所致的青光眼起病快、症状重，即使发现早，视力减退仍比较明显，预后较差。此病例患者经治疗在眼压恢复正常后，左右视力分别为 0.8 和 0.9。

盐酸苯海索（benzhexol hydrochloride）

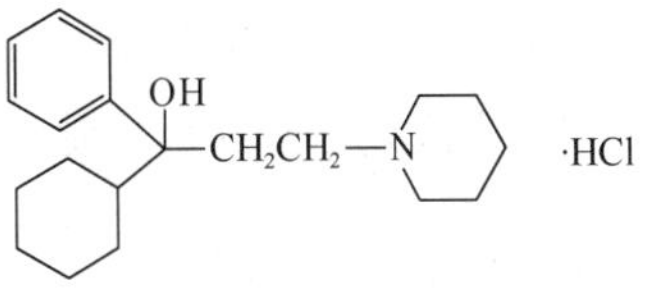

化学名为 α-环己基-α-苯基-1-哌啶丙醇盐酸盐；α-cyclohexyl-α-phenyl-1-piperidinepropanol hydrochloride，又称安坦（artane）。

本品为白色轻质结晶性粉末；无臭，味微苦。本品在甲醇、乙醇或三氯甲烷中溶解，在水中微溶。熔点 112～116℃。

本品的合成以苯乙酮为原料，与甲醛、盐酸哌啶经 Mannich 反应得 β-哌啶基苯丙酮盐酸盐，再与氯代环己基镁经 Grignard 反应而制得。

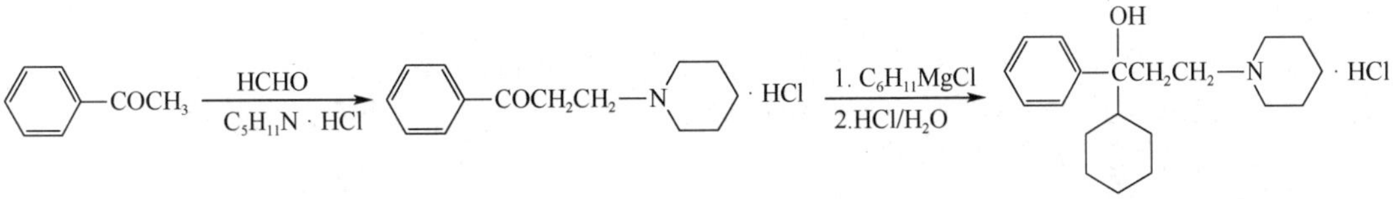

本品对中枢和外周神经系统的 M 受体均有拮抗作用，但对前者的选择性较好，外周作用较弱，临床主要用于治疗帕金森病。

（三）M 受体拮抗剂的构效关系

M 受体拮抗剂是以阿托品为原型药，经结构简化、衍化而得到的，具有相似的化学结构特征，可用下式表示。

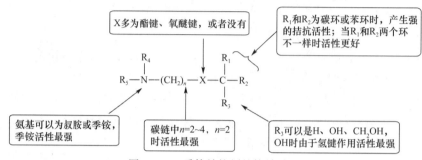

这一结构与胆碱受体激动剂相似，二者均通过含氮的阳离子部分与受体的阴离子位点结合，主要区别是分子中其他部分（如酰基）不同，M 受体拮抗剂的构效关系如图 9-4 所示。

图 9-4　M 受体拮抗剂的构效关系

二、N 受体拮抗剂

根据对 N 受体亚型的选择性不同，N 受体拮抗剂（N-cholinoceptor antagonists）通常分为 N_1 受体拮抗剂（N_1 receptor blockers）和 N_2 受体拮抗剂（N_2 receptor blockers）。N_1 受体拮抗剂又称神经节阻断药，在交感和副交感神经节选择性与 N_1 受体结合，稳定突触后膜，阻断乙酰胆碱与受体结合，从而阻断神经冲动在神经节中的传递，导致血管舒张，血压下降，可用于降血压（现在临床已很少用）。N_2 受体拮抗剂又称神经肌肉阻断药，能阻断乙酰胆碱与骨骼肌神经肌肉接头处（运动终板）上的 N_2 受体结合，引起骨骼肌的松弛，临床上作为骨骼肌松弛药（muscle relaxants，简称肌松药），用于全麻辅助药物。

按药物阻断的方式，神经肌肉阻断药可分为非去极化型（nondepolarizing）和极化型（depolarizing）两类。前者能与乙酰胆碱竞争骨骼肌运动终板上的 N_2 受体，阻断乙酰胆碱与 N_2 受体的结合，使骨骼肌松弛；后者能与 N_2 受体结合而产生长时间去极化，使运动终板对乙酰胆碱的反应性下降而引起肌肉松弛。

知识拓展 9-2

据记载早在 16 世纪，南美洲人用涂有毒素的箭狩猎或袭人，动物或人由于肌肉麻痹而死亡，这些从植物中得到的毒素被称为"箭毒"。19 世纪箭毒制剂传入欧洲，生理学家对其肌肉麻痹而致死的原因进行了研究。1842 年，班纳尔通过实验证明了箭毒是作用于神经肌肉连接点，阻断了神经冲动引起的肌肉兴奋；1939 年，戴尔等发现乙酰胆碱是神经肌肉接头处的化学递质，人们才认识到箭毒对这种神经递质的拮抗作用从而使肌肉麻痹；20 世纪 30 年代，箭毒作为辅助麻醉药被引入外科手术；1946 年，巴黎巴斯德研究院和牛津大学的科学家开始合成简单的筒箭毒类似物，并对生物碱结构式中的两个季铵结构及季铵基团之间的距离对活性的影响进行了研究。

■（一）非去极化型骨骼肌松弛药

非去极化型骨骼肌松弛药又称竞争型肌松药，能与运动终板膜的 N_2 受体结合，但结合后因无内在活性，并不能产生去极化作用，由于与乙酰胆碱竞争同一受体，因此能阻滞神经冲动时释放的乙酰胆碱与对运动终板膜所引起的去极化作用，导致骨骼肌松弛。此类药物的肌松作用可被乙酰胆碱酯酶抑制剂所逆转，使用中容易调控，临床用肌松药多为此类药物。按化学结构，非去极化型骨骼肌松弛药可分为苄基异喹啉和氨基甾体两大类。

1. 苄基异喹啉类　1935年，从南美洲防己科植物 *Chondrodendron tomentosum* 中提取的右旋氯筒箭毒碱（*D*-tubocurarine chloride）是第一个用于临床的肌松剂，是具有苄基异喹啉结构的生物碱。但由于其具有神经节阻断作用和促进组胺释放作用，使心率减慢，血压下降，过量有麻痹呼吸肌的危险。将氯筒箭毒碱用甲基季铵化，得到的双季铵结构，作用较单季铵强9倍，说明双季铵结构有更强的肌松作用。

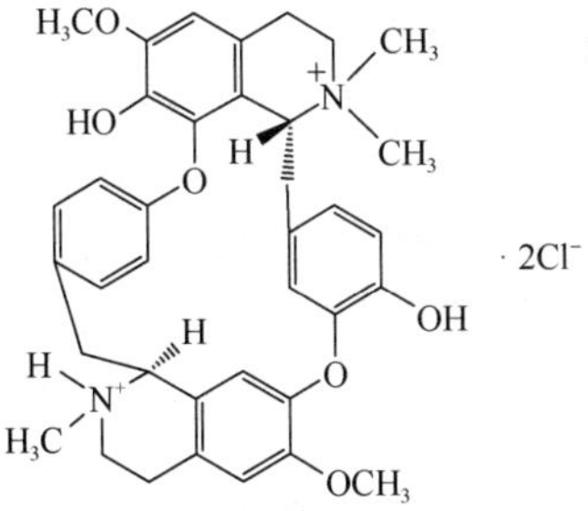

D-tubocurarine chloride 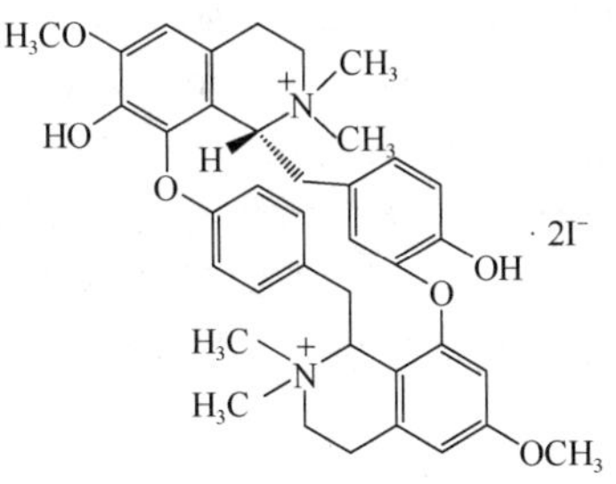　　　　hayatine methiodide 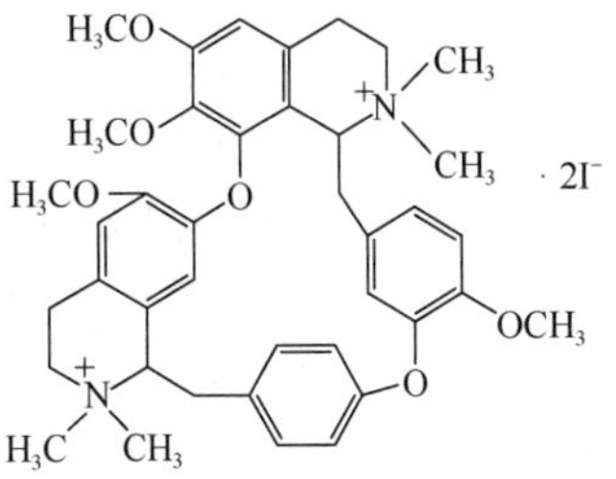　　　　tetradrine dimethiodide

含苄基四氢异喹啉结构的天然生物碱类肌松药的结构特征为双季铵，两个季铵氮原子间隔10～12个原子。以此结构为基础，设计合成了一系列苄基四氢异喹啉类肌松药。如苯磺酸阿曲库铵（atracurium besylate）、多库氯铵（doxacurium chloride）和米库氯铵（mivacurium chloride），多库氯铵为长效非去极化型肌松药，起效慢（4～6min），作用时间长（90～120min），神经肌肉作用与心血管作用的安全比值较高，重复用药无蓄积作用，肌松作用容易被逆转。米库氯铵为短效肌松药，起效快（2～4min），作用时间短（12～18min），是作用时间最短的非去极化型肌松药。

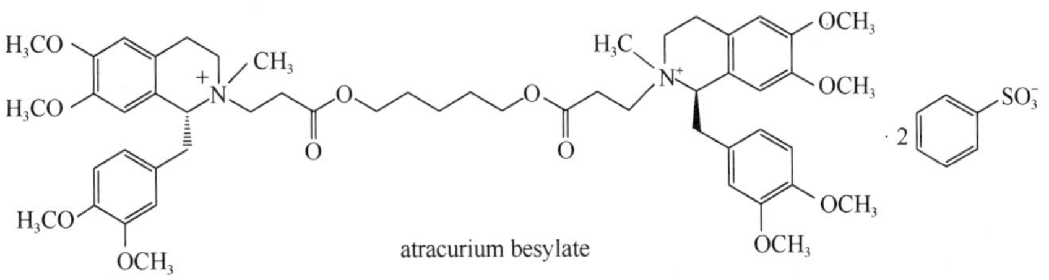

atracurium besylate

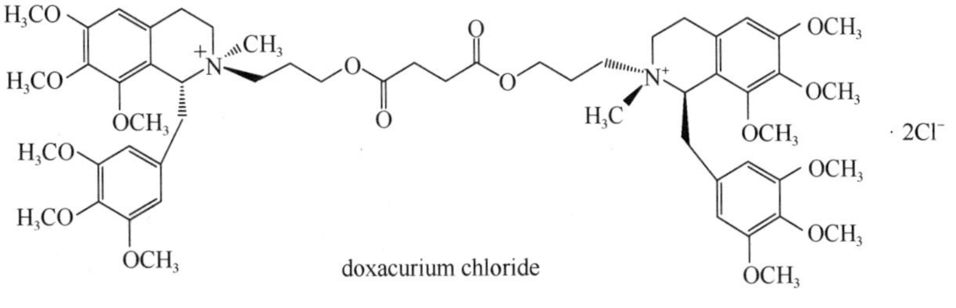

doxacurium chloride

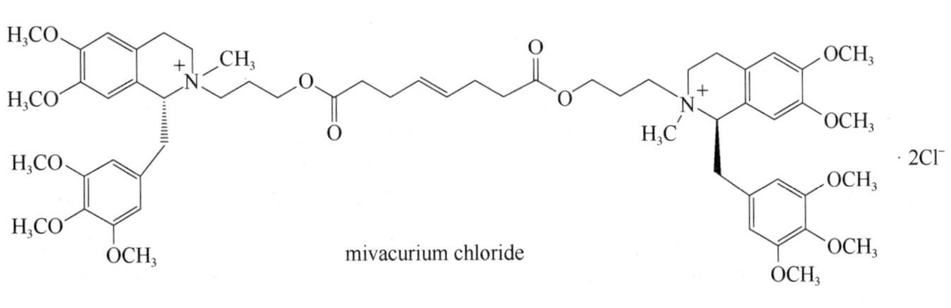

mivacurium chloride

苯磺酸阿曲库铵（atracurium besylate）

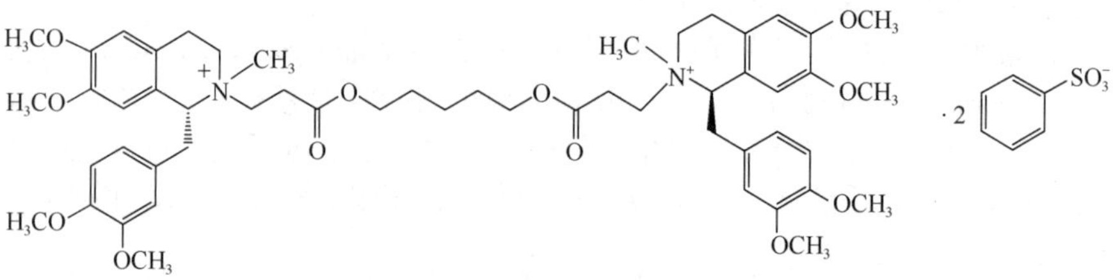

化学名为 2, 2'-(3, 11-二氧代-4, 10-二氧十三烷亚甲基)二(1, 2, 3, 4-四氢-6, 7-二甲氧基-2-甲基-1-藜芦基异喹啉鎓)二苯磺酸，2, 2'-(3, 11-dioxo-4, 10-dioxotridecylmethylene)bi(1, 2, 3, 4-tetrahydro-6, 7-dimethoxyl-2-methyl-1-veratrylisoquinolinium)dibenzenesulfonate。

本品是具有双季铵结构的对称分子，四氢异喹啉环的 1, 2 位均为手性原子，结构中共有 4 个手性中心，在其 10 个立体异构体中（分子对称性使立体异构体数目减少），以 1*R-cis*，1'*R-cis* 的苯磺酸顺阿曲库铵（cis-atracurium besylate）活性最强，为苯磺酸阿曲库铵的 3 倍，不引起组胺释放和心血管等不良反应，已用于临床。

本品在碱性条件下易发生 Hofmann 消除反应和酯水解反应，酸也可催化酯水解，在 pH 3.5 时最稳定，因此制备和储存苯磺酸阿曲库铵注射液时，应调至 pH 3.5 并低温储存。

在阿曲库铵季铵氮原子的 β 位上有吸电子酰基，使其在生理条件下即可发生非酶性 Hofmann 消除反应，还可以在血浆酯酶催化下发生非特异性的酯水解反应，生成无活性的 *N*-甲基四氢罂粟碱和其他代谢产物，见图 9-5。

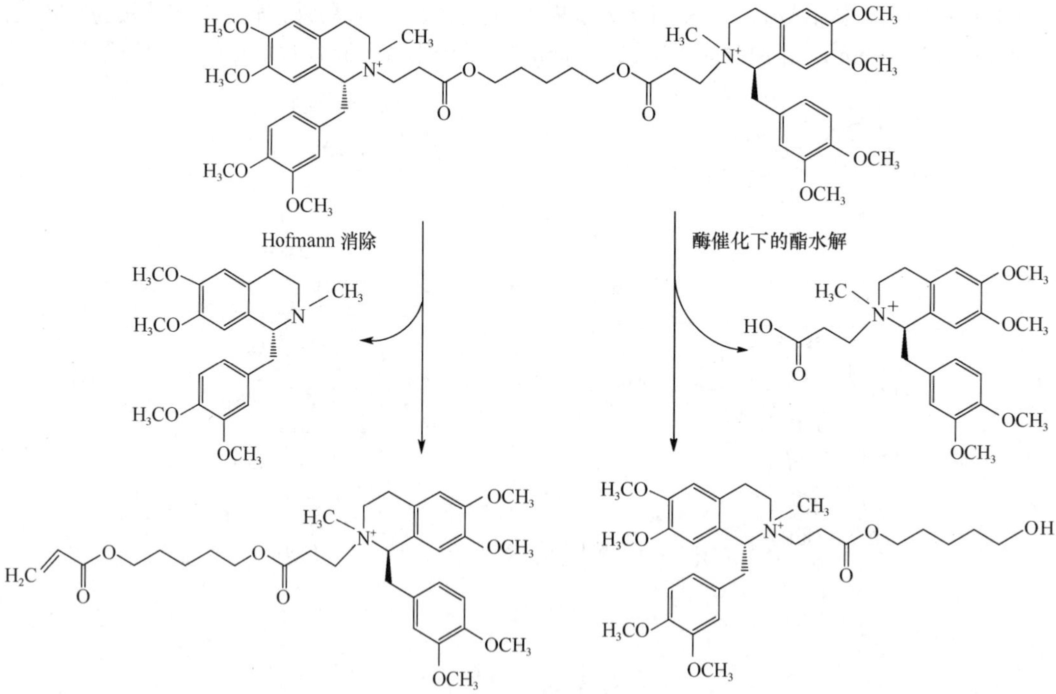

图 9-5　阿曲库铵的体内代谢

本品属于非去极化型骨骼肌松弛药，用于全身麻醉辅助药。肌松作用是右旋氯筒箭毒碱的 1.5 倍，起效快（2～3 min），维持时间短（30～40 min），副作用小，体内代谢失活不经过肝和肾的酶催化反应，不影响心、肝、肾功能，可用于肾衰患者，不会产生积蓄中毒，是较为安全的肌松药。

2. 氨基甾体类　20 世纪 60 年代从中非雨林植物 *Malouetis bequaertiana* 中提取的具有雄甾烷

结构的季铵生物碱 malouetine 和 dipyranium，有较强的肌肉松弛作用，但是作用时间太短。研究表明具有肌松作用的氨基甾体类化合物分子中甾环的 2 位和 16 位应有适当取代的氮原子，其中至少 1 个必须是季铵氮原子，3 位和 17 位应有适当的附加取代基（如乙酰氧基取代）。这些化合物虽然属雄甾烷衍生物，但无雄性激素样作用，见表 9-3。

表 9-3　氨基甾体类肌松药物

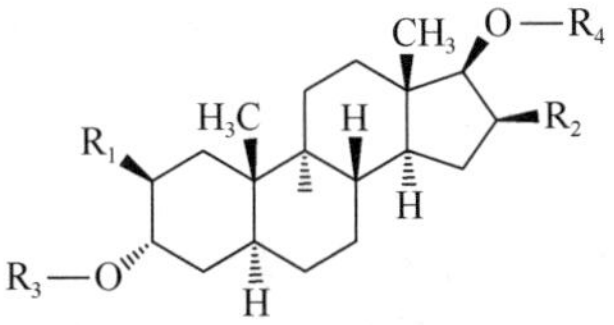

药物	—R₁	—R₂	—R₃	—R₄
维库溴铵（vecuronium bromide）	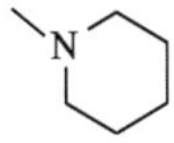	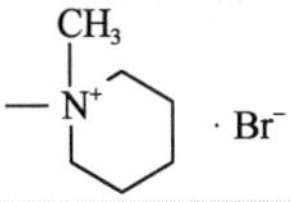		
罗库溴铵（rocuronium）	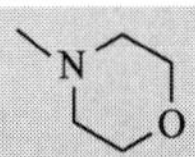	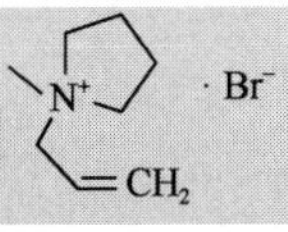	—H	
哌库溴铵（pipecuronium bromide）	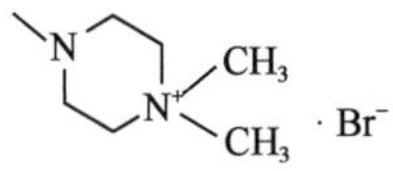	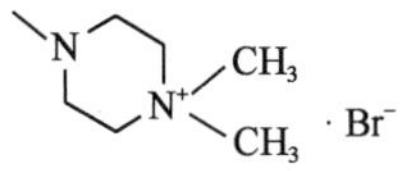		
瑞帕库溴铵（rapacuronium）	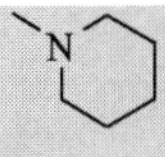	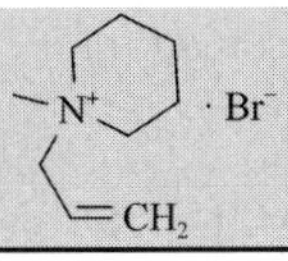		

3. 其他类　临床使用的非去极化型肌松药还有戈拉碘铵（gallamine triethiodide）和肌安松（paramyon）。戈拉碘铵又称三碘季铵酚、弛肌碘，是在研究胆碱酚醚时发现的三乙基胆碱没食子酚醚，其肌松作用与右旋筒箭毒碱相似，但活性仅为其 1/5。戈拉碘铵起效快，时效短，可用于全麻时肌肉松弛。

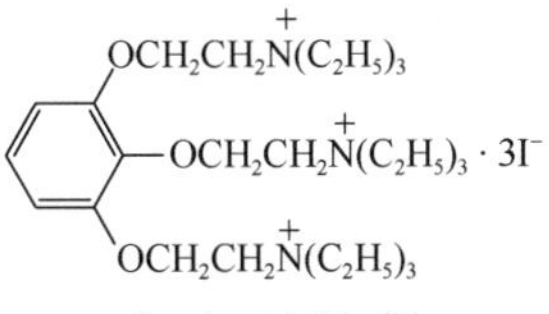

gallamine triethiodide 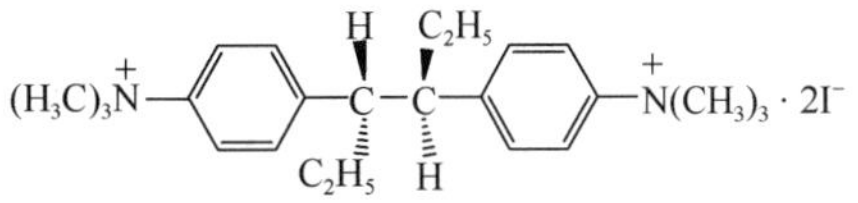　　　　　　　paramyon

（二）去极化型骨骼肌松弛药

去极化型骨骼肌松弛药能与运动终板膜的 N_2 受体结合，使终板膜及邻近肌细胞膜长时间去极化，逐渐失去电兴奋性，对再次冲动不产生反应，导致骨骼肌松弛。它们与乙酰胆碱的不同之处在于去极化作用持久，并使终板膜对乙酰胆碱的敏感性减低。由于多数去极化型肌松药不易被 AChE 分解破坏，因此本类药物过量时不仅不能用 AChEIs 来解救，反而会增强其作用，此缺点妨碍了去极化型肌松药的临床应用。

去极化型肌松药是在对氯筒箭毒碱构效关系研究中得到的。研究发现氯筒箭毒碱结构中的季铵结构是肌松作用的有效基团，两个季铵氮原子间的距离为 1.3～1.5nm，在合成的一系列结构较为简单的双季铵化合物中，两个季铵氮原子间的距离对肌松作用有直接影响。

$$(H_3C)_3\overset{+}{N}—(CH_2)_n—N^+(CH_3)_3$$

当 $n=5\sim6$ 时，两个季铵氮原子间的距离为 0.6~0.9nm，与乙酰胆碱相当，为 N_1 受体拮抗剂，阻断神经节上乙酰胆碱的作用，如六甲基溴铵（hexamethonium bromide），用于治疗高血压；当 $n=9\sim12$ 时，距离为 1.3~1.5nm，呈现箭毒样作用，如十烃溴铵（decamethonium bromide），临床用于肌肉松弛剂；当 $n>12$ 时，箭毒样作用减弱。当碳链中的亚甲基被氧原子或硫原子取代时，也具有肌肉松弛作用，其中较好的是氯琥珀胆碱（suxamethonium chloride）。氯琥珀胆碱是目前常用的去极化型肌松药，能与 N_2 受体相结合，产生与乙酰胆碱相似且持久而稳定的去极化作用。起效快（1min），持续时间短，易于控制，适用于气管插管术，也可缓解破伤风的肌肉痉挛。

溴己氨胆碱（hexcarbacholine bromide）对神经肌肉阻滞具有去极化和非去极化双重作用，起初发生短时间的去极化，持续几分钟，接着产生较长时间的非去极化的类箭毒样肌松作用，可维持30~40min，适用于心脏血管大手术；缺点为呼吸抑制，不易控制。

临床上使用的肌松药物主要是 N 受体拮抗剂，此外还有中枢性肌松药，该类药物通过作用于中枢神经系统的多突触神经通道，阻滞冲动传递而产生肌松作用。其代表药物为氯唑沙宗（chlorzoxazone），是一种口服中枢性强效肌肉松弛药，用于治疗骨骼肌疾病以及神经肌肉疾病导致的肌肉疼痛、痉挛或强直等。

$$(CH_3)_3\overset{+}{N}(CH_2)_6\overset{+}{N}(CH_3)_3 \cdot 2Br^-$$

hexamethonium bromide

$$(CH_3)_3\overset{+}{N}(CH_2)_{10}\overset{+}{N}(CH_3)_3 \cdot 2Br^-$$

decamethonium bromide

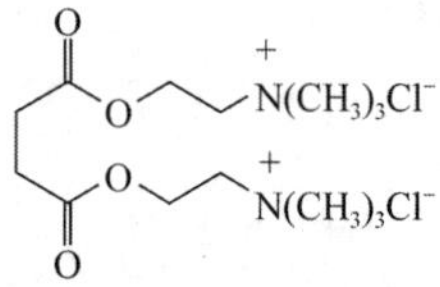

suxamethonium chloride

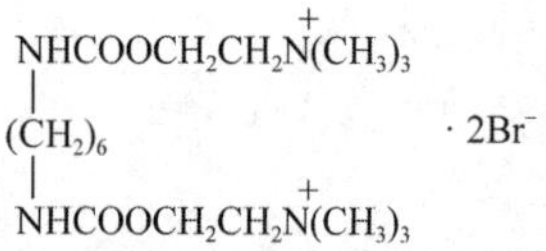

hexcarbacholine bromide

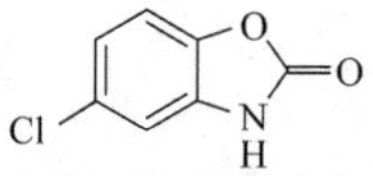

chlorzoxazone

思　考　题

1. 影响胆碱能神经的药物有什么类型？各类型的结构特点是什么？
2. 简述 M 受体拮抗剂的构效关系。根据构效关系，如何设计该类药物？

（李义平）

第十章 拟肾上腺素药物和抗肾上腺素药物

作用于肾上腺素能神经系统的药物可分为拟肾上腺素药和抗肾上腺素药。前者能兴奋肾上腺素能受体，产生肾上腺素样作用；后者能与肾上腺素能受体结合，不产生或较少产生肾上腺素样作用，却能阻断肾上腺素能神经递质与受体结合，从而产生拮抗作用。

肾上腺素能受体为 G 蛋白偶联受体，在体内分布广泛，对心血管、呼吸、内分泌等系统的功能具有重要的调节作用。根据生理效应的不同可分为 α-受体和 β-受体两大类。α-受体有 α_1、α_2 两种亚型，又可进一步细分为 α_{1A}、α_{1B}、α_{1D}、α_{2A}、α_{2B} 和 α_{2C} 等亚型；β-受体有 β_1、β_2、β_3 等几种亚型；肾上腺素能受体的分布及生理效应见表 10-1。

表 10-1 肾上腺素能受体的分布、生理效应及临床应用

受体亚型	主要分布	受体激动效应	临床应用	
			激动剂	拮抗剂
α_1	血管平滑肌、扩瞳肌、毛发运动平滑肌、心脏、肝脏	皮肤、黏膜和内脏血管收缩，血压上升，心肌收缩力增强，毛发竖立，散瞳	升压、抗休克	降压，治疗前列腺增生
α_2	突触前膜和后膜、血小板、胰腺 β 细胞、血管平滑肌	抑制去甲肾上腺素的释放，降低血压，血小板凝集，抑制非神经支配的血管平滑肌收缩	降压、镇痛、镇静、治疗青光眼	升压
β_1	心肌、肾脏、脑干	增强心肌收缩力，加快心率，升高血压	强心、抗休克	抗心绞痛、抗心律失常、降压
β_2	呼吸道、子宫和血管平滑肌、骨骼肌、肝脏	舒张支气管、子宫和血管平滑肌，加快糖原分解	平喘、改善微循环	
β_3	脂肪细胞、膀胱	促进脂肪分解，增加氧耗，松弛逼尿肌	肥胖症、糖尿病、膀胱过度活动症	

肾上腺素（epinephrine）、去甲肾上腺素（norepinephrine）和多巴胺（dopamine）是体内合成的三种内源性肾上腺素能神经递质，由神经末梢释放，作用于肾上腺素能受体而产生生理效应。这些内源性的肾上腺素能神经递质都含有儿茶酚胺结构，均在突触前神经细胞内以 L-酪氨酸（L-tyrosine）为原料，在胞浆内酪氨酸羟化酶的作用下形成左旋多巴（L-dopa），在 L-氨基酸脱羧酶的作用下脱羧形成多巴胺，然后在多巴胺-β-羟化酶催化下羟基化形成去甲肾上腺素，在苯乙醇胺-N-甲基转移酶的作用下形成肾上腺素。可见，多巴胺是去甲肾上腺素和肾上腺素的生物前体，其合成途径如下：

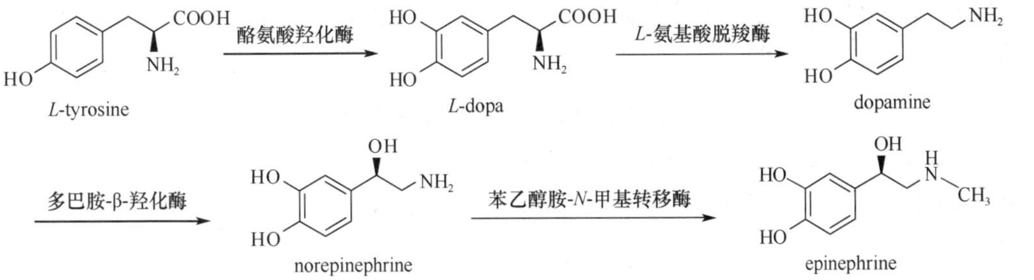

体内生物合成的肾上腺素能神经递质储存在囊泡中，当神经冲动传导到神经末梢后，产生去极化，释放到突触间隙的神经递质与受体结合而产生生理效应。这种结合是可逆的，神经递质并不消除，突触间隙的肾上腺素能神经递质 75%～95% 可被神经末梢重摄取而储存于囊泡中，其余部分经

酶代谢失活。儿茶酚-O-甲基转移酶（catechol-O-methyltransferase，COMT）和单胺氧化酶（MAO）是催化去甲肾上腺素等神经递质分解失活的两种主要酶，其代谢反应如图 10-1 所示。结构与肾上腺素能神经递质相似的拟肾上腺素药也经以上途径代谢，当这些药物口服给药时，在消化道内经 COMT 和 MAO 代谢失活，因而不适宜口服。

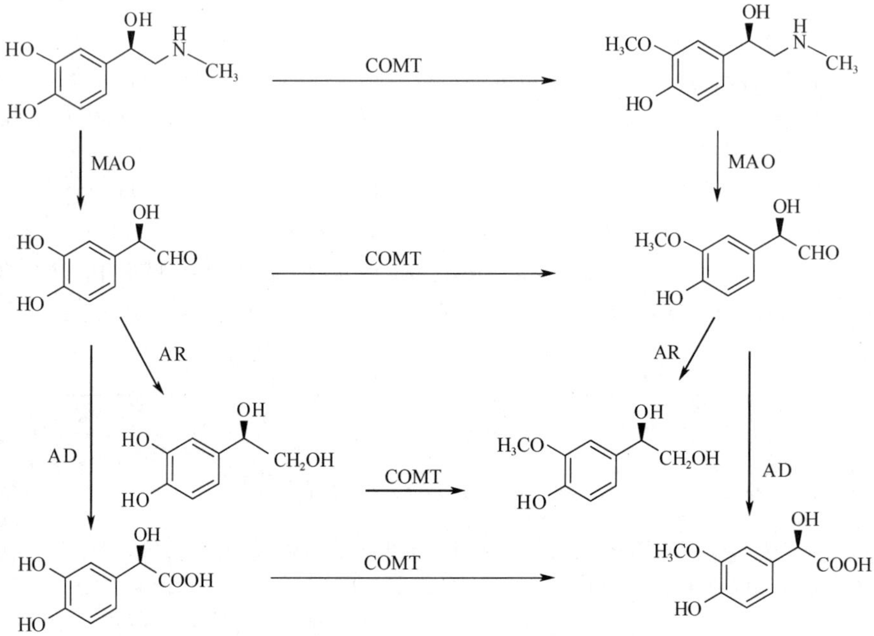

图 10-1 肾上腺素能神经递质的体内代谢过程

AR：醛糖还原酶（aldose reductase）；AD：乙醛脱氢酶（acetaldehyde dehydrogenase）

第一节 拟肾上腺素药物

拟肾上腺素药物（adrenergic agents）是一类能产生类似肾上腺素能神经递质生理效应的药物，由于此类药物的化学结构均为胺类，部分药物含有儿茶酚的结构，所以又称拟交感胺（sympathomimetic amines）或儿茶酚胺（catecholamines）。

根据作用方式，可分为直接作用药物、间接作用药物和混合作用药物。直接作用药物为肾上腺素受体激动剂，其化学结构与肾上腺素能神经递质相似，能直接与肾上腺素受体结合而产生受体激动作用；间接作用药物不直接与肾上腺素受体结合，但能促进肾上腺素能神经末梢释放递质，增加递质的浓度，从而增强递质与受体的结合；混合作用药物是一类兼有直接和间接作用的药物。

根据受体选择性不同，拟肾上腺素药物又可分为 α-受体激动剂、β-受体激动剂和 α、β-受体激动剂。

一、α、β-受体激动剂

对 α 和 β-受体都能产生激动作用的拟肾上腺素药有肾上腺素（epinephrine）、多巴胺（dopamine）、麻黄碱（ephedrine）和美芬丁胺（mephentermine）等，具有升压、抗休克、强心和平喘等多方面作用。

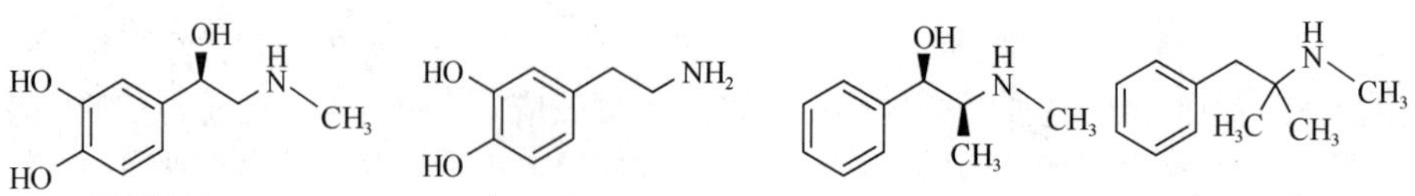

epinephrine   dopamine   ephedrine   mephentermine

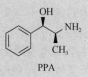

案例 10-1

　　苯丙醇胺（phenylpropanolamine，PPA）作用与麻黄素相似，对皮肤黏膜和内脏血管呈现收缩作用，但中枢神经兴奋作用较少，口服可以治疗鼻充血。曾经将其与解热镇痛药、抗组胺药组成复方制剂，用以解除感冒症状，还可以作为食欲抑制剂用于减肥。临床研究结果显示，服用 PPA 患者的出血性中风危险增加。2000 年 11 月，我国停止使用所有含有 PPA 的药品制剂。

问题：

　　1. PPA 属于哪类药物，其引起不良反应的原因是什么？

　　2. 可以用什么药物替代本品用于减轻鼻黏膜充血，缓解鼻塞？

肾上腺素（epinephrine）

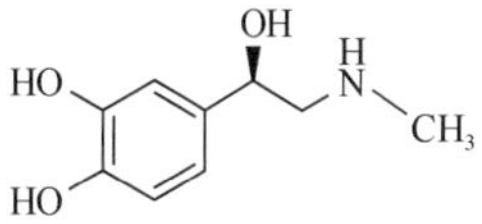

　　化学名为(R)-4-[2-(甲氨基)-1-羟基乙基]-1, 2-苯二酚，(R)-4-[1-hydroxy-2-(methylamino)ethyl]-1, 2-benzenediol。

　　本品为白色或类白色结晶性粉末；在水中极微溶解，在乙醇、三氯甲烷、乙醚、脂肪油或挥发油中不溶。本品为左旋体，$[\alpha]_D^{20} = -50.0° \sim -53.5°$（4%，1 mol/L 盐酸）；熔点 211～212℃（分解）。

　　本品是两性药物，在无机强酸或强碱溶液中易溶，但在氨溶液或碳酸钠溶液中不溶。其饱和水溶液显弱碱性。

　　本品含有儿茶酚的结构，空气中的氧或其他氧化剂可使其氧化成肾上腺素红，进而聚合成棕色多聚体而失效。日光、热、金属离子均能促进氧化反应的进行，其注射液可加入焦亚硫酸钠等抗氧剂防止氧化。

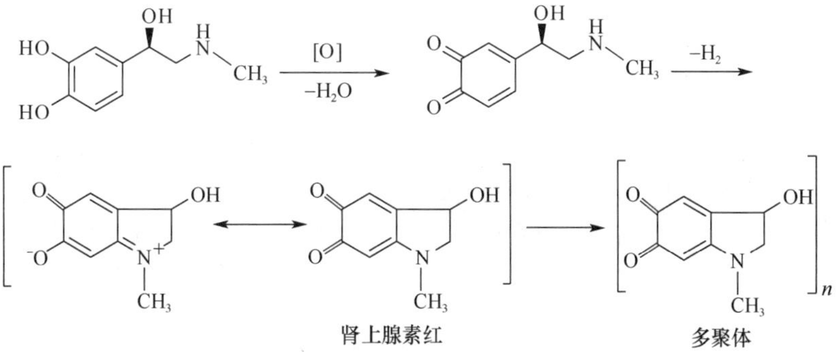

肾上腺素红　　　　　　　多聚体

　　本品水溶液加热或室温放置后可发生消旋化，导致活性降低。其消旋化速度与 pH 有关，在 pH<4 时，消旋化速度较快，应注意控制其水溶液的 pH。

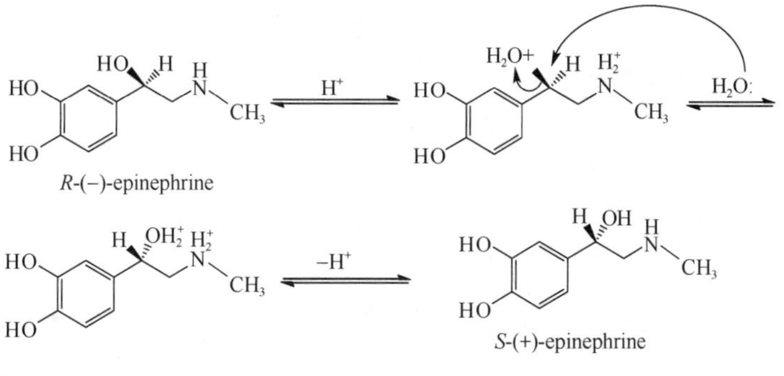

R-(−)-epinephrine

S-(+)-epinephrine

本品含有苯乙醇胺结构，氨基β位的碳原子上有羟基取代，其 R-(–)-异构体活性强。这是因为与肾上腺素能受体相互作用时，R-(–)-异构体主要有四个结合位点，见图 10-2。R-(–)-异构体质子化的氮原子与受体第Ⅲ跨膜螺旋上天冬氨酸残基（Asp113）以离子键相结合；苯乙胺侧链上 β位羟基可与第Ⅵ跨膜螺旋上的天冬酰胺（Asn293）残基形成氢键；苯环上对位和间位酚羟基与受体第Ⅴ跨膜螺旋上两个丝氨酸残基（Ser204，207）形成氢键，苯环则与受体第Ⅵ跨膜螺旋上苯丙氨酸残基（Phe290）发生疏水相互作用。S-(+)-异构体由于 β位羟基的方向不同，不能与第Ⅵ跨膜螺旋上的天冬酰胺残基形成氢键，导致肾上腺素与受体的结合力减弱，受体激动活性降低。

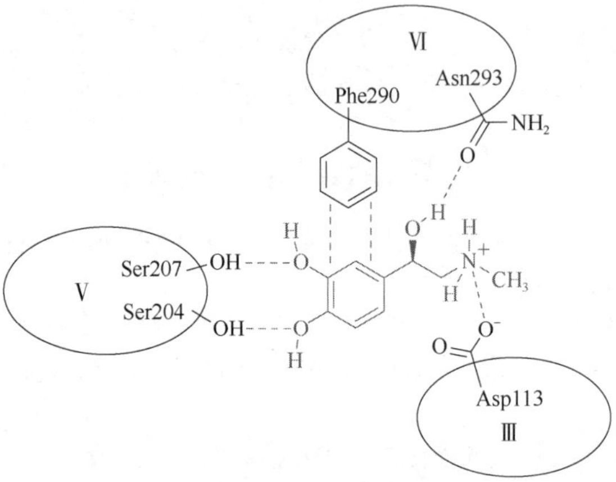

图 10-2　肾上腺素与受体的结合

本品对 α-受体和 β-受体都有较强的激动活性，具有兴奋心脏、收缩血管、松弛支气管平滑肌等作用；用于过敏性休克、心搏骤停的急救，控制支气管哮喘的急性发作，还可用于鼻黏膜和牙龈出血；与局部麻醉药合用，可减少中毒危险和手术部位出血。本品在消化道经 MAO 和 COMT 代谢失活，口服无效，作用持续时间短。

知识拓展 10-1

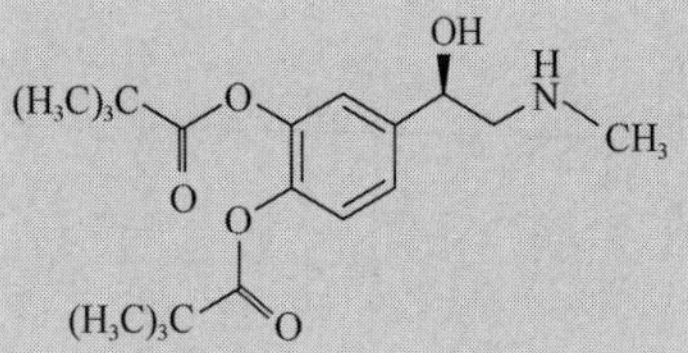

利用前药原理，将肾上腺素苯环上的两个羟基与特戊酸成酯，获得地匹福林（dipivefrin）。其亲脂性比肾上腺素强，能更好地渗入前房，在眼内角膜酯酶的作用下，迅速水解为肾上腺素而发挥作用，产生散瞳、降眼压作用，用于治疗开角型青光眼。

本品的合成以儿茶酚为原料，在氧氯化磷作用下用氯乙酸进行氯乙酰化反应，生成 α-氯-3,4-二羟基苯乙酮，再经胺化、氢化还原得肾上腺素外消旋体，用 D-酒石酸拆分即得。

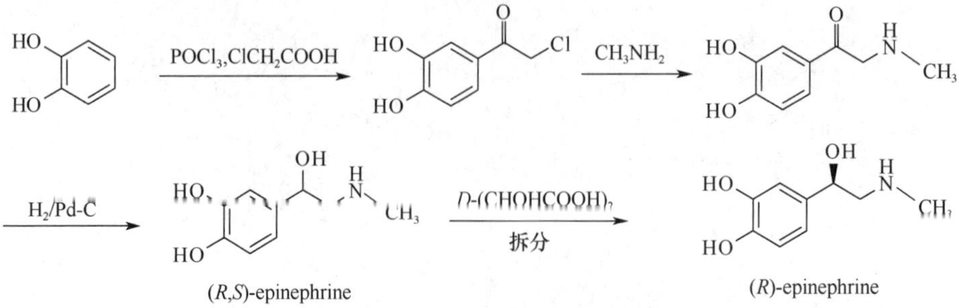

盐酸麻黄碱（ephedrine hydrochloride）

化学名为(1R, 2S)-2-甲氨基-1-苯丙烷-1-醇盐酸盐, (1R, 2S)-2-methylamino-1-phenylpropan-1-hydrochloride，又称盐酸麻黄素。

本品为白色针状结晶或结晶性粉末；无臭，味苦。在水中易溶，乙醇中溶解，在三氯甲烷和乙醚中不溶。水溶液稳定，遇空气、日光、热不易被破坏。$[\alpha]_D^{20} = -33.0°$〜$-35.5°$（5%，H_2O）；熔点217〜222℃。

本品具有 α-氨基-β-羟基化合物的特征反应，如被高锰酸钾、铁氰化钾等氧化生成苯甲醛和甲胺；前者具有特臭，后者可使红色石蕊试纸变蓝；可用于鉴别。

本品含有两个手性碳原子，有 4 个异构体，均具有拟肾上腺素活性；赤藓糖型的两个对映体为(−)-麻黄碱和(+)-麻黄碱（ephedrine），苏阿糖型的两个对映体分别为(−)-伪麻黄碱和(+)-伪麻黄碱（pseudoephedrine）；其中(−)-1R, 2S 型麻黄碱的活性最强，直接发挥拟肾上腺素作用，也能促进肾上腺素能神经末梢释放递质，间接地发挥拟肾上腺素作用；(+)-1S, 2R 型麻黄碱没有直接作用，只有间接作用；伪麻黄碱拟肾上腺素作用比麻黄碱稍弱，没有直接作用，但中枢副作用较小，在很多复方感冒药中用作鼻黏膜充血减轻剂。

(−)-ephedrine 1S,2R | (+)-ephedrine 1S,2R | (−)-pseudoephedrine 1R,2R | (+)-pseudoephedrine 1S,2S

案例 10-1 分析

1. 苯丙醇胺（PPA）又称去甲麻黄碱，与麻黄碱的结构类似，具有肾上腺素能受体激动活性，对皮肤黏膜和内脏血管呈现收缩作用，因而曾作为减轻鼻黏膜充血剂用于复方感冒药中。由于具有较强的血管收缩作用，少数患者长时间较大剂量服用能引起心律失常、高血压、心肌损害等不良反应，甚至引起出血性中风等严重后果。

2. 可用伪麻黄碱替代 PPA，伪麻黄碱对肾上腺素受体无直接激动作用，只有间接作用，不良反应轻。

本品主要从草麻黄和木贼麻黄等植物中提取，也可用发酵法制取。本品对 α-受体和 β-受体均有激动作用，呈现出松弛支气管平滑肌、收缩血管、兴奋心脏等作用，用于支气管哮喘、变态反应、低血压及鼻黏膜出血肿胀引起的鼻塞等的治疗。本品不易被 COMT 和 MAO 代谢失活，可口服给药且作用持久。口服后易被肠道吸收，大部分以原型从尿中排泄。

本品与肾上腺素结构上的差异导致了它们在作用强度和作用持续时间上的不同。一是苯环上没有酚羟基，导致其与受体结合力减弱，作用强度不及肾上腺素；同样由于没有酚羟基，不易被 COMT 代谢失活，在体内的代谢稳定性增加，作用持续时间较肾上腺素长；并且没有酚羟基使麻黄碱的亲脂性强于肾上腺素，易通过血-脑屏障进入中枢，具有较强的中枢兴奋作用。二是 α-碳上有甲基取代，增加了氨基上的位阻，使其不易被 MAO 氧化代谢，作用时间延长；同样由于甲基的位阻，使得氨基与受体结合力减弱，作用强度降低；并且 α-甲基增加了麻黄碱的亲脂性，使中枢毒性增加。因此，本品对 α-受体、β-受体的激动作用比肾上腺素弱，但其体内代谢稳定性强，作用时间比肾上腺素长。

知识拓展 10-2

麻黄碱及结构类似物的精神作用

麻黄碱为二类精神药品，同时又是冰毒（去氧麻黄碱）、亚甲基双氧安非他明等多种苯丙胺类中枢神经兴奋剂的合成中间体。因此，我国对其生产、销售和处方剂量均有特殊管理要求，被列为第一类易制毒化学品。

冰毒又称甲基苯丙胺、甲基安非他明，其外观为纯白结晶体，晶莹剔透如"冰"，并且毒性剧烈，因而称之为"冰毒"，具有欣快、警觉及抑制食欲的作用。该药小剂量时有短暂的兴奋抗疲劳作用，故其丸剂又有"大力丸"之称；重复使用会成瘾，是主要的毒品之一。

亚甲基双氧安非他明是摇头丸的主要成分，具有精神致幻作用和快感作用。服用者受到音乐的刺激时，就会随着音乐的节拍不由自主地手舞足蹈、疯狂地摇头，故此被服用者称为"摇头丸"。

| 麻黄碱 | 甲基苯丙胺 | 亚甲基双氧安非他明 |

二、α-受体激动剂

α-受体激动剂（α-adrenergic agonists）可分为非选择性 α-受体激动剂、选择性 α_1-受体激动剂和选择性 α_2-受体激动剂。

1. 非选择性 α-受体激动剂 去甲肾上腺素（norepinephrine）为内源性活性拟交感胺，对 α_1-受体和 α_2-受体均有激动作用，其收缩血管和升高血压作用较肾上腺素强，而兴奋心脏、扩张支气管作用较弱，主要用于升压、抗休克。理化性质与肾上腺素相似，R-(–)-异构体活性强，不宜口服给药。

norepinephrine

2. 选择性 α_1-受体激动剂 间羟胺（metaraminol）、去氧肾上腺素（phenylephrine）和甲氧明（methoxamine）为选择性 α_1-受体激动剂，可收缩血管，增加外周血管阻力，具有升压和抗休克的作用。其结构特点是不具有儿茶酚结构，苯环 4 位无酚羟基，不易被 COMT 代谢；间羟胺和甲氧明在氨基的 α-碳上有甲基取代，位阻增加，不易被 MAO 代谢。因而，此类药物作用时间比儿茶酚胺类药物持久，并可以口服。去氧肾上腺素又称新福林，对 α-受体激动作用的强度和作用持续时间介于肾上腺素和麻黄碱之间。

metaraminol   phenylephrine   methoxamine

3. 选择性 α_2-受体激动剂 α_2 受体激动剂具有降压、治疗青光眼、镇静、镇痛等多方面药理作用。安普乐定（apraclonidine）和溴莫尼定（brimonidine）可激动眼内的 α_2-受体，降低眼压，用于青光眼的治疗。替扎尼定（tizanidine）具有镇静、镇痛和抗焦虑作用，临床主要用于疼痛性肌痉挛的治疗。美托咪定（medetomidine）具有镇静、镇吐作用，其右旋体对中枢 α_2 受体的选择性更强，用于手术患者气管插管和使用呼吸机患者的镇静。本部分主要介绍以可乐定（clonidine）、甲基多巴（methyldopa）等为代表的中枢性降压药物。

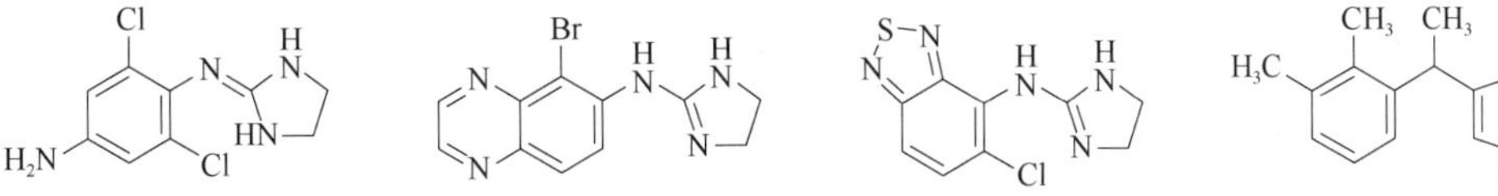

apraclonidine　　brimonidine　　tizanidine　　medetomidine

盐酸可乐定（clonidine hydrochloride）

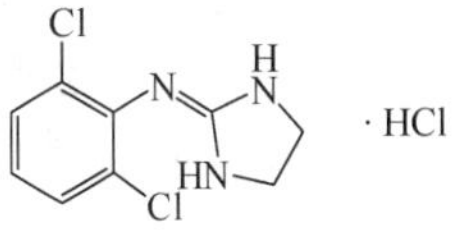

化学名为 2-[(2, 6-二氯苯基)亚氨基]咪唑烷盐酸盐，2-[(2, 6-dichloro-phenyl)imino]-2- imidazoline hydrochloride，又称氯压定。

本品为白色结晶性粉末；无臭，略有甜味。在水或乙醇中溶解，在三氯甲烷中极微溶解，在乙醚中几乎不溶。熔点 305～308℃，游离碱熔点 130～132℃。pK_a 为 8.3，在生理 pH 条件下约 80%解离成阳离子形式。

本品具有亚胺型和氨基型两种互变异构体，主要以亚胺型存在。

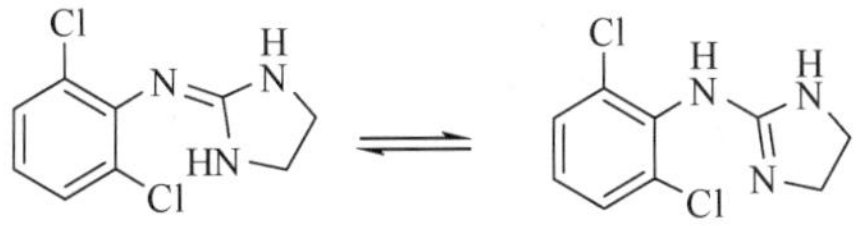

亚胺型　　　　　氨基型

本品口服吸收迅速，生物利用度达 95%以上，服后 0.5h 产生降压作用，可维持 6h。本品大部分在肝脏代谢，主要代谢物为无活性的 4-羟基可乐定，后者进一步代谢，形成葡萄糖醛酸结合物及硫酸酯。

本品为中枢性降压药，可兴奋中枢 α_2-受体和咪唑啉 I_1 受体，减少交感神经递质的释放，产生降压作用。临床用于治疗中、重度高血压，以及有青光眼的高血压患者；常与其他降压药配合使用，还用于阿片成瘾患者的戒毒治疗。

可乐定、安普乐定和溴莫尼定都具有 2-氨基咪唑啉结构。将咪唑开环得到含有胍基的胍那苄（guanabenz）和胍法辛（guanfacine）这两个药物与可乐定相比降压作用较弱，不良反应也较轻，适用于中、轻度高血压的治疗。

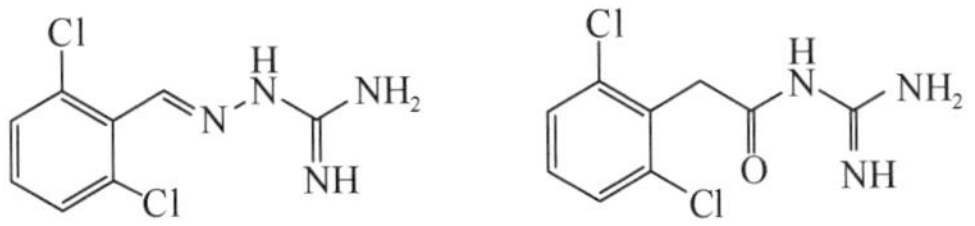

guanabenz　　　　guanfacine

莫索尼定（moxonidine）和利美尼定（rilmenidine）为可乐定的杂环结构改造的衍生物，通过兴奋中枢 α_2-受体和咪唑啉 I_1-受体，扩张血管，产生降压作用。

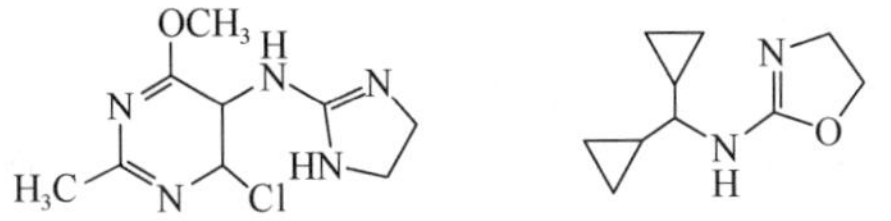

moxonidine　　　　rilmenidine

甲基多巴口服吸收后，可通过血-脑屏障到达中枢，经芳香氨基酸脱羧酶催化代谢为 α-甲基多巴胺，再经多巴胺 β-羟化酶催化代谢为 α-甲基去甲肾上腺素，见图 10-3。用于中度、重度或恶性高血压，尤适用于肾性高血压。

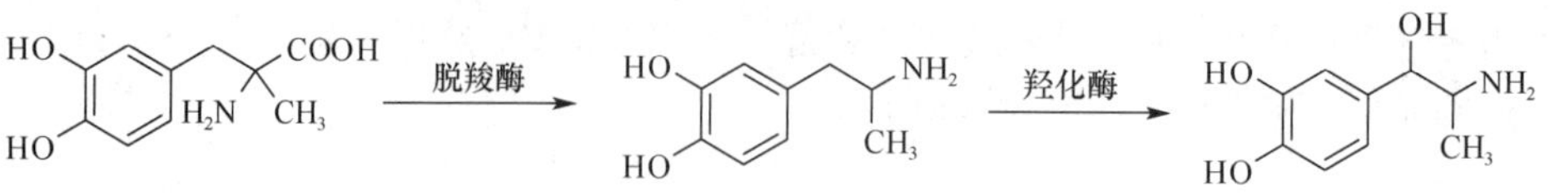

图 10-3　甲基多巴的体内代谢

三、β-受体激动剂

β-受体激动剂（β-adrenergic agonists）可分为非选择性 β-受体激动剂、选择性 β_1-受体激动剂和选择性 β_2-受体激动剂。

1. 非选择性 β-受体激动剂　异丙肾上腺素（isoprenaline）能兴奋 β_1-受体和 β_2-受体，为非选择性 β-受体激动剂，有强心、扩张外周血管和松弛支气管平滑肌的作用，用于治疗支气管哮喘发作，也可用于心动过缓型心律失常的治疗。由于对受体选择性差，用于治疗哮喘时，会产生心悸、心动过速等较强的心脏兴奋副作用。本品易被 COMT 和 MAO 代谢失活，不宜口服给药。

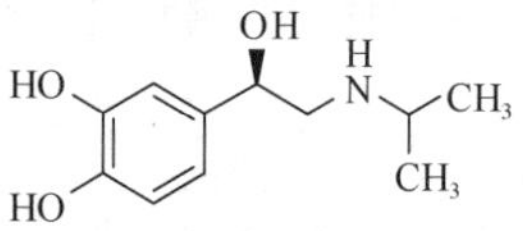

isoprenaline

2. 选择性 β_1-受体激动剂　β_1-受体兴奋时，能激活腺苷环化酶，使 ATP 转化为 cAMP，促进钙离子进入心肌细胞膜，从而增强心肌收缩力，所以 β_1-受体激动剂临床主要用作强心药。

多巴酚丁胺（dobutamine）是多巴胺的衍生物，为选择性心脏 β_1-受体激动剂，用于治疗心衰。由于在体内可经 COMT 代谢，不能口服。对多巴胺进行结构修饰还得到异波帕胺（ibopamine）、地诺帕明（denopamine）等。

普瑞特罗（prenalterol）和扎莫特罗（xamoterol）为芳氧基丙醇胺类化合物，结构与 β-受体拮抗剂相似；前者是选择性心脏 β_1-受体激动剂，可作为洋地黄的辅助药物或替代药物，用于治疗伴有心肌梗死的心力衰竭；后者对心脏有选择性兴奋作用，当交感神经功能低下时，可产生正性肌力作用，而当交感神经亢进时，可产生负性肌力作用，适用于治疗伴有交感神经功能低下的心衰患者。

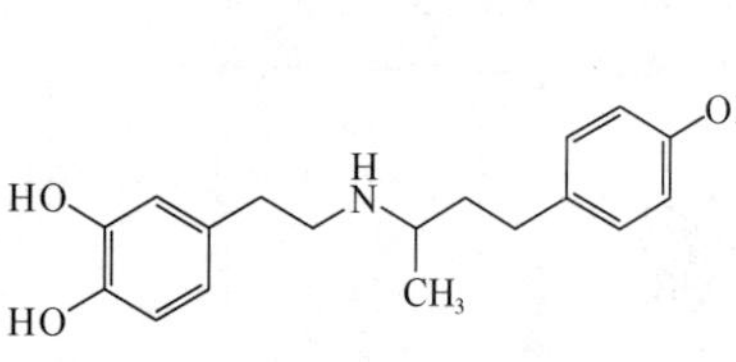

dobutamine 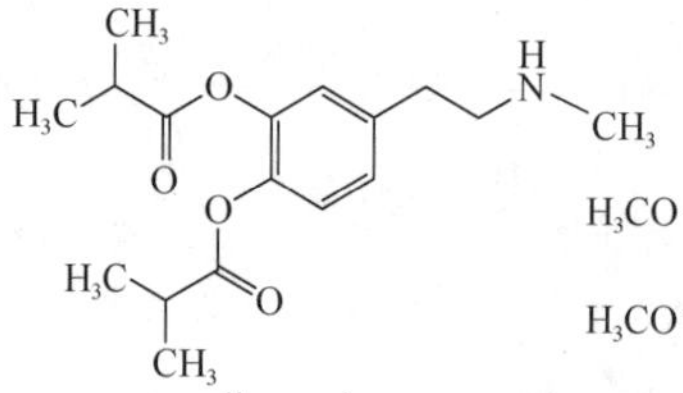　　　　　ibopamine 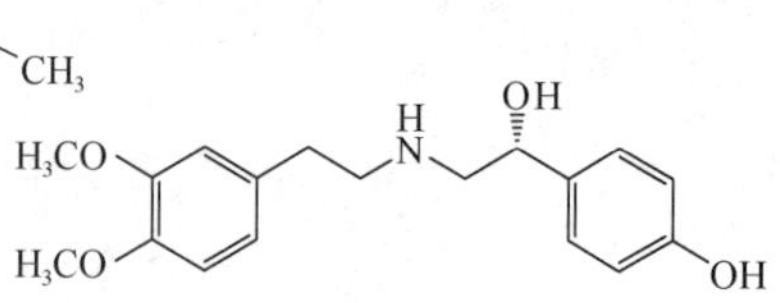　　　　　denopamine

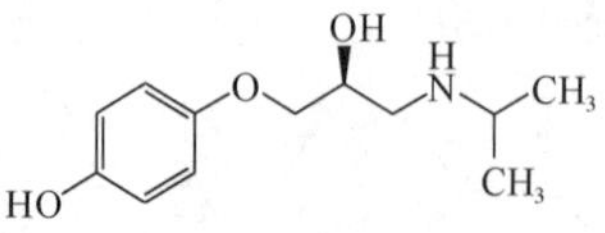

prenalterol 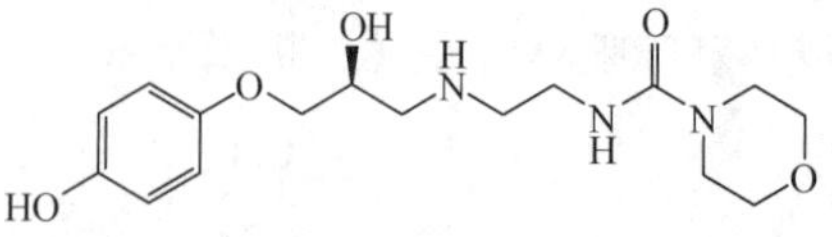　　　　　xamoterol

3. 选择性 β_2-受体激动剂　β_2-受体激动剂品种众多，其结构的共同点是氮原子上都有较大取代基。拟肾上腺素药结构中氮原子上取代基的改变，可以影响药物对不同亚型受体的亲和力。构效关系研究表明，当氮原子上取代基增大，α-受体效应减弱，β-受体效应特别是对 β_2-受体的激动作用增强。这是由于在 β_2-受体上与氨基结合的作用位点邻近部位有一亲脂性口袋，可以与 N-烷基发生有利的疏水键合，而 α-受体上无此口袋。本类药物大多不含有邻苯二酚的结构，而是用不同的基团取代酚羟基以及在侧链氨基 α-碳引入取代基，可以改善药物的药动学性质，延长作用时间，增加稳定性，便于口服给药。

  $β_2$-受体激动剂能松弛支气管平滑肌，扩张外周血管，临床上主要用于治疗支气管哮喘等，常用药物见表 10-2。

表 10-2   选择性 $β_2$-受体激动剂

药物	结构	作用特点
特布他林 （terbutaline）	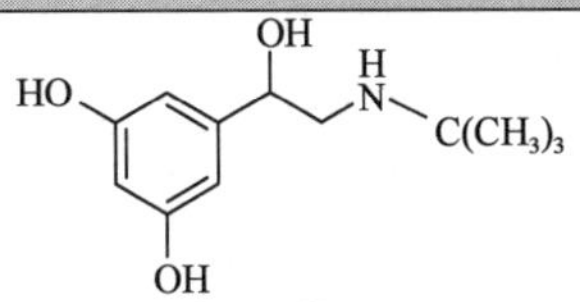	本品为间苯二酚衍生物，临床用于支气管哮喘、哮喘型支气管炎和慢性阻塞性肺疾病时的支气管痉挛；还可抑制子宫收缩，预防早产
班布特罗 （bambuterol）	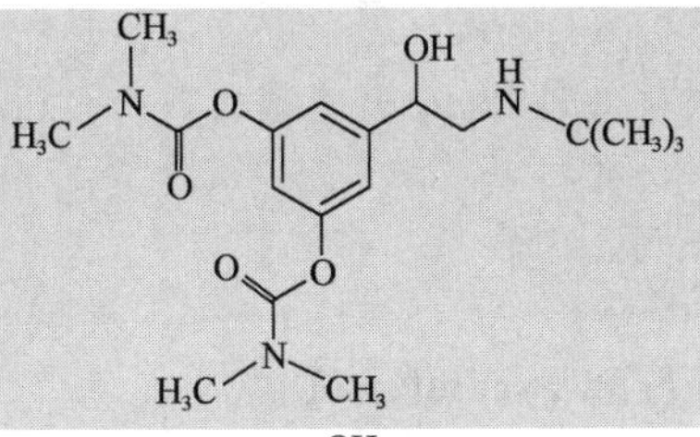	本品为特布他林的前体药物，在体内水解为特布他林发挥作用，起效慢，作用持续时间长
克仑特罗 （clenbuterol）	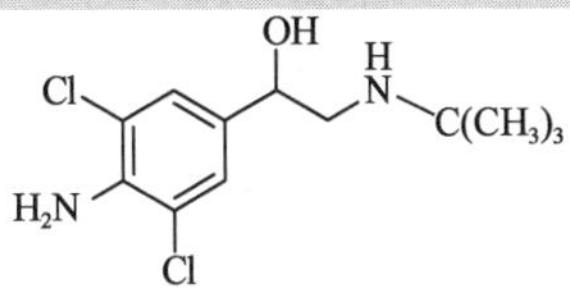	本品用氯和氨基替代酚羟基，稳定性增加，作用强而持久。主要用于治疗支气管哮喘、哮喘型慢性支气管炎及肺气肿等
氯丙那林 （clorprenaline）	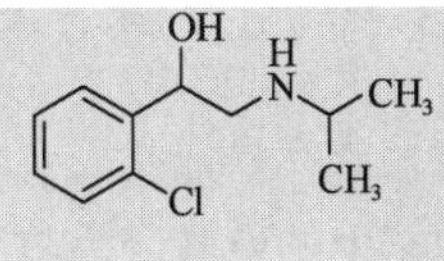	本品结构中无酚羟基，氨基上取代基为异丙基，对 $β_2$-受体的选择性低于沙丁胺醇，主要用于支气管哮喘、哮喘型支气管炎、慢性支气管炎合并肺气肿等
丙卡特罗 （procaterol）	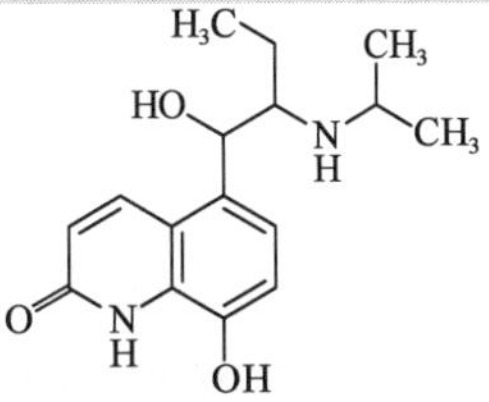	本品将吡啶酮环与苯环稠合，α-碳上引入乙基，对支气管的 $β_2$-受体具有较高选择性，作用强而持久。用途与氯丙那林相似，还具有抗过敏作用
福莫特罗 （formoterol）	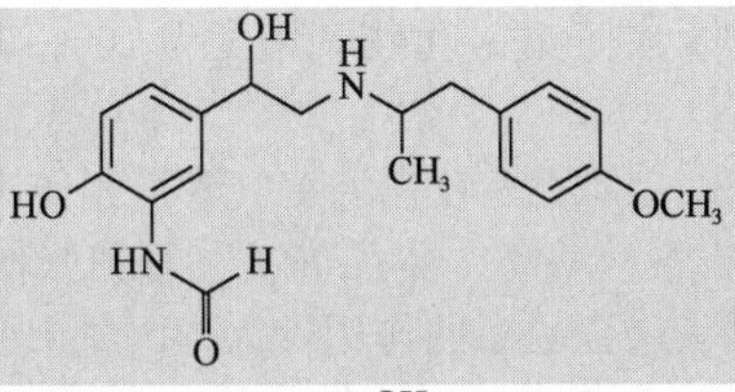	本品氨基上取代基为对甲氧基苯异丙基，作用强而持久，主要用于哮喘与慢性阻塞性肺疾病的维持治疗与预防发作，特别适用于哮喘夜间发作患者
吡布特罗 （pirbuterol）	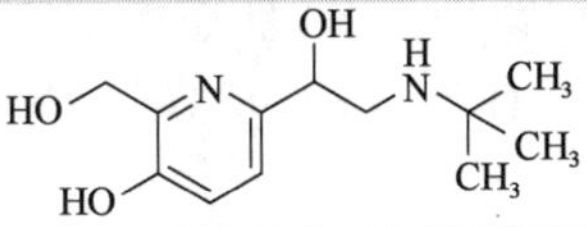	本品将沙丁胺醇结构中的苯环替换为吡啶。用于支气管哮喘、慢性支气管炎、肺气肿等引起的呼吸困难的治疗
奥达特罗 （olodaterol）	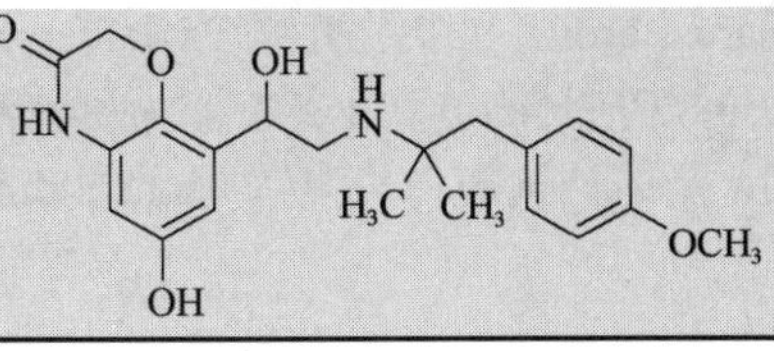	本品将苯环与噁嗪酮稠合，氨基上取代基为对甲氧基苯异丁基。为长效 $β_2$-受体激动剂，用于慢性阻塞性肺疾病，包括慢性支气管炎及肺气肿的持续治疗

续表

药物	结构	作用特点
茚达特罗 （indacaterol）		本品将苯环与吡啶酮稠合，氨基上取代基为二乙基茚环。为长效 β_2-受体激动剂，用于成人慢性阻塞性肺疾病的维持治疗

知识拓展 10-3

　　瘦肉精是指一类能够促进瘦肉生长而抑制肥肉生长的饲料添加剂，在国内通常所说的"瘦肉精"是指克仑特罗。沙丁胺醇、特布他林等 β_2-受体激动剂同样具有"瘦肉"作用。猪食用瘦肉精后，在代谢过程中促进蛋白质合成，加速脂肪的转化和分解，可以提高猪肉的瘦肉率。但是，食用含有瘦肉精的食品会影响人体的健康安全。克仑特罗很容易在动物源食品中造成残留，健康人摄入盐酸克仑特罗超过 20 μg 就有药物作用，5～10 倍的摄入量则会导致中毒。中毒的症状主要是心慌、肌肉震颤、头痛以及脸部潮红等。全球已禁用瘦肉精，我国也明确规定不得在猪的养殖过程中使用瘦肉精。

沙丁胺醇（salbutamol）

　　化学名为 1-(4-羟基-3-羟甲基苯基)-2-(叔丁氨基)乙醇，1-(4-hydroxy-3-hydroxymethylphenyl)-2-(terbutylamino)ethanol，又称阿布叔醇（albuterol）、舒喘灵。

　　本品为白色或类白色结晶性粉末；水中略溶，乙醇中溶解，三氯甲烷或乙醚中几乎不溶。熔点 154～158℃（分解）。

　　本品结构中具有酚羟基，加入三氯化铁试液可显紫色；加碳酸氢钠试液则产生橙黄色浑浊。

　　本品结构与肾上腺素有两点不同：一是将氮原子上的甲基变为叔丁基，此改变使其对 β_2-受体的选择性增强，同时对 MAO 的代谢稳定性增加；二是苯环 3 位酚羟基被羟甲基取代，此改变增加了其对 COMT 的代谢稳定性。

　　本品可口服，也可吸入给药。口服给药生物利用度为 30% 左右，15～30min 生效，2～4h 作用达到峰值，可持续 6h 以上；大部分在肠道和肝脏代谢，主要与硫酸和葡萄糖醛酸结合形成极性代谢物经肾脏排出体外。气雾剂吸入给药后，10%～20% 进入下呼吸道，进入循环的原型药物少于 5%，其他则沉积在雾化器中和口腔中并可吞咽进入消化道；生物利用度为 10%，吸入后 1～5min 见效，1h 作用达峰值，可持续 4～6h。

　　本品能选择性地激动支气管平滑肌的 β_2-受体，有较强的支气管扩张作用，主要用于治疗支气管哮喘、哮喘型支气管炎和肺气肿患者的支气管痉挛。本品的支气管扩张作用较异丙肾上腺素强 10 倍以上，而对心脏 β_1-受体激动作用较弱，增强心率的作用仅为异丙肾上腺素的 1/10。

　　临床上常用本品外消旋体的硫酸盐，其主要不良反应是肌肉震颤等。研究表明这与右旋沙丁胺醇激动骨骼肌慢收缩纤维的 β_2-受体有关，而左旋体无此不良反应。1999 年，FDA 批准左旋沙丁胺醇盐酸盐用于治疗哮喘。

　　对本品进行结构改造得到沙美特罗（salmeterol）和维兰特罗（vilanterol）等长效 β_2-受体激动剂。这两个药物结构类似，氨基上连有较长的烷基醚侧链。沙美特罗为目前治疗哮喘夜间发作和哮喘维持治疗的理想药物。维兰特罗与长效 M 受体拮抗剂乌美溴铵（umeclidinium）组成的复方吸入粉剂，用于慢性阻塞性肺疾病的维持治疗。

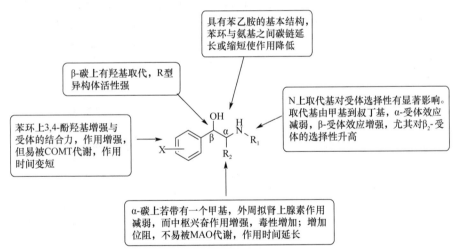

4. β₃-受体激动剂　米拉贝隆（mirabegron）是第一个用于临床的β₃-受体激动剂。本品作用于β₃-受体使膀胱逼尿肌松弛并增加其稳定性，用于治疗膀胱过度活动症。本品具有苯乙醇胺结构，无酚羟基，氮原子上有较大取代基，不易被 COMT 和 MAO 代谢，可口服给药。经肝脏代谢，主要发生 N-脱烷基化、氧化和酰胺水解反应。β₃-受体激动剂还可以调节人体内葡萄糖代谢、促进能量消耗，有望用于治疗糖尿病和肥胖症，但此方面尚无临床应用。

肾上腺素能受体激动剂中除 α₂-受体激动剂外，都具有苯乙醇胺的基本结构，其构效关系见图 10-4。

图 10-4　苯乙醇胺类肾上腺素能受体激动剂的构效关系

第二节　抗肾上腺素药物

抗肾上腺素药物（adrenergic antagonists）是能拮抗肾上腺素能神经递质生理效应的药物，主要为肾上腺素能受体拮抗剂，根据受体选择性的不同，可分为 α-受体拮抗剂和 β-受体拮抗剂。

一、α-受体拮抗剂

α-受体拮抗剂（α-adrenergic antagonists）按其对受体亚型的选择性不同分为非选择性 α-受体拮抗剂和选择性 α₁-受体拮抗剂。

1. 非选择性 α-受体拮抗剂　对 α₁ 和 α₂ 两种受体亚型都有拮抗作用，其拮抗 α₁-受体可产生降压作用，同时又拮抗突触前 α_2-受体，促使去甲肾上腺素释放，使血压升高。两种作用同时存在，互相抵消，因此，此类药物降压作用弱，不良反应多。

根据作用时间，本类药物可分为短效 α-受体拮抗剂和长效 α-受体拮抗剂。例如，酚妥拉明（phentolamine）和妥拉唑啉（tolazoline）属短效药物，临床适用于治疗外周血管痉挛性疾病，但主要用于嗜铬细胞瘤的诊断及肿瘤摘除手术时防止高血压危象。酚苄明（phenoxybenzamine）属长效 α-受体拮抗剂，是一种不可逆的 α-受体拮抗剂，作用持久。临床上用于治疗周围血管疾病，也可用于休克及嗜铬细胞瘤引起的高血压及前列腺增生引起的尿潴留。

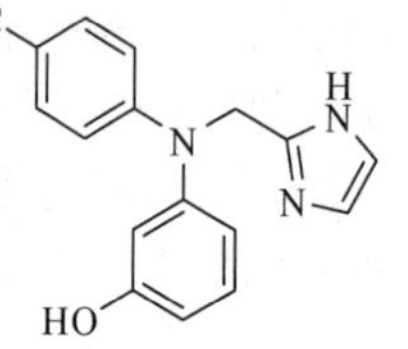

phenotolamine 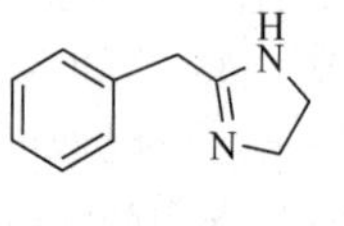   tolazoline 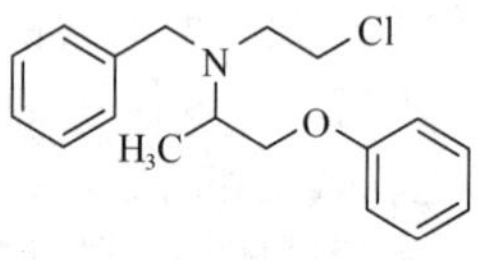   phenoxybenzamine

2. 选择性 α_1-受体拮抗剂 α_1-受体兴奋引起血管收缩，血压上升。选择性 α_1-受体拮抗剂通过降低外周血管阻力，使血压下降，不引起心动过速的副作用，具有良好的降压效果，且能口服。尿道和前列腺平滑肌主要分布着 α_{1A}-受体，膀胱主要分布着 α_{1D}-受体，α_1-受体拮抗剂也用于治疗前列腺增生。

哌唑嗪（prazosin）是第一个被发现的 α_1-受体拮抗剂，具有喹唑啉的基本结构，其衍生物有特拉唑嗪（terazosin）、多沙唑嗪（doxazosin）等，它们结构上的区别仅在于哌嗪环氮原子上取代基的不同，由此可引起药物动力学性质上的不同。布那唑嗪（bunazosin）是将哌嗪环替换为二氮䓬环，阿呋唑嗪（alfuzosin）相当于二氮䓬开环的衍生物。此类药物用于高血压和前列腺增生的治疗。

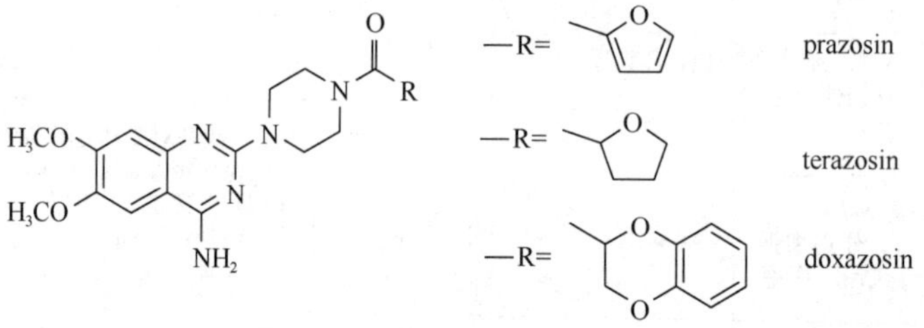

prazosin

terazosin

doxazosin

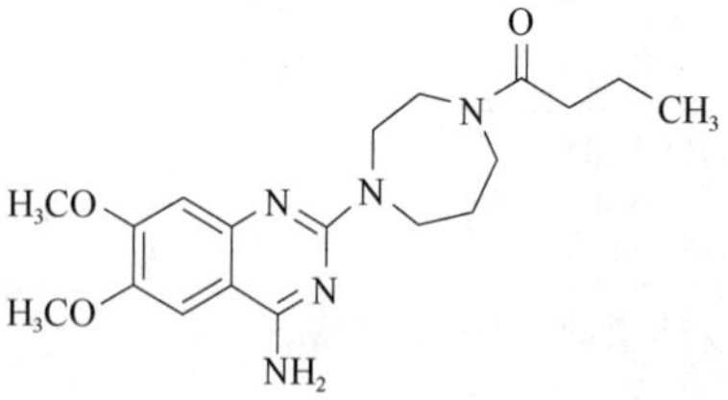

bunazosin 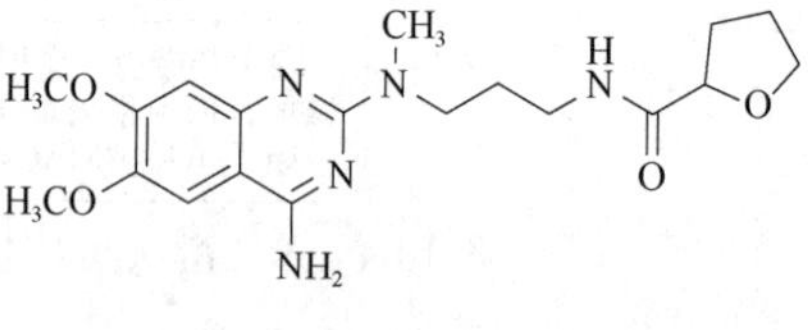   alfuzosin

坦洛新（tamsulosin）和吲哚拉明（indoramine）是非喹唑啉类的 α_1-受体拮抗剂。前者为苯丙胺衍生物，对 α_1-受体选择性强，治疗良性前列腺增生，对心血管的影响小；后者用于治疗原发性高血压、肾性高血压等症，因其能扩张气管并增加周围血管的血流量，在患哮喘并发高血压患者对 β-受体拮抗剂禁用的情况下也可选用。

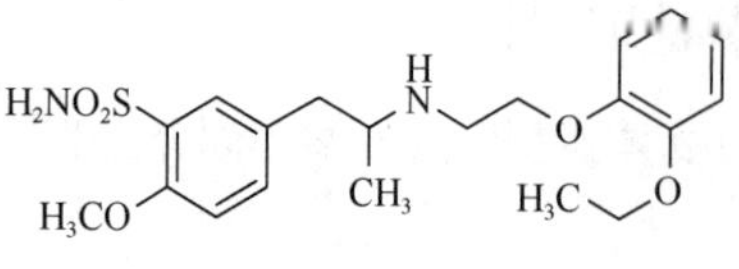

tamsulosin 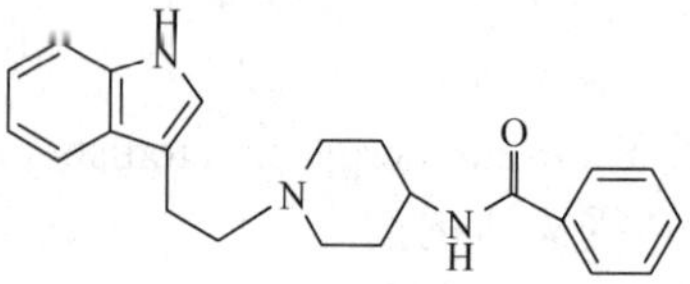   indoramine

二、β-受体拮抗剂

β-受体拮抗剂（β-adrenergic antagonists）的开发起步于 20 世纪 60 年代，发展非常迅速，已成为一类重要的心血管疾病治疗药物。β-受体拮抗剂具有降低血压、减慢心率、减弱心肌收缩力、降低心肌耗氧量等作用，临床上主要用于治疗心律失常、心绞痛、高血压、心肌梗死等心血管疾病。

β-受体拮抗剂按受体选择性可分为非选择性 β-受体拮抗剂、选择性 $β_1$-受体拮抗剂和混合型 α/β-受体拮抗剂。

案例 10-2

为了寻找一种可以减少心脏交感神经刺激从而减少心肌需氧量的抗心绞痛药，英国药理学家 Black 深入研究了有较强的内源性拟交感活性、而未能应用于临床的 β-受体部分激动剂二氯特诺（dichloroisoproterenol）的药理学特性。他认为 β-受体拮抗剂的作用相当于伪信使，能竞争性阻断肾上腺素与受体相结合。1962 年，Black 及其同事成功获得了可以使心脏避免激动的 β-受体拮抗剂丙萘洛尔（pronethalol），但由于其致癌作用而未用于临床；经过不懈的努力，最终合成了安全有效的普萘洛尔（propranolol）。β-受体拮抗剂的发现对心血管病治疗有着极为重要的影响。Black 也是第一个 H_2-受体拮抗剂西咪替丁的发现者。1988 年，Black 与另外两位科学家因药物治疗重要原理的发现而共同获得了诺贝尔生理学或医学奖。

dichloroisoproterenol   pronethalol   propranolol

问题：

1. β-受体激动剂异丙肾上腺素与 β-受体拮抗剂普萘洛尔之间有何种联系？

2. 从普萘洛尔的发现过程能得到何种启示？

---

1. 非选择性 β-受体拮抗剂 在正常人心肌中，$β_1$-受体占 75%～78%，$β_2$-受体占 20%～25%。非选择性 β-受体拮抗剂能同时阻断 $β_1$-受体和 $β_2$-受体，在治疗心血管疾病时，因 $β_2$-受体同时被阻断，可引起支气管痉挛和糖代谢异常，常用药物见表 10-3。

表 10-3　非选择性 β-受体拮抗剂

药物	结构	作用特点
阿普洛尔（alprenolol）		本品有内在拟交感活性，β-受体拮抗作用为普萘洛尔的 1/3。临床用于治疗心律失常、心绞痛、高血压等
氧烯洛尔（oxprenolol）		本品有内在交感活性及膜稳定性，对 β-受体拮抗作用与普萘洛尔相似，用于治疗心律失常、心绞痛、高血压等
吲哚洛尔（pindolol）		本品以吲哚环代替普萘洛尔的萘环，作用较普萘洛尔强 6～15 倍，有较强的内在拟交感活性。可用于治疗高血压、心绞痛、心律失常、心肌梗死、甲状腺功能亢进等

续表

药物	结构	作用特点
波吲洛尔 （bopindolol）		本品为前药，在体内苯甲酸酯水解而产生活性代谢物。长效，1 周只需给药 1～2 次。用于治疗高血压、心绞痛
纳多洛尔（nadolol）		本品为长效 β-受体拮抗剂，半衰期 14～24h，无膜稳定和内在拟交感活性，作用比普萘洛尔强 2～4 倍。用于治疗高血压、心绞痛、心律失常等
噻吗洛尔（timolol）		本品为取代噻二唑母核，β-受体拮抗作用为普萘洛尔的 5～10 倍，无膜稳定作用，无内源性拟交感活性，有明显的降眼压作用。用于治疗心律失常、心绞痛、高血压及青光眼等
索他洛尔（sotalol）		本品为苯乙醇胺型 β-受体拮抗剂，作用为普萘洛尔的 1/3，口服生物利用度高，作用持久。用于治疗心律失常、心绞痛、高血压等
氟司洛尔（flestolol）		本品为软药，属超短效 β-受体拮抗剂。侧链中含有酯基，易被酯酶水解，半衰期只有几分钟，停止用药后药物在体内很快消除

盐酸普萘洛尔（propranolol hydrochloride）

化学名为 1-异丙氨基-3-(1-萘氧基)-2-丙醇盐酸盐，(1-methylethyl)amino-3-(1-naphthalenyloxy)-2-propanol hydrochloride，又称心得安。

本品为白色或类白色结晶性粉末；无臭，味微甜后苦。在水或乙醇中溶解，在三氯甲烷中微溶。在稀酸中易分解，碱性条件下较稳定。熔点 161～165℃。

本品结构中含有一个萘环，其 α-位上有氧丙醇胺侧链，属于芳氧丙醇胺类化合物。本品侧链含一个手性碳原子，其 S-(−)异构体的 β-受体拮抗作用是 R-(+)异构体的 40 倍，临床应用其外消旋体。

本品水溶液与硅钨酸试液反应生成淡红色沉淀，可用于鉴别。

本品的合成是以 α-萘酚为原料，用氯代环氧丙烷进行 O-烃化反应，得到 1,2-环氧-3-(α-萘氧)丙烷，再与异丙胺缩合、成盐即得。

本品是第一个临床应用的非选择性 β-受体拮抗剂，并具有膜稳定作用。本品可使心率减慢、心肌收缩力减弱、心输出量减少、心肌耗氧量下降，能降低心肌自律性，还可使血压下降。临床用于心绞痛、窦性心动过速、心房扑动及颤动等室上性心动过速，也可用于房性或室性早搏及高血压等病的治疗。本品对 β1-受体和 β2-受体产生相似幅度的拮抗作用，可引起支气管痉挛及哮喘的副作用。

本品主要由肝脏代谢，几乎完全经代谢从体内消除，只有剂量的 1%～4% 以原药排出。本品的代谢反应有立体选择性，其体内代谢主要有三条途径。一是萘环的羟基化，可发生在4位或5位，R-(+)-异构体比 S-(−)-异构体更易羟基化，其羟基化产物可与葡萄糖醛酸或硫酸结合，S-(−)-异构体主要形成葡萄糖醛酸酯，R-(+)-异构体主要形成硫酸酯。二是侧链氨基去烷基化生成萘氧丙醇胺，进一步氧化生成萘氧丙醇酸，R-(+)-异构体优先发生此代谢反应。三是 S-(−)-异构体优先发生醇羟基的葡萄糖醛酸化反应（图 10-5）。

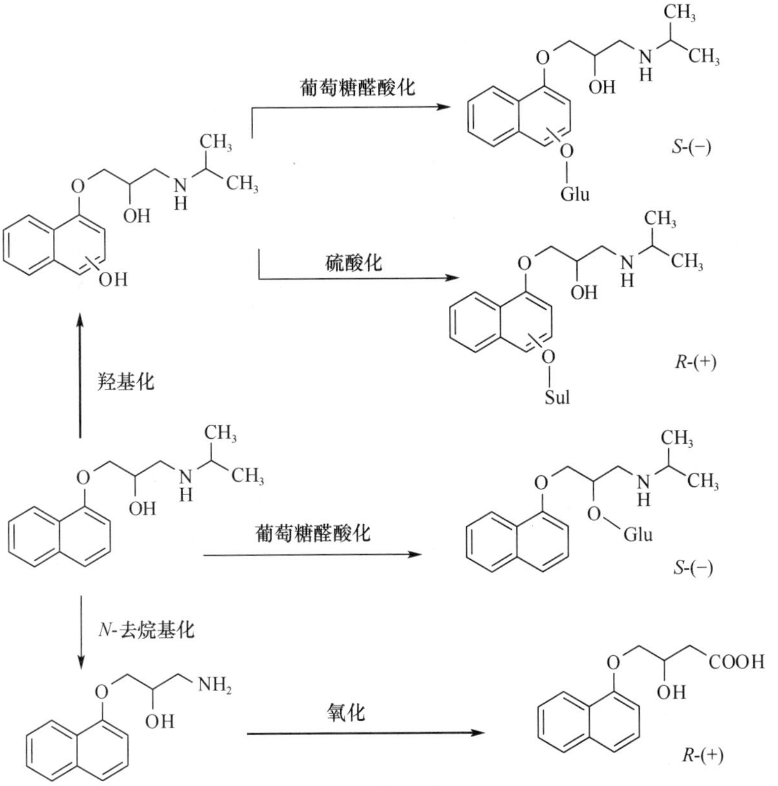

图 10-5 普萘洛尔的体内代谢

案例 10-2 分析

1. 异丙肾上腺素（isoprenaline）具有苯乙醇胺结构，能与β-受体结合产生受体激动效应。普萘洛尔（propranolol）具有萘氧丙醇胺结构，与β-受体结合后不激活受体，而是抑制肾上腺素能神经递质与受体的结合。二者结构中的醇氨基侧链具有相似的构象，能很好地重叠，这种构象是与β-受体结合所必需的。此外，二者分子中侧链氨基氮原子上的取代基相同，因而具有相同的受体选择性，而芳环结构的不同导致它们与受体结合后是否能激活受体。

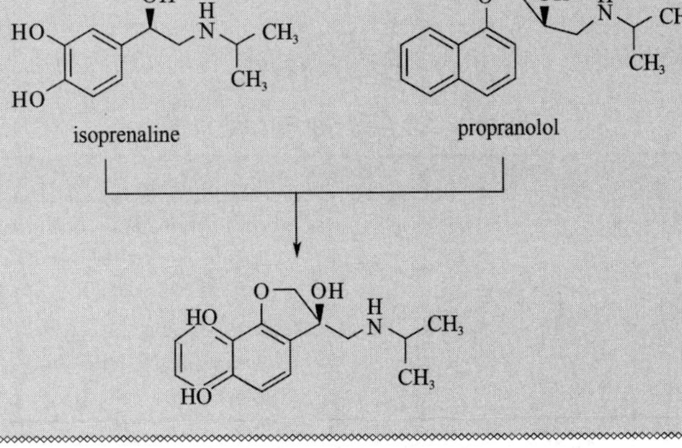

2. 普萘洛尔的发现不仅代表了一类新型药物——β-受体拮抗剂的发现，同时也是合理的药物设计的一个成功范例。

2. 选择性 β₁-受体拮抗剂　对 β₁-受体具有较高的选择性，主要影响心脏，对气管和糖代谢影响较少，在心血管疾病治疗上有其优越性，常用药物见表 10-4。

表 10-4　选择性 β₁-受体拮抗剂

药物名称	结构	作用特点
醋丁洛尔 （acebutolol）		本品苯环 4-位取代基为酰胺，为中长效 β₁-受体拮抗剂，有内在拟交感活性和膜稳定作用。临床用于治疗高血压、心绞痛、心律失常
阿替洛尔 （atenolol）		本品苯环 4-位取代基为酰胺，对 β₁-受体选择性高，无内在拟交感活性和膜稳定性，作用持续时间较长且比较安全。用于治疗高血压、心绞痛、心律失常及甲状腺功能亢进
比索洛尔 （bisoprolol）		本品苯环 4-位取代基为烷基醚，为强效、长效的 β₁-受体拮抗剂，无内在拟交感活性，在治疗剂量内无膜稳定作用。用于治疗高血压及心绞痛
倍他洛尔 （betaxolol）		本品苯环 4-位取代基为烷基醚，无内源性拟交感活性和膜稳定作用。用于治疗高血压及开角型青光眼
美托洛尔 （metoprolol）		本品苯环 4-位取代基为烷基醚，膜稳定性较弱，无内在拟交感活性。用于治疗心绞痛、心律失常和高血压
艾司洛尔 （esmolol）		本品苯环 4-位取代基为酯基，为超短效 β₁-受体拮抗剂，内在拟交感活性较弱。用于治疗室上性心律失常和术后高血压

心脏抑制和诱发哮喘是 β-受体拮抗剂治疗心血管疾病时可能引起的不良反应。利用软药原理设计超短效 β-受体拮抗剂，使药物在给药后迅速按照可预料的途径代谢为无毒性的代谢物，可避免不良反应的发生。艾司洛尔（esmolol）和氟司洛尔（flestolol）就是利用软药原理设计的超短效 β-受体拮抗剂，因其侧链中含有酯基，易被酯酶水解，半衰期只有几分钟，停止用药后药物在体内很快消除。对于交感神经张力低下、循环系统代偿机制弱的老年患者适用，一旦发生副作用，可立即撤药。

3. 混合型 α/β-受体拮抗剂　对 α-和 β-受体都有拮抗作用，常用药物见表 10-5。

表 10-5　混合型 α/β-受体拮抗剂

药物名称	结构	药理特点与用途
拉贝洛尔 （labetalol）		第一个获得成功的混合型 α/β-受体拮抗剂，用于中重度高血压的治疗，特别对妊娠高血压患者安全有效。结构中含有两个手性碳原子，有 4 个异构体。其中，S, S 和 R, S 异构体无活性；S, R 构型异构体是 α₁-受体拮抗剂；R, R 构型异构体对 β-受体的拮抗活性是 α-受体拮抗活性的 3 倍；目前临床应用的是 4 个异构体的外消旋体

续表

药物名称	结构	药理特点与用途
卡维地洛 （carvedilol）	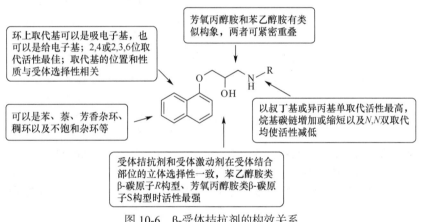	本品对 β_1-受体和 α_1-受体具有拮抗作用，临床用其外消旋体，用于治疗高血压，还具有消除自由基和抗氧化的作用
阿罗洛尔 （arotinolol）		本品对 β-受体和 α-受体有拮抗作用，无膜稳定作用，无内在拟交感活性。阻断 β-受体的作用比普萘洛尔强，用于治疗高血压、心绞痛、心律失常以及原发性震颤
塞利洛尔 （celiprolol）		本品具有 β_1-受体选择性拮抗作用和内在拟交感活性，部分激动 β_2-受体，微弱地拮抗 α_2-受体，无膜稳定作用，也不抑制心肌收缩力，用于治疗轻中度高血压

β-受体拮抗剂是对异丙肾上腺素（isoprenaline）结构改造而得，因而，该类药物的结构与 β-受体激动剂相似。其中索他洛尔、拉贝洛尔为苯乙醇胺结构，其他均为芳氧丙醇胺结构。现以芳氧丙醇胺类为代表，总结其构效关系见图 10-6。

环上取代基可以是吸电子基，也可以是给电子基；2,4或2,3,6位取代活性最佳；取代基的位置和性质与受体选择性相关

芳氧丙醇胺和苯乙醇胺有类似构象，两者可紧密重叠

可以是苯、萘、芳香杂环、稠环以及不饱和杂环等

以叔丁基或异丙基单取代活性最高，烷基碳链增加或缩短以及N,N双取代均使活性减低

受体拮抗剂和受体激动剂在受体结合部位的立体选择性一致，苯乙醇胺类 β-碳原子R构型、芳氧丙醇胺类β-碳原子S构型时活性最强

图 10-6 β-受体拮抗剂的构效关系

思 考 题

1. 试述苯乙醇胺类肾上腺素受体激动剂的构效关系。
2. 请从结构出发，比较肾上腺素和麻黄碱的作用强度和时间。
3. 如何通过结构改造获得选择性更高的 β_2-受体激动剂类药物？
4. 选择性 β_1-受体拮抗剂具有何种结构特点？
5. 试述 β-受体拮抗剂的构效关系。
6. 列举几类具有降压作用的拟肾上腺素或抗肾上腺素药物。

（甄宇红）

第十一章　抗心律失常、抗心绞痛和抗心力衰竭药物

第一节　抗心律失常药物

心律失常是心动频率和节律的异常，可分为心动过缓和心动过速。心动过缓可用异丙肾上腺素或阿托品治疗。心动过速则较为复杂，本节主要讨论用于治疗心动过速型心律失常的药物。这类药物主要通过影响离子通道活动过程来达到治疗目的。心肌细胞具有大约–90mV 的膜电位（心肌动作电位图，图 11-1），处于极化状态，也称跨膜静息电位。心肌细胞兴奋时，发生除极和复极，形成动作电位。分为 5 个时相：0 相为除极，是 Na^+ 快速内流所致；1 相为快速复极初期，由 K^+ 短暂外流所致；2 相为平台期，缓慢复极，由 Ca^{2+} 及少量 Na^+ 经慢通道内流与 K^+ 外流所致；3 相为快速复极末期，由 K^+ 外流所致；0 相至 3 相的时程合称为动作电位时程（action potential duration，APD）。4 相为静息期，非自律细胞中膜电位维持在静息水平，在自律细胞则为自发性舒张期除极，是特殊 Na^+ 内流所致，其通道在–50mV 开始开放，它除极达到阈电位就重新激发动作电位。

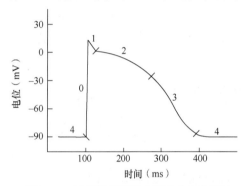

图 11-1　浦肯野纤维的心肌动作电位图

心肌细胞的动作电位通过膜两侧的 Na^+、K^+ 和 Ca^{2+} 等离子的浓度和膜对离子的穿透性测量。由于这些离子是水溶性的，故不能透过脂质细胞膜自由扩散，因此需要离子通道来实现这样的扩散。离子通道存在于任何细胞膜，是一类特异性成孔膜蛋白，与水通道蛋白一起被认为是两大类传统的离子转运蛋白。

抗心律失常药物（antiarrhythmic drugs）主要通过影响心肌细胞膜的离子通道，通过改变离子流发挥作用。按照 Vaughan Williams 法分为 4 类（表 11-1）：Ⅰ类为钠通道阻滞剂（又称膜稳定剂），Ⅱ类为 β-受体拮抗剂，Ⅲ类为钾通道阻滞剂（又称延长动作电位时程药物），Ⅳ类为钙通道阻滞剂。

表 11-1　抗心律失常药物的分类

分类	作用机制	典型药物
Ⅰ$_A$	适度阻钠	奎尼丁、普鲁卡因胺、丙吡胺
Ⅰ$_B$	轻度阻钠	利多卡因、美西律、妥卡尼
Ⅰ$_C$	重度阻钠，明显减慢 3 相复极化，减慢传导	普罗帕酮、氟卡尼、恩卡尼
Ⅱ	阻断心肌 β-受体，抑制交感神经活性，减低心肌自律性，减慢传导，延长 APD 和有效不应期	普萘洛尔、阿替洛尔
Ⅲ	阻断 K^+ 通道，延长 3 相复极化，延长心肌组织 APD 和有效不应期	胺碘酮、决奈达隆、索他洛尔、溴苄铵
Ⅳ	阻断 Ca^{2+} 通道，减慢 4 相复极化，减慢窦房结的起搏和房室结的传导，延长房室结复极化	维拉帕米、地尔硫䓬

一、钠通道阻滞剂

钠通道阻滞剂（sodium channels blockers）主要通过阻滞钠通道，降低心肌细胞对 Na^+ 的通透性，使动作电位 0 相的上升速率减慢，从而减慢心肌传导速率，延迟复极化过程，终止钠通道依赖的折返。根据 I 类药物与通道作用的动力学和钠通道阻滞程度不同，又可将其分为 I_A、I_B、I_C 三个亚类。I_A 类钠通道阻滞剂可降低去极化最大速率，延长有效不应期，对钠通道的阻滞作用强度介于 I_B 和 I_C 类之间。

■（一）I_A 类抗心律失常药物

常用的 I_A 类抗心律失常药有奎尼丁（quinidine）、普鲁卡因胺（procainamide）、西苯唑啉（cibenzoline）、丙吡胺（disopyramide）及吡美诺（pirmenol）等。

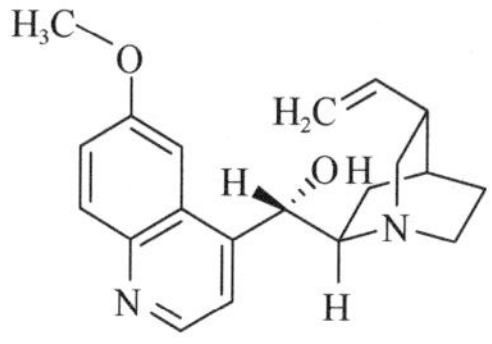

quinidine 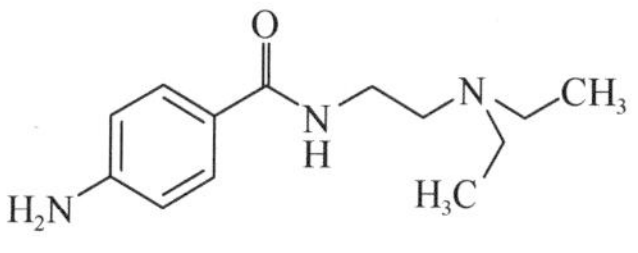　　　　　procainamide 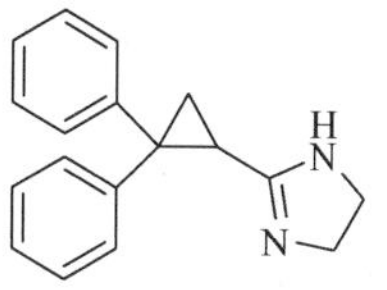　　　　　cibenzoline

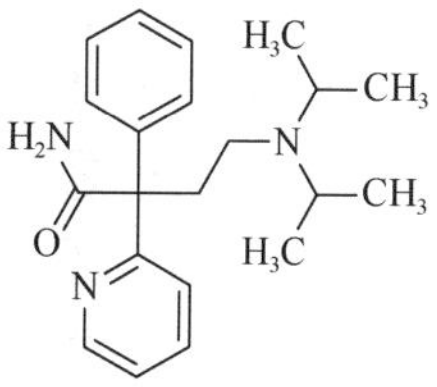

disopyramide 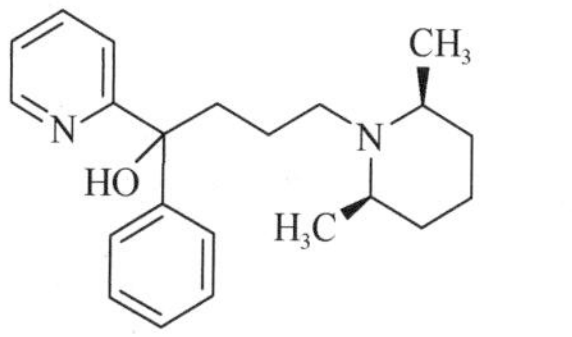　　　　　　　　pirmenol

> **案例 11-1**
>
> 　　奎宁和奎尼丁是药物发现史上两个"里程碑"式的药物，均提取自金鸡纳树皮。因此，金鸡纳树有着"生命之树"的美誉。虽然两者在结构上仅有细微的差别，它们却有着迥然不同的药理活性。奎宁（又叫金鸡纳霜）是防治疟疾的特效药，对各种疟原虫红细胞内期裂殖体都有杀灭作用，能较快控制疟疾发作症状，其中对间日疟作用最强。而奎尼丁是奎宁的异构体，口服则适用于房室早搏、心房颤动、阵发性室上性心动过速等心律失常的维持治疗。
>
> **问题：**
> 　　1. 奎宁和奎尼丁结构上的区别是什么？
> 　　2. 为什么奎宁和奎尼丁结构相似，却具有不同的药理活性？

奎尼丁（quinidine）

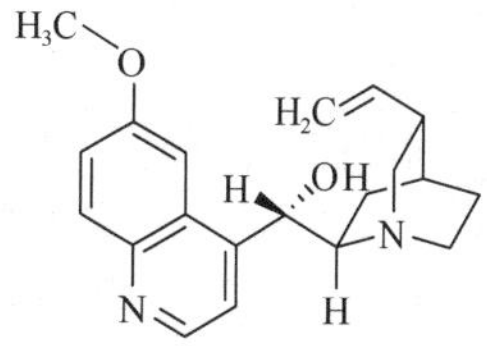

化学名为(9S)-6′-甲氧基-脱氧辛可宁-9-醇，(9S)-6′-methoxy-cinchonan-9-ol。

本品为白色或类白色微晶粉末，微溶于水，易溶于无水乙醇。熔点 172℃，$[\alpha]_D^{25} = +260°$。

本品和抗疟药奎宁（quinine）以及它们的脱甲氧基衍生物辛可宁和辛可尼丁都是从金鸡纳树皮中分离发现的生物碱。奎尼丁和奎宁互为非对映异构体，它们各具有 4 个手性碳原子，其中两个手性碳的构型相同，均为（3R, 4S），区别在于 C-8、C-9 的构型，奎尼丁的构型是（8R, 9S），奎宁的构型是（8S, 9R）。

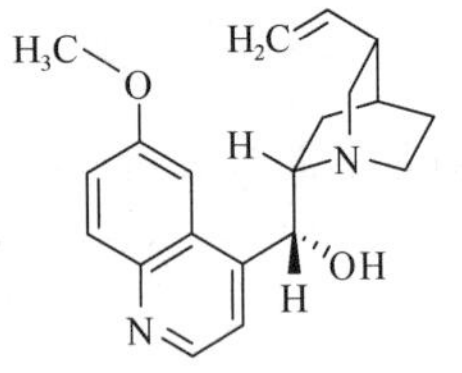

奎宁
(3R,4S,8S,9R)

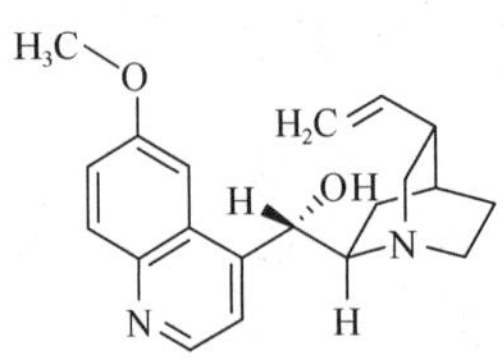

奎尼丁
(3R,4S,8S,9S)

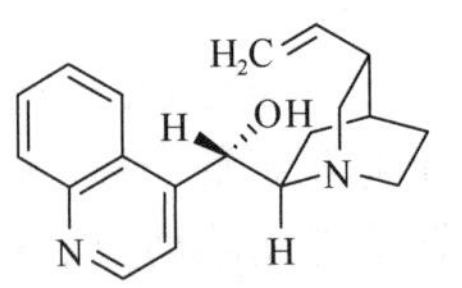

辛可宁
(3R,4S,8R,9S)

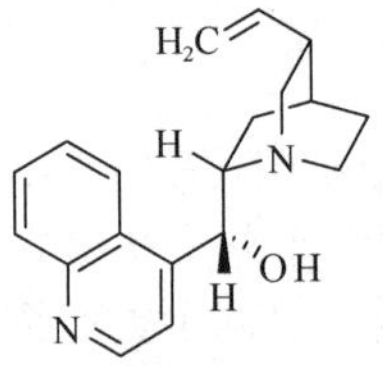

辛可尼丁
(3R,4S,8S,9R)

本品可看作喹啉环 4 位通过羟甲基与奎核碱 8 位相连接，分子中含有两个氮原子，喹啉环上氮原子碱性较弱（pK_{a1} 为 5.4），不易成盐，奎核碱环的叔氮原子碱性较强（pK_{a2} 为 10.0），可制成多种盐类，常用的有硫酸盐、盐酸盐、葡糖酸盐、聚半乳糖醛酸盐等。本品硫酸盐水溶性小，只适宜于制作片剂；二盐酸盐水溶性虽然大，但其酸性强，注射剂刺激性大，易引起局部炎症；葡萄糖酸盐水溶性大，刺激性小因而常用的注射液剂型为奎尼丁的葡萄糖酸盐。

本品口服吸收快而完全，生物利用度个体差异大（44%~98%），口服后 30min 起效，1~3h 达最大作用，持续约 6h，与蛋白结合率为 70%~80%。有效血浓度为 3~6μg/ml，中毒血浓度为 8μg/ml。本品主要在肝脏代谢，通过肾小球滤过，酸性尿液中排泄量增加，约 10% 以原药形式排泄。代谢反应有奎核碱 2 位及喹啉环 2′位的羟基化，喹啉环 6′位的 O-去甲基化和奎核碱 3 位的乙烯基氧化，其代谢产物见图 11-2。

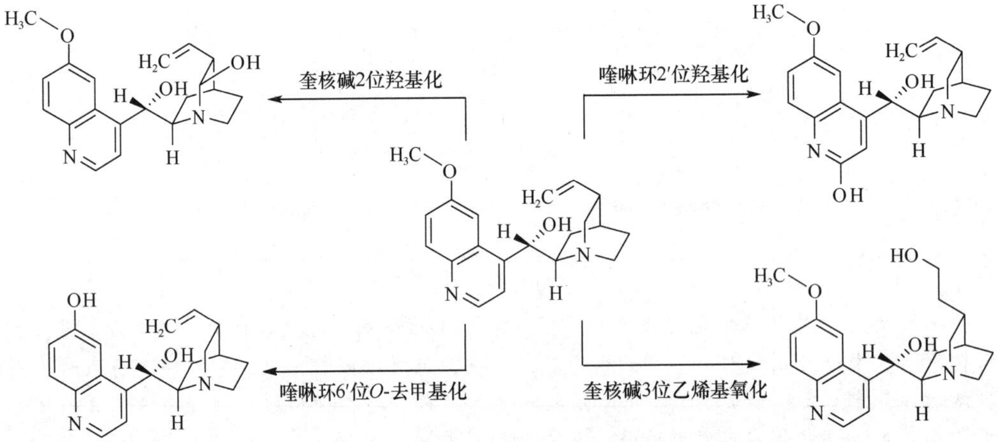

图 11-2　奎尼丁的体内代谢

本品对细胞膜具有直接作用，主要抑制钠离子的跨膜运动及心肌的自律性，降低传导速度，延长有效不应期，降低心肌的收缩力。另外，本品可通过抗胆碱能作用间接对心脏产生影响，且大剂量可扩张血管及阻断 α-受体产生低血压，尤其以胃肠道外给药更易发生。

本品临床用于治疗心房颤动、阵发性室上性及室性心动过速和心房扑动。其对心脏的作用比奎宁强，对心房颤动患者的抗心律失常作用比奎宁和辛可尼丁高 2 倍，但大量服用本品可导致蓄积中毒。

案例 11-1 分析

1. 奎宁和奎尼丁互为非对映异构体，它们各具有 4 个手性碳原子，其中 2 个手性碳构型相同，都是（3R，4S），区别在于 C-8、C-9 的构型。奎宁的构型是（8S，9R），奎尼丁的构型是（8R，9S）。

2. 药物与受体的作用具有互补性和立体性，手性中心影响药物的立体构象及其与靶点的结合。虽然奎宁和奎尼丁仅有 1 个手性碳原子的差异，但两个药物的作用靶点完全不同，相应的靶点能分别将它们识别出来。奎宁能与疟原虫的 DNA 结合，形成复合物抑制 DNA 的复制和 RNA 的转录，从而抑制原虫的蛋白合成。另外，奎宁能降低疟原虫氧耗量，抑制疟原虫内的磷酸化酶而干扰其糖代谢。因而，奎宁是一种抗疟药，适用于氯喹和耐药虫株所致的恶性疟，也可用于治疗间日疟。奎尼丁是 I_A 类抗心律失常药，其作用机制是阻滞钠通道，抑制心房异位冲动电活动的自律性，降低冲动传导速率，延长有效不应期，减低兴奋性，从而减慢心房率。

（二）I_B 类抗心律失常药物

I_B 类抗心律失常药的作用是降低去极化最大通量，缩短动作电位时间。I_B 类与钠通道的亲和力最小，仅轻度阻滞心肌细胞膜钠通道。此类药物既有抗心律失常作用又有局麻作用，主要用于室性心律失常的治疗，其代表药物有利多卡因（lidocaine）、美西律（mexiletine）、妥卡尼（tocainide）、苯妥英（phenytoin）等，其中，苯妥英可改善洋地黄中毒导致的房性和室性心律失常，是洋地黄中毒而致心律失常的首选药物。它们的结构与局部麻醉药相似，由亲脂性的芳环和亲水性的氨基通过酰胺键或者醚键连接而成。因而，这些药物与局部麻醉药一样作用于钠通道，但作用部位不同。

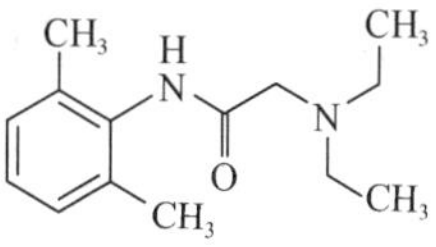

lidocaine 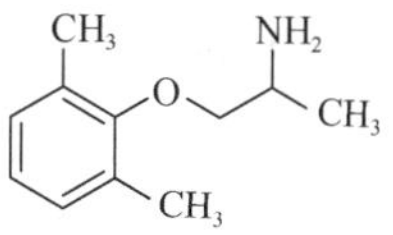　　　　mexiletine 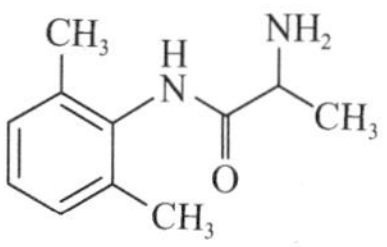　　　　tocainide 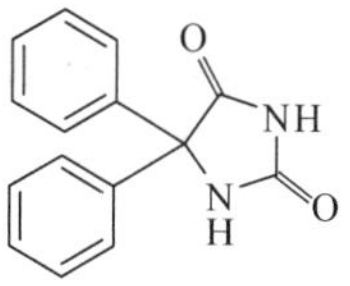　　　　phenytoin

知识拓展 11-1

雷诺嗪（ranolazine）是一种选择性晚钠电流抑制剂，最初临床用于治疗稳定型心绞痛，后发现其可改变跨膜晚钠电流，临床用于治疗心律失常。

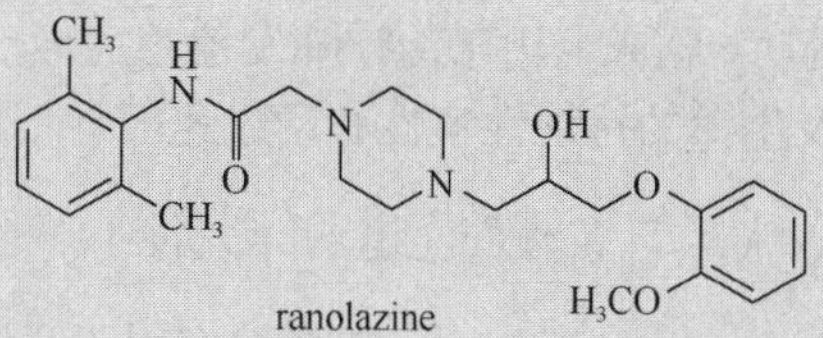

ranolazine

（三）I_C 类抗心律失常药物

I_C 类抗心律失常药降低去极化最大速率，对动作电位时程没有影响。其代表药物为氟卡尼（flecainide）、恩卡尼（encainide）、莫雷西嗪（moricizine）、普罗帕酮（propafenone）和吡西卡尼（pilsicainide）。

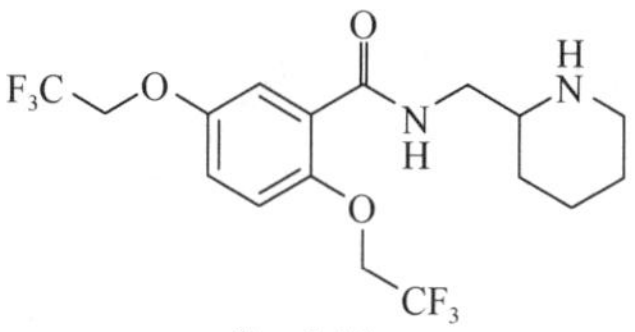

flecainide 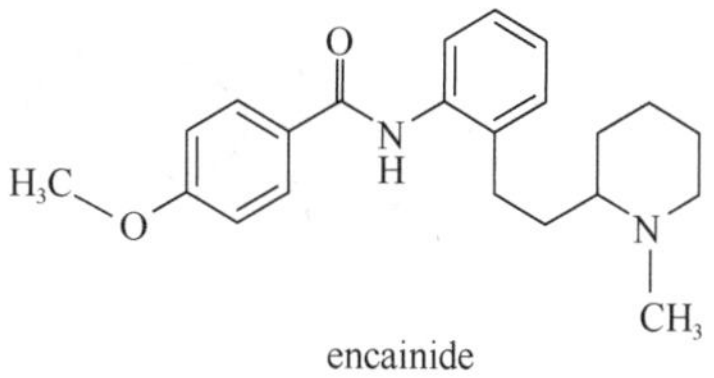　　　　　　　　encainide

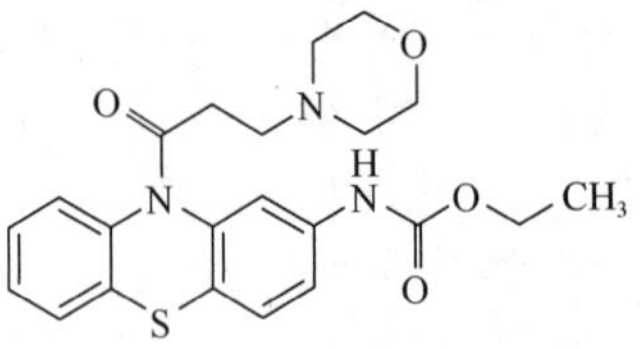

moricizine

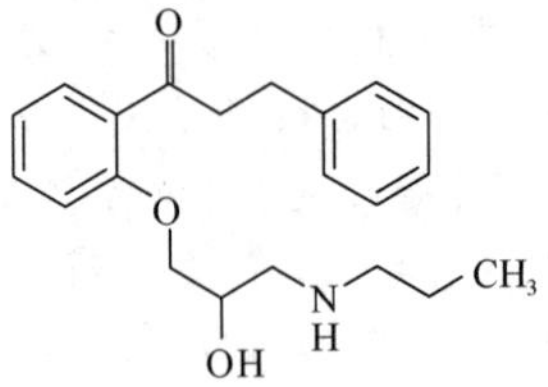

propafenone

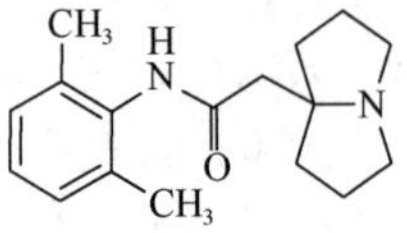

pilsicainide

盐酸普罗帕酮（propafenone hydrochloride）

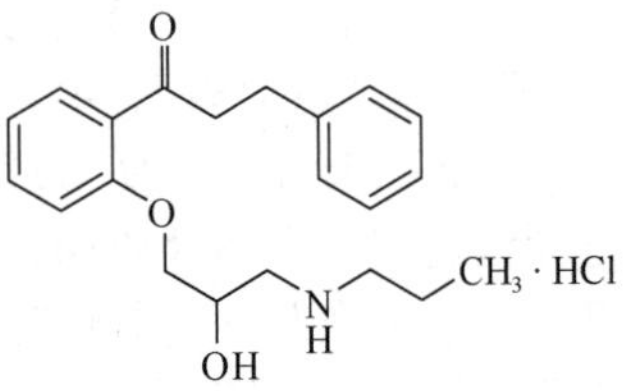

化学名为 1-[2-[2-羟基-3-(丙胺基)丙氧基]苯基]-3-苯基-1-丙酮盐酸盐，1-[2-[2-hydroxy-3-(propylamino)-propoxy]phenyl]-3-phenyl-1-propanone hydrochloride。

本品为白色或类白色粉末，略溶于冷水，溶于乙醇和热水，几乎不溶于乙醚。熔点 173℃。

本品是邻位取代的芳氧丙醇胺类，有一个手性中心，S-(−)-对映体的抗心律失常作用是 R-(+)-对映体的 40 倍以上。两个对映体在药代动力学性质也存在明显的立体选择性差异，R-(+)-对映体更快消除。本品口服吸收完全，在肝内迅速代谢，主要代谢产物为 5-羟基普罗帕酮和 N-去丙基普罗帕酮，也都具有抗心律失常作用。本品的有效血药浓度的个体差异大，需个体化给药。

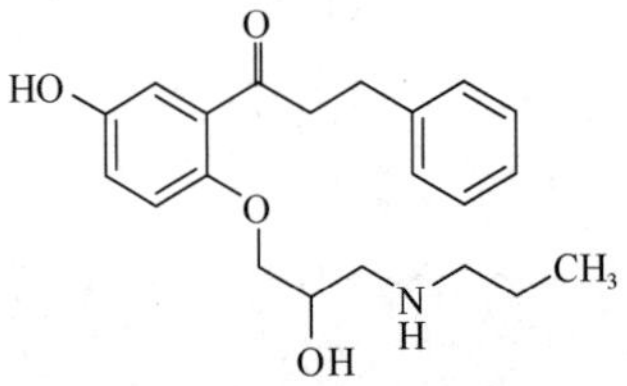

5-羟基普罗帕酮

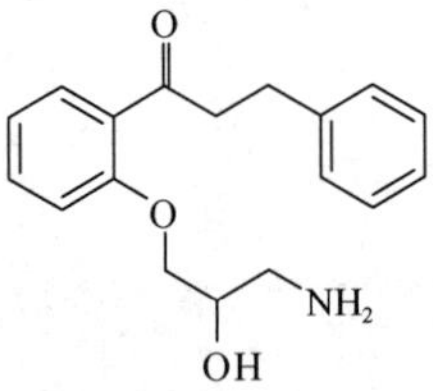

N-去丙基普罗帕酮

本品可直接稳定心肌细胞膜，降低动作电位 0 相的上升速率，减少 Na^+ 快速内流，延长有效不应期，降低自律性，减少触发活动。临床上用于治疗阵发性心房颤动、房扑和阵发性室上性心动过速，也可治疗心律失常，如危及生命的持续性室性心动过速。

二、钾通道阻滞剂

钾通道阻滞剂（potassium channels blockers）选择性作用于心肌细胞 K^+ 通道，阻止 K^+ 外流，从而延长心肌细胞的动作电位时程，减慢心率，也称延长动作电位时程的药物，属Ⅲ类抗心律失常药物，其代表药物有溴苄铵（bretylium tosylate）、胺碘酮（amiodarone）、索他洛尔（sotalol）、决奈达隆（dronedarone）、伊布利特（ibutilide）、司美利特（sematilide）、多非利特（dofetilide）及维那卡兰（vernakalant）等。

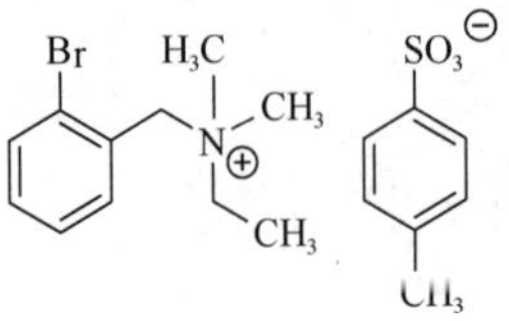

bretylium tosylate

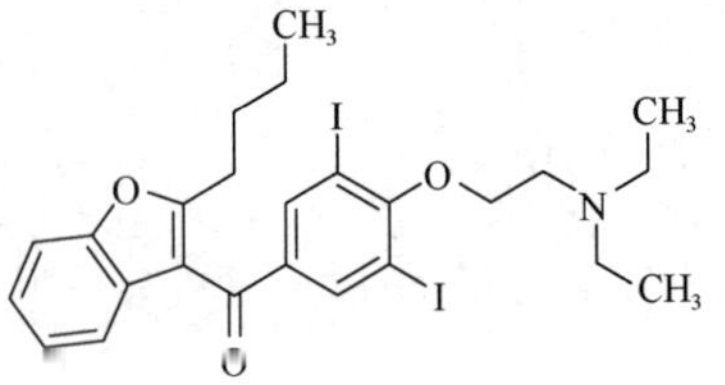

amiodarone

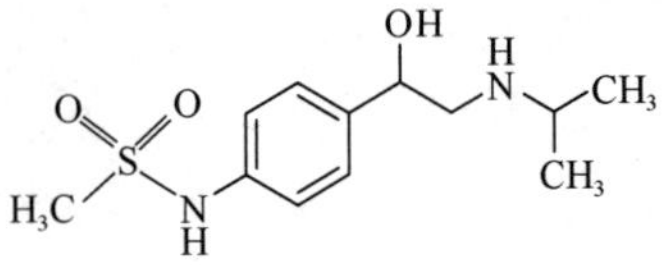

sotalol

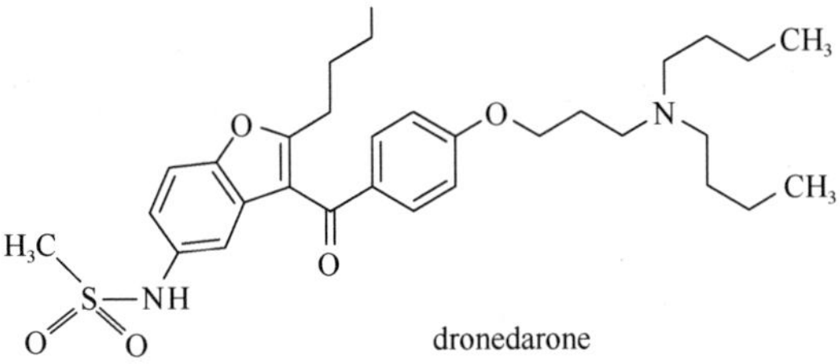

dronedarone

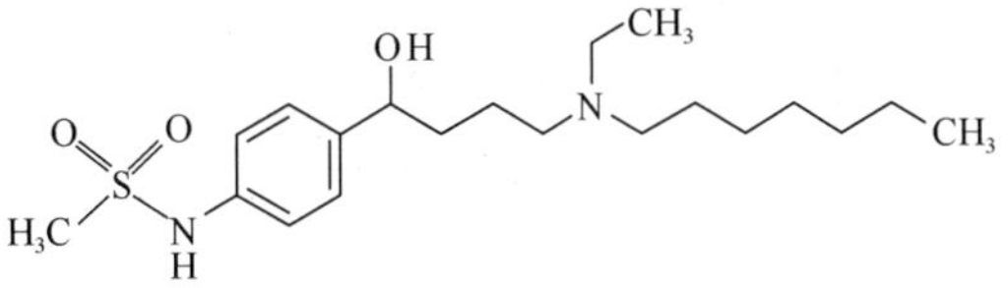

ibutilide

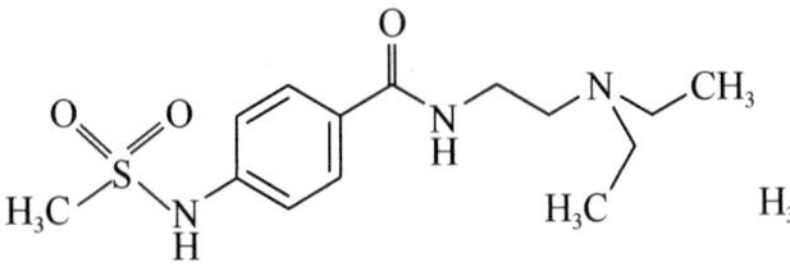

sematilide

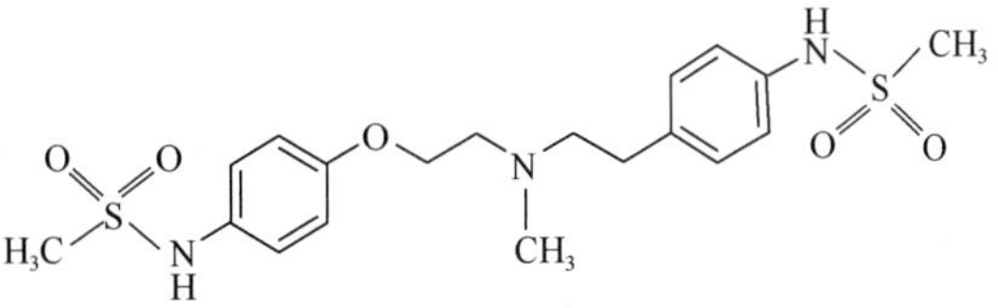

dofetilide

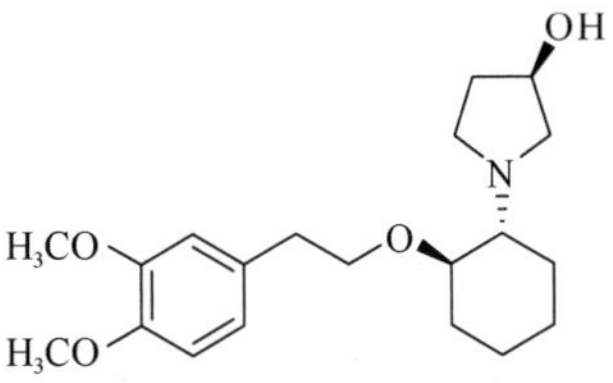

vernakalant

盐酸胺碘酮（amiodarone hydrochloride）

· HCl

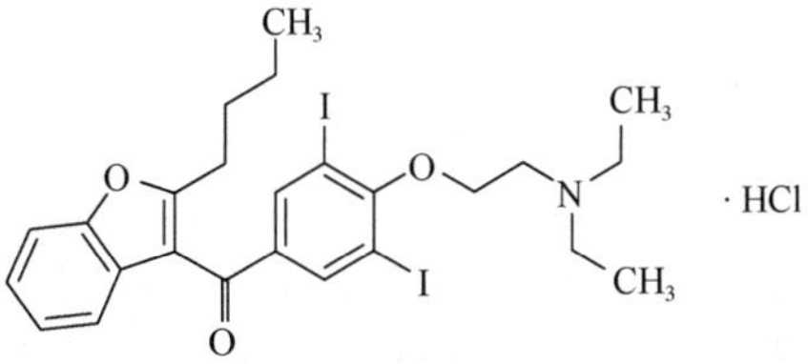

化学名为(2-丁基-3-苯并呋喃基)[4-[2-(二乙氨基)乙氧基]-3, 5-二碘苯基]甲酮盐酸盐，(2-butyl-3-benzofuranyl)[4-[2-(diethylamino)ethoxy]-3, 5-diiodophenyl] methanone hydrochloride。

本品为白色或类白色结晶粉末，易溶于二氯甲烷，溶于甲醇，极微溶于乙醇。熔点158～165℃。

本品口服吸收慢，蛋白结合率高达95%，体内 $t_{1/2}$ 为13～30天，起效极慢，一般在一周左右才出现作用。体内分布广泛，可蓄积在多种器官和组织内。代谢反应主要为 N-去乙基化，其抗心律失常作用在很大程度上是由 N-去乙基胺碘酮在体内蓄积后产生的。本品在20世纪60年代已用于抗心绞痛，70年代用于抗心律失常。除抑制钾通道外，对钠、钙通道均有一定阻滞作用，对α、β-受体也有非竞争性阻断作用，为广谱抗心律失常药。但长期使用本品可导致皮肤色素沉积，甲状腺功能紊乱。大剂量使用本品，少数病例可发生低血压、心力衰竭等。

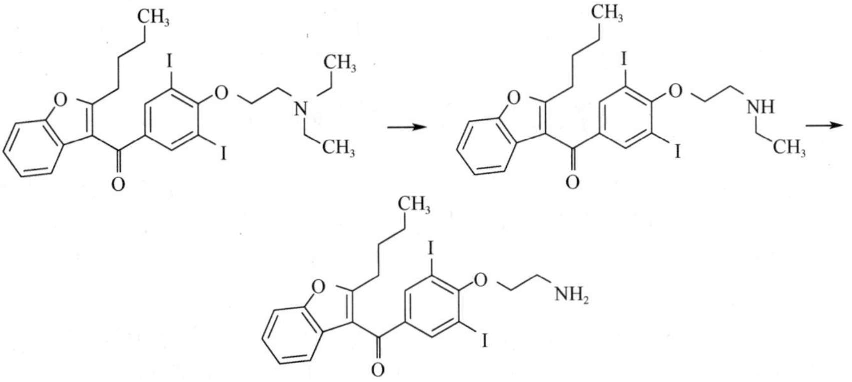

活性代谢物

本品的合成是以苯并呋喃和丁酸酐为原料，在磷酸催化下反应得 2-丁酰苯并呋喃；经黄鸣龙反应将侧链羰基还原，再经弗里德-克拉夫（Friedel-Crafts）酰基化反应在 3 位引入对甲氧基苯甲酰基；产物经碘化后与二乙氨基氯乙烷反应即得胺碘酮。

知识拓展 11-2

胺碘酮（amiodarone）在 20 世纪 60 年代主要用于治疗心绞痛，后来发现它不仅对钾通道有阻滞作用，对钠、钙通道也有一定的阻滞效果，而且对 α、β-受体也有非竞争性阻滞作用。直到 20 世纪 70 年代，胺碘酮才作为抗心律失常药正式用于临床，并发现该药具有广谱抗心律失常作用。

Ⅲ型抗心律失常药最大的缺点是有导致心律失常的副作用。近几年对胺碘酮进行深入研究和重新评价后发现，它是一个兼有Ⅰ、Ⅱ和Ⅳ型抗心律失常活性的Ⅲ型抗心律失常药。大规模临床试验结果表明，胺碘酮确实能降低室颤的复发率和心律失常的死亡率。这使人们看到了开发复合Ⅲ型抗心律失常药物的希望。现已有不少学者明确提出能够同时阻滞一种以上离子通道的药物有利于克服Ⅲ型抗心律失常药物的致心律失常副作用。由此可见，多离子通道阻滞的作用模式，将是新一代Ⅲ型抗心律失常药物的研发方向，而各种通道阻滞剂活性的最佳比例将是开发安全有效的Ⅲ型药物的关键。目前已有多个正处于Ⅱ、Ⅲ期临床研究阶段的复合Ⅲ型抗心律失常药。相信不久的将来，会有更安全有效的，同时能阻滞多种离子通道的新型抗心律失常药物问世。

第二节　抗心绞痛药物

心绞痛是冠状动脉粥样硬化（冠心病）的重要症状，由心肌急剧的暂时性缺血或缺氧而引起，可以通过增加供氧或降低耗氧来缓解。目前，临床上使用的抗心绞痛药（antianginal drugs）主要是降低心肌耗氧量的药物，包括一氧化氮供体药物、β受体拮抗剂和钙通道阻滞剂，本节主要介绍一氧化氮供体药物。

一氧化氮（NO）是一种重要的执行信使任务的神经递质，具有高度活性，包括松弛血管平滑肌、抗血小板聚集和阻抑白细胞-内皮细胞相互作用，以及刺激环磷酸鸟苷（cGMP）形成。在血管内皮细胞中，内源性 NO 由一氧化氮合酶催化 L-精氨酸生合成得到，半衰期仅有几秒。

　　临床常用的 NO 供体药物主要是硝酸酯和亚硝酸酯类药物，通过释放 NO 或者在组织内形成 NO 来模拟内源性 NO 的作用，其作用机理如图 11-3 所示。长期使用 NO 供体药物，会引起人体内提供巯基的物质如谷胱甘肽消耗过多，影响 NO 的生成，产生耐药性。

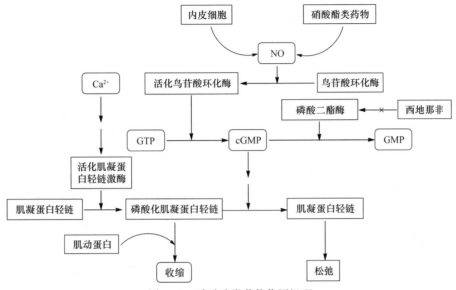

图 11-3　硝酸酯类药物作用机理

　　硝酸酯及亚硝酸酯类药物用于治疗心绞痛已有 100 多年的历史，还可用于慢性心功能不全的治疗。硝酸酯比亚硝酸酯易于吸收，因而具有较高的活性。目前临床使用的药物主要有硝酸甘油（nitroglycerin）、丁四硝酯（erythrityl tetranitrate）、戊四硝酯（pentaerithrityl tetranitrate）、硝酸异山梨酯（isosorbide dinitrate）、吗多明（molsidomine）和硝普钠（sodium nitroprusside）等。

nitroglycerin	erythrityl tetranitrate	pentaerithrityl tetranitrate	isosorbide dinitrate

molsidomine	sodium nitroprusside

　　硝酸酯及亚硝酸酯类药物脂溶性大、易经黏膜或皮肤吸收，因而，起效快、作用时间短。此类药物口服吸收好，但因肝脏首过效应大，多数药物主要经黏膜给药。此类药物给药方式、起效时间及作用时程见表 11-2。

表 11-2　硝酸酯及亚硝酸酯类药物的比较

药物	给药方式	起效时间	作用时程
亚硝酸异戊酯（isoamyl nitrite）	吸入	10s	2～3min
硝酸甘油（nitroglycerin）	舌下黏膜	1min	30min

续表

药物	给药方式	起效时间	作用时程
丁四硝酯（erythrityl tetranitrate）	口服	15min	180min
戊四硝酯（pentaerithrityl tetranitrate）	口服	20min	330min
硝酸异山梨酯（isosorbide dinitrate）	舌下（缓解）	2～3min	>240min
	口服（预防）	30min	>240min

硝酸甘油（nitroglycerin）

化学名为 1, 2, 3-丙三醇三硝酸酯，1, 2, 3-propanetriol trinitrate。

本品为浅黄色无臭带甜味的油状液体；沸点 145℃。在低温条件下可凝固成为两种固体形式，一种为稳定的双菱形晶体，熔点 13.2℃；另一种为不稳定的三斜晶形，熔点 2.2℃，可转变为稳定的晶形。在乙醇中溶解，混溶于热乙醇、丙酮、乙醚、冰乙酸、乙酸乙酯、苯、三氯甲烷或苯酚，在水中略溶。本品具有挥发性、吸湿性和爆炸性，能吸收水分子成塑胶状，受热或激烈震动易发生爆炸。

本品在中性和弱酸性条件下相对稳定，碱性条件下迅速水解。在氢氧化钾试液中加热生成甘油，再加入硫酸氢钾生成的丙烯醛气体有恶臭，可用于鉴别。

本品为速效、短效硝酸酯类药物，能直接松弛血管平滑肌，缓解心绞痛症状。用于各种心绞痛症状。舌下含服能通过口腔黏膜迅速吸收，直接进入人体循环可避免首过效应。本品在肝脏代谢，代谢反应主要为酯的水解，生成甘油二硝酸酯、甘油单硝酸酯和甘油。甘油二硝酸酯仍有扩张血管作用，但仅为硝酸甘油的 1/10。

硝酸异山梨酯（isosorbide dinitrate）

化学名为 1, 4 : 3, 6-二脱水-D-山梨醇-2, 5-二硝酸酯，1, 4 : 3, 6-dianhydro-2, 5-di-O-nitro-D-glucitol。

本品为白色结晶性粉末，在水中微溶，在丙酮中易溶，在乙醇中略溶。熔点 68～72℃。

本品结晶有稳定型和不稳定型两种，药用品为稳定型。不稳定型在 30℃条件下放置数天后，可转为稳定型。

本品结构中有两个由异山梨醇脱水形成的五元氧环和两个硝酸酯基，两个五元氧环为顺式稠合，两个硝酸酯基处于反式。

本品与适量水和硫酸混溶后，沿壁缓缓加入硫酸亚铁试液，界面显棕色，可用于鉴别。

本品口服经胃肠道和肝脏时多数被代谢，生物利用度仅为 3%。进入体内很快被代谢为 2-单硝酸异山梨酯和 5-单硝酸异山梨酯，代谢产物也具有抗心绞痛作用，且生物利用度高，不易透过血-脑屏障，因而头痛等副作用降低，已用于临床。

本品为长效抗心绞痛药物，具有冠脉扩张作用，临床用于心绞痛、冠状动脉循环功能不全及心肌梗死的预防。舌下含服起效快，用于急性心绞痛发作；口服起效慢，用于预防。

知识拓展 11-3

人们意识到阻断第二信使（环磷酸鸟苷）降解达到治疗心绞痛的目的，而环核苷酸[包括环磷酸腺苷（cAMP）和环磷酸鸟苷（cGMP）]是由磷酸二酯酶（PDE）降解的，目前发现 PDE 超家族至少有 11 个成员。其中 PDE5 集中分布在血管平滑肌和血小板中，因此 PDE5 成为治疗心绞痛药物一个理想靶标。1989 年，西地那非（sildenafil）作为候选药物进入临床，研究证实可以升高 cGMP 水平。但与硝酸甘油相比，疗效和药代动力学性质都存在不足，1993 年，西地那非作为心绞痛治疗药物临床研究宣告失败。但健康受试者连续多次给药，发现西地那非有引起阴茎勃起的副作用，随后 Ignarro 等证实一氧化氮是参与阴茎勃起的重要信号分子，1998 年，经 FDA 批准上市，用于勃起功能障碍（ED）治疗。

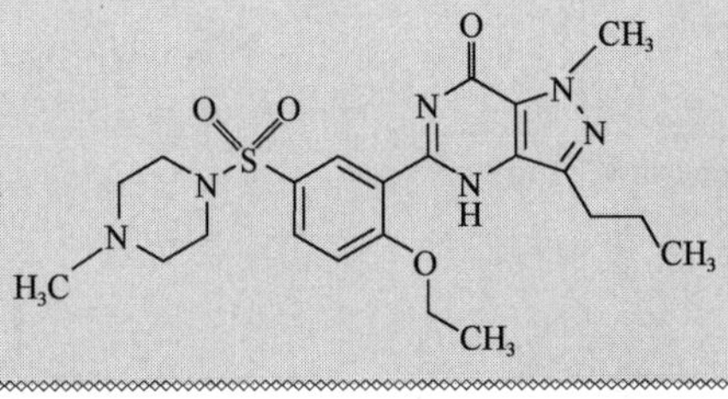

第三节　抗心力衰竭药物

充血性心力衰竭（congestive heart failure，CHF）简称心力衰竭，是指静脉回流正常的情况下，心脏排血量绝对或相对减少，不能满足机体其他器官需求的一种状态。CHF 是以组织血液灌注不足以及肺循环和/或体循环淤血为主要特征的一种临床综合征。CHF 的治疗药物有多种，它们的功能各不相同。血管紧张素转化酶抑制剂和血管扩张剂能够舒张血管，降低血流阻力；β-受体拮抗剂可以改善泵血功能；利尿药能减少体内的液体量，降低血容量；强心药又称正性肌力药，能增强心肌收缩力和心脏排血量，可分为强心苷、β-受体激动剂、磷酸二酯酶抑制剂和钙敏化药。β-受体激动剂类强心药物是以多巴酚丁胺为代表的 β_1-受体激动剂，在第十章已经介绍。

一、强　心　苷

强心苷（cardiac glycosides）能选择性地作用于心脏，增强心肌收缩力，是目前治疗心力衰竭的重要药物。强心苷可从植物或动物体内分离得到，作为药物使用已经有三千多年的历史，主要包括洋地黄毒苷（digitoxin）、毛花苷 C（lanatoside C）、毒毛花苷 K（strophanthin K）、铃兰毒苷（convallatoxin）和地高辛（digoxin）。强心苷类药物的作用和性质基本相似，不同点在于起效速度、作用强度和作用持续时间。其主要缺点是安全范围狭窄、治疗量与中毒量之间差距小。

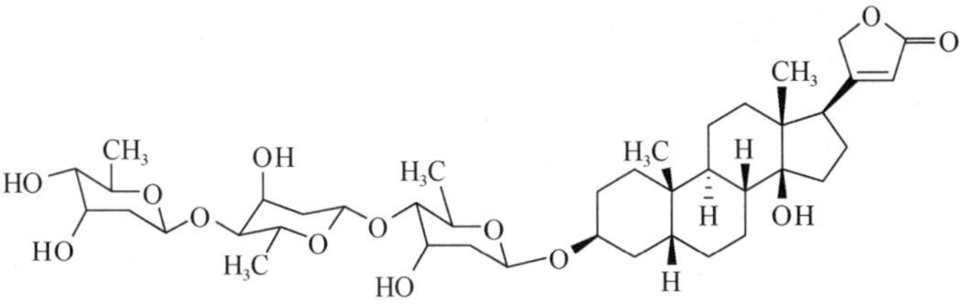

digitoxin

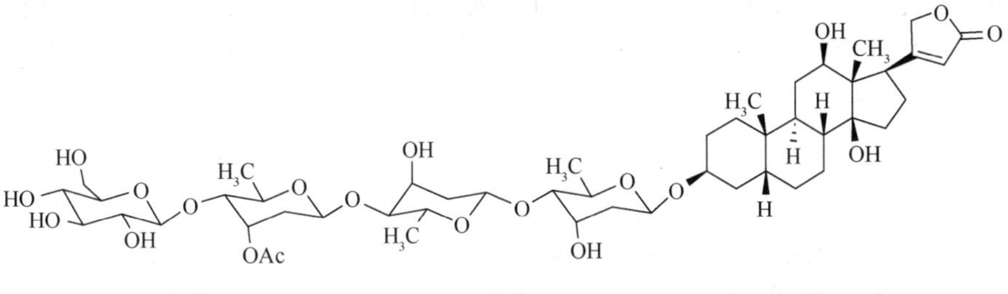

lanatoside C

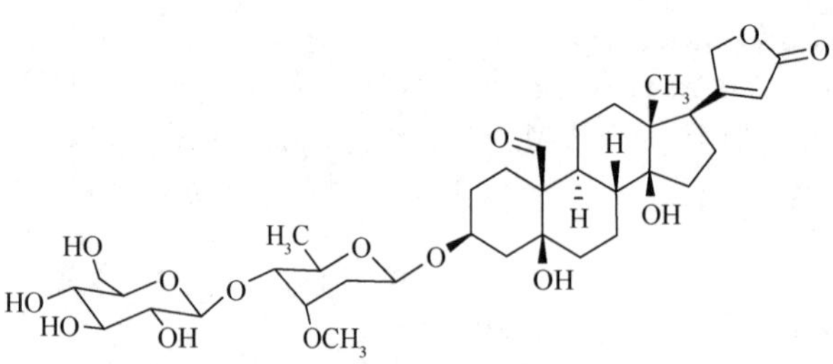

strophanthin K

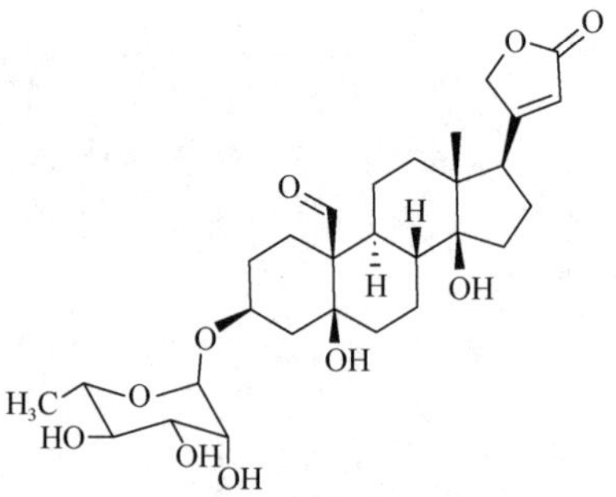

convallatoxin

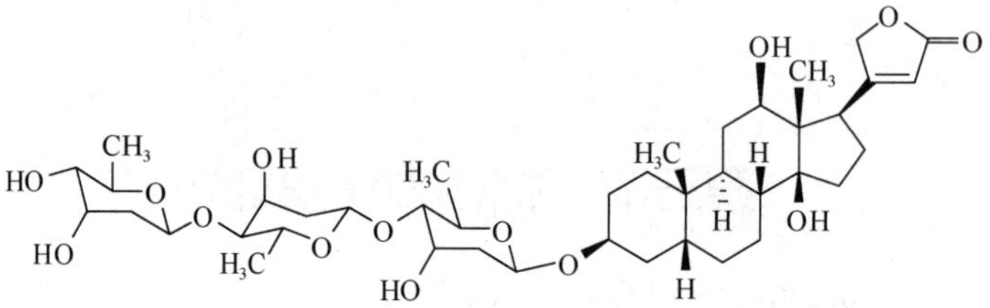

digoxin

强心苷由糖和苷元缩合而成，苷元具有由 A、B、C 和 D 四个环稠合的甾核基本骨架，但与甾类激素的构型不同，其 A/B 环、C/D 环为顺式稠合，B/C 环为反式稠合，这样的环稠合方式使强心苷的苷元甾核形成独特的 U 形结构。临床上应用的强心苷大多来源于植物，内酯环通常为五元环，称为卡烯内酯（cardenolide）；动物来源的强心苷主要来源于蟾蜍，其内酯环为六元环，称为蟾二烯羟酸内酯（bufadienolide）。

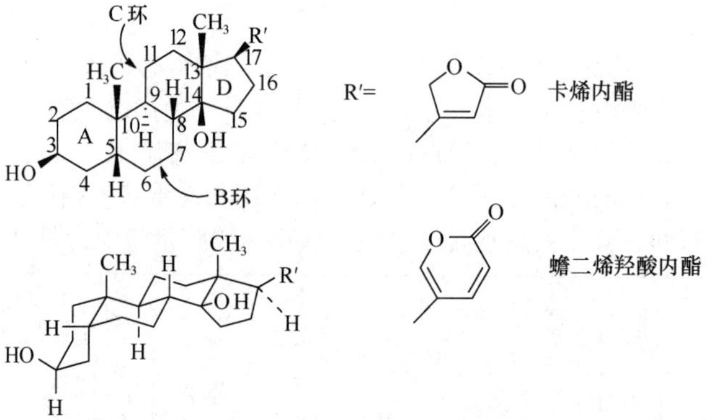

强心苷的糖基连接在甾核 3 位羟基上，多为 D-葡萄糖、D-洋地黄毒糖、L-鼠李糖以及 D-加拿大麻糖。

糖基本身没有活性，但在药动学和药效学方面发挥重要的作用。在药物动力学方面，没有糖基，则 3β-OH 很快被代谢为无活性的 3α-OH。在药效学方面，苷元的活性比糖苷小，糖苷和受体的结合更稳定，这是因为糖的存在能增加强心苷与受体的氢键和疏水键键合。

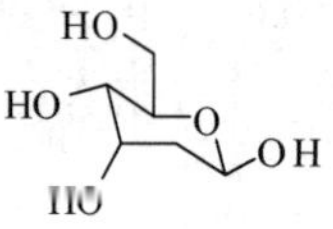

β-D-葡萄糖 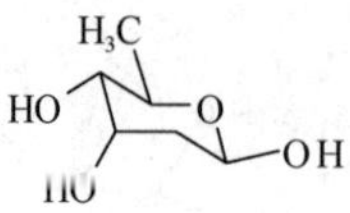　　β-D-洋地黄毒糖 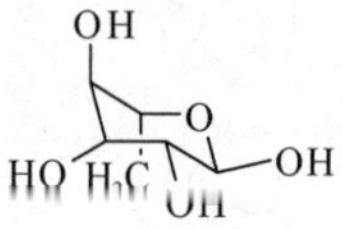　　β-D-鼠李糖 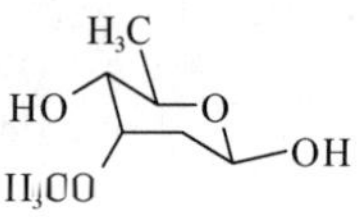　　β-D-加拿大麻糖

强心苷类药物引起正性肌力作用和电生理变化的作用机理迄今仍未完全阐释，最广泛接受的解释是这类药物可抑制与胞膜结合的钠钾腺苷三磷酸酶（Na$^+$/K$^+$-adenosine triphosphatase，

Na⁺/K⁺-ATPase）。钠钾腺苷三磷酸酶也称钠钾泵，对于维持细胞膜内外的离子梯度有重要作用。强心苷类药物的构效关系见图 11-4。

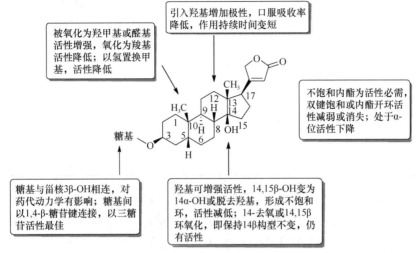

图 11-4　强心苷类药物的构效关系

二、磷酸二酯酶抑制剂

磷酸二酯酶（phosphodiesterase，PDE）能催化 cAMP 分解，降低心肌细胞内 cAMP 水平。磷酸二酯酶抑制剂（phosphodiesterase inhibitors）能阻碍 cAMP 分解，增加心肌细胞内 cAMP 水平，激活多种蛋白酶，使心肌膜上钙通道开放，Ca^{2+} 内流，增强心肌收缩力。在目前已知的 7 种 PDE 的同工酶中，位于细胞膜的 PDE-Ⅲ型活性高、选择性强，是心肌细胞降解 cAMP 的主要亚型，也是 PDE 抑制剂的主要作用靶点。PDE 抑制剂按结构不同可分为吡啶酮类和咪唑酮类，见表 11-3。

表 11-3　磷酸二酯酶抑制剂

类别	结构及名称	作用特点
吡啶酮类	氨力农(amrinone)	第一个用于临床的磷酸二酯酶抑制剂，适用于对洋地黄、利尿剂、血管扩张剂治疗无效或效果欠佳等各种原因引起的急、慢性顽固性充血性心力衰竭
	米力农(milrinone)	强心活性为氨力农的 10～20 倍，不良反应较少，且口服有效
	奥普力农(olprinone)	选择性作用于 PDE-Ⅲ，具有增强正性肌力和扩张血管作用，注射治疗急性心力衰竭
	维司力农(vesnarinone)	除抑制 PDE-Ⅲ外，也增加细胞内 Na⁺量，抑制 K⁺外流

续表

类别	结构及名称	作用特点
咪唑酮类	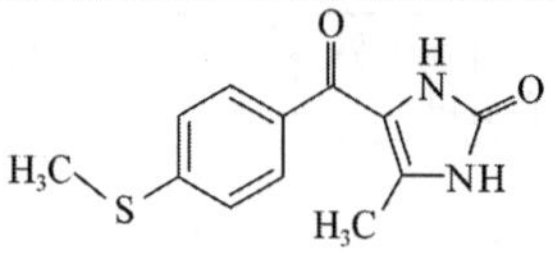 依洛昔酮(enoximone)	主要代谢物亚砜衍生物和痕量的酮均有强心活性，但较母体弱
	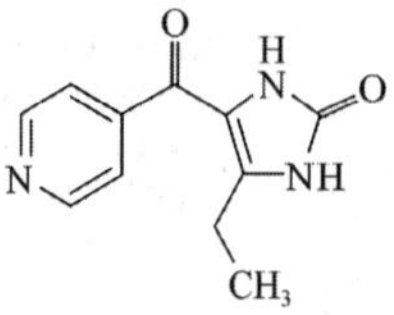 匹罗昔酮(piroximone)	作用较依洛昔酮强 5～10 倍

三、钙 敏 化 药

钙敏化药（calcium sensitizers）能提高心肌收缩蛋白对 Ca^{2+} 的敏感性，在不增加 Ca^{2+} 浓度的情况下，增强心肌收缩力。这种作用与细胞内 cAMP 含量无关，不会因心肌细胞内 Ca^{2+} 过多而致心律失常、细胞损伤甚至死亡。钙敏化药不仅在治疗心衰方面有着较好的应用前景，还有抗休克、调节外周血管反应性、改善器官组织血流量等作用。

本类代表药物有匹莫苯（pimobendan）和左西孟旦（levosimendan），二者的共同特点是都有哒嗪酮结构，哒嗪环上有一个手性碳原子，左旋体活性强。匹莫苯的 *O*-去甲基化代谢产物具有更强的钙敏化作用。左西孟旦除钙敏化作用外还能抑制磷酸二酯酶的活性，产生正性肌力作用；并能激动血管平滑肌钾通道，扩张冠脉和外周血管，增加心输出量，降低外周血管阻力。

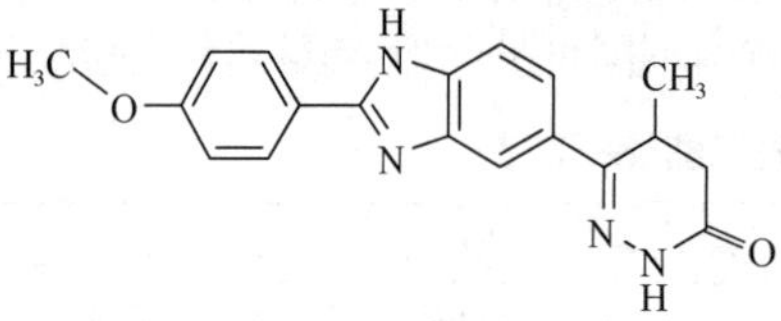

pimobendan

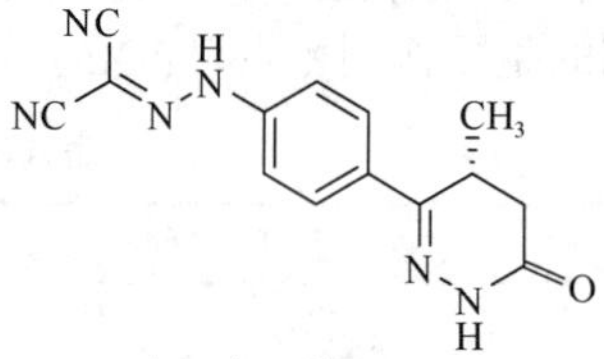

levosimendan

思 考 题

1. 简述钠通道阻滞剂的概念、分类及其代表性药物。
2. 简述临床上使用的抗心绞痛药的分类及其代表性药物。
3. 简述强心药的分类及其代表性药物。

（盛春泉）

第十二章 抗高血压药物和利尿药物

高血压是最常见的一种慢性病，也是对人类健康威胁最大的疾病之一，是脑卒中、心力衰竭、肾衰竭的主要危险因素。90%以上的高血压病因不明，为原发性高血压；部分患者的高血压是肾脏或内分泌疾病的症状之一，或因药物所致，为症状性高血压。尽管原发性高血压病因不明，但可以通过合理应用抗高血压药控制血压，从而大幅度减小脑卒中的危险性和高血压引起的心力衰竭、肾衰竭等并发症的发生率。常见的抗高血压药的作用部位见图 12-1。

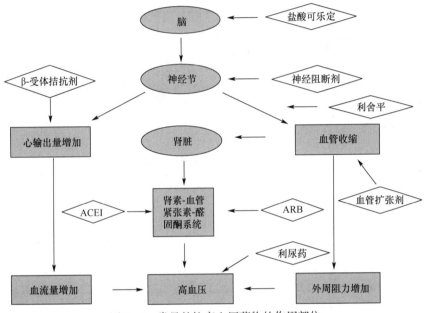

图 12-1 常见的抗高血压药物的作用部位

要点提示 12-1

目前公认的临床一线抗高血压药主要有钙通道阻滞剂、ACEI、ARB、噻嗪类利尿剂等 4 大类。β-受体拮抗剂是否作为临床一线抗高血压药物存在争议。由于作用机制不同，各类抗高血压药的适应人群有很大差异，可能引起的副作用也不同，化学结构千差万别。

第一节 抗高血压药物

一、钙通道阻滞剂

知识拓展 12-1

我国有一半以上服药治疗的高血压患者应用钙通道阻滞剂。研究显示，亚洲患者对钙通道阻滞剂更敏感，也更容易坚持治疗。其中二氢吡啶类钙通道阻滞剂应用最广泛，无绝对禁忌证，降压作用强，对糖脂代谢无不良影响。可单药或与其他类降压药联用。

钙通道阻滞剂又称钙拮抗剂（calcium antagonists），能抑制跨膜钙内流及细胞内的钙释放，降低细胞内游离钙浓度及其利用率，抑制 ATP 酶的活性，降低心肌收缩力；使平滑肌细胞松弛，血管扩张，降低外周血管阻力。目前临床上应用的钙通道阻滞剂，依据其作用类型可分为选择性钙通道阻滞剂和非选择性钙通道阻滞剂；其中选择性钙通道阻滞剂按药物结构可分为二氢吡啶类、苯烷胺类和苯并硫氮草类，而非选择性的钙通道阻滞剂不用于抗高血压治疗。

案例 12-1

　　某高血压患者按医嘱每天服用苯磺酸氨氯地平 5mg，能够很好地控制血压，但是出现了足背水肿和面部潮红。

问题：

　　1. 患者出现足背水肿和面部潮红的原因是什么？

　　2. 对于调整药物，有何建议？

（一）选择性钙通道阻滞剂

1. 二氢吡啶类钙通道阻滞剂　二氢吡啶类钙通道阻滞剂为钙通道阻滞剂中特异性最高和作用最强的一类，该类药物能选择性地作用于血管平滑肌，扩张冠状动脉，增加血流量，临床上广泛用于治疗高血压，心绞痛等心脑血管疾病。

　　常见的二氢吡啶类钙通道阻滞剂见表 12-1。

表 12-1　常见的二氢吡啶类钙通道阻滞剂

药物名称	—R$_1$	—R$_2$	—R$_3$	—X	作用特点
硝苯地平（nifedipine）	—CH$_3$	—CH$_3$	—CH$_3$	2—NO$_2$	降压快速、短效
非洛地平（felodipine）	—CH$_3$	—CH$_2$CH$_3$	—CH$_3$	2—Cl，3—Cl	对小动脉平滑肌的高度选择性
尼卡地平（nicardipine）	—CH$_3$	—COOCH$_2$CH$_2$N(CH$_3$)CH$_2$C$_6$C$_5$	—CH$_3$	3—NO$_2$	有选择性心血管作用
尼莫地平（nimodipine）	—CH$_3$	—CH$_2$CH$_2$OCH$_3$	—CH(CH$_3$)$_2$	3—NO$_2$	脑血管扩张作用比硝苯地平强
尼索地平（nisoldipine）	—CH$_3$	—CH$_2$CH(CH$_3$)$_2$	—CH$_3$	2—NO$_2$	能显著扩张外周和冠状血管
尼群地平（nitrendipine）	—CH$_3$	—CH$_3$	—CH$_2$CH$_3$	2—NO$_2$	有利尿作用，降压作用持久温和
氨氯地平（amlodipine）	—CH$_2$OCH$_2$CH$_2$NH$_2$	—CH$_2$CH$_3$	—CH$_3$	2—Cl	半衰期长、作用持久

硝苯地平（nifedipine）

　　化学名为 2,6-二甲基-4-(2-硝基苯基)-1,4-二氢-3,5-吡啶二甲酸二甲酯，2,6-dimethyl-4-(2-nitrophenyl)-1,4-dihydro-3,5-pyridine dicarboxylic acid dimethyl ester。

本品为黄色结晶性粉末；无臭，无味。本品在丙酮、三氯甲烷中易溶，在甲醇、乙醇中微溶，在水中几乎不溶。熔点 172～174℃。

本品在光照和氧化剂存在下分别生成的降解产物不同，其中光催化反应除了将二氢吡啶芳构化以外，还能将硝基转化成亚硝基。

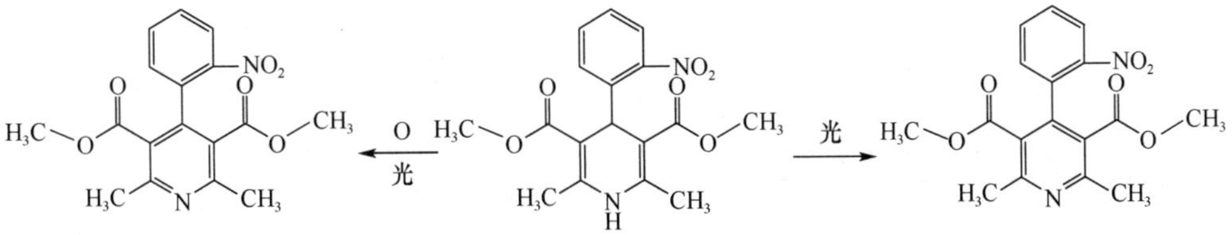

本品能松弛血管平滑肌，扩张冠状动脉，用于抗心绞痛及高血压。本品口服经胃肠道吸收完全，体内代谢物均无活性，80%由肾脏排泄（图 12-2）。

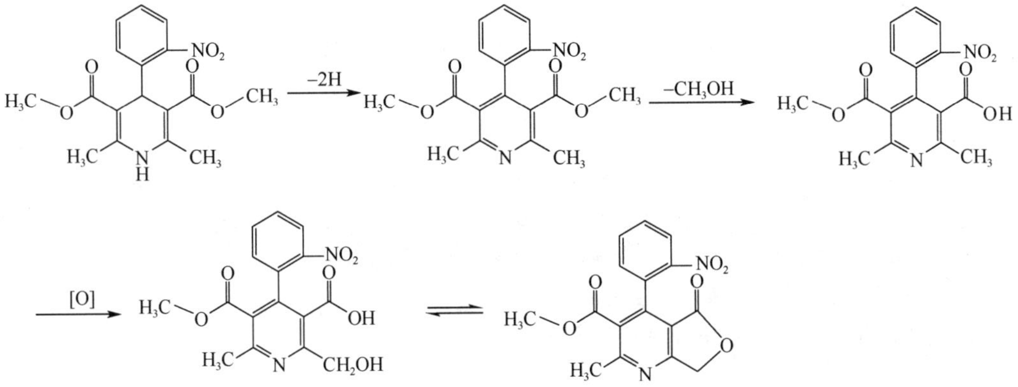

图 12-2 硝苯地平的体内代谢

本品的合成是以邻硝基苯甲醛为原料，与乙酰乙酸甲酯及过量氨水在甲醇中环合制得。

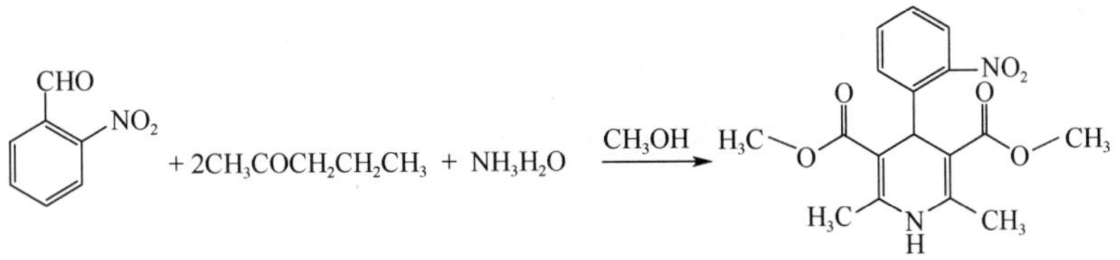

氨氯地平（amlodipine）

化学名为(±)-2-[(2-氨基乙氧基)甲基]-4-(2-氯苯基)-1, 4-二氢 -6- 甲基 -3, 5- 吡啶二甲酸 -3- 乙酯 -5- 甲酯，(±)-2-[(2-aminoethoxy)methyl]-4-(2-chlorophenyl)-1, 4-dihydro-6-methyl-3, 5-pyridinedicarboxylic acid-3-ethyl-5-methyl ester，又称络活喜。

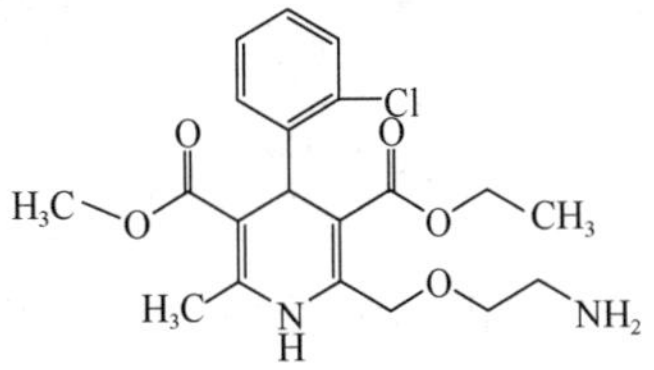

本品为白色或类白色粉末，熔点 135～139℃。本品的马来酸盐，在水中微溶，在乙醇中略溶，熔点 178～179℃。

本品口服吸收良好，且不受摄入食物的影响，血药浓度达到最大浓度的时间为 6～8h，生物利用度为 64%，血浆蛋白结合率为 97.5%，消除半减期为 36h；大部分在肝脏代谢为无活性的代谢物，老年人及肝功能减退者消除减慢；以 10% 的原药和 60% 的代谢物由尿排出。

本品可以阻滞心肌和血管平滑肌的细胞外钙离子，经细胞膜钙离子通道进入细胞；直接舒张血管平滑肌，扩张外周小动脉，使外周血管阻力降低；扩张冠状动脉的作用尤为明显，能解除冠状动脉痉挛。用于治疗各种类型的高血压病，用于治疗冠状动脉性心脏病，缓解和防止心绞痛发作。

左旋氨氯地平的活性大约是右旋异构体的 1000 倍、外消旋体的 2 倍，不良反应更少。构效关系如图 12-3 所示。

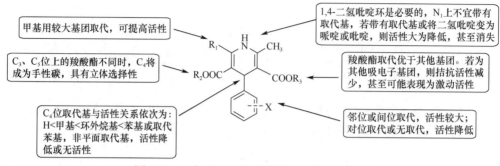

甲基用较大基团取代，可提高活性

C₃、C₅位上的羧酸酯不同时，C₄将成为手性碳，具有立体选择性

C₄位取代基与活性关系依次为：H<甲基<环外烷基<苯基或取代苯基，非平面取代基，活性降低或无活性

1,4-二氢吡啶环是必要的，N₁上不宜带有取代基，若带有取代基或将二氢吡啶变为哌啶或吡啶，则活性大为降低，甚至消失

羧酸酯取代优于其他基团。若为其他吸电子基团，则拮抗活性减少，甚至可能表现为激动活性

邻位或间位取代，活性较大；对位取代或无取代，活性降低

图 12-3　二氢吡啶类钙通道阻断剂的构效关系

案例 12-1 分析

1. 苯磺酸氨氯地平是苯磺酸左旋氨氯地平和苯磺酸右旋氨氯地平的外消旋体。其中：左旋体的降压作用是右旋体的 1000 倍。右旋体几乎无降压作用，右旋体会刺激体内内源物质（前列环素、一氧化氮等）出现，造成足背水肿和面部潮红等副作用出现的风险增多，苯磺酸氨氯地平的副作用，主要是由其右旋体引起的。

2. 建议改用每天服用苯磺酸左旋氨氯地平 2.5mg。

2. 苯并硫氮杂䓬类　本类药物主要是地尔硫䓬（diltiazem），对其进行改造发现 2 位苯环上的 4 位取代基以甲基或甲氧基活性最强，但增加苯环上的甲氧基数目或以 4-氯、2,4-二氯、4-羟基取代，其活性都会减弱或消失，而无取代时活性也会减弱。5 位氮上的取代基对其活性也有较大的影响，仅叔胺有效，伯胺、仲胺、季胺均无效，无取代基时也无活性。在所有取代基中，以 2-*N,N*-二甲胺基乙基活性最强。

盐酸地尔硫䓬（diltiazem hydrochloride）

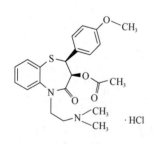

化学名为顺-(+)-5-[2-(二甲胺基)乙基]-2-(4-甲氧基苯基)-3-乙酰氧基-2,3-二氢-1,5-苯并硫氮杂䓬-4(5*H*)酮盐酸盐，*cis*-(+)-5-[2-(dimethylamino) ethyl]-2-(4-methoxyphenyl)-3-(acetyloxy)-2,3-dihydro-1,5-benzothiazepin-4(5*H*)-one hydrochloride。

本品为白色或类白色的针状结晶；无臭，味苦。本品在水、甲醇或三氯甲烷中易溶，在乙醚或苯中不溶。$[\alpha]_D^{20}$ =+98.3°（c=1.002，甲醇）；熔点 207.5～212℃。

本品分子结构中有两个手性碳原子，具有四个立体异构体，即反式 *D*-和 *L*-异构体，以及顺式 *D*-和 *L*-异构体，其中以顺式 *D*-异构体活性最高，其活性大小顺序依次为顺式 *D*->顺式 *DL*->顺式 *L*->反式 *DL*-体。冠脉扩张作用对 *D-cis* 异构体具有立体选择性，临床仅用其 *D-cis* 异构体。

本品为高选择性钙通道阻滞剂，可通过抑制钙离子向冠脉血管及周围/末梢血管平滑肌细胞的内流而达到扩张血管，特别是对大的冠状动脉和侧支循环有较强扩张作用，改善心肌缺血和降低血压。常用于治疗包括变异型心绞痛在内的各种缺血性心脏病，也有减缓心率作用。

本品口服后通过胃肠道吸收较完全（达 80%），有较强的首过效应，生物利用度为 40%。单次口服本品 30～120mg，30～60min 后可在血浆中测出，2～3h 血药浓度达峰值，单次或多次给药血浆清除半衰期 3.5h。有效血药浓度 50～200ng/ml。在体内代谢完全，其代谢主要途径为脱乙酰基、*N*-脱甲基和 *O*-脱甲基化。去乙酰基地尔硫䓬保持了原药冠状血管扩张作用的 25%～50%，并且达到原药血药浓度的 10%～45%。仅 2%～4%原药由尿液排出（图 12-4）。

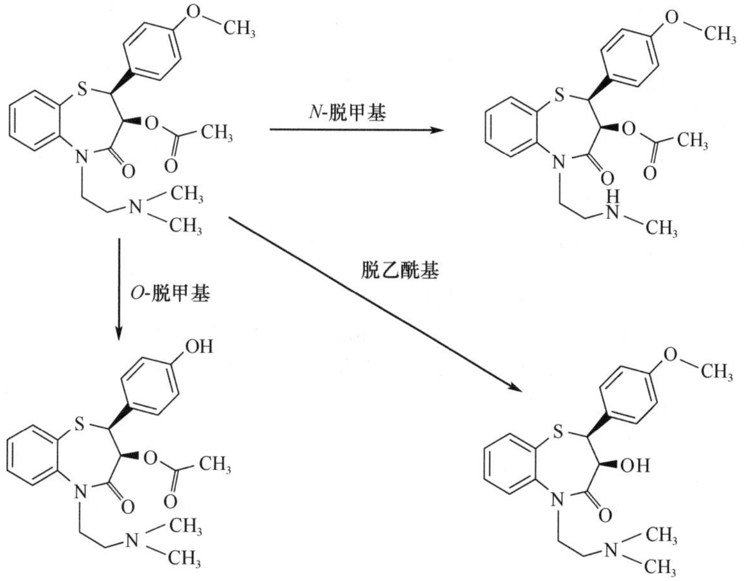

图 12-4　地尔硫䓬的体内代谢

3. 芳烷基胺类　芳烷基胺类药物主要有维拉帕米（verapamil）、戈洛帕米（gallopamil）、依莫帕米（emopamil）及法利帕米（falipamil）等，本类药物具有多个手性中心，其光学异构体的活性大多不同。维拉帕米的左旋体为室上性心动过速患者的首选药，而右旋体则为抗心绞痛药。

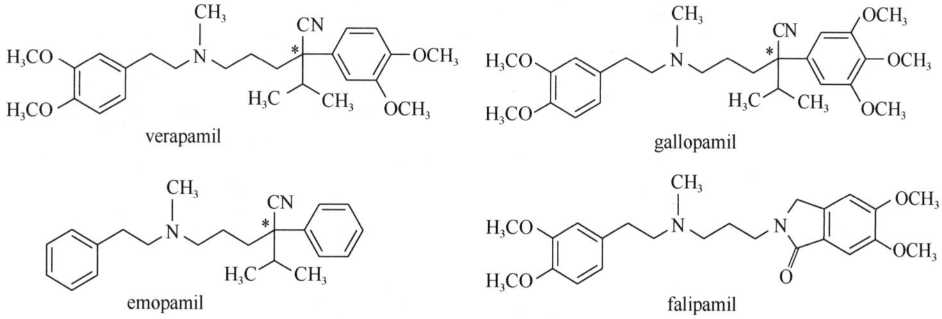

verapamil

gallopamil

emopamil

falipamil

盐酸维拉帕米（verapamil hydrochloride）

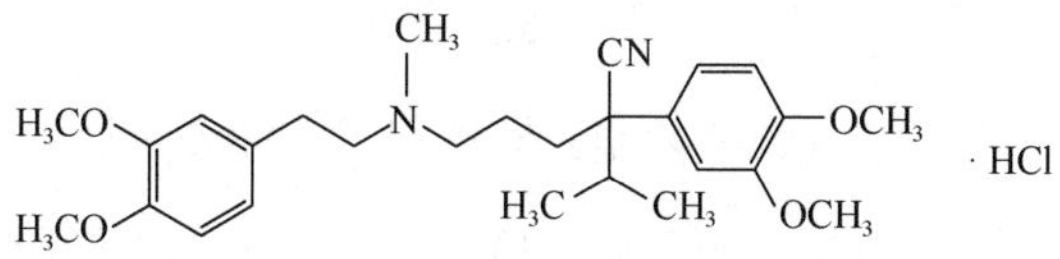

化学名为 5-[(3, 4-二甲氧基苯乙基)甲氨基]-2-(3, 4-二甲氧基苯基)-2-异丙基-戊腈盐酸盐，5-[(3, 4-dimethoxyphenethyl)methylamino]-2-(3, 4-dimethoxyphenyl)-2-isopropyl valeronitrile hydrochloride。

本品为白色粉末；无臭。在乙醇、甲醇或三氯甲烷中易溶，在水中溶解，在异丙醇或乙酸乙酯中微溶。熔点 140～144℃。

本品口服后吸收达 90%以上，首过效应较强，生物利用度 20%～35%，血浆蛋白结合率约为

90%。单剂口服后 1～2h 内达峰浓度，作用持续 6～8h，平均半衰期为 2.8～7.4h，肝功能不全患者代谢延迟，老年患者的清除半衰期可能延长。其代谢物主要为 *N*-去甲维拉帕米，活性约为原药的 20%。

本品主要阻滞心脏 Ca^{2+} 通道，抑制慢反应电活动，降低舒张期自动除极化速率，减慢窦房结冲动发放频率，使房室结传导减慢，其作用有剂量依赖性和频率依赖性。本品对血管 Ca^{2+} 通道也有阻滞作用，能舒张冠脉及心肌缺血区的侧枝小动脉，舒张外周血管作用弱于硝苯地平，降压和继发反射性交感兴奋较弱。对心脏的负性肌力作用特别强，除 Ca^{2+} 阻断通道外，还能阻断 α-肾上腺素能受体和 5-HT 受体。用于变异型、不稳定性以及慢性稳定型心绞痛、心律失常、原发性高血压等；可预防阵发性室上性心动过速的反复发作。

（二）非选择性钙通道阻滞剂

非选择性钙通道阻滞剂主要有氟桂利嗪类和普尼拉明类。氟桂利嗪类（二苯基哌嗪类）药物有氟桂利嗪（flunarizine）、桂利嗪（cinnarizine）和利多氟嗪（lidoflazine），主要用于缺血性脑缺氧引起的脑损伤和代谢异常，能增加脑血流量，减轻脑血管痉挛脑水肿。普尼拉明类药物有普尼拉明（prenylamine）和苄普地尔（bepridil），主要用于心绞痛、心肌梗死及冠脉粥样硬化。

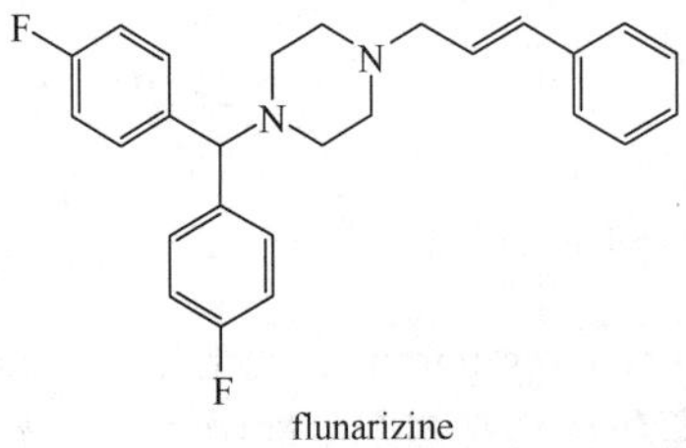

flunarizine

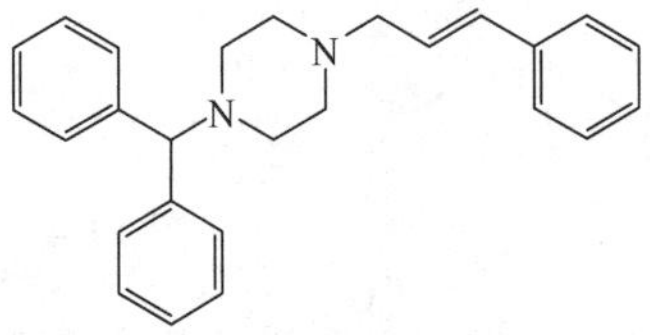

cinnarizine

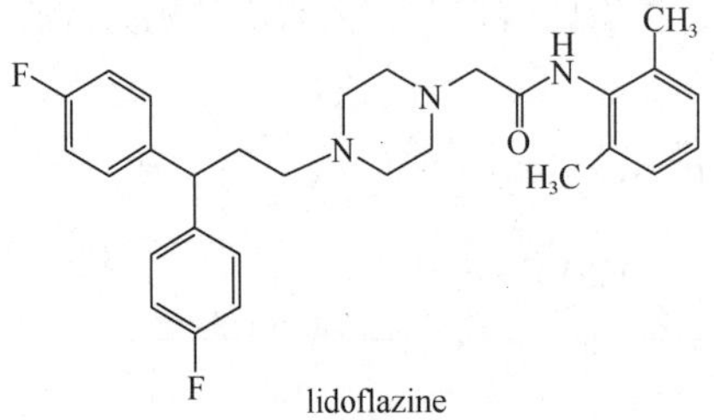

lidoflazine

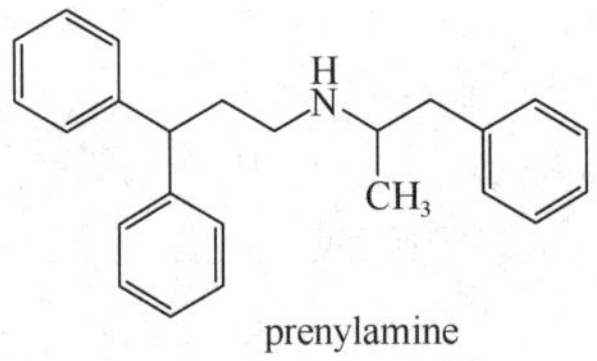

prenylamine

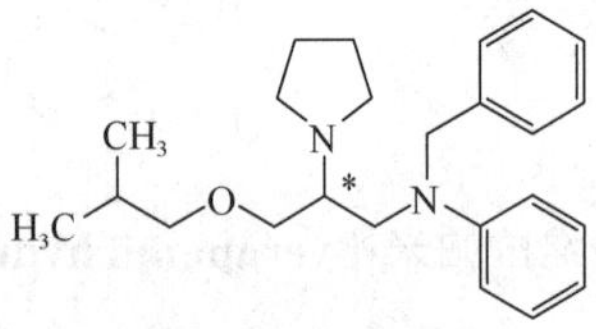

bepridil

二、血管紧张素转化酶抑制剂

肾素是一种水解蛋白酶，它直接作用于肝脏所分泌的血管紧张素原（angiotensinogen，为 $α_2$-球蛋白），使血管紧张素原转变成十肽的血管紧张素 I（angiotensin I，Ang I）；Ang I 在正常血浆浓度下无生理活性，经过肺、肾等脏器时，在血管紧张素转化酶（ACE）的作用下，形成八肽的血管紧张素 II（Ang II）；Ang II 具有强烈的收缩血管作用，其加压作用为肾上腺素的 10～40 倍，而且可通过刺激肾上腺皮质球状带，促使醛固酮分泌，潴留水钠，刺激交感神经节增加去甲肾上腺素分泌，提高交感神经递质和特异性受体的活性等，使血压升高。这个从肾素开始到生成醛固酮为止的调节机制，称为肾素-血管紧张素-醛固酮系统，此系统已经成为抗高血压药重要的作用靶点。血管紧张素转化酶抑制剂（angiotensin converting enzyme inhibitors，ACEI）和血管紧张素Ⅱ受体拮抗剂（angiotensin Ⅱ receptor blockers，ARB）作用于肾素-血管紧张素-醛固酮系统，是目前临床常用的抗高血压药，见图 12-5。

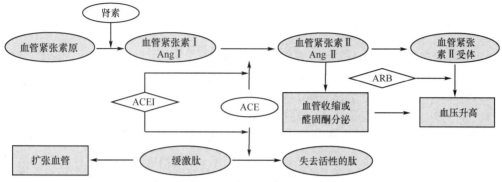

图 12-5　降压药作用于肾素-血管紧张素-醛固酮系统示意图

　　ACEI 通过抑制 ACE 活性，减缓 AngⅡ的生成，减少缓激肽的水解，导致血管舒张，血容量减少，血压下降。ACE 是一种锌蛋白酶，在 AngⅡ生成过程中，ACE 的酶催化作用并非一个速率限制步骤，ACE 是一种相对非特异性的二肽羧肽酶，它对底物要求仅是一个三肽，这个三肽的唯一结构特征是在肽序列中倒数第二个氨基酸不能为脯氨酸，而 AngⅡ肽序列中倒数第二位含有一个脯氨酸，因此，AngⅡ不能被 ACE 进一步催化降解。ACE 还有降解缓激肽的作用，缓激肽能引起局部血管舒张、产生疼痛、增加血管渗透性以及刺激前列腺素的合成；在 ACE 的作用下，缓激肽被降解，生成非活性肽。因此 ACE 不仅可产生具有血管收缩作用的物质，还可以使血管舒张物质失活。

　　目前已有多种 ACEI 被批准上市，基于化学结构可以将本类药物分为含巯基的 ACEI、含二羧基的 ACEI 和含磷酰基的 ACEI 三大类。

案例 12-2

　　已经上市的 ACEI 的结构多为脯氨酸的类似物，而且大多为前药，试分析其药物设计思想。

问题：

　　1. 为什么 ACEI 多为脯氨酸的类似物？并且多为前药上市？

　　2. 卡托普利的巯基能够增强药物与 ACE 结合，为什么目前上市的 ACEI 更多的是分子内不含巯基的 ACEI？

（一）含巯基的 ACEI

　　1965 年，研究者发现一种巴西蝮蛇的毒液含有能增强缓激肽作用效果的因子 BPFs，从 BPFs 中分离出的替普罗肽（teprotide）为一种九肽，在人体内对 ACE 具有较强的抑制作用，能有效降低继发性高血压患者的血压，但由于其为多肽、口服活性差，替普罗肽并没有表现出良好的临床价值。

　　由于替普罗肽及其他具有抑制 ACE 作用的蛇毒多肽的 C-端氨基酸均为脯氨酸，为此，设计的 ACEI 都含有脯氨酸结构。第一个被合成的 ACEI 是琥珀酰-L-脯氨酸（succinate-L-proline），对 ACE 有特异性抑制作用，但作用效果仅为替普罗肽的 1/500。以其他氨基酸取代脯氨酸得到的衍生物，抑制 ACE 作用都较差。在琥珀酰-L-脯氨酸的 2 位上引入甲基得到 D-2-甲基琥珀酰-L-脯氨酸（D-2-methylsuccinyl-L-proline），其作用仅为替普罗肽的 1/300。由于 ACE 中含有锌离子，用能够与锌离子良好结合的巯基取代得到 3-巯基丙酰基-L-脯氨酸（3-mercapto-propionyl-L-proline），其作用比琥珀酰-L-脯氨酸强 100 倍，在抑制血管紧张素Ⅱ引起的血管收缩和血管加压的效应是替普罗肽的 10~20 倍；在其 2 位引入甲基得到卡托普利（captopril），其活性得到进一步的提高，于 1981

年成为第一个上市的 ACEI。

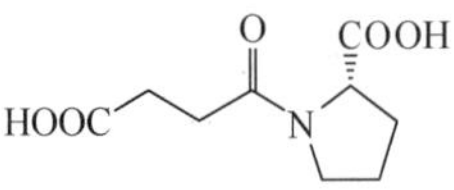

succinate-*L*-proline 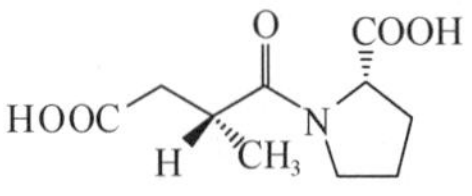   *D*-2-methylsuccinyl-*L*-proline 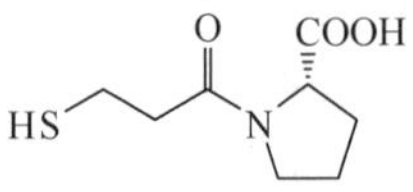   3-mercapto-propionyl-*L*-proline 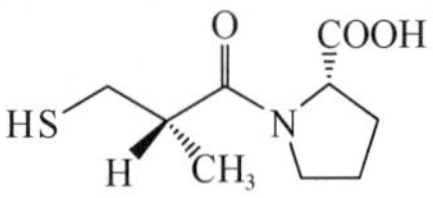   captopril

卡托普利（captopril）

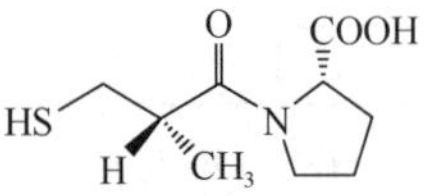

化学名为 1-((2*S*)-2-甲基-3-巯基-1-氧代丙基）-*L*-脯氨酸，1-((2*S*)-2-methyl-3- mercapto-1-oxoprop)-*L*-proline，又称巯甲丙脯酸。

本品为白色或类白色结晶性粉末；有类似蒜的特臭。本品在甲醇、乙醇或三氯甲烷中易溶，在水中溶解。有两种晶形：一种为不稳定型，熔点 87 ～88℃；另一种为稳定型，熔点 105.2～105.9℃。

本品结构中有两个手性中心，为 *S*, *S* 构型，用无水乙醇溶解后，测得其比旋度为 $[\alpha]_D^{20} = -127.8°$；在生产过程中可出现 *R*, *S* 异构体，其比旋度大约为+50°。卡托普利具有酸性，其羧酸的 $pK_{a1} = 3.7$，其巯基也显示一定弱酸性，$pK_{a2} = 9.8$。

本品可阻断血管紧张素Ⅰ向血管紧张素Ⅱ的转化，降低外周血管阻力；可抑制醛固酮分泌，减少水钠潴留；还可通过干扰缓激肽的降解扩张外周血管；可单独应用或与其他降压药合用治疗高血压。本品可降低心力衰竭患者的肺毛细血管楔压及肺血管阻力，增加心输出量及运动耐受时间；可单独应用或与强心利尿药合用治疗心力衰竭。本品口服后吸收迅速，吸收率在 75%以上。口服后 15min 起效，1～1.5h 达血药峰浓度，可持续 6～12h。25%～30%与蛋白质结合，半衰期短于 3h，在肝内代谢为二硫聚合体（disulfide dimer）。本品以 40%～50%的原药形式排泄，其余的以二硫聚合体或卡托普利半胱氨酸二硫化物（captopril-cysteine disufide）形式排泄（图 12-6）。

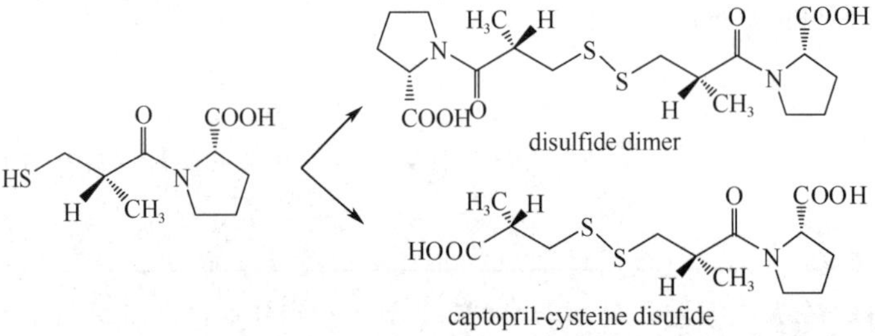

disulfide dimer

captopril-cysteine disufide

图 12-6 卡托普利的体内代谢

本品的合成是以硫代乙酸和 2-甲基丙烯酸为原料，经加成反应，得到外消旋 2-甲基-3-乙酰巯基丙酸，再转化为酰氯后与 *L*-脯氨酸反应生成(*R*, *S*)-和(*S*, *S*)-乙酰卡托普利，然后用二环己基胺拆分，最后用碱水解除去保护基得到(*S*, *S*)-卡托普利。

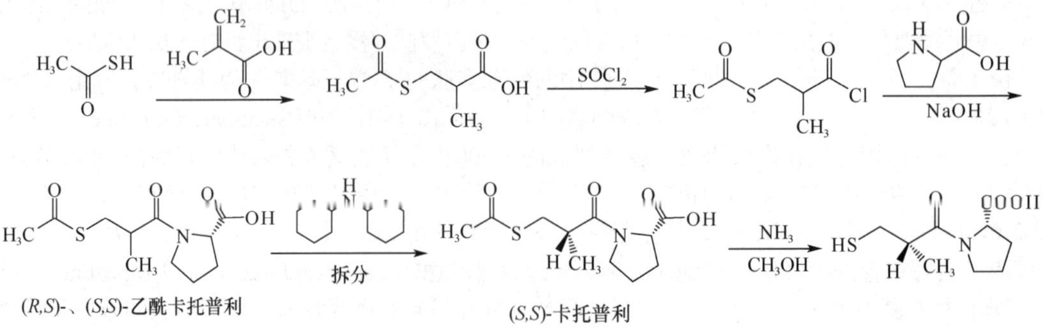

(*R,S*)-、(*S,S*)-乙酰卡托普利   拆分   (*S,S*)-卡托普利

阿拉普利（alacepril）和佐芬普利钙（zofenopril calcium）是卡托普利的前药，口服吸收好，作用强而长效。

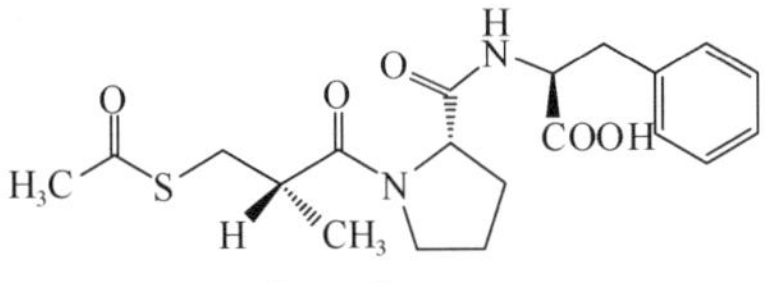

alacepril

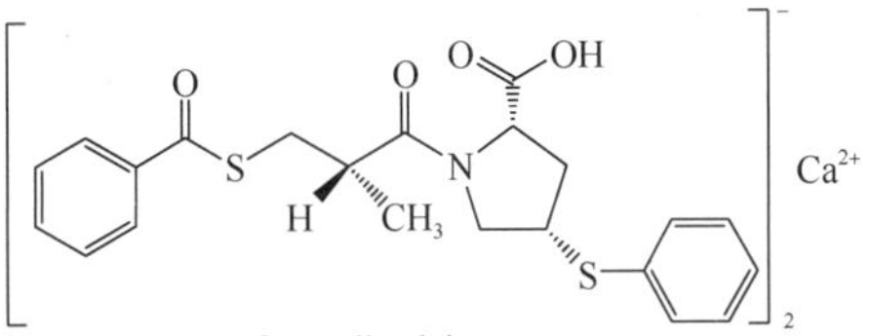

zofenopril calcium

（二）含二羧基的 ACEI

二羧基 ACEI 以羧基和锌离子配位，虽然羧基的配位不及卡托普利的巯基，但可以避免巯基引起的副作用。

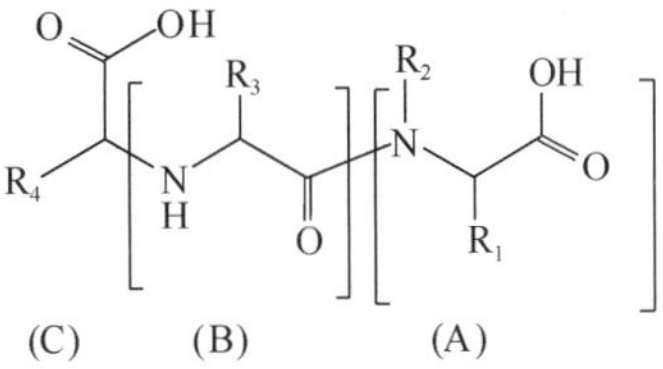

二羧基ACEI的结构通式

二羧基 ACEI 为三肽底物的类似物，通常其三肽的 C-端（A）为脯氨酸，中间（B）为丙氨酸，而第三个氨基酸 N-端（C）被羧甲基取代。其中赖诺普利是一种特殊的双羧基 ACEI，一是通常的非极性丙氨酸（R_3＝CH_3）残基被碱性赖氨酸基团（R_3＝$CH_2CH_2CH_2NH_2$）取代；二是两个羧基没有被酯化，不需要代谢激活。赖诺普利和卡托普利也是当前仅有的两个非前药的 ACEI。临床常见的二羧基 ACEI 类药物见表 12-2。

表 12-2 二羧基 ACEI 类药物

药物及上市时间	药物结构	药物及上市时间	药物结构
依那普利 （enalapril） 1984 年	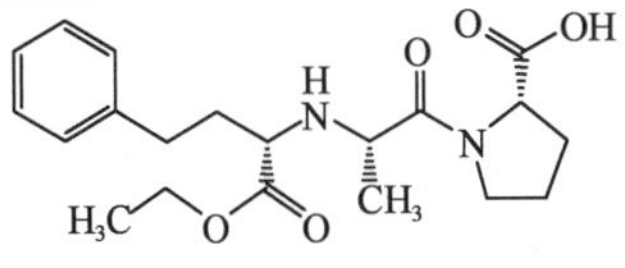	赖诺普利 （lisinopril） 1987 年	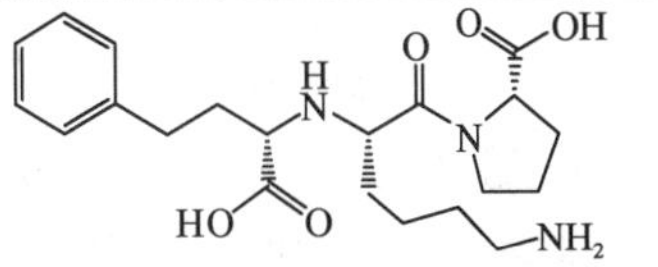
培哚普利 （perindopril） 1988 年	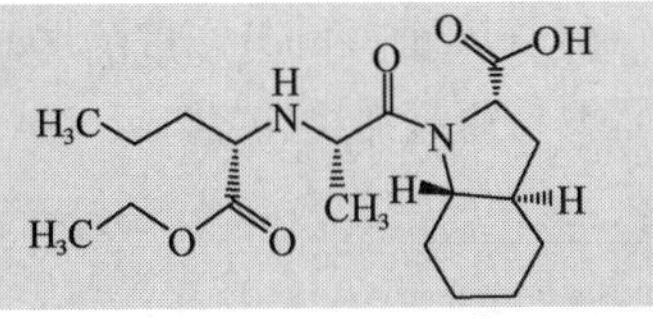	雷米普利 （ramipril） 1989 年	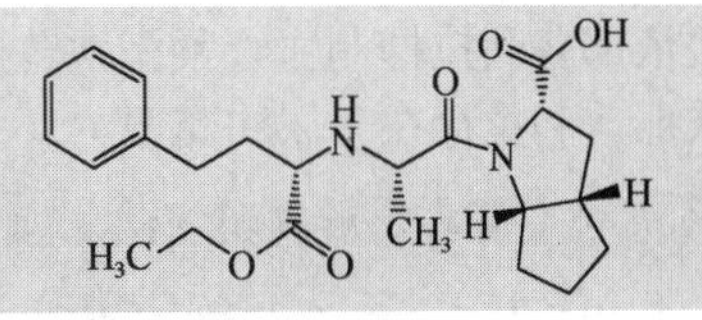
喹那普利 （quinapril） 1989 年	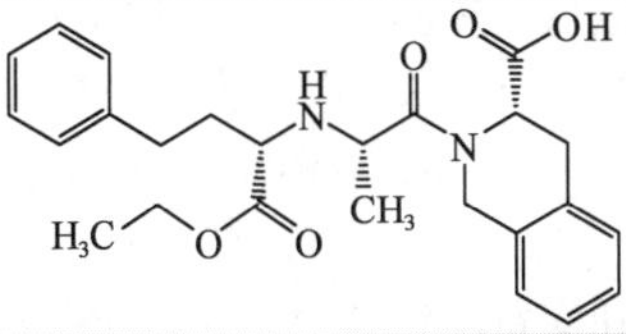	地拉普利 （delapril） 1989 年	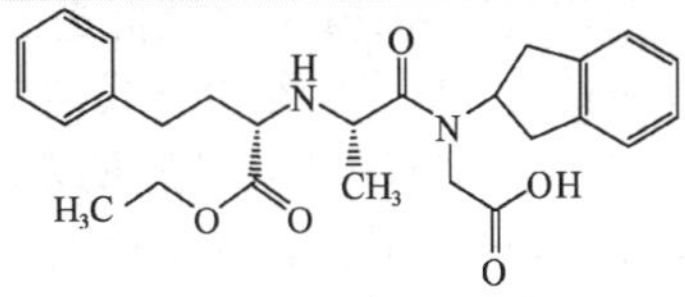
西拉普利 （cilazapril） 1990 年	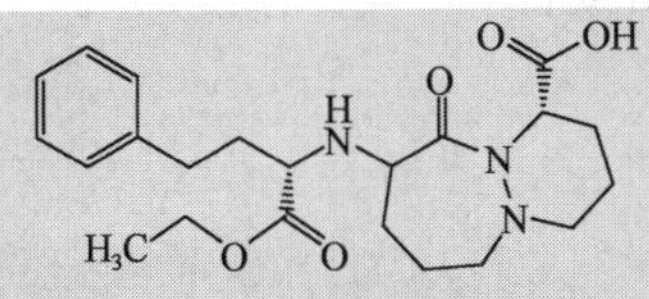	贝那普利 （benazepril） 1990 年	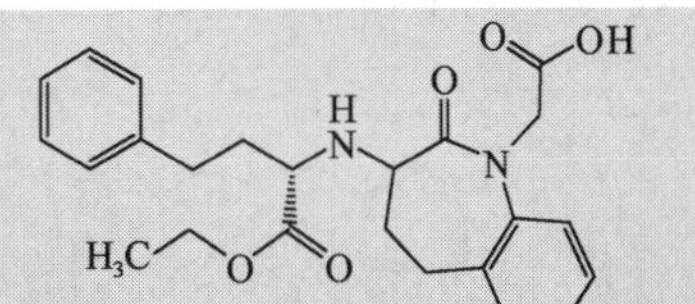

续表

药物及上市时间	药物结构	药物及上市时间	药物结构
群多普利 （trandolapril） 1993 年	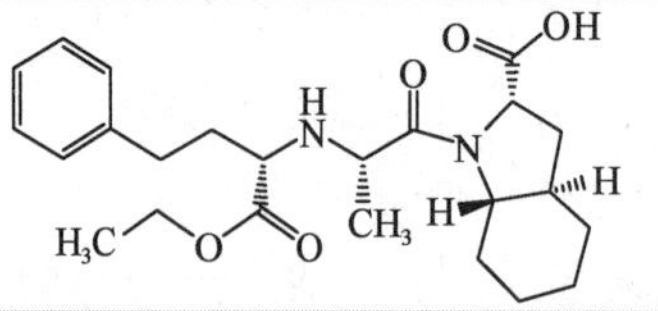	咪达普利 （imidapril） 1994 年	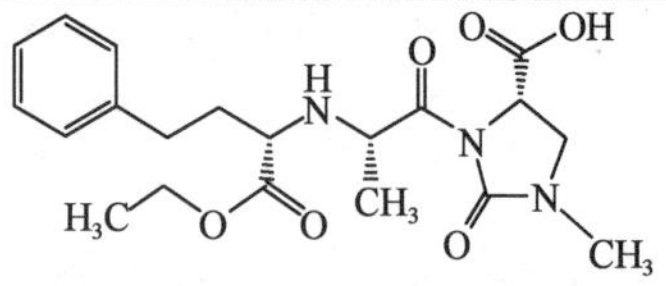
莫昔普利 （moexipril） 1995 年	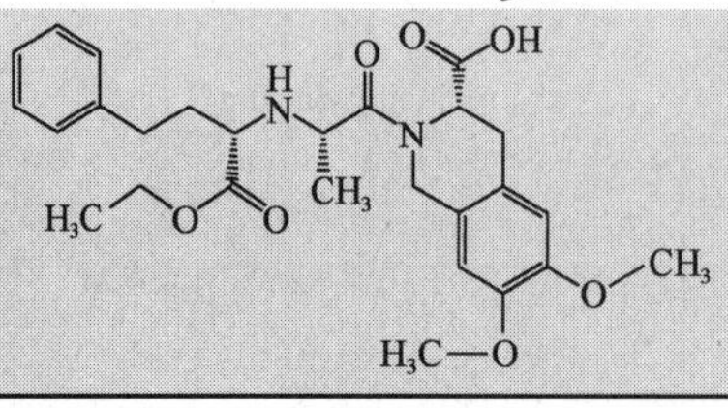	螺普利 （spirapril） 1995 年	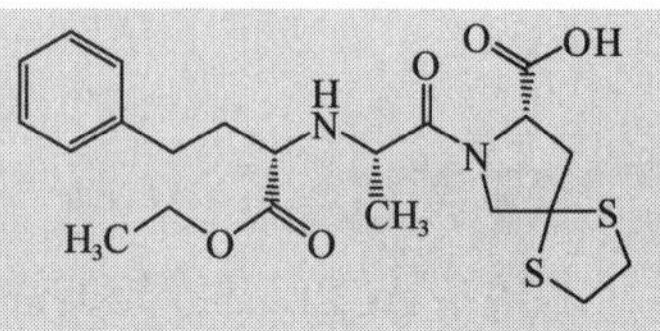

马来酸依那普利（enalapril maleate）

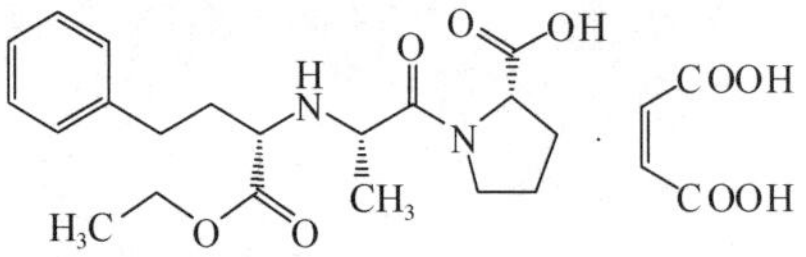

化学名为 *N*-(*S*)-[1-乙氧羰基-3-苯丙基]-*L*-丙氨酰-*L*-脯氨酸-顺丁烯二酸盐，*N*-(*S*)- [1-ethoxycarbonyl-3-phenylpropyl]-*L*-alanyl-*L*-proline-(*Z*)-butenedioate salt。

本品为白色或类白色结晶性粉末；无臭。在水中略溶，在乙醇或丙酮中微溶，在三氯甲烷中几乎不溶。熔点 143～144℃。

本品水溶液的降解速率与 pH 有关，室温下 pH=3 时最稳定，t_{90} 为 262 天；pH=2 或 pH=5 时，t_{90} 为 114 天；pH=2 或 pH=3 时主要降解产物为双酮吡嗪衍生物，pH=5 时为依那普利拉。

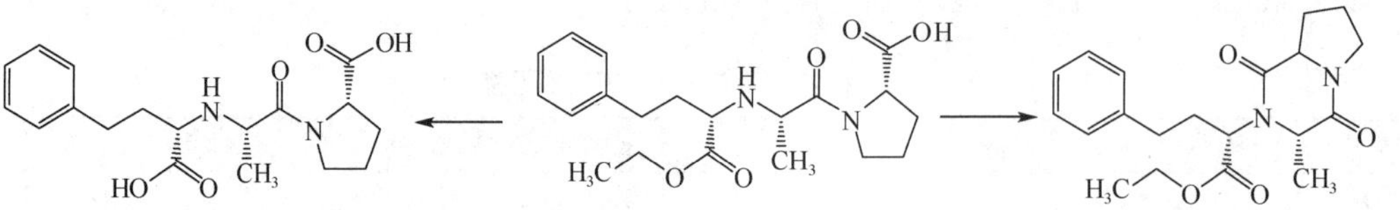

依那普利拉　　　　　　　　　　　　　　　　　　　　　　　　　双酮吡嗪衍生物

本品是依那普利拉（enalaprilat）的前药，口服后在肝脏内水解成依那普利拉而发挥作用。本品口服后约 1 h 达血药峰浓度，吸收约 60%，不受胃肠道内食物的影响；在肝内水解所生成的二羧酸依那普利拉抑制血管紧张素转换酶的作用比本品强。经肾排泄，口服剂量的 94% 左右以本品或依那普利拉存在于尿和粪便中，无其他代谢产物。本品不易通过血-脑屏障。

（三）含有磷酰基的 ACEI

非巯基 ACEI 的研究促进了含磷酰基 ACEI 的发展，次磷酸与锌离子的相互作用，类似于巯基和羧基与锌离子的结合方式。与含羧基的 ACEI 类似，对 C-端疏水环系的结构改造导致了亚磷酸的 4-环己烷脯氨酸类似物的发展，最终得到了福辛普利拉（fosinoprilat）。福辛普利拉口服生物利用度不理想，其前药福辛普利（fosinopril）包含一个烷基，具有较好的脂溶性以及生物利用度。福辛普利在体内能经肝和肾双通道代谢而排泄，适用于肝或肾功能不良患者使用。

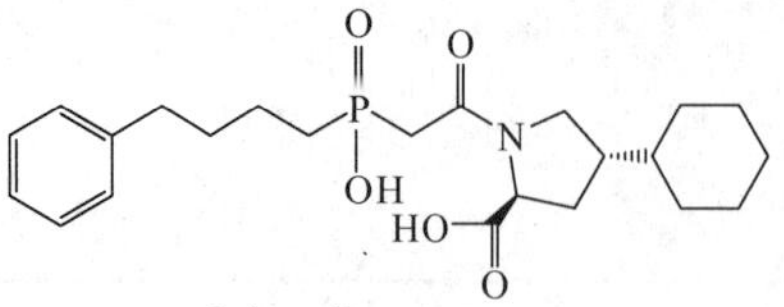

fosinoprilat 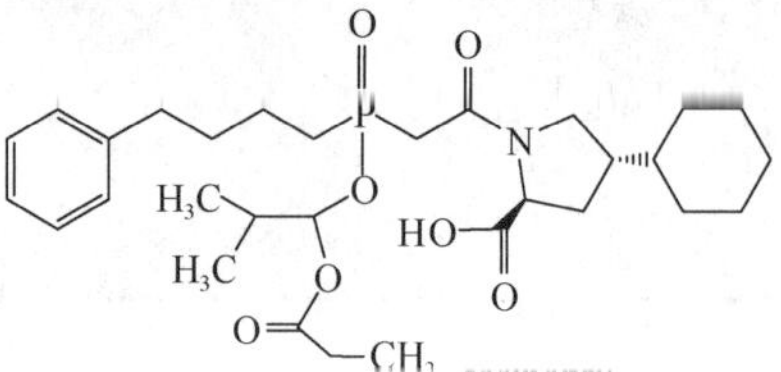　　　　　　　　　　　　　　　　　　　　　fosinopril

ACEI 的构效关系见图 12-7。

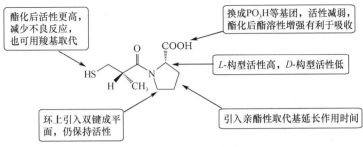

图 12-7 ACEI 的构效关系

案例 12-2 分析

1. ACE 是一种相对非特异性的二肽羧肽酶，对底物要求是一个三肽，这个三肽的唯一结构特征是在肽序列中倒数的第二个氨基酸不能为脯氨酸，而最早发现的具有抑制 ACE 作用的替普罗肽等蛇毒多肽的 C-端氨基酸为脯氨酸，以其他氨基酸取代脯氨酸得到的衍生物，抑制 ACE 的作用都较差，因此，设计的 ACEI 多含有脯氨酸。ACEI 多为含有脯氨酸结构的三肽类似物，做成前药可以改善口服生物利用度。

2. 卡托普利的巯基能够增强药物与 ACE 结合，但是同时引起皮炎和味觉障碍副作用，采用羧基、次磷酸代替巯基与 ACE 结合，可以避免巯基引起的副作用。

三、血管紧张素 II 受体拮抗剂

血管紧张素 II 受体（angiotensin II receptor）至少存在两种亚型，即 AT_1 受体和 AT_2 受体。AT_1 受体存在于大脑、神经元、血管、肾、肝、肾上腺、心肌等组织，血管紧张素 II 的心血管作用主要是通过 AT_1 受体介导的，现有的血管紧张素 II 受体拮抗剂（angiotensin II receptor blockers，ARB）均为选择性 AT_1 受体拮抗剂。与 ACEI 不同，ARB 不升高缓激肽水平，从而减少了咳嗽和血管性水肿的发生率。

案例 12-3

临床上通常采用不同作用机制的降压药物联合用药，以达到最佳的治疗效果。如二氢吡啶钙拮抗剂和 ACEI，二氢吡啶钙拮抗剂和 ABR，ACEI 和小剂量噻嗪类利尿剂，ABR 和小剂量噻嗪类利尿剂，二氢吡啶钙拮抗剂和小剂量噻嗪类利尿剂等。

问题：为什么很少将 ACEI 和 ABR 组合使用？

1982 年，研究发现以 S-8308 为代表的咪唑-5-乙酸类似物具有抗高血压作用，其作用机制是能特异性阻断 Ang II 受体。通过分子叠合模型找到了 S-8308 与 Ang II 的三个共同的结构特征，S-8308 的离子化羧基与 Ang II 的 C-端羧基相对应；S-8308 的咪唑环与 His_6 残基的咪唑侧链相对应；S-8308 的正丁基与 II e_5 烃基侧链相对应（图 12-8）。为提高脂溶性以及其与受体的结合力，对 S-8308 进行了大量的结构改造，发现了对 Ang II 受体有高度亲和力并有口服活性的氯沙坦。

氯沙坦（losartan）为第一个上市的 ARB，通过对氯沙坦的结构修饰得到了联苯四唑类的缬沙坦（valsartan）、厄贝沙坦（irbesartan）、坎地沙坦酯（candesartan cilexetil）、奥美沙坦酯（olmesartan medoxomil）以及非联苯四唑类的依普沙坦（eprosartan）、替米沙坦（telmisartan），构效关系见图 12-9。

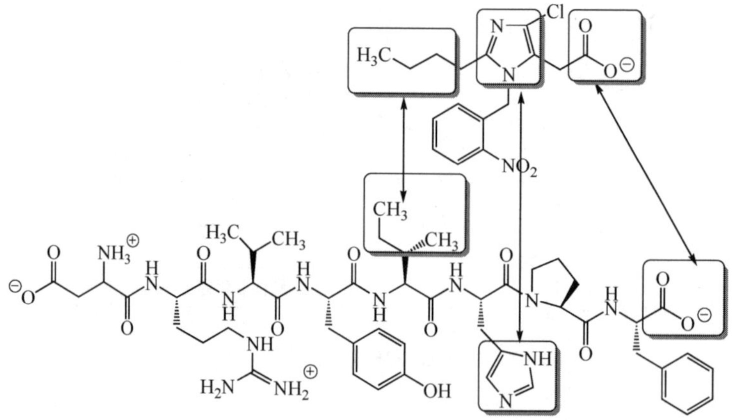

图 12-8　S-8308 与 Ang Ⅱ 的三个共同结构特征

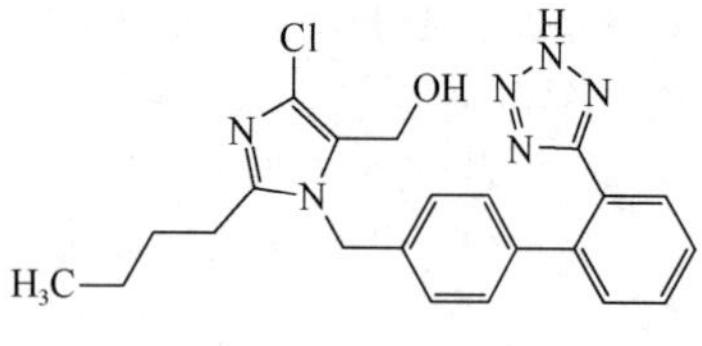

losartan

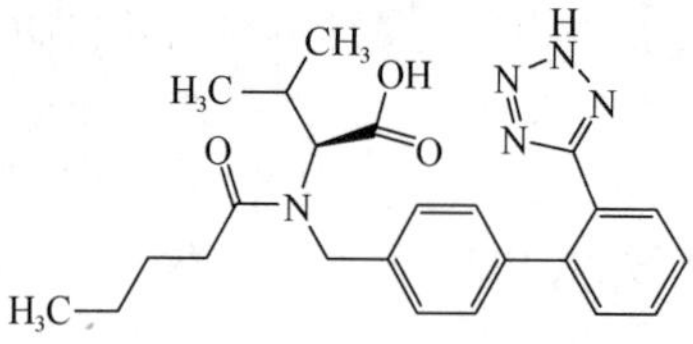

valsartan

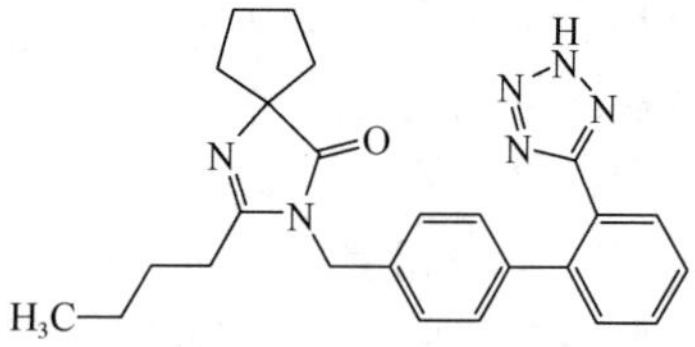

irbesartan

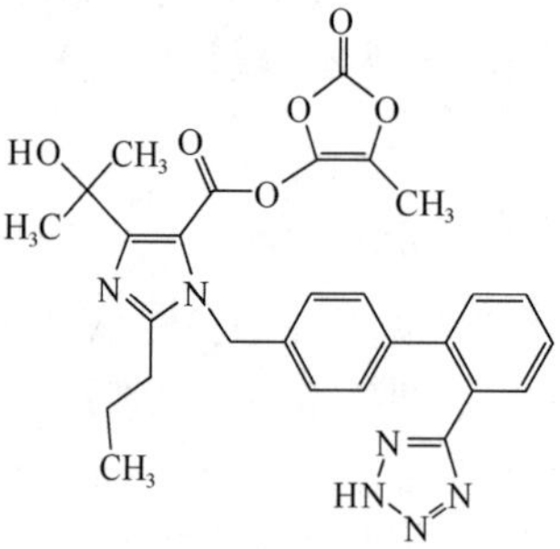

olmesartan medoxomil

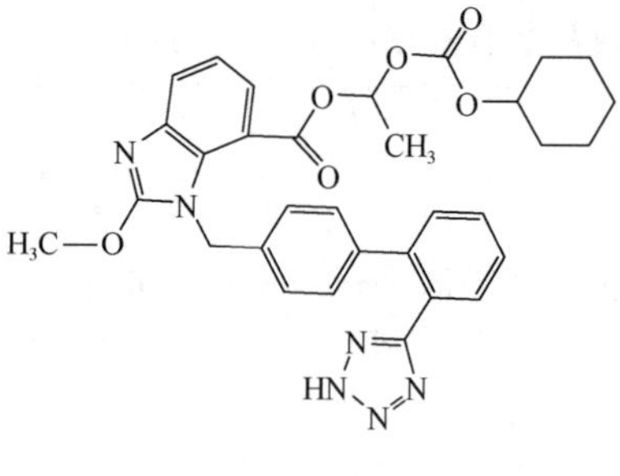

candesartan cilexetil

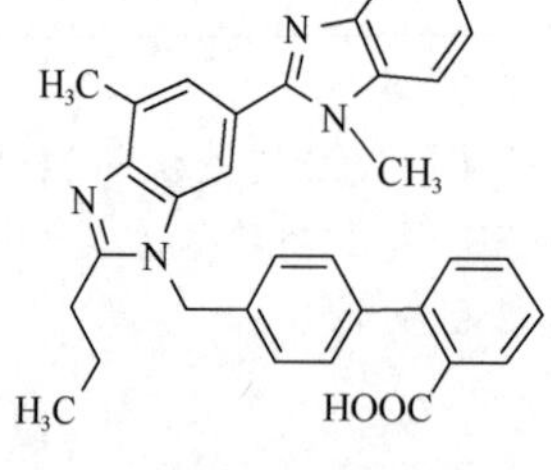

telmisartan

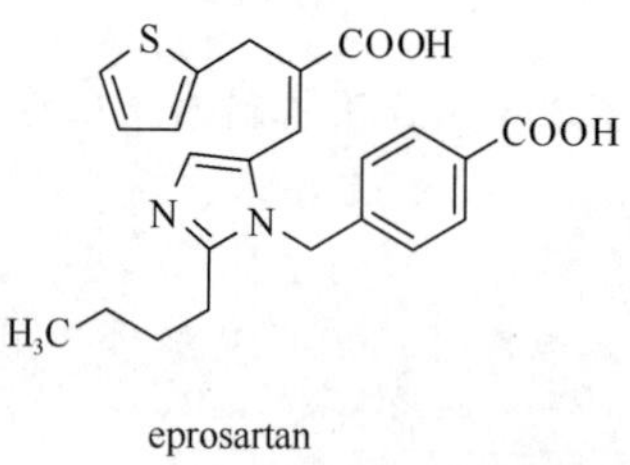

eprosartan

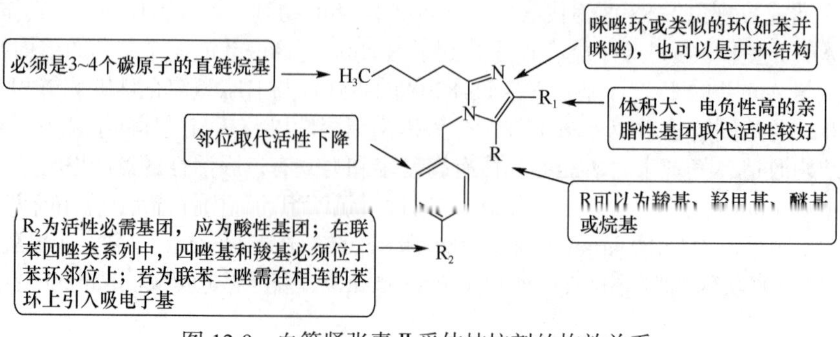

必须是3~4个碳原子的直链烷基

咪唑环或类似的环(如苯并咪唑)，也可以是开环结构

体积大、电负性高的亲脂性基团取代活性较好

邻位取代活性下降

R可以为羟基、羟甲基、醛基或烷基

R₂为活性必需基团，应为酸性基团；在联苯四唑类系列中，四唑基和羧基必须位于苯环邻位上；若为联苯三唑需在相连的苯环上引入吸电子基

图 12-9　血管紧张素 Ⅱ 受体拮抗剂的构效关系

氯沙坦钾（losartan potassium）

化学名为 2-丁基-4-氯-1-[2′-(1H-四唑-5-基)[1, 1′-联苯-4-基]甲基]-1H-咪唑-5-甲醇单钾盐，2-butyl-4-chloro-1-[[2′-(1H-tetrazol-5-yl)[1, 1′-biphenyl]-4-yl]methyl]-1H-imidazole-5-methanol monopotassium。

本品为白色或类白色粉末，在水或乙醇中溶解，在三氯甲烷中极微溶解，熔点 182～185℃。

本品能特异性拮抗血管紧张素Ⅱ受体 AT_1，阻断循环和局部组织中血管紧张素Ⅱ所致的动脉血管收缩、交感神经兴奋和压力感受其敏感性增加等效应，强力和持久性地降低血压，使收缩压和舒张压均下降，适用于原发性高血压的治疗。

本品口服迅速被吸收，生物利用度为 35%。口服后约 14% 被同工酶 CYP2C9 和 CYP3A4 氧化形成 EXP-3174，EXP-3174 为一种非竞争性 AT_1 受体拮抗剂，其作用为氯沙坦的 10～14 倍，氯沙坦和 EXP-3174 的血药浓度分别在服药后 1h 及 3～4h 达到峰值，半衰期分别为 2.2h 和 6.7h，氯沙坦及其代谢物都从尿液和粪便中排出。

losartan   EXP-3174

案例 12-3 分析

ACEI 和 ARB 均作用于肾素-血管紧张素-醛固酮系统，联合给药虽然能够增加药效，但同时副作用也可能增加。

四、内皮素受体拮抗剂

知识拓展 12-2

肺动脉高压是指各种原因引起的肺动脉压力持久升高，表现为肺动脉缩小、破损及血压过高，是一种极度恶性的罕见病，每 100 万人中有 15～25 人会患肺动脉高压。肺动脉高压的危害非常大，如果不能及时得到正确诊断和有针对性的治疗，大多数患者会在 2～3 年甚至更短的时间死亡。目前，被批准的肺动脉高压治疗药物根据作用机制的不同主要分为磷酸二酯酶-5（PDE-5）抑制剂、前列腺环素和内皮素受体拮抗剂（ERA）。

内皮素（endothelin, ET）是一组含 21 个氨基酸的多肽，有 4 种异构体（ET-1、ET-2、ET-3 和 ET-4）。ET-1 是肺血管生理和病理过程中的重要介质，在肺动脉高压（PAH）的发病机制中发挥重要作用，它激活位于肺血管平滑肌的 ET 受体，引起血管张力增加及血管变形，是强有力的内源性血管收缩剂。ET 通过与 ET 受体结合而发挥作用，内皮素 A 受体（ETAR）和内皮素 B 受体（ETBR）为已知的两种 ET 受体亚型。ETAR 主要分布在肺血管平滑肌细胞膜，ETBR 主要分布在肺血管平滑肌细胞和内皮细胞。激活位于肺血管平滑肌的 ETAR 和 ETBR，引起血管收缩，激活位于肺血管内皮细胞的 ETBR，导致血管舒张。目前批准治疗肺动脉高压的内皮素受体拮抗剂（endothelin receptor antagonist）有波生坦（bosentan）、安立生坦（ambrisentan）、马西替坦（macitentan）等。

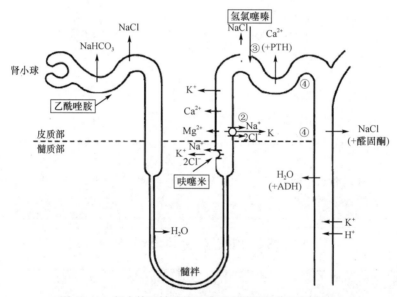

bosentan   ambrisentan   macitentan

第二节　利尿药物

利尿药（diuretics）通过影响肾小球的过滤、肾小管的再吸收和分泌等功能而实现利尿作用，主要是影响肾小管的重吸收，见图 12-10。大多数利尿药影响原尿的重吸收，也影响 K^+、Na^+、Cl^- 等各种电解质的浓度和组成比例；有些利尿药作用于某些酶和受体，间接影响原尿的重吸收，导致尿量增加和尿排泄加快。

图 12-10　肾小管运转系统及典型利尿药的作用部位图

根据作用强度，利尿药可以分为低效利尿药（low efficacy diuretics）、中效利尿药（moderate efficacy diuretics）、高效利尿药（high efficacy diuretics）；根据作用机制可以分为阻断盐皮质激素受体药物、阻断肾小管上皮 Na^+ 通道药物、碳酸酐酶抑制剂、Na^+-Cl^- 协转运抑制剂、Na^+-K^+-$2Cl^-$ 协转运抑制剂。

案例 12-4

临床上，氢氯噻嗪经常与其他类药物如钙通道阻滞剂、ACEI、ARB 等联合用药，有时氢氯噻嗪也与同样为利尿药物螺内酯联合用药。试分析原因。

问题：

1. 呋塞米比氢氯噻嗪具有更强的利尿作用，为什么是氢氯噻嗪成为了基础降压药物而不是呋塞米？

2. 同样为利尿药，氢氯噻嗪能够与螺内酯联合用药的原因是什么？

一、低效利尿药

（一）阻断盐皮质激素受体药物

肾远曲小管和集合管上皮的胞浆含盐皮质激素受体，醛固酮从肾小管基膜进入胞浆，与盐皮质激素受体结合，形成复合物进入胞核，与相应的 DNA 结合，引起多基因表达，使 Na^+ 通道及 Na^+ 泵激活，并使线粒体酶活性增加，加速 Na^+ 转运，加强肾小管腔内负压，驱动 H^+ 和 K^+ 分泌进管腔。阻断盐皮质激素受体药物竞争性抑制醛固酮和盐皮质激素受体的结合，而发挥保钾利尿作用。该类药物主要有螺内酯（spironolactone）。

螺内酯（spironolactone）

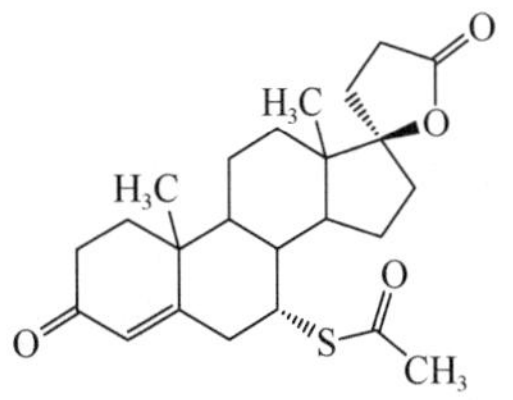

化学名为 17β-羟基-3-氧-7α-(乙酰巯基)-17α-孕甾-4-烯-21-羧酸-γ-内酯，17β-hydroxy-3-oxo-7α-(acetylthio)-17α-pregn-4-ene-21-carboxylic acid-γ-lactone。

本品为白色或类白色结晶粉末，有轻微硫醇臭。在三氯甲烷中极易溶解，在苯或乙酸乙酯中易溶，在乙醇中溶解，在水中不溶。$[\alpha]_D^{20} =-37°$（$c=1$，三氯甲烷）；熔点 $203\sim209℃$（分解）。

本品加入一定量的浓硫酸，可呈现红色，并有硫化氢气体产生；本品和异烟肼在甲酸溶液中反应生成可溶性黄色产物；本品和羟胺盐酸盐、三氧化铁在甲酸中反应产生红色络合物，而本品的降解产物坎利酮无此颜色反应；可用于鉴别。

本品是盐皮质激素（如醛固酮）的完全拮抗剂，醛固酮的蛋白受体有两种构象，仅有一种构象能与醛固酮分子结合而有活性，本品能与非活性构象的醛固酮受体键合，阻止受体向活性构象翻转，从而抑制钠离子和氯离子的重吸收，同时减少水的重吸收。本品主要用于治疗与醛固酮升高有关的顽固性水肿，主要副作用是高钾血症，所以可与氢氯噻嗪联合使用。

本品口服后大约 70% 立即被吸收，但在肝脏很容易被代谢，脱去乙酰巯基，生成坎利酮（canrenone）和坎利酮酸（canrenone acid）。坎利酮为活性代谢物，其内酯环易水解为坎利酮酸；坎利酮酸无活性，但很容易环化为坎利酮（图 12-11）。

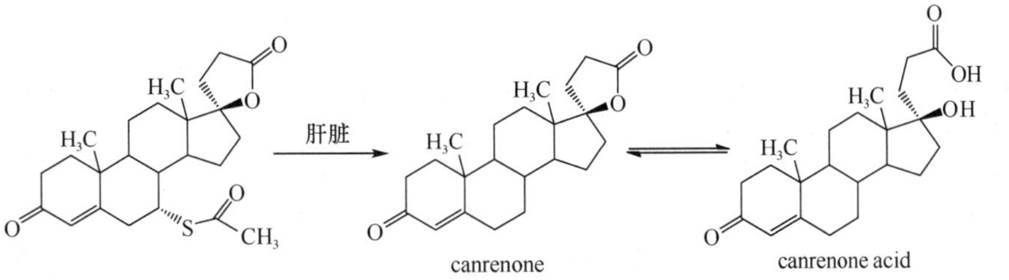

图 12-11　螺内酯的体内代谢

（二）阻断肾小管上皮 Na^+ 通道药物

本类药物通过阻断肾小管的远端及集合管管腔侧的 Na^+ 通道而起利尿作用，并促进 K^+ 的重吸收，具有排钠保钾作用，代表药物为氨苯蝶啶（triamterene）和阿米洛利（amiloride）。

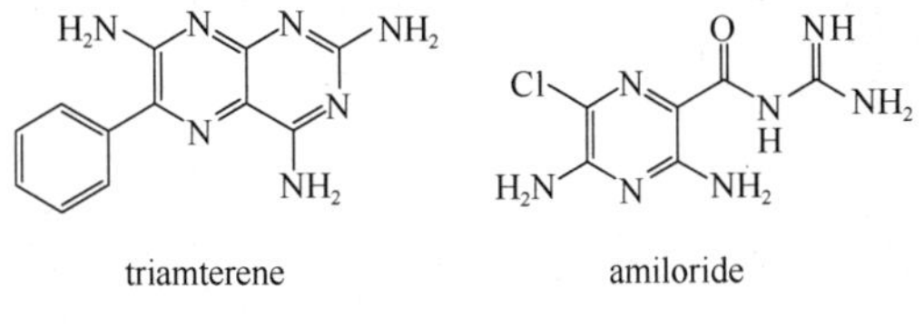

triamterene　　　　　amiloride

（三）碳酸酐酶抑制剂

碳酸酐酶为催化二氧化碳和水生成碳酸的一种酶。碳酸酐酶在体内广泛存在，主要分布于肾脏皮质、胃黏膜、胰腺、红细胞、眼和中枢神经系统。碳酸可解离为 H^+ 及 HCO_3^-，而 H^+ 在肾小管腔中可与 Na^+ 交换，使 Na^+ 被吸收。碳酸酐酶被抑制时，可使 H_2CO_3 形成减少，造成肾小管内可与 Na^+ 交换的 H^+ 减少，管腔中 Na^+、HCO_3^- 重吸收少，结果使 Na^+ 排出量增加而产生利尿作用，由于排 Na^+ 的同时也有 HCO_3^- 排出，故尿液呈碱性，血液 pH 下降及钾排出增加。

$$CO_2+H_2O \longrightarrow H_2CO_3 \longrightarrow H^+ + HCO_3^-$$

在磺胺药物应用后不久，发现某些患者的尿中 Na^+、K^+ 及 pH 都高于正常值，出现酸中毒、尿液呈碱性和中度利尿作用，研究发现其原因是体内（特别是肾脏内）碳酸酐酶部分被抑制。1953年，碳酸酐酶抑制剂乙酰唑胺（acetazolamide）应用于临床，但利尿作用较弱，加之增加 HCO_3^- 的排出而造成代谢性酸血症，且长期服用会产生耐受性，目前很少单独作为利尿药物使用。乙酰唑胺具有抑制房水生成的作用，可降低青光眼患者的眼内压，现主要用于治疗青光眼。双氯非那胺（dichlorphenamide）作用较乙酰唑胺缓慢，但更持久，其分子含有两个磺酰氨基，其碳酸酐酶抑制作用更强；本类药物还有醋甲唑胺（methazolamide）和依索唑胺（ethoxyzolamide）。

acetazolamide   dichlorphenamide   methazolamide   ethoxyzolamide

二、中效利尿药

本类药物通过抑制 Na^+-Cl^- 协转运，使原尿 Na^+ 重吸收减少而发挥利尿作用，又称 Na^+-Cl^- 协转运抑制剂。此类药物分子中多含有苯并噻嗪核，因此又被称为苯并噻嗪类利尿药。本类药物有微弱的碳酸酐酶抑制活性，Cl^- 和 HCO_3^- 排除均衡，不易引起酸碱平衡混乱，不引起体位性低血压，并能增加抗高血压药的效能和减少抗高血压药的体液潴留副作用，也可用于尿崩症的治疗，为临床最常用的利尿药，其不良反应为低血钾、血糖上升和高血尿酸症，因可使肾小球滤过率降低，故肾功能不全的患者慎用。

> **知识拓展 12-3**
>
> 研究发现二取代磺酰胺类药物如双氯非那胺，较单取代物有更强的利尿作用；分子中引入氯原子和氨基，可使其利尿作用更强；氨基被脂肪酸酰化时可进一步增强利尿作用，酰基以 4～6 个碳原子时利尿作用达到最高。当氨基被甲酰化时意外得到闭环化合物氯噻嗪（chlorothiazide），为可口服强效利尿药且耐受性好；将氯噻嗪的分子内双键氢化得到氢氯噻嗪（hydrochlorothiazide），其利尿强度较氯噻嗪强 10 倍以上。以氯噻嗪和氢氯噻嗪为先导化合物，设计合成了一系列苯并噻嗪类利尿药。

临床常用的苯并噻嗪类利尿药有氢氟噻嗪（hydroflumethiazide）、泊利噻嗪（polythiazide）、苄氟噻嗪（bendroflumethiazide）、苄噻嗪（benzthiazide）、三氯噻嗪（trichlormethiazide）、甲氯噻嗪（methyclothiazide）等，构效关系见图 12-12。

chlorothiazide   hydrochlormethiazide   hydroflumethiazide

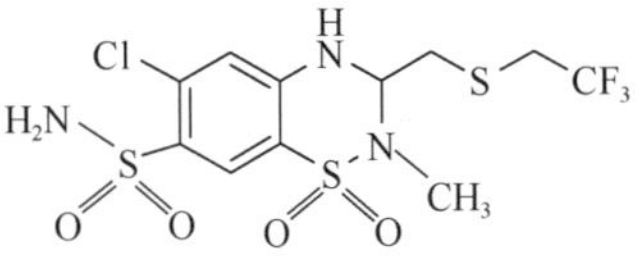

polythiazide

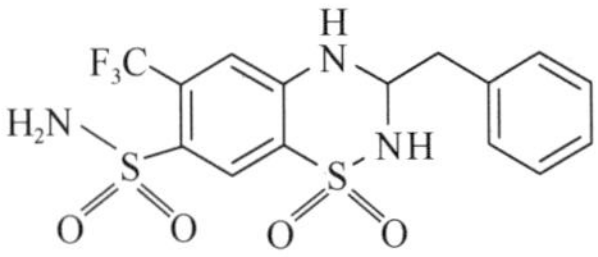

bendroflumethiazide

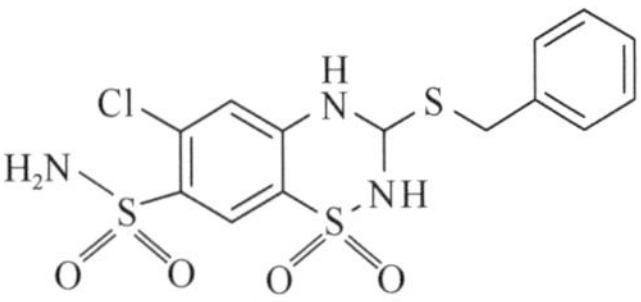

benzthiazide

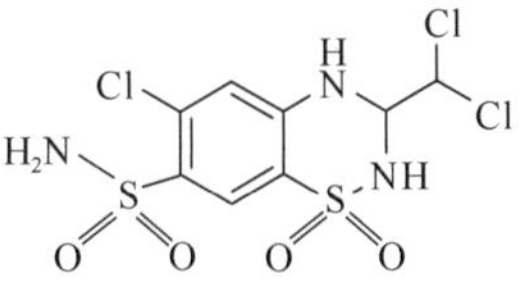

trichlormethiazide

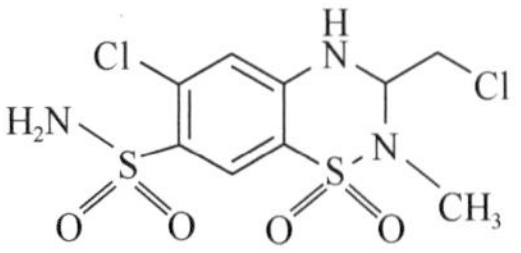

methyclothiazide

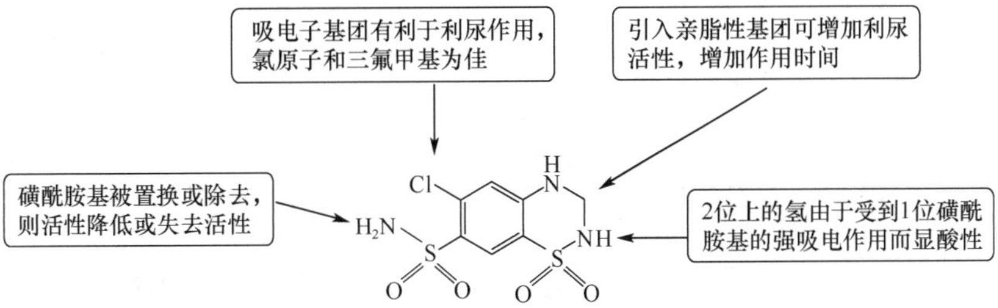

图 12-12　苯并噻嗪类利尿药的构效关系

另外，非苯并噻嗪类中效利尿药主要有美托拉宗（metolazone）和吲达帕胺（indapamide）。美托拉宗为苯并噻嗪分子中的砜基被酮置换的产物，其利尿作用持续时间为 12～24h；吲达帕胺分子中含有极性的氯苯酰胺和非极性甲基吲哚啉结构，但不含有噻嗪环，在胃肠道中被迅速吸收，作用时间为 14～18h，具有松弛血管平滑肌的作用，临床上用于治疗高血压及水和电解质滞留性疾病，特别是水肿或腹水。

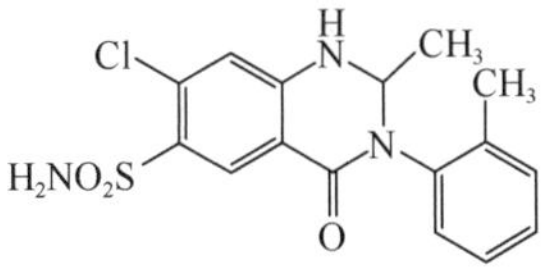

metolazone

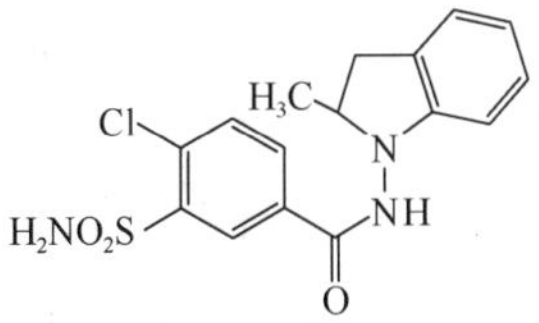

indapamide

氢氯噻嗪（hydrochlorothiazide）

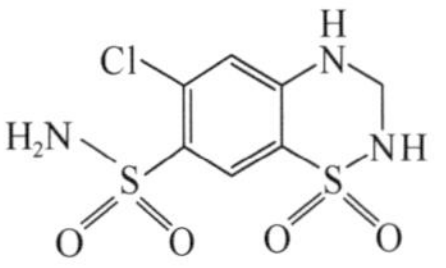

化学名为 6-氯-3, 4-二氢-2*H*-1, 2, 4-苯并噻二嗪-7-磺酰胺-1, 1-二氧化物，6-chloro-3, 4-dihydro-2*H*-1, 2, 4-benzothiadiazine-7-sulfonamide-1, 1-dioxide。

本品为白色结晶性粉末；无臭，味微苦，有特异的微臭。在丙酮中易溶，在乙醇中微溶，在水、三氯甲烷或乙醚中不溶。本品因磺酰基的吸电子效应，具有酸性，易溶于碱性溶液中。熔点 265～273℃（分解）。

本品抑制肾小管对钠、氯离子的再吸收，发挥利尿和降压作用，用于各种水肿及高血压病，与多种降压药合用可增加疗效，长期服用时应适当补充钾盐。

本品口服吸收迅速但不完全，进食能增加吸收量，可能与延长药物在小肠的滞留时间有关。口服 2h 起效，达峰时间为 4h，作用持续时间为 6～12h，半衰期为 15h，主要以原药由尿排泄。

本品的合成是以间氯苯胺为原料，经氯磺化反应得 4-氨基-6-氯-1, 3-苯二磺酰氯，随后与氨反应制得 4-氨基-6-氯-1, 3-苯二磺酰胺，再与甲醛缩合即得。

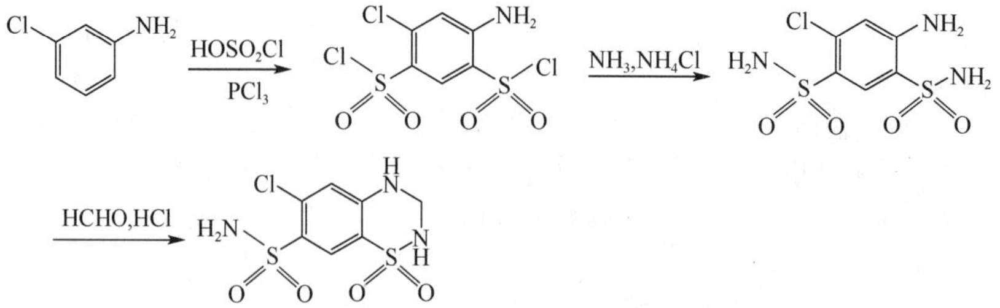

三、高效利尿药

本类药物通过抑制 Na^+-K^+-$2Cl^-$协转运，影响尿的稀释和浓缩功能，排 Na^+量可达原尿 Na^+量的 15%，作用强而快，又被称为 Na^+-K^+-$2Cl^-$协转运抑制剂。能增加肾血流量，对水电解质平衡有较大的影响，主要用于其他利尿药效果不好而又急需利尿的情况，如急性肾衰竭在早期的无尿期或急性肺水肿。临床常见的高效利尿药见表 12-3。

表 12-3 临床常见的高效利尿药

类型	药物	结构	作用特点
含磺酰氨基类利尿药	呋塞米（furosemide）	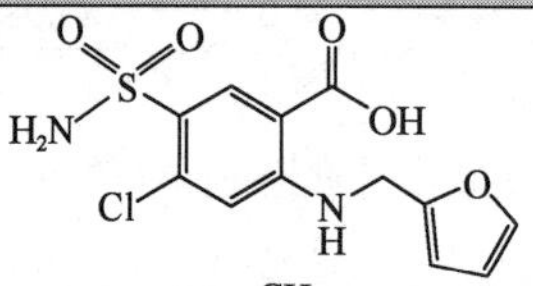	利尿作用强且迅速，用于治疗心、肝、肾等疾病引起的水肿及对其他利尿药无效的水肿患者
	托拉塞米（torasemide）	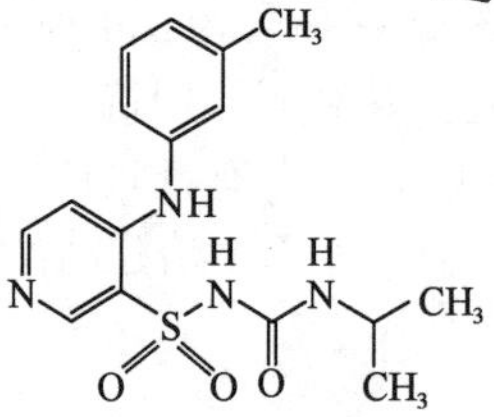	不作用近曲小管，因此不增加磷酸盐和碳酸盐的分泌。生物利用度约为 80%，个体间差异小，且药物的吸收基本不受首过代谢影响。适合于治疗高血压和因充血性心力衰竭和肝硬化伴随的水肿
	阿佐塞米（azosemide）	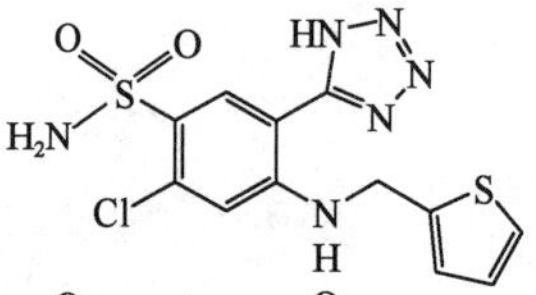	口服时其作用强度与呋塞米相当。常用于水肿
	布美他尼（bumetanide）	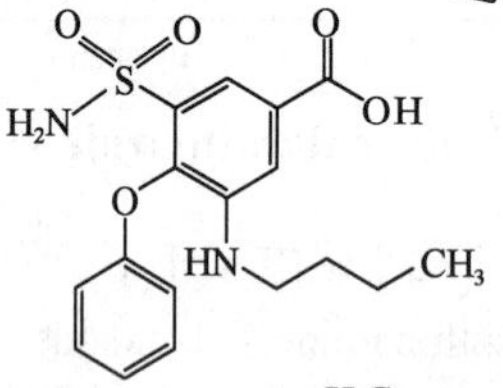	作用比呋塞米强 40～60 倍，有效剂量为呋塞米的 1/50，特别适合于急性肾衰竭患者
	希帕胺（xipamide）	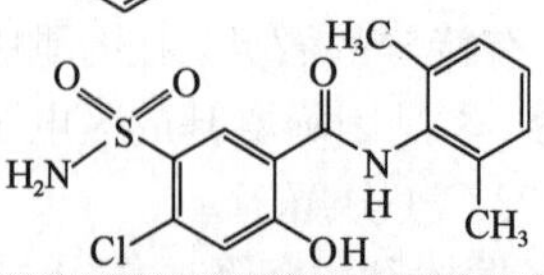	作用比呋塞米强，作用时间可持续 24h
苯氧乙酸类利尿药	替尼酸（tienilic acid）	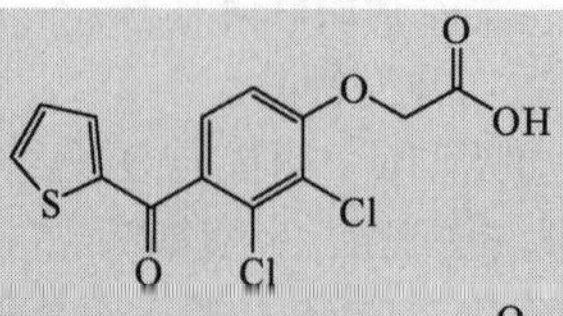	不升高血浆中尿酸水平，利尿作用强而迅速，但时间较短
	依他尼酸（etacrynic acid）	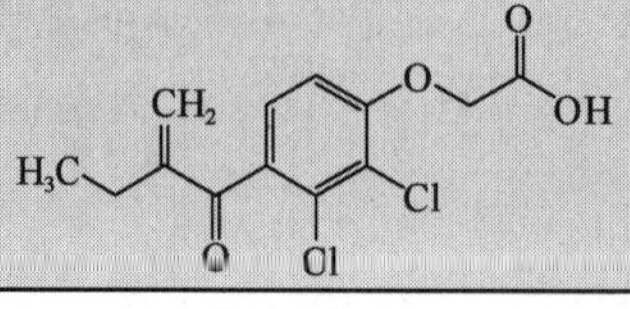	用于各种水肿，尤其适用于急需消除水肿的紧急状态，如肺水肿及肾衰竭的早期，用以增加尿量

案例分析 12-4

1. 呋塞米不但有排泄 Na^+ 和 Cl^- 的作用，而且还有排泄 K^+、Ca^{2+}、Mg^{2+} 和 CO_3^{2-} 的作用，作用强而快。但是作用时间短，对水电解质平衡有较大的影响。氢氯噻嗪对 Cl^- 和 HCO_3^- 排除均衡，不易引起酸碱平衡混乱，不引起体位性低血压并能增加其他抗高血压药物的效能和减少体液潴留副作用，因此为临床最常用的利尿药。

2. 同样为利尿药，氢氯噻嗪不良反应为低血钾，螺内酯的主要副作用是高钾血症，所以有时与氢氯噻嗪联合使用。

思 考 题

1. 按化学结构分类，选择性钙通道阻滞剂分为哪几类？各有哪些主要代表药物？

2. 以 Captopril 为例，简要说明 ACEI 类抗高血压药的作用机制以及为克服 Captopril 的缺点及对其进行结构改造的方法。

3. 简述乙酰唑胺、呋塞米、氢氯噻嗪、螺内酯的利尿机制，并简要说明为什么长期使用利尿药一般都要求联合用药？

（李 飞）

第十三章　调血脂药物和抗血栓药物

心脑血管血栓性疾病如心肌梗死和脑血栓，是一种常见病和多发病，形成这类疾病的主要原因有两个，一是高脂血症等原因引起的动脉粥样硬化与狭窄所致；二是血小板异常活化启动血栓的形成所致。采用药物疗法是成功防治心脑血管血栓性疾病综合措施中极其重要的组成部分，本章主要介绍调血脂药物（抗动脉粥样硬化药）、抗血栓药物和抗血小板聚集药物。

第一节　调血脂药物

血脂（blood lipid）是血液中脂类物质的总称，包含胆固醇、甘油三酯以及磷脂等类脂，以及它们与载脂蛋白形成的各种可溶性的脂蛋白（lipoproteins），包括极低密度脂蛋白（very low density lipoproteins，VLDL）、低密度脂蛋白（low density lipoproteins，LDL）和高密度脂蛋白（high density lipoproteins，HDL）。其中，VLDL是甘油三酯的主要载脂蛋白；LDL是胆固醇的主要载脂蛋白，主要负责把胆固醇从肝脏运送到全身组织，当其过量时，它携带的胆固醇便积存在动脉壁上，久而久之容易引起动脉硬化，因此低密度脂蛋白升高危害最大，是导致动脉粥样硬化的基本条件；而HDL扮演着"清道夫"的角色，将周边组织多余的胆固醇送回肝脏排出体外，达到抗血管硬化的目的，还能维护血管内皮细胞功能及保护血管免于血栓的形成。

临床上通常以总胆固醇和甘油三酯为指标，一般成年人空腹血液中总胆固醇超过5.72mmol/L、甘油三酯超过1.70mmol/L，可诊断为高脂血症。血脂增高与动脉粥样硬化关系密切，动脉粥样硬化是缺血性心脑血管疾病的病理基础，在动脉内膜上以胆固醇和胆固醇酯为主要成分的脂质成分积聚后（外观呈黄色粥样斑块），导致的动脉弹性减低、管腔变窄，严重会影响血液供应并引起血栓性疾病。

采用调血脂药可减少血脂的含量，缓解动脉粥样硬化症状。该类药物主要是针对体内胆固醇和甘油三酯的合成和分解代谢过程而设计的，又称抗动脉粥样硬化药，主要包括羟甲戊二酰辅酶A还原酶抑制剂以及影响胆固醇和甘油三酯代谢的药物。

一、羟甲戊二酰辅酶A还原酶抑制剂

胆固醇有两个来源即外源性摄取和内源性生物合成。胆固醇的生物合成在肝脏以乙酰辅酶A为起始原料，经异戊烯基焦磷酸酯得到的3-羟基-3-甲基戊二酰辅酶A，简称羟甲戊二酰辅酶A（HMG-CoA），在HMG-CoA还原酶催化下转换成3,5-二羟(基)-3-甲基戊酸（简称甲羟戊酸，mevalonate），再经数步反应即可合成胆固醇，如图13-1所示。

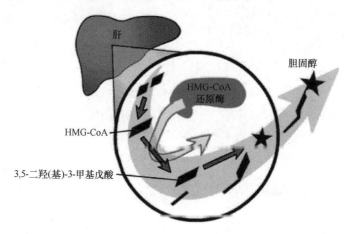

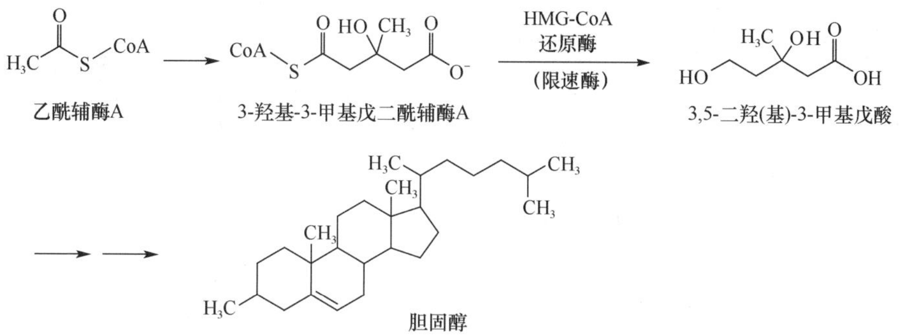

图 13-1 胆固醇的体内合成

HMG-CoA 还原酶是人体内源性胆固醇合成过程中的限速酶，抑制该酶的活性可调节胆固醇合成的速度。临床上使用的 HMG-CoA 还原酶抑制剂（HMG-CoA reductase inhibitors）为他汀类药物，见表 13-1，它们对 HMG-CoA 还原酶具有高度亲和力，竞争性抑制 HMG-CoA 还原酶的活性，从而阻断 HMG-CoA 向 3,5-二羟(基)-3-甲基戊酸的转化，减少肝脏合成胆固醇，使人体内源性胆固醇降低。

表 13-1　HMG-CoA 还原酶抑制剂（他汀类药物）

药物	结构	作用特点
美伐他汀（mevastatin）	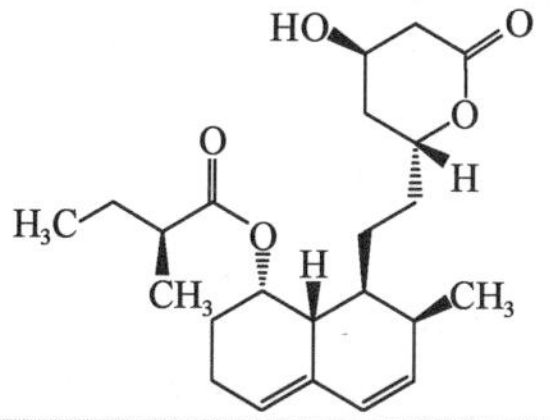	第一个被发现的天然来源 HMG-CoA 还原酶抑制剂
洛伐他汀（lovastatin）	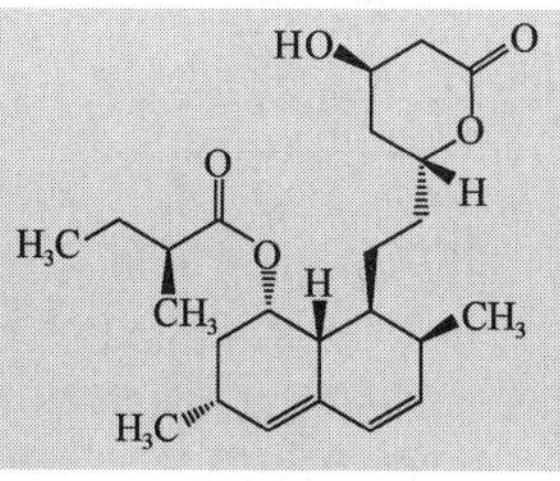	第一个上市的 HMG-CoA 还原酶抑制剂（1987 年），活性为美伐他汀的 2 倍
氟伐他汀（fluvastatin）	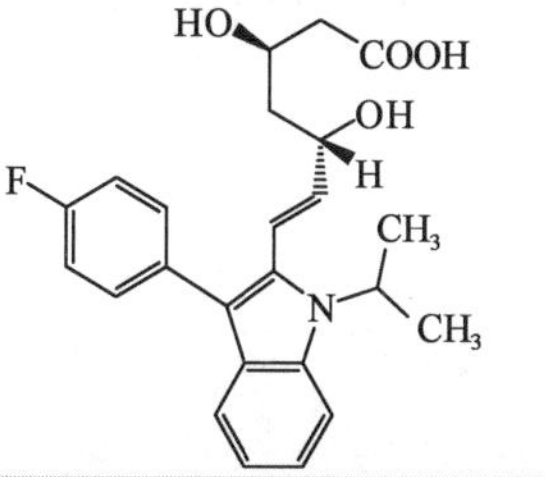	首个全合成 HMG-CoA 还原酶抑制剂，第一个获得 FDA 批准用于经皮冠脉介入治疗（PCI）术后治疗的他汀类药物
辛伐他汀（simvastatin）	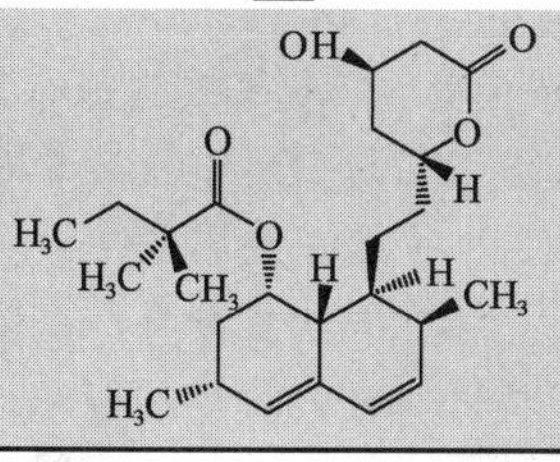	1988 年上市，生物半合成药物，口服后对肝脏有高度的选择性，在肝脏发挥作用，随后从胆汁中排泄。可通过血-脑屏障，副作用轻微而短暂

药物	结构	作用特点
普伐他汀 （pravastatin）		1989 年上市，亲水性好，对肝组织选择性好
阿托伐他汀 （atorvastatin）		1997 年上市，是第一个批准用于治疗混合型高脂血症和家族性高脂血症药物。口服后生物利用度为12%，半衰期为 14h，主要在肝脏代谢，仅 2%的药物以原药从肾脏排泄
西立伐他汀 （cerivastatin）		1997 年上市，绝对生物利用度约为 60%，主要代谢产物均有活性。但由于与吉非罗齐等药品合用有发生横纹肌溶解症不良反应的危险，于 2001 年撤出市场
匹伐他汀 （pitavastatin）		2003 年上市，临床用其钙盐，生物利用度达 80%，剂量是阿托伐他汀的 1/10
瑞舒代他汀 （rosuvastatin）		2003 年上市，具亲水性，强力抑制 HMG-CoA 还原酶并具肝细胞选择性作用，可避免被细胞色素 P450 酶大量代谢，半衰期 20h；药物相互作用低，耐受性和安全性好

知识拓展 13-1

　　HMG-CoA 还原酶抑制剂的研究源于 1976 年美伐他汀（mevastatin）的发现。日本的几位微生物学家从两种不同青霉菌属中分离得到了一种代谢物，经研究发现该代谢物对 HMG-CoA 还原酶的亲和性为对底物亲和性的 10 000 倍，因此确定它为 HMG-CoA 还原酶的有效竞争性抑制剂，并命名为康帕定（compactin）即美伐他汀。几年后，美国默克公司研究人员从红曲霉（*Monascus ruber*）和土曲霉（*Aspergillus terreus*）培养液中也分离得到结构类的洛伐他汀（lovastatin），活性为美伐他汀的 2 倍。美伐他汀和洛伐他汀分子中的羟基内酯结构与还原酶的四面体结构十分相似，所以可与 HMG-CoA 还原酶紧密结合。随后发现一种被称为普伐他汀（pravastatin）的美伐他汀的开环活性代谢物，在抑制 HMG-CoA 还原酶上更具功效。

洛伐他汀（lovastatin）

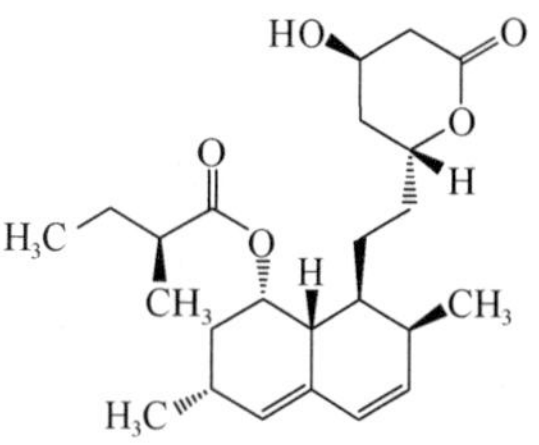

化学名为(S)-2-甲基丁酸(4R, 6R)-6-[2-[[(1S, 2S, 6R, 8S, 8aR)-1, 2, 6, 7, 8, 8a-六氢-8-羟基-2, 6-二甲基-1-萘基]乙基]四氢-4-羟基-2H-吡喃-2-酮-8酯，(S)-2-methyl butanoic acid-(4R, 6R)-6-[2-[[(1S, 2S, 6R, 8S, 8aR)-1, 2, 6, 7, 8, 8a-hexahydro-8-hydroxy-2, 6-dimethyl-1-naphthalenyl]ethyl] tetrahydro-4-hydroxy-2H- pyran-2-one-8-ester。

本品为白色或类白色结晶或结晶性粉末；无臭，无味，略有引湿性。本品在三氯甲烷中易溶，在丙酮中溶解，在乙醇、乙酸乙酯或乙腈中略溶，在水中不溶。$[\alpha]_D^{20}$=+325°～+340°（c=0.5，乙腈）；熔点174.5℃。

本品不稳定，在储存过程中内酯环上羟基发生氧化反应生成吡喃二酮衍生物；其水溶液在酸碱催化下其内酯环可迅速水解开环，形成羟基和羧基。

本品通过竞争性抑制 HMG-CoA 还原酶的活性，减少胆固醇的合成，刺激 LDL 受体产生，加强血浆中 LDL 的清除，同时也降低 VLDL。用于治疗家族性高胆固醇血症、家族性异常 p-脂蛋白血症、非家族性高脂血症和继发性高脂血症。本品治疗初期会使肝转氨酶水平升高，停药后这种现象会消失；增大剂量时少数患者会有肌酸磷酸激酶（CPK）水平的轻度增高，横纹肌溶解、急性肾衰竭有时也会发生，特别是与贝特类药物（如非诺贝特、吉非罗齐等）合用时发生这种副作用的危险性会增加。

本品口服吸收，多与血浆蛋白结合，首过效应明显。代谢物主要经胆排泄，少部分（<10%）经肾排泄。本品在体内发生内酯环水解生成 3,5-二羟基羧酸衍生物而具有活性，主要活性代谢物是其开环羟基酸和其 3-羟基、3-亚甲基、3-羟基甲基衍生物，如图 13-2 所示。

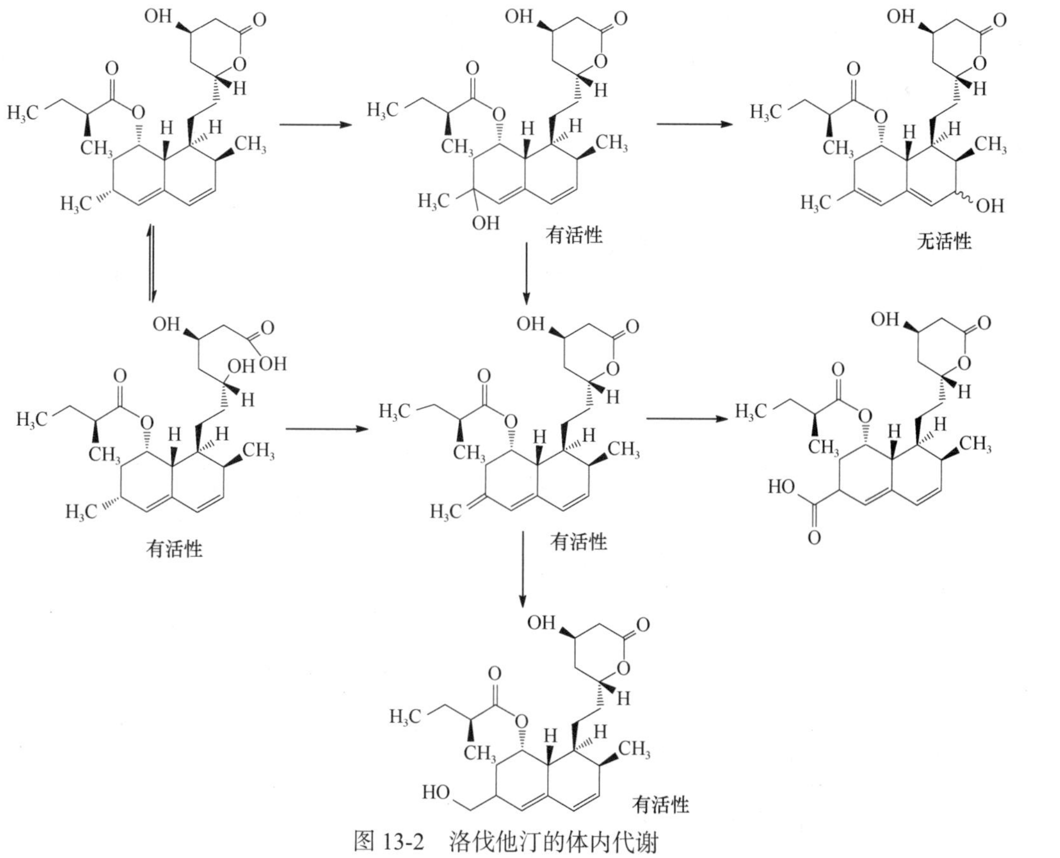

图 13-2　洛伐他汀的体内代谢

案例 13-1

患者，女性，70 岁，肾移植术后，长期口服环孢素 A 抗排异治疗。近一年来血脂偏高，TC 7.43mmol/L，LDL-C 5.49mmol/L，HDL-C 1.1mmol/L，TG 1.84mmol/L，服用阿托伐他汀 20mg Qd，2 个月后，出现肌病和横纹肌溶解，通用阿托伐他汀钙片后，其升高的肌酸磷酸激酶急剧下降，不良反应症状消失。

问题：

1. 阿托伐他汀钙片与环孢素 A 合用为什么会出现横纹肌溶解？
2. 应用他汀类药物安全性应注意哪些？

氟伐他汀（fluvastatin）

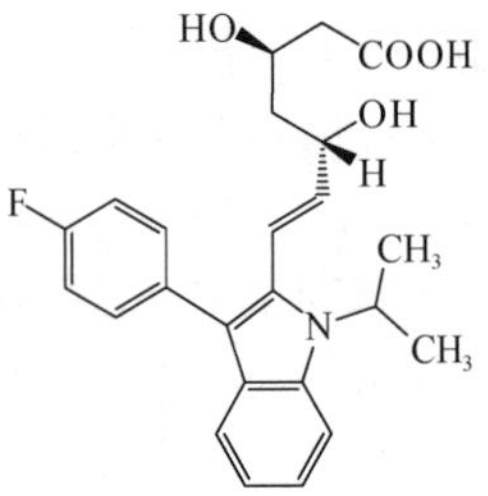

化学名为(±)-(3R, 5S, 6E)-7-[3-(4-氟苯基)-1-(1-甲基乙基吲哚)-2-基]-3, 5-二羟基-6-庚烯酸，(±)-(3R, 5S, 6E)-7-[3-(p-fluorophenyl)-1-isopropylindol-2-yl]-3, 5-dihydroxy-6-heptenoic acid。

本品为白色至淡黄色粉末；有吸湿性，对光敏感。在水、甲醇或乙醇中易溶。1%水溶液的 pH 8.0～10.0。分子中有两个手性碳原子，临床上使用（3R, 5S）异构体。

本品口服后迅速吸收，食物对吸收的影响不显著，生物利用度为 20%～30%，0.5～1h 血药浓度达峰，与蛋白结合率为 98%，在体内几乎完全被代谢，95%经胆汁和粪便消除，5%经肾消除，重复给药无蓄积性。主要用于原发性（包括杂合子家族性）高胆固醇血症和继发性（包括非胰岛素依赖型糖尿病所引起的）高脂血症的治疗，也适用于冠脉粥样硬化及冠心病的防治。

本品的合成是以氟苯和氯乙酰氯为原料，经 Friedel-Crafts 反应酰化，再与 N-异丙基苯胺缩合，分子内环合得到 3-(4-氟苯基)-1-异丙基-1H-吲哚，经 Vilsmeier-Haack 反应，再与乙酰乙酸甲酯缩合、选择性还原后水解制得。

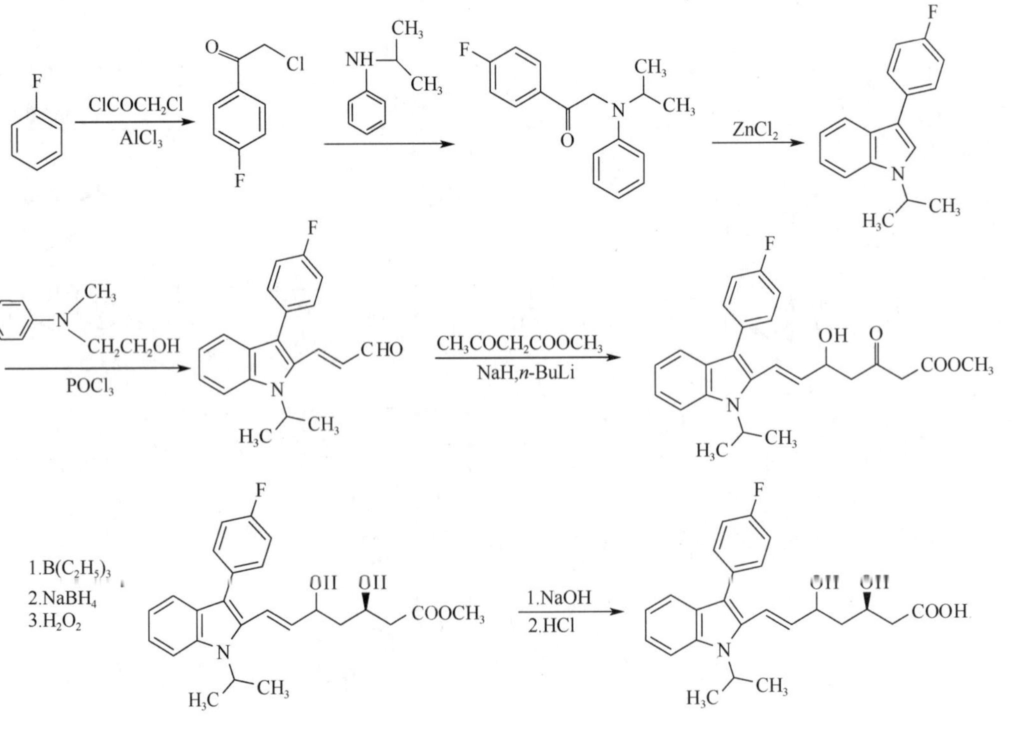

通过对天然和合成的 HMG-CoA 还原酶抑制剂的研究，发现他汀类药物的结构可分为 3 个部分，如图 13-3 所示：A 部分是与酶的底物 CoA 中 HMG 结构类似的 β,δ-二羟基戊酸结构；B 部分是与酶发生最佳空间结合的疏水性刚性平面结构；C 部分是上述二者之间的连接部分。

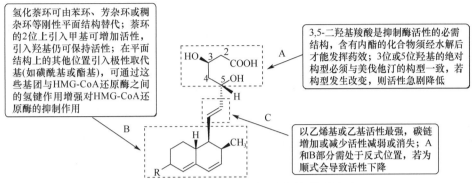

图 13-3　HMG-CoA 还原酶抑制剂的构效关系

案例 13-1 分析

1. 阿托伐他汀钙片与环孢素 A 合用存在药物相互作用。

阿托伐他汀钙片为 CYP3A4 和（或）有机阴离子转运蛋白（OATP）底物，环孢素 A 可抑制 CYP3A4 和 OATP，合用可降低阿托伐他汀的代谢清除，使药物蓄积，升高阿托伐他汀的血药浓度，发生横纹肌溶解的不良反应。

2. 患者在服用降脂药物时，对他汀类药物的安全性应注意以下几点：

（1）根据《中国 2 型糖尿病合并血脂异常防治专家共识》指出，大多数患者对他汀类的耐受性良好。少数可发生肝脏转氨酶的升高，且呈剂量依赖性。

（2）建议在治疗前和开始治疗后 2 周监测肝功能，如用药前转氨酶高于正常上限 3 倍，暂不用药；治疗后发生肝功能异常，如果转氨酶高于正常上限 3 倍，建议暂停给药。

（3）用药过程如有肌病症状（包括肌肉疼痛或无力、肌炎和横纹肌溶解）提示肌炎，应立即检测肌酸激酶（CK），如出现肌肉症状，且 CK 高于正常上限 5 倍应停用他汀类药物，如 CK 在正常上限 3～5 倍，应每周监测症状和 CK 水平，如 CK 逐渐升高，应减药或停药。

（4）横纹肌溶解指有肌肉症状，伴 CK 显著升高超过正常上限的 10 倍和肌酐升高，常伴有褐色尿和肌红蛋白尿。

（5）该患者在用药前监测肝功能正常，无他汀类药物禁忌证，用药后嘱患者 2 周后复查肝功能，如出现肌肉症状应立即监测 CK 水平。

二、影响胆固醇和甘油三酯代谢的药物

■（一）苯氧乙酸类

在体内，胆固醇的生物合成是以乙酸为起始原料。对乙酸衍生物进行研究，得到了苯氧乙酸类降血脂药物，可明显地降低 VLDL 水平，调节性地升高 HDL 水平及改变 LDL 的浓度，并能显著降低甘油三酯。有研究表明，此类药物可能通过激活过氧化酶增殖的活化受体和改变基因表达来起作用。临床常见的苯氧乙酸类降血脂药见表 13-2。

表 13-2　苯氧乙酸类降血脂药

药品名称	—R₁	—R₂	—R₃	作用特点
氯贝丁酯 （clofibrate）	—Cl	—CH₂CH₃	—H	第一个苯氧乙酸类降血脂药，具有纤溶作用
双贝特 （simfibrate）	—Cl	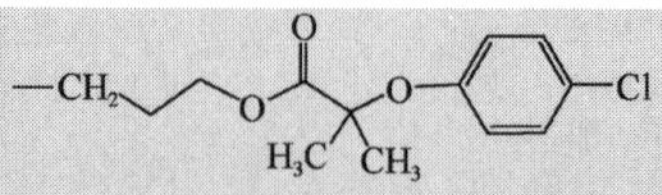 （结构式）	—H	避免了氯贝丁酯的异味，且对胃的刺激性显著降低
普拉贝脲 （plafibride）	—Cl	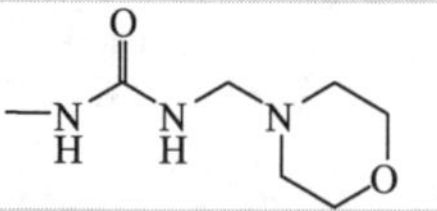 （结构式）	—H	降血脂作用较强，还具有抑制血小板聚集作用
苄氯贝特 （beclobrate）	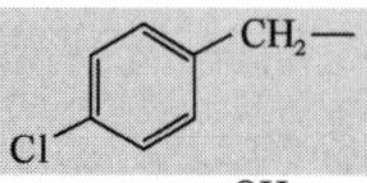 （结构式）	—CH₃	—CH₃	口服吸收较快
非尼贝特 （fenirofibrate）	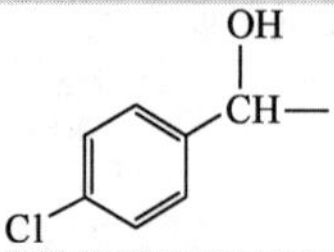 （结构式）	—H	—H	是非诺贝特的体内活性代谢物
苯扎贝特 （bezafibrate）	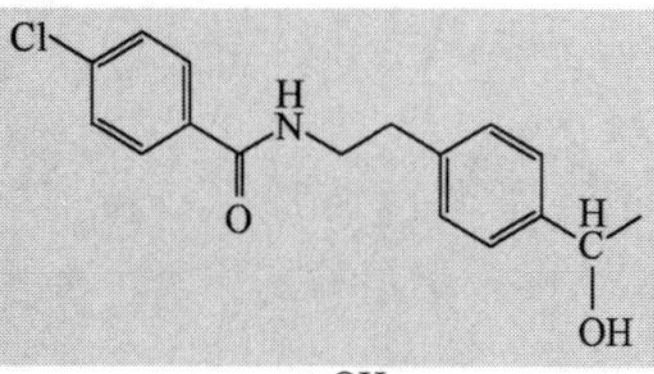 （结构式）	—H	—H	可降低血纤维蛋白原，口服吸收迅速而完全
环丙贝特 （ciprofibrate）	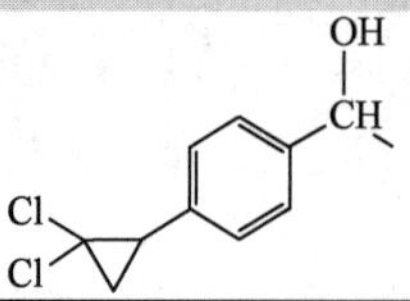 （结构式）	—H	—H	口服易于吸收，无药物蓄积作用

吉非罗齐（gemfibrozil）

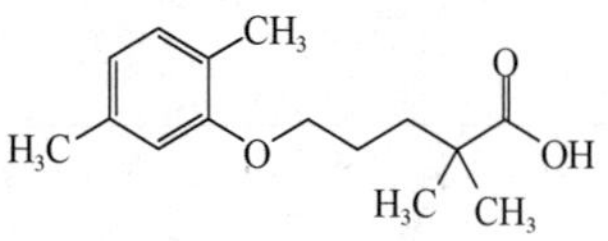

化学名为 2, 2-二甲基-5-(2, 5-二甲基苯氧基)戊酸，2, 2-dimethyl-5-(2, 5-dimethylphenoxy)-pentanoic acid，又称吉非贝齐。

本品为白色结晶性粉末；无臭，无味；室温下稳定。在三氯甲烷中极易溶解，在甲醇、乙醇、丙酮、己烷中易溶，在水中不溶，在氢氧化钠试液中易溶。熔点 58～61℃。

本品口服吸收快而完全，其主要代谢反应发生在苯环上，为甲基羟基化及苯环羟基化，代谢物多数由尿排出（图 13-4）。本品是非卤代的苯氧戊酸衍生物，能显著降低总胆固醇和甘油三酯的水平，减少冠心病的发病概率。适用于治疗血中胆固醇和甘油三酯过高、混合血脂过高、糖尿病引起的脂代谢障碍等。

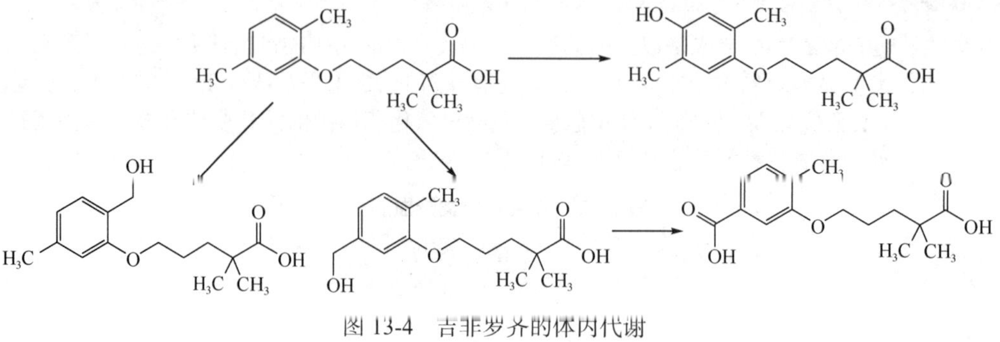

图 13-4　吉非罗齐的体内代谢

本品的合成是以 1-(2,5-二甲基苯氧基)-3-溴丙烷和 2-甲基丙二酸二乙酯为原料，经烃化、水解脱羧、甲基化，最后酸化制得。

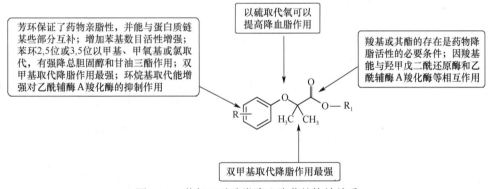

非诺贝特（fenofibrate）

化学名为 2-甲基-2-[4-(4-氯苯甲酰基)苯氧基]丙酸异丙酯，2-[4-(4-chloro-benzoyl)phenoxy]-2-methyl-propanoic acid-1-methylethyl ester。

本品为白色或类白色结晶性粉末；无臭，无味。在三氯甲烷中极易溶解，在丙酮或乙醚中易溶，在乙醇中略溶，在水中几乎不溶。熔点 79～82℃。

本品口服吸收迅速，进入体内后酯键即被组织及血浆酯酶水解，形成活性代谢产物非诺贝酸，4～7h 血药浓度达峰值，$t_{1/2}$ 为 7h，血浆蛋白结合率约 99%。与葡萄糖醛酸结合，约 60% 由尿液排出，25% 由粪便排出。本品具有较强的降低胆固醇及甘油三酯的作用，用于高胆固醇血症、高甘油三酯血症，Ⅱ、Ⅲ、Ⅳ型及混合型高血脂蛋白血症。

苯氧乙酸酯类降血脂药的结构特点是具有芳基、中间连接原子和羧酸酯三部分，其构效关系如图 13-5 所示。

> 芳环保证了药物亲脂性，并能与蛋白质链某些部分互补；增加苯基数目活性增强；苯环2,5位或3,5位以甲基、甲氧基或氯取代，有降总胆固醇和甘油三酯作用；双甲基取代降脂作用最强；环烷基取代能增强对乙酰辅酶 A 羧化酶的抑制作用

> 以硫取代氧可以提高降血脂作用

> 羧基或其酯的存在是药物降脂活性的必要条件；因羧基能与羟甲戊二酰还原酶和乙酰辅酶 A 羧化酶等相互作用

> 双甲基取代降脂作用最强

图 13-5　苯氧乙酸酯类降血脂药的构效关系

（二）烟酸及其衍生物

烟酸（nicotinic acid）又称尼克酸，化学名为 3-吡啶甲酸，是一种 B 族维生素（维生素 B_5，维生素 PP），但其抗动脉粥样硬化作用与其维生素作用无关。该药能抑制脂肪组织中的脂解作用，降低游离脂肪酸的血浆浓度，能在辅酶 A 的作用下与甘氨酸合成烟尿酸，阻碍肝脏利用辅酶 A 合成胆固醇，从而减少肝脏对 VLDL 及 LDL 的合成，临床上用于高脂血症的治疗，其副作用有面部潮红、皮肤瘙痒、对胃刺激性较大和严重的肝毒性等。

将烟酸的羧基酯化（或还原）可制成前药，既能降低其副作用，又能延长作用时间。主要有烟酸肌醇酯（inositol nicotinate）、吡啶甲醇（烟酰醇，pyridinemethanol）、生育酚烟酸酯（tocopherylnicotinate）等。

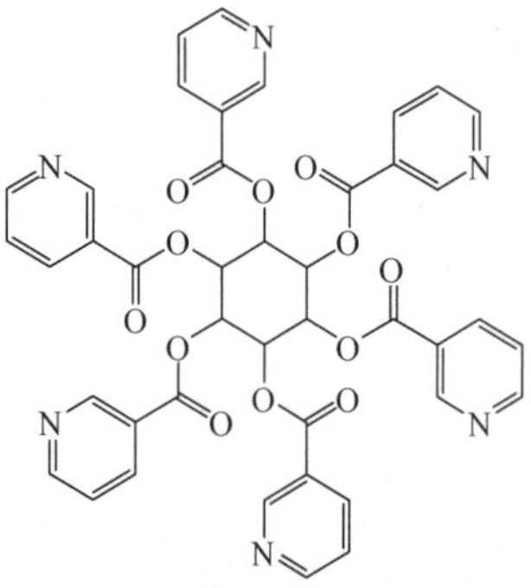

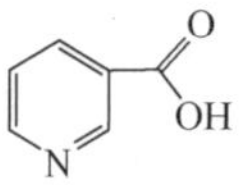

nicotinic acid

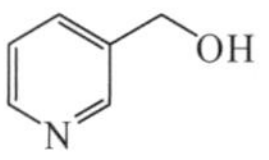

pyridinemethanol

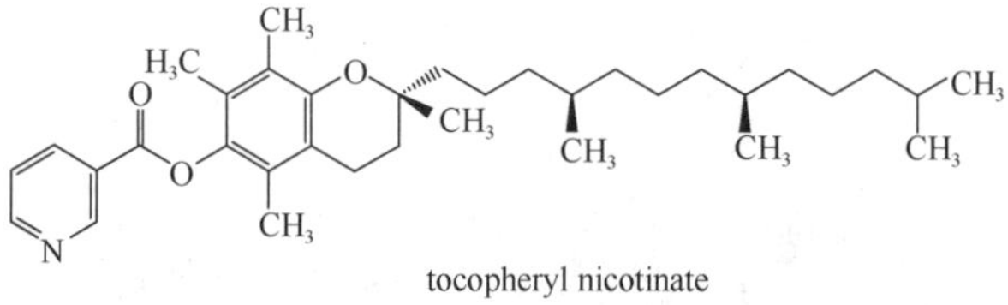

inositol nicotinate

tocopheryl nicotinate

阿西莫司（acipimox）

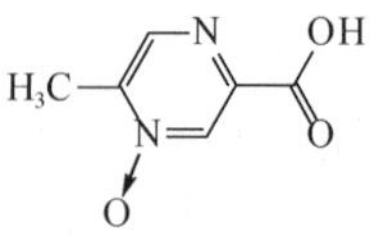

化学名为 4-氧代-5-甲基吡嗪-2-羧酸，5-methylpyrazine-4-oxo-2-carboxylic acid。

本品为白色或类白色结晶性粉末；在水中不溶。熔点 178～180℃。

本品口服后吸收完全，2h 血药达峰值，与蛋白质不结合，不经代谢以原型从尿排出。通过抑制脂肪组织的分解使游离脂肪酸的生成减少，从而降低肝脏内甘油三酯的合成；并能抑制肝脂肪酶活性和 VLDL、LDL 的合成，激活脂蛋白脂肪酶，增加 HDL。适用于高胆固醇、甘油三酯与胆固醇同时升高及血中高甘油三酯型高脂血症，尤其对伴有糖尿病、痛风、冠心病的患者有较满意的疗效。

知识拓展 13-2

一个潜在的药物靶标——鲨烯合酶：鲨烯合酶（squalene synthase，SQS）是催化两分子的法尼基焦磷酸缩合产生角鲨烯的关键酶，而角鲨烯是生物合成胆固醇的重要物质，因此鲨烯合酶的抑制剂目前正被研究作为抗高血脂药。

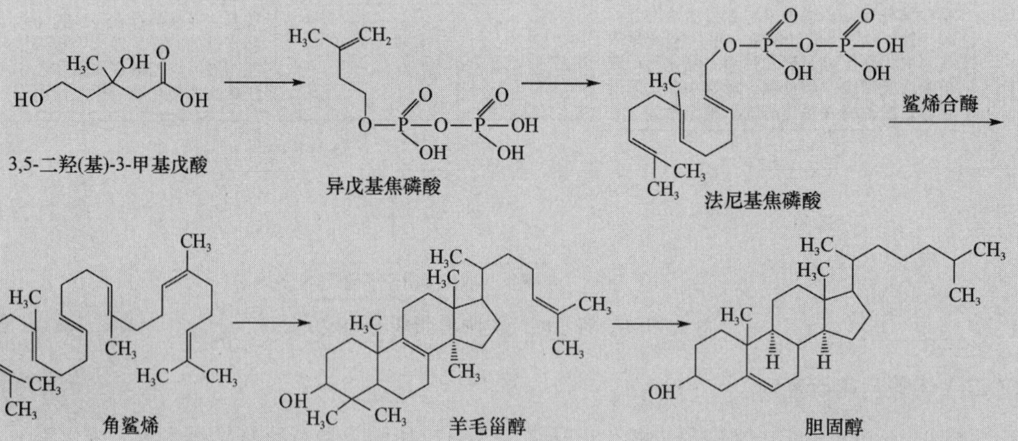

3,5-二羟(基)-3-甲基戊酸

异戊基焦磷酸

法尼基焦磷酸

鲨烯合酶

角鲨烯

羊毛甾醇

胆固醇

鲨烯合酶作为药物靶标，与 HMG-CoA 相比具有潜在的优势。在以鲨烯合酶为抑制剂靶酶的筛选研究中，从真菌代谢物中发现了一类抑角鲨烯素（squalestatins），对鲨烯合酶有非常强的抑制作用，体内实验也有降胆固醇作用，这些物质的结构同鲨烯合酶反应中间体的结构类似，有望发展成为新类型的降胆固醇药。

第二节 抗血栓药物

动脉血栓形成是心肌梗死和脑卒中（中风）的主要原因。血栓形成如发生在供应心脏的动脉，就可能会引起心绞痛或者心肌梗死；如果发生在供应大脑的动脉，就可能会引起卒中。抗血栓药（anti-thrombotic drugs）用于血栓栓塞性疾病的预防与治疗，且以预防为主。根据作用机制不同，抗血栓药可分为抗凝血药和溶血栓药。抗凝血药是一类干扰凝血因子，阻止血液凝固的药物；溶血栓药是使纤溶酶原转化为纤溶酶，从而溶解血栓中已形成的纤维蛋白。目前临床上常用的溶血栓药如尿激酶（UK）、链激酶（SK）等酶类及部分抗凝血药如肝素、水蛭素（凝血酶的直接抑制剂）、重组水蛭素和聚糖钠等均为生化药物。本节只介绍抗凝血药中常见的化学药物。

> **案例 13-2**
> 　　患者，男性，52 岁，既往有房颤病史 3 年，长期服用华法林抗凝治疗，INR 值维持在 2.0～2.3，患者 1 个月前出现反复活动后胸闷、胸痛，入院行择期 PCI 术，术前停用华法林 5 天，术后低分子肝素桥接 3 天后继续开始服用华法林，服用 1 周后查 INR 3.5。
> **问题：**
> 　　1. 房颤患者服用华法林 INR 应控制的范围是多少？
> 　　2. 服用华法林期间有哪些注意事项？

抗凝血药华法林（warfarin）、双香豆素（dicoumarol）和醋硝香豆素（acenocoumarol）均为香豆素类化合物，具有苯并吡喃-2-酮的基本结构。本类药物的结构与维生素 K（vitamin K）相似，通过竞争性拮抗维生素 K 的作用而产生抗凝血作用。维生素 K 参与凝血因子 II、VII、IX、X 的蛋白质末端谷氨酸残基的 γ-羧基化作用，使这些因子具有活性，在这一过程中，氢醌型维生素 K 首先被转化成环氧化物，参与羧基化反应。香豆素类抗凝血药物能够竞争性拮抗维生素 K 的作用，阻断维生素 K 环氧化物转化为氢醌型，导致凝血因子的活化受阻，从而抑制血液凝固，见图 13-6。

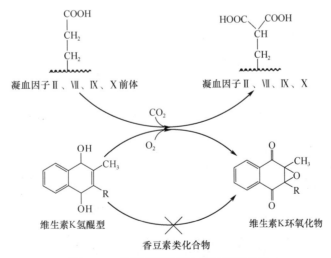

图 13-6　香豆素类抗凝血药的作用机制

替卡格雷（ticagrelor）是环戊基三唑并嘧啶类化合物，能可逆性地作用于血管平滑肌细胞上的嘌呤 2 受体（purinoceptor 2，P_2）亚型 P_2Y_{12}，对 ADP 引起的血小板聚集有明显的抑制作用。且口服使用后起效迅速，因此能有效改善急性冠心病患者的症状。

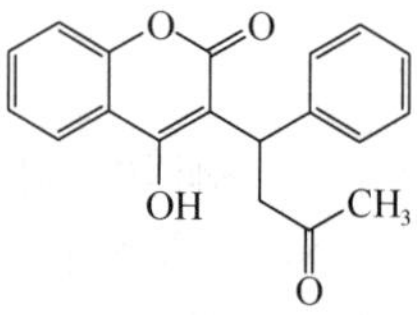

warfarin 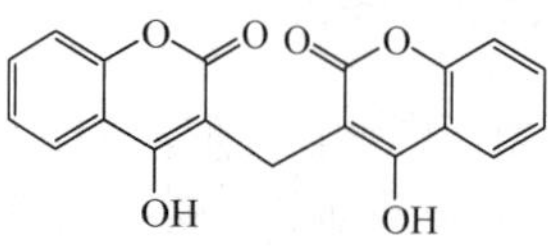   dicoumarol 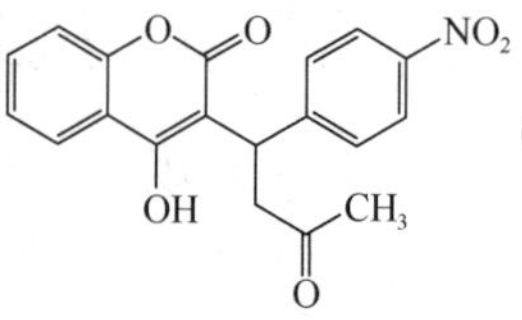   acenocoumarol 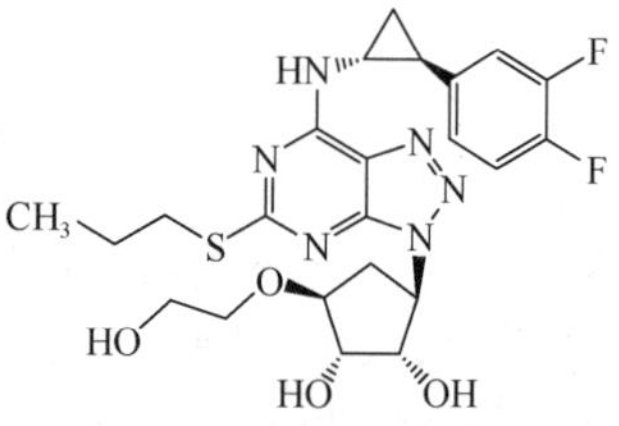   ticagrelor

华法林钠（warfarin sodium）

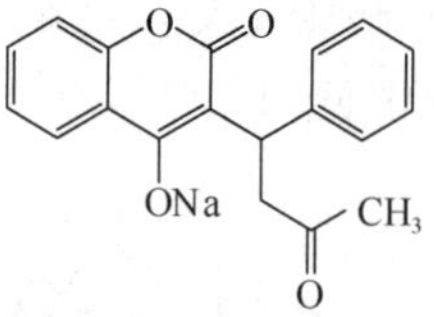

化学名为 3-(α-丙酮基苄基)-4-羟基香豆素钠盐，3-(α-acetonylbenzyl)-4-hydroxycoumarin，又称苄丙酮香豆素。

本品为白色结晶性粉末；无臭，味微苦。在水中极易溶解，在乙醇中易溶，在三氯甲烷或乙醚中几乎不溶。因有内酯结构，易水解。

本品口服吸收迅速而完全，生物利用度达 100%，与血浆蛋白结合率达 99%，$t_{1/2}$ 为 10～60h，由肝脏代谢，代谢产物由肾脏排泄。本品结构中含有一个手性碳，有两个异构体，其中 S-华法林活性强。体内代谢有立体选择性，S-华法林经侧链酮基还原为 S-7-OH 华法林，经尿液排泄；而 R-华法林在母核 7 位上进行羟化，其代谢物进入胆汁，随粪便排出体外。用于防治血栓栓塞性静脉炎、急性心肌梗死，可降低肺栓塞的发病率和死亡率。由于本品起效慢，治疗时先采用作用快的肝素，再用本品维持治疗。多种药物可增强或减弱华法林的抗凝疗效，同时影响其应用的安全性。

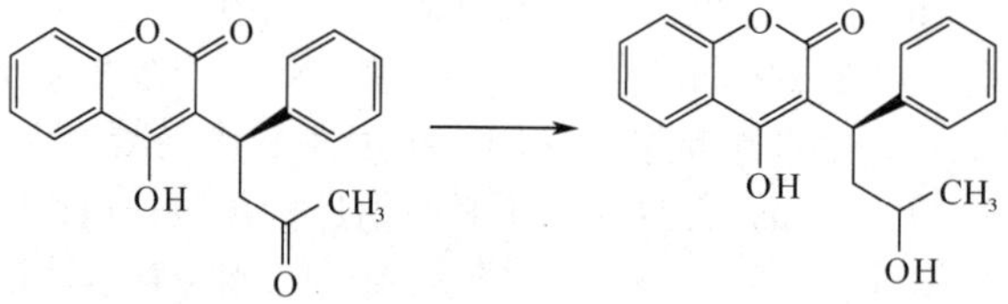

S-构型异构体

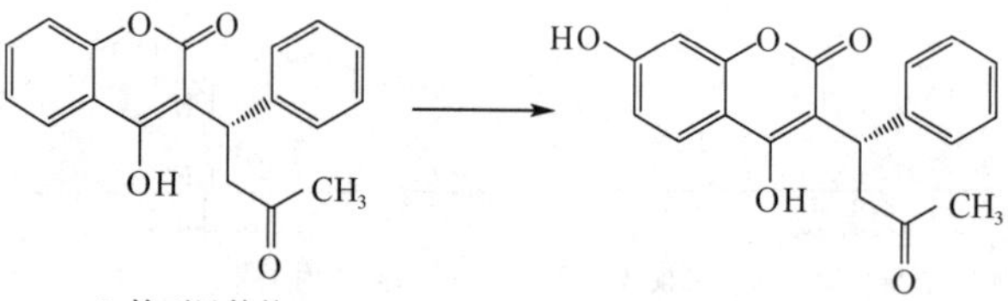

R-构型异构体

本品的合成是以 4-羟基香豆素和苯丁烯酮为原料，经 Michael 加成和水解反应制得。

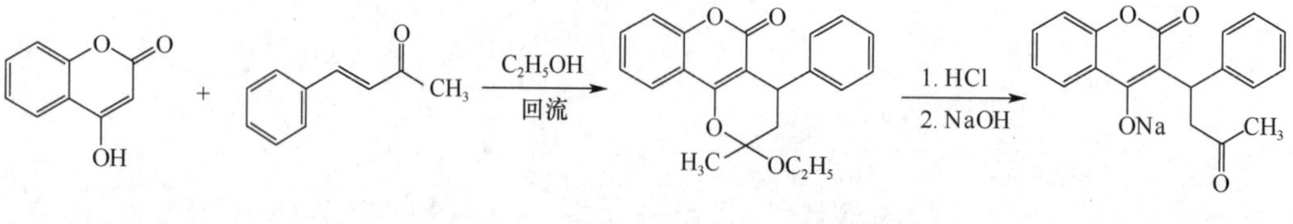

案例 13-2 分析

1. 房颤患者服用华法林 INR 应控制在 2.0～3.0 的范围内。

2. 用药期间注意以下事项：

（1）是否有出血表现：局部疼痛，肿胀或不适；头痛，头晕或感觉虚弱；皮肤瘀青（未知原因引起的碰伤或伤处变大）；流鼻血、牙龈出血；伤口出血不止或很长时间后才止血；经血或阴道出血比平时更严重；小便黄赤或粉红、红或黑便；咳血、吐血或吐咖啡渣样物质。

（2）服药时间：①严格按照医生的处方剂量服用华法林。医生会根据您每次检测的 INR 值调整华法林的剂量。②必须定期查血，并将结果告诉医生以便监测您的情况。③每天同一时间服用华法林。最好在下午服用，以便需要时可以在检查当天调整剂量。可进餐时一起服用或空腹服用。④忘记服用 4h 内请当时补上，超过 4h 请勿补服；第 2 天继续正常服药，不能因为忘记服药而在第 2 天加倍用药。⑤如果计划动手术或进行任何内科、牙科的有创操作，请务必告知医师。您可能要短期内停用华法林或需要调整剂量。⑥如果摔倒或伤到自己，尤其是撞到头部，请立即到医院就诊，医师可能需要对您进行必要的检查。

第三节　抗血小板聚集药物

血小板是血液中的主要凝血成分，具有黏附、聚集和释放等生理特性，其主要的功能是参与生理性止血及凝血过程；一旦机体某部位出血，则血小板聚集并被激活，程度不同的血小板释放形成止血栓，发挥着止血作用。在一定状态下，循环中的血液也可有血栓形成，如动脉粥样硬化斑块破裂后，暴露了内皮下胶原组织，在炎症细胞产生的趋化、黏附以及细胞因子作用下，血小板黏附在破裂处，活化并释放血栓素 A_2（TXA_2）、腺苷二磷酸（ADP）、凝血酶等，并和凝血瀑布终产物纤维蛋白交联，最终导致血栓形成。

抗血小板聚集药（anti-platelet aggregation drugs）通过在血小板发挥作用的不同环节抑制血小板黏附聚集功能，从而预防血栓的形成，见图 13-7。常用的抗血小板聚集药包括环氧合酶抑制剂、血栓素合成酶抑制剂、磷酸二酯酶抑制剂、血小板腺苷二磷酸（P_2Y_{12}）受体拮抗剂和血小板 GPⅡb/Ⅲa 受体拮抗剂等。

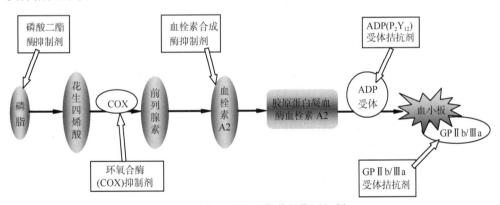

图 13-7　抗血小板聚集药的作用机制

一、环氧合酶抑制剂

花生四烯酸（AA）通过环氧合酶（cycloxygenase，COX）和 5-脂氧酶（5-lipoxygenase，5-LOX）途径代谢生成前列腺素（PG）、TXA_2 和白三烯（LT）。其中 TXA_2 是活化血小板的重要因素，环氧合酶抑制剂（cycloxygenaseinhibitors）与环氧合酶活性部分丝氨酸发生不可逆的乙酰化反应使酶失活，从而抑制 TXA_2 的合成，最终达到抗血小板聚集的作用。

阿司匹林（aspirin）是目前世界上应用最多的抗血小板聚集药，可抑制血小板聚集的第二阶段。服用后 30～40min 血浆浓度达峰值，1h 抑制血小板聚集作用显现，生物利用度为 40%～50%。阿司匹林作用的主要环节是通过与血小板的 COX 活性位点丝氨酸产生不可逆的共价键性乙酰化而使该酶受到抑制，从而阻断 AA 通过 COX 途径转变为前列腺素环内过氧化物，进而减少 TXA_2 的合成而发挥抗血小板聚集作用。但作用相对较弱，有胃肠道刺激副作用。

目前阿司匹林主要用于下列情况：①不稳定型心绞痛，可通过抑制血小板激活和血小板凝聚减少心肌梗死发生率；②急性心肌梗死，可减少自动溶栓后再梗死率；③冠脉内介入治疗时，可减少亚急性血栓形成发生率和再狭窄发生率。

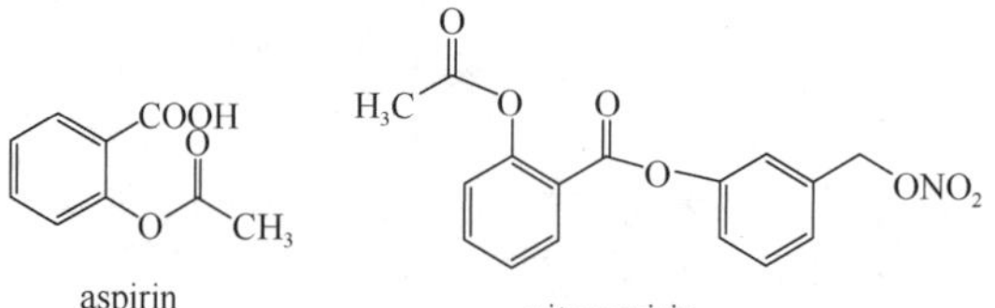

aspirin

nitroaspirin

阿司匹林硝酰甲基苯基酯（nitroaspirin）是阿司匹林的衍生物，具有产生 NO 及阿司匹林成分的作用，在体内抗血栓活性强于阿司匹林。该药不仅具有抑制血小板聚集以及舒张血管的作用，而且在胃肠道中发挥着与前列腺素相似的黏膜保护作用。

二、血栓素合成酶抑制剂

TXA$_2$是花生四烯酸代谢过程中生成的具有很强生理活性的产物，是活化血小板的重要因素，能促使血小板聚集而形成血栓。由于 TXA$_2$ 的生成需要血栓素合成酶（thromboxane synthase）的参与，因此血栓素合成酶抑制剂有着重要的临床意义。

案例 13-3

患者脑梗死发病在 72h 内，合并高血压病、糖尿病，前未经抗凝及溶栓治疗，无出血倾向。给予控制血糖、调整血压药物，并采用奥扎格雷钠注射液进行抗凝治疗。7 天后检查血尿常规、肝肾功能均无显著性变化，而血小板计数、凝酶原时间、部分凝血活酶时间均在正常范围，疗效明显。

问题： 为什么奥扎格雷等血栓素合成酶抑制剂具有很强的抗血小板聚集作用？

奥扎格雷（ozagrel）

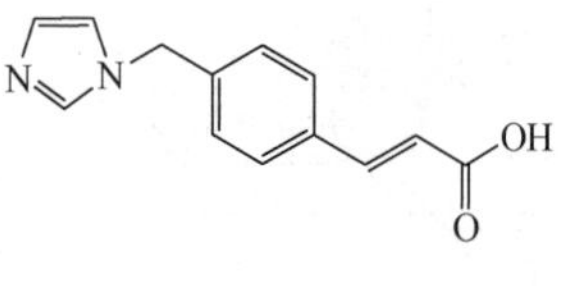

化学名为反式-3-[4-(1H-咪唑-1-甲基)苯基]-2-丙烯酸，(E)-3-[4-(1H-imidazol-1- ylmethyl)phenyl]-2-propenoic acid。

本品为白色或类白色的结晶性粉末；在 DMF 或氢氧化钠溶液中溶解，在甲醇中微溶，在水中极微溶，在三氯甲烷中几乎不溶。熔点 221～226℃。

本品可抑制 TXA$_2$ 合成酶，具有抗血小板聚集和解除血管痉挛的作用，用于蛛网膜下腔出血手术后血管痉挛及其并发脑缺血症状的改善。

本品的合成是以 4-(溴甲基)丙烯酸乙酯和咪唑为原料，在 DMF 中通过氢化钠使其缩合，得 4-(1-咪唑基甲基)丙烯酸乙酯，然后水解即得产物。

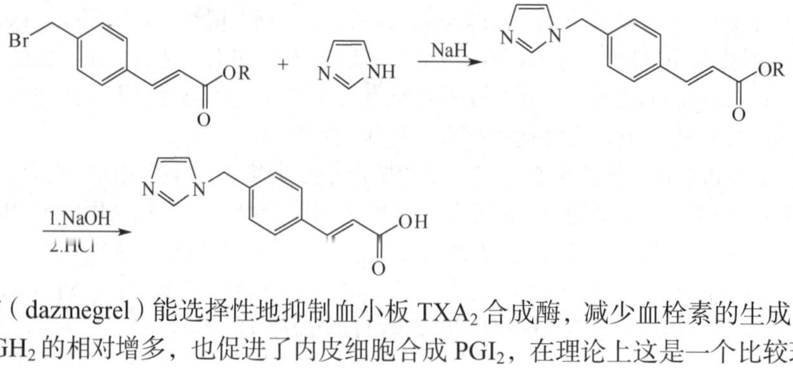

达美格雷（dazmegrel）能选择性地抑制血小板 TXA$_2$ 合成酶，减少血栓素的生成，并且由于底物 PGG$_2$ 和 PGH$_2$ 的相对增多，也促进了内皮细胞合成 PGI$_2$，在理论上这是一个比较理想的抗血小

板药。临床研究表明，该药仅能改善稳定型心绞痛的症状，而对不稳定型心绞痛和血管痉挛性心绞痛无效。

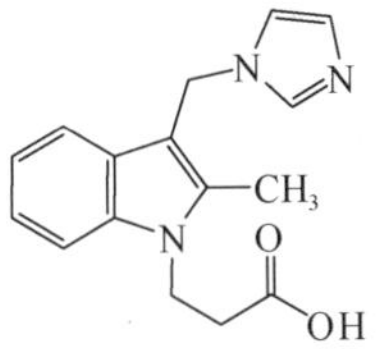

dazmegrel

案例 13-3 分析

奥扎格雷和达美格雷的结构特征均为一端为碱性基团，另一端具有酸性基团，且从咪唑末端氮原子到羧基上羧基碳原子间隔 7 个原子，该分子长度恰好适合插入血栓素合成酶结构中，适合与 TXA_2 合成酶结合。

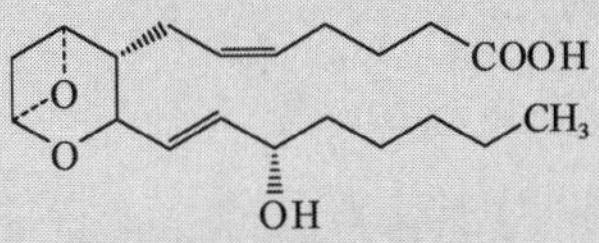

TXA_2 合成酶

三、磷酸二酯酶抑制剂

磷酸二酯酶（phosphodiesterase，PDE）抑制剂通过抑制血小板及血管平滑肌内磷酸二酯酶活性和阻碍环磷酸腺苷（cAMP）降解，提高血小板及平滑肌内 cAMP 浓度而抑制血小板聚集；此外 cAMP 增多还可以使血小板内 TXA_2 生成减少，使 ADP 和 5-HT 释放减少，从而使血小板的二次聚集量减少，防止血栓形成。并抑制 ADP、肾上腺素、胶原及花生四烯酸诱导血小板初期，且呈剂量相关性。

双嘧达莫（dipyridamole）

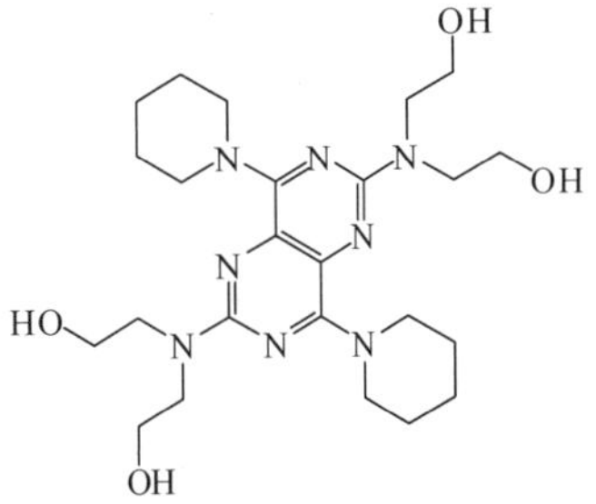

化学名为 2, 2′, 2″, 2‴-[(4, 8-二哌啶基嘧啶并[5, 4-d]嘧啶-2, 6-二基)双次氮基]-四乙醇，2, 2′, 2″, 2‴-[4, 8-di(piperidin-1-yl)pyrimido[5, 4-d]pyrimidine-2, 6-diyl]bis(azanetriyl)tetraethano，又称潘生丁。

本品为黄色结晶性粉末；无臭，味微苦。在三氯甲烷中易溶，在乙醇中溶解，在丙酮中微溶，在水中几乎不溶，在稀酸中易溶。熔点 162～168℃。

本品可抑制血小板的磷酸二酯酶，还能抑制红细胞和血管内皮对腺苷的摄取和代谢，使血管内皮中腺苷水平增加，从而激活腺苷酸环化酶，抑制血小板聚集。另外，还可刺激 PGI_2 的合成，并抑制其降解。本品单独应用作用较弱。与华法林合用防止心脏瓣膜置换术后血栓形成。在预防缺血性中风上，与阿司匹林合用可增强其疗效，降低脑中风发作和中风引起的死亡率。

西洛他唑（cilostazol）

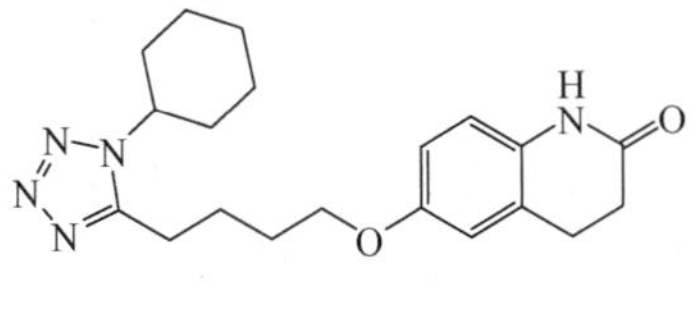

化学名为 6-[4-(1-环己基-1H-四唑-5-基)-丁氧]-3, 4-二氢-2(1H)喹啉酮，6-[4-(1-cyclohexyl-1H-tetrazol-5-yl)butoxy]-3, 4-dihydro-2(1H)-quinolinone。

本品为白色至微黄白色的结晶或结晶性粉末；在甲醇、乙醇或乙腈中不溶，在水中几乎不溶。熔点 158～162℃。

本品是选择性磷酸二酯酶Ⅲ（PDE Ⅲ）抑制剂，可抑制 PDE 活性和阻碍 cAMP 的降解及转化，使 cAMP 在血小板和血管内的含量上升，发挥抑制血小板聚集作用。对血小板聚集的抑制较相应量阿司匹林强（阿司匹林对血小板初期聚集无效）。用于改善由于慢性动脉闭塞症引起的缺血性症状如溃疡、肢痛、发冷及间歇性跛行。

本品口服在肠内吸收，约 3h 血药浓度达峰值，血清半衰期呈二相性，α 相为 2.2h，β 相为 18.0h。血浆蛋白结合率为 95%，主要代谢产物为环氧化物和环羟化物。主要经肾及粪便排出，部分自胆汁排泄。

本品的合成是以环己胺为原料，用 5-氯戊酰氯酰化得 N-(氯戊酰基)环己胺，再与五氯化磷和氨反应得 1-环己基-5-(4-氯丁基)四氮唑，将产物与 6-羟基-3,4-二氢喹啉酮缩合即得。

四、血小板 ADP（P_2Y_{12}）受体拮抗剂

腺苷二磷酸（ADP）是一种核苷酸，存在于血小板致密颗粒中，是重要的诱导血小板聚集的物质，当血小板发生聚集反应时被释放，P_2Y_{12} 是 ADP 诱导血小板聚集反应中的主要受体，可进一步加速血小板的聚集过程。

血小板 ADP（P_2Y_{12}）受体拮抗剂（platelet ADP（P_2Y_{12}）receptor antagonists）选择性地与血小板表面 ADP 受体（P_2Y_{12}）结合，不可逆地抑制由胶原和凝血酶诱导的血小板聚集。且由于其较小的胃肠道刺激以及较弱的白细胞抑制作用，在临床上展示了良好的应用前景。

氯吡格雷（clopidogrel）

化学名为(S)-α-(2-氯苯基)-6,7-二氢噻吩并[3,2-c]吡啶-5(4H)-乙酸甲酯，(S)-α-(2-chlorophenyl)-6,7-dihydrothieno[3,2-c]pyridine-5(4H)-acetic acid methyl ester。

本品为白色或类白色的结晶性粉末；无臭。在水、甲醇、乙醇或冰醋酸中溶解，在丙酮或氯仿中极微溶解。熔点 183～187℃。有一个手性中心，药用品为 S 构型，$[\alpha]_D^{20} =+55.10°$（c=1.891，甲醇）。

本品通过阻断 ADP 受体而抑制血小板活性。其活性代谢产物可选择性、不可逆地与血小板膜上 ADP（P_2Y_{12}）受体结合，从而抑制 ADP 诱导的血小板膜表面糖蛋白受体 GP Ⅱb/Ⅲa 的活化，导致纤维蛋白原无法与该受体发生粘连而抑制血小板聚集；另外还能通过阻断由释放的 ADP 引起的血小板活化的扩增，抑制其他激动剂诱导的血小板聚集。

本品是前体药物，口服后经肝细胞色素 P450 酶系转化为 2-氧基-氯吡格雷，再经水解形成活性代谢物（为噻吩开环生成的巯基化合物），该活性代谢物的巯基可与 ADP 受体以二硫键结合，产生受体拮抗，达到抑制血小板聚集的作用，但在血中未检测到此代谢物。主要由肝脏代谢，血中主要代谢产物是羧酸盐衍生物，占血浆中药物相关化合物的 85%。

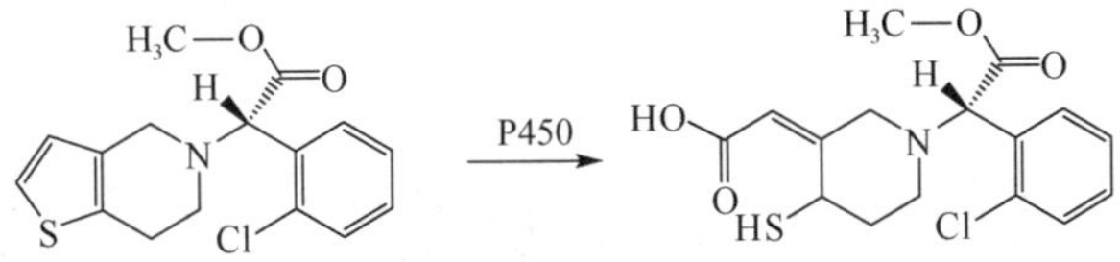

本品用于预防缺血性脑卒中、心肌梗死及外周血管病等。在氯吡格雷的临床使用中，有些患者会产生氯吡格雷抵抗（clopidogrel resistance）现象。氯吡格雷抵抗是指采用氯吡格雷标准疗法后不能达到预期的药效学作用。引起氯吡格雷抵抗的原因有多种，如患者的个体差异、药物相互作用、疾病危险程度等。

知识拓展 13-3

噻氯匹定（ticlopidine）为一种强效 ADP（P_2Y_{12}）受体拮抗剂，对血小板聚集具有强力专一性抑制作用，既能显著抑制二磷酸腺苷、胶原和凝血酶引起的血小板聚集，又能抑制肾上腺素、5-羟色胺和花生四烯酸诱发的血小板聚集。可引起粒细胞减少和血栓性血小板减少性紫癜等严重不良反应，因此逐渐被氯吡格雷代替。

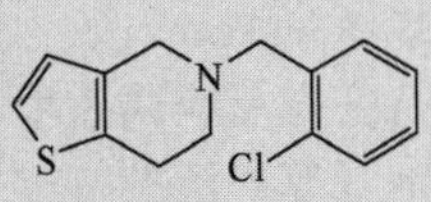

ticlopidine

五、血小板 GPⅡb/Ⅲa 受体拮抗剂

血小板激活后一个最重要的反应是激活纤维蛋白原受体，这个受体位于未激活的血小板表面，是一种糖蛋白 GPⅡb/Ⅲa 受体，平时处于无功能状态，当血小板被激活后可使其 GPⅡb/Ⅲa 受体暴露，该受体和凝血因子结合后可促进血小板聚集和血栓形成。血小板 GPⅡb/Ⅲa 受体拮抗剂（platelet GPⅡb/Ⅲa receptor antagonists）可阻断或妨碍血小板Ⅱb/Ⅲa 受体与纤维蛋白原等配体的特异性结合，有效地抑制各种血小板激活剂诱导的血小板聚集，防止血栓形成。因为血小板膜 GPⅡb/Ⅲa 是血小板聚集的最后的共同途径，所以血小板 GPⅡb/Ⅲa 受体拮抗剂是最强的抗血小板药。

替罗非班（tirofiban）

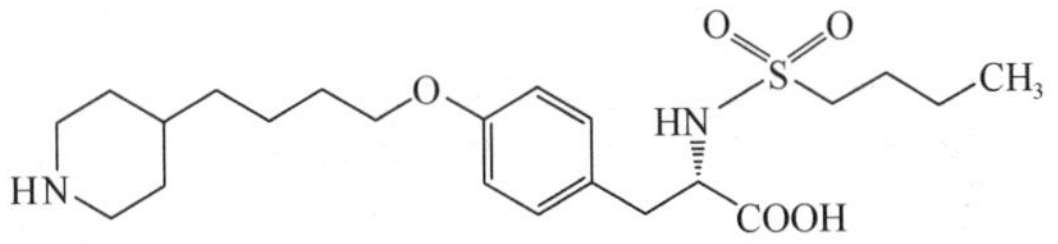

化学名为 N-(正丁基磺酰基)-O-[4-(4-哌啶基)丁基]-L-酪氨酸，N-(butyl sulfonyl)-O-[4-(4-piperidinyl)butyl]-L-tyrosin。

本品为白色固体；沸点 223～225℃。临床应用其盐酸盐。

本品通过选择性地与血小板膜上 GPⅡb/Ⅲa 受体结合，使 GPⅡb/Ⅲa 受体不能与凝血因子结合，从而抑制血小板的聚集。本品是可逆性、竞争性血小板 GPⅡb/Ⅲa 受体拮抗剂，作用选择性高，起效迅速但持续时间短。用于急性冠脉综合征及行经皮冠状动脉介入治疗术的患者，以预防与经治冠脉突然闭塞有关的心脏缺血并发症。

本品以推荐剂量静脉滴注给药，30min 后可达高于 90% 抑制率。主要以原药经肾脏排泄，肾排泄率为给药剂量的 65%，粪便排泄率为给药剂量的 25%。

思　考　题

1. 简述他汀类药物降血脂的作用机制。
2. 简述氯吡格雷抗血小板聚集的作用机制。

（马宇衡）

第十四章 抗变态反应药物和呼吸系统药物

变态反应（allergy）也称过敏反应，是机体受抗原性物质刺激后引起的组织损伤或生理功能紊乱。变态反应的机制为过敏原刺激人体 B 细胞产生的免疫球蛋白 E（immunoglobulin E，Ig E），与人体自身肥大细胞和血清嗜碱细胞结合而成为致敏细胞。当人体再次接触此过敏原，就会与致敏细胞上的抗体结合，损伤细胞膜导致细胞脱颗粒，并释放出组胺（histamine）、白三烯（leukotriene，LTs）和缓激肽（bradykinin）等活性物质，从而引起变态反应。目前应用的抗变态反应药主要包括组胺 H_1 受体拮抗剂、过敏介质释放抑制剂及抗白三烯药。H_1 受体拮抗剂具有广泛的抗过敏作用，主要用于皮肤黏膜变态反应疾病；过敏介质释放抑制剂和抗白三烯药常用于哮喘的防治。

呼吸系统由呼吸道（鼻腔、咽、喉、气管、支气管）和肺组成。呼吸系统疾病有上呼吸道感染、肺炎、支气管炎症、哮喘、肺结核、肺癌以及慢性阻塞性肺疾病等。本章主要介绍因异物或者其他原因导致的临床表现为喘、咳、痰、炎等症的各种呼吸道疾病的治疗药物，包括平喘药、镇咳药和祛痰药。

过敏性鼻炎和过敏性哮喘是与变态反应相关的呼吸系统疾病，主要采用抗变态反应药物治疗。本章将抗变态反应药物和呼吸系统疾病药物分为组胺 H_1 受体拮抗剂、平喘药、镇咳药和祛痰药进行介绍。

> **知识拓展 14-1**
>
> 抗 IgE 抗体治疗变态反应：世界变态反应组织公布的 30 个国家的过敏性疾病流行病学调查结果表明，在这些国家的 12 亿总人口中，22%的人患有免疫球蛋白 E（IgE）介导的过敏性疾病。IgE 在变态反应的发生中发挥关键作用，抗 IgE 的抗体治疗已经成为治疗变态反应疾病的新方向。抗 IgE 抗体通过与 IgE 发生特异性结合，阻止抗原与 IgE 的结合及由此引发的肥大细胞脱颗粒、过敏介质的释放等一系列反应，从而发挥抗变态反应作用。与化学抗过敏药相比，抗体的优点是特异性强，选择性高，安全无毒副作用。目前抗 IgE 单克隆抗体 omalizumab 已获 FDA 批准上市，在治疗变态反应疾病中取得了显著的疗效。其不足之处是治疗费用昂贵，且疗效不持久。

第一节 组胺 H_1 受体拮抗剂

组胺是广泛存在于人体组织细胞中的自身活性物质，具有广泛的生理作用，并参与多种疾病的病理和生理过程。人体内的组胺主要由 L-组氨酸在其脱羧酶的催化下，脱羧生成。

$$L\text{-组氨酸}(L\text{-histidine}) \xrightarrow[-CO_2]{\text{组氨酸脱羧酶}} \text{组胺}(histamine)$$

组胺不仅存在于外周组织中，也存在于中枢和外周神经系统中。其中肥大细胞颗粒中的组胺常与蛋白质结合，不具有生物活性。肥大细胞一旦受到内源性或外源性刺激时，便会脱颗粒释放组胺，使之与靶细胞上 G-蛋白介导的组胺受体结合，通过第二信使作用于蛋白激酶，引起相应的生物学效应。组胺受体至少可分为 4 种亚型：H_1、H_2、H_3 和 H_4，其体内分布和生理效应见表 14-1。

表 14-1 组胺受体的分布及生理效应

受体类型	发现时间	体内分布	生理效应
H_1	1966	平滑肌、内皮细胞、脑、毛细血管、肝、肾上腺髓质、肺	被组胺激活可引起肠道、子宫、支气管等器官平滑肌收缩，毛细血管舒张，导致血管壁渗透性增加，同时参与变态反应发生。是变态反应性疾病的主要治疗靶点，拮抗剂为抗过敏药
H_2	1972	胃、十二指肠壁细胞膜	可引起胃酸和胃蛋白酶分泌增加。是抑酸药物的靶点，拮抗剂用于消化道溃疡的治疗
H_3	1983	脑	其功能与脑内多种神经递质的调控有关。可能是睡眠、觉醒、记忆、认识、肥胖和心血管疾病等的治疗靶点
H_4	1994	免疫器官、血细胞和肠道	在免疫性疾病如变态反应、哮喘和癌症治疗中有重要作用

由表 14-1 可知，组胺激活 H_1 受体可引起变态反应的发生。用于抗变态反应的抗组胺药包括组胺释放抑制剂和组胺 H_1 受体拮抗剂。组胺释放抑制剂属于过敏介质释放抑制剂将在平喘药物中进行介绍。H_1 受体拮抗剂是治疗过敏性疾病使用最广泛的药物，将在本节重点介绍。

1933 年，Fourneau 和 Bovet 首次报道哌罗克生（piperoxan）可缓解动物因吸入过量组胺而引起的支气管痉挛，从此开始了 H_1 受体拮抗剂的研究。第一代 H_1 受体拮抗剂也称经典的 H_1 受体拮抗剂，脂溶性高，易于通过血-脑屏障进入中枢，可产生中枢抑制和镇静的副作用；且由于对 H_1 受体选择性不够强，常呈现出不同程度的抗肾上腺素、抗 5-HT、抗胆碱等副作用，还可导致心律失常等心脏毒性。第二代 H_1 受体拮抗剂与第一代相比亲脂性降低，对中枢影响小，无镇静作用，被称为非镇静性 H_1 受体拮抗剂；但对心血管系统仍具有潜在毒性，过量使用或与 CYP3A4 酶抑制剂联用时可能会导致心律失常。第三代 H_1 受体拮抗剂主要是第二代 H_1 受体拮抗剂的一些亲水性活性代谢物，对中枢影响更小，也属非镇静性 H_1 受体拮抗剂，且无明显心脏毒性。

第一代 H_1 受体拮抗剂主要经 CYP2D6 酶代谢，第二代主要由 CYP3A4 酶代谢，而第三代大多是非酶代谢，少数在 CYP2D6 酶和 CYP3A4 酶的共同作用下代谢。第一、二代 H_1 受体拮抗剂由于主要经 CYP450 酶系代谢，与其他经该酶系代谢的药物合用时可发生药物相互作用，这是其引起心脏毒性的主要原因。第三代 H_1 受体拮抗剂因主要经非酶途径进行体内代谢，较少发生药物相互作用，心脏毒性低。

H_1 受体拮抗剂按化学结构可分为乙二胺类、氨基醚类、丙胺类、三环类、哌嗪类和哌啶类。其中，乙二胺类均为经典的 H_1 受体拮抗剂，哌啶类均为非镇静性 H_1 受体拮抗剂。H_1 受体拮抗剂的结构通式如下：

$$\begin{array}{c} Ar_1 \\ {}^{\displaystyle}\diagdown \\ Ar_2 \end{array} X-(CH_2)_n-N \begin{array}{c} R_1 \\ \diagup \\ \diagdown \\ R_2 \end{array} \quad X:N,O,C \quad n=2\sim3$$

一、乙二胺类

1943 年，Mosnier 报道了第一个有临床疗效的乙二胺类（ethylenediamines）H_1 受体拮抗剂芬苯扎胺（phenbezamine）。其分子中的两个氮原子均为叔胺结构，一个氮原子连接芳环和苄基，另一个氮原子连接两个甲基。在此基础上利用生物电子等排原理进行结构修饰，得到一系列疗效更强和副作用更小的抗过敏药，见表 14-2。用吡啶替代苯环得到曲吡那敏（tripelennamine），抗组胺作用强而持久，且副作用较少。当苄基的 C-4 位引入甲氧基时，得到活性与曲吡那敏相当的美吡拉敏（mepyramine）。当 3-噻吩甲基替代苄基时，得到的西尼二胺（thenyldiamine），作用优于曲吡那敏。

表 14-2 乙二胺类抗组胺药

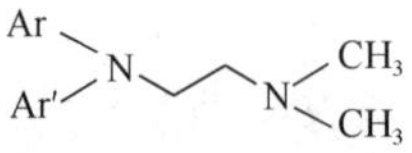

$$\text{Ar, Ar'} \quad N{-}CH_2CH_2{-}N(CH_3)_2$$

药物	—Ar	—Ar'
芬苯扎胺（phenbezamine）	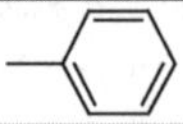 甲苯基	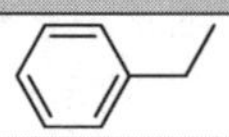 苄乙基
曲吡那敏（tripelennamine）	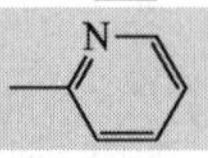 吡啶基	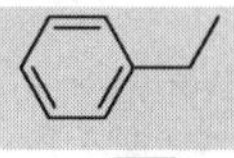 苄乙基
美吡拉敏（mepyramine）	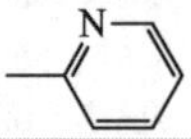 吡啶基	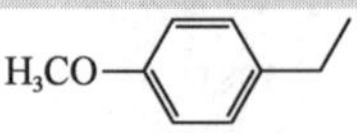 H₃CO-苄乙基
西尼二胺（thenyldiamine）	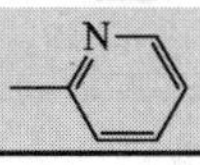 吡啶基	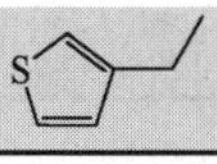 噻吩乙基

将乙二胺的氮原子放在环内，得到了克立咪唑（clemizole）和安他唑啉（antazoline）。克立咪唑结构中乙二胺的两个氮原子分别环合在苯并咪唑环内和四氢吡咯环内，安他唑啉只有一个氮原子环合在二氢咪唑环内。

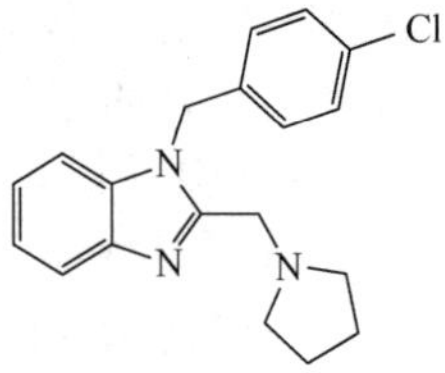

clemizole

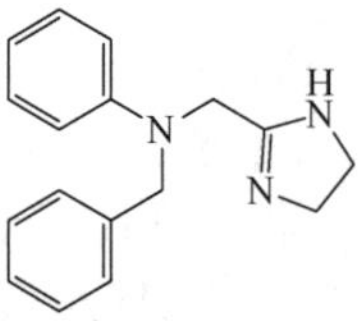

antazoline

乙二胺类均属于经典的 H_1 受体拮抗剂，主要用于过敏性鼻炎、皮肤过敏等。此类药物的抗组胺作用弱于其他结构类型，具有中等程度的中枢镇静作用，可引起胃肠道功能紊乱。

二、氨 基 醚 类

将乙二胺类药物结构中的—N—置换为—CH—O—得到氨基醚类（amino ethers）H_1 受体拮抗剂，常见药物见表 14-3。此类药物中应用较早的是苯海拉明（diphenhydramine），对其苯环进行替换或在苯环对位引入取代基，得到了氯苯海拉明（chlorodiphenhydramine）等，当两个芳环不同或环上取代基不同时，药物具有手性，通常 S-异构体的活性强于 R-异构体。这些药物都属于第一代 H_1 受体拮抗剂，具有明显的中枢镇静作用和抗胆碱作用，常见嗜睡、头晕、口干等不良反应，但胃肠道反应的发生率较低。

表 14-3 氨基醚类抗组胺药

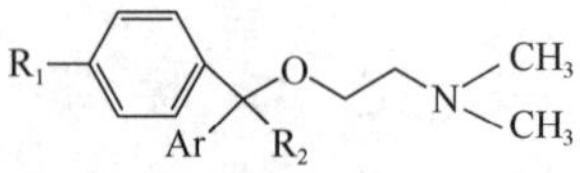

$$R_1\text{-Ar, }R_2\quad C{-}O{-}CH_2CH_2{-}N(CH_3)_2$$

药物	—Ar	—R₁	—R₂
苯海拉明（diphenhydramine）	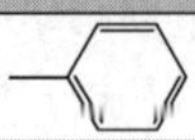 苯基	—H	—H
氯苯海拉明（chlorodiphenhydramine）	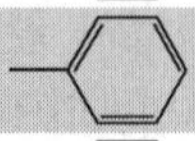 苯基	—Cl	—H
溴苯海拉明（bromodiphenhydramine）	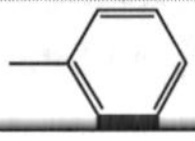 苯基	—Br	—H

续表

药物	—Ar	—R₁	—R₂
卡比沙明（carbinoxamine）	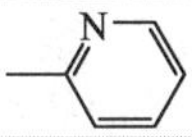	—Cl	—H
多西拉敏（doxylamine）	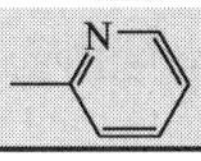	—H	—CH₃

氯马斯汀（clemastine）和司他斯汀（setastine）为第二代 H₁ 受体拮抗剂，无中枢镇静作用。其结构特点是在氯苯海拉明的次甲基上引入甲基，二甲氨基被含氮杂环置换。氯马斯汀是第一种非镇静性氨基醚类 H₁ 受体拮抗剂，结构中有两个手性中心，靠近芳环的手性原子的构型对活性影响较大，R-构型时活性强。氯马斯汀作用强，起效快，作用时间长，并具有显著的止痒作用；临床上用其富马酸盐治疗荨麻疹、过敏性鼻炎、湿疹及其他过敏性皮肤病，也可用于治疗支气管哮喘。司他斯汀有较强的外周 H₁ 受体拮抗作用，无抗胆碱、抗 5-HT 和中枢镇静作用；用于治疗荨麻疹、过敏性鼻炎及其他过敏症状。

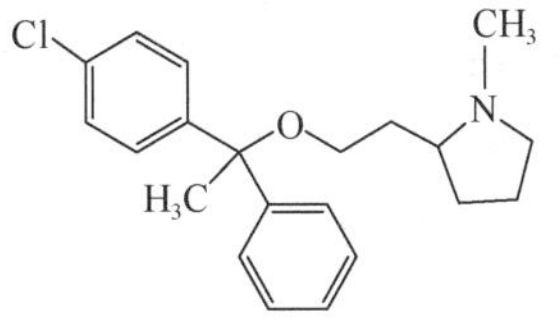

clemastine 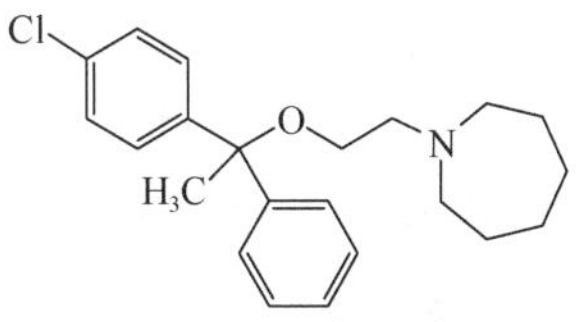   setastine

盐酸苯海拉明（diphenhydramine hydrochloride）

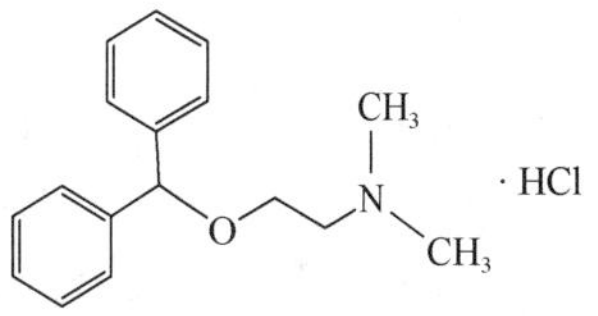

化学名为 N,N-二甲基-2-(二苯甲氧基)乙胺盐酸盐，2-diphenylmethoxy-N,N-dimethylethanamine hydrochloride。

本品为白色结晶性粉末；无臭，味苦。极易溶于水，在乙醇或三氯甲烷中易溶，乙醚或苯中微溶。熔点 167～171℃。

本品含有二苯甲醚结构，在碱性水溶液中较稳定，遇酸易水解，生成二苯甲醇与二甲氨基乙醇。其纯品对光稳定，当含有二苯甲醇等杂质时，遇光可逐渐变色，故药典规定要检查其二苯甲醇杂质限量。

本品具有叔胺结构，有生物碱的颜色反应和沉淀反应。遇苦味酸生成苦味酸盐；遇钼酸铵-硫酸试液呈鲜黄色至橙红色；遇钒酸铵-硫酸试液呈红色油状小球。

本品的合成常以苄氯为起始原料，经 Friedel-Crafts 烷基化、硝酸氧化、锌粉还原得二苯甲醇，然后二苯甲醇经醚化、N-烷基化、成盐制得。

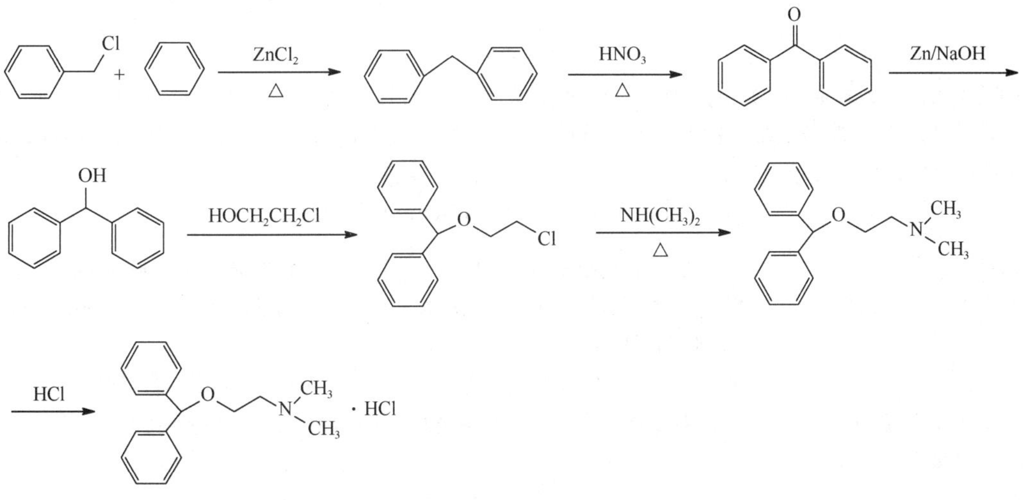

本品能竞争性阻断组胺 H_1 受体而产生抗组胺作用,临床上主要用于治疗荨麻疹、过敏性鼻炎和皮肤瘙痒等皮肤、黏膜变态性疾病。中枢抑制作用显著,有镇静、防晕动和止吐作用,可预防晕动病及治疗妊娠呕吐。主要副作用为嗜睡。

茶苯海明(dimenhydrinate,乘晕宁)是将苯海拉明与具有中枢兴奋作用的嘌呤衍生物 8-氯茶碱(8-chlorotheophylline)结合成盐,克服了苯海拉明的嗜睡和中枢抑制副作用,广泛用于治疗晕动病。

dimenhydrinate

三、丙 胺 类

将乙二胺和氨基醚类结构中—N—、—O—用—CH—替代,得到丙胺类(propylamines)H_1 受体拮抗剂。非尼拉敏(pheniramine)、氯苯那敏(chlorpheniramine)和溴苯那敏(brompheniramine)等结构中存在手性碳原子,其右旋异构体的活性比左旋体强,毒性也比消旋体低。这些药物都具有中枢镇静作用,属于第一代 H_1 受体拮抗剂。

R=H pheniramine
R=Cl chlorpheniramine
R=Br brompheniramine

丙胺不饱和类似物吡咯他敏(pyrrobutamine)和曲普利啶(triprolidine)也有抗组胺活性。丙胺不饱和类似物的顺、反异构体对 H_1 受体的拮抗活性明显不同,E-型(反式)异构体活性一般高于 Z-型(顺式)异构体,如曲普利啶的 E-型异构体抗 H_1 受体的活性比 Z-型异构体大 1000 倍。与乙二胺类和氨基醚类相比,上述丙胺类药物的中枢镇静作用减弱,但仍有一定的中枢镇静作用,属于第一代 H_1 受体拮抗剂。

pyrrobutamine   triprolidine   acrivastine

阿伐斯汀(acrivastine)也是丙胺不饱和类似物,但因其结构中含丙烯酸部分而有较强的亲水性,难以进入中枢神经系统,故无中枢镇静作用,属第二代 H_1 受体拮抗剂,临床用于治疗过敏性鼻炎及荨麻疹。

马来酸氯苯那敏(chlorphenamine maleate)

化学名为 N,N-二甲基-3-(4-氯苯基)-2-吡啶丙胺顺丁烯二酸盐,3-(4-chlorophenyl)-N,N-dimethyl-2-pyridinepropanamine maleate,又称扑尔敏。

本品为白色结晶性粉末;无臭,味苦,有升华性。在水、乙醇或三氯甲烷中易溶,在乙醚中微溶,其1%水溶液的 pH 为 4.0~5.0。熔点 131~135℃。游离碱为油状物。

本品结构中含有一个手性中心，存在一对光学异构体。其 S-(+)-异构体活性比消旋体约强 2 倍，急性毒性也较小；R-(−)-异构体活性仅为消旋体的 1/90。

本品具有叔胺结构，与枸橼酸试液共热，显红紫色。马来酸结构中的不饱和双键可使高锰酸钾试液褪色。

本品服用后吸收迅速而完全，作用持久，排泄缓慢。主要代谢产物为 N-去甲基和 N-氧化物。

本品对组胺 H_1 受体的竞争性拮抗作用强而持久，而中枢抑制作用较轻，嗜睡副作用较小。主要用于过敏性鼻炎、皮肤黏膜过敏和药物或食物引起的过敏性疾病。

四、三 环 类

将乙二胺类和丙胺类等 H_1 受体拮抗剂结构中的两个芳香环的邻位连接起来即构成三环类（tricyclics）H_1 受体拮抗剂。最早应用的是具有吩噻嗪结构的三环类抗组胺药，如异丙嗪（promethazine），有较强的抗组胺活性，但可引起镇静、安定等副作用。对吩噻嗪环和异丙胺链进行改造，得到了很多作用更强、副作用更小的 H_1 受体拮抗剂。当吩噻嗪环上的硫原子被其电子等排体—CH＝CH—置换，氮原子被 sp^2 杂化的碳原子置换，异丙胺侧链换为甲基哌啶，得到赛庚啶（cyproheptadine）。将赛庚啶结构中的—CH＝CH—替换为—CH$_2$CO—，并用噻吩环替代靠近羰基的苯环得到酮替芬（ketotifen）。将赛庚啶结构中的—CH＝CH—替换为—CH$_2$CH$_2$—，并用吡啶环替代一个苯环，得到阿扎他定（azatadine）。以上这些三环类药物仍具有中枢抑制作用，属于第一代 H_1 受体拮抗剂。

promethazine　　cyproheptadine　　ketotifen　　azatadine

对阿扎他定的结构进行改造得到了一系列非镇静性 H_1 受体拮抗剂，这些药物的共同特点是苯环上引入氯原子，不同的是哌啶环氮原子上的取代基。氯雷他定（loratadine）和卢帕他定（rupatadine）为第二代 H_1 受体拮抗剂。地氯雷他定（desloratadine）是氯雷他定的活性代谢物，为第三代 H_1 受体拮抗剂。

rupatadine　　　loratadine　　　desloratadine

氯雷他定（loratadine）

化学名为 4-(8-氯-5,6-二氢-11H-苯并[5,6]环庚并[1,2-b]吡啶-11-亚基)-1-哌啶甲酸乙酯，4-(8-chloro-5,6-dihydro-11H-benzo[5,6]cyclohepta[1,2-b]pyridine-11-ylidene)-1-piperidine carboxylic acid ethyl ester。

本品为白色结晶性粉末；无臭，无味。不溶于水，易溶于乙醇、丙酮和三氯甲烷，在乙醚中溶解，在 0.1mol/L 盐酸中微溶，在 0.1mol/L 氢氧化钠中不溶。熔点 133～137℃。

本品口服吸收迅速，作用持续时间长。本品在体内大多数经 CYP3A4 代谢，少部分经 CYP2D6 代谢，当与 CYP3A4 抑制剂如酮康唑等药物同服时，则主要经 CYP2D6 代谢，主要代谢产物为具有活性的去乙氧羰基氯雷他定即地氯雷他定（desloratadine）。

本品是一种选择性的非镇静性 H_1 受体拮抗剂，具有长效、强效等优点，且无抗肾上腺素和抗胆碱活性及中枢神经抑制作用。临床上用于治疗过敏性鼻炎，也可用于慢性荨麻疹、瘙痒性皮肤病以及其他过敏性皮肤病。本品不能通过血-脑屏障，无中枢镇静作用，主要抑制外周 H_1 受体。

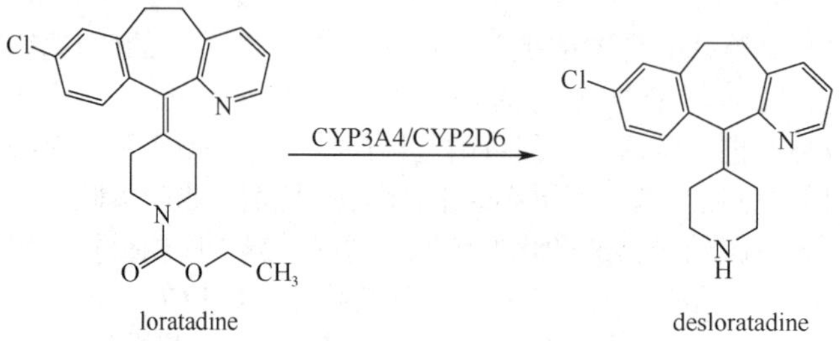

loratadine   desloratadine

本品的合成是以 2-氰基-3-甲基吡啶为起始原料，经醇解、烷基化、脱醇、格氏反应、环合和乙氧羰基化反应制得。

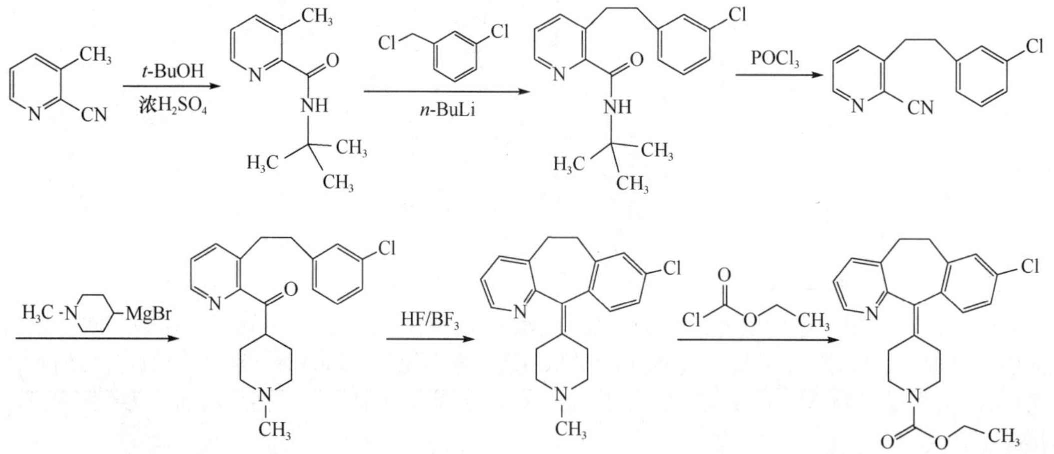

知识拓展 14-2

血小板活化因子（platelet activating factor，PAF）是一种与过敏、炎症、血栓病等疾病有关的重要的磷脂性化学介质。体内许多细胞如嗜酸性细胞、嗜碱性粒细胞、血小板和内皮细胞等在一定条件刺激下均可产生 PAF。PAF 与细胞膜表面的 PAF 受体结合引发多种生理效应。在晚期过敏反应中，PAF 是一个重要介质，它与组胺相互补充，并在不同组织和细胞内促进彼此的释放，进一步加重过敏反应。因而，PAF 可作为靶点，用于抗过敏药物的研究。卢帕他定为 PAF 拮抗剂，对 PAF 受体和 H_1 受体具有双重拮抗作用。

五、哌 嗪 类

将乙二胺类药物结构中两个开链的氮原子环合，得到哌嗪类（piperazines）H_1 受体拮抗剂。结构特征为哌嗪环中的一个氮原子与二苯甲基相连，有时其中一个苯环对位有氯取代；而另一个氮原子上取代基变化较大，常用药物见表 14-4。

表 14-4　哌嗪类抗组胺药

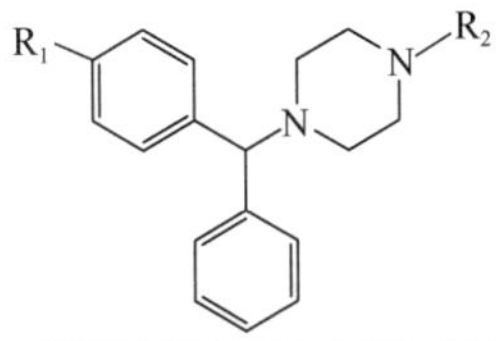

药物	—R$_1$	—R$_2$
去氯羟嗪（decloxizine）	—H	—CH$_2$CH$_2$OCH$_2$CH$_2$OH
赛克利嗪（cyclizine）	—H	—CH$_3$
氯环利嗪（chlorcyclizine）	—Cl	—CH$_3$
美克利嗪（meclizine）	—Cl	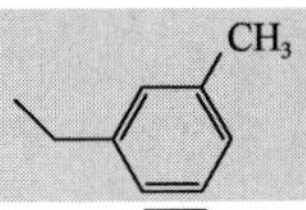
布克利嗪（buclizine）	—Cl	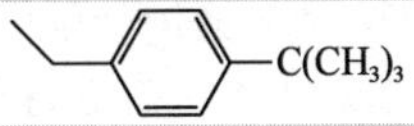
奥沙米特（oxatomide）	—H	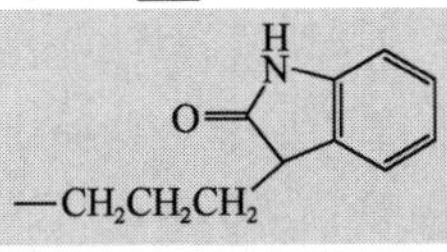
西替利嗪（cetirizine）	—Cl	—CH$_2$CH$_2$OCH$_2$COOH

盐酸西替利嗪（cetirizine hydrochloride）

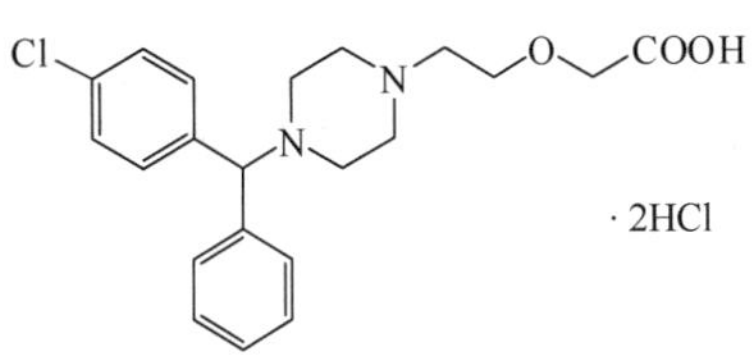

化学名为(±)-2-[2-[4-[（4-氯苯基）苯甲基]-1-哌嗪基]乙氧基]乙酸二盐酸盐，(±)-2-[2-[4-[(4-chlorophenyl)phenylmethyl]-1-piperazinyl]ethoxy]acetic acid dihydrochloride。

本品为白色或类白色粉末；在水中溶解，在丙酮或二氯甲烷中几乎不溶。熔点 225℃。

本品结构中含有一个手性中心，具有旋光性，R-(-)-异构体对 H$_1$ 受体的亲和力约为右旋体的 30 倍，且克服了西替利嗪偶见的嗜睡、头晕等副作用。左西替利嗪（levocetirizine）现已成为一种常用的非镇静性抗过敏药。

本品属非镇静性抗组胺药，是第二代哌嗪类 H$_1$ 受体拮抗剂的典型代表。本品为羟嗪在体内的主要代谢产物，可选择性拮抗 H$_1$ 受体。由于结构中的羧基易离子化，不易透过血-脑屏障，故其中枢镇静作用弱，也无明显抗胆碱或抗 5-羟色胺作用。临床上主要用于治疗季节性或常年性过敏性鼻炎和荨麻疹。偶见嗜睡、头晕等副作用。

本品口服吸收迅速，起效快，药效维持时间长，在体内极少代谢，70%以上以原型药物从尿中排泄，少量由粪便排泄。

本品的制备以氯苯为起始原料，经 Friedel-Crafts 酰基化、还原、卤代，与哌嗪反应，然后经 N-取代、氧化和成盐制得。

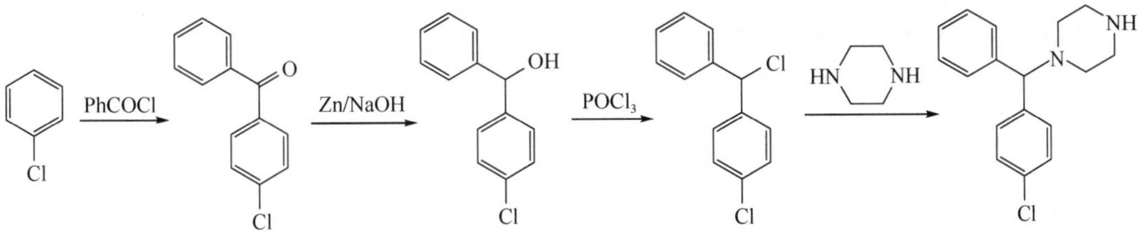

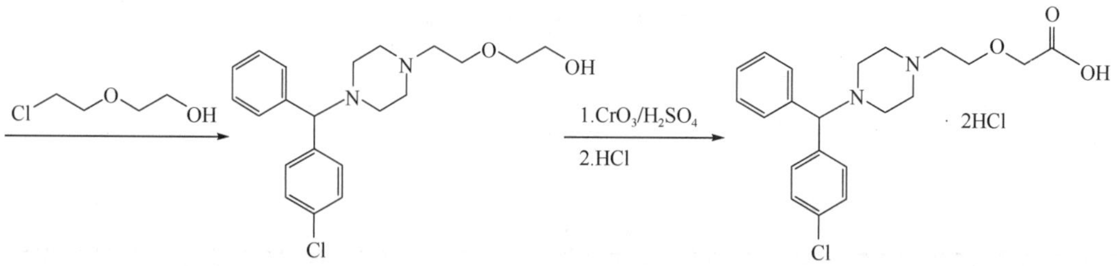

六、哌 啶 类

案例 14-1

抗过敏药阿司咪唑和特非那定分别于1983年和1985年上市。这两个药物药效强而持久，且服用后很少有镇静和抗胆碱能副作用，上市以后深受患者和医生的欢迎，用药量逐年大幅上升。但因导致Q-T间期延长和尖端扭转型室性心动过速等心脏不良反应，分别于1999年和1997年撤出欧美市场，在我国现以处方药进行管理。

问题：

1. 阿司咪唑和特非那定属于哪类抗过敏药？
2. 分析此两个药物产生心脏不良反应的原因？

哌啶类（piperidines）H_1受体拮抗剂均为非镇静性抗组胺药。此类药物对外周 H_1受体具有高度选择性，无中枢抑制作用，没有明显的抗胆碱作用，是目前非镇静性抗组胺药的主要类型。此类药物中应用较早的是特非那定（terfenadine）和阿司咪唑（astemizole），这两个药物的活性代谢物非索非那定（fexofenadine）和诺阿司咪唑（norastemizole），具有比原型药物更强的抗组胺活性和更低的心脏毒性，已作为第三代 H_1受体拮抗剂用于临床。

terfenadine

fexofenadine

astemizole

norastemizole

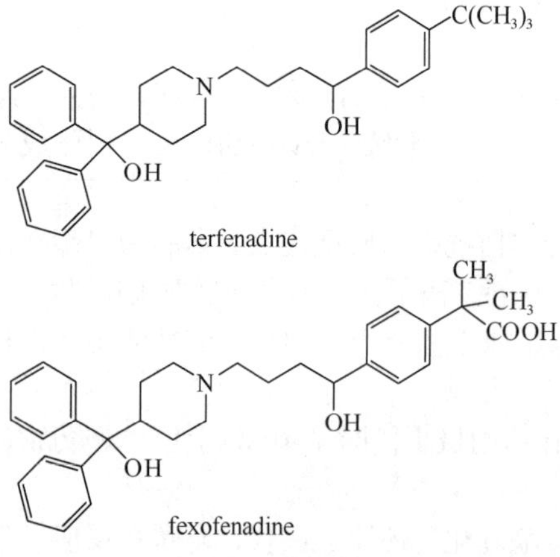

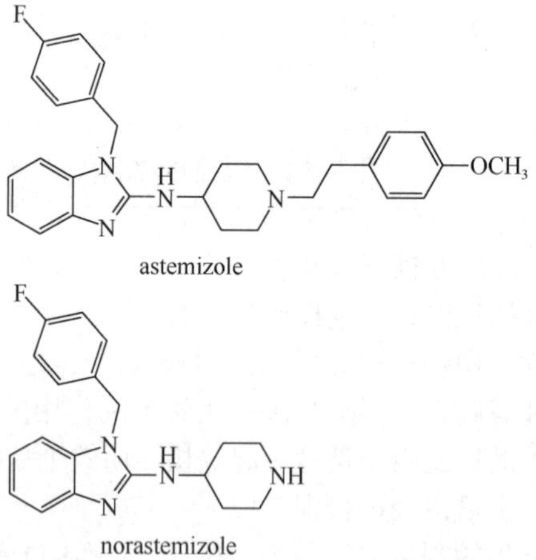

哌啶类 H_1受体拮抗剂还有咪唑斯汀（mizolastine）、依巴斯汀（ebastine）、卡瑞斯汀（carebastine）、左卡巴斯汀（levocabastine）等。依巴斯汀的作用时间比特非那定长，可治疗各种过敏性疾病。卡瑞斯汀为依巴斯汀的活性代谢物，抗组胺作用比依巴斯汀更强。左卡巴斯汀为左旋体，口服有效、起效快、作用持久。

mizolastine

ebastine

levocabastine

carebastine

将哌啶环用七元的氮䓬环替代得到依美斯汀（emedastine）和氮䓬斯汀（azelastine）。依美斯汀可选择性抑制 H_1 受体，能抑制组胺和白三烯的释放，其富马酸盐主要用作滴眼液，用于暂时缓解过敏性结膜炎的体征和症状。氮䓬斯汀可抑制组胺和白三烯等化学递质的产生和释放，还能阻止嗜酸性粒细胞和中性粒细胞的活动，临床用于治疗支气管哮喘和鼻炎。

emedastine

azelastine

咪唑斯汀（mizolastine）

化学名为 2-[[1-[1-[(4-氟苯基)甲基]-1H-苯并咪唑-2-基]-4-哌啶基]甲基氨基]-4(3H)-嘧啶酮，2-[[1-[1-[(4-fluorophenyl)methyl]-1H-benzimidazol-2-yl]-4-piperdinyl]methylamino]-4(3H)-pyrimidinone。

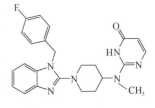

本品为白色结晶；在甲醇中溶解，在水中微溶。熔点 217℃。

本品分子结构中有两个胍基掺入在杂环中，由于所有的氮原子均处于叔胺、酰胺及芳香环中，碱性很弱，整体分子相对稳定。

本品经口服后，吸收迅速，其与血浆蛋白的结合率为 98.4%，达峰值时间约为 1.5h，半衰期约为 13h，其生物利用度为 65%～90%。本品主要代谢途径为肝脏中的葡萄糖醛酸化，少量经 CYP3A4 和 CYP2D6 进行羟基化代谢，代谢产物无抗组胺活性。本品很少与通过 CYP450 代谢的药物发生竞争性拮抗。因此，这类药物在治疗过敏性疾病中更安全有效。

本品为第二代 H_1 受体拮抗剂，对 H_1 受体具有强效和高选择性，起效快，药效持续时间长。本品还可抑制活化的肥大细胞释放过敏反应介质，对黏附分子的表达有抑制作用，对炎性细胞的活化、趋化和迁移都有抑制作用，是具有双重作用的抗组胺药。在抗组胺剂量下没有抗胆碱作用和镇静作用，也未见明显的心脏毒性。本品主要用于过敏性皮炎及荨麻疹等皮肤过敏症状。

案例 14-1 分析

1. 阿司咪唑和特非那定均为第二代哌啶类 H_1 受体拮抗剂。

2. 二者引起心脏毒性主要有以下原因：①心脏毒性作用的发生主要是由于血浆中药物浓度升高。特非那定和阿司咪唑均在肝脏代谢，主要代谢酶是 CYP3A4。当其与咪唑类抗真菌药、大环内酯类抗生素或其他依赖 CYP3A4 代谢的药物合用时会使其代谢减慢，血药浓度升高。②快激活延迟整流钾通道（IKr）在控制心肌细胞动作电位时相上起重要作用，并易受药物影响。阿司咪唑和特非那可阻断 IKr，造成复极时间延长，在心电图上表现为 Q-T 间期延长和其他波形异常，进一步可发展为室性心动过速。③心脏毒性发生的其他原因还有可能是用药剂量过大、使用者原有心脏病或肝功能不全等。

大多数 H_1 受体拮抗剂的结构可用一个通式表示，由芳环、叔胺和连接碳链组成，其构效关系见图 14-1。

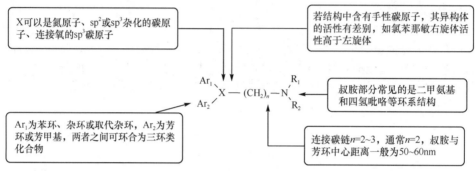

图 14-1　H_1 受体拮抗剂的构效关系

第二节　平喘药物

哮喘是一种以气道炎症和气道高反应性为特征的疾病，各种原因造成的气道口径狭窄都会导致喘息症状。平喘药（antiasthmatic drugs）是用于缓解或消除支气管哮喘和其他呼吸系统疾患所致喘息症状的药物。常用的平喘药可分为支气管扩张药、抗炎性平喘药和抗过敏药。

知识拓展 14-3

平喘药给药途径：平喘药可以口服、静注、喷雾或吸入给药。口服给药吸收较慢，血药浓度要经过一段时间后达到稳定的水平，一般仅用于预防及治疗轻微的哮喘。静脉注射作用快，可用于急性发作和哮喘持续状态，但在家庭应用极不方便。喷雾和吸入给药，使药物直接到达气管，并在气管内形成有效的高浓度，具有速效性、安全性和方便性。因此目前上市的平喘药喷雾剂和吸入剂较多。

案例 14-2

张叔叔和王叔叔都是退休工人，他们发现彼此都经常出现咳嗽、咳痰和喘息的症状，但交流后发现他们所用的治疗药物不同。经诊断张叔叔是因为反复的过敏性鼻炎引起的支气管哮喘，王叔叔是因为抽烟而导致的慢性阻塞性肺疾病（COPD）。医生给张叔叔开具的处方是布地奈德福莫特罗粉吸入剂，给王叔叔开具的处方是乌美溴铵维兰特罗粉吸入剂。

问题：

1. 布地奈德福莫特罗和乌美溴铵维兰特罗这两种复方吸入剂中的主要成分分别是什么？作用机制如何？

2. 为什么两位患者的症状看起来相似，但医生开具的处方却不同？

3. 福莫特罗和维兰特罗的作用特点和结构有何异同？

一、支气管扩张药

用于治疗哮喘的支气管扩张药（bronchodilators）包括肾上腺素 β_2-受体激动剂（β_2-adrenergic agonists）、磷酸二酯酶抑制剂（phosphodiesterase inhibitors）和抗胆碱药（anticholinergics）。

（一）肾上腺素 β_2-受体激动剂

肾上腺素 β_2-受体广泛分布在呼吸道的不同效应细胞上。β_2-受体激动剂兴奋支气管平滑肌上的 β_2-受体可以激活腺苷酸环化酶，使细胞内 cAMP 水平升高，进而激活 cAMP 依赖的蛋白激酶，引起细胞特殊的磷酸化反应，最终引起平滑肌松弛；兴奋肥大细胞上的 β_2-受体可抑制组胺等炎症介质的释放；兴奋纤毛上皮细胞上的 β_2-受体可增加纤毛的运动。这些作用均有利于支气管哮喘症状的缓解。β_2-受体激动剂按作用时效可分为短效和长效两类，短效药物作用维持 4～6h，是缓解轻至中度急性哮喘症状的首选药物，代表药物有沙丁胺醇（salbutamol）、特布他林（terbutaline）、克仑特罗（clenbuterol）等；长效药物作用可持续 12h，主要用于支气管哮喘的预防和治疗，代表药物有福莫特罗（formoterol）、沙美特罗（salmeterol）、班布特罗（bambuterol）等；长效 β_2-受体激动剂不能单独使用，要与吸入性糖皮质激素联合应用。此类药物已在第十章进行介绍。

（二）磷酸二酯酶抑制剂（茶碱类）

磷酸二酯酶抑制剂可提高平滑肌内 cAMP 的含量，抑制过敏性介质（如组胺或白三烯）释放，阻断腺苷受体，拮抗腺苷或腺苷受体激动剂引起的哮喘。第九章中介绍的黄嘌呤类生物碱茶碱（phylline）及其衍生物为磷酸二酯酶抑制剂，可用于治疗哮喘。为了改善茶碱的溶解性将其与碱性物质成盐，得到了氨茶碱（aminophylline）、胆茶碱（choline theophyllinate）。在嘌呤环 7 位引入羟基或含氧环烷基得到了羟丙基茶碱（proxyphylline）、二羟丙茶碱（diprophylline）和多索茶碱（doxophylline）等。茶碱类药物的治疗窗狭窄，其不良反应的发生率与其血药浓度密切相关。在使用此类药物时应严格掌握用量，并对血药浓度进行监测，避免中毒。中毒时，给予氯化铵可以加速氨茶碱的肾排泄。

aminophylline

choline theophyllinate

proxyphylline

diprophylline

doxophylline

二羟丙茶碱（diprophylline）

化学名为 1,3-二甲基-7-(2,3-二羟丙基)-3,7-二氢-1H-嘌呤-2,6-二酮，7-(2,3-dihydroxypropyl)-3,7-dihydro-1,3-dimethyl-1H-purine-2,6-dione，又称甘油茶碱、喘定。

本品为白色结晶性粉末；无臭，味苦。在水中易溶，在乙醇中溶解，在三氯甲烷中溶解。熔点 161～162℃。

本品属黄嘌呤类支气管扩张药，平喘作用与茶碱相似，胃肠刺激性较小，心脏兴奋作用仅为氨茶碱的 1/20～1/10。用于治疗支气管哮喘、喘息性支气管炎及慢性肺气肿等，也可用于预防支气管哮喘发作，还可用于心绞痛、伴有心动过速或不宜使用肾上腺素类药物及氨茶碱的哮喘患者。

（三）M 受体拮抗剂

受呼吸道内迷走神经支配的 M 胆碱受体可分为三个亚型：①主要位于副交感神经节及肺泡壁内的 M_1 受体，对平滑肌收缩张力的影响较小；②主要位于神经节后纤维末梢的 M_2 受体，可通过抑制末梢释放递质而起负反馈调节作用；③位于呼吸道平滑肌、气管黏膜下腺体以及血管内皮细胞的 M_3 受体，兴奋时可以直接收缩气管平滑肌，使呼吸道口径缩小。哮喘患者往往 M_3 受体功能偏于亢进，使平滑肌收缩、黏液分泌、血管扩张及炎性细胞聚集，导致哮喘发作；而 M_2 受体功能低下，负反馈失调，胆碱能节后纤维末梢释放乙酰胆碱增加，更加剧呼吸道内平滑肌收缩痉挛。

最早应用的非选择性 M 受体拮抗剂阿托品虽然能解痉平喘，但是对呼吸道内 M_1、M_2 及 M_3 受体的阻断无选择性，对全身其他各组织的 M 胆碱受体也具有非选择性阻断作用，可产生广泛而严重的不良反应，使其应用受限。目前所用抗胆碱平喘药物均为莨菪碱类的衍生物，如异丙托溴铵（ipratropium bromide）、噻托溴铵（tiotropium bromide）、氧托溴铵（oxitropium bromide）、乌美溴铵（umeclidinium bromide）等，具有选择性阻断呼吸道 M 胆碱受体的作用。其中，噻托溴铵、乌美溴铵为长效选择性 M_1/M_3 受体拮抗剂。

> **知识拓展 14-4**
>
> 全球哮喘防治创议：1993 年，美国国立心肺血液研究所与世界卫生组织合作起草了全球哮喘管理和预防策略的报告，同时推行全球哮喘防治创议（Global Initiative for Asthma，GINA）。GINA 的目标是：提高哮喘作为一个全球性的公共卫生问题的认识；提供诊断和治疗哮喘的关键性建议；为不同健康需求、不同的健康服务机构和卫生资源提供相应的策略；为全社会指明具有特殊意义的研究领域。

二、抗炎性平喘药

抗炎性平喘药（anti-inflammatory agents）包括糖皮质激素类药（glucocorticosteroids）和抗白三烯药（leukotrene receptor antagonists）。

（一）糖皮质激素类药

糖皮质激素是平喘药中抗炎作用最强的，并具有抗过敏作用，对各种原因引起的炎症反应均有强大的对抗作用，可减轻急性炎症的毛细血管扩张、渗出、水肿及白细胞浸润等炎症表现。其平喘作用机制：①抑制参与炎症反应的免疫细胞如淋巴细胞、巨噬细胞、嗜酸性粒细胞的活性和数量；②干扰花生四烯酸的代谢，减少白三烯和前列腺素的合成；③抑制炎性细胞因子如白细胞介素（IL-1β）、肿瘤细胞坏死因子（TNF-α）及干扰素（TNF-γ）等的生成；④稳定肥大细胞溶酶体膜，减少细胞黏附分子、趋化因子等炎性介质的合成与释放；⑤增强机体对儿茶酚的反应性，减少血管渗出及通透性。长期应用糖皮质激素治疗哮喘可以改善患者肺功能、降低气道高反应性、降低发作的频率和程度，改善症状，提高生活质量。

哮喘的本质是气道的慢性炎症，糖皮质激素是治疗哮喘的基本药物，对不同级别的哮喘需采用不同剂量的糖皮质激素，并与其他的平喘药联合使用。糖皮质激素可采取全身用药和吸入给药两种方式。全身给药不良反应多且严重，用于严重哮喘或其他药物治疗无效的哮喘持续状态，常用药物有波尼松龙（prednisolone）、地塞米松（dexamethasone）等。吸入给药在气道内可获得较高的药物浓度，充分发挥局部抗炎作用，并可避免或减少全身性药物的不良反应，常用药物有倍氯米松（beclomethasone）、氟替卡松（fluticasone）、布地奈德（budesonide）、曲安奈德（triamcinolone acetonide）

等。本部分主要介绍吸入给药的糖皮质激素。

布地奈德（budesonide）

化学名为 16α, 17α-22R, S-亚丁基二氧孕甾-1，4-二烯-11β，21-二羟基-3, 20-二酮，(R, S)-16α, 17α-butylidenedioxy-11β, 21-dihydroxy-1, 4-pregnadiene-3, 20-dione。

本品为白至灰白色粉末；无臭，无味。在三氯甲烷中易溶，在乙醇中略溶，在水中不溶。熔点 221～232℃（分解）。

本品采用气雾剂作用于支气管，吸入后有 80%～90%沉积在咽部，10%～15%在肺部吸收，但被吞咽的 90%经过肝脏首过代谢而迅速失活，因此，全身性不良反应较少，是较理想的吸入型糖皮质激素。

本品为外消旋体混合物，22R-异构体比 22S-异构体的受体亲和力强。本品为高效非卤化的糖皮质激素，具有较好的脂溶性及受体选择性，对人体肺组织有较高的亲和力，与糖皮质激素受体的亲和力较强。本品具有较强的局部抗炎作用，其抗炎作用为丙酸倍氯米松的 2 倍，氢化可的松的 600 倍。适用于肾上腺皮质激素依赖性或非依赖性支气管哮喘及喘息性支气管炎，以及慢性阻塞性肺疾病的治疗。

beclomethasone　　　　fluticasone propionate　　　　triamcinolone acetonide

倍氯米松（beclomethasone）为前体药物，在肺和肝脏中代谢，生成活性强的代谢物 17α-单丙酸酯，与受体亲和力比母体强 30 倍。本品生物利用度 15%～20%（全身），20%（肺），20%（鼻）。气雾剂吸入给药用于治疗慢性哮喘，鼻喷剂用于过敏性鼻炎，外用治疗过敏性皮肤病。

丙酸氟替卡松（fluticasone propionate）是一种 17β-硫代羧酸酯的三氟代糖皮质激素。与其他糖皮质激素相比，具有较高的亲脂性，易于在肺组织中摄取及储存，同时在肺部的作用时间更持久。其气道局部抗炎作用强、全身副作用较小。本品经口腔或鼻吸入，用于治疗哮喘。

曲安奈德（triamcinolone acetonide）是一种 16α, 17α 缩酮的氟代糖皮质激素。本品为高效糖皮质激素，作用比氢化可的松强 20～40 倍。气雾吸入治疗支气管哮喘，作用强而持久。

案例 14-2 分析

1. 布地奈德福莫特罗的主要成分是糖皮质激素类药物布地奈德和肾上腺素 β2-受体激动剂福莫特罗。乌美溴铵维兰特罗的主要成分是 M3 受体拮抗剂乌美溴铵和 β2-受体激动剂维兰特罗。

2. 支气管哮喘和 COPD 都是慢性呼吸道疾病，二者的临床表现上既有相似性，又有差异性。两种疾病都伴有咳嗽喘息的症状。哮喘的治疗以抗炎为基础，而 COPD 的治疗则是以支气管扩张为基础。两位患者采用的两种吸入剂中都含有 β2-受体激动剂，能舒张支气管缓解哮喘症状。不同的是哮喘患者需要采用布地奈德等糖皮质激素对其慢性气道炎症进行治疗。而 COPD 患者要采用具有支气管平滑肌松弛作用的胆碱能 M 受体拮抗剂如乌美溴铵等与 β2-受体激动剂联用，二者协同产生更强的呼吸道平滑肌松弛作用，适用于 COPD 的维持治疗。

3. 福莫特罗和维兰特罗均为长效 β2-受体激动剂，适用于哮喘或 COPD 的长期维持治疗。

二者都具有苯乙醇胺的基本结构，主要区别有两点：①侧链氨基上取代基不同，但均为较大的取代基，使其不易被 MAO 代谢失活；②苯环上间位取代基不同，但都不是酚羟基，不易被 COMT 代谢失活。因而，这两种药物均具有较好的代谢稳定性，药效维持时间较长。

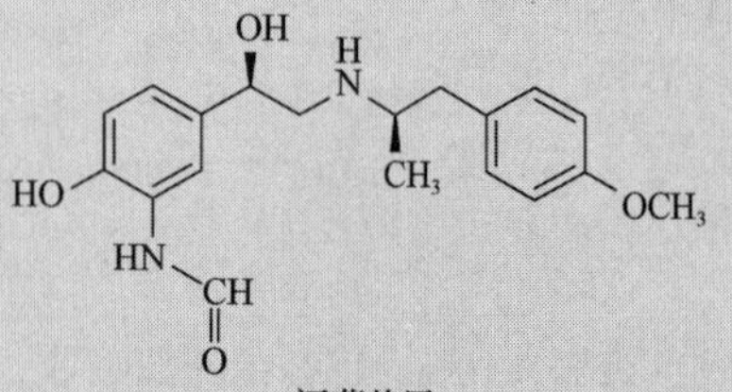

福莫特罗 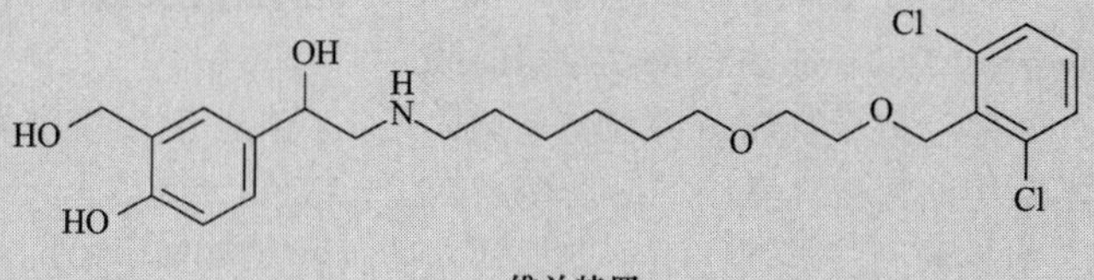　　　　　　　　　　　　　　　　　维兰特罗

（二）抗白三烯药

白三烯（leukotrienes，LTs）是一类具有共轭三烯结构的二十碳不饱和酸的总称，是花生四烯酸经 5-脂氧合酶（5-LOX）途径代谢产生的脂质炎性物质，也是一类变态反应介质。白三烯参与哮喘气道炎症的各个病理生理进程，可促进炎症细胞在气道的聚集，直接引起支气管平滑肌收缩，引起呼吸道反应。

抗白三烯药可分为白三烯合成抑制剂和白三烯受体拮抗剂，主要用于预防和治疗哮喘。齐留通（zileuton）能选择性抑制白三烯生物合成途径中的 5-脂氧合酶的活性，是目前唯一一个治疗哮喘的白三烯合成抑制剂，用于治疗支气管哮喘、特异性皮炎、过敏性鼻炎、溃疡性结肠炎等。扎鲁司特（zafirlukast）、孟鲁司特钠（montelukast sodium）、普仑司特（pranlukast）、异丁司特（ibudilast）等是白三烯受体拮抗剂。

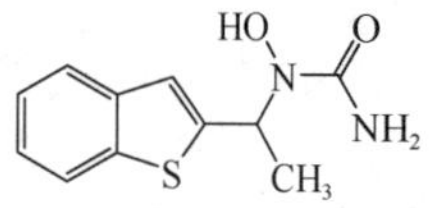

zileuton 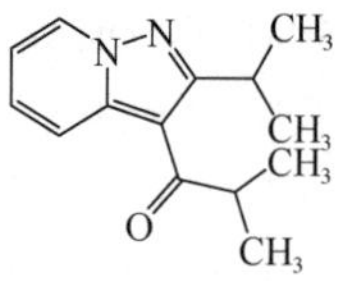　　　　　　　　ibudilast 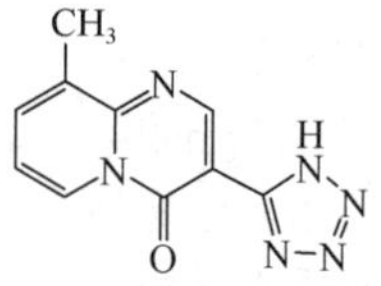　　　　　　　　pemirolast

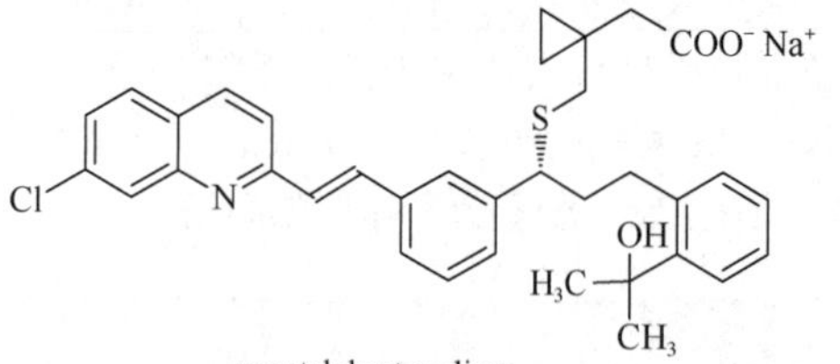

montelukast sodium 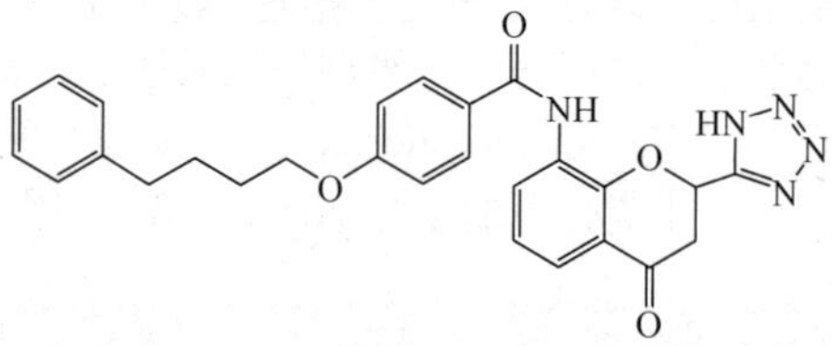　　　　　　　　　　　pranlukast

扎鲁司特（zafirlukast）

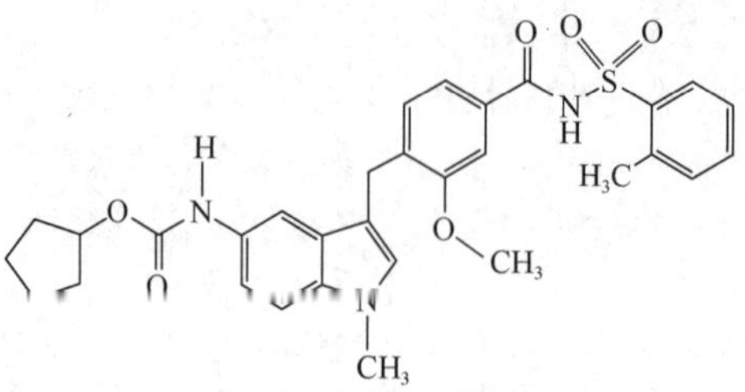

化学名为[3-[2-甲氧基-4-[(2-甲苯基)磺酰胺基甲酰基]苄基]-1-甲基-1H-吲哚-5-基]氨基甲酸环戊酯，cyclopentyl[3-[[2-methoxy-4-[(2-methylphenyl)sulfonylcarbamoyl]phenyl]methyl]-1-methyl

1*H*-indol-5-yl]aminoformate）。

本品为白色无定形粉末；在四氢呋喃、丙酮或 DMSO 中易溶，在甲醇中微溶，在水中不溶。熔点 138～140℃。

本品为长效、高选择性半胱氨酰白三烯（Cys-LTs）受体拮抗剂，能与 LTC$_4$、LTD$_4$、LTE$_4$ 受体选择性结合而产生拮抗作用。本品可拮抗白三烯的促炎活性，还可拮抗白三烯引起的支气管平滑肌收缩，从而减轻哮喘有关症状和改善肺功能。主要用于慢性轻至中度支气管哮喘的预防和治疗，也可用于激素抵抗型哮喘或拒绝使用激素的哮喘患者。

本品口服吸收良好，服后约 3h 血药浓度达峰值。本品在肝脏经 CYP2C9 代谢，具有 CYP2C9 抑制活性，可升高其他 CYP2C9 抑制剂如氟康唑、氟伐他汀等药物的血药浓度。本品还可抑制 CYP2D6 活性，使经该酶代谢的药物如 β-受体拮抗剂、抗抑郁药和抗精神病药的血药浓度升高。

三、抗 过 敏 药

用于治疗哮喘的抗过敏药（antiallergic agents）包括过敏介质释放抑制剂、组胺 H$_1$ 受体拮抗剂和抗白三烯药。前面介绍的组胺 H$_1$ 受体拮抗剂具有较好的平喘作用，如酮替芬（ketotifen）、氮䓬斯汀（azelastine）等。抗白三烯药的平喘作用与其抗炎和抗过敏活性都有关。

过敏介质释放抑制剂（inhibitors of allergic mediator release）也称肥大细胞膜稳定剂，能有效阻止肥大细胞脱颗粒和释放过敏介质，进而阻止过敏介质对组织的不良反应。色甘酸钠（cromolyn sodium）是最常用的肥大细胞膜稳定剂，同类药物还有奈多罗米钠（nedocromil sodium）、扎普司特（zaprinast）、曲尼司特（tranilast）等。

cromolyn sodium

nedocromil sodium

zaprinast

tranilast

色甘酸钠可稳定肥大细胞，能有效防止肥大细胞脱颗粒和释放介质，阻止血清游离 IgE 与肥大细胞及其他效应细胞的结合，从而抑制 IgE 介导的炎症反应。本品可用于预防各型哮喘发作，治疗过敏性鼻炎和过敏性湿疹，还可用于溃疡性结肠炎和直肠炎的治疗。

第三节　镇 咳 药 物

咳嗽是一种机体保护呼吸道的反射动作，是呼吸道受到刺激（如炎症、异物）后，发出冲动传入延髓咳嗽中枢引起的生理反射，可以排出呼吸道分泌物或异物，保护呼吸道的清洁和通畅，这一系列反射动作称为咳嗽反射弧。在一般情况下，轻度而不频繁的咳嗽是一种有益的动作，只要能将痰液或异物排出，就无须应用镇咳药（antitussives）。但是，对那些无痰而剧烈的干咳，或有痰而过于频繁的剧咳，就应该适当地应用镇咳药，以缓解咳嗽。

从广义上讲，凡能抑制咳嗽反射弧中任何一个环节的药物，都具有镇咳作用。镇咳药按其作用部位不同可分为中枢性镇咳药和外周性镇咳药。中枢性镇咳药能选择性地抑制延髓咳嗽中枢而产生镇咳效果；外周性镇咳药通过抑制咳嗽反射弧中感受器、传入神经、传出神经中任何一个环节而发挥镇咳作用。

知识拓展 14-5

镇咳药物的应用原则：①应当明确诊断，确定引起咳嗽的病因并积极采取相应的治疗措施；②对一般咳嗽的治疗应以祛痰为主，不宜单纯使用镇咳药；③对痰液特别多的湿性咳嗽如肺脓肿，应该慎重给药，以免痰液排出受阻而滞留于呼吸道内或加重感染；④对持续 1 周以上的咳嗽，并伴有反复或伴有发热、皮疹、哮喘及肺脓肿症的持续性咳嗽，应及时去医院明确诊断或咨询医生。

一、中枢性镇咳药

中枢性镇咳药（central antitussives）主要抑制延脑咳嗽中枢，适用于各种原因引起的剧烈咳嗽，按其是否导致成瘾性可分为成瘾性镇咳药和非成瘾性镇咳药。成瘾性或依赖性镇咳药主要是吗啡类生物碱及其衍生物，如可待因（codeine）、福尔可定（pholcodine）等，可直接抑制延脑咳嗽中枢，镇咳作用强而迅速，同时也有镇痛和镇静作用，具有成瘾性和较强的呼吸抑制作用。非成瘾性或非依赖性中枢镇咳药，如喷托维林（pentoxyverine）、右美沙芬（dextromethorphan）等，在治疗剂量下对呼吸中枢的抑制作用不明显。理想的镇咳药应能在止咳的同时不损害清除痰液的反射机制，而成瘾性镇咳药可抑制纤毛运动，影响痰液排出，故不可久用。

案例 14-3

患者，男性，17 岁，辍学。在一次聚会时，因为心情不好，喝了半瓶别人给他的某种止咳药水，他马上就感到全身软软的，很舒服，脑子一片空白。此后，他就自己到药店去购买这种药水，一直不间断地服用，而且剂量越来越大。半年以后，他已经根本无法离开这种药水了。家长只能把他送到医院进行治疗，医生说这种喝止咳药水成瘾的病例并不少见。

问题：

1. 患者服用的止咳药水里可能含有什么成分？
2. 应该采取何种措施避免这种情况发生？

可待因（codeine）

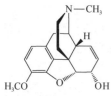

化学名为 17-甲基-3-甲氧基-4,5α-环氧-7,8-二去氢吗啡喃-6α-醇 7,8-didehydro-4,5α-epoxy-3-methoxy-17-methylmorphinan-6-ol，又称甲基吗啡。

本品磷酸盐为白色细微的针状结晶性粉末；无臭，味苦，有风化性。在水中易溶，在乙醇中微溶，在三氯甲烷或乙醚中极微溶解。

本品是从罂粟（*Papaver somniferum*）中分离的生物碱，为吗啡 3 位酚羟基甲基化的衍生物，也可由吗啡经甲基化制得。本品不能与 $FeCl_3$ 试液进行显色反应，可用于与吗啡进行区别。

本品对延脑的咳嗽中枢有直接抑制作用，其镇咳作用强而迅速，作用强度约为吗啡的 1/4，其镇痛作用为吗啡的 1/12 ~ 1/7，强于一般的解热镇痛药；其镇静作用、呼吸抑制作用、成瘾性等均较吗啡弱。

本品主要用于镇咳，无痰干咳及剧烈、频繁的咳嗽；有少量

pholcodine

痰液的患者，宜与祛痰药合用；也可用于中等疼痛的镇痛以及麻醉时的辅助用药。长期应用可引起耐受性、成瘾性，停药时可引起戒断综合征。

福尔可定（pholcodine）作用与可待因相似，具有中枢镇咳作用，也有镇静和镇痛作用，但成瘾性较可待因弱。

> **案例 14-3 分析**
> 1. 患者服用的应该是含有中枢性镇咳药的止咳药水。目前市售的多种止咳药水都为复方治疗剂，如复方磷酸可待因口服溶液，其中含有强效镇咳剂可待因，长期服用会产生成瘾性和依赖性。
> 2. 含有可待因等成瘾性镇咳药的药品属于处方药，应该凭医生的处方购买。

氢溴酸右美沙芬（dextromethorphan hydrobromide）

化学名为 3-甲氧基-17-甲基-9α,13α,14α-吗啡喃氢溴酸，3-methoxy-17-methyl-(9α,13α,14α)-morphinan hydrobromide，又称右甲吗喃。

本品为白色或类白色结晶性粉末状，无臭。在乙醇中易溶，在氯仿中溶解，在水中略溶，在乙醚中不溶。熔点 123～127℃。比旋度为+28.0°～+30.0°。

本品具有吗啡喃的基本母核，结构中含有多个手性中心，本品为右旋体。

本品口服吸收好，15～30min 起效，作用可维持 3～6h。本品体内代谢个体差异大，主要发生 *N*-去甲基化和 *O*-去甲基化反应，主要产物有 3-甲氧基吗啡烷、3-羟基-17-甲基吗啡烷和 3-羟基吗啡烷。其中，3-甲氧基吗啡烷在血浆中的浓度最高，是主要活性成分；后两者的活性微弱。

本品为非成瘾性镇咳药，抑制延髓咳嗽中枢而产生镇咳作用，镇咳强度与可待因相等或稍强。本品无镇痛和镇静作用，长期服用无成瘾性和耐受性，治疗剂量不会抑制呼吸，作用快且安全。本品主要用于干咳，适用于感冒、急性或慢性支气管炎、支气管哮喘、咽喉炎、肺结核以及其他上呼吸道感染时的咳嗽。

喷托维林（pentoxyverine）为非成瘾性镇咳药，对咳嗽中枢有直接抑制作用，其镇咳作用为可待因的 1/3，无成瘾性和呼吸抑制。兼有对呼吸道黏膜的局部麻醉作用，又有微弱的阿托品样作用。大剂量可使痉挛的支气管松弛，降低呼吸道阻力，因此也有一些末梢镇咳作用。

pentoxyverine

二、外周性镇咳药

外周性镇咳药（periph antitussives）也称末梢性镇咳药，本类药物不直接抑制延髓咳嗽中枢，而是通过抑制咳嗽反射弧中的某一环节来止咳。按其作用方式可分为两类：一是局部麻醉性镇咳药，即对呼吸道黏膜末梢感受器具有局部麻醉作用的药物，如苯佐那酯（benzonatate）为丁卡因的衍生物，具有较强的局麻作用，能选择性地作用于肺牵张感受器，抑制肺迷走神经反射，从而抑制咳嗽冲动的传导，产生镇咳作用；二是缓和性镇咳药，即服用药物后可通过保护呼吸道黏膜、减少痰液对呼吸道的刺激、缓解支气管痉挛等而止咳，如甘草流浸膏、复方甘草合剂等。

benzonatate

第四节　祛痰药物

祛痰药（expectorants）是一类能使痰液变稀或溶解而易于咳出的药物。痰液的排出可减少对呼吸道黏膜的刺激，间接起到镇咳与平喘的作用，有利于控制继发感染。祛痰药按作用方式可分为恶心性祛痰药、黏痰溶解药和黏液稀释药。

一、恶心性祛痰药

恶心性祛痰药（nauseous expectorants）可引起轻微的恶心，反射性地促进呼吸道腺体分泌增加，使痰液稀释，易于咳出。

愈创木酚甘油醚（guaifenesin）

化学名为 3-(邻甲氧基苯氧基)-1, 2-丙二醇，3-(2-methoxyphenosy)-1, 2-propamediol，又称愈创甘油醚。

本品为白色结晶性粉末；微苦，稍有特殊气味。在苯中易溶，在水、乙醇、三氯甲烷或甘油中溶解，在石油醚中不溶。熔点 78.5～79℃。

本品口服后从胃肠道吸收，可刺激胃黏膜而反射性引起呼吸道浆液腺分泌较稀液体，使呼吸道黏液表面张力降低，从而使痰液稀释。

本品用于各种原因引起的咳痰、干咳及呼吸道痰液引起的咳嗽；也用于慢性化脓性支气管炎、肺脓肿和支气管扩张等。本品多与镇咳药物或平喘药物合用，可提高止咳或平喘作用。

呱西替柳（guacetisal）为乙酰水杨酸和愈创木酚结合成的酯，在胃肠道内分解为水杨酸愈创木酯、愈创木酚及水杨酸。用于由感冒、急性支气管炎及慢性支气管炎急性发作等引起的头痛、发热、咳嗽、多痰等症状的对症治疗。

guacetisal

二、黏痰溶解药

黏痰溶解药（mucolytics）可分解痰液的黏性成分使黏痰液化，黏滞性降低而易于咳出。

盐酸溴己新（bromhexine hydrochloride）

化学名为 N-甲基-N-环己基-2-氨基-3, 5-二溴苯甲胺盐酸盐，2-amino-3, 5-dibromo-N-cyclohexyl-N-methylbenzylamine hydrochloride。

本品为白色结晶性粉末；无臭，无味。在甲酸中易溶，在甲醇、乙醇、三氯甲烷中微溶，在水中极微溶解。熔点 239～243℃（分解）。

本品作用于气管、支气管黏膜的黏液产生细胞，抑制痰液中酸性黏多糖蛋白的合成，并可使痰中的黏蛋白纤维断裂，从而使气管、支气管分泌的流变学特性恢复正常、黏痰减少，痰液稀释易于咳出。

本品有较强的黏痰溶解作用，可口服、注射，也可气雾吸入给药。口服自胃肠道吸收快而完全，约 1h 血药浓度达峰值。其代谢产物与葡萄糖醛酸结合，从尿中排泄。用于急慢性支气管炎、哮喘、支气管扩张、肺气肿、硅肺等有白色黏痰又不易咳出的患者。

氨溴索（ambroxol）为溴己新在体内发生羟基化和去甲基化后的活性代谢产物。本品口服吸收快，生物利用度为 70%～80%。具有黏液排除促进作用及溶解分泌物的特性，可促进呼吸道内部黏稠分泌物的排除及减少黏液的滞留，改善呼吸状况。本品用于急、慢性支气管炎及支气管哮喘、支气管扩张、肺气肿、肺结核及术后的咳痰困难;高剂量有降低血浆尿酸浓度和促进尿酸排泄的作用，可用于治疗痛风。

ambroxol

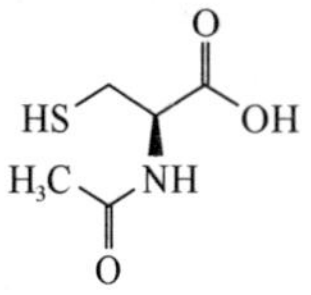

乙酰半胱氨酸（acetylcysteine）结构中含有巯基，可使黏蛋白二硫键断裂，分解痰中的黏蛋白，降低痰黏度，使黏痰容易咳出。本品喷雾吸入在 1min 内起效，最大作用时间为 5～10min。本品适用于大量黏痰阻塞引起的呼吸困难，还可用于对乙酰氨基酚中毒的解毒及环磷酰胺引起的出血性膀胱炎的治疗。

acetylcysteine

三、黏液稀释药

黏液稀释药（mucus attenuants）作用于气管、支气管的黏液产生细胞，促其分泌黏滞性低的分泌物，使痰液由黏变稀，易于咳出。

羧甲司坦（carbocisteine）

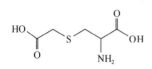

化学名为 S-(羧甲基)-半胱氨酸，S-(carboxymethyl)-cysteine，又称醋硫丙氨酸。

本品为白色结晶性粉末，无臭。溶于水，不溶于丙酮和乙醚，在酸或碱溶液中易溶。熔点 208～213℃（分解）。

本品为黏液稀释剂，主要在细胞水平影响支气管腺体的分泌，使低黏度的唾液黏蛋白分泌增加，而高黏度的岩藻黏蛋白产生减少，因而使痰液的黏滞性降低，易于咳出。

本品用于慢性支气管炎、支气管哮喘等疾病引起的痰液黏稠、咳痰困难和痰阻塞气管等；也可用于防治手术后咳痰困难和肺炎并发症。本品与强效镇咳药合用会导致稀化的痰液堵塞气道。

思　考　题

1. H_1 受体拮抗剂按结构可分为哪几类？
2. 非镇静性 H_1 受体拮抗剂的作用和代谢有何特点？
3. 试述 H_1 受体拮抗剂的构效关系。
4. 平喘药物按作用机制可分为哪几类？
5. 可待因和右美沙芬属于哪类药物，二者的结构和作用特点有何不同？
6. 盐酸溴己新有何作用，哪个同类药物是其活性代谢产物？

（甄宇红）

第十五章 消化系统药物

消化系统由消化道和消化腺两大部分组成。临床上从口腔、咽、食道、胃到十二指肠，称为上消化道；从空肠、回肠到大肠（盲肠、阑尾、结肠、直肠、肛管），称为下消化道。消化腺有小消化腺和大消化腺两种。小消化腺散在于消化管各部的管壁内，大消化腺有三对唾液腺（腮腺、下颌下腺、舌下腺）、肝和胰。消化系统相关疾病涉及口腔、唾液腺、食管、胃、肠、肝、胆、胰腺、腹膜及网膜等脏器，发病率高，有些疾病呈慢性病程。消化系统用药主要是胃肠道用药，可分为抗溃疡药、助消化药、止吐药、肝病辅助治疗药和胆病辅助治疗药等。

第一节 抗溃疡药物

在正常情况下，消化道系统的各种黏膜一方面对食物的消化和吸收具有重要的作用，另一方面对消化道系统具有保护作用。一旦黏膜出现损伤而相应的保护机制又无法及时修复时，这种损伤进一步发展、扩大，就演变成了消化道溃疡（peptic ulcer）。

一般而言，消化道溃疡的发生与发展与很多因素有关，可归纳为保护因素与损伤因素。前者包括碳酸氢盐、胃黏液-黏膜屏障、黏膜的血液循环、细胞生长因子、上皮细胞的更新和前列腺素等；后者则有胃酸、胃蛋白酶、吸烟和幽门螺杆菌等。在正常情况下，二者保持动态平衡，胃肠道黏膜处于正常状态。当某些因素损害了这一平衡机制，使保护性因素降低，或者使侵袭性因素增强，将导致胃酸/胃蛋白酶侵蚀黏膜而造成溃疡。胃酸的过量分泌及幽门螺杆菌（*Helicobacter pylori*，Hp）感染是引起消化道溃疡的两个主要原因。

胃溃疡（gastric ulcer，GU）多发生在胃小弯和幽门部，以后壁为多；十二指肠溃疡（duodenal ulcer，DU）多发生在十二指肠球部，以前壁为多。该病为常见病、多发病，总发病率占人口的 10%～12%，十二指肠溃疡较胃溃疡多见，多发生于青壮年，男多于女。

1910 年，Schwarz 首次提出了"无酸无溃疡"（no acid，no ulcer）学说，即 PU 主要是由胃酸和胃的消化分泌物（胃蛋白酶）损伤胃和十二指肠黏膜所致。该学说带动了抗酸药、胃黏膜保护剂等一系列药物的研发及其临床应用，但是这些药物的共同缺点是停药后易复发。与胃酸分泌相关的发现见表 15-1。

表 15-1 与胃酸分泌相关的发现

年份	发现者/公司	发现
1824	William Prout	证明动物的胃分泌液里存在 HCl
1826	William Beaumont	验证人的胃液里有胃酸分泌
1902	Ivan Pavlov	验证交感神经对胃酸分泌的调节
1916	Leon Popielski	发现狗体内的组胺能刺激胃酸的分泌
1942	Charles Code	发现动物体内过量组胺引起的胃酸分泌可诱导溃疡的形成
1960	Marks，Wilfred Card	确定胃壁细胞的存在

续表

年份	发现者/公司	发现
1972	Black	发现组胺受体-2（简称 H_2 受体）以及其拮抗剂
1973	Ganser，Forte	发现 H^+/K^+-ATP 酶
1982	Marshall，Warren	发现幽门螺杆菌

　　1971 年，Black 阐明了胃酸分泌主要是经胃内壁细胞上组胺 H_2 受体所介导。1972 年起针对 H_2 受体的拮抗剂便陆续用于临床，使 PU 的疗效以及预后有了很大进步，穿孔、幽门梗阻、出血等并发症也随之减少。

　　到 20 世纪 80 年代末期，随着质子泵抑制剂（proton pump inhibitors，PPIs）的问世，进一步推动了 PU 治疗。其作用机制是 PPIs 抑制了胃酸分泌过程中最后一步 H^+/K^+-ATP 酶的活性，抑制胃酸分泌，治疗效果显著。该类药物抑酸作用强、起效快、作用时间长、服用方便。

　　根据胃酸的分泌原理（图 15-1），除了 H_2 受体及质子泵外，毒蕈碱 M3 受体，胆囊收缩素受体-2（cholecystokinin receptor-2，CCK2）等也在胃酸分泌方面具有不同的作用。根据作用机制，抗溃疡药可分为抗酸药（中和过量胃酸，如氢氧化铝、氧化镁、复方铝酸铋等）、H_2 受体拮抗剂（抑制胃酸分泌，如西咪替丁等）、质子泵抑制剂（如奥美拉唑等）、抗胆碱能药（如哌仑西平等）、抗胃泌素药（如丙谷胺等）、黏膜保护剂（加强胃黏膜的抵抗力，如硫糖铝、米索前列醇等）。本节重点介绍 H_2 受体拮抗剂和质子泵抑制剂。

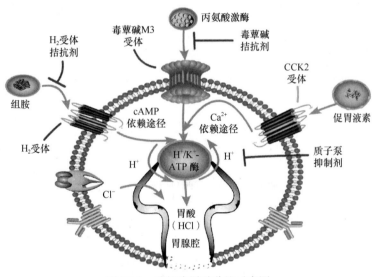

图 15-1　壁细胞胃酸分泌示意图

知识拓展 15-1

　　1983 年，澳大利亚内科住院医生 Marshall 和 Warren 发现了幽门螺杆菌（*Helicobacter pylori*，Hp），并证明该细菌感染能够引起消化性溃疡，尤其是十二指肠溃疡的发生。这一研究成果从根本上改变了该病的病因学观念，导致了 PU 治疗上的一次革命，打破了传统的"无酸无溃疡"观念。这两位科学家也因此获得了 2005 年诺贝尔生理学或医学奖。

　　研究表明，超过 90% 的十二指肠溃疡和 70% 的胃溃疡，都是由幽门螺杆菌感染所导致的。但幽门螺杆菌并不是导致溃疡发生的必要条件。目前在对 Hp 所引起的溃疡疾病的治疗中，一般采用三联疗法：用抗菌药（如阿莫西林、克拉霉素）杀灭 Hp，同时使用抑酸剂（质子泵抑制剂或 H_2 受体拮抗剂)控制胃酸和胃黏膜保护剂保护胃膜。疗程一般为两个星期。

一、H$_2$受体拮抗剂

H$_2$受体拮抗剂（H$_2$-receptor antagonists）选择性地与 H$_2$受体结合，使胃酸分泌减少，从而减少胃酸对胃部和十二指肠的刺激，有助于溃疡的愈合并降低胃痛的感觉，使溃疡得以逐步恢复。H$_2$受体拮抗剂不仅对组胺刺激的酸分泌有抑制作用，还可部分地抑制胃泌素和乙酰胆碱刺激的酸分泌。西咪替丁（cimetidine）是第一个正式上市的 H$_2$受体拮抗剂，由史克公司药物化学家 Black 带领的研究小组从组胺的结构改造得到的，历经十多年（表 15-2）。

表 15-2　西咪替丁的研究开发历程

年份	研究过程及进展
1964	研究组胺（histamine）受体的拮抗剂
1968	筛选出第一个先导化合物 N^α-胍基组胺（N^α-guanylhistamine），具有拮抗 H$_2$受体的作用
1970	在 N^α-胍基组胺的基础上进一步改造，将 N^α-胍基换成碱性较弱的甲基硫脲，将连接链增长为四个碳原子，得到咪丁硫脲（burimamide）。其作用比 N^α-胍基强 100 倍，是第一个进入临床试验的 H$_2$受体拮抗剂，但是人体生物利用度较低
1971	用硫原子取代咪丁硫脲侧链上的一个碳原子，形成含硫四原子链，得到甲硫咪脲（metiamide）。其作用比咪丁硫脲强 8～9 倍，且口服有效，但有肾毒性，并且会引起受试者中性粒细胞减少
1972	用胍基替换硫脲基，在胍的亚胺基氮上引入吸电子的氰基，得到西咪替丁其活性强于甲硫咪脲，且无甲硫咪脲的副作用
1974	西咪替丁进入 I 期临床
1976	西咪替丁在英国上市

histamine　　N^α-guanylhistamine　　burimamide　　metiamide

cimetidine　　ranitidine

在西咪替丁基础上，对其侧链和咪唑环结构进行结构改造，于 1976 年合成了雷尼替丁（ranitidine），1981 年由葛兰素公司在英国上市，成为第二个上市的 H$_2$受体拮抗剂，其抑酸活性是西咪替丁的 10 倍。

经过大量研究，阐明了 H$_2$受体拮抗剂的活性结构要素（structural requirements），构效关系见图 15-2。

通过对芳香基团或和胱脲基团进行结构优化，适当调整链结构和碱性基团，可以得到各种结构不同、各具特色的 H$_2$受体拮抗剂，见表 15-3。

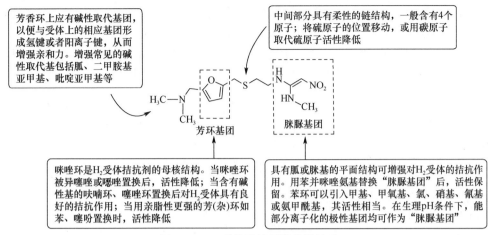

图 15-2　H₂ 受体拮抗剂的构效关系

上方文字框内容：

芳香环上应有碱性取代基团，以便与受体上的相应基团形成氢键或者阳离子键，从而增强亲和力。增强常见的碱性取代基包括脒、二甲胺基亚甲基、吡啶亚甲基等

中间部分具有柔性的链结构，一般含有4个原子；将硫原子的位置移动，或用碳原子取代硫原子活性降低

咪唑环是H₂受体拮抗剂的母核结构。当咪唑环被异噻唑或噁唑置换后，活性降低；含有碱性基的呋喃环、噻唑环置换后对H₂受体具有良好的拮抗作用；当用亲脂性更强的芳(杂)环如苯、噻吩置换时，活性降低

具有胍基或脒基的平面结构可增强对H₂受体的拮抗作用。用苯并咪唑氨基替换"脒脲基团"后，活性保留。苯环可以引入甲基、甲氧基、氯、硝基、氰甲基或氨甲酰基，其活性相当。在生理pH条件下，能部分离子化的极性基团均可作为"脒脲基团"

芳环基团　脒脲基团

表 15-3　H₂ 受体拮抗剂

药物名称	结构	上市公司/时间	作用特点
法莫替丁（famotidine）		日本山之内（1985）	胃及十二指肠溃疡，胃泌素瘤以及胃食管反流
罗沙替丁乙酸酯（roxatidine acetate）		日本帝国脏器（1986 年）	胃及十二指肠溃疡，胃泌素瘤以及胃食管反流
尼扎替丁（nizatidine）		美国礼来（1988 年）	胃及十二指肠溃疡，胃泌素瘤以及胃食管反流
乙溴替丁（ebrotidine）		西班牙 Ferrer（1997 年；1998 年因肝毒性被撤销）	胃黏膜保护作用和抗幽门螺杆菌活性
拉呋替丁（lafutidine）		比利时 UCB（2000 年）	胃及十二指肠溃疡，胃泌素瘤以及胃食管反流

西咪替丁（cimetidine）

化学名为 N'-甲基-N''-[2[[(5-甲基-1H-咪唑-4-基)甲基]硫代]乙基]-N-氰基胍，2-cyano-1-methyl-3-[2-[(5-methyl-1H-imidazol-4-yl)methylsulfanyl]ethyl]guanidine，又称甲氰咪胍。

本品为白色或类白色结晶性粉末；几乎无臭，味苦。在甲醇中易溶，在乙醇中溶解，在异丙醇中略溶，在水中微溶，在稀盐酸中易溶。熔点 140～146℃。

本品对湿度和热较稳定，对酸不稳定，在过量稀盐酸中其氰基可逐渐分解，生成氨甲酰胍，加热可水解成胍。

本品与铜离子反应生成蓝灰色沉淀，可与一般胍类化合物区别。本品经灼热后，放出的硫化氢气体能使醋酸铅试纸显黑色。

本品口服，经小肠迅速吸收，生物利用度约 70%，半衰期约 2h，大部分以原药随尿排出。其代谢产物主要为硫氧化物，少量为咪唑环上甲基被羟化的产物，见图 15-3。

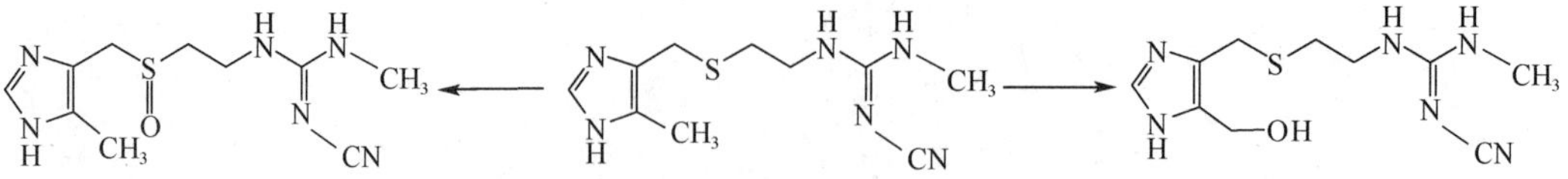

图 15-3　西咪替丁的体内代谢

本品的合成是以乙酰乙酸乙酯为原料，经氯化、环合得 5-甲基-4-咪唑甲酸乙酯，还原得 5-甲基-4-咪唑甲醇，再用巯乙胺、氰亚胺荒酸二甲酯、甲胺反应缩合制得。

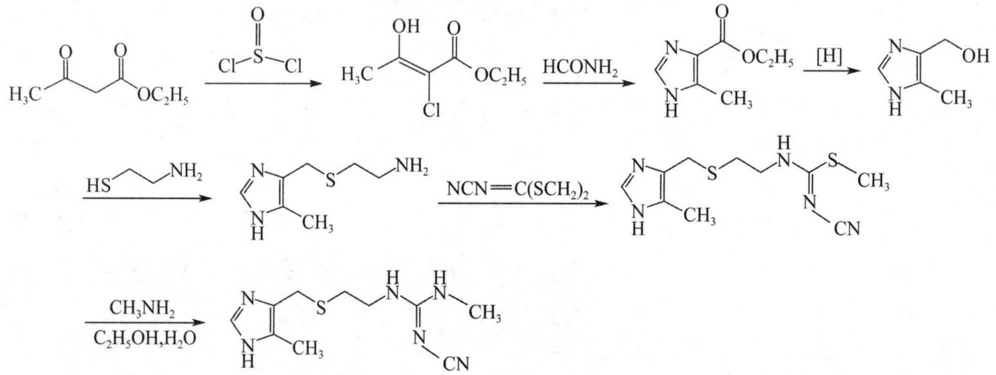

本品用于治疗十二指肠溃疡，对上消化道出血也有明显疗效，对应激性溃疡有效，也用于治疗胃泌素瘤。停药后复发率高，需要维持治疗。本品不良反应较多，如抗雄性激素作用，当长期或用药量较大时可引起男性乳房发育和阳痿等症状，停药后即可消失。

本品为细胞色素 P450 酶的抑制剂，能抑制 CYP1A2、CYP2C9、CYP2C19、CYP2D6、CYP2E1 和 CYP3A4 等，能影响许多药物的代谢速率，与口服抗凝剂、解热镇痛药和镇静催眠药等合并用药时需注意。

盐酸雷尼替丁（ranitidine hydrochloride）

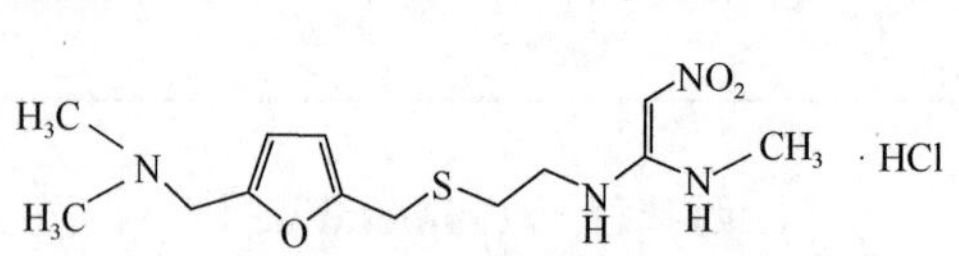

化学名为 N'-甲基-N-[2-[[5-[(二甲氨基)甲基-2-呋喃基]-甲基]硫代]乙基]-2-硝基-1, 1-乙烯二胺盐酸盐，N-[2-[[[5-[(dimethylamino)methyl]-2-furanyl]methyl]thio]-N'-methyl-2-nitro-1, 1-ethene diamine hydrochloride]。

本品为类白色或淡黄色结晶性粉末；有异臭，味微苦带涩。极易潮解，吸潮后颜色变深。在水或甲醇中易溶，在乙醇中略溶，在丙酮中几乎不溶。熔点 137～143℃。

本品口服迅速吸收，生物利用度为 50%，肌注生物利用度为 90%～100%，大部分以原药形式经肾排泄，少量被代谢为 N-氧化、S-氧化和去甲基雷尼替丁经肾排泄。

本品经灼热产生的硫化氢气体可使湿润的醋酸铅试纸显黑色，可用于鉴别。

本品用于治疗良性胃溃疡以及十二指肠溃疡、术后溃疡、胃食管反流等。抗雄性激素作用很小；与 P450 酶的亲和性为西咪替丁的 1/10，因而一般不存在与其他合用药物的相互作用问题。

雷尼替丁枸橼酸铋盐（ranitidine bismuth citrate，RBC）已被开发上市，既有枸橼酸铋的抗幽门螺杆菌和保护胃黏膜的作用，又有雷尼替丁抑制胃酸分泌的作用。

二、质子泵抑制剂

如图 15-1 所示，在胃酸形成的最后阶段，排出 H^+ 需要摄入 K^+ 作为交换。此过程需要在"质子泵"（H^+/K^+-ATP 酶）的作用下才能够完成。质子泵抑制剂（proton pump inhibitors，PPIs）能够有效抑制 H^+ 与 K^+ 的交换，从而阻止胃酸的形成。质子泵抑制剂作用于胃壁细胞泌酸过程的最后一个环节，对各种刺激引起的胃酸分泌都有很好的抑制作用。与 H_2 受体拮抗剂相比，H^+/K^+-ATP 酶仅存在于胃壁细胞表面，因此，质子泵抑制剂具有作用专一、选择性高、副作用较小等优点。根据质子泵抑制剂与 H^+/K^+-ATP 酶的结合方式分为不可逆性质子泵抑制剂和可逆性质子泵抑制剂。

以 CMN 为先导化合物，进行结构优化。1973 年，先后筛选到 H7767 和 H124/26，体内实验显示 H124/26 的抑制胃酸分泌活性更好、副作用更小。但是，H124/26 作为抗结核病的候选药物，当时已有专利保护。1974 年，进一步研究发现，H124/26 的代谢物 H83/69（timoprazole，替莫拉唑）的胃酸分泌抑制活性更强。

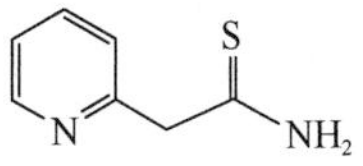

CMN	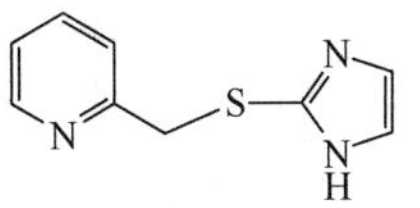 H7767	(H124/26,1973)

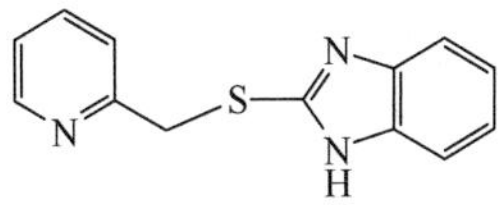

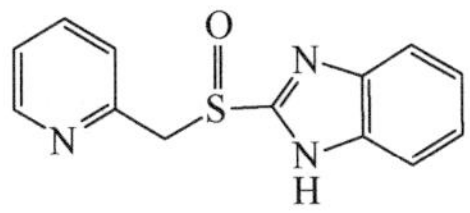

替莫拉唑 timoprazole (H83/69,1974)	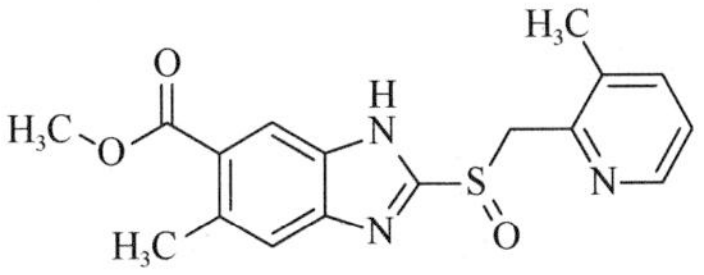 吡考拉唑 picoprazole (H149/94,1976)	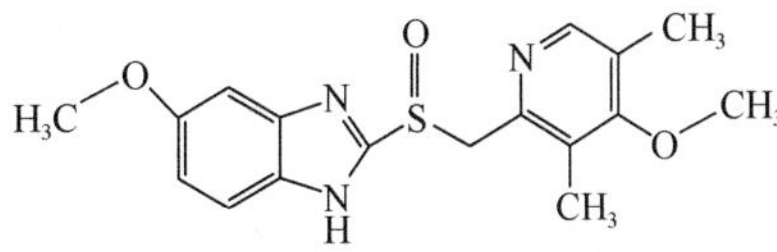 奥美拉唑 omeprazole (H168/68,1979)

研究发现在长期毒性方面，替莫拉唑可能引起甲状腺肿大。一般而言，硫脲衍生物包括 2-硫基苯并咪唑类衍生物，都可能对碘的摄取有抑制作用。不过，只要适当调整苯并咪唑的取代基，所得到的 2-硫基苯并咪唑类衍生物对碘摄取的抑制作用就可能消失。经过了大量的研究，终于在 1976 年发现了 H149/94（picoprazole，吡考拉唑）。在此阶段，生物学家们对酸分泌的机理有新的发展：H^+/K^+-ATP 酶参与胃酸分泌最后一步。1979 年，筛选到了 H168/68（omeprazole，奥美拉唑）。奥美拉唑是第一个上市的质子泵抑制剂，1987 年在瑞典上市。随后，兰索拉唑（lansoprazole，日本，1992 年）、泮托拉唑（pantoprazole，南非，1994 年）、雷贝拉唑（rabeprazole，日本，1998 年）等先后进入临床应用，见表 15-4。

表 15-4 质子泵抑制剂的结构与作用特点

药名	结构	作用特点
奥美拉唑 （omeprazole）	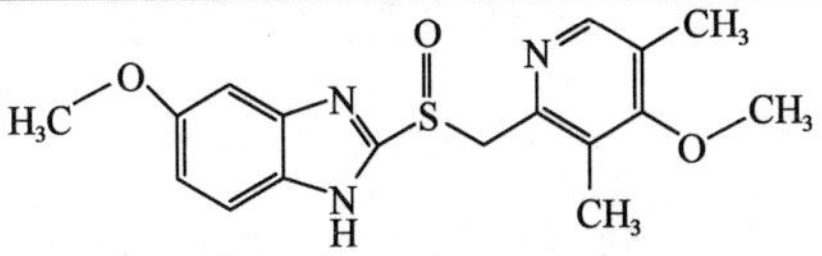	可直接作用于质子泵，抑制胃酸分泌，并对 Hp 有杀灭作用。用于消化性胃溃疡
埃索美拉唑 （esomeprazole）	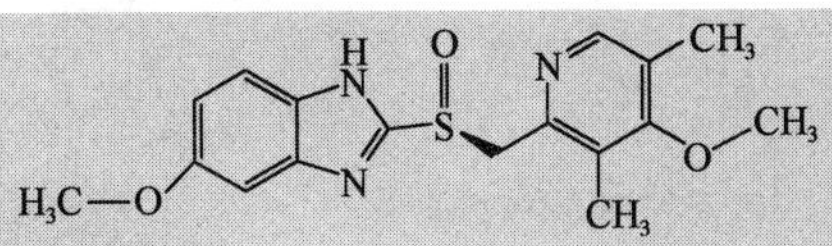	奥美拉唑的 S-异构体，用于胃食管反流性疾病

续表

药名	结构	作用特点
兰索拉唑（lansoprazole）	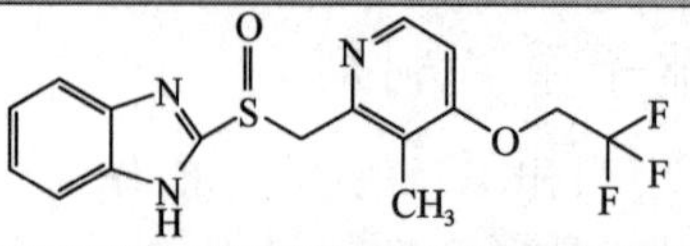	对乙醇性胃黏膜损伤及以酸分泌亢进为主要原因的十二指肠溃疡优于奥美拉唑
右兰索拉唑（dexlansoprazole）	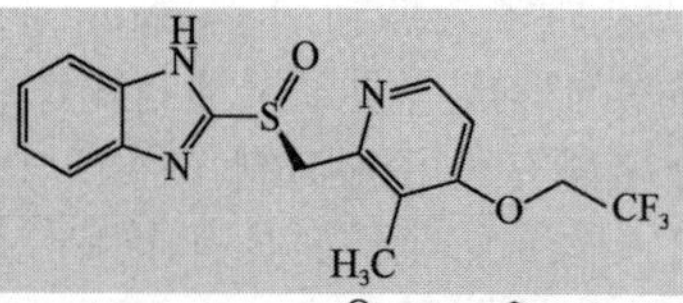	兰索拉唑的右旋体，用于治疗非糜烂性胃食管反流病与糜烂性食管炎等，作用优于兰索拉唑
泮托拉唑（pantoprazole）	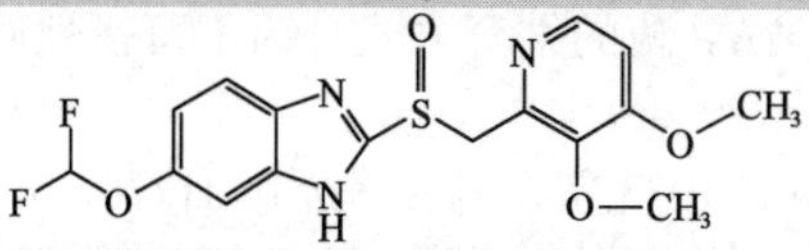	在酸条件下比奥美拉唑和兰索拉唑稳定
雷贝拉唑（rabeprazole）	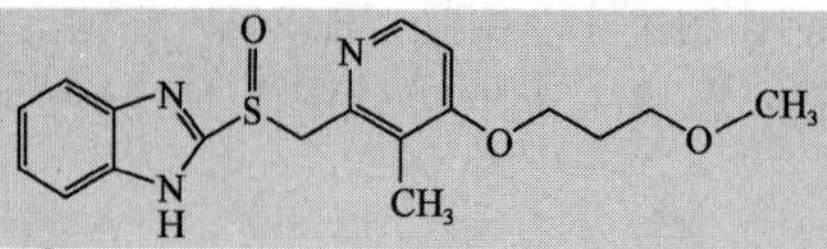	与其他质子泵抑制剂的代谢途径不同，药物之间相互作用少
艾普拉唑（ilaprazole）	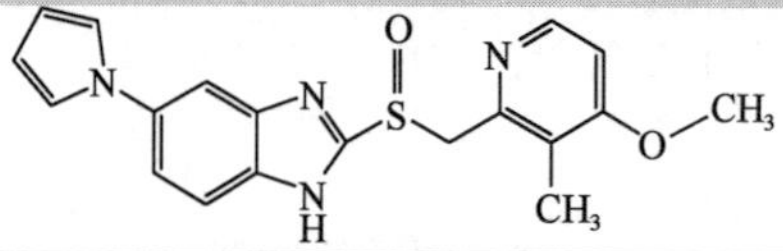	具有较强的抑酸效果，并且作用更为持久，能对夜间胃酸问题进行有效解决和处理

奥美拉唑（omeprazole）

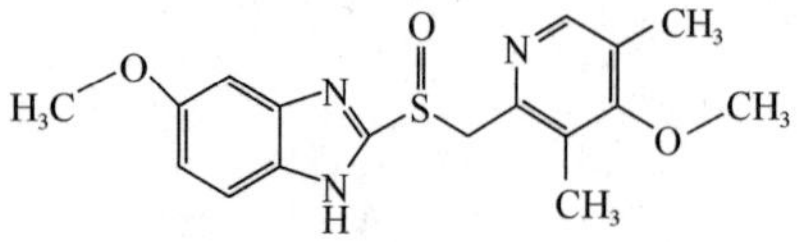

化学名为5-甲氧基-2-[[(4-甲氧基-3,5-二甲基-2-吡啶基)甲基]亚磺酰基]-1H-苯并咪唑，5-methoxy-2-[[(4-methoxy-3,5-dimethyl-2-pyridinyl)methyl]sulfinyl]-1H-benzimidazole。

本品为白色或类白色结晶；无臭，味微苦，遇光易变色。在 DMF 或甲醇中易溶，在乙醚或水中难溶，在稀碱溶液中溶解。熔点 156℃。本品具有弱碱性和弱酸性，对酸不稳定。制剂为肠溶胶囊和肠溶片，以避免在胃部被降解。

本品在体外无抑制 H^+/K^+-ATP 酶的作用，进入胃壁细胞后，在酸的催化下，转化成螺环中间体，进一步形成反应活性很强的次磺酸或次磺酰化合物。次磺酸和次磺酰胺化合物以共价键的形式，通过二硫键链接到壁细胞分泌膜中的 H^+/K^+-ATP 酶分子上，生成亚磺酰胺与质子泵的复合物，从而抑制该酶活性，阻断胃酸分泌的最后步骤（图 15-4）。由于这种以共价键方式形成复合物是不可逆的过程，因此这类抑制剂又称不可逆泵质子泵抑制剂，一般对胃酸分泌均具有强而持久的抑制作用。

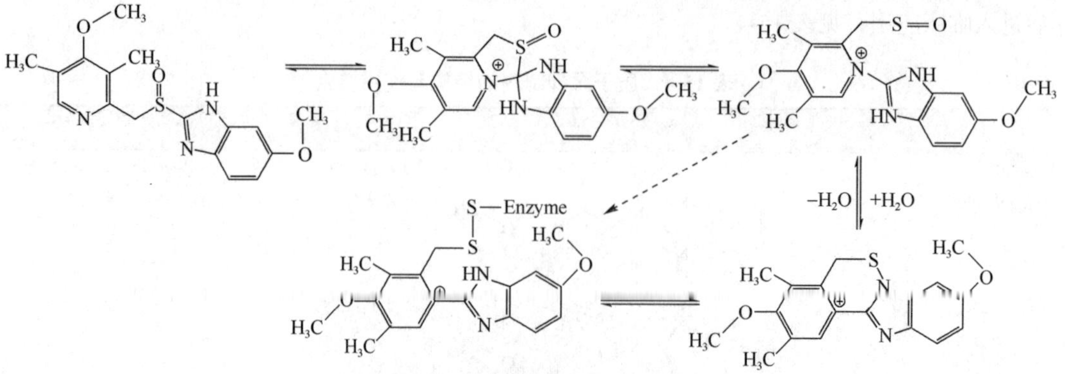

图 15-4　奥美拉唑的体内代谢

本品口服后在十二指肠吸收，进入血液循环系统后可选择性地聚集在胃壁细胞的酸性环境中，在壁细胞可存留 24h，因而其作用持久。即使血药浓度水平低于监测限值，仍能发挥作用。在体内经细胞色素 P450 氧化酶系统代谢，约 80%的代谢物经尿排泄，其余由胆汁分泌后从粪便排泄。适用于胃溃疡、十二指肠溃疡、应激性溃疡、反流性食管炎和胃泌素瘤（卓-艾综合征）的治疗。

奥美拉唑的合成是以 4-甲氧基-3,5-二甲基-2-羟甲基吡啶为原料，用氯化亚砜氯化后，与 2-巯基-5-甲氧基苯并咪唑缩合，再用间氯过氧苯甲酸氧化即得。

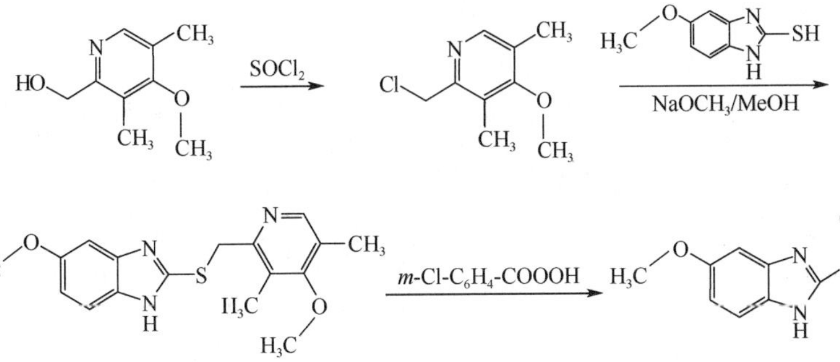

奥美拉唑含有一个不对称手性硫原子，存在两个光学异构体，*S*-构型和 *R*-构型。经研究发现*S*-异构体的活性更强，*S*-异构体埃索美拉唑（esomeprazole）已上市。

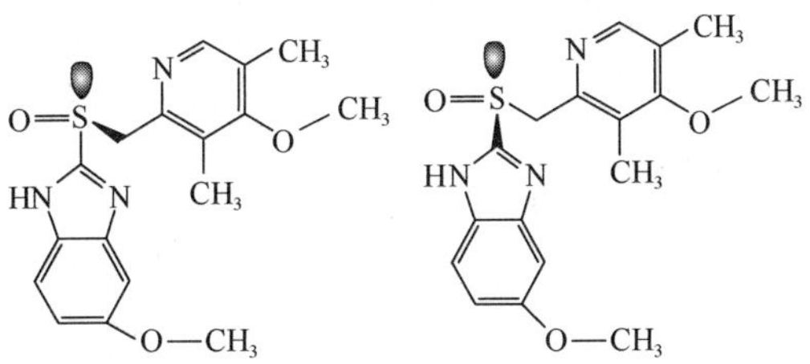

S-isomer(esomeprazole)　　　　*R*-isomer

知识拓展 15-2

可逆性质子泵抑制剂传统的苯并咪唑类质子泵抑制剂，在酸性条件下，转化为具有反应活性的次磺酸和次磺酰胺中间体，该中间体在胃壁细胞内与 H^+/K^+-ATP 酶上的离子结合位点——半胱氨酸残基通过二硫键结合，阻止其与胞浆内 H^+ 或 K^+ 结合，使酶不能将 H^+/K^+ 实施转运，这种共价键是不可逆的。由于毒性等原因，可逆性质子泵抑制剂研究进展得比较缓慢，目前已经上市的只有瑞伐拉赞（revaprazan），于 2005 年在韩国上市，用于治疗十二指肠溃疡和胃炎。

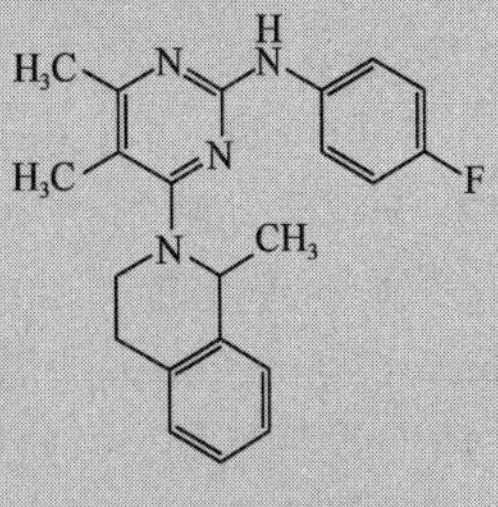

revaprazan

第二节　止吐药物

呕吐是一种防御性反射动作，对机体有一定的保护作用。但频繁而剧烈的呕吐会妨碍饮食，导致失水，引起电解质紊乱、酸碱平衡和营养失调，甚至引发食管贲门黏膜裂伤等并发症。在临床上，胃肠道疾病、妊娠、放射治疗及某些药物等均能引起呕吐。

临床上常用的止吐药（antiemetic drugs）根据作用机理可分为抗组胺 H_1 受体止吐药、抗多巴胺受体止吐药、抗乙酰胆碱受体止吐药、抗 5-HT$_3$ 受体止吐药和抗神经激肽（NK$_1$）受体止吐药等，见表 15-5。

表 15-5　止吐药物的分类及其代表药物

类型	代表药物	结构	适应证
抗组胺 H_1 受体止吐药	苯海拉明（diphenhydramine）	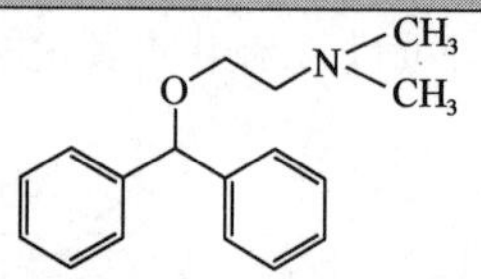	主要抗晕动症（可用于晕车、船等）
抗乙酰胆碱受体止吐药	地芬尼多（difenidol）	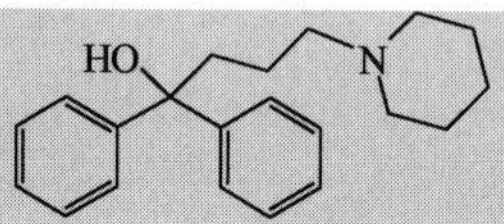	对多种中枢性、末梢性眩晕有治疗作用；有止吐及抑制眼球震颤作用（可用于运动病）
抗多巴胺受体止吐药	硫乙拉嗪（thiethylperazine）	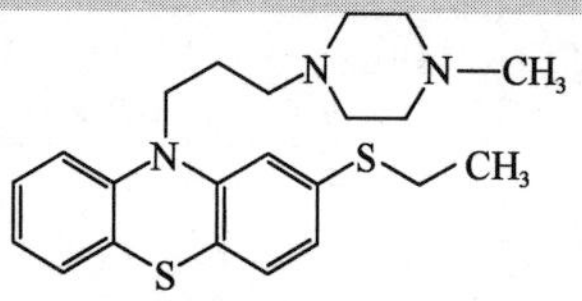	可用于治疗全身麻醉或眩晕所致的恶心和呕吐；对放化疗引起的呕吐也有效
抗5-HT$_3$受体止吐药	昂丹司琼（ondansetron）	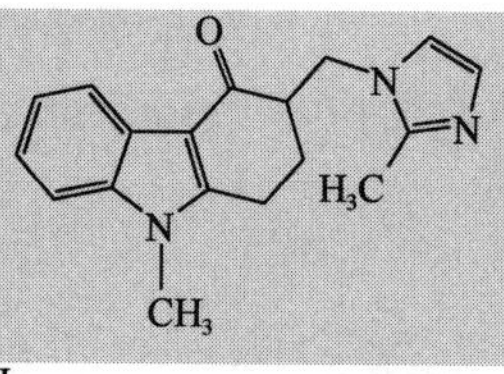	用于治疗癌症放化疗引起的恶心、呕吐
抗NK$_1$受体止吐药	阿瑞匹坦（aprepitant）	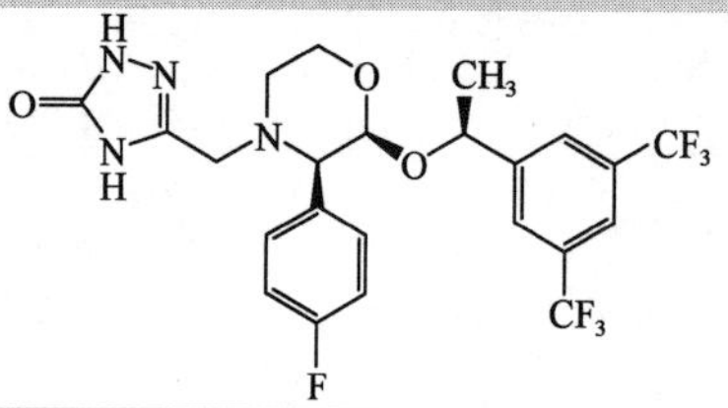	用于治疗癌症放化疗引起的恶心、呕吐

一、5-HT$_3$ 受体拮抗剂

5-羟色胺（5-hydroxytryptamine，5-HT）又称血清素（serotonin），是一种神经递质。广泛存在于哺乳动物组织中，特别是在大脑皮质及神经突触内含量高，也是一种自身活性物质，具有多种生理功能。20 世纪 70 年代初，研究者发现多巴胺 D_2 受体拮抗剂甲氧氯普胺（metoclopramide）高剂量可以对抗抗癌药顺铂引起的呕吐，深入研究表明其通过拮抗 5-HT$_3$ 受体而发挥作用。由此，开拓了以拮抗 5-HT$_3$ 受体为靶点的止吐药的研究开发，并主要以 5-HT 和甲氧氯普胺为先导化合物。

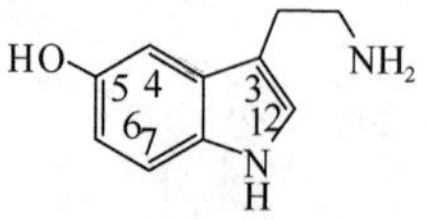

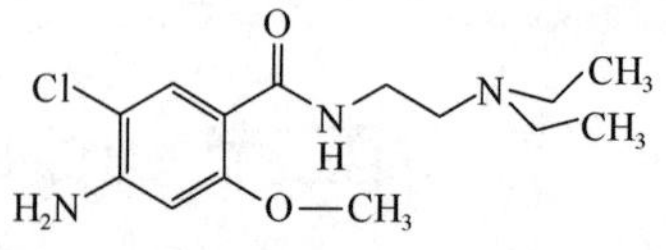

改变甲氧氯普胺母核上的氨基侧链或同时改变苯环上的取代基，得到氯波必利（clebopride）、达佐必利（dazopride）、阿立必利（alizapride）、西沙必利（cisapride）、西尼必利（cinitapride）等，这些药物均存在锥体外系副作用。

clebopride dazopride alizapride

　　20 世纪 60 年代末，研究发现咔唑酮曼尼希碱衍生物具有 5-HT₃ 拮抗作用。80 年代英国 Glaxo 公司发现抗癌药刺激小肠的 5-HT 释放，并通过 5-HT₃ 受体引起迷走神经兴奋而致吐的机制后，致力于 5-HT 的结构改造，最终开发了一系列具有优良止吐活性的咔唑酮曼尼希碱类新型 5-HT₃ 受体拮抗剂（5-HT₃ receptor antagonists），如昂丹司琼（ondansetron）、阿洛司琼（alosetron）、帕洛诺司琼（palonosetron）、雷莫司琼（ramosetron）、托烷司琼（tropisetron）、多拉司琼（dolasetron）、格拉司琼（granisetron）、伊他司琼（itasetron）和阿扎司琼（azasetron）等。

ondansetron alosetron palonosetron

tropisetron dolasetron granisetron

itasetron azasetron ramosetron

　　昂丹司琼是第一个上市的高选择性、高效 5-HT₃ 受体拮抗剂，对其他受体均无拮抗作用，在治疗因癌症化疗和放疗引起的恶心、呕吐方面，具有划时代的意义。本类药物的基本药效团（pharmacophore）由一个芳环（吲哚）、与芳环共平面的羰基和一个碱性中心三部分组成，构效关系见图 15-5。

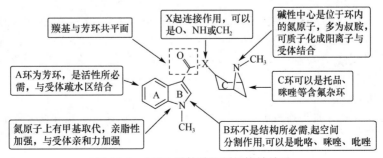

图 15-5　5-HT₃ 受体拮抗剂的构效关系

案例 15-1

患者，男性，术后有呕吐反应，医生使用昂丹司琼止吐，但发现正常剂量无法达到很好的止吐作用，于是医生又加了地塞米松，并叮嘱患者同时服用。经一段时间的治疗，康复出院后。在一个阳光明媚的日子里，他出去旅游，由于晕车，于是他服用了未用完的昂丹司琼。但还是出现呕吐并且不止，于是他又服下了医生给他开的地塞米松，但是呕吐现象并没有减弱。

问题：

1. 在单用昂丹司琼效果不佳的情况下，医生为什么还加用了地塞米松，并叮嘱同时服用？
2. 为什么服用昂丹司琼后还是出现晕车呕吐，再同时服用地塞米松还是无效？
3. 旅游应该带下列哪种止吐药？请说明下列药物的类型、作用机制。

昂丹司琼（ondansetron）

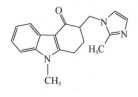

化学名为 1，2，3，9-二氢-9-甲基-3-[(2-甲基咪唑-1-基)甲基]-4(1H)-咔唑酮，1, 2, 3, 9-tetrahydro-9-methyl-3-[(2-methyl-1H-imidazol-1-yl)methyl]-4H-carbazol-4-one，又称奥丹西隆。

本品常用其二水合盐酸盐，为白色或类白色结晶性粉末；无臭，味苦。在甲醇中易溶，在水中略溶，在丙酮中微溶；在 0.1mol/L 盐酸溶液中略溶。熔点 178.5～179.5℃（分解）。碱基的 pK_a 7.4。本品咔唑环上的 3 位碳为手性碳，其中 R-异构体的活性较大，临床上使用外消旋体。

本品口服后吸收迅速，分布广泛，1.5h 血药浓度达峰值，生物利用度为 60%，血浆蛋白结合率为 70%，半衰期为 3.5h。进入体内的药物 90% 以上在肝内代谢，经肾、肠道排出。尿中代谢产物主要为葡萄糖醛酸及硫酸酯的结合物，也有少量羟基化和去甲基代谢物。

本品的合成是以邻溴苯胺为原料，采用经典的咔唑酮合成方法得到三环咔唑酮，经氨甲基化（曼尼希反应）和季铵化后，再与 2-甲基咪唑反应制得。

案例 15-1 分析

1. 与地塞米松合用可增强昂丹司琼的止吐作用，地塞米松可较好地预防术后镇痛所致的恶心呕吐，其作用机制可能与地塞米松中枢性抑制前列腺素的合成有关，以及通过消除色氨酸前体，降低 $CTZ-5HT_3$ 的含量，还可诱导降低 CYP3A4 酶活性等。

2. 昂丹司琼用于预防和治疗由细胞毒性药物化疗、放射治疗及手术麻醉等引起的恶心、呕吐，而对晕动病以及阿扑吗啡所致呕吐无效。

3. 外出旅游应选择携带药物苯海拉明、昂丹司琼、阿瑞匹坦。苯海拉明用于抗晕动症。

苯海拉明是组胺 H_1 受体止吐药物，激动 H_1 受体后，通过 G 蛋白而激活磷脂酶 C，产生三磷酸肌醇与甘油二酯，使细胞内 Ca^{2+} 增加，蛋白激酶 C 活化，从而使胃、肠、气管、支气管平滑肌收缩，苯海拉明可阻断这一过程产生止吐作用。昂丹司琼是 5-HT_3 受体拮抗剂，通过抑制胃肠道 5-HT_3 受体产生止吐作用。阿瑞匹坦是第一个用于临床的 NK_1 受体拮抗剂，由 Merck Sharp & Dohme 研制，2003 年 FDA 批准上市。用于预防及治疗癌症化疗引起的急性和延迟性呕吐，对延迟性呕吐有特效。本品一般与 5-HT_3 受体拮抗剂和糖皮质激素类药物合用，与标准疗法（5-HT_3 受体拮抗剂和糖皮质激素）相比，有效率高约 20%。

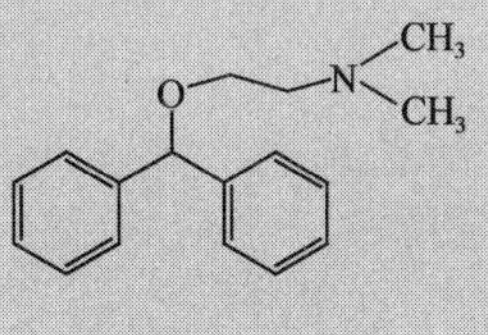

a 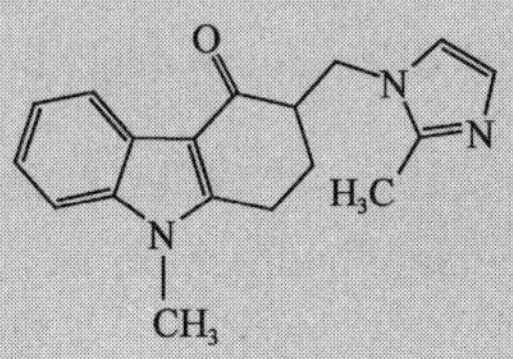　　　　　　　　　b 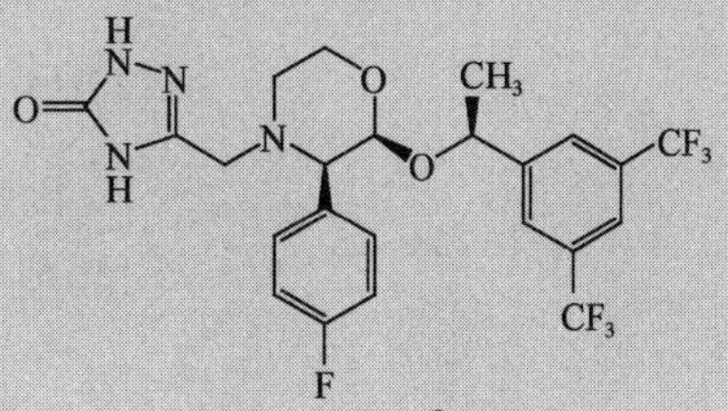　　　　　　　　　c

二、NK_1 受体拮抗剂

神经激肽（NK_1）是一种 G 蛋白偶联受体，主要分布在中枢神经系统和外周神经系统。NK_1 受体拮抗剂（NK_1-receptor antagonists）是一类新型止吐药，用于治疗癌症化疗引起的恶心、呕吐，止吐作用与 5-HT_3 受体拮抗剂相当，对延迟性呕吐疗效更优。此外，还具有抗抑郁、抗焦虑等作用。已上市的 NK_1 受体拮抗剂有阿瑞匹坦（aprepitant）、磷酰阿瑞匹坦二甲葡胺盐（fosaprepitant dimeglumine）、卡索匹坦（casopitant）、贝非匹坦（befetupitant）、奈妥匹坦（netupitant）、维替匹坦（vestipitant）、马罗匹坦（maropitant）和 2015 年 9 月上市的罗拉匹坦（rolapitant）等。

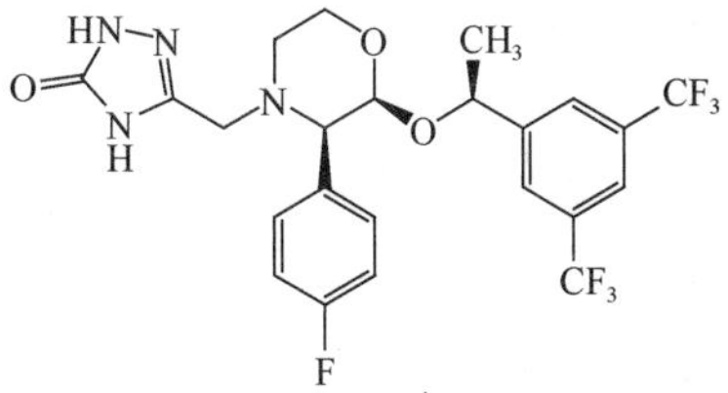

aprepitant 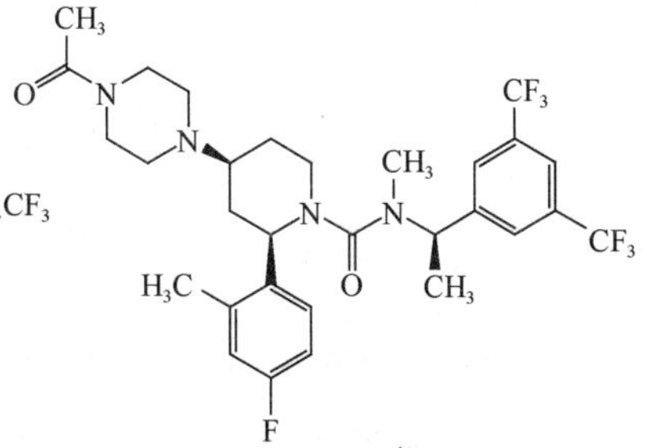　　　　　　casopitant 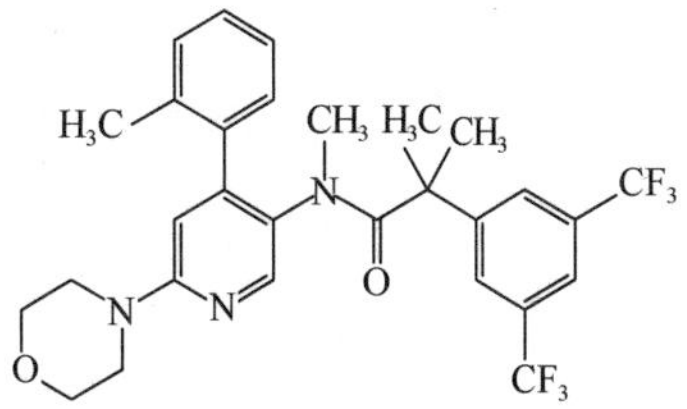　　　　　　befetupitant

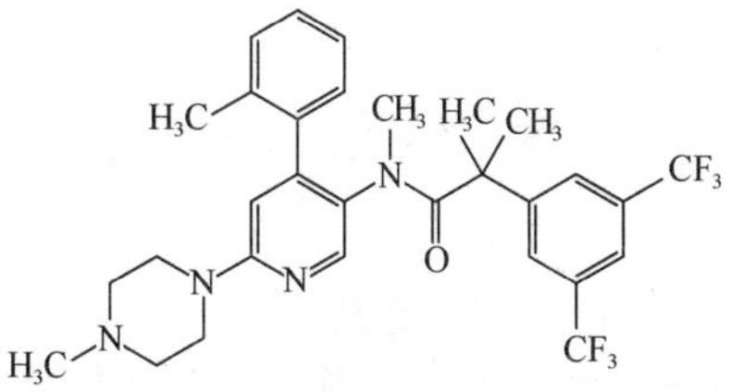

netupitant 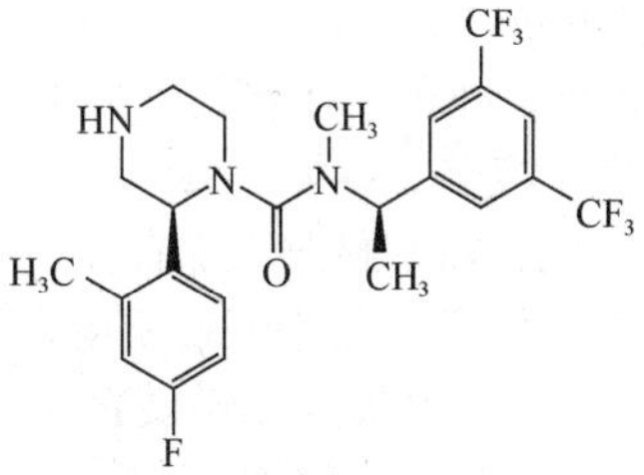　　　　　　vestipitant 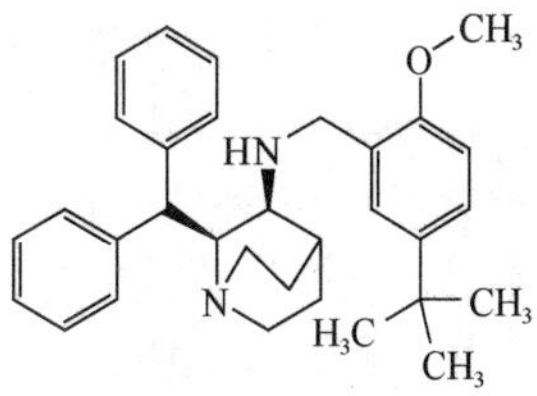　　　　　　maropitant

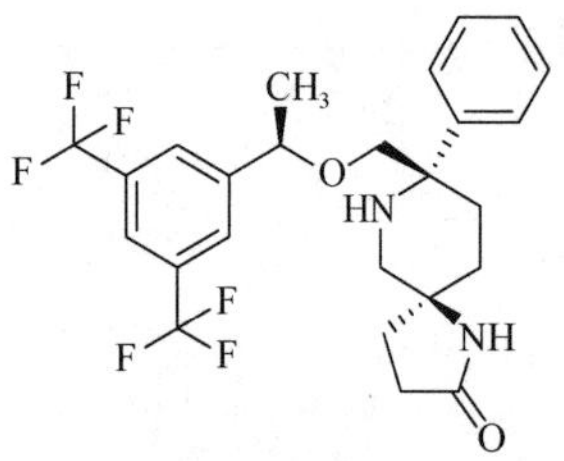

rolapitant 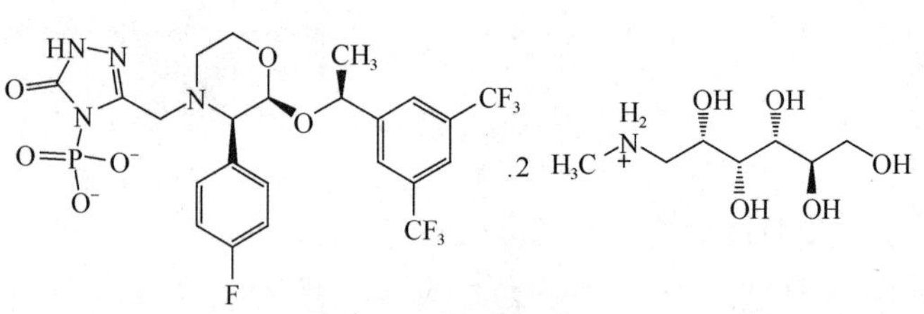   fosaprepitant dimeglumine

三、其他药物

盐酸地芬尼多（difenidol hydrochloride）

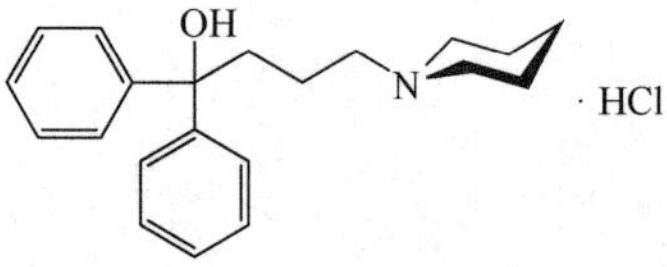

化学名为 α,α-二苯基-1-哌啶丁醇盐酸盐，α,α-diphenyl-1-piperidinebutanol hydrochloride，又称眩晕停。

本品为白色结晶性粉末；无臭，味涩。在甲醇中易溶，乙醇中溶解，水中或三氯甲烷中微溶。熔点 217～222℃。

本品在含枸橼酸的酸液中，加热显玫瑰红，为叔胺类特征反应，用于鉴别。

本品是抗胆碱药，有止吐及抑制眼球震颤作用，用于治疗运动病。副作用小，在抗晕和镇吐的同时，无抗组胺、镇静及麻醉强化等作用。口服易吸收，血药浓度达峰值的时间 1.5～3h，半衰期约 4h；90%以上的药物以代谢物的方式排出。

本品的合成是以 1-溴-3-氯丙烷与六氢吡啶为原料经取代得 1-(3-氯丙基)哌啶，再经格氏反应制得地芬尼多，最后成盐即得。

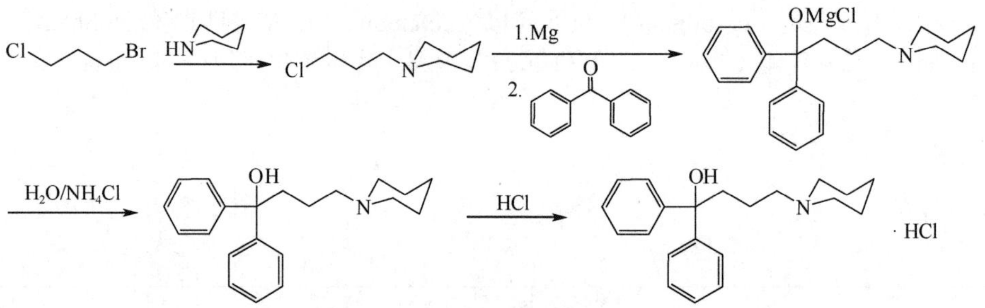

马来酸硫乙拉嗪（thiethylperazine maleate）

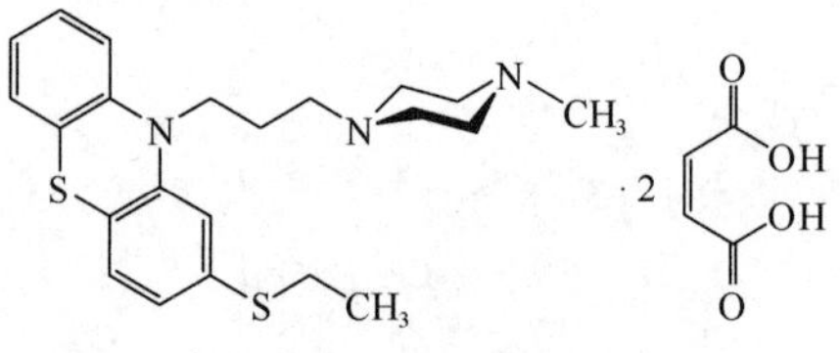

化学名为 2-乙硫基-10-[3-(4-甲基哌嗪-1-基)丙基]-10H-吩噻嗪马来酸盐(1：2)，(2-ethylthio)-10-[3-(4-methyl-1-piperazinyl)propyl]phenothiazine maleate(1：2)。

本品为黄色结晶性粉末；无臭，味苦。在水或乙醇中微溶，在乙醚或三氯甲烷中不溶。熔点 183℃（dec），其游离碱熔点 62～64℃。本品易氧化，需密封避光保存。

本品与硫酸甲醛反应呈红色-淡绿色，与钼酸铵反应呈（蓝）绿色，用于鉴别。

本品为多巴胺受体止吐药，通过抑制催吐化学敏感区的 D_2 受体产生镇吐作用，主要用于治疗全身麻醉或眩晕所致的恶心和呕吐。本品与吩噻嗪类抗精神病药结构类似，但其安定和镇静作用较小，有锥体外系副作用。同时本品也有抗组胺 H_1 和抗胆碱活性，对晕动病的治疗有价值。

第三节　促动力药物

胃肠推进性蠕动在消化吸收等方面具有重要作用。胃肠推进性蠕动受神经、体液等因素调节，而主要神经递质有乙酰胆碱、多巴胺、5-HT 等。而一旦胃肠推进性蠕动出现动力不足，则会出现胃食管反流、功能性消化不良、肠易激综合征、肠梗阻等症状。胃肠促动力药能够促进胃肠道蠕动，使食管下段括约肌张力增强，对胃肠道功能性动力低下、消化不良等均有治疗作用。

按作用机制，促动力药（prokinetic drugs）可分为胃动素受体激动剂、多巴胺 D$_2$ 受体拮抗剂和5-HT$_4$ 受体激动剂。胃动素（motilin）是胃肠道内分泌的一种多肽，作用于乙酰胆碱 M 受体促使平滑肌收缩，作用于 N 受体则刺激乙酰胆碱释放。红霉素（erythromycin）及其衍生物的电荷分布与胃动素相似，因而具有胃动素受体激动作用，也称非肽类胃动素受体激动剂，但临床上不作为首选药。多巴胺 D2 受体拮抗剂和 5-HT$_4$ 受体激动剂的结构及作用特点见表 15-6。

表 15-6　促动力药物的结构及作用特点

类型	药物	结构	作用特点
苯并咪唑类	多潘立酮（domperidone）		是 D$_2$ 受体拮抗剂，具有促动力和止吐作用。用于缓解胃肠动力障碍疾病症状，并可抑制各种原因所致的恶心、呕吐
苯甲酰胺类	甲氧氯普胺（metoclopramide）		是 D$_2$ 受体拮抗剂，具有促动力和止吐作用。用于缓解胃肠动力障碍疾病症状，并可抑制各种原因所致的恶心、呕吐
	伊托必利（itopride）		是 D$_2$ 受体拮抗剂、胆碱酯酶抑制剂，具有促动力、止吐作用。用于治疗功能性消化不良引起的各种疾病
	左舒必利（levosulpiride）		是 D$_2$ 受体拮抗剂，其左旋体，具有促动力、止吐、抗精神病作用
	西沙必利（cisapride）		是 5-HT$_4$ 受体激动剂，用于治疗功能性消化不良、反流性食管炎、糖尿病性胃轻瘫及便秘
	莫沙必利（mosapride）		是 5-HT$_4$ 受体激动剂，用于治疗功能性消化不良、反流性食管炎、糖尿病性胃轻瘫及便秘
苯并呋喃酰胺类	普卡必利（prucalopride）		是 5-HT$_4$ 受体激动剂，用于功能性便秘
吲哚烷胺类	替加色罗（tegaserod）		是 5-HT$_4$ 受体激动剂，主要用于治疗便秘型肠易激综合征，亦用于治疗胃食管反流病和功能性消化不良

甲氧氯普胺（metoclopramide）

化学名为 N-[(2-二乙胺基)乙基]-4-氨基-2-甲氧基-5-氯-苯甲酰胺，4-amino-5- chloro-N-[2-(diethylamino)ethyl]-O-anisamine，又称

胃复安、灭吐灵。

本品为白色结晶性粉末；无臭，味苦。在三氯甲烷中溶解，乙醇或丙酮中微溶，水中几乎不溶。熔点 147～151℃。

本品含叔胺和芳伯胺结构，是苯甲酰胺的衍生物，具有碱性。本品与硫酸共热显紫黑色，加水有绿色荧光，碱化后消失；芳伯氨基可发生重氮化反应，可用于鉴定；可用亚硝酸钠液永停滴定法测定含量。

本品结构与普鲁卡因胺（procainamide）类似，但无局部麻醉和抗心律失常的作用。本品可同时阻断中枢性和外周性多巴胺 D_2 受体，能使下食管括约肌压力增加、贲门括约肌张力增强、幽门松弛，从而促进胃排空及增加小肠蠕动，加快食物的排空，防止食物反流。本品还是 5-HT$_3$ 受体拮抗剂和 5-HT$_4$ 受体激动剂，也可促进肠肌丛神经元释放 ACh，提高胆碱 M 受体的敏感性，这也与促胃肠动力有关。用于恶心、呕吐的治疗，单独或联合扑热息痛、阿司匹林等可治疗偏头痛。本品可加快糖尿病性胃轻瘫和特发性胃轻瘫的胃排空速率，对非溃疡性消化不良也有效，但对反流病效果不佳，高剂量时用作止吐药。本品有锥体外系副作用，可提高噻嗪类药物的锥体外系反应及加强中枢抑制药的作用；与抗胆碱药合用时，其疗效降低。

本品口服，由小肠迅速吸收，生物利用度为 37%～97%，约 1h 达到血药峰浓度，半衰期 2.5～5h。代谢主要经肝去乙基化，24h 内经肾排出口服量的 80%。

本品胺的合成是以 4-氨基-2-羟基苯甲酸为原料，经甲醇酯化、乙酐乙酰化、硫酸二甲酯甲氧基化、氯气氯化和 N,N-二乙基氨基乙胺氨解，最后水解制得。

西沙必利（cisapride）

化学名为(±)顺式-4-氨基-5-氯-N-[1-[3-(4-氟苯氧基)丙基]-3-甲氧基-4-哌啶基]-2-甲氧基苯甲酰胺，cis-4-amino-5-chloro-N-[1-[3-(4-fluorophenoxy)propyl]-3-methoxy-4-piperidinyl]-2-methoxy benzamide。

本品为白色或类白色结晶性粉末；无臭。在冰醋酸或 DMF 中易溶，二氯甲烷中溶解，乙醇或乙酸乙酯中难溶，水中几乎不溶。熔点 131～133℃。本品有同质多晶现象。

本品结构中甲氧基与苯甲酰胺基均在哌啶环的同一侧，为顺式。连接这两个基团的哌啶环上的两个碳原子（C-3、C-4）均为手性，有四个光学异构体，药用其顺式的两个外消旋体。本品口服后吸收迅速，1～2h 达血药峰浓度，半衰期 7～10h。有首过效应，生物利用度为 40%～50%，与蛋白结合率为 98%。本品代谢产物为 N-去烃基西沙必利和羟基西沙必利，用药量 90% 以上以代谢的形式从尿和粪便中排出，有少量经乳汁排出。

本品作用的靶受体是位于胆碱能中间神经元 5-HT$_4$ 受体和肌间神经丛运动神经元 5-HT$_4$ 受体，通过激动 5-HT$_4$ 受体而促进乙酰胆碱的释放和增强胆碱能作用，同时也能拮抗 5-HT$_3$ 受体，明显增强胃体及胃窦部收缩和胃肠蠕动，不影响胃酸分泌。

本品对各种胃肠动力障碍疾病均有良好疗效，用于治疗胃轻瘫综合征、上消化道不适、胃食道反流，以及各种胃肠动力障碍为特征的疾病。由于其可延长心脏 Q-T 间隔，导致心室心律失常，FDA 宣布于 2000 年 7 月 14 日正式撤离美国市场。我国将本品限制在医院里使用，应用时要慎重并加强观察。

第四节 肝胆疾病辅助治疗药物

一、肝病辅助治疗药

肝脏是人体新陈代谢的重要器官，具有去氧化、储存肝糖、合成分泌性蛋白质以及解毒等作用。引起肝脏病变的因素很多，各种病原体的感染，如病毒性肝炎、细菌、寄生虫等；代谢障碍，如脂肪肝等；自身免疫缺陷，如红斑狼疮引起的肝炎等；先天性或遗传性肝病，如吉尔伯特（Gilbert）综合征、多发性肝囊肿、海绵状肝血管瘤等；以及药物或其他原因引起的中毒性肝病。针对这些肝病，迄今虽有 100 多种药物，但尚属对症治疗，在一定程度上改善肝脏功能，促进肝细胞再生，对增强肝脏的解毒能力起到辅助作用。

按作用机制，肝病辅助治疗药（adjuvant for hepatic diseases）分为非特异性护肝药（如维生素 B、维生素 C、维生素 E 等）、促进解毒功能药（如葡萄糖醛酸内酯等）、促进能量代谢药（如肌酐等）和非特异性降酶药（如齐墩果酸等），常用药物及作用特点见表 15-7。

表 15-7 肝病辅助治疗药

药物	结构	作用特点
联苯双酯（bifendate）		具有明显的降酶保肝作用
水飞蓟宾（silibinin）		具有肝细胞膜保护作用，促进肝细胞的修复和再生，抗肝纤维化作用
双环醇（bicyclol）		具有保护肝细胞核 DNA，减少细胞凋亡，还可清除自由基，从而维持生物膜稳定性
葡醛内酯（肝泰乐，glucurolactone）		具有增强肝脏解毒功能，降低脂肪在肝内的蓄积作用

续表

药物	结构	作用特点
齐墩果酸(oleanolic acid)	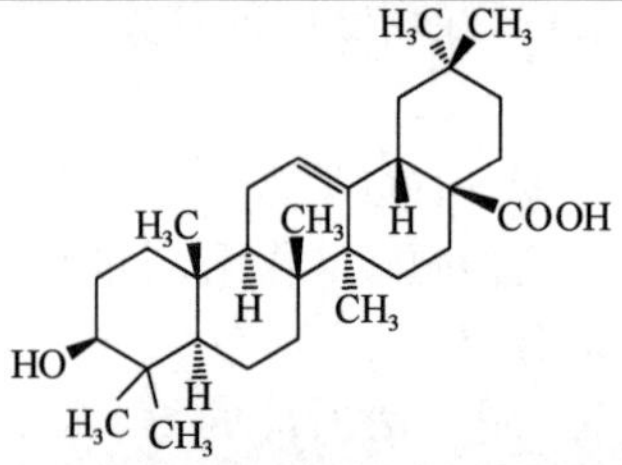	能降低转氨酶，减轻肝细胞坏死，减轻肝组织的炎症和纤维化，促进肝细胞再生
甘草甜素（glycyrrhizin）	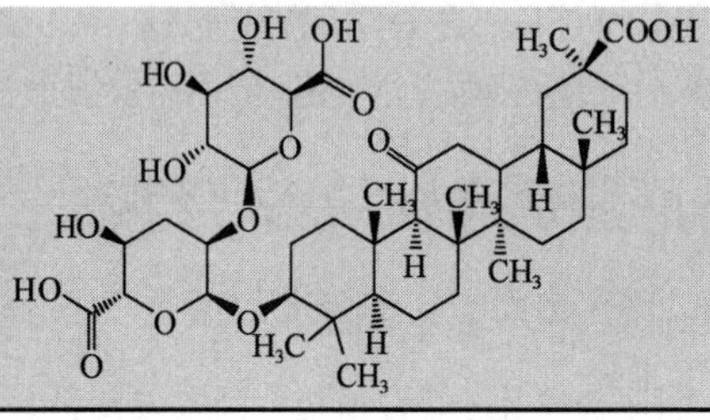	保护肝细胞膜，增强肝脏的解毒功能，减轻肝脏的病理性损害，提高肝细胞对化学伤害的抵抗力，促进胆红素代谢

联苯双酯（bifendate）

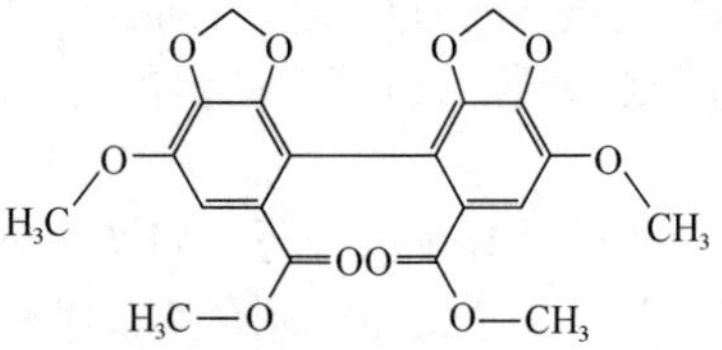

化学名为 4, 4-二甲氧基-5, 6, 5′, 6′-二次甲二氧-2, 2′-二甲酸甲酯联苯， 4, 4-dimeth-oxy-5, 6, 5′, 6′-dimehtylenedioxy-2, 2′-dimethoxycarboxyl-biphenyl。

本品为白色结晶性粉末；无臭，无味。在三氯甲烷中易溶，在乙醇或水中几乎不溶。熔点 180～183℃。本品有两种晶型，药理作用相同。

本品的异羟肟酸铁盐试验显暗紫色，且能与变色酸形成紫色产物；本品在 278nm 波长处有最大吸收，可用于定性和定量分析。

本品对四氯化碳所致的肝脏微粒体脂质过氧化、四氯化碳代谢转化为一氧化碳有抑制作用，并降低四氯化碳代谢过程中还原型辅酶Ⅱ及氧的消耗，从而保护肝细胞生物膜的结构和功能（图 15-16）。本品可降低泼尼松诱导所致的肝脏谷丙转氨酶（GPT）升高，能促进部分肝切除小鼠的肝脏再生。另外，本品对细胞色素 P450 酶活性有明显诱导作用，从而加强对四氯化碳及某些致癌物的解毒能力。对部分肝炎患者有改善蛋白代谢作用，使白蛋白升高，球蛋白降低。对 HbsAg 及 HbeAg 无阴转作用，也不能使肿大的肝脾缩小。用于治疗慢性迁延肝炎伴 GPT 升高，也可用于治疗化学毒物、药物引起的 GPT 升高。

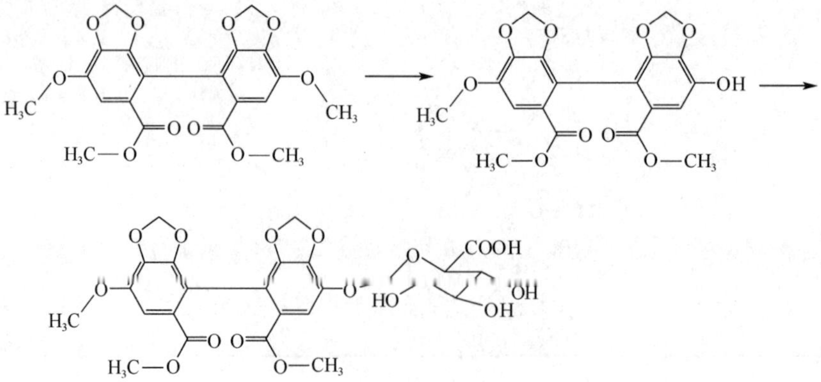

图 15-6　联苯双酯的体内代谢

本品片剂口服吸收约 30%，其滴丸剂的生物利用度为片剂的 1.25～2.37 倍。在肝脏首过效应作用下，其代谢时先脱去一个甲氧基上的甲基，继而与葡萄糖醛酸结合，主要是从肾脏中代谢，24h 内 70%左右自粪便排出。

本品是目前保肝药中较理想的药物，具有明显的降酶保肝作用，还有免疫调节、抗肝脂肪变性、抗纤维化、抗病毒、防治癌变等多重作用。其突出优点是降酶速度快，副作用少。但不足之处是长期疗效不巩固，停止服药后部分患者的血清转氨酶可上升，但继续服药仍有效。

水飞蓟宾（silibinin）

化学名为 2-[2, 3-二氢-3-(4-羟基-3-甲氧基苯基)-2-羟甲基-6-(3, 5, 7-三羟基-4-氧代苯并吡喃-2-基)苯并二氧六环，2, 3-dihydro-3-(4-hydroxy-3-methoxyphenyl)-2-(hydroxy-methyl)-6-(3, 5, 7-trihydroxy-4-oxobenzop yran-2-yl)benzodioxin，又称益肝灵、西利马灵。

本品为类白色结晶性粉末；无臭，味微苦涩，有引湿性。在丙酮中溶解，甲醇或乙醇中略溶，三氯甲烷中难溶，水中不溶。熔点 167℃。

本品是从水飞蓟种子中提取的一类新型黄酮类化合物。

本品口服吸收差，生物利用度低，极大地影响了其疗效。为改善其溶解性，做成水飞蓟宾葡甲胺盐（silybum marianum）。本品对肝细胞膜有保护作用，促进肝细胞的修复和再生，具有抗肝纤维化作用。用于慢性迁延性肝炎、慢性活动性肝炎、初期肝硬化、肝中毒等病的治疗，对症状、体征、肝功能均有明显改善。

二、胆病辅助治疗药

胆疾病容易反复发作，而且治疗周期长，多采用手术方式。常用的胆病辅助治疗药（adjuvant for biliary diseases）包括直接作用于胆细胞促进胆汁分泌的药物如去氢胆酸（dehydrocholic acid）、利胆药如非布丙醇（febuprol）、溶胆石药物如熊去氧胆酸（ursodeoxycholic acid）、促胆囊收缩排空药如硫酸镁（magnesium sulfate）等，常用药物及作用特点见表 15-8。

表 15-8　胆病辅助治疗药物

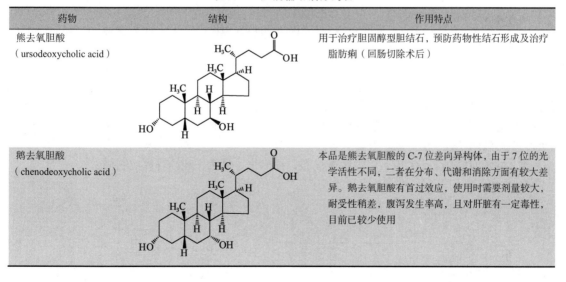

药物	结构	作用特点
熊去氧胆酸（ursodeoxycholic acid）		用于治疗胆固醇型胆结石，预防药物性结石形成及治疗脂肪痢（回肠切除术后）
鹅去氧胆酸（chenodeoxycholic acid）		本品是熊去氧胆酸的 C-7 位差向异构体，由于 7 位的光学活性不同，二者在分布、代谢和消除方面有较大差异。鹅去氧胆酸有首过效应，使用时需要剂量较大，耐受性稍差，腹泻发生率高，且对肝脏有一定毒性，目前已较少使用

续表

药物	结构	作用特点
去氢胆酸 （dehydrocholic acid）		具有利胆作用，可促进胆汁分泌，增加胆汁容量，使胆道畅通，防止上行性的胆道感染，对消化脂肪也有一定的促进作用。用于慢性胆囊炎的辅助治疗
柳胺酚（osalmid）		本品利胆作用比去氢胆酸强，用于治疗胆囊炎、胆道炎、胆石症及胆道手术后综合征
非布丙醇（febuprol）		用于治疗胆囊炎、胆石症及其术后高脂血症、脂性消化不良、肝炎等，也适用于治疗胆汁分泌减少、饱胀感、胃肠胀气、恶心和顽固性便秘
苯丙醇 （benzenepropanol）		用于治疗胆囊炎、胆道感染、胆石症、胆道手术后综合征、消化不良、高胆固醇血症等
羟甲基香豆素 （hymecromone）		用于治疗急性及慢性胆囊炎、胆石症、胆道感染、胆囊术后综合征

熊去氧胆酸（ursodeoxycholic acid）

化学名为 3α, 7β-二羟基-5β-胆甾烷-24-酸，(3α, 5β, 7β)-3, 7-dihydroxycholan-24-oic acid。

本品为白色粉末；无臭，味苦。在乙醇中易溶，在三氯甲烷中不溶；在冰醋酸中易溶，在氢氧化钠溶液中溶解。$[\alpha]_D^{20}=+57°$（c=2%，乙醇）；熔点 200～204℃。其 C-7 位差向异构体鹅去氧胆酸熔点 119℃。

本品遇硫酸甲醛试液，生成蓝绿色悬浮物，可用作鉴别。

本品能抑制肝脏胆固醇合成，增加胆固醇在胆汁中的溶解度；能使 Oddi 括约肌松弛，有溶石、利胆作用；具有保肝、降低甘油三酯浓度、抑制消化酶分泌的作用。用于预防及治疗胆固醇结石及结石所引起的胆囊炎、胆管炎、胆汁性消化不良、黄疸等，也可用于治疗急慢性肝炎、高脂血症、回肠病变所致脂肪泻、胆汁反流性胃炎。

熊去氧胆酸的化学半合成是以为胆酸原料，经酯化、氧化、还原等反应制得。

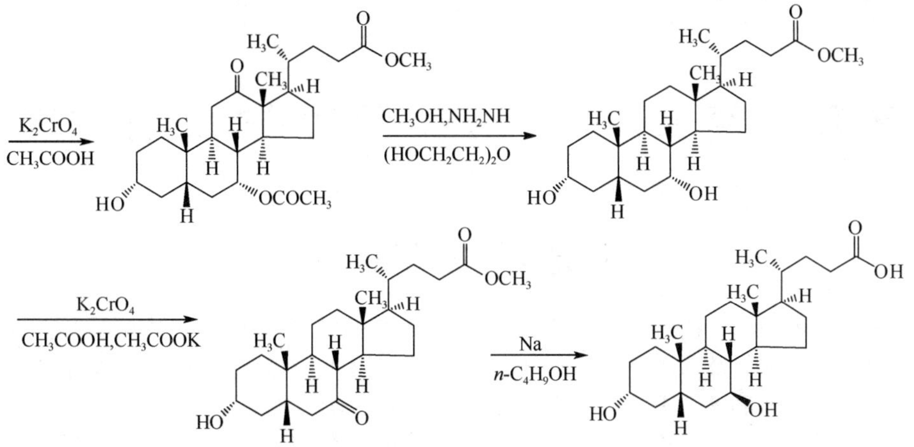

$$\xrightarrow[\text{CH}_3\text{COOH}]{\text{K}_2\text{CrO}_4}$$

$$\xrightarrow[\text{(HOCH}_2\text{CH}_2)_2\text{O}]{\text{CH}_3\text{OH,NH}_2\text{NH}}$$

$$\xrightarrow[\text{CH}_3\text{COOH,CH}_3\text{COOK}]{\text{K}_2\text{CrO}_4}$$

$$\xrightarrow[n\text{-C}_4\text{H}_9\text{OH}]{\text{Na}}$$

思　考　题

1. 常用抗溃疡药有哪几种作用机制？各列举一个代表药物。

2. 根据西咪替丁的结构，简述其药物设计过程。

3. 分析奥美拉唑的前药作用机制并解释其作用持久不可逆的原因。

4. 试从化学结构上分析多潘立酮比甲氧氯普胺的中枢神经系统不良反应少的原因。

5. 简述止吐药的分类和作用机制。

（张大军）

第十六章　降血糖药物和骨质疏松治疗药物

第一节　胰岛素和合成降血糖药物

糖尿病是一种血液中以持续高血糖为基本生化特征的慢性代谢性综合征，其特点是血糖过高、糖尿、多饮、多食、多尿以及消瘦等，可分为胰岛素依赖型（1 型糖尿病）、非胰岛素依赖型（2型糖尿病）和妊娠期糖尿病。其中胰岛素依赖型糖尿病约占糖尿病患者总数的 10%，发病原因是体内胰岛 β 细胞受损，使血浆中胰岛素水平降低，发病年龄多数在 30 岁以下，以儿童和青少年为主；非胰岛素依赖型糖尿病多发于中、老年人，其胰岛素的分泌量并不低甚至还偏高，主要是机体对胰岛素不敏感（即胰岛素抵抗）；妊娠期糖尿病是由于妊娠期妇女分泌的激素（荷尔蒙）所导致的胰岛素抵抗，通常分娩后自愈。

不论什么原因造成的胰岛素相对或绝对缺乏以及不同程度的胰岛素抵抗，都使体内糖类、脂肪及蛋白质代谢紊乱。随着病程的延长，患者可出现广泛的微血管及大血管病变，导致双目失明、肾衰竭、肢端坏疽、心肌梗死及脑血管病变等并发症，严重威胁着生命。

糖尿病的药物治疗主要是基于糖尿病患者的主要代谢异常环节：胰岛素分泌功能受损、胰岛素抵抗以及胰岛素分泌不足等，其药物可分为胰岛素及其类似物、胰岛素分泌促进剂（磺酰脲类）、胰岛素增敏剂（双胍类、噻唑烷二酮类）以及 α-葡萄糖苷酶抑制剂（阿卡波糖）等。

一、胰岛素及其类似物

胰岛素（insulin）是人体胰腺内的胰岛 β 细胞分泌的一种酸性肽类激素，先分泌的是由 86 个氨基酸组成的长链多肽——胰岛素原（proinsulin），经专一酶切去 31、32、60 三个精氨酸连接的链，断裂生成胰岛素进入血液而起作用，见图 16-1。

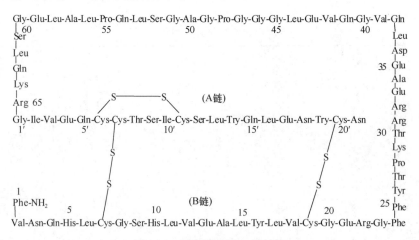

图 16-1　胰岛素原的一级结构

1926 年，加拿大学者 Banting 和 Best 首次从动物胰腺中分离出胰岛素，并用于糖尿病的治疗；1955 年，英国剑桥大学的 Sanger 阐明了其全部氨基酸序列的一级结构；1965 年，中国科学家人工合成了具有全部生物活性的胰岛素结晶，开辟了人工合成蛋白质的途径。

胰岛素（insulin）

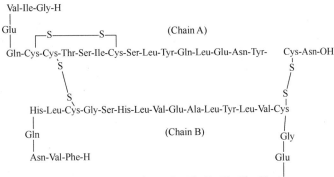

本品为白色或类白色的结晶粉末，分子量 5807.69。在水、乙醇、三氯甲烷或乙醚中几乎不溶，在无机酸或氢氧化钠溶液中易溶。具有典型的蛋白质性质，等电点 pI 为 5.1～5.3，在微酸性（pH 2.5～3.5）溶液中稳定，在碱性溶液中及遇热不稳定。熔点 233℃（分解）。

本品由 A、B 两个肽链组成，到目前为止至少确定了 28 种动物体内胰岛素的一级结构，从大体上看它们是相似的，但有些物种的胰岛素之间只有 50% 的残基是相同的。其中，人胰岛素（human insulin）A 链有 11 种 21 个氨基酸，B 链有 15 种 30 个氨基酸，共有 16 种 51 个氨基酸。猪胰岛素和牛胰岛素是可以用于糖尿病治疗的动物源性胰岛素，见表 16-1。

表 16-1　人和动物胰岛素的结构差异

来源	A 链		B 链
	8	10	30
人	Thr（苏氨酸）	Ile（异亮氨酸）	Thr（苏氨酸）
猪	Thr（苏氨酸）	Ile（异亮氨酸）	Ala（丙氨酸）
牛	Ala（丙氨酸）	Val（缬氨酸）	Ala（丙氨酸）

本品属于大分子多肽类激素，不易进入靶细胞，其作用都是胰岛素的单体与其受体的相互作用。胰岛素的受体是一种由 α-亚基、β-亚基组成的杂二聚体跨膜受体，是酪氨酸激酶家族中的一员，普遍存在于各种细胞膜上，在功能上属于一种经典的变构酶。胰岛素与 α-亚基结合后受体结构改变，引起 β-亚基的酪氨酸蛋白激酶被激活，继而催化受体蛋白自身及其胞内其他蛋白的酪氨酸残基磷酸化，因而启动磷酸化的级联反应；与此同时，它还使葡萄糖载体蛋白从细胞内的隔室易位至胞质膜，激活葡萄糖转运系统（glucose transporters，GLUT），易于葡萄糖的利用，加速葡萄糖的酵解和氧化，促进糖原的合成和储存，从而促进葡萄糖转变为脂肪，抑制糖异生和糖原分解而降低血糖。

在临床上用得最多的是猪胰岛素，但产品中含有极少量的其他多肽成分（如胰高血糖素、胰多肽、血管肠多肽等），对有些患者会产生免疫反应及其副作用，如自发性低血糖、耐药性、糖尿病患者微血管病变加重、胰功能衰竭加速以及引起过敏反应等，为此《中华人民共和国药典》将上述多肽杂质列为检查项目。另外，也可将猪胰岛素采用酶化学或半合成方法，使 B 链 C 末端的丙氨酸转变成苏氨酸成为人的胰岛素。口服无效，需注射给药。

构效关系研究发现，胰岛素中连接 A 链、B 链的二硫键是活性必需基团，若将二硫键还原使 A、B 键分开，则其生物活性完全消失。对胰岛素与其受体亲和力有主要影响的氨基酸残基包括 A1～A3、A13、A16、A17、A19、A21、B6、B12、B15 和 B23～B25，如果 B 链的 C 末端 8 肽用胰蛋白水解酶进行酶切，则活性只余 1%，B23（甘氨酸）及 B24（苯丙氨酸）是维持活性不可少的氨基酸残基。

天然的胰岛素只有在很低的生理浓度下（＜0.1μmol/L）才以单体存在，高浓度时胰岛素会聚合成二聚体，其二聚体主要通过特定的 B 链氨基酸残基相互作用而成；当锌离子存在时则会形成六聚体，主要以六个胰岛素单体的 B10 组氨酸残基与两个锌离子偶合的形式稳定存在，这种与锌相连的六聚体是胰岛素在人体中的储存形式。六聚体的结晶会随 pH 变化形成不同的晶型，pH 5.2 时为楔型、双晶或哑铃型六面体，pH 5.8～6.2 时为六面体或斜六面体，pH 6.2 以上时为斜六面体。

除上述多聚体外，胰岛素还有一种缔合形式，即部分舒展开的胰岛素分子可以形成一种黏稠的胶体，或者一种不可溶性的纤维状沉淀物。近年来的晶体结构分析和分子模拟揭示，当暴露在外的疏水域（A2、A3、B11、B15）与正常隐藏于六聚体结构中的脂肪族残基 A13、B6、B14、B18 相互作用时，可形成胰岛素纤维，而该纤维在振荡的情况下不会再次悬浮，因此没有任何药学用途。

天然胰岛素 B 链 C 端区域（B26～B30）的氨基酸残基对于二聚体的形成有重要意义，目前临床上应用的胰岛素类似物几乎都是通过修饰这个区域得到的。例如，将人胰岛素的 B28 脯氨酸和 B29 赖氨酸的顺序进行交换得到赖脯胰岛素（humalog），吸收较人胰岛素快 3 倍，是一种超短效的胰岛素；将 B28 的脯氨酸残基替换为天冬氨酸残基，阻碍了胰岛素的聚合，得到了速效的胰岛素类似物天冬胰岛素（aspart）；将天然胰岛素 A21 的天冬氨酸残基换成甘氨酸基，同时 B31 位和 B32 位连接两个精氨酸，得到甘精胰岛素（insulin glargine），是一日一次的超长效制剂。非肽元素的添加对胰岛素的作用也有改变，如将 B29 位赖氨酸的 ε-氨基和棕榈酸形成酯后，得到一个非肽长效胰岛素类似物，该药物的活性是天然胰岛素的 2 倍，半衰期是胰岛素的 7 倍。

知识拓展 16-1

胰岛素钢笔是一种胰岛素注射装置，可随身携带，剂量通过预先选择来规定，用时可自行进行胰岛素注射。

胰岛素泵是一种持续胰岛素或胰岛素类似物皮下输注装置，也是一种更为完善的胰岛素强化治疗方法，由患者自己根据血糖的波动情况操作使用。放置速效胰岛素的容器通过导管分别与针头和泵相连，针头置于腹部皮下组织，用可调程序的微型电子计算机控制胰岛素的输注速度，模仿正常胰腺的分泌功能。

二、合成降血糖药

（一）磺酰脲类

20 世纪 40 年代，磺胺类药物被用来治疗伤寒性发热，其中磺胺异丙噻哒唑（IPTD）在应用中导致了多例死亡事件发生，经研究发现造成此后果的原因是由药物引起持续的低血糖症。从那时起，大约 12 000 种磺酰脲类化合物接受了测试，其中大约 10 个被开发成口服降糖药，其中氨磺丁脲（carbutamide）是第一个应用于临床的磺酰脲类口服降糖药，但因其骨髓抑制及肝毒性已停用，常见的磺酰脲类降糖药见表 16-2。

IPTD

carbutamide

表 16-2 常见的磺酰脲类降糖药

药物名称	结构	作用持续时间（h）	半衰期（h）
第一代 甲苯磺丁脲（tolbutamide）		6～12	4.5～5.5
妥拉磺脲（tolazamide）		6～18	7
氯磺丙脲（chlorpropamide）		24～60	36
醋磺己脲（acetohexamide）		12～18	0.8～2.4（原药）；3.7～6.4（代谢物）
第二代 格列本脲（glibenclamide）		16～24	4～10
格列吡嗪（glipizide）		12～18	2～4
格列齐特（gliclazide）		24	10～12
格列波脲（glibornuride）		24	8
第三代 格列美脲（glimepiride）		24	9

　　磺酰脲类降糖药最主要的作用是刺激 β 细胞释放胰岛素，通过与胰岛 β 细胞膜的磺酰脲受体相互作用阻断与之相关的三磷酸腺苷（ATP）敏感的钾通道，钾通道的阻断致使细胞膜保持去极化状态，增强电压依赖性钙通道开放，促进胞外钙离子内流，胞内钙离子浓度增加后，可触发促进 β 细胞分泌胰岛素，药物与受体结合的亲和能力与降糖作用直接相关。

　　磺酰脲类药物除直接作用于胰腺外，降低胰岛素的肝脏清除率，还能增加胰岛素在肝脏、骨骼肌和脂肪组织的作用。该类药物在肝脏能减少肝糖输出，刺激肝糖酵解而降低血糖水平，抑制肝脏糖异生作用；在骨骼肌可增强糖原合成酶活性，加快葡萄糖的摄取而降低血糖。长期服用磺酰脲类药的患者,其血清胰岛素水平降至正常值后,仍然存在降血糖作用,这可能是因为长期服用磺酰脲类药能提高外周组织胰岛素敏感性而维持降糖作用。

磺酰脲类药在分子结构中的磺酰基对氮原子上的孤对电子具有显著性离域作用,呈弱酸性,pK_a约 5.0,蛋白结合能力强。因此可以和其他弱酸性药物竞争血浆蛋白受体结合位点,导致后者游离药物浓度的提高,即使剂量调节得很正确,也可能出现短期的错位。在临床联合用药时要注意磺酰脲类药这一特点。

磺酰脲类药物具有苯磺酰脲的基本结构,该类药物的差异在于苯环及脲末端带有不同的取代基,从而导致药物的作用强度及其持续时间的差别、治疗范围及治疗人群和服药次数、剂量都不尽相同。

甲苯磺丁脲(tolbutamide)

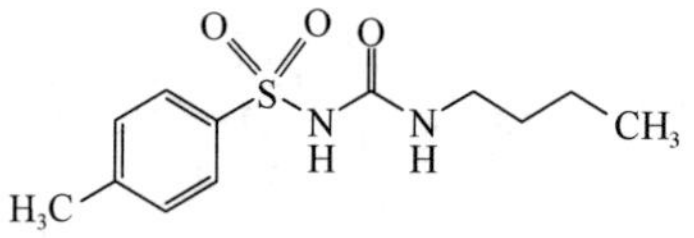

化学名为 4-甲基-*N*-[(丁氨基)羰基]苯磺酰胺,*N*-[(butylamino) carbonyl]-4- methylben zenesulfonamide。

本品为白色结晶或结晶性粉末;无臭,无味。在丙酮或三氯甲烷中易溶,在乙醇中溶解,在氢氧化钠中溶解。熔点 126~130℃。

本品结构中的脲结构部分不稳定,在硫酸溶液中加热回流水解,放冷析出对甲苯磺酰胺白色沉淀,用水重结晶后,熔点 138℃;滤液中的硫酸正丁胺加氢氧化钠溶液,加热即产生正丁胺的特臭;可用作鉴别。

本品属于短效磺酰脲类降糖药,其作用较弱但安全有效,用于治疗轻中度 2 型糖尿病,尤其是老年糖尿病患者。口服迅速吸收,2~3h 血药浓度达峰值,持续有效时间为 6~12h,半衰期约 6h;能与血浆蛋白结合,在肝脏中代谢氧化为 *p*-羟基甲苯磺丁脲,该代谢物的活性为原药的 35%,但很快被转化成无活性的甲苯磺丁脲-4-羧酸,主要由肾脏排出(图 16-2)。本品有急性毒性作用,肝、肾功能不良者忌用。

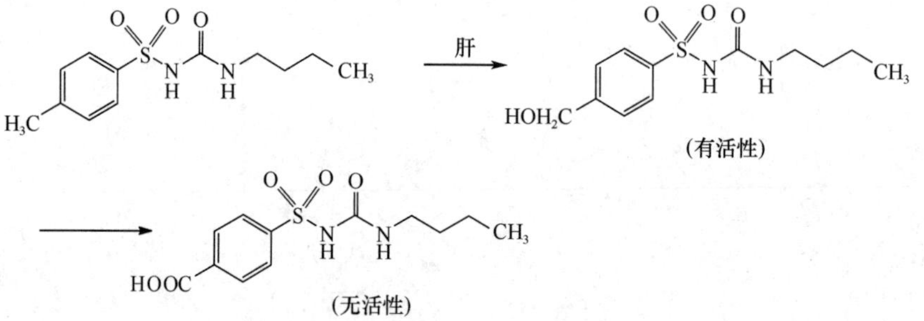

图 16-2 甲苯磺丁脲的体内代谢

本品的合成是以正丁醇为原料,经过氯化、胺化、成盐后,与对甲苯磺酰氨基甲酸乙酯缩合制得。

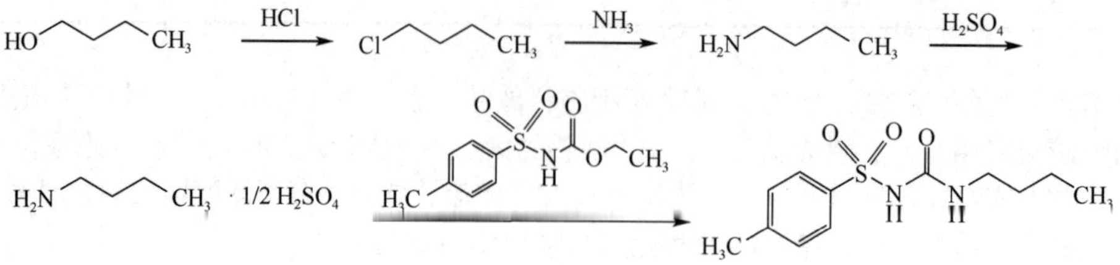

格列本脲（glibenclamide）

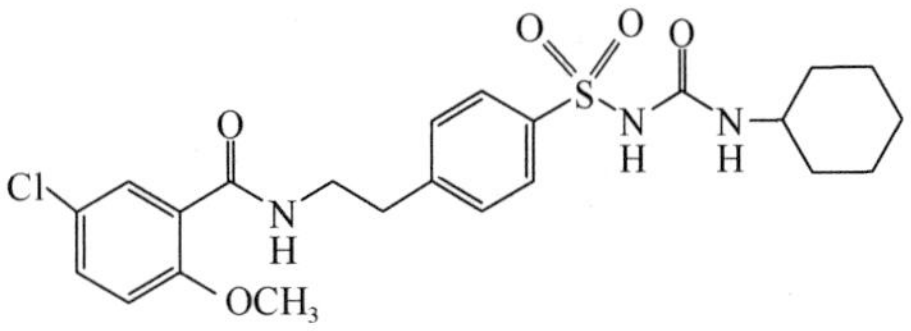

化学名为 *N*-[2-[4-[[[(环己氨基)羰基]氨基]磺酰基]苯基]乙基]-2-甲氧基-5-氯苯甲酰胺，5-chloro-*N*-[2-[4-[[[(cyclohexylamino)carbonyl]amino]sulfonyl]phenyl]ethyl]-2-methoxybenzamide，又称优降糖。

本品为白色结晶性粉末；几乎无臭，无味。在三氯甲烷中略溶，在甲醇或乙醇中微溶，在水或乙醚中不溶。熔点 170～174℃（分解）。

本品在正常条件下储存比较稳定，潮湿酸性条件下易水解。

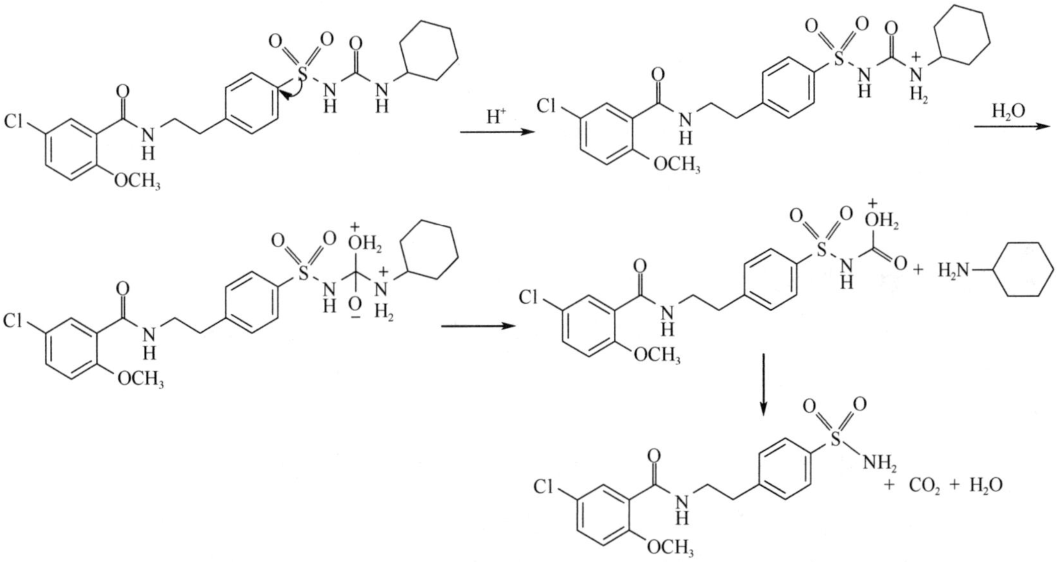

本品是第二代磺酰脲类口服降糖药中第一个上市的药物，属于强效降糖药，用于中、重度 2 型糖尿病，引发低血糖、粒细胞减少以及心血管不良反应的发生率较小。第二代磺酰脲类降糖药体内代谢方式与第一代有很大不同，其主要方式是脂环的氧化羟基化而失活。以本品为例，代谢后主要生成反式-4-羟基格列本脲，同时伴随生成顺式-3-羟基格列本脲，前者的活性是原药的 15%；代谢产物一半由胆汁经肠道排泄，一半由肾脏排泄，肾功能不良者因排除减慢可能导致低血糖，尤其老年患者要慎用（图 16-3）。与第一代磺酰脲类降糖药相比，血浆蛋白结合率更高、作用更强、毒性更低。本品的降糖作用相当于同等剂量甲苯磺丁脲的 200 倍。

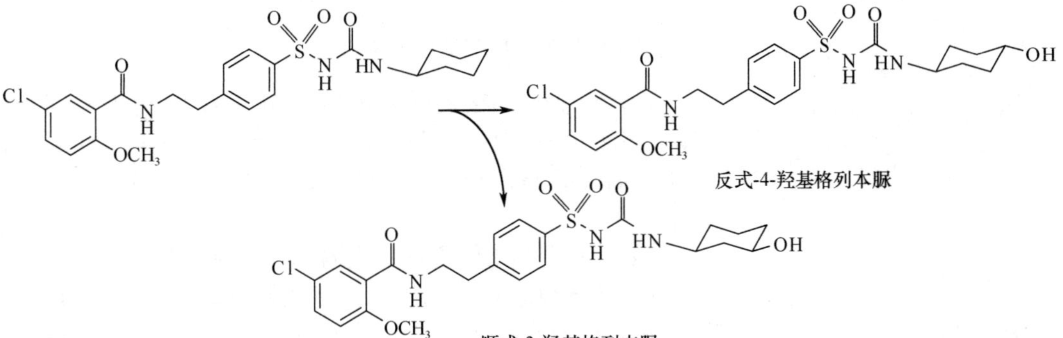

图 16-3 格列本脲的体内代谢

本品的合成是以邻羟基苯甲酸为原料，经氯化、甲基化、酰氯化得到 2-甲氧基-5-氯苯甲酰氯，再经氯磺化、氨化、缩合反应制得。

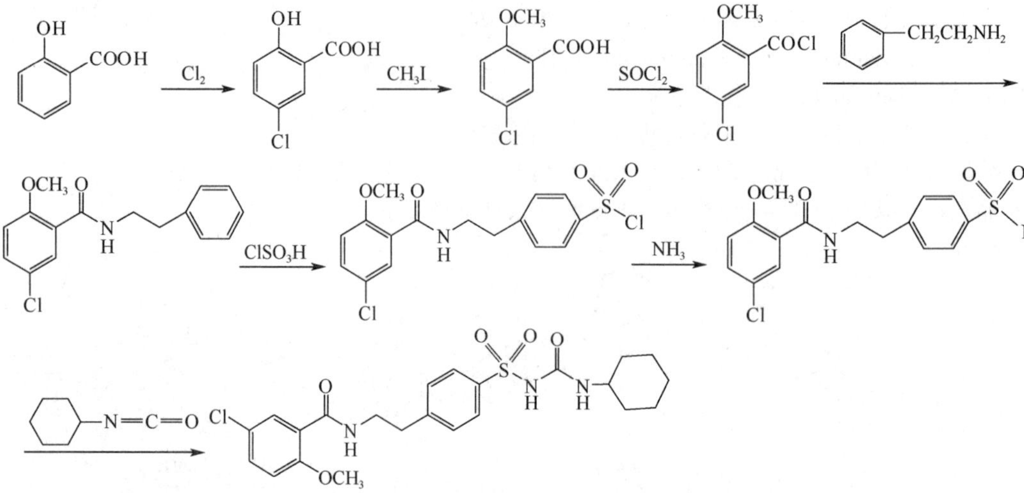

（二）非磺酰脲类降糖药

本类药物是用电子等排体取代磺酰脲类降糖药的磺酰脲结构，作用机制相似，但在胰岛 β 细胞上另有结合位点，并且不直接刺激胰岛 β 细胞的胰岛素分泌，对心肌和骨骼肌的离子通道影响甚微。

案例 16-1

　　患者，男性，56 岁，因左下肢无力伴右侧口角及左右手麻木感 3 天入院，既往糖尿病病史 8 年，平素口服瑞格列奈片（2mg，tid）控制血糖，入院诊断：①脑梗死；②2 型糖尿病。入院后给予阿司匹林肠溶片、硫酸氢氯吡格雷片抗血小板，阿托伐他汀钙片稳定斑块，注射用长春西汀、注射用血栓通改善循环、活血化瘀等治疗，继续口服瑞格列奈片（2.0mg，tid）降糖。入院第 5 天夜间，患者出现头晕、心悸伴出汗，查血糖 3.7mmol/L，明显低于平素水平，考虑患者低血糖反应。

问题：

　　1. 患者出现低血糖的原因是什么？

　　2. 如何调整患者的用药？

瑞格列奈（repaglinide）

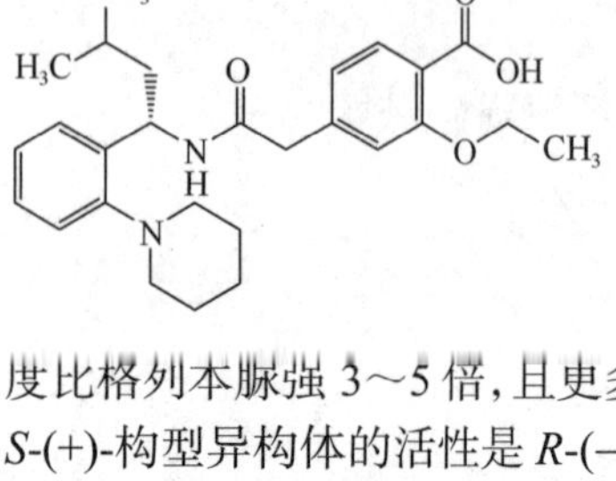

化学名称为(+)-2-乙氧基-4-[N-[3-甲基-1(S)-[2-(1-哌啶基)苯基]-丁基]氨甲酰基甲基]-苯甲酸，(+)-2-ethoxy-4-[N-[3-methyl-1-(S)-[2-(1-piperidinyl)phenyl]butyl]carbamoyl-methyl] benzoic acid，又称诺和龙。

本品为白色粉末状结晶；无臭。熔点 130～131℃。

本品为苯甲酸衍生物，是一种新型促胰岛素分泌药，其作用强度比格列本脲强 3～5 倍，且更多地依赖于 D-葡萄糖的浓度来调节活性。分子中有一个手性碳原子，S-(+)-构型异构体的活性是 R-(−)-构型的 100 倍，临床上用 S-(+)-构型体。

本品口服吸收快、起效迅速、半衰期短，是第一个餐时血糖调节剂，用于饮食控制、降低体重及运动锻炼不能有效控制高血糖的 2 型糖尿病患者。在餐前 15min 服用，快速吸收，30min 起效，持续时间约 4h，因而发生低血糖的概率低。在肝脏代谢，代谢物没有活性，主要通过肾脏排泄。

本品于 1998 年上市，随后又开发出那格列奈（nateglinide）和米格列奈（mitiglinide）。那格列奈适用于饮食管理和运动治疗未能满意控制血糖水平或对其他口服降糖药欠佳的 2 型糖尿病患者，使用二甲双胍不能控制血糖或对二甲双胍不能耐受的患者及老年患者。米格列奈起效更快、作用持续时间更短、疗效更强，不良反应发生率几乎与安慰剂相同，可作为早期轻度糖尿病患者的一线治疗药。

nateglinide　　　　　mitiglinide

案例 16-1 分析

1. 瑞格列奈在体内主要通过肝细胞色素 P450 酶系进行代谢，CYP2C8 是其主要代谢酶。氯吡格雷酰基-β 葡萄糖醛酸代谢物为 CYP2C8 的强效抑制药，可增加主要经 CYP2C8 清除的药物的系统暴露量，故二者合用时需调整剂量和(或)进行适当监测。

2. 建议停用瑞格列奈，调整为那格列奈口服或使用胰岛素。

▌（三）双胍类降糖药

早在中世纪，保加利亚人就发现并利用山羊豆（*Galega officinalis*）治疗糖尿病，山羊豆中含有胍类，但毒性较大。20 世纪 20 年代，两个胍衍生物 synthalin A 和 synthalin B 曾被用于糖尿病的治疗，但长期使用会引起肝肾损害，后停用。直到 1957 年，发现苯乙双胍（phenformin）的降糖作用，双胍类口服降糖药才得以发展，随后又有二甲双胍（metformin）和丁福明（buformin）用于临床。苯乙双胍可导致乳酸中毒，现已停用。

synthalin A $_n$=10
synthalin B $_n$=12　　　phenformin　　　metformin　　　buformin

盐酸二甲双胍（metformin hydrochloride）

化学名称为 1, 1-二甲基双胍盐酸盐，1, 1-dimethylimidodicarbonimidic diamide hydrochloride。

本品为白色结晶或结晶性粉末；无臭。在水中易溶，在甲醇中溶解，在乙醇中微溶，在三氯甲烷或乙醚中不溶。本品 1%水溶液的 pH 为 6.68，呈近中性；结构中的胍基具有强碱性，pK_a 值为 12.4。熔点 220～225℃。

本品降血糖作用机制与胰岛素不同，无促进脂肪合成作用、对正常人无明显降血糖作用，对 2 型糖尿病单独应用时一般不引起低血糖。并且与磺酰脲类药物的作用也不同，主要是增加周围组织对胰岛素的敏感性，增加葡萄糖的无氧酵解和利用；增加骨骼肌和脂肪组织的葡萄糖氧化和代谢；抑制肠壁细胞摄取葡萄糖，减少肠道对葡萄糖的吸收，有利于降低餐后血糖；同时抑制肝糖的产生和输出，有利于控制空腹血糖；并能改善外周组织胰岛素与其受体的结合和作用，改善胰岛素抵抗；此外，还具有降低血脂、血压，控制体重的作用。本品是超重伴胰岛素抵抗的 2 型糖尿病患者的首选药物，尤其是肥胖和高胰岛素血症者，而且单独使用可使血糖降至正常而不引起低血糖症。

本品主要在小肠内吸收，生物利用度大约为 60%，半衰期为 1.5～2.8h，不与血浆蛋白结合，几乎全都以原药由尿排出，故在肾功能减退时本品可在体内大量积聚，从而可导致高乳酸血症或乳酸性酸中毒。

本品的合成是以双氰胺和氯化二甲基铵为原料，在 130～150℃加热 0.5～2h 缩合制得。

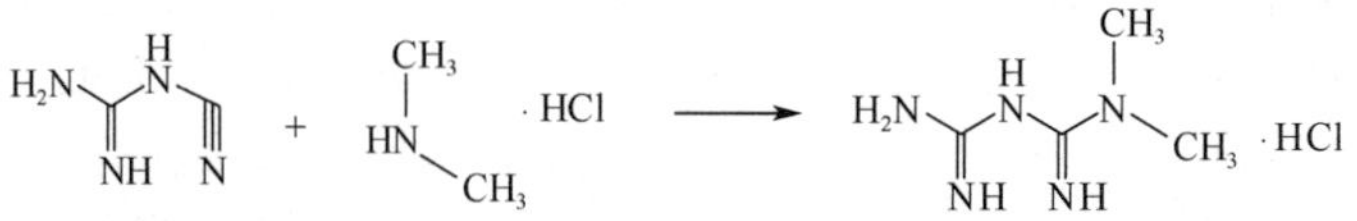

（四）噻唑烷二酮类降糖药

噻唑烷二酮类降糖药（thiazolidinediones）又称“glitazones”，属于胰岛素增敏剂。该类药物并不刺激胰岛素分泌，但是增加胰岛素作用的靶组织、骨骼肌、肝脏、脂肪组织对胰岛素的敏感性，从而增加了肌肉对葡萄糖的利用，减少了肝脏内源性葡萄糖的产生，促进脂肪的合成，抑制其分解而使体内代谢紊乱趋于正常，间接达到降糖的疗效。第一个药物环格列酮（ciglitazone）是在偶然中发现的，由于药效低，并伴有严重的不良反应而被淘汰；另一个药物曲格列酮（troglitazone）也由于严重的肝脏毒性于 2000 年停止使用。目前临床上使用的 glitazones 类药物是罗格列酮（rosiglitazone）和吡格列酮（pioglitazone）。

ciglitazone　　troglitazone

rosiglitazone　　pioglitazone

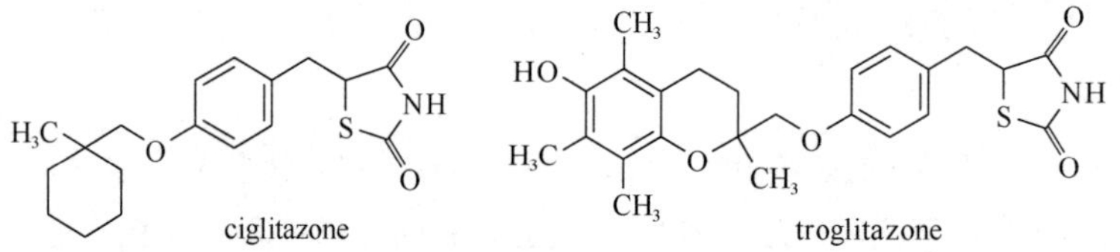

马来酸罗格列酮（rosiglitazone maleate）

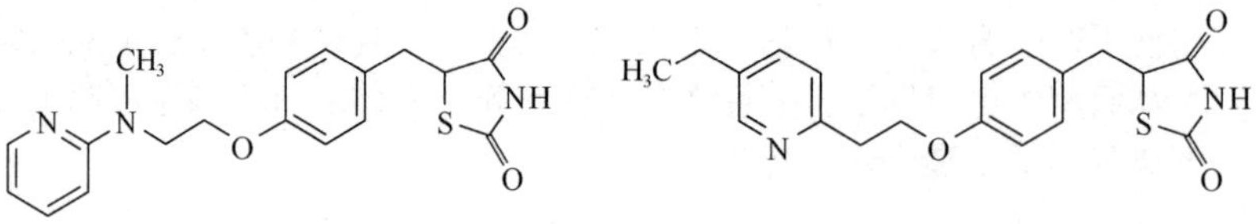

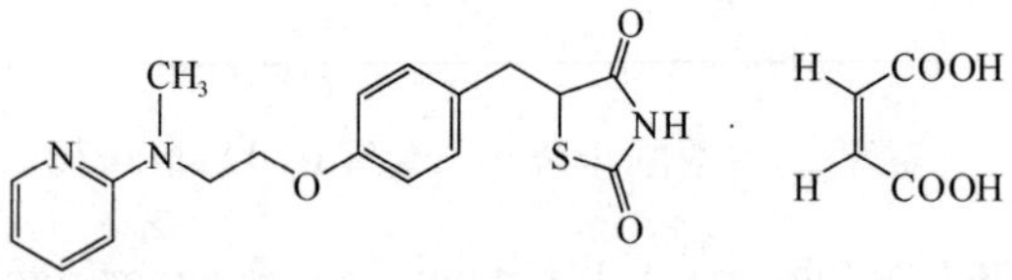

化学名为 5-[[4-[2-(甲基-2-吡啶氨基)乙氧基]苯基]甲基]-2, 4-噻唑烷二酮马来酸盐，5-[[4-[2-(methyl-2-pyridinylamino)ethoxy]phenyl]methyl]-2, 4- thiazolidinedione maleate。

本品为白色或类白色粉末；可溶于乙醇和 pH 2.3 的水性缓冲液，在生理 pH 范围内溶解性随 pH 升高而降低。熔点 122～123℃。

本品增加组织对胰岛素敏感性，提高细胞对葡萄糖的利用而发挥降低血糖的疗效，可明显降低空腹血糖及胰岛素和 C-肽水平，对餐后血糖和胰岛素也有明显的降低作用。用于经饮食控制和锻炼治疗效果仍不满意的 2 型糖尿病患者，也可与磺脲类或双胍类合用。

本品口服吸收，生物利用度为 99%，1h 血药浓度达峰值，$t_{1/2}$ 为 3～4h，进食对本品的吸收总量无明显影响，但达峰时间延迟 2.2h，峰值降低 20%。本品绝大部分经 P450 酶系统的 CYP2C8 途径，少量经 CYP2C9 途径代谢，主要代谢途径为经 *N*-去甲基和羟基化作用与硫酸盐或葡萄糖醛酸结合，代谢物均无降糖活性（图 16-4）。

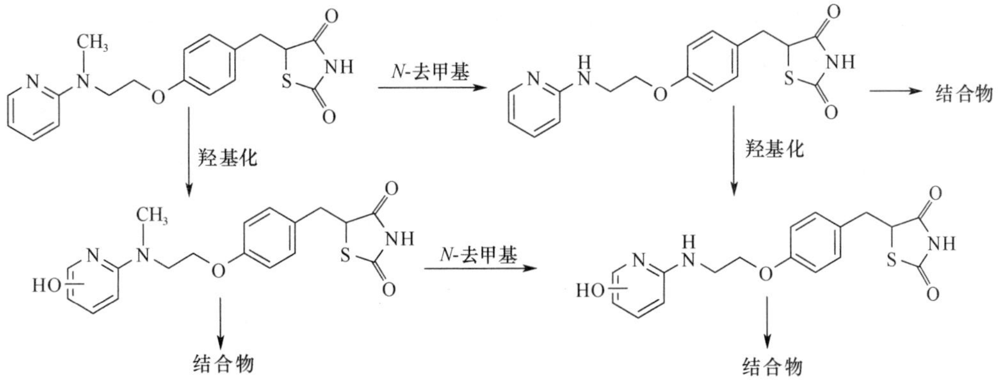

图 16-4　罗格列酮的体内代谢

本品的合成是以 2-氯吡啶和 4-氟苯甲醛为原料，经缩合、Williamson 成醚反应，再与噻唑烷二酮缩合，还原，用马来酸成盐。

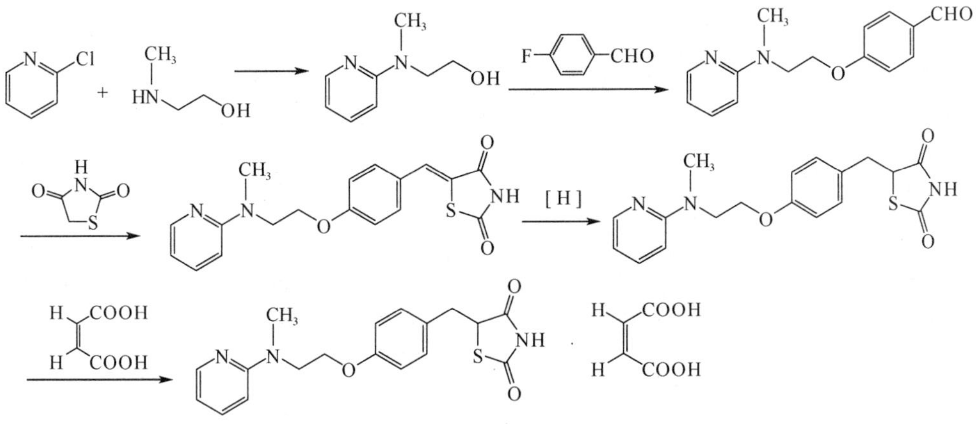

知识拓展 16-2

　　过氧化物酶体增殖物激活受体（PPAR）可调节血糖浓度、脂质和胆固醇代谢，其中 PPARγ 的激活可提高胰岛素敏感性、降低血糖，但同时会引发肥胖、心血管疾病等副作用；PPARα 的激活可降低甘油三酯水平，减少肥胖作用。因此，PPARα/γ 双重激动剂可以同时起到降糖、降脂的作用，且不易出现体重增加等 PPARγ 激动剂类药物常见的副作用。

　　塞格列扎（saroglitazar）是目前唯一一个上市的新型 PPARα/γ 双重激动剂，2013 年在印度上市，用于血脂异常或高甘油三酯血症的 2 型糖尿病的治疗。

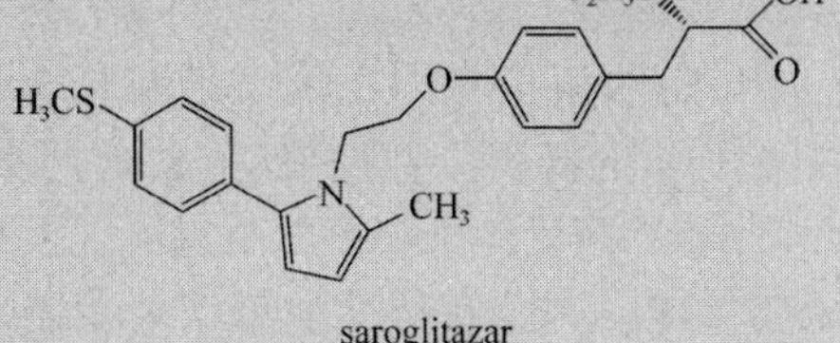

saroglitazar

（五）α-葡萄糖苷酶抑制剂

　　α-葡萄糖苷酶抑制剂是由微生物发酵得到的一类新型口服降糖药，通过抑制小肠刷状缘上各种 α-葡萄糖苷酶活性，控制低聚糖和双糖的水解，有明显降低餐后血糖，减少高血糖对胰腺刺激，提高胰岛素受体敏感性的作用，但不增加胰岛素分泌，不会引起低血糖症发生。本类药物对 1 型糖尿病和 2 型糖尿病均有效。阿卡波糖（acarbose）于 1990 年在德国上市，1996 年在美国上市，次年在我国上市。阿卡波糖溶解性差，口服后很少被吸收，生物利用度仅为 1%～2%，血浆蛋白结合率低，药效较弱；适用于配合食物治疗的 2 型糖尿病患者，可以单独服用或和其他降糖药联合应用。伏格列波糖（voglibose）作用和阿卡波糖相似。米格列醇（miglitol）溶解性好，口服给药后能被迅速而且完全的吸收进入血液，是高效的 α-葡萄糖苷酶抑制剂，同时也有 β-葡萄糖苷酶抑制活性，对蔗糖酶和葡萄糖淀粉酶作用最强，可以单独服用或和其他降糖药联合应用，是治疗单纯饮食控制无效的 2 型糖尿病的首选药物。

acarbose   voglibose   miglitol

知识拓展 16-3

钠-葡萄糖同向转运体-2（sodium glucose co-transporter-2，SGLT-2）是蛋白质 GLT-2 的钠依赖性葡萄糖运输蛋白，参与 90% 以上的葡萄糖在肾脏中的重吸收。SGLT-2 抑制剂可阻断此转运机制，通过抑制肾脏重吸收葡萄糖达到降糖效果，不依赖于患者 β 细胞功能，也不受胰岛素抵抗影响，有望成为糖尿病治疗药物的新选择。

canagliflozin   dapagliflozin

卡格列净（canagliflozin）于 2013 年在美国上市，用于 2 型糖尿病的治疗，突出优点是降糖的同时具有减肥作用，并减少发生低血糖副作用。但据报道可能有诱发心血管系统疾病的风险，并具有泌尿系统感染的副作用。

达格列净（dapagliflozin）在欧洲已批准用于 2 型糖尿病的治疗，可轻度降低血压和体重，可单独使用或与包括胰岛素在内的其他降糖药联用。但由于安全问题和临床数据不充足，本品在 2011 年被 FDA 拒绝上市。

（六）作用于胰高血糖素样肽-1 降糖药

胰高血糖素样肽-1（glucagon-like peptide-1，GLP-1）是机体在响应营养摄入时而释放的一类肠促胰岛素，通过血糖诱导促进胰岛素的释放，主要由肠道末端（回肠和结肠）黏膜的肠内分泌 L 细胞合成、分泌。GLP-1 通过作用于相应受体（GLP-1 受体）而发挥生理作用。因此，能够促进 GLP-1 在体内合成或者避免降解的药物，或者能够激动 GLP-1 受体的药物，都能够发挥降血糖作用。目前，两个方面的研究均已经取得了明显的进展。

1. 二肽基肽酶-4（dipeptidyl peptidase-IV，DPP-4）**抑制剂** DPP-4 抑制剂（列汀类药物）通过竞争性结合 DPP-4 活化部位，提高内源性 GIP 和 GLP-1 的活性，促进胰岛 β 细胞释放胰岛素，同时抑制胰岛 α 细胞分泌胰高血糖素，从而提高胰岛素水平。大量的研究表明，DPP-4 抑制剂能延缓 2 型糖尿病的发展进程，较传统降糖药在治疗方面有明显的优越性。第一个

DPP-4 抑制剂西格列汀（sitagliptin）于 2006 年上市，随后进入临床应用的还有维格列汀（vildagliptin）、沙格列汀（saxagliptin）、利格列汀（linagliptin）、安奈列汀（anagliptin）、替格列汀（teneligliptin）；阿格列汀（alogliptin）、吉格列汀（gemigliptin）、曲格列汀（trelagliptin）和奥格列汀（omarigliptin）等。

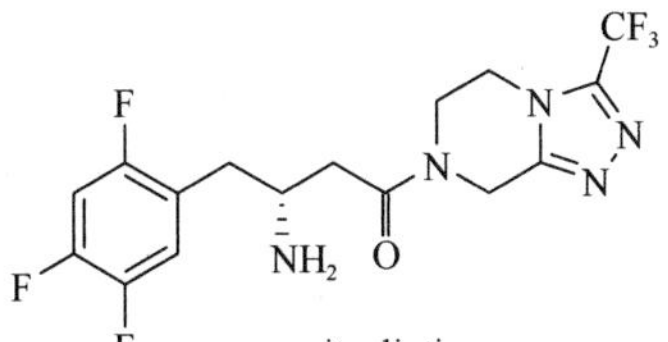

sitagliptin

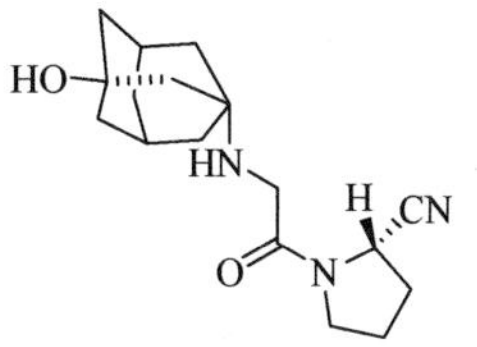

vildagliptin

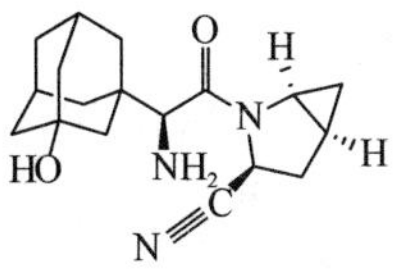

saxagliptin

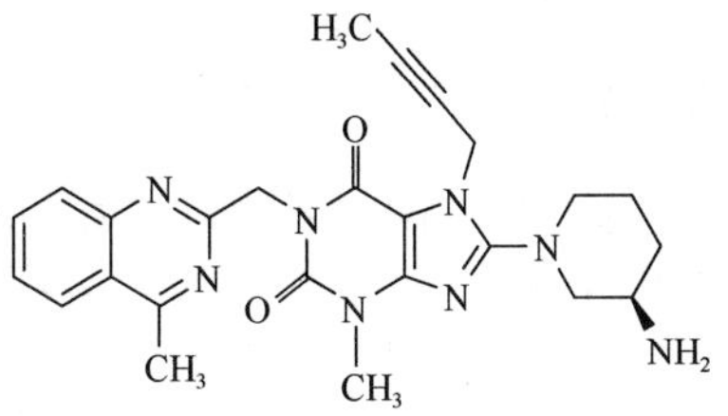

linagliptin

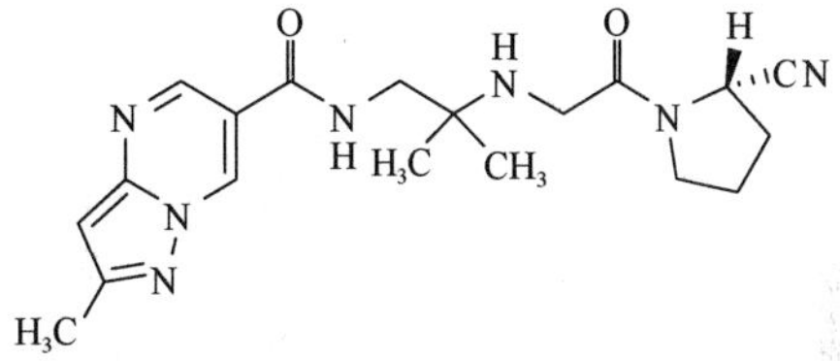

anagliptin

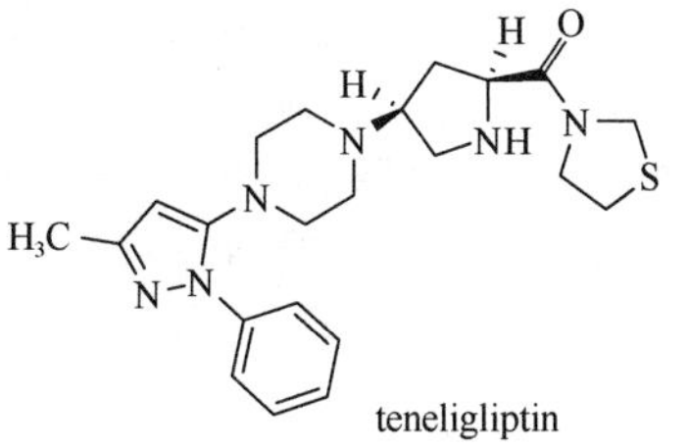

teneligliptin

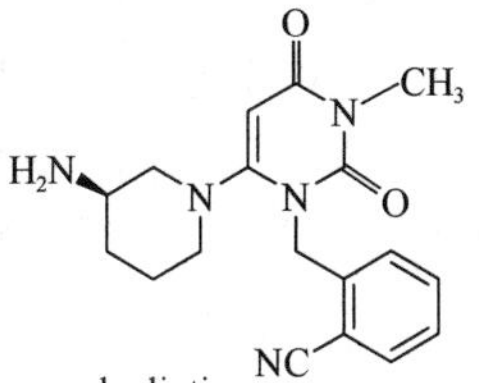

alogliptin

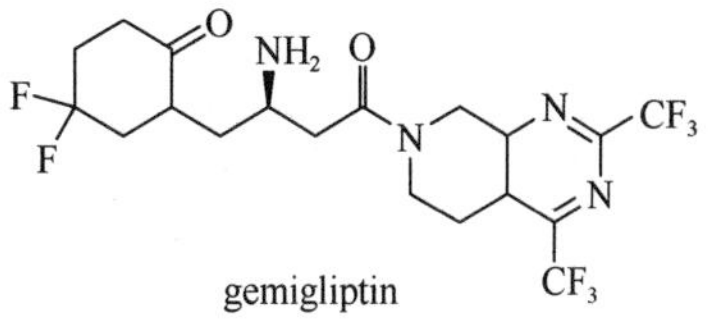

gemigliptin

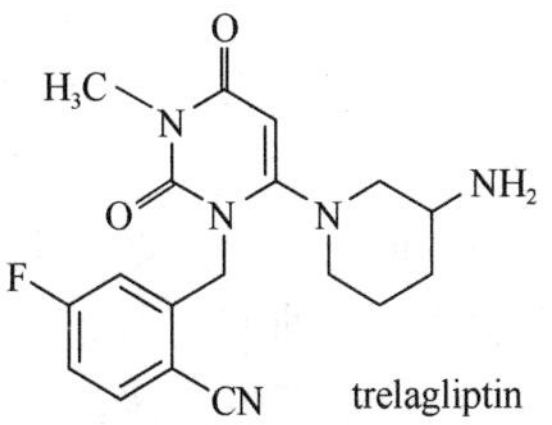

trelagliptin

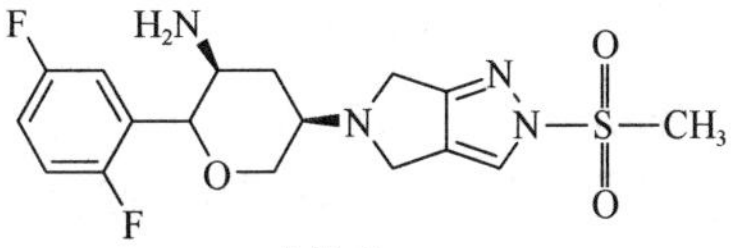

omarigliptin

2. 胰高血糖素样肽-1 受体激动剂 GLP-1 受体属于 G 蛋白偶联 7 次跨膜区域受体家族，通过 G 蛋白激活 cAMP，使细胞内 cAMP 水平增加，并发激活蛋白激酶 A，导致细胞内级联反应发生；在胰腺可增加葡萄糖依赖的胰岛素分泌，抑制胰高血糖素的释放，使胰岛 β 细胞增生，从而增加了细胞外含有胰岛素的胰岛数量。目前，GLP-1 受体激动剂主要为多肽。除了已经上市的 GLP-1 外，GLP-1 受体激动剂还有利拉鲁肽（liraglutide）、阿必鲁肽（albiglutide）和度拉糖肽（dulaglutide）。

第二节 骨质疏松治疗药物

骨质疏松症的产生与体内钙磷代谢的骨吸收和骨形成两个方面相关，其特点是骨质流失及骨组织微结构的恶化，特征是骨骼脆性和骨折敏感性增加。骨质疏松治疗药（anti-osteoporosis drugs）有抑制骨吸收和刺激骨形成两大类药物。抑制骨吸收的药物有降钙素、雌激素、选择性雌激素受体调节剂、双膦酸类药物和依普黄酮等；刺激骨形成的药物有氟制剂、甲状旁腺激素、维生素 D 和钙制剂等。其中甲状旁腺激素用量较少，雌激素等见第二十二章，维生素 D 见第二十三章，本章重点介绍降钙素及双膦酸类药物。

一、降 钙 素

降钙素（calcitonin，CT）是白色或类白色吸湿性粉末；在水中及稀碱中易溶，在酸性溶液中部分溶解，在丙酮、三氯甲烷、乙酸及乙醇中不溶，在水中不稳定。

```
 S————————————S
 |            |
Cys—Ser—Asn—Leu—Ser—Thr—Cys—Val—Leu—Gly—Lys—Leu—Ser—Gln—Glu—Leu—His—Lys—Leu—Gln-
 1               5                   10                  15                  20

Thr—Tyr—Pro—Arg—Thr—Asn—Thr—Gly—Ser—Gly—Thr—Pro NH₂          Salmon CT
         25                  30
```

```
 S————————————S
 |            |
Cys-Gly-Asn-Leu-Ser-Thr-Cys-Met-Leu-Gly-Thr-Tyr-Thr-Gln-Asp-Phe-Asn-Lys-Phe-His-
 1               5                   10                  15                  20

Thr-Phe-Pro-Gln-Thr-Ala-Ile-Gly-Val-Gly-Ala-Pro NH₂          Human CT
         25                  30
```

本品是由 32 个氨基酸组成的单链多肽，是甲状腺异常滤泡 C 细胞中分泌的多肽激素。1967 年，分离得到人降钙素（human CT）；1968 年，分离得到鲑鱼降钙素（salmon CT），次年合成成功。此外，还从鳗鱼、鸡、猪等种属中得到相应的降钙素。从不同物种得到的降钙素前 9 个残基中有 7 个相同，在 28 位含有 Gly，都是以 Pro-NH₂ 结尾。C 端的 Pro-NH₂、1 位和 7 位 Cys 残基之间的二硫键对于降钙素的生物功能非常重要；10～27 位的残基可以变化，主要影响其作用强度与时间。生物活性因种属不同有显著的差异，其中人的降钙素活性最小，鲑鱼降钙素活性最高，是人降钙素的 50 倍，也是临床上使用最多的。

本品用于停经后的骨质疏松症、恶性肿瘤所致的高血钙症和治疗变形性骨炎（Paget 骨病）。本品不能口服，采用肌内或皮下注射，绝对生物利用度约为 70%，喷鼻剂约为注射剂的 50%。

二、双膦酸类药物

焦磷酸盐（pyrophosphoric salt）是骨骼中的正常组成成分，20 世纪 60 年代初，瑞士 Fleisch 等发现机体内存在的焦磷酸化合物对异位钙化有抑制作用，受此启发，把焦磷酸盐 P-O-P 中的氧原子用碳原子取代得到双膦酸类药物（bisphosphonates），在体内较稳定不易水解，能选择性与骨骼中的羟磷灰石部分键合，抑制其形成和溶解，也可抑制软组织的钙化和骨的重吸收。经临床研究表明，双膦酸类药物能有效地降低破骨细胞的活性，抑制破骨细胞的增长，在增加骨质量、减少骨折发生率方面具有显著的疗效和安全性。它是近 20 年来发展最为迅速的抗代谢性骨病药，已成为骨质疏松症、恶性肿瘤骨转移引起的高钙血症、骨痛、变形性骨炎的一线治疗药。

pyrophsphate   etidronate disodium

依替膦酸二钠（etidronate disodium）是第一个上市的双膦酸类药，对体内磷酸钙有较强的亲和力，抑制人体异常钙化和过量骨吸收，减轻骨痛；降低血清碱性磷酸酶和尿羟脯氨酸的浓度；在低剂量时可直接抑制破骨细胞形成及防止骨吸收，降低骨转换率，增加骨密度等达到骨钙调节作用。用于治疗绝经后骨质疏松症和增龄性骨质疏松症，还可用于治疗变形性骨炎。以依替膦酸二钠为先导化合物进行结构改造，保留双膦酸的基本结构，双膦酸中心的碳被各种功能基团取代，得到大量的具有不同生物化学和物理化学性质的衍生物，已经开发上市的药物见表 16-3。

表 16-3 双膦酸类药物及抗骨吸收作用强度表

药物	结构	抗骨吸收作用强度
氯屈膦酸二钠（clodronate disodium）	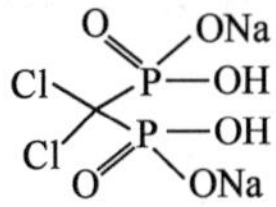	10
替鲁膦酸二钠（tiludronate disodium）	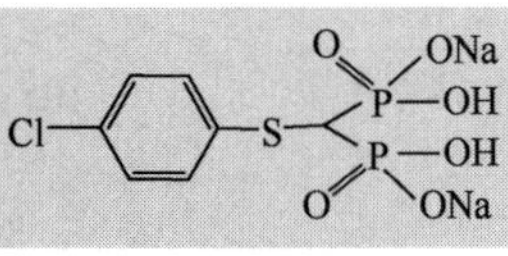	10
帕米膦酸二钠（pamidronate disodium）	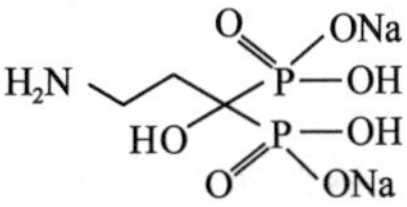	100
奈立膦酸钠（neridronate sodium）	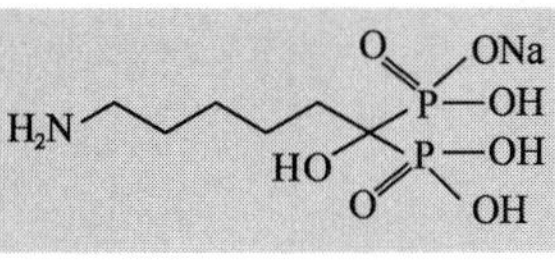	100
奥帕膦酸钠（pamidronate sodium）	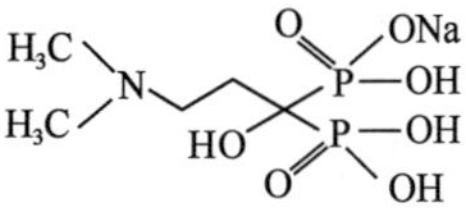	300
阿伦膦酸钠（alendronate sodium）	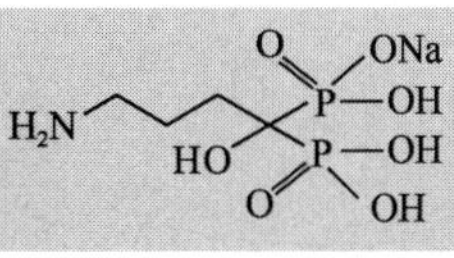	1000
英卡膦酸二钠（incadronate disodium）	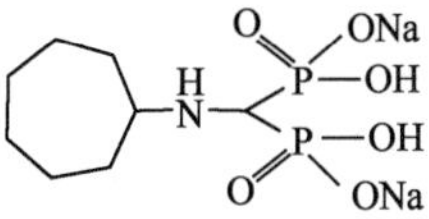	3000
利塞膦酸钠（risedronate sodium）	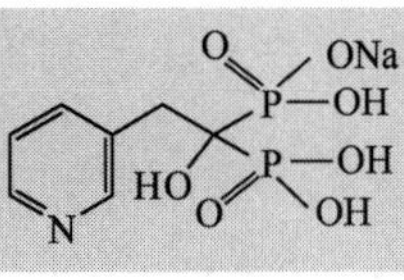	5000
伊班膦酸钠（ibandronate sodium）	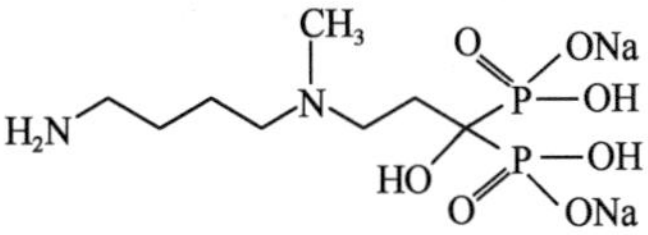	10 000
唑来膦酸二钠（zoledronate disodium）	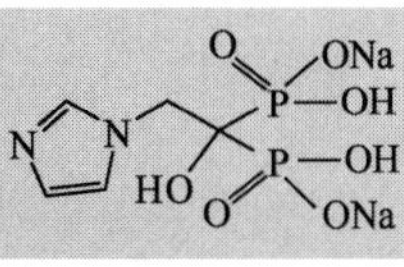	>10 000
米诺膦酸（minodronate sodium）	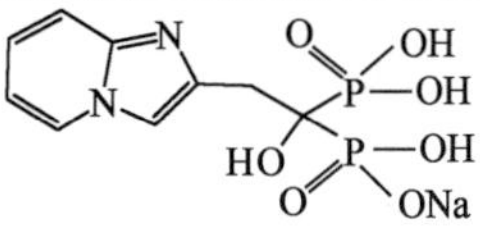	>10 000

利塞膦酸钠（risedronate sodium）

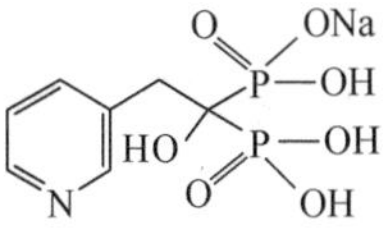

化学名为 2-(3-吡啶基)-1-羟基乙烷-1,1-双膦酸单钠盐，2-(3-pyridinyl)-1-hydroxyethane-1,1-bisphosphonic acid monosodium salt。

本品为白色或类白色结晶性粉末；无臭，无味。

本品的特点是疗效高、剂量小、不良反应轻，有较好的胃肠道安全性，耐受性良好。用于预防治疗妇女绝经后的骨质疏松症和糖皮质激素诱发的骨质疏松症。

本品的合成是以 2-(3-吡啶基)乙酸和亚磷酸为原料，在氧氯化磷作用下制得利塞膦酸，再与氢氧化钠成盐，即得。

思 考 题

1. 胰岛素的结构有哪些特点？

2. 磺酰脲类降糖药物在临床使用时需要注意哪些方面？

（孟繁浩）

第十七章 解热镇痛、抗炎与抗痛风药物

非甾体抗炎药（nonsteroidal anti-inflammatory drug，NSAID）是一大类具有抗炎、止痛和解热作用的非类固醇药物。按照药物的作用机理，NSAID 主要有针对炎症机理而发挥抗炎作用的药物和抑制尿酸沉淀而起作用的药物，前者包括解热镇痛药和非甾体抗炎药，而后者则又称抗痛风药。这三类药物的治疗用途各异，但在药物品种及其作用机制上密切相关。

炎症（inflammation）是机体组织对损伤和异体物质（如微生物、抗原等）产生的一系列应激防御反应，其局部反应为红、肿、热、痛；而全身反应为发热、末梢血白细胞升高。导致炎症的物理因素有机械创伤、紫外线或者电离辐射；化学因素有无机或有机化合物产生的化学刺激；生物因素有细菌的毒素、细胞内病毒的复制、致敏性抗原，以及坏死的组织等。

与炎症反应直接相关的花生四烯酸（arachidonic acid，AA）是多种生物活性物质的前体，在人体内由油酸转化而来。在生物体内，AA 主要是以磷脂的形式存在于细胞膜上，而当细胞膜受到各种刺激时在磷脂酶的作用下释放出游离的 AA，其主要有两条代谢途径（图 17-1）：一条途径是在环氧合酶（cycloxygenase，COX）的催化下生成前列腺素（prostaglandin，PG）和血栓素（thromboxanes，TX）；另一条途径是在脂氧合酶（lipoxygenase，LOX）的催化下生成白三烯（leukotriene，LT）。

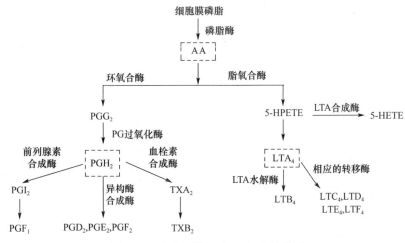

图 17-1　花生四烯酸（AA）的代谢图

PG 是一类含有 20 个碳原子的不饱和脂肪酸，具有广泛而复杂的生理活性，如炎症、发热、疼痛、凝血、胃酸分泌，以及血管、支气管和子宫平滑肌的收缩等。其中 PGE_2、PGI_2 和 PGD_2 具有强的血管扩张作用，能够提高血管的通透性，增加其他炎症物质的致炎作用，促进炎症的发展。PGE_2 也是非常强的致热物质之一，能引起体温的升高。LT 是一类具有 20 个碳原子的羟基酸的总称，主要调节白细胞的功能，也可增加血管的通透性，导致血浆的渗出引起水肿。LTB_4 是一种很强的白细胞趋化因子，可引起白细胞在炎症部位的聚集，加重炎症症状。

近年来，研究发现有两种不同的环氧合酶（COX-1 和 COX-2）。在结构上，它们有 60% 以上的同源性，而区别在于其肽链的长度和部分氨基酸残基结构；在正常生理状态下，COX-1 存在于消化道和肾脏等部位，催化合成 PG，调节组织和细胞的生理功能，保护消化道黏膜，而 COX-2 为诱导酶，只存在于专门的细胞内，用来发出疼痛和炎症信号，在正常的组织和细胞中很少表达，但在

炎症细胞中高表达，表达水平可达正常情况下的 10～80 倍，引起炎症部位 PG 含量的增加，导致炎症反应和组织损伤。

早期临床上，抑制炎症反应的常用药物是肾上腺糖皮质激素类药物，如去氢化可的松（dehydrocortisone）、地塞米松（dexamethasone）、倍他米松（betamethasone）等，但这些激素药物长期应用可产生依赖性和诱发多种不良反应，如胃肠道反应、凝血造血系统损伤等。目前在临床上应用广泛的是 NSAID，大多数 NSAID 除了具有抗炎作用外，还兼有抗风湿、解热镇痛、退热和抗凝血等作用，另外 NSAID 也是治疗急性痛风的主要药物。

> **知识拓展 17-1**
>
> 1971 年，Vane 提出了 NSAID 的作用假说，即 NSAID 通过抑制环氧合酶的活性，阻断花生四烯酸合成前列腺素和血栓素；另外，这些药物也抑制炎症过程中释放缓激肽，改变淋巴细胞反应，减少粒细胞和单核细胞的迁移和吞噬作用。由于此贡献，Vane 于 1982 年获得诺贝尔生理学或医学奖。

第一节 解热镇痛药物

解热镇痛药（antipyretic analgesics）是指能降低超过正常体温温度的药物。该类药物在治疗剂量内对正常体温没有影响，并且能够升高痛觉的阈值，使痛觉神经对疼痛的感觉变得迟钝，所以该类药物在降温的同时，通常也有止痛效果。解热镇痛药的作用位点为下丘脑的体温调节中枢，通过抑制环氧合酶的活性而减少前列腺素的合成和花生四烯酸的转化，对牙痛、头痛、神经肌肉痛等常见的慢性钝痛有良好的作用，而对创伤性剧痛和内脏痛无效。由于解热镇痛药作用于外周神经系统，与吗啡类镇痛药的作用机制不同，所以该类药物不易产生耐受性和成瘾性。本类药物按化学结构可分为苯胺类、对氨基酚类、水杨酸类和吡唑酮类。

一、苯胺和对氨基苯酚类

早在 1886 年 Cohn 和 Hepp 就发现苯胺和乙酰苯胺具有良好的退热活性，本类药物都是含有苯胺基本结构的药物，其中乙酰苯胺（acetanilide）又称"退热冰"，具有很强的解热镇痛作用，高剂量使用易导致高铁血红蛋白症和黄疸，现已停用。将乙酰苯胺的对位醚化后得到非那西汀（phenacetin），对头痛、发热和风湿痛效果显著，曾广泛应用于临床，但后来发现其对肾脏有持续性的毒性，对视网膜也有毒性，并可导致胃癌，已被弃用。

acetanilide   phenacetin   acetaminophen

对乙酰氨基酚（acetaminophen）于 1893 年上市，是目前唯一广泛用于发热、头痛、风湿痛、神经痛和痛经的苯胺类解热镇痛药，该药上市半个世纪后才发现是非那西汀的体内代谢产物，乙酰苯胺、非那西汀和对乙酰氨基酚在体内的代谢是相互关联的。

acetanilide   acetaminophen   phenacetin

案例 17-1

一个3岁的男孩被母亲送到急诊室，这位母亲告诉医生男孩误服了约半瓶的对乙酰氨基酚片。医生为男孩紧急洗胃后，还需要做进一步的治疗。

问题：

1. 大量服用对乙酰氨基酚会产生何种毒副作用，产生的机制是什么？
2. 如果你是药师，应该采取何种治疗方案？

对乙酰氨基酚（acetaminophen）

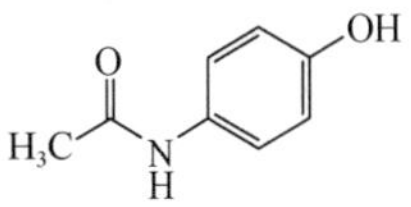

化学名为 *N*-(4-羟基苯基)乙酰胺，*N*-(4-hydroxyphenyl)-acetamide，又称扑热息痛。

本品为白色结晶或结晶性粉末；无臭，味微苦。本品在热水或乙醇中易溶，在丙酮中溶解，在水中微溶。具有弱酸性，$pK_a = 9.51$；熔点 168～172℃。

本品的水溶液和三氯化铁反应呈蓝紫色；稀盐酸溶液和亚硝酸钠反应后，再与碱性 β-萘酚反应呈红色；可用于鉴别。

本品口服易吸收，在体内绝大部分（95%）与葡萄糖醛酸或硫酸结合而失活。儿童主要生成硫酸酯，成人主要生成葡萄糖醛酸酯，5%经细胞色素 P450 氧化酶系统氧化产生 *N*-羟基衍生物，再进一步转化为乙酰亚胺醌（acetimidoquinone），见图 17-2。在正常情况下，乙酰亚胺醌可与肝脏中的谷胱甘肽（GSH）结合而解毒，但是大剂量服用对乙酰氨基酚时，会耗尽肝脏中的谷胱甘肽，然后乙酰亚胺醌进一步与肝蛋白结合引起肝坏死、低血糖和昏迷。

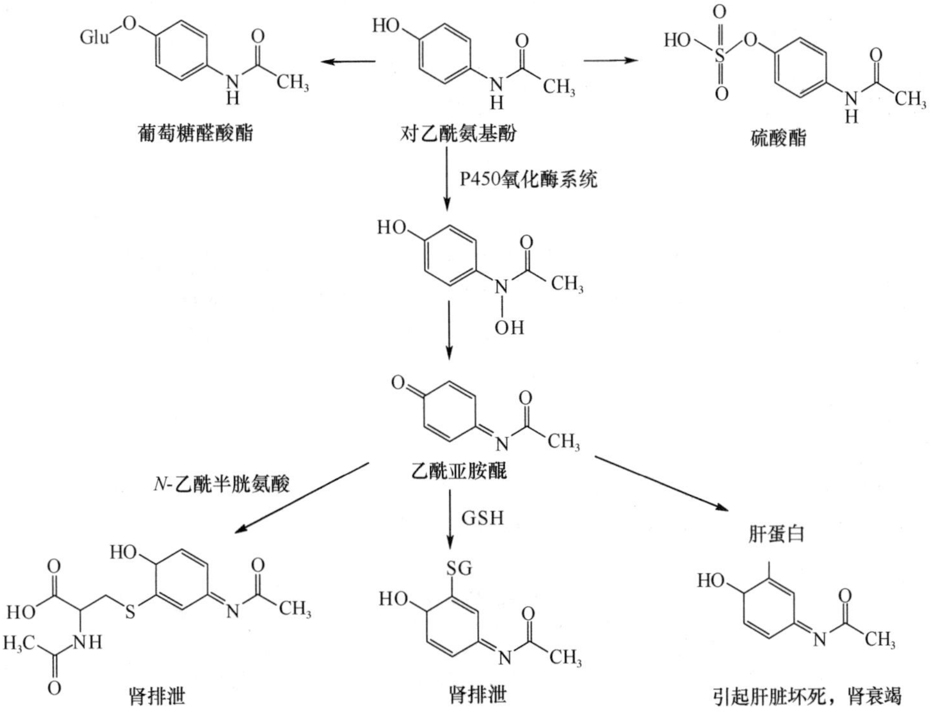

图 17-2　对乙酰氨基酚的体内代谢和毒副作用

案例 17-1 分析

1. 略。
2. 推荐口服或静脉滴注 *N*-乙酰半胱氨酸。含巯基的药物是对乙酰氨基酚中毒的解毒剂，具有谷胱甘肽类似的作用，可与过量的 *N*-乙酰亚胺醌结合，阻止其与肝蛋白结合。生成的代谢产物无毒，可以正常排出体外。

本品通过抑制下丘脑体温调节中枢前列腺素合成酶，减少前列腺素 PGE_1、缓激肽和组胺的合成与释放，导致外周血管扩张、出汗而达到解热的作用，与阿司匹林的解热镇痛活性相当。其抑制中枢神经系统前列腺素合成的作用与阿司匹林相似，但抑制外周神经系统前列腺素合成的作用弱，故解热镇痛作用强，抗风湿作用弱，对血小板凝血机制无影响，无抗炎作用。对阿司匹林过敏的患者对本品有很好的耐受性。

本品的合成是将对硝基苯酚还原得到对氨基酚后，再经乙酸酰化后制得。

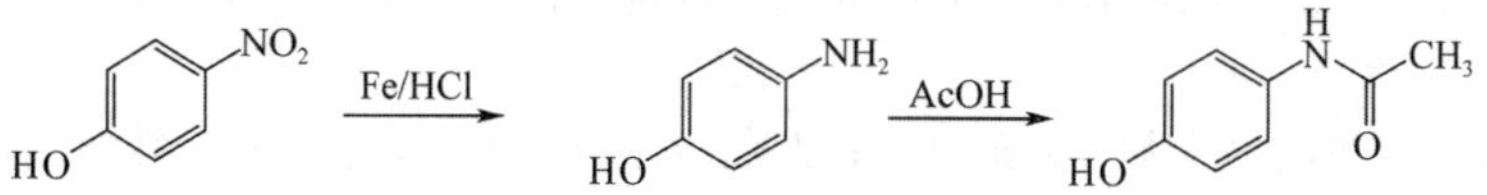

二、水 杨 酸 类

水杨酸盐药用的历史可以追溯到 19 世纪。1838 年，Paria 分离得到水杨酸（salicylic acid）；1860 年，Kolbe 等从苯酚钠制备了水杨酸并投入商业应用；1875 年，Buss 把水杨酸钠作为解热镇痛药用于临床；1859 年，Gilm 首次合成了乙酰水杨酸，但直到 1899 年 Hoffmann 研究了它的药效性质后，其药用价值才被世人所重视；Dreser 将乙酰水杨酸命名为 aspirin（阿司匹林）。

知识拓展 17-2
"超级"阿司匹林：一氧化氮硫化氢阿司匹林（NOSH-aspirin）是能够同时释放一氧化氮和硫化氢的阿司匹林衍生物，这种新型"超级"阿司匹林能有效抑制结肠癌、胰腺癌、肺癌、前列腺癌、乳腺癌、白血病等 11 种恶性肿瘤细胞的生长，而且无损正常细胞。"超级"阿司匹林的诞生为非甾体抗炎药在抗肿瘤活性方面的研究翻开了新的篇章。

阿司匹林（aspirin）

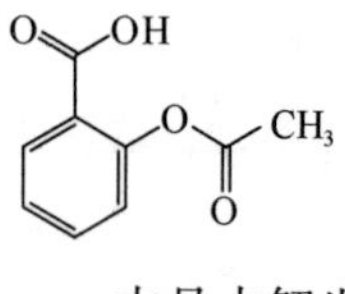

化学名为 2-(乙酰氧基)苯甲酸，2-acetyloxy-benzoic acid，又称乙酰水杨酸。

本品为白色结晶或结晶性粉末；无臭或微带醋酸臭，味微酸；遇湿气即缓慢水解。在乙醇中易溶，在三氯甲烷或乙醚中溶解，在水或无水乙醚中微溶；在氢氧化钠溶液或碳酸钠溶液中溶解，但同时分解。$pK_a = 3.5$；熔点 136～140℃。

本品水解生成水杨酸后，分子中的酚羟基容易在空气中被氧化成醌类有色物质，显淡黄、红棕甚至深棕色；其水溶液加热放冷后和三氯化铁反应显紫色；其碳酸钠溶液加热后和稀硫酸反应析出白色沉淀，并放出乙酸臭气；可用作鉴别。

本品口服后，大部分在小肠（小部分在胃）吸收并水解成水杨酸，然后经肝脏代谢，大部分与甘氨酸结合，少部分与葡萄糖醛酸结合，自肾排泄，见图 17-3。

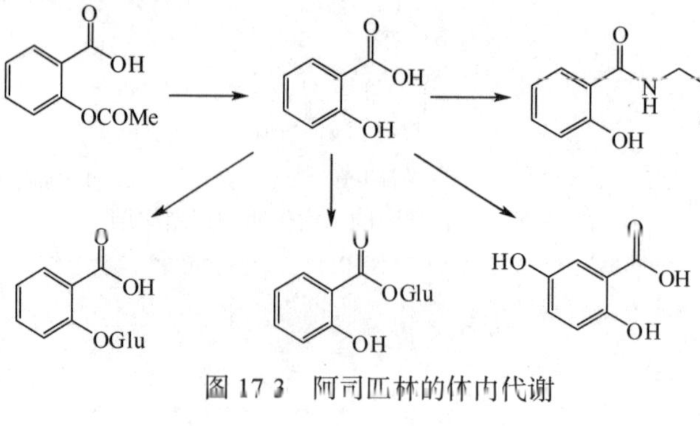

图 17-3   阿司匹林的体内代谢

案例 17-2

　　患者，男性，36 岁，有胃溃疡病史，近期胃痛症状加重。他认为吗啡类药物容易上瘾，因此购买了阿司匹林并服用，但是症状不仅没有缓解反而引发急性胃溃疡。

问题：

　　1. 为什么阿司匹林与吗啡类镇痛药物不同，没有成瘾性？

　　2. 为什么患者服用了阿司匹林后疼痛没有缓解，反而引起急性胃溃疡？

　　3. 作为药师，你对患者的建议是什么？

　　本品通过抑制环氧合酶，阻断前列腺素的生物合成而产生解热、镇痛和抗炎作用，临床常用于发热、头痛、偏头痛、牙痛、神经痛、关节痛、肌肉痛和痛经等。近年来研究发现还能够抑制血小板的释放和聚集作用，这与 TXA_2 的生物合成减少有关，在临床上用于预防心脑血管疾病。

　　本品长期使用可能引起消化道出血，主要是由于抑制了消化道壁的前列腺素合成，致使消化道黏膜受损，此外有时也可引起过敏性哮喘。

　　本品的制备是以水杨酸为原料，在硫酸催化下用乙酐乙酰化制得。

　　在未充分了解 NSAID 的作用机制前，普遍认为这些副作用主要是由阿司匹林分子中存在游离的羧基所致，因此设计了一系列羧基修饰后的衍生物。如将水杨酸分子中的羧基和邻位酚羟基修饰成盐，得到水杨酸镁（magnesium salicylate）和水杨酸胆碱（choline salicylate）等；将羧基修饰成酰胺，如水杨酸酰胺（salicylamide）和乙水杨胺（ethenzamide）等；在临床上应用较多的药物还有贝诺酯（benorilate）、双水杨酯（sasalate）和二氟尼柳（diflunisal）等。

magnesium salicylate　　choline salicylate　　salicylamide

ethenzamide　　sasalate　　diflunisal

　　上述药物在临床上都有比较好的疗效，但活性均低于阿司匹林。经构效关系研究表明：①水杨酸阴离子是抗炎活性的必要结构，酸性降低则抗炎活性降低，但镇痛作用不变；②羧基和羟基处于邻位是活性必需的，若将羟基从邻位移到间位或者对位，则活性消失。

案例 17-2 分析

　　1. 由于解热镇痛药作用于外周神经系统中的环氧合酶，通过抑制 PG 的合成起到镇痛作用，与吗啡类镇痛药的作用位点不同，所以此类药物不易产生耐受性和成瘾性。

　　2. 阿司匹林会抑制消化道的 PG 合成，使胃黏膜失去保护，也抑制血小板的聚集而加重出血，因此胃溃疡患者在服用阿司匹林后加重病情，引起急性胃溃疡。

　　3. 对于消化道溃疡患者的止痛应该服用抑制胃酸分泌的药物，如奥美拉唑或西咪替丁以及胃黏膜保护剂。

三、吡 唑 酮 类

安替比林（antipyrine）是在研究奎宁类似物的过程中偶然发现的解热镇痛药物，属于 5-吡唑酮类化合物，解热镇痛作用缓慢而持久，几乎无抗炎抗风湿作用，但毒性较大，临床上已少用。

在安替比林分子中引入二甲氨基得到氨基比林（amidoprine），由于该药能够引起白细胞减少和粒细胞缺乏症等，目前已禁用。对氨基比林分子进行修饰，引入亚甲基磺酸钠得到安乃近（analgin），其水溶性优于安替比林，解热镇痛作用强，作用快且持久，而且可以制成注射剂应用于临床。但是安乃近也会引起粒细胞缺乏症，因此在临床上限制使用。

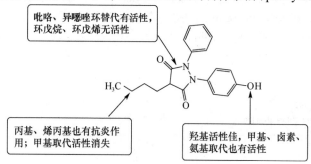

antipyrine   amidopyrine   analgin

phenylbutazone   oxyphenbutazone

为了提高吡唑酮类（pyrazolones）抗炎药的治疗效果，1946 年，在 5-吡唑酮类化合物的基础上，合成了第一个 3, 5-吡唑二酮类药物保泰松（phenylbutazone）。保泰松具有良好的抗炎镇痛作用，临床上用于治疗风湿性关节炎和痛风，但它对胃肠道毒性很强，并且长期服用可以引起再生障碍性贫血和粒细胞缺乏症。1961 年，研究发现保泰松的体内代谢物羟基保泰松（oxyphenbutazone）具有较强的抗炎抗风湿作用，而且毒性低、副作用小，因此，在临床上广泛使用。吡唑酮类抗炎药物的构效关系如图 17-4 所示。

吡咯、异噁唑环替代有活性，环戊烷、环戊烯无活性

丙基、烯丙基也有抗炎作用；甲基取代活性消失

羟基活性佳，甲基、卤素、氨基取代也有活性

图 17-4　吡唑酮类药物的构效关系

羟基保泰松（oxyphenbutazone）

化学名为 4-丁基-1-(4-羟基苯基)-2-苯基-3, 5-吡唑烷二酮，4-butyl-1-(4-hydroxyphenyl)-2- phenyl-pyrazolidine-3, 5-dione。

本品为白色或类白色结晶性粉末；无臭或几乎无臭，味苦。在丙酮中易溶，在乙醇、乙醚或三氯甲烷中溶解，在水中几乎不溶，在碱液中溶解。熔点 96～97℃。

本品与冰醋酸和盐酸共热，水解生成 4-羟基氢化偶氮苯，随即转位重排，生成 2,4-二氨基联苯酚和对羟基邻氨基苯胺；与亚硝酸钠作用生成黄色重氮盐，再与 β-萘酚偶合生成橙色沉淀；可用于鉴别。

本品是保泰松的体内代谢产物，口服吸收完全，主要由肝代谢，与葡萄糖醛酸结合后排出体外，具有解热、镇痛、抗风湿及消炎作用。解热镇痛作用相对较弱，而抗炎作用较强，对炎性疼痛效果较好，但无保泰松的排尿酸作用。毒性和副作用较保泰松低，但本品用药期间应限制食盐摄入量。

第二节 非甾体抗炎药物

非甾体抗炎药（NSAID）物种类繁多，本节重点介绍芳基乙酸类、芳基丙酸类、苯并噻嗪类和选择性 COX-2 抑制剂，水杨酸类和吡唑酮类已在上节做了介绍。

一、芳基乙酸类

早在 20 世纪 50 年代，研究发现风湿病患者体内的色氨酸代谢水平较高，其代谢产物 5-羟色胺（5-hydroxytryptamine, 5-HT）是炎症反应中的致痛物质之一。因此，设想以吲哚乙酸类（arylacetic acids）化合物作为 5-HT 的拮抗剂，用于风湿性关节炎的治疗，从而发现了高效抗炎镇痛药吲哚美辛（indometacin）。后来的研究发现，该类药物实际上不是拮抗 5-HT，而是抑制 COX，导致前列腺素的合成受阻。

吲哚美辛（indometacin）

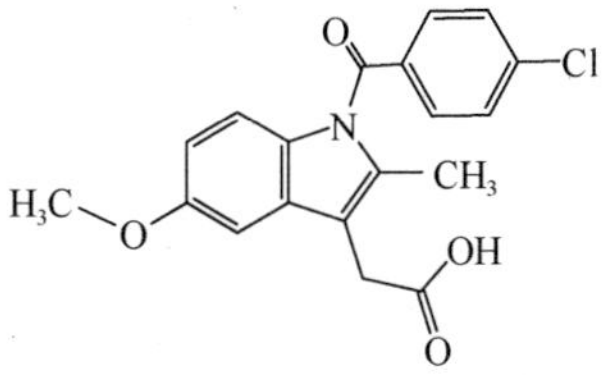

化学名为 1-(4-氯苯甲酰基)-5-甲氧基-2-甲基-1H-吲哚-3-乙酸，1-(4-chlorobenzoyl)-5-methoxy-2-methyl-1H-indol-3-yl acetic acid，又称消炎痛。

本品为类白色或微黄色结晶性粉末；几乎无臭，无味。在丙酮中溶解，在甲醇、乙醇、三氯甲烷或乙醚中略溶，在苯中微溶，在甲苯中极微溶解，在水中几乎不溶，可溶于氢氧化钠溶液。在室温和空气中稳定，但对光敏感，在强酸和强碱条件下发生水解。熔点 158～162℃。

本品口服吸收迅速，2～3 h 血药浓度达峰值，半衰期 2.6～11.2 h，与血浆蛋白高度结合（97%），大约 50% 被代谢为去甲基衍生物，10% 与葡萄糖醛酸结合，只有 10%～20% 以原药形式经尿液排出，如图 17-5 所示。

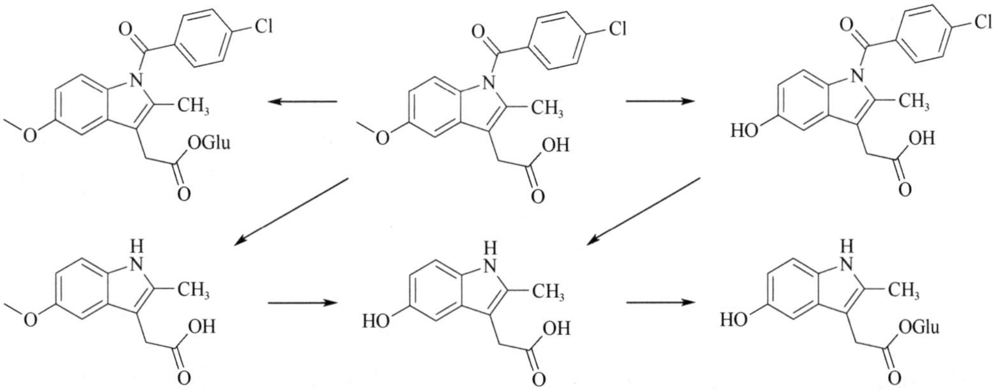

图 17-5 吲哚美辛的体内代谢

本品的合成是以对甲氧基苯胺为原料，经重氮化、还原得到对甲氧基苯肼，经费歇尔吲哚合成法构建吲哚母核，再与对氯苯甲酰氯反应制得。

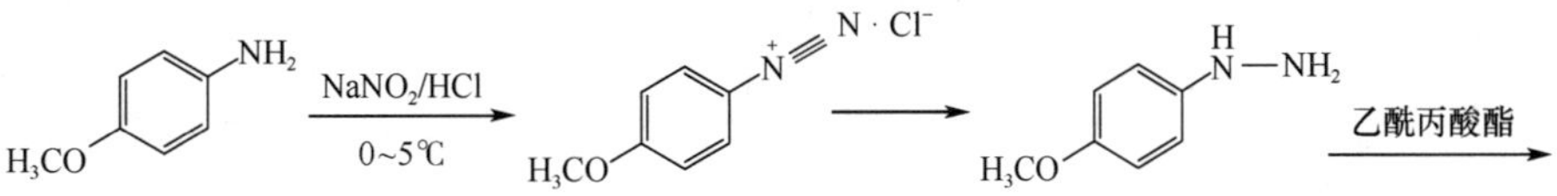

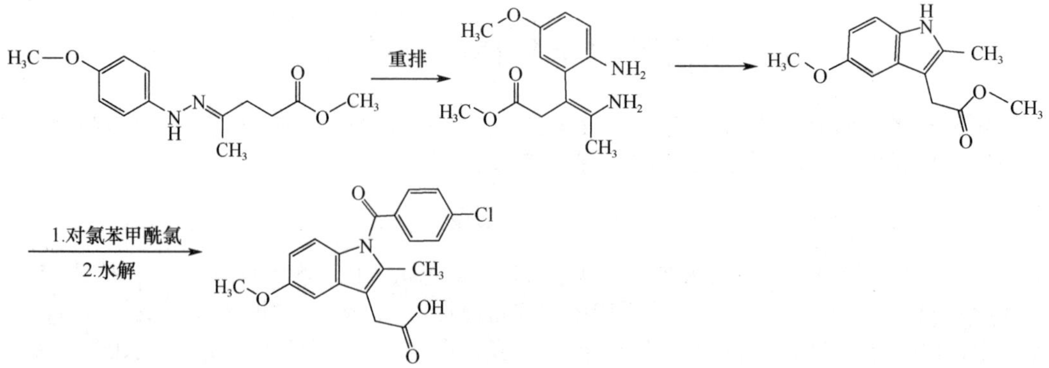

本品用于急性痛风和发热的治疗，对中枢神经系统的副作用较大，对肝脏功能和造血系统也有影响，也常见过敏反应和胃肠道不适。

双氯芬酸钠（diclofenac sodium）

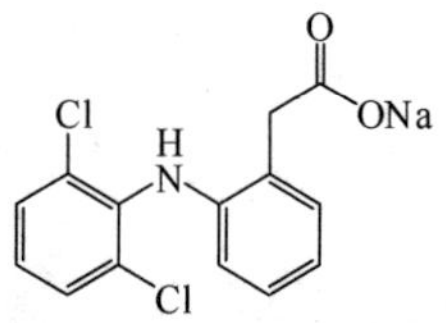

化学名为 2-[(2,6-二氯苯基)氨基]苯乙酸钠，2-(2,6-dichlorophenyl)amino-benzeneacetic acid sodium salt，又称双氯灭痛。

本品为白色或淡黄色结晶性粉末，有刺鼻感与引湿性。在乙醇中易溶，在水中略溶，在三氯甲烷中不溶。

本品给药后吸收迅速，与血浆蛋白的结合率达 99%，在肝脏代谢，经尿及胆汁排泄，平均血浆半衰期为 1.2～1.8 h。主要代谢产物为苯环羟基化衍生物，均有抗炎镇痛活性，但低于双氯芬酸钠，如图 17-6 所示。

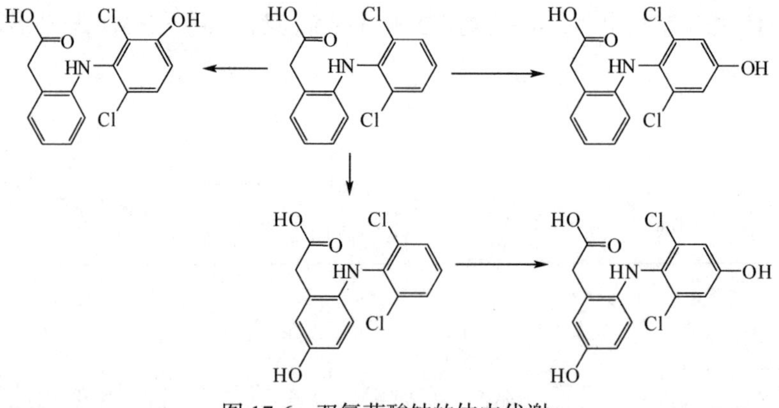

图 17-6　双氯芬酸钠的体内代谢

本品抑制环氧合酶，减少前列腺素和血小板的生成；抑制脂氧合酶，减少白三烯的合成，尤其对白三烯 B_4 的合成抑制作用最强；抑制花生四烯酸的释放和促进花生四烯酸的再吸收。本品对前列腺素合成的抑制作用强于阿司匹林和吲哚美辛，可用于抗炎、镇痛和解热。

本品的合成是以 2,6-二氯苯酚为原料，与苯胺反应，再与氯乙酰氯缩合，氢氧化钠水解制得。

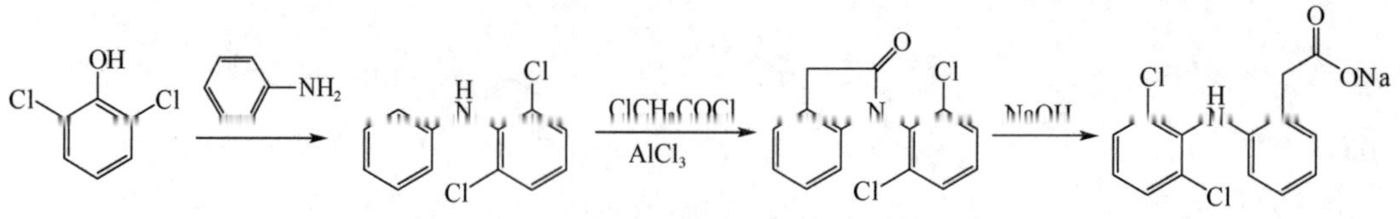

本类药物还有异丁芬酸（ibufenac）、舒林酸（sulindac）、托美丁钠（tolmetin sodium）等。

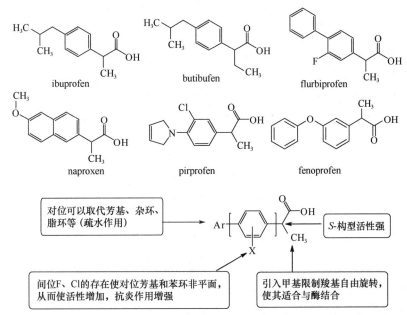

二、芳基丙酸类

在对异丁芬酸进行结构改造时，发现在乙酸羧基的 α 位引入烷基，其抗炎镇痛活性增强而毒性降低，因此获得了布洛芬（ibuprofen）和布替布芬（butibufen），进一步研究发展了多种有效的芳基丙酸类（arylpropionic acids）药物，如氟比洛芬（flurbiprofen）、萘普生（naproxen）、吡洛芬（pirprofen）、非诺洛芬（fenoprofen）等。芳基丙酸类抗炎药物的构效关系见图17-7。

图 17-7 芳基丙酸类药物的构效关系

布洛芬（ibuprofen）

化学名为 2-(4-异丁基苯基)丙酸，2-(4-isobutylphenyl)propanoic acid。

本品为白色结晶性粉末；稍有特异臭，几乎无味。在乙醇、丙酮、三氯甲烷或乙醚中易溶，在水中几乎不溶，在氢氧化钠或碳酸钠溶液中易溶。熔点 74.5～77.5℃。

本品具有光学活性，在体外 S-异构体活性显著强于 R-异构体，但 R-异构体在体内易转化为 S-异构体，导致两种对映体生物活性接近，目前临床上使用消旋体。吸收后代谢迅速，主要为异丁基的氧化，首先氧化成为醇，再氧化为酸。适用于风湿性及类风湿性关节炎、骨关节炎、咽喉炎及支气管炎等。

本品的合成路线之一是由甲苯和丙烯在钠-碳催化下制备异丁基苯，经弗里德-克拉夫酰基化反应生成 4-异丁基苯乙酮，与氯乙酸乙酯进行 Darzens 反应，再经水解、脱羧和重排而制得 2-(4-异丁基苯基)丙醛，再在碱性溶液中用硝酸银氧化制得。

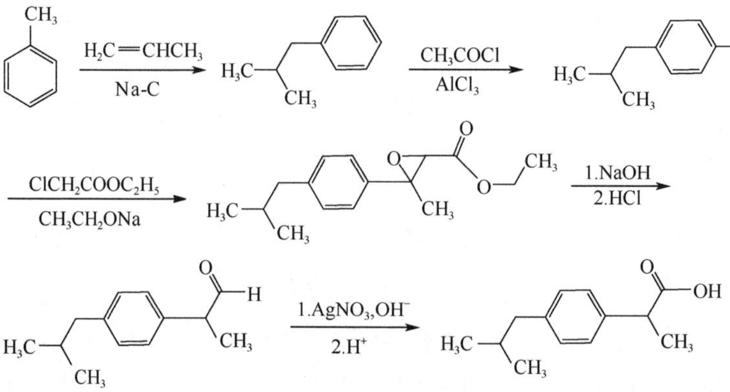

萘普生（naproxen）

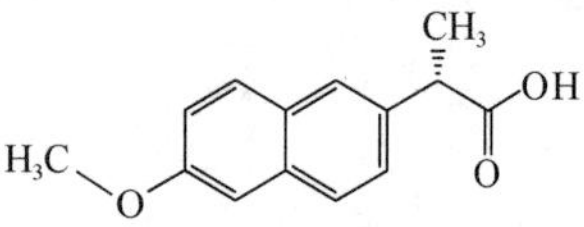

化学名为(S)-2-(6-甲氧基-2-萘基)-丙酸，(S)-2-(6-methoxynaphthalen-2-yl)propanoic acid。

本品为白色或类白色结晶性粉末；无臭或几乎无臭。在甲醇、乙醇或三氯甲烷中溶解，在乙醚中略溶，在水中几乎不溶。$[\alpha]_D^{20}$=+63°～+68.5°；熔点 153～158℃。

本品口服给药后吸收迅速而完全，给药后 2～4h 血浆浓度达峰值，99%以上与血浆蛋白结合，半衰期为 13～14h，约 95%自尿中排出。对类风湿性关节炎、骨关节炎、强直性脊椎炎、痛风、运动系统（如关节、肌肉及肌腱）的慢性变性疾病、轻中度疼痛均有疗效，镇痛作用可持续 7h 以上。在对病症的治疗和控制方面远远优于阿司匹林，同时神经系统和胃肠系统的副作用较弱。

本品分子中的 6-甲氧基对抗炎活性非常重要，如果转移到其他位置，则抗炎活性降低；如果用较小的亲脂性基团取代甲氧基，抗炎活性无太大的变化，但若用体积较大的基团取代，则活性降低。

知识拓展 17-3

萘丁美酮（nabumetone）是非酸性的前体药物，其本身无活性，在体内经肝脏首过代谢为类似萘普生的活性代谢物 6-甲氧基-2-萘乙酸发挥作用，对环氧合酶-2（COX-2）有选择性抑制作用，对胃肠道的不良反应较低，用于治疗类风湿性关节炎。

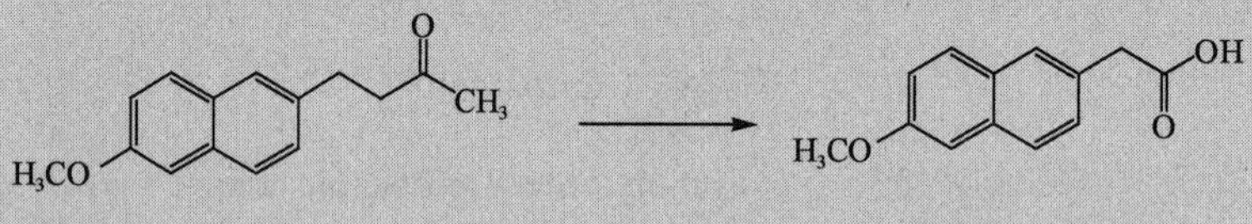

萘丁美酮　　　　　　　　　6-甲氧基-2-萘乙酸

三、苯并噻嗪类

苯并噻嗪类（benzothiazine）药物又称昔康类药物（oxicams），和其他类型的 NSAID 相比，苯并噻嗪类药物的半衰期更长，是一种长效的 NSAID。本类药物主要有吡罗昔康（piroxicam）、舒多昔康（sudoxicam）、美洛昔康（meloxicam）、噻吩昔康（tenoxicam）和伊索昔康（isoxicam）等，安吡昔康（ampiroxicam）是吡罗昔康的前体药物，口服后在胃肠道中转化为吡罗昔康产生作用，其安全指数比原药高。构效关系如图 17-8 所示。

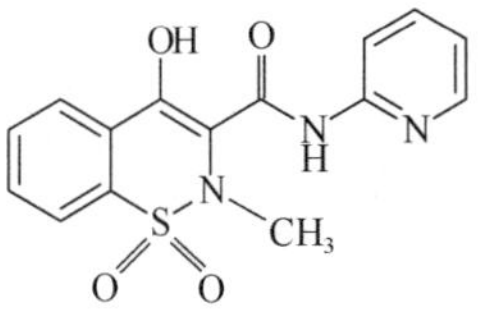

piroxicam

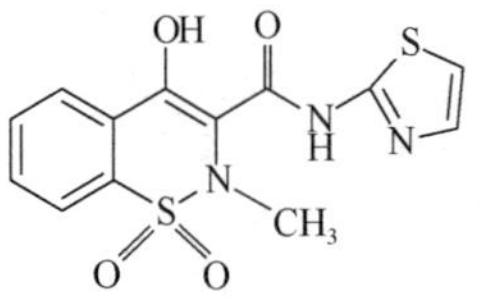

sudoxicam

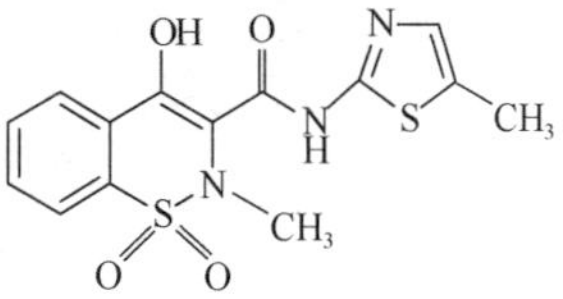

meloxicam

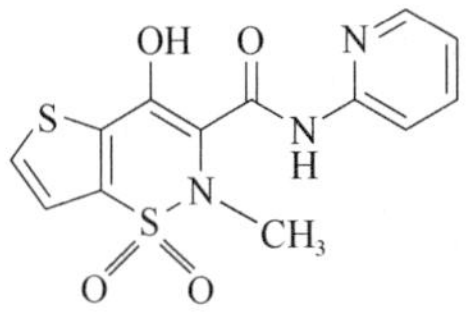

tenoxicam

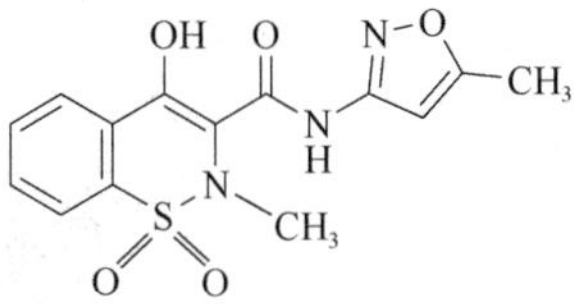

isoxicam

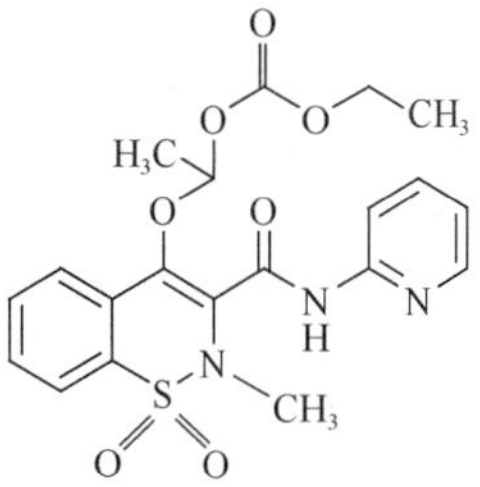

ampiroxicam

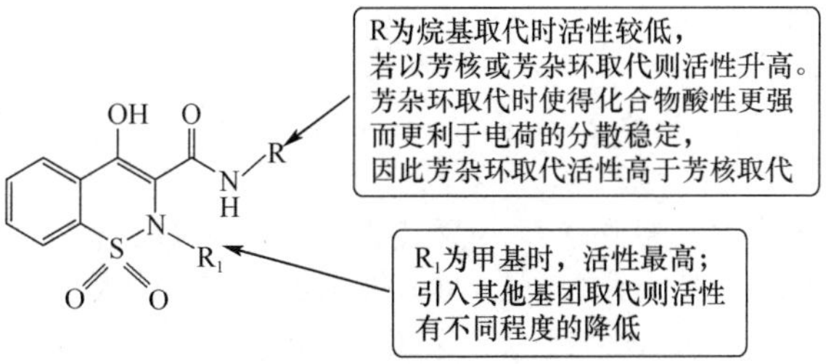

R为烷基取代时活性较低，
若以芳核或芳杂环取代则活性升高。
芳杂环取代时使得化合物酸性更强
而更利于电荷的分散稳定，
因此芳杂环取代活性高于芳核取代

R$_1$为甲基时，活性最高；
引入其他基团取代则活性
有不同程度的降低

图 17-8 苯并噻嗪类药物的构效关系

案例 17-3

　　患者，女性，48 岁，患有风湿性关节炎多年，早年服用阿司匹林可以很好地控制症状，但后来对阿司匹林产生耐受性，出现无法缓解的关节僵直、肿胀和疼痛，影响正常的工作。医生为她进行了常规的生化分析，尿液和血液的各项指标正常，但在粪便中发现有少量的血迹，有癌症和心脏病家族病史，但患者本人没有这些病症。

问题：根据患者的综合情况，请做出全面的评估，提出非甾体抗炎药的治疗方案。

吡罗昔康（piroxicam）

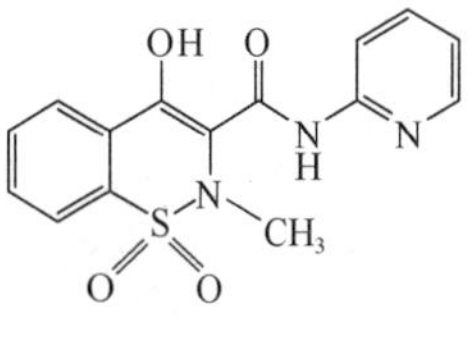

　　化学名为 4-羟基-2-甲基-N-2-吡啶基-2H-1,2-苯并噻嗪-3-甲酰胺-1,1-二氧化物，4-hydroxy-2-methyl-3-(pyrid-2-yl-carbamoyl)-2H-1,2-benzothiazine-1,1-dioxide，又称炎痛昔康。

　　本品为类白色或微黄绿色结晶性粉末；无臭，无味。在三氯甲烷中易溶，在丙酮中略溶，在乙醇或乙醚中微溶，在水中几乎不溶，易溶于酸，微溶于碱。熔点 198～202℃（分解）。

　　本品用于缓解骨性关节炎和风湿性关节炎的症状，适用于急性和长期治疗。还具有促尿酸排泄作用，可用于治疗急性痛风。口服吸收好，食物可降低吸收速度，但不影响吸收总量。本品的代谢产物因物种不同而有差异，人体中主要代谢为吡啶核上羟基化产物，只有小部分为苯核上的羟基化，此外还有水解和脱羧等产物，所有的代谢产物均无活性，如图 17-9 所示。

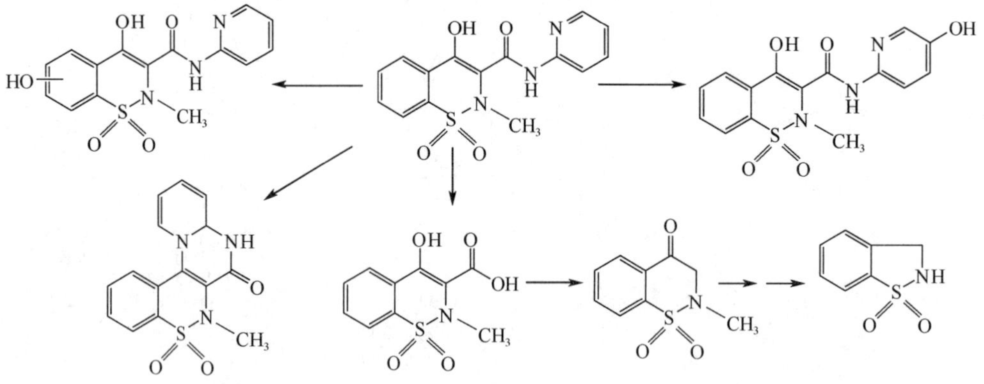

图 17-9 吡罗昔康的体内代谢

四、选择性 COX-2 抑制剂

知识拓展 17-4

COX-1 和 COX-2 的活性位点区域存在结构差别，COX-1 与 COX-2 活性部位都是由末端带有发夹状弯曲的狭长疏水通道组成，都在通道一侧的 120 位有一个极性较大的精氨酸残基；在 523 位，COX-1 有一个异亮氨酸残基，COX-2 则为缬氨酸残基，由于缬氨酸分子小于异亮氨酸，因而在其旁边留下空隙，称为侧袋，它可与药物通过共价键结合，这种结合能力是药物对 COX-2 选择性的基础。COX-2 抑制剂大多带一个含有甲磺酰基或磺酰胺基为侧链的苯环刚性结构，分子较大，故只能进入带有侧袋的 COX-2 通道，与 COX-2 结合产生抑制作用。

现有的非甾体抗炎药主要通过抑制 COX-2 产生抗炎镇痛的作用，不良反应主要由于对 COX-1 的抑制所致。理论上，选择性的 COX-2 抑制剂（selective COX-2 inhibitors）可以在保持抗炎活性的同时降低副作用。1990 年，研究发现 Dup607 可以有效抑制 COX-2，其抗炎镇痛解热作用强，副作用较小；以 Dup607 为先导化合物得到一系列选择性 COX-2 抑制剂，如塞来昔布（celecoxib）、依托昔布（etoricoxib）等。我国药物化学家郭宗儒教授基于已有 COX-2 抑制剂的药效团模型，通过结构优化发现了艾瑞昔布（imrecoxib），于 2011 年 5 月经国家食品药品监督管理局批准上市。

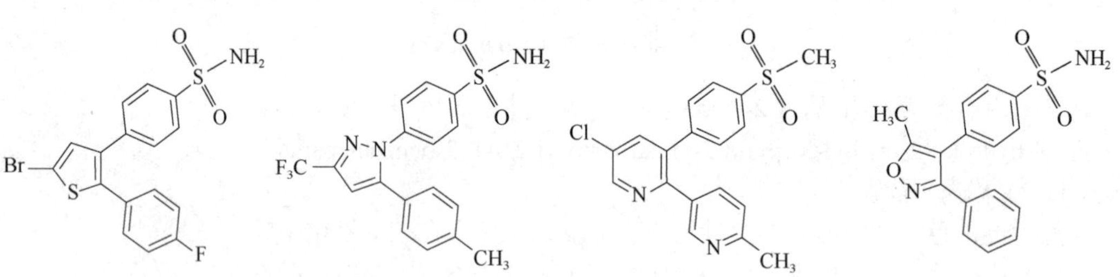

Dup607 celecoxib etoricoxib valdecoxib

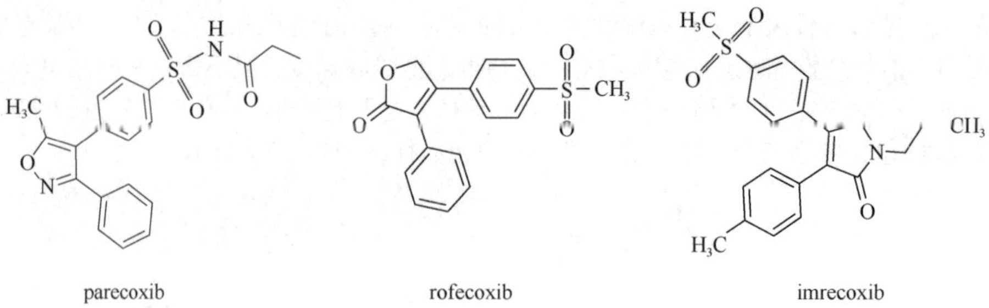

parecoxib rofecoxib imrecoxib

　　构效关系研究发现，分子中 2,3 位的两个苯环是活性的必要部分；3-位苯环的对位以氨磺酰基或甲磺酰基取代时活性最强；在 2-位苯环的对位有取代基时，活性增加，其中以氟取代活性最高；分子中的五元环是结构修饰的重要部位，用噻吩、吡咯、吡唑等置换，活性依然存在；当五元环上存在与其共平面的取代基时，活性较强；具有三氟甲基的塞来昔布，活性最强（图 17-10）。

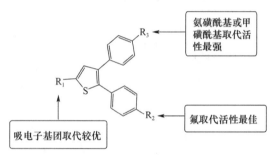

图 17-10　选择性 COX-2 抑制剂的构效关系

塞来昔布（celecoxib）

　　化学名为 4-[5-(4-甲基苯基)-3-(三氟甲基)-1H-吡唑-1-基]苯磺酰胺，4-[5-p-tolyl-3-(trifluoromethyl)-1H-pyrazol-1-yl]benzenesulfonamide。

　　本品为白色或淡黄色结晶性粉末。在甲醇、乙醇或丙酮等有机溶剂中溶解，在水中微溶。熔点 160～163℃。

　　本品用于骨关节炎和类风湿性关节炎的治疗，对 COX-2 的抑制作用是 COX-1 的 400 倍，对胃肠道的副作用较小，没有抑制血小板聚集的副作用。口服吸收良好，与食物同服可延缓其吸收，抗酸剂氢氧化镁可使其吸收减少约 10%；吸收后广泛分布于全身各组织，在肝中经细胞色素 P450 代谢，以葡萄糖醛酸苷形式从尿液和粪便中排出，见图 17-11。

本品的合成是以对 4-甲基苯乙酮、三氟乙酸甲酯和对肼基苯磺酰胺为主要原料，经 Claisen 缩合和环化反应制得。

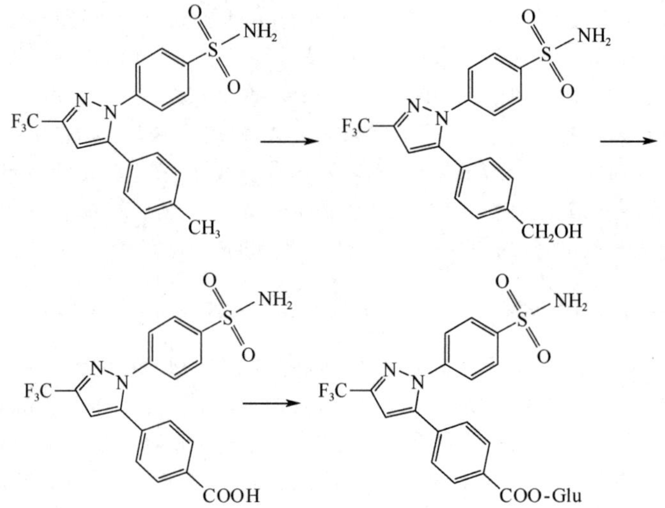

图 17-11　塞来昔布的体内代谢

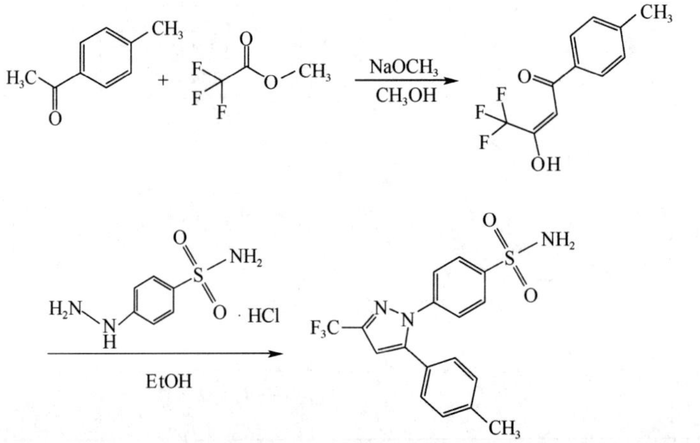

第三节　抗痛风药物

痛风（gout）是体内嘌呤代谢紊乱引起的一种疾病，由于血中尿酸过多，尿酸盐沉积于关节、结缔组织和肾脏，引起粒细胞浸润、局部炎症和疼痛。痛风最重要的生化基础是高尿酸血症，痛风患者的血液尿酸水平是正常水平的 2~3 倍。痛风如治疗不及时，容易并发各种严重的疾病，称为痛风并发症，如糖尿病、高血压、高血脂及心血管病等。

尿酸的体内合成主要是由次黄嘌呤在次黄嘌呤氧化酶的作用下氧化为黄嘌呤，再经黄嘌呤氧化酶作用生成尿酸，见图 17-12。正常人在无嘌呤膳食时，因为体内嘌呤的合成与分解速度处于相对稳定状态，所以随尿液排出的尿酸量是恒定的。当嘌呤代谢紊乱时，嘌呤的合成和分解失衡，次黄嘌呤的含量增加，导致黄嘌呤和尿酸的合成增加，进而使血液和尿液中尿酸的含量升高，诱发痛风症状的出现。

抗痛风药（antigout drug）主要有 3 种作用机制：①缓解尿酸盐沉积引起的关节炎症，吲哚美辛（indomethacin）通常作为急性痛风的首选药物。此外，秋水仙碱（colchicine）可用于急性痛风的治疗。②增加尿酸排泄的药物，如丙磺舒（probenecid）、苯溴马隆（benzbromarone）及雷西纳德钠（lesinurad sodium）通过抑制近曲肾小管细胞顶侧刷状缘尿酸转运蛋白，减少尿酸分泌后重吸收从而降低血尿酸浓度，适用于原发性高尿酸血症、痛风性关节炎的间歇期和痛风结节。③抑制黄嘌呤氧化酶，减少尿酸合成的药物，如嘌呤类的别嘌醇（allopurinol）、奥昔嘌醇（oxypurinol）及非嘌呤类的非布司他（febuxostat）、托匹司他（topiroxostat）。后两种用于痛风缓解期的治疗。

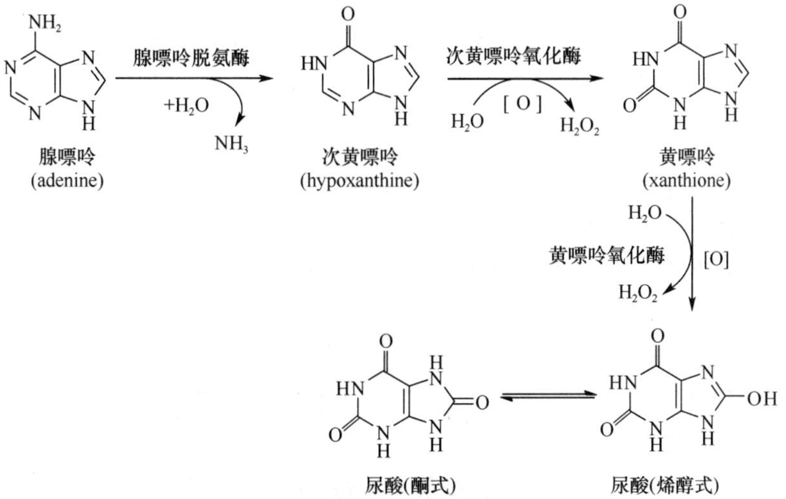

图 17-12　尿酸的体内合成路线

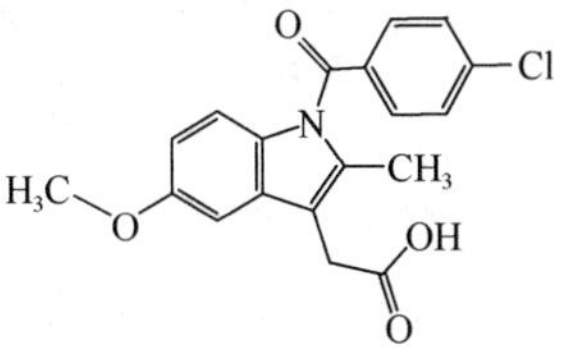

indomethacin 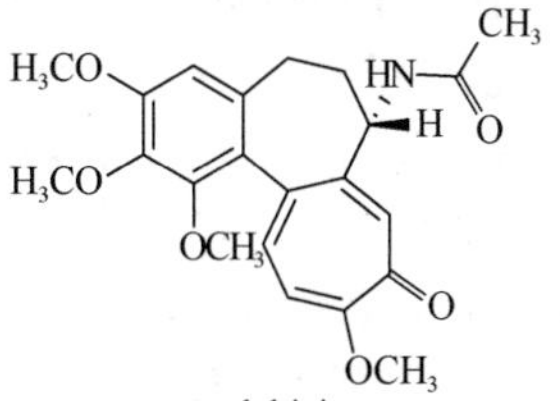　　　　　　colchicine 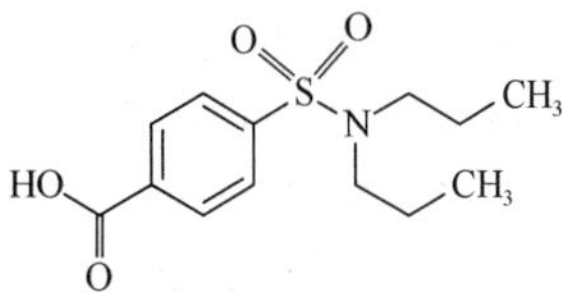　　　　　　probenecid

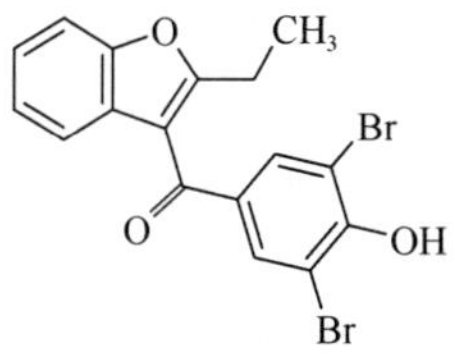

benzbromarone 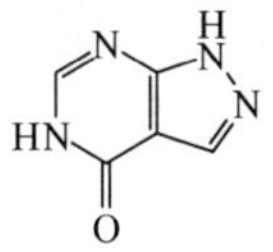　　　　　　allopurinol 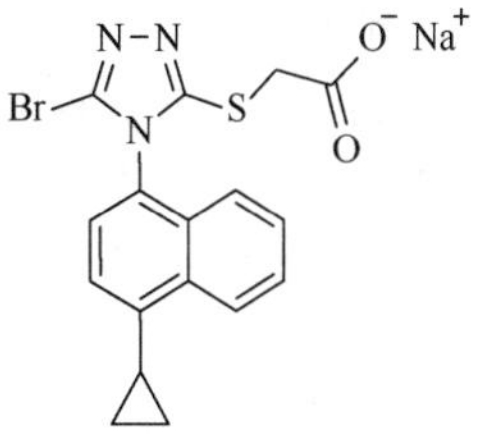　　　　　　lesinurad sodium

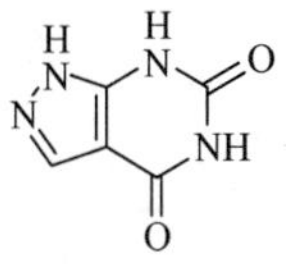

oxypurinol 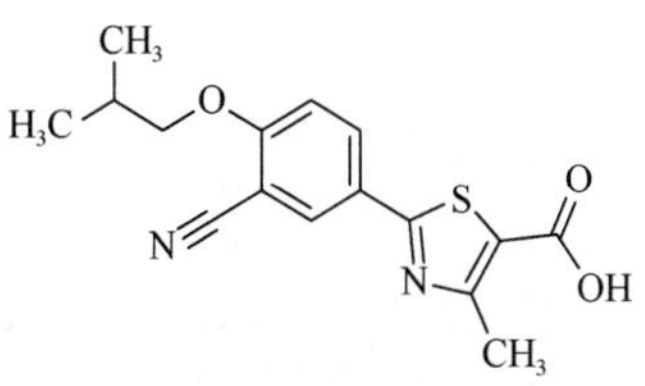　　　　　　febuxostat 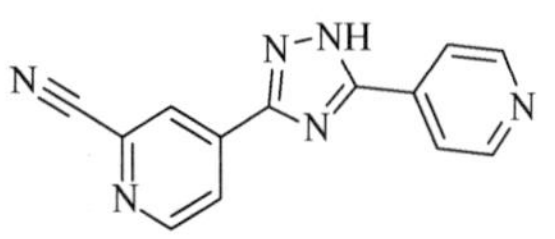　　　　　　topiroxostat

案例 17-4

　　患者，男性，41 岁，有痛风病史，患病时检查发现血液中尿酸含量超标，但近 1 年无发作，因此已经停用排尿酸药物 3 个月。在近日接待友人，食用海鲜和饮用啤酒后突发关节红肿、疼痛、行动不便，医生诊断为急性痛风。

问题：

　　1. 为什么食用海鲜会诱发痛风？

　　2. 你如果是药师，对患者的治疗方案有何建议？

丙磺舒（probenecid）

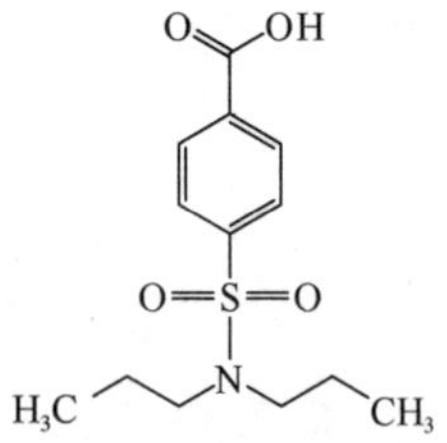

化学名为对-(二丙基氨磺酰基)苯甲酸，p-(dipropylsulfamoyl)-benzoic acid。

本品为白色结晶性粉末；无臭，味微苦。在丙酮中溶解，在乙醇或三氯甲烷中略溶，在水中几乎不溶，溶于稀氢氧化钠溶液，在稀酸中几乎不溶。熔点 194~196℃。

本品抑制肾小管对水的重吸收作用，增加尿液的排泄，降低尿酸在血液中的含量，此外也可促进已形成的尿酸盐的溶解，临床用于慢性痛风的治疗。因无镇痛及消炎作用，故不适用于急性痛风的治疗。

本品的制备是由对甲苯磺酰胺经重铬酸钠氧化为对羧基苯磺酰胺，再用溴丙烷进行烷基化反应制得。

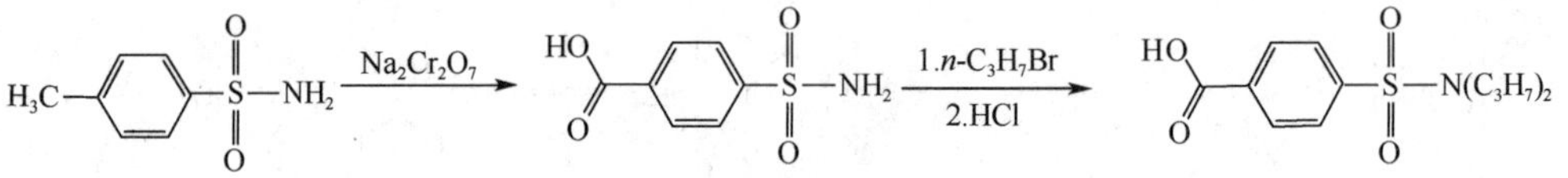

别嘌醇（allopurinol）

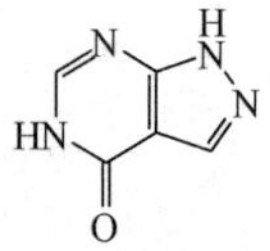

化学名为 1H-吡唑并[3，4-d]嘧啶-4-酮，1H-pyrazolo[3，4-d]pyrimidin-4(5H)-one。

本品为白色或类白色结晶性粉末；几乎无臭。在水或乙醇中微溶，在三氯甲烷或乙醚中不溶，在氢氧化钠或氢氧化钾溶液中易溶。熔点 39~40℃。

本品是 6-羟基嘌呤的类似物，可被体内黄嘌呤氧化酶氧化为别黄嘌呤，别黄嘌呤与本品都对黄嘌呤氧化酶有抑制作用。由于黄嘌呤氧化酶对别黄嘌呤的亲和力比对黄嘌呤和次黄嘌呤大，因而使黄嘌呤和次黄嘌呤不能转化为尿酸，使血中尿酸的浓度降低。并且黄嘌呤及次黄嘌呤的溶解度比尿酸大，故在泌尿道中不易析出，易于被肾清除。此外，由于尿酸在血浆中浓度降低至其溶解度水平之下，不仅避免尿酸结石的形成，还有助于结石的重新溶解。

本品口服易吸收，自胃肠道可吸收 80%~90%。约有 70%的药物在肝内代谢为具有活性的别黄嘌呤，两者都不能与蛋白质结合。由肾排泄，约 10%为原药，70%以代谢物随尿排出。奥昔嘌醇（oxypurinol）是别嘌醇的主要活性代谢产物，已批准上市。

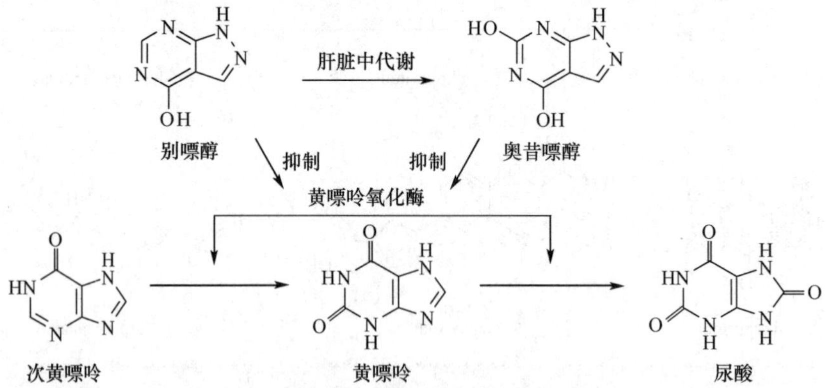

非布司他（febuxostat）

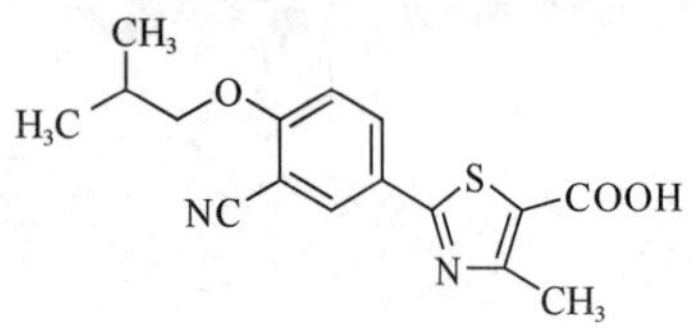

化学名为 2-[3-氰基-4-异丁氧基]-4-甲基噻唑-5-甲酸，2-[3-cyano-4-isobutoxyphenyl]-4- methylthiazole-5-carboxylic acid。

本品为白色或类白色结晶性粉末；无臭、无味。在乙腈、丙酮、甲醇中溶解，在 0.1mol/L 氢氧化钠溶液中溶解，在水中微溶。

熔点 238～239℃。

本品口服吸收完全，给药后约 1 h 血药浓度达到峰值，体内血浆蛋白结合达 99.2%。大部分在肝脏以氧化和葡萄糖醛酸化路径代谢，1%～6%以原药形式由肾脏排出。

本品为新型非嘌呤类选择性黄嘌呤氧化酶抑制剂，对氧化型和还原型的黄嘌呤氧化酶均有显著的抑制作用，临床疗效较别嘌醇好，可大幅度降低血尿酸水平，耐受性好且不良反应少，适用于有肾功能不全的痛风患者，对痛风石的溶解率较高。

案例 17-4 分析

1. 痛风是体内嘌呤代谢紊乱引起的一种疾病，由于海鲜食品中含有大量的嘌呤，食用后会提高体内嘌呤的含量，同时饮用大量啤酒，更加升高血液中的尿酸含量，诱发急性痛风。对于确诊有高尿酸症状的患者，必须长期坚持服用排尿酸药物，不能随意停药。

2. 在痛风的急性期，首先应该给予抗炎治疗，减缓病症和减轻对关节的损害，建议服用 NSAID，如吲哚美辛，也可酌情使用秋水仙碱。待急性期过后，应该坚持长期服用排尿酸药物，如丙磺舒，防止复发。

思　考　题

1. 芳基乙酸类与芳基丙酸类非甾体抗炎药以及增加尿酸排泄的抗痛风药物的结构中，大多含有羧基，请问羧基的存在会对药物的性质带来哪些影响？这类药物修饰的策略有哪些？

2. 艾瑞昔布 (imrecoxib) 是由我国科学家研制的治疗骨关节炎的安全有效药物，于 2011 年 5 月批准上市。试查阅文献，分析该药物的研发历程及涉及的药物改造策略。

（展　鹏）

第十八章　抗　生　素

　　抗生素（antibiotics）是微生物（包括细菌、放线菌和真菌等）或高等动植物的次级代谢产物，或与其代谢产物相似的合成物；在极低浓度下就对各种病原菌类微生物有抑制或杀灭作用，而对宿主不产生严重的毒副作用，主要用于治疗病原菌引起的感染。近年来，随着对抗生素类药物的深入研究，发现抗生素还具有抗肿瘤活性，有些抗生素还可用作免疫抑制剂和植物生长调节剂。抗生素的来源可以是生物合成（微生物发酵），也可以是化学半合成和全合成。为了解决生物合成抗生素存在的化学稳定性差、抗菌活性低、抗菌谱窄、毒副作用大、交叉耐药以及药代动力学性质缺陷等问题，通过对其进行结构改造研发了大量的半合成抗生素，并取得了显著成就，如耐酶青霉素苯唑西林（oxacillin）、广谱青霉素阿莫西林（amoxicillin）和抗耐药菌酮内酯泰利霉素（telithromycin）等。按化学结构，抗生素可分为 β-内酰胺类、大环内酯类、氨基糖苷类、四环素类、氯霉素类、多肽类和磷霉素。按化学结构，抗生素可分为 β-内酰胺类、大环内酯类、氨基糖苷类和其他类，其主要作用机制有以下四种：①抑制细菌细胞壁的合成。抑制细胞壁的合成会破坏细胞壁的完整性，使水分不断渗入，导致细胞膨胀、变形、破裂、死亡，如青霉素类和头孢菌素类抗生素。②影响细菌细胞膜通透性。改变细胞膜的通透性，使菌体内蛋白质、核苷酸和氨基酸等重要物质外漏，会导致细菌死亡，如制霉菌素和两性霉素 B。③抑制细菌蛋白质合成。抑制细菌蛋白质合成可影响或中止细菌的生长繁殖，如大环内酯类、氨基糖苷类和四环素类抗生素。④抑制细菌核酸的合成。利福平通过抑制细菌 RNA 聚合酶，阻碍 mRNA 的合成，从而阻断 RNA 转录过程，使 DNA 和蛋白的合成停止，导致细菌死亡。

知识拓展 18-1

抗生素的耐药性

　　随着抗生素的广泛使用，尤其是不合理用药甚至滥用，细菌耐药性问题日趋严重。细菌耐药性是指细菌与药物多次接触后产生对药物不敏感甚至消失的现象。细菌耐药性可分为两类：一类是固有耐药（intrinsic resistance），又称天然耐药性，是由于细菌结构与化学组成的不同，本身对抗菌药物不敏感。天然耐药性是由细菌染色体基因决定的，一般只对一种或者两种类似的药物产生耐药，而且比较稳定，与其他细菌的竞争力弱。另一类是获得性耐药（acquired resistance），即细菌与抗生素接触后产生耐药质粒，由质粒介导，通过改变自身的代谢途径，使其不被抗菌药物杀灭。获得性耐药是最为常见的耐药类型，在临床上占重要地位。细菌耐药性的出现导致抗生素的治疗效果下降。为了解决细菌耐药性的问题，并应对新病原菌的出现及流行，加快研发高效、低毒、价廉、选择性强、抗菌谱宽以及体内分布好的新型抗生素药物显得尤为迫切。

第一节　β-内酰胺类

　　根据化学结构的不同，β-内酰胺类抗生素（β-lactam antibiotics）可分为青霉素类（penicillins）、头孢菌素类（cephalosporins）以及非典型 β-内酰胺抗生素类。β-内酰胺类抗生素的母核结构主要有青霉烷（penam）、青霉烯（penem）、碳青霉烯（carbapenem）、氧青霉烷（oxapenam）、头孢烯（cephem）和单环 β-内酰胺（monobactam）。

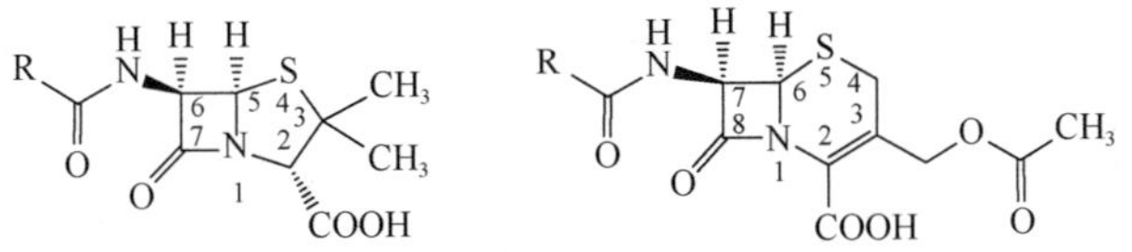

penicillins　　cephalosporins

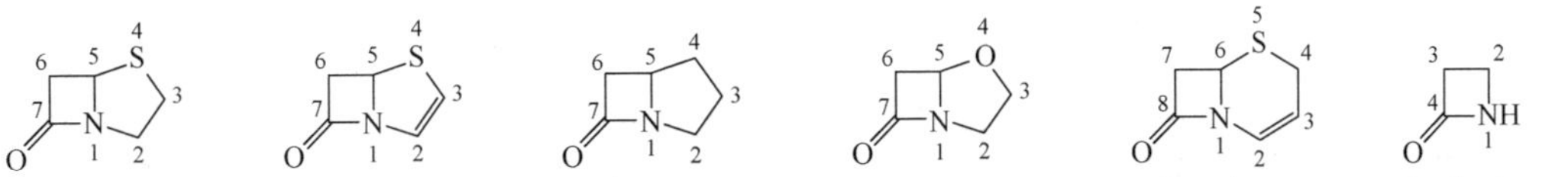

penam　penem　carbapenem　oxapenam　cephem　monobactam

经典β-内酰胺类抗生素有以下结构特点：①含有β-内酰胺环，且该环通过氮原子和邻近的sp^3碳原子与五元氢化噻唑环（如青霉素类）或六元氢化噻嗪环稠合（如头孢菌素类）；②与β-内酰胺稠合环的C-2位上均有一个羧基；③β-内酰胺环羰基α位碳上均有一个酰胺基侧链；④两个稠合环不共平面，青霉素沿N-1和C-5轴折叠，头孢菌素沿N-1和C-6轴折叠。另外，青霉素类和头孢菌素类抗生素的母核上分别有3个和2个手性碳原子，仅绝对构型为（2*S*, 5*R*, 6*R*）和（6*R*, 7*R*）的旋光异构体具有抗菌活性。抗菌活性不仅取决于其母核的构型，还取决于酰胺侧链上取代基手性中心的类型。

β-内酰胺类抗生素的主要作用靶点是细菌黏肽转肽酶（*D*-丙氨酰-*D*-丙氨酸转肽酶），也称青霉素结合蛋白（penicillin-binding proteins，PBPs），通过抑制细菌细胞壁的合成而产生抗菌活性。PBPs存在于细菌细胞壁上，对细菌生长和繁殖发挥着重要作用。不同细菌的细胞膜上PBPs的数量和组成存在差异，而且不同的β-内酰胺类抗生素与PBPs结合的部位不同，这就导致各种抗生素的抗菌活性存在差异。黏肽是细菌细胞壁的主要成分，由*N*-乙酰葡萄糖胺、*N*-乙酰胞壁酸以及连接在*N*-乙酰胞壁酸的4～5个氨基酸的线形小肽交联而成的网状结构的含糖多肽。这些含糖多肽在黏肽转肽酶催化下进行转肽反应，转化成交联结构，进而形成网状的细菌细胞壁。

β-内酰胺类抗生素具有与黏肽*D*-丙氨酰-*D*-丙氨酸（*D*-Ala-*D*-Ala）相似的末端结构及空间构象，可以竞争性地结合于黏肽转肽酶活性中心，发生酰基化反应，不可逆地抑制该酶的活性，从而阻碍细胞壁的形成。由于缺乏完整的细胞壁，细菌细胞将无法定型，难以承受细胞内的高渗透压，最终导致溶菌而死亡。人体细胞没有细胞壁，故β-内酰胺类抗生素对人体的毒性小。此外，β-内酰胺类抗生素一般对革兰氏阳性菌（G^+）活性较革兰氏阴性菌（G^-）高，这是因为革兰氏阳性菌的细胞壁黏肽含量高于革兰氏阴性菌（图18-1）。

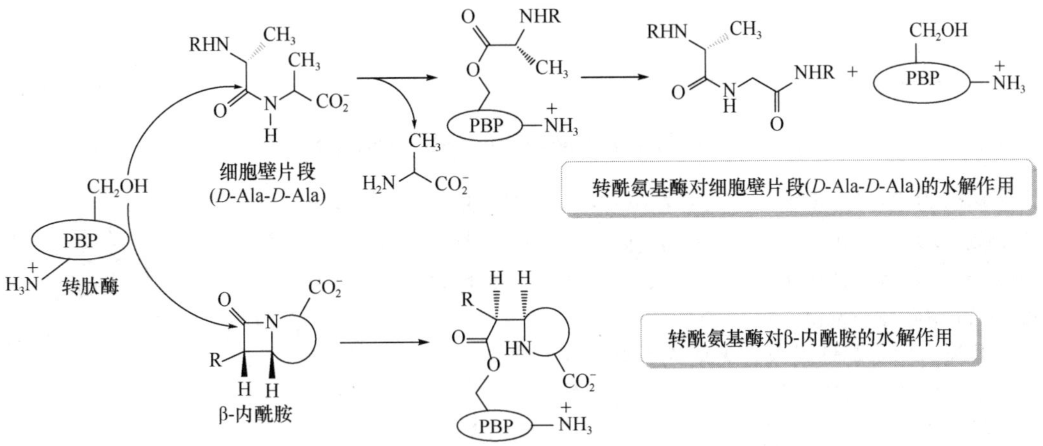

图18-1　细胞壁交联及β-内酰胺类抗生素的作用机制

一、青 霉 素 类

（一）天然青霉素

青霉素（penicillin）是利用青霉菌株（*Penicillium notatum*），在淀粉、糖、玉米浆、黄豆饼粉及含硫、磷和微量金属的盐类培养基中生长繁殖，分离、纯化得到的 7 种代谢产物。其中以青霉素 G（penicillin G）的作用最强，产量最高，疗效最好（表 18-1）。

表 18-1　天然青霉素

名称	结构
青霉素 G（penicillin G）	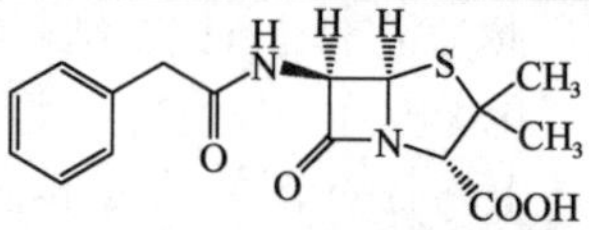
青霉素 X（penicillin X）	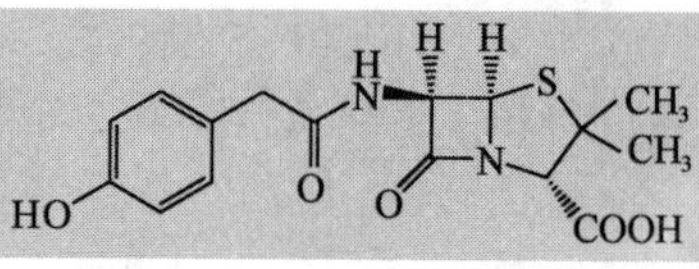
青霉素 K（penicillin K）	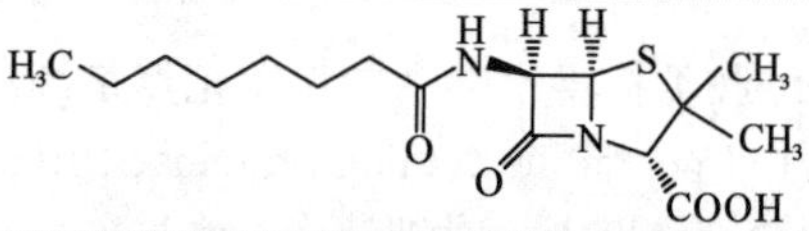
青霉素 V（penicillin V）	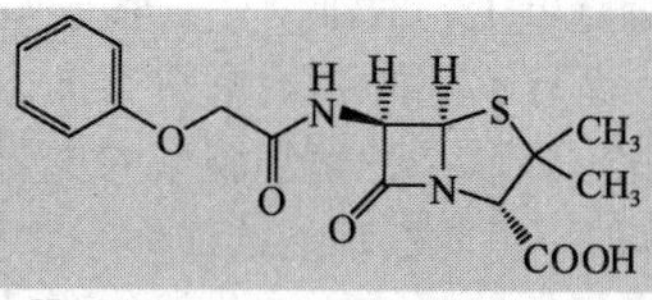
青霉素 N（penicillin N）	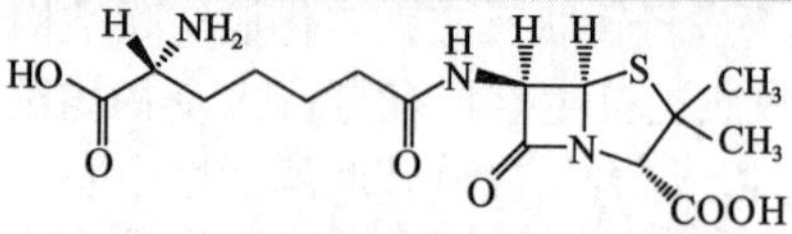
青霉素 F（penicillin F）	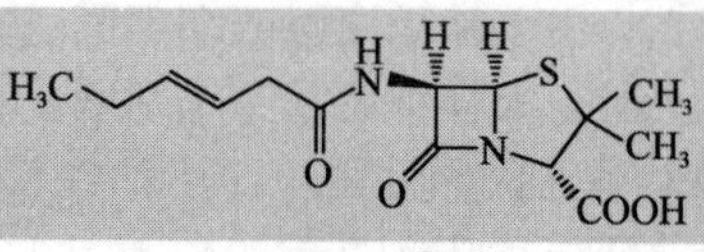
双氢青霉素 F（pentylpenicillin，amylpenicillin）	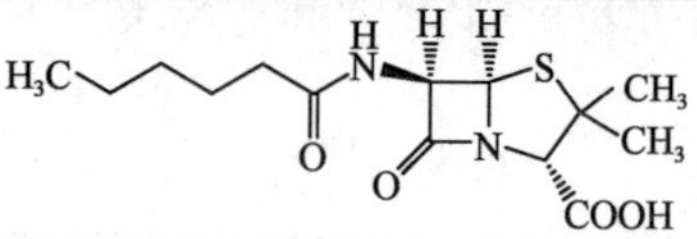

青霉素钠（benzylpenicillin sodium）

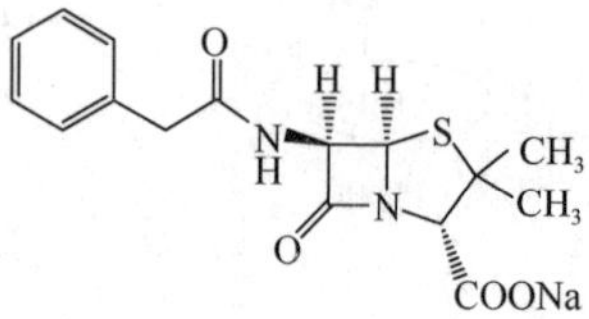

化学名为(2S, 5R, 6R)-3, 3-二甲基-6-(2-苯乙酰氨基)-7-氧代-4-硫杂-1-氮杂双环[3.2.0]庚烷-2-甲酸钠盐，monosodium(2S, 5R, 6R)-3, 3-dimethyl-7-oxo-6-[(phenylacetyl)amino]-4-thia-1-azabicyclo[3.2.0] heptane-2-carboxylic acid。

本品为白色结晶性粉末；无臭或微有特异性臭味。有引湿性；遇酸、碱或氧化剂等迅速失效，水溶液在室温放置易失效。在水中极易溶解，在乙醇中溶解，在脂肪油或液状石蜡中不溶。$[\alpha]_D^{20} = +282°$（1mol/L，乙醇）。

本品在酸、碱性条件下或 β-内酰胺酶存在时，β-内酰胺环易发生水解和分子重排，失去抗菌活性。另外，β-内酰胺环中的羰基与氮原子上的未共用电子对不共轭，易受到亲核或亲电试剂进攻，而且四元环的张力较大，均造成 β-内酰胺环具有高度化学反应活性。

　　在酸性条件下，本品的最终降解产物是青霉胺（D-penicillamine）和青霉醛（penilloaldehyde）。在 pH 4.0 的溶液中，青霉素酰胺侧链上羰基氧原子的孤对电子亲核进攻 β-内酰胺环，重排生成青霉二酸（penillic acid），之后进一步分解生成青霉胺和青霉醛。在强酸或氯化汞作用下，β-内酰胺环发生裂解生成青霉酸（penicillic acid），青霉酸进一步与水反应生成不稳定的青霉醛酸（penaldic acid），之后分解释放出 CO_2，并生成青霉醛。另外，青霉酸脱 CO_2 生成青霉噻唑酸（penicilloic acid），进一步分解生成青霉胺和青霉醛。

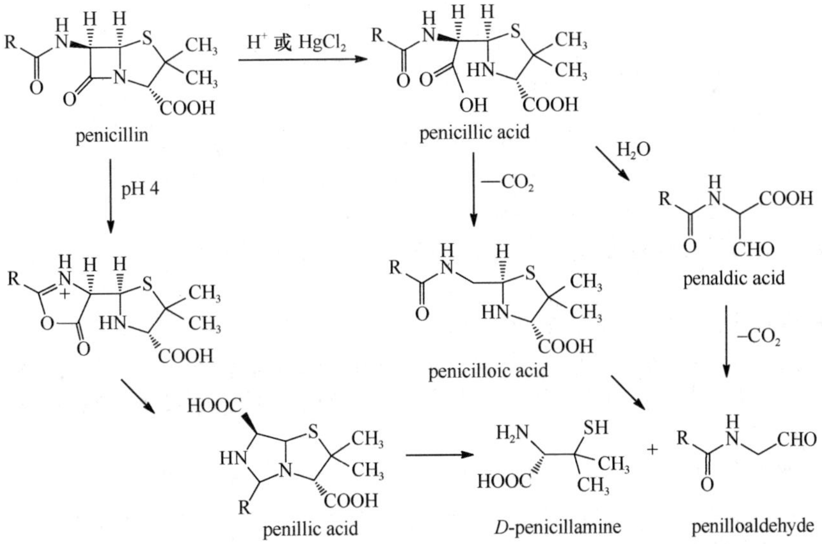

　　在碱性条件下或 β-内酰胺酶存在时，亲核性基团进攻 β-内酰胺环，生成青霉酸。加热时易失去 CO_2，生成青霉噻唑酸，最终分解生成青霉胺和青霉醛。

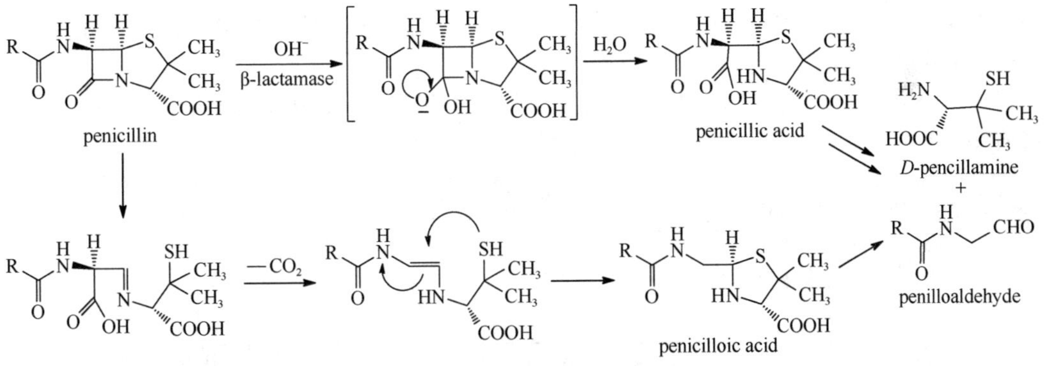

　　本品肌注，体内代谢较快，30min 即可达到血药峰值浓度。为延长其作用时间，可将青霉素和丙磺舒合用，以降低其排泄速率。为减小青霉素对皮肤的刺激性，可将其与分子量较大的胺制成难溶性盐，如普鲁卡因青霉素（procaine benzylpenicillin）和苄星青霉素（benzathine benzylpenicillin）。将青霉素的羧基酯化做成前药，可提高其生物利用度，减缓药物释放。

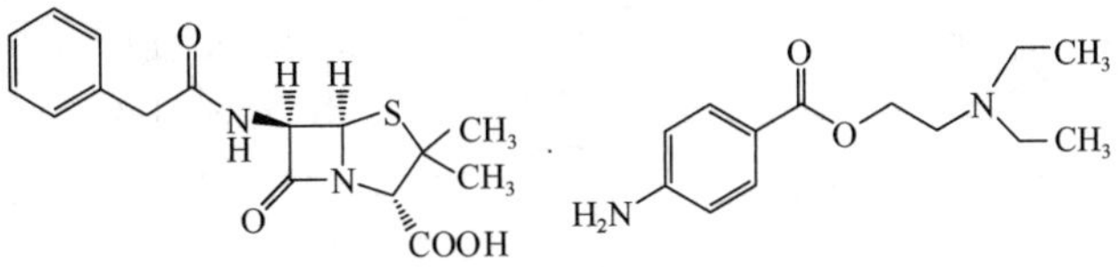

procaine benzylpenicillin

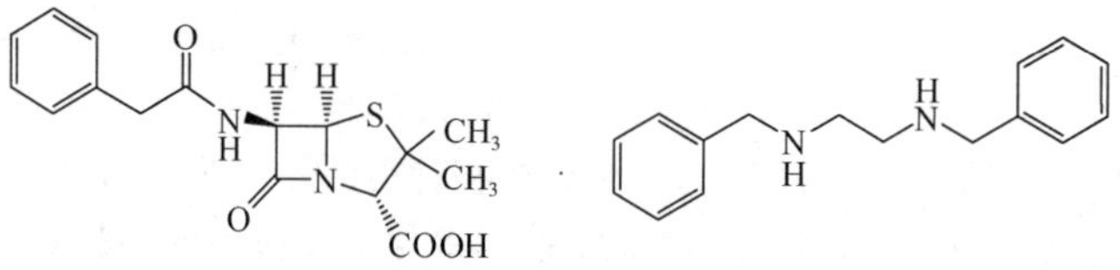

benzathine benzylpenicillin

青霉素钠是第一个在临床上使用的抗生素，抗菌谱较窄，仅对革兰氏阳性菌及少数革兰氏阴性菌有较强的抗菌作用。主要用于治疗链球菌、葡萄球菌等所引起的全身或严重局部感染，也可与氨基糖苷类抗生素合用治疗草绿色链球菌心内膜炎。

（二）半合成青霉素

青霉素存在不耐酸、不耐酶、抗菌谱窄和过敏反应等问题。为解决这些问题，从 20 世纪 50 年代起，以青霉素发酵液中得到的 6-氨基青霉烷酸（6-aminopenicillanic acid，6-APA）为原料，合成了许多青霉素衍生物，并从中得到许多抗菌活性高、广谱、耐酶、可口服的半合成青霉素。目前，已经在临床上应用的半合成青霉素大致可分为耐酸青霉素、耐酶青霉素、广谱青霉素和 β-内酰胺酶抑制剂的复合物。

1. 半合成青霉素的化学合成方法　6-APA 是大多数青霉素类抗生素的共同母核，半合成青霉素都以其为起始原料。6-APA 可通过青霉素酰化酶（penicillin acylase），在偏碱性条件下酶解青霉素制得。用化学方法将青霉素酰化酶固定在载体上，来裂解青霉素制备 6-APA 的方法称为固定化酶法，适用于大规模工业生产。

半合成青霉素的化学合成方法，根据其缩合方式不同主要有以下四种：

（1）酰氯法：将侧链酸制备成酰氯，在低温、中性或近中性（pH 6.5～7.0）条件下与 6-APA 进行酰化反应。酰氯法是经常使用的方法，如氨苄西林（ampicillin）的制备。

（2）酸酐法：将侧链酸制备成酸酐或混合酸酐后与 6-APA 进行酰化反应。如哌拉西林（piperacillin）的制备。

（3）DCC 法：以 N,N'-二环己基碳二亚胺（DCC）为缩合剂，将侧链酸和 6-APA 在有机溶剂中进行酰基化反应。DCC 法收率高、步骤短，但成本高。

（4）固相酶法：用固相化酶催化侧链酸与 6-APA 直接缩合。此法工艺简单，收率高。但酶的催化活性是关键。

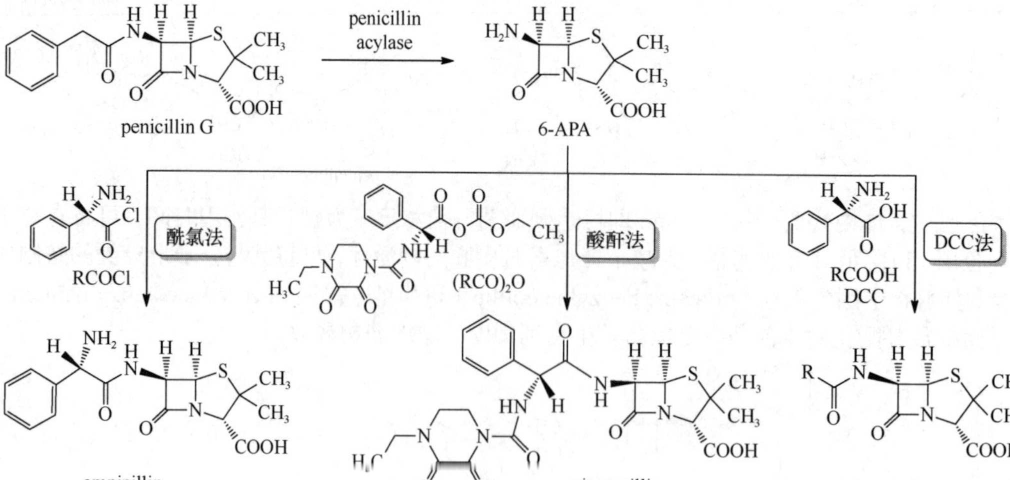

2. 耐酸青霉素　在青霉素发酵过程中，加入人工合成的前体苯氧乙酸得到青霉素 V，具有耐酸性质，可口服。经研究发现，青霉素 V 侧链中含有吸电子的氧原子，可降低羰基侧链的电子云

密度，从而保护 β-内酰胺环不被侧链羰基氧进攻而导致开环失活，增加了其对酸的稳定性。青霉素 V 的发现，为耐酸青霉素的发展提供了新思路。进一步研究发现，在 C-6 位酰胺侧链的 α 位引入 O、N、X 等电负性强的原子得到可口服半合成青霉素，如阿度西林（azidocillin）、非奈西林（pheneticillin）和丙匹西林（propicillin）。阿度西林在侧链上引入吸电子的叠氮基团，口服吸收效果明显改善，并且对流感嗜血杆菌活性更高。非奈西林和丙匹西林口服吸收良好，血药浓度高，持续时间长。

azidocillin　　　　　　　pheneticillin　　　　　　　propicillin

3. 耐酶青霉素　青霉素广泛应用于临床后，很快就出现了对其不敏感的金黄色葡萄球菌。研究发现，耐药金黄色葡萄球菌产生了促使青霉素分解失效的 β-内酰胺酶。在研究青霉素衍生物的过程中，发现抗菌活性极低的三苯甲基青霉对 β-内酰胺酶相对稳定。这可能是由于三苯甲基的空间位阻效应，阻止其与酶活性中心的结合。根据这一设想设计合成了侧链体积较大的半合成青霉素如甲氧西林（methicillin）等。甲氧西林侧链苯环上有两个邻位甲氧基，可阻止其与 β-内酰胺酶的结合，是第一个用于临床的耐酶青霉素。但甲氧西林对酸不稳定，必须大剂量注射才能保持其活性。随着甲氧西林的广泛使用，在临床上很快就出现了耐甲氧西林金黄色葡萄球菌（methicillin-resistant staphylococcus aureus，MRSA）。这种耐药菌株通过对甲氧西林结合部位的 PBPs 进行修饰，使细菌对药物不敏感。为此，开发了比甲氧西林具有更高活性的耐青霉素金黄色葡萄球菌的青霉素衍生物，如萘夫西林（nafcillin）。

利用生物电子等排原理以异噁唑环取代甲氧西林的苯环，同时在其 C-3 位和 C-5 位分别引入苯基和甲基得到苯唑西林（oxacillin），苯基兼有吸电子和空间位阻作用。苯唑西林是第一个耐酶、耐酸青霉素，既可口服，也可注射。在其结构中苯环的邻位引入氟、氯等卤原子，可进一步提高其耐酶、耐酸性质，并显著改善其药代动力学性质。如氯唑西林（cloxacillin）、氟氯西林（flucloxacillin）和双氯西林（dicloxacillin）。在 β-内酰胺环的 C-6 位引入含氮七元环席夫碱侧链，可增加其对 β-内酰胺酶的稳定性，如美西林（mecillinam）和匹美西林（pivmecillinam），见表 18-2。

表 18-2　耐酶半合成青霉素

名称	结构	作用特点
甲氧西林 （methicillin）		第一个用于临床的耐酶青霉素，对酸不稳定
萘夫西林 （nafcillin）		对酸稳定。对耐青霉素金黄色葡萄球菌的活性比甲氧西林强 3 倍
苯唑西林 （oxacillin）		第一个耐酶耐酸青霉素，既可口服，也可注射

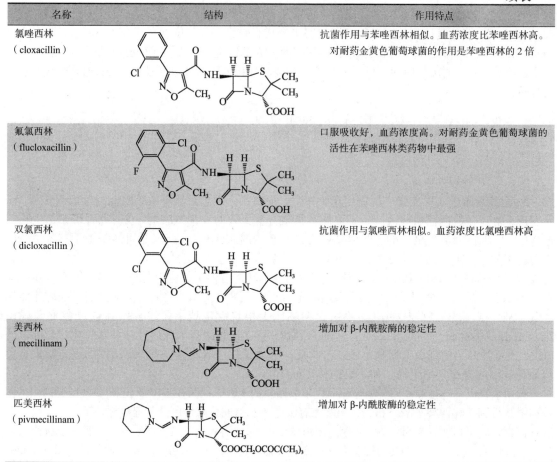

名称	结构	作用特点
氯唑西林 （cloxacillin）		抗菌作用与苯唑西林相似。血药浓度比苯唑西林高。对耐药金黄色葡萄球菌的作用是苯唑西林的 2 倍
氟氯西林 （flucloxacillin）		口服吸收好，血药浓度高。对耐药金黄色葡萄球菌的活性在苯唑西林类药物中最强
双氯西林 （dicloxacillin）		抗菌作用与氯唑西林相似。血药浓度比氯唑西林高
美西林 （mecillinam）		增加对 β-内酰胺酶的稳定性
匹美西林 （pivmecillinam）		增加对 β-内酰胺酶的稳定性

苯唑西林钠（oxacillin sodium）

化学名为(2S, 5R, 6R)-3, 3-二甲基-6-(5-甲基-3-苯基-4-异噁唑甲酰胺基)-7-氧代-4-硫杂-1-氮杂双环[3.2.0]庚烷-2-甲酸钠盐一水合物，monosodium(2S, 5R, 6R)-3, 3-dimethyl-6-[[(5-methyl-3-phenyl-4-isoxazolyl)carbonyl]amino]-7-oxo-4-thia-1-azabicyclo[3.2.0]heptane-2-carbox ylate monohydrate，又称苯唑青霉素钠。

本品为白色粉末或结晶性粉末；无臭或微臭。在水中易溶，在丙酮或丁酮中极微溶解，在乙酸乙酯或石油醚中几乎不溶。水溶液 pH 5.0～7.0，游离酸 pK_a=2.8。

本品耐酸、耐酶，对产青霉素酶的葡萄球菌具有良好抗菌活性。主要用于治疗耐青霉素金黄色葡萄球菌和表皮葡萄球菌感染。

本品可以通过口服或注射给药，但在血清中半衰期较短。可发生青霉素类交叉耐药，使用之前需进行皮试。当与丙磺舒合用时可延长其血清半衰期；与阿司匹林、磺胺类药物合用可提高其游离血药浓度。

4. 广谱青霉素　从头孢菌发酵液中分离得到的青霉素 N，对革兰氏阴性菌有较强的抑制作用，但对革兰氏阳性菌活性低于青霉素 G。青霉素 N 的 C-6 位侧链含有 D-α-氨基己二酰胺，这可能是产生抗革兰氏阴性菌活性的基团。由此得到启发，含有氨基的侧链可能扩大抗菌谱。因此，在青霉素 G 侧链上引入 α-氨基得到第一个广谱青霉素氨苄西林（ampicillin）。氨苄西林对革兰氏阳性菌和阴性菌均有较强抑制作用，但口服生物利用度低，在临床上只能注射使用。为改善其口服吸收效果，在氨苄西林侧链苯基的 C-4 位引入羟基得到了阿莫西林（amoxicillin），具有广谱、耐酸、口服吸收好的优点（表 18-3）。

表 18-3　广谱青霉素

名称	结构	作用特点
氨苄西林 （ampicillin）	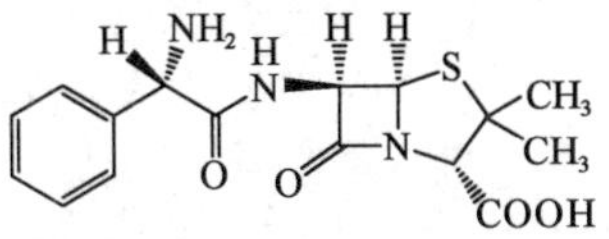	对流感嗜血杆菌、痢疾杆菌、大肠杆菌、伤寒杆菌、变形杆菌有效。用于治疗心内膜炎、脑膜炎、败血症等
巴氨西林 （bacampicillin）	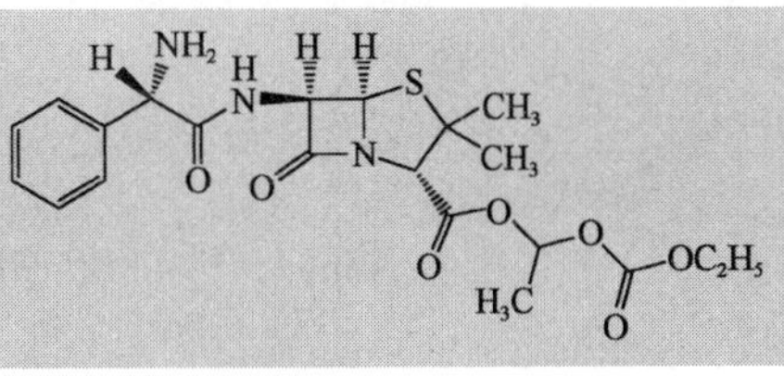	口服给药。用于治疗对氨苄西林敏感的革兰氏阳性菌和革兰氏阴性菌引起的感染，如呼吸道感染、泌尿生殖道感染及皮肤和软组织感染
匹氨西林 （pivampicillin）	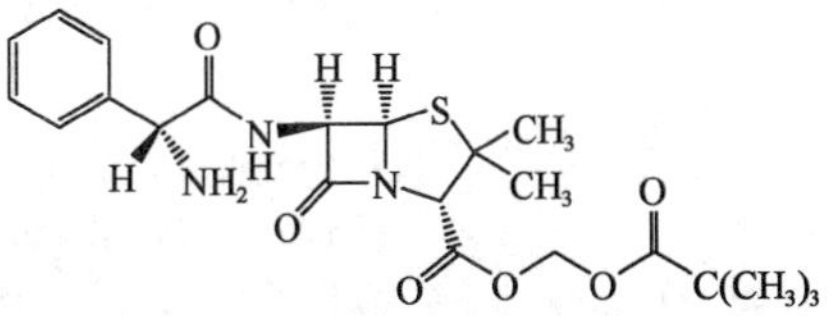	耐酸。口服吸收完全，血、尿药浓度高。抗菌谱与氨苄西林相似
呋布西林 （furbucillin）	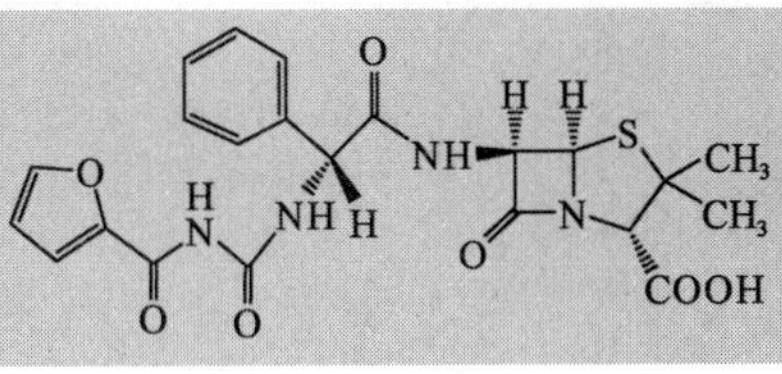	用钾盐。用于治疗铜绿假单胞菌和大肠杆菌引起的感染
哌拉西林 （piperacillin）	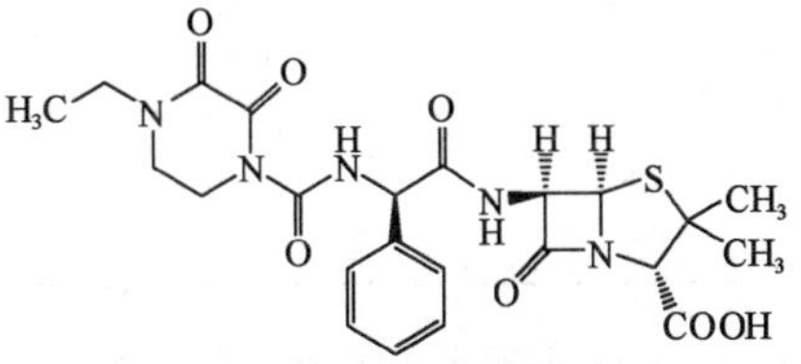	耐酶。用于治疗铜绿假单胞菌、变形杆菌和肺炎杆菌等引起的感染
阿洛西林 （azlocillin）	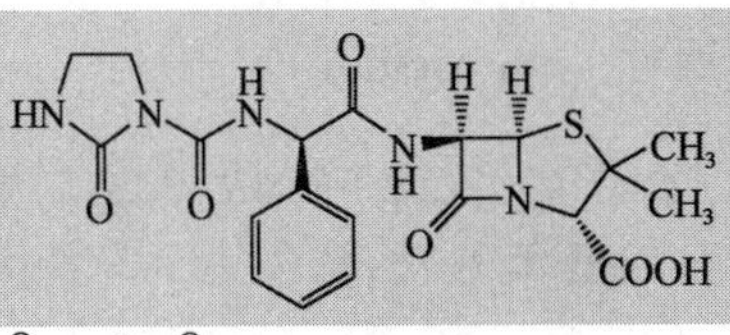	不耐酶。抗铜绿假单胞菌和奇异变形杆菌作用强
美洛西林 （mezlocillin）	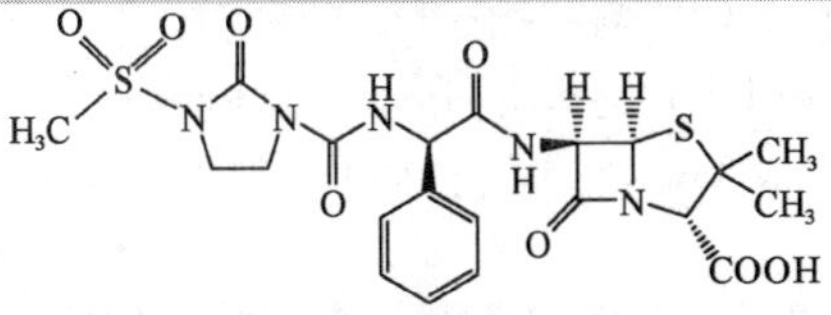	抗菌谱与阿洛西林相似。主要用于治疗呼吸和泌尿系统感染
阿帕西林 （apalcillin）	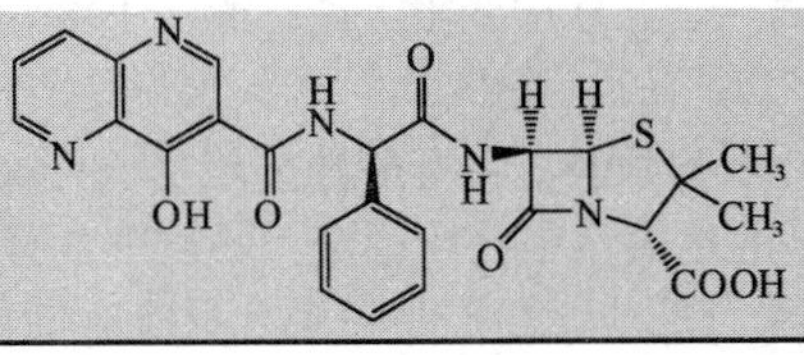	耐酶。抗铜绿假单胞菌、肺炎杆菌和厌气菌作用强

续表

名称	结构	作用特点
羧苄西林 （carbenicillin）		口服不吸收，需注射给药。体内分布广，毒性较低。主要用于治疗铜绿假单胞菌和大肠杆菌等引起的感染
卡茚西林 （carindacillin）		口服给药。主要用于治疗铜绿假单胞菌、大肠杆菌、变形杆菌所引起的尿路感染
磺苄西林 （sulbenicillin）		注射给药。抗菌活性与羧苄西林相似。主要用于治疗铜绿假单胞菌感染
替卡西林 （ticarcillin）		口服不吸收，需注射给药。对铜绿假单胞菌的作用强于羧苄西林。主要用于治疗铜绿假单胞菌感染
海他西林 （hetacillin）		耐酸，可口服。吸收快，作用持久，与氨苄西林用途相同
依匹西林 （epicillin）		耐酸，耐酶，可口服。抗菌谱与氨苄西林相似。对铜绿假单胞菌有效，但作用比羧苄西林弱

阿莫西林（amoxicillin）

化学名为(2S, 5R, 6R)-3, 3-二甲基-6-[(R)-(−)-2-氨基-2-(4-羟基苯基)乙酰氨基]-7-氧代-4-硫杂-1-氮杂双环[3.2.0]庚烷-2-甲酸三水合物，(2S, 5R, 6R)-6-[[(2R)-amino (4-hydroxyphenyl)acetyl]amino]-3, 3-dimethyl-7-oxo-4-thia-1-azabicyclo[3.2.0]heptane-2-carboxylic acid trihydrate，又称羟氨苄青霉素。

本品为白色或类白色结晶性粉末；味微苦。在水中微溶，在乙醇中不溶。$[\alpha]_D^{20} = +290° \sim +310°$（2mg/ml，水）。

本品侧链中有一个手性碳原子，临床用其右旋体；含有酸性的羧基、弱酸性的酚羟基和碱性的氨基，pK$_a$分别为 2.4、7.4 和 9.6，在 pH 6 的水溶液中比较稳定。侧链中含有游离氨基，可作为亲核基团直接进攻 β-内酰胺环的羰基，引起聚合反应，酚羟基对聚合反应有催化作用。

本品广谱、耐酸，口服后可迅速吸收，抗菌谱与氨苄西林相同。对革兰氏阳性菌的抗菌作用与青霉素相同或稍低，对革兰氏阴性菌如淋球菌、流感嗜血杆菌、百日咳杆菌、大肠杆菌和布氏杆菌等的作用较强，但使用后易产生耐药性。主要用于敏感菌所致的呼吸道感染（如支气管炎、肺炎）、伤寒、泌尿道感染、皮肤软组织感染及胆道感染等。对引起小儿呼吸道、泌尿道感染的病原菌有高度抗菌活性。

临床上使用的半合成青霉素均是其钠盐或钾盐。采用氢氧化钠或氢氧化钾进行成盐时要小心，以免 β-内酰胺环开环破坏。对碱不稳定的半合成青霉素，可通过与有机酸盐（如异辛酸钠或醋酸钠等）反应成盐。青霉素类抗生素的构效关系见图 18-2。

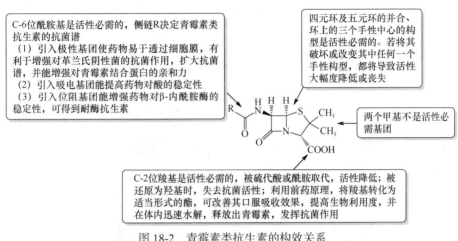

图 18-2　青霉素类抗生素的构效关系

二、头孢菌素类

（一）天然头孢菌素

天然头孢菌素有头孢菌素 C（cephalosporin C）和头霉素 C（cephamycin C）。头孢菌素 C 是由头孢菌属（*Cephalosporium*）真菌所产生的一类头孢菌素，对酸稳定，对产青霉素酶金黄色葡萄球菌有抑制活性，对革兰氏阴性菌也有活性。头霉素 C 是由链霉菌产生的甲氧头孢菌素，对 β-内酰胺酶稳定，对革兰氏阴性菌的作用较强，但对革兰氏阳性菌的活性较差。天然头孢菌素没有在临床上得到应用。

cephalosporin C　R=H
cephamycin C　　R=OCH$_3$

7-ACA

头孢菌素 C 为 7-氨基头孢烷酸（7-aminocephalosporanic acid，7-ACA）与 *D*-α-氨基己二酸缩合而成。与青霉素母核的"四元环并五元环"稠环体系相比，头孢菌素的"四元环并六元环"稠环体系的张力较小，而且其 β-内酰胺环氮原子上的孤对电子与氢化噻嗪环中的双键形成共轭，使 β-内酰胺环趋于稳定。因此，头孢菌素比青霉素稳定，而且多数头孢菌素类抗生素均具有耐酸的性质。

研究表明，头孢菌素 C-7 位酰胺侧链对其抗菌活性影响较大，而 C-3 位侧链则对抗菌活性特别是药代动力学性质产生影响。C-3 位的乙酰氧基是一个较好的离去基团，能与 C-2 和 C-3 间的双键以及 β-内酰胺环上的氮原子形成一个较大的共轭体系。当亲核试剂进攻 β-内酰胺环时，C-3 位乙酰氧基会带着负电荷离去，同时导致 β-内酰胺环开环。这是导致头孢菌素类抗生素活性降低的主要原因。

头孢菌素进入体内后，其 C-3 位乙酰氧基易被体内酶水解失活，生成活性较小的 C-3 羟基化合物（3-hydroxycephalosporin）。该化合物 C-3 位羟甲基和 C-2 位羧基处于双键的同侧，容易形成较稳定的头孢内酯（cephalosporin lactone）。由于结构中没有游离羧基存在，头孢内酯失去抗菌活性。因此，对头孢菌素进行结构修饰和改造时，多在其 C-7 位和 C-3 位侧链进行，以便提高其稳定性。

与青霉素不同，头孢菌素类抗生素结构中的 β-内酰胺环开裂后不能形成稳定的抗原决定簇头孢噻嗪基，而是生成以侧链为主各不相同的抗原决定簇。因此，头孢菌素类抗生素之间，只要侧链不同就不会发生交叉过敏反应。头孢菌素过敏反应发生率较青霉素低，而且彼此之间也不会发生交叉过敏反应。

案例 18-1

患者，男性，30 岁，因中耳炎口服头孢氨苄胶囊 0.375g，3 次/天。口服本品第 4 天晚上参加朋友聚会，饮酒约 300g 后口服头孢氨苄胶囊 0.375g。10min 后患者出现面部潮红、恶心、呕吐，随之出现意识不清。被家属紧急送到医院就诊，家属否认其有药物过敏史。

问题：

1. 患者为什么会出现面部潮红、恶心、呕吐甚至意识不清？
2. 在临床上服用头孢类抗生素时应注意什么问题？

（二）半合成头孢菌素

半合成头孢菌素的研究得益于青霉素类抗生素结构改造的经验，7-ACA 和 7-ADCA（7-amino-3-desacetoxycephalosporanic acid，7-氨基-3-去乙酰氧基头孢烷酸）为半合成头孢菌素的关键中间体，采用与半合成青霉素类似的合成方法即酰氯法、酸酐法、DCC 法，在 C-7 位或 C-3 位引入不同的侧链制备了许多具有抗菌谱广、活性强、毒副作用低等特点的半合成头孢菌素。从头孢菌素的结构出发，可进行结构改造的位置有四处：①7-α 氢原子；②7-酰胺基部分；③环中的硫原子；④3-位取代基，见图 18-3。

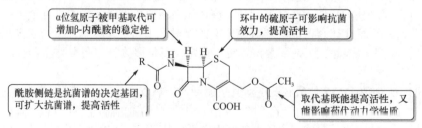

图 18-3 头孢菌素的结构改造位置

与青霉素相比，头孢菌素结构中可修饰的部位较多。因此，上市的半合成头孢菌素也较多。从 20 世纪 60 年代初头孢菌素类抗生素首次用于临床以来，按照药物开发年代的先后和抗菌性能的不同，将其划分为一、二、三、四和五代。这五代头孢菌素在结构上没有独立性且有所交叉，但它们在抗菌活性、抗菌谱及药代动力学性质等方面却有较鲜明的特点。

1. 第一代头孢菌素 第一代头孢菌素主要用于治疗耐青霉素酶的金黄色葡萄球菌等革兰氏阳性菌和某些革兰氏阴性菌感染，对革兰氏阴性菌的 β-内酰胺酶抵抗力较弱，革兰氏阴性菌对第一代头孢菌素易产生耐药性，见表 18-4。

表 18-4 临床常用第一代头孢菌素

名称	结构	作用特点
头孢甘氨 （cephaloglycin）		第一个口服半合成头孢菌素，易代谢失活
头孢噻吩 （cefalotin）		用钠盐。耐酶，口服不易吸收，须注射给药。主要用于治疗革兰氏阳性菌感染
头孢匹林 （cefapirin）		用钠盐。抗菌谱与头孢噻吩相似，注射给药
头孢乙腈 （cefacetrile）		用钠盐。抗菌谱与头孢噻吩相似，耐酶，注射给药
头孢唑啉 （cefazolin）		对革兰氏阴性菌的作用强。耐酸、耐酶。作用时间较长，注射给药
头孢氨苄 （cefalexin）		口服吸收好。对革兰氏阳性菌作用强
头孢羟氨苄 （cefadroxil）		用钠盐。抗菌谱与头孢唑啉相同，血浓度高而持久，可口服、注射给药
头孢拉定 （cefradine）		对耐药金黄色葡萄球菌和耐药杆菌有效，可口服或注射给药

头孢氨苄（cefalexin）

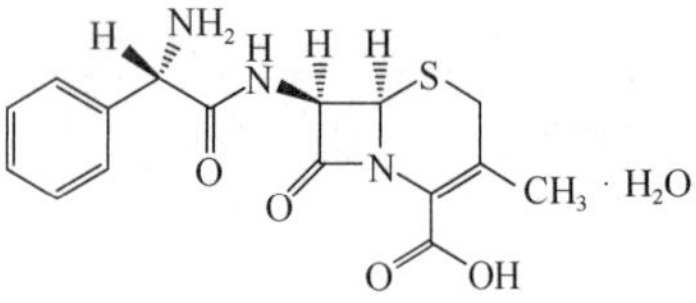

化学名为(6R, 7R)-3-甲基-7-[(R)-2-氨基-2-苯乙酰氨基]-8-氧代-5-硫杂-1-氮杂双环[4.2.0]辛-2-烯-2-甲酸一水合物，(6R, 7R)-7-[[(2R)-amino-2-phenylacetyl]amino]-3-methyl-8-oxo-5-thia-1-azabicyclo[4.2.0]oct-2-ene-2-carboxylic acid monohydrate，又称先锋霉素Ⅳ、头孢力新。

本品为白色或微黄色结晶性粉末；微臭。在水中微溶，在乙醇、三氯甲烷或乙醚中不溶。pK_a为 2.5、5.2 和 7.3。在固态时比较稳定，其水溶液在 pH 8.5 以下较为稳定，但在 pH 9 以上则迅速被破坏。$[\alpha]_D^{20} = +149°\sim+158°$（5 mg/ml，水）。

本品是针对头孢甘氨酸易代谢失活的缺点，将 C-3 位乙酰氧甲基换成甲基而得到的。口服吸收好，体内代谢稳定。本品结构改造的成功，使人们认识到 C-3 位取代基的重要性，对这一部位的继续修饰得到了一系列 C-7 位为苯甘氨酰基的半合成衍生物。

本品对革兰氏阳性菌效果较好，对革兰氏阴性菌效果较差。主要用于治疗敏感菌所致的呼吸道、泌尿道、皮肤和软组织、生殖器官等部位的感染。

2. 第二代头孢菌素 第二代头孢菌素对革兰氏阴性杆菌活性较强，但对革兰氏阳性菌活性与第一代相近或稍低，对奈瑟菌、部分吲哚阳性变形杆菌和肠杆菌有效，抗菌谱有所扩大，对多数 β-内酰胺酶稳定，可用于治疗第一代头孢菌素耐药的一些革兰氏阴性菌感染，见表 18-5。

表 18-5 临床常用第二代头孢菌素

名称	结构	作用特点
头孢克洛（cefaclor）	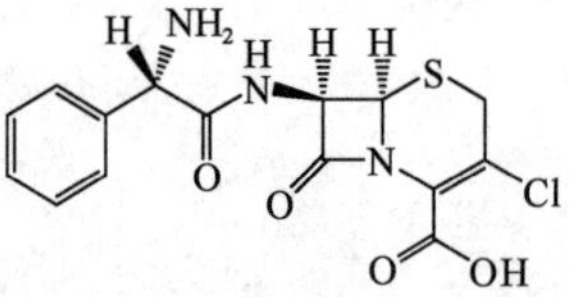	抗菌活性与头孢唑林相似。对胃酸稳定，可口服给药
头孢尼西（cefonicid）	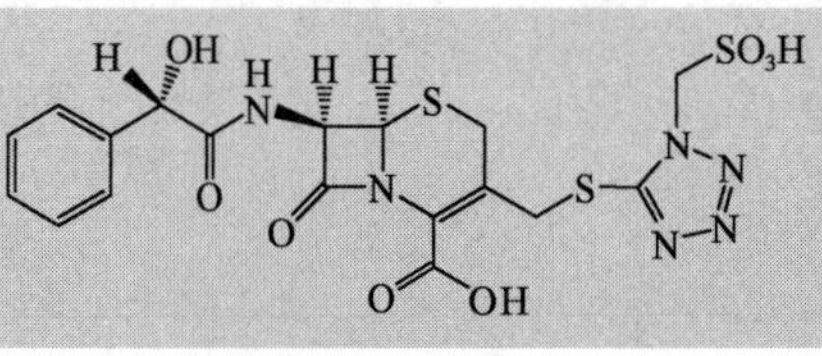	用钠盐。对 β-内酰胺酶稳定，长效广谱，注射给药。适用于治疗敏感菌引起的各种感染
头孢呋辛（cefuroxime）	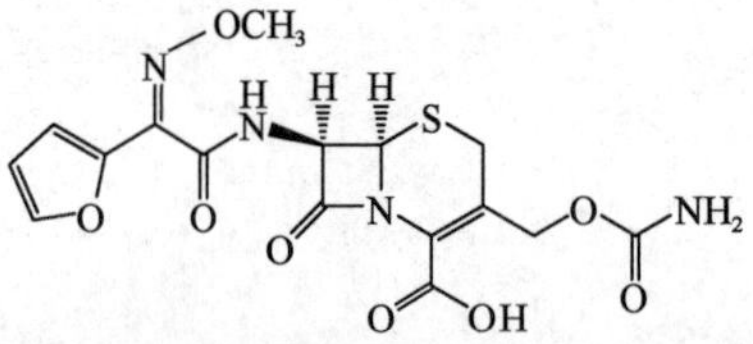	对革兰氏阴性菌活性较强，对 β-内酰胺酶稳定，注射给药
头孢孟多（cefamandole）	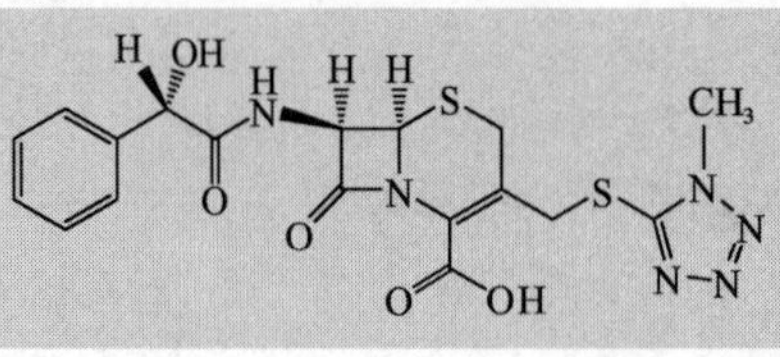	主要对革兰氏阴性菌有效，注射给药
头孢替安（cefotiam）	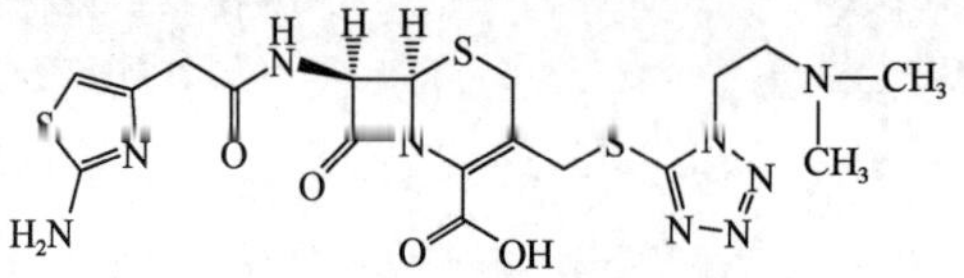	对革兰氏阴性菌的作用较优，对革兰氏阳性菌的作用与头孢唑林相近。口服不吸收，只能注射给药

3. 第三代头孢菌素 第三代头孢菌素的抗菌谱更广，对革兰氏阴性菌的活性较第二代更为优越，但对革兰氏阳性菌的活性比第一代差，部分药物抗铜绿假单胞菌活性较强。第三代头孢菌素具有明显的化学结构特征：C-7 位酰胺侧链以 2-氨基噻唑-α-甲氧亚氨基乙酰氨基居多。由于亚氨基双键的引入，其具有顺反异构体。反式异构体的侧链部分与 β-内酰胺环距离较远，对 β-内酰胺酶多不稳定；而顺式异构体的侧链部分与 β-内酰胺环接近，具有保护作用。因此，对多数 β-内酰胺酶具有高度稳定性，见表 18-6。

表 18-6　临床常用第三代头孢菌素

名称	结构	作用特点
头孢噻肟 （cefotaxime）	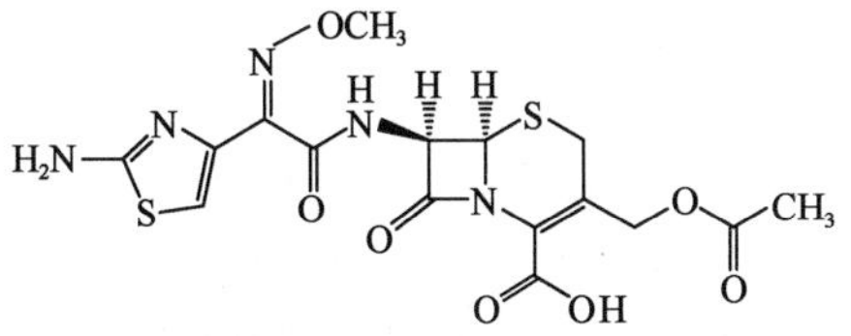	对革兰氏阴性菌作用增强。注射给药
头孢唑肟 （ceftizoxime）	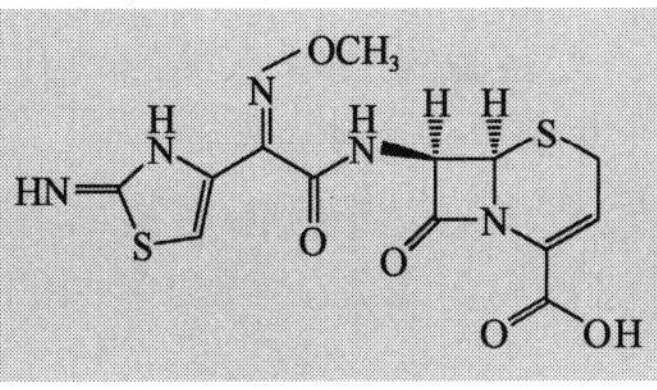	用钠盐。抗菌谱与头孢噻肟相似，对革兰氏阴性菌作用强。注射给药
头孢曲松 （ceftriaxone）	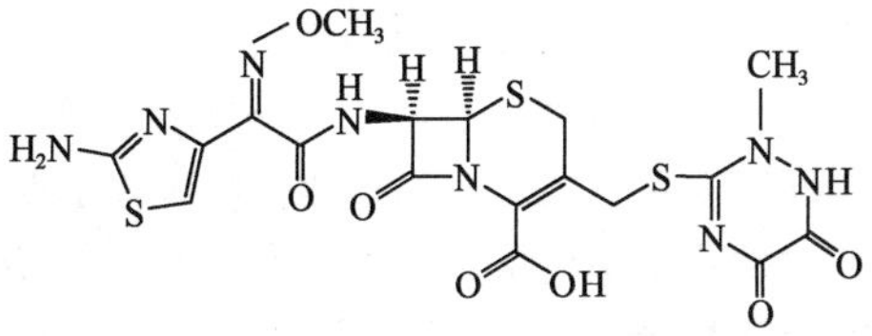	抗菌谱与头孢呋辛相似，对革兰氏阴性菌作用强，对革兰氏阳性菌有中度抗菌作用。口服不吸收
头孢甲肟 （cefmenoxime）	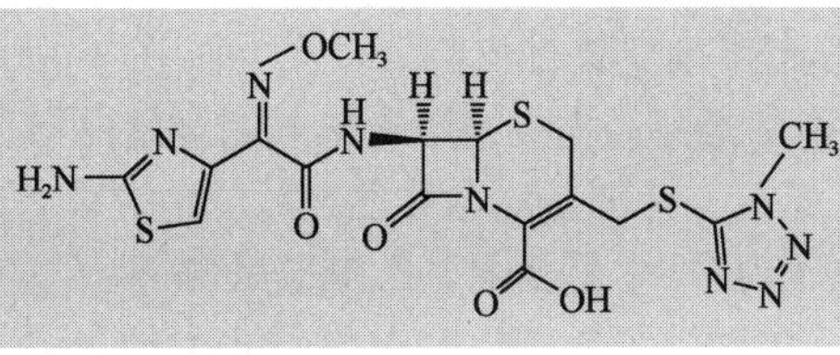	广谱，对革兰氏阴性菌活性强，对 β-内酰胺酶高度稳定。注射给药
头孢哌酮 （cefoperazone）	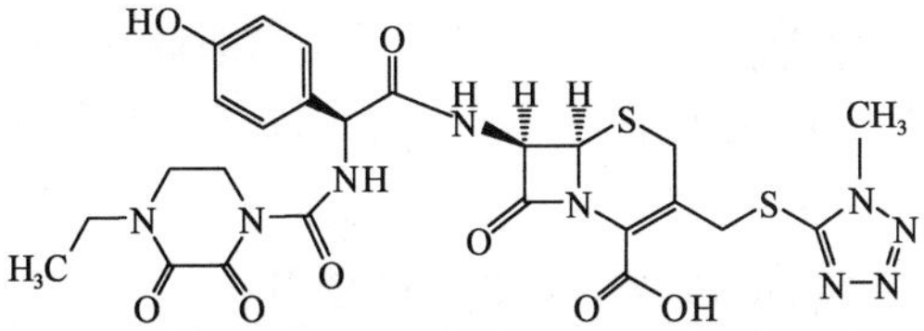	广谱，对铜绿假单胞菌活性优于其他头孢菌素，对 β-内酰胺酶高度稳定。注射给药
头孢他啶 （ceftazidime）	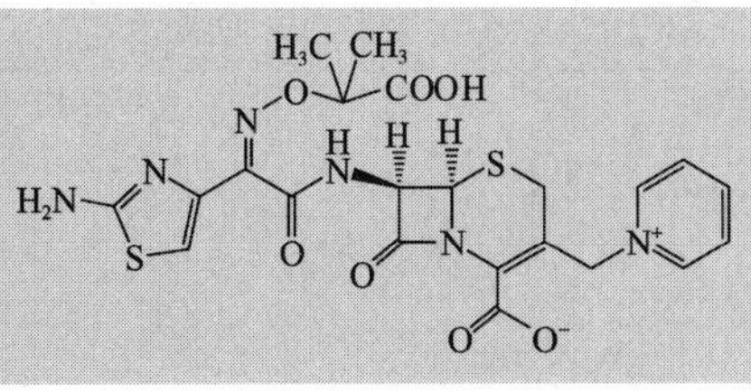	对革兰氏阳性菌作用与第一代近似或较弱。对革兰氏阴性菌作用增强，对铜绿假单胞菌作用最强
头孢克肟 （cefixime）	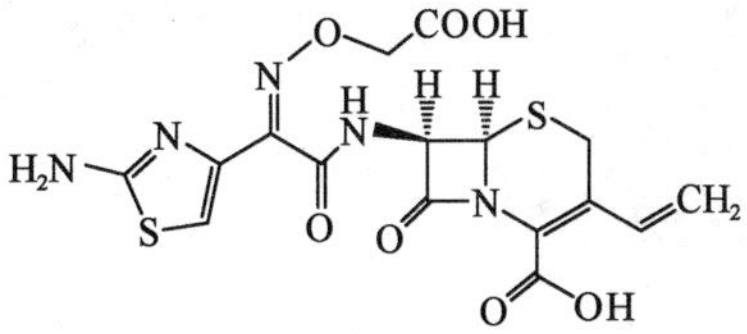	抗菌谱包括链球菌、肺炎链球菌、淋球菌及大肠杆菌等。对 β-内酰胺酶特别稳定

名称	结构	作用特点
头孢磺啶 （cefsulodin）		用钠盐。主要对铜绿假单胞菌有高效。 耐酶。注射给药

头孢噻肟钠（cefotaxime sodium）

化学名为(6R, 7R)-3-[(乙酰氧基)甲基]-7-[2-氨基-4-噻唑基)-(甲氧亚氨基)乙酰氨基-8-氧代-5-硫杂-1-氮杂双环[4.2.0]辛-2-烯-2-甲酸钠，sodium(6R, 7R)-3-[(acetyloxy)methyl]-7-[[(2Z)-(2-amino-4-thiazolyl)(methoxyimino)acetyl]amino]-8-oxo-5-thia-1-azabicyclo [4.2.0]oct-2-ene-2-carboxylate。

本品为白色、类白色或淡黄色结晶，无臭或微有特殊臭味。在水中易溶，在乙醇中微溶，在三氯甲烷中不溶。$[\alpha]_D^{20} = +58°\sim+64°$（10mg/ml，水）。

本品 C-7 位侧链的 α 位是顺式甲氧肟基，使得相应衍生物对 β-内酰胺酶具有高度稳定性；同时还连有一个 2-氨基噻唑基团，可增加药物与青霉素结合蛋白的亲和力。因此，具有耐酶和广谱的特点。

本品结构中的甲氧肟基是顺式构型（cis），其抗菌活性是反式异构体（trans）的 40～100 倍，但在光照下会向反式异构体转化。因此，本品需避光保存，临用前加注射水溶解后立即使用。

本品对革兰氏阴性菌的抗菌活性优于第一、二代头孢菌素，特别是对肠杆菌作用强大，对大多数厌氧菌也有强烈抑制作用。用于治疗敏感菌引起的败血症、化脓性脑膜炎、呼吸道、泌尿道、胆道、骨和关节、皮肤和软组织、腹腔、消化道、五官以及生殖器等部位的感染，还可用于治疗免疫功能低下、抗体细胞减少等防御功能低下的感染性疾病。

4. 第四代头孢菌素　第四代头孢菌素穿透力强，对青霉素结合蛋白亲和力强，对 β-内酰胺酶（特别是超广谱质粒酶和染色体酶）稳定。特别是对金黄色葡萄球菌等革兰氏阳性球菌抗菌活性更强。其结构中 C-7 位普遍连有 2-氨基噻唑-α-甲氧亚氨基乙酰胺基侧链，C-3 位存在季铵基团，并与分子中的羧基形成内盐，见表 18-7。

5. 第五代头孢菌素　第五代头孢菌素保持了第三代头孢菌素的特点，扩大了抗菌谱，增强了对耐药菌株的作用，特别是对耐甲氧西林金黄色葡萄球菌、万古霉素中度耐药金黄色葡萄球菌以及厌氧革兰氏阴性菌有强效性，见表 18-8。

表 18-7　临床常用第四代头孢菌素

名称	结构	作用特点
头孢匹罗 （cefpirome）		分子结构中存在正负离子结构，透过革兰氏阴性菌细胞外膜迅速，比头孢曲松快 5～7 倍。抗菌活性强
头孢吡肟 （cefepime）		抗菌谱进一步扩大，对 β-内酰胺酶稳定。注射给药

续表

名称	结构	作用特点
头孢唑兰 （cefozopran）	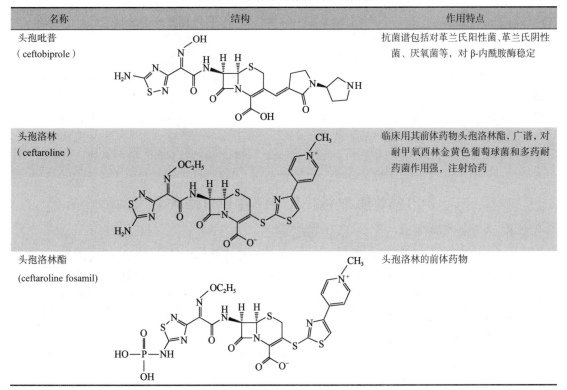	与第三代头孢菌素相比，增强了抗革兰氏阳性菌活性
头孢噻利 （cefoselis）		用硫酸盐。对金黄色葡萄球菌及产Ⅰ型 β-内酰胺酶的产气杆菌及阴沟杆菌作用增强。注射给药
头孢喹肟 （cefquinome）		用硫酸盐，注射给药

表 18-8　临床常用第五代头孢菌素

名称	结构	作用特点
头孢吡普 （ceftobiprole）		抗菌谱包括对革兰氏阳性菌、革兰氏阴性菌、厌氧菌等，对 β-内酰胺酶稳定
头孢洛林 （ceftaroline）		临床用其前体药物头孢洛林酯，广谱，对耐甲氧西林金黄色葡萄球菌和多药耐药菌作用强，注射给药
头孢洛林酯 (ceftaroline fosamil)		头孢洛林的前体药物

半合成头孢菌素的构效关系如图 18-4 所示。

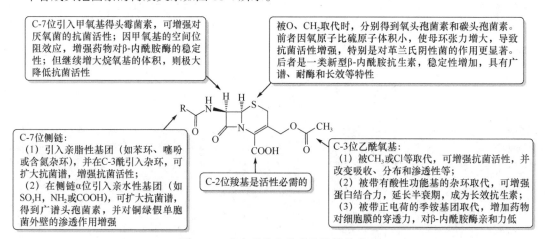

C-7 位引入甲氧基得头霉素，可增强对厌氧菌的抗菌活性；因甲氧基的空间位阻效应，增强药物对β-内酰胺酶的稳定性；但继续增大烷氧基的体积，则极大降低抗菌活性

被 O、CH_2 取代时，分别得到氧头孢菌素和碳头孢菌素。前者因氧原子比硫原子体积小，使母环张力增大，导致抗菌活性增强，特别是对革兰氏阴性菌的作用更显著。后者是一类新型β-内酰胺抗生素，稳定性增加，具有广谱、耐酶和长效等特性

C-7 位侧链：
(1) 引入亲脂性基团（如苯环、噻吩或含氮杂环），并在C-3酰引入杂环，可扩大抗菌谱，增强抗菌活性；
(2) 在侧链α位引入亲水性基团（如 SO_3H、NH_2 或 COOH），可扩大抗菌谱，得到广谱头孢菌素，并对铜绿假单胞菌外壁的渗透作用增强

C-2 位羧基是活性必需的

C-3 位乙酰氧基：
(1) 被 CH_3 或 Cl 等取代，可增强抗菌活性，并改变吸收、分布和渗透性等；
(2) 被带有酸性功能基的杂环取代，可增强蛋白结合力，延长半衰期，成为长效抗生素；
(3) 被带正电荷的季铵基团取代，增加药物对细胞膜的穿透力，对β-内酰胺酶亲和力低

图 18-4　半合成头孢菌素的构效关系

案例 18-1 分析

1. 患者服用头孢氨苄期间饮酒出现面部潮红、恶心、呕吐甚至意识不清，是因为发生了双硫仑样反应。双硫仑又称双硫醒、戒酒硫，是一种戒酒药，临床用于慢性酒精中毒者的脱瘾治疗。双硫仑进入人体后，通过抑制乙醛脱氢酶（acetaldehyde dehydrogenase，AIDH）和多巴胺β-羟化酶的活性而发生作用。头孢菌素类药物的分子结构中含有与双硫仑相同的硫甲基四氮唑基团，可抑制肝脏 AIDH 的活性，阻止乙醛继续氧化。当用药过程中少量饮酒或饮用含有乙醇饮料后，患者会因体内"乙醛蓄积"而发生中毒反应，即双硫仑样反应。

2. 临床数据表明，双硫仑样反应可出现于任何年龄，无性别差异，其反应程度与用药剂量和饮酒量成正比，一般在饮酒后 5～10 分钟内出现，最快的 2 分钟，最慢的 7 天，持续反应时间为半小时至数小时，儿童、老年人及过敏体质者更严重。若抢救不及时，严重时可引起死亡，就是俗话所说的"头孢配酒，说走就走"。头孢菌素类药物抑制酶的作用是可逆的，一般在停药后 14～20 天才可恢复到正常水平。因此，在服用头孢氨等可引起双硫仑样反应的药物期间不能饮酒，停药后 20 天内也不要饮酒。同时，也不能同时服用含乙醇的药物。

三、β-内酰胺酶抑制剂及非经典 β-内酰胺类抗生素

（一）β-内酰胺酶抑制剂

β-内酰胺酶是细菌产生的保护性酶，可水解 β-内酰胺环使 β-内酰胺类抗生素失活，这是细菌对 β-内酰胺类抗生素产生耐药的主要机制。β-内酰胺酶抑制剂是针对细菌的这种耐药机制而研究开发的一类药物，属于非经典 β-内酰胺类抗生素。它们不仅对 β-内酰胺酶有很强的抑制作用，而且本身具有一定的抗菌活性，可以阻止细菌分解 β-内酰胺类抗生素，与 β-内酰胺类抗生素联合使用增强抗菌效果。

克拉维酸（clavulanic acid）

化学名为 (*Z*)-(2*S*, 5*R*)-3-(2-羟亚乙基)-7-氧代-4-氧杂-1-氮杂双环[3.2.0] 庚烷-2-羧酸，(*Z*)-(2*S*, 5*R*)-3-(2-hydroxyethylidene)-7-oxo-4-oxa-1-azabicyclo[3.2.0]heptane-2-carboxylic acid，又称棒酸。

本品为白色或类白色结晶性粉末，极易吸湿；在水中易溶，在甲醇中溶解，在乙醇中微溶，在乙醚中不溶。水溶液不稳定，分解变色。$[\alpha]_D^{20} = +55° \sim +60°$（10mg/ml，水）。

本品是从链霉菌（*Streptomyces clavuligerus*）的发酵液中分离得到的，由 β-内酰胺环和氢化异噁唑环骈合而成，C-3 位是一个 sp^2 杂化的碳原子，与氢化异噁唑环上的氧原子形成乙烯醚的结构，C-6 位无酰胺侧链存在。因此，环张力比青霉素大得多。在克拉维酸结构中异噁唑环中的氧原子与羟甲基处于同侧称为克拉维酸，处于异侧的称为异克拉维酸，也具有抑制 β-内酰胺酶的作用。

本品的分子结构与 β-内酰胺酶的催化中心相适应，酶催化中心的丝氨酸（Enz-SerOH）亲核性进攻克拉维酸的 β-内酰胺环生成酰化酶，这种酰化酶水解非常缓慢，亲电性的亚胺离子与 β-内酰胺酶的活化部位（EnzNu）如羟基、氨基进行不可逆烷基化反应使 β-内酰胺酶失活（图 18-5）。因此，本品是一种不可逆竞争性 β-内酰胺酶抑制剂。

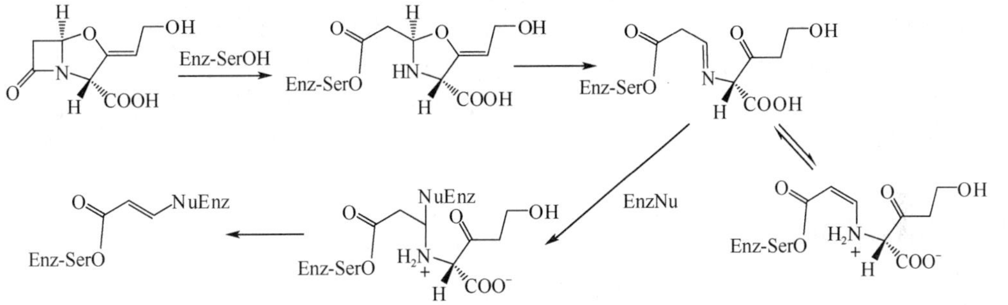

图 18-5　克拉维酸抑制 β-内酰胺酶的活性

本品是第一个用于临床的 β-内酰胺酶抑制剂，对革兰氏阳性菌或革兰氏阴性菌产生的 β-内酰胺酶均有抑制作用，但本身抗菌活性微弱，单独使用无效，常与青霉素类抗生素联合使用。如克拉维酸和阿莫西林组成的复方制剂称为奥格门汀（augmentin），用于治疗耐阿莫西林菌株所引起的感染，可使阿莫西林增效 130 倍。克拉维酸也可与其他 β-内酰胺类抗生素联合使用，如可使头孢菌素类药物增效 2～8 倍。

舒巴坦（sulbactam）

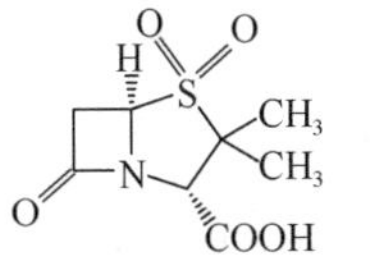

化学名为(2S, 5R)-3, 3-二甲基-7-氧代-4-硫杂-1-氮杂双环[3.2.0]庚烷-2-羧酸-4, 4-二氧化物，(2S, 5R)-3, 3-dimethyl-7-oxo-4-thia-1-azabicyclo[3.2.0]heptane-2-carboxylicacid-4,4-dioxide，又称青霉烷砜。

本品为白色或类白色结晶性粉末；溶于水，在水溶液中有一定的稳定性。

本品为不可逆竞争性 β-内酰胺酶抑制剂，其作用比较显著，临床常用其钠盐。舒巴坦是由 β-内酰胺环与氢化噻唑环骈合而成，其作用机制与克拉维酸相似，对革兰氏阳性菌或革兰氏阴性菌均有活性。当与阿莫西林合用时，能显著提高其抗菌作用，可用于治疗阿莫西林耐药的金黄色葡萄球菌、脆弱拟杆菌、肺炎杆菌和普通变形杆菌引起的感染。

本品口服吸收差，对其进行前药改造，将舒巴坦与氨苄西林以亚甲基相连制得含双酯结构的舒他西林（sultamicillin）。舒他西林口服后可迅速吸收，在体内经非特定酯酶水解，给出较高血清浓度的氨苄西林和舒巴坦而发挥抗菌作用。进一步结构修饰发现 C-3 位甲基被取代后可以得到一系列活性更强的化合物。其中已上市的他佐巴坦（tazobactam）抑酶谱的广度和活性远远超过克拉维酸和舒巴坦。进一步研究发现，二氮杂二环辛烷类化合物阿维巴坦（avibactam）对 β-内酰胺酶具有较好的抑制活性，联用阿维巴坦可增强头孢他啶对铜绿假单胞菌的活性，并能逆转由 C 类酶或超广谱 β-内酰胺酶引发的头孢他啶耐药。

sultamicillin　　　　　　　　　　tazobactam　　　　　　　　avibactam

知识拓展 18-2

互联体前药（mutual prodrug）设计

　　舒他西林是氨苄西林与舒巴坦以亚甲基相连形成的双酯化合物，是一种新的耐 β-内酰胺酶的口服抗生素。该药物在体内经代谢分解出氨苄西林和舒巴坦，发挥氨苄西林抗菌和舒巴坦抑制 β-内酰胺酶的双重作用。在一个分子中连接两个具有协同作用的药物，其中一个药物是另一个药物的载体，这种药物设计方法称为互联体前药设计。互联体前药设计利用两个药物的协同相互作用，可望增强药效，改善药物的动力学特性，提高药物在体内的分布，延长作用时间，或降低毒副作用等。

（二）碳青霉烯类抗生素

　　碳青霉烯类抗生素是 20 世纪 80 年代发展起来的一类新型广谱 β-内酰胺类抗生素。1976 年，从链霉菌（*Streptomyces cattleya*）培养液中获得沙纳霉素（硫霉素，thienamycin），抗菌谱广，对葡萄球菌等革兰氏阳性菌及铜绿假单胞菌、类杆菌等革兰氏阴性菌有显著的抗菌活性，而且对 β-内酰胺酶也有较强的抑制作用。沙纳霉素与青霉素类抗生素结构上的区别在于噻唑环上硫原子被亚甲基的碳原子取代，由于亚甲基的键角比硫原子小，加之 C-2 位与 C-3 位间存在双键，二氢吡咯环形成一个平面结构，导致沙纳霉素化学性质不稳定。另外，C-3 位侧链末端为氨基，会向 β-内酰胺环的羰基进行亲核进攻，导致其开环失活。

thienamycin　　　　　　　　　imipenem　　　　　　　　　meropenem

　　沙纳霉素的主要缺点是化学性质不稳定，水溶液中稳定性差，在体内易受肾脱氢肽酶的降解。构效关系研究发现，在 C-4 位引入取代基增加空间位阻，可提高其对肾脱氢肽酶的稳定性，但抗菌活性下降。而在 C-3 位引入亚氨基，则既可提高其结构稳定性，又可提高对肾脱氢肽酶的稳定性。亚胺培南（imipenem）为 C-3 位引入亚氨基的碳青霉烯类抗生素，其对革兰氏阳性菌、阴性菌和厌氧菌有广泛的抗菌活性，尤其对铜绿假单胞菌、耐甲氧西林金黄色葡萄球菌及粪球菌有显著的抗菌活性。美罗培南（meropenem）是临床上第一个能单独使用的碳青霉烯类抗生素，其结构特征在于 C-4 位带有甲基，对肾脱氢肽酶稳定，不需与肾脱氢肽酶抑制剂合用，对许多需氧菌和厌氧菌有很强的杀菌作用。

（三）单环 β-内酰胺类抗生素

　　诺卡霉素（nocardicins）是第一个单环 β-内酰胺类抗生素，由 *Nocardia uniformis* 菌所产生，含有 A～G 七个组分，其中组分 A 为主要成分。天然单环 β-内酰胺类抗生素的发现，改变了人们认为 β-内酰胺环必须与其他杂环如四氢噻唑环、噻嗪环稠合，才能发挥抗菌作用的观点。诺卡霉素对酸和碱比较稳定，这是其独特优点。由于诺卡霉素在体内不能生成氢化噻唑蛋白等，故与青霉素类和头孢菌素类抗生素不发生交叉过敏反应。

nocardicin A

aztreonam

tigemonam

carumonam

诺卡霉素对各种 β-内酰胺酶均很稳定，但抗菌谱窄，抗菌活性差，没有临床应用价值。对其母核 3-氨基诺卡霉素（3-ANA）进行结构修饰得到许多衍生物，如氨曲南（aztreonam）、替吉莫南（tigemonam）和卡芦莫南（carumonam）等。

其中氨曲南是第一个应用于临床的单环 β-内酰胺类抗生素，C-2 位 α-甲基可以增加氨曲南对 β-内酰胺酶的稳定性。结构中含有强吸电子磺酸基团，更有利于 β-内酰胺环开环。对各种需氧革兰氏阴性菌有强的抗菌活性，对除铜绿假单胞菌以外的某些假单胞菌属和不动杆菌属的抗菌作用较差，对葡萄球菌属、链球菌属等需氧革兰氏阳性菌以及厌氧菌无抗菌活性。对各种 β-内酰胺酶高度稳定，能透过血-脑屏障。耐受性好，副作用少，无过敏性反应。此外，氨曲南与青霉素类和头孢菌素类抗生素不发生交叉性过敏反应。

第二节　大环内酯类

天然大环内酯类抗生素（macrolide antibiotics）是由链霉菌产生的一类弱碱性抗生素，分子中含有一个 14 元或 16 元大环内酯结构，通过内酯环上的羟基与去氧氨基糖或 6-去氧糖缩合成碱性苷。这类抗生素的抗菌谱和抗菌活性相似，对革兰氏阳性菌和某些革兰氏阴性菌、支原体等有较强的活性。毒性较低，无严重不良反应。大环内酯类具有共同的化学性质，可与酸成盐；在酸性条件下苷键水解，碱性条件下内酯环开环；在体内易被酶分解降低或丧失抗菌活性。其抗菌机制是作用于敏感菌核糖体 50S 亚基，通过阻断转肽作用和 mRNA 转位而抑制细菌蛋白质的合成。大环内酯类抗生素与临床常用的其他抗生素之间无交叉耐药性，但同类药物间存在交叉耐药性。

红霉素（erythromycin）是 1952 年从红色链丝菌（*Streptomyces erythreus*）代谢产物中发现的一种口服抗生素，包括红霉素 A、B 和 C。三者的差别在于 C-12 位的取代基 R1 及 C-3 位克拉定糖中的 C-3″位取代基 R2 不同。红霉素 A 为抗菌主要成分，红霉素 B 和红霉素 C 不仅活性低而且毒性大，通常所说的红霉素是指红霉素 A。

红霉素 A 由红霉内酯（erythronolids）、去氧氨基糖（desosamine）和克拉定糖（cladinose）组成。红霉内酯环为 14 元大环内酯，C-2、C-4、C-6、C-8、C-10 和 C-12 位共有六个甲基；C-3、C-5、C-6、C-11 和 C-12 位共有五个羟基；C-9 位上有一个羰基；C-3 位通过氧原子与克拉定糖相连；C-5 位通过氧原子与去氧氨基糖连接。

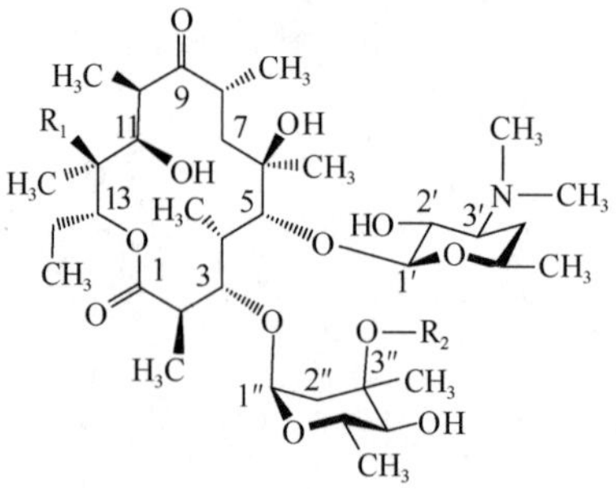

erythromycin A R₁=OH, R₂=CH₃
erythromycin B R₁=H, R₂=CH₃
erythromycin C R₁=OH, R₂=H

（此处对应化学结构式）

erythromycin A $R_1=OH$, $R_2=CH_3$
erythromycin B $R_1=H$, $R_2=CH_3$
erythromycin C $R_1=OH$, $R_2=H$

　　本品口服，生物利用度低，易被胃酸破坏，半衰期仅为 1～2h。本品不仅对各种革兰氏阳性菌有很强的抗菌活性，而且对革兰氏阴性百日咳杆菌、流感嗜血杆菌、淋球菌、脑膜炎球菌等有效，但对大多数肠道革兰阴性杆菌则无活性。本品是治疗耐青霉素金黄色葡萄球菌和溶血性链球菌感染的首选药物，特别适用于青霉素过敏者。

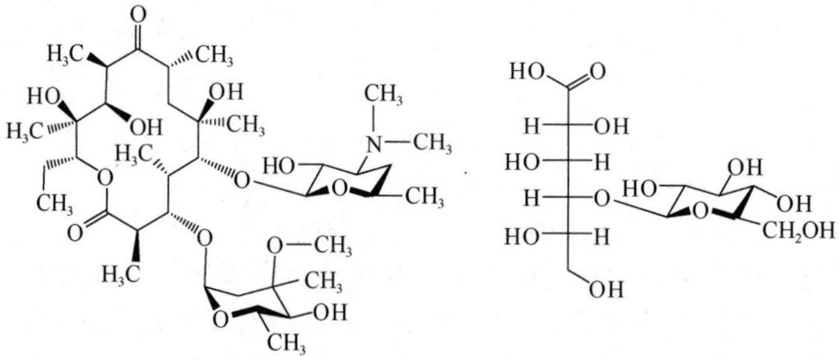

erythromycin lactobionate

　　本品水溶性较小。为了增加其水溶性，将红霉素与乳糖醛酸成盐，得到乳糖醛酸红霉素（erythromycin lactobionate），可供注射使用。将红霉素 C-5 位去氧氨基糖上的 C-2′ 位羟基酯化得到红霉素的各种酯化衍生物，见表 18-9。

表 18-9　红霉素 C-2′酯化衍生物

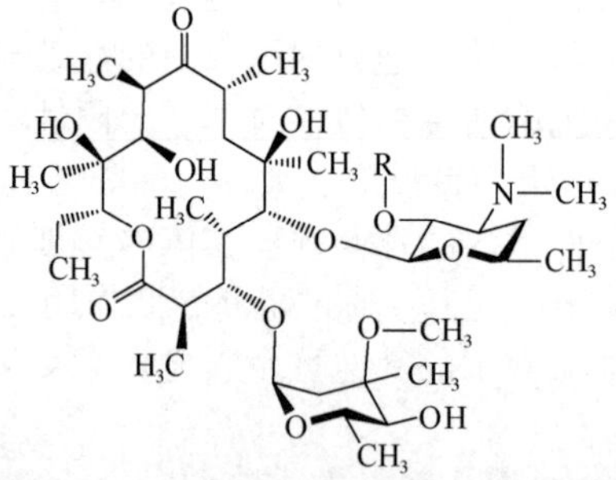

名称	—R	作用特点
红霉素碳酸乙酯 （erythromycin ethylcarbonate）	—COCH₂CH₃	可配制混悬剂供儿童服用
依托红霉素 （erythromycin estolate）	—COCH₂CH₃·C₁₂H₂₅SO₃H	为红霉素丙酸酯的十二烷基硫酸盐，在酸中较红霉素稳定，服用后伴随依托红霉素的代谢在血浆中有高浓度的红霉素
琥乙红霉素 （erythromycin ethylsuccinate）	—CO(CH₂)₂COOC₂H₅	在体内可水解释放出红霉素而发挥抗菌作用。对胃酸稳定，无味，可制成不同的口服剂型作为红霉素的替代品种，供儿童和成人应用
硬脂酸红霉素 （erythromycin stearate）	—CO(CH₂)₁₆CH₃	无苦味、毒性低，并具有良好的药代动力学性质，作用时间较长

　　红霉素在酸性条件下不稳定，易发生分子内脱水环合，失去抗菌活性。在酸催化降解反应中，C-9 位羰基、C-6 位羟基和 C-8 位氢均参与降解反应。为此，对这些部位进行结构修饰，可阻止降解反应的发生，提高稳定性，增强抗菌活性和改善药代动力学性质。

　　C-6 位结构修饰：将红霉素 C-6 位羟基甲基化得到克拉霉素（clarithromycin），阻止 C-6 位羟基与 C-9 位酮羰基生成半缩酮，增加其在酸中的稳定性。克拉霉素血药浓度高且持久，体内活性比红霉素强 2～4 倍，毒性比红霉素低，用量比红霉素小。

　　C-8 位结构修饰：根据电子等排原理，在红霉素的 C-8 位引入氟原子得到氟红霉素（flurithromycin），氟原子的引入不仅可以使羰基反应活性下降，还能阻止 C-8 和 C-9 位之间不可逆脱水反应的发生，提高对酸的稳定。

　　C-9 位结构修饰：用 2-(2-甲氧基乙氧基)乙醛与红霉素水解得到的红霉胺缩合，得到地红霉素（dirithromycin），其对酸稳定性较好，可显著增加口服后的吸收，半衰期 32.5h，抗菌作用比红霉素强 2～4 倍。将 C-9 位羰基转化成肟，可以削弱分子内环合作用，但抗菌活有所降低。为了增强抗菌活性，用羟胺与 C-9 位羰基生成红霉肟（erythromycin oxime），再与侧链缩合得到罗红霉素

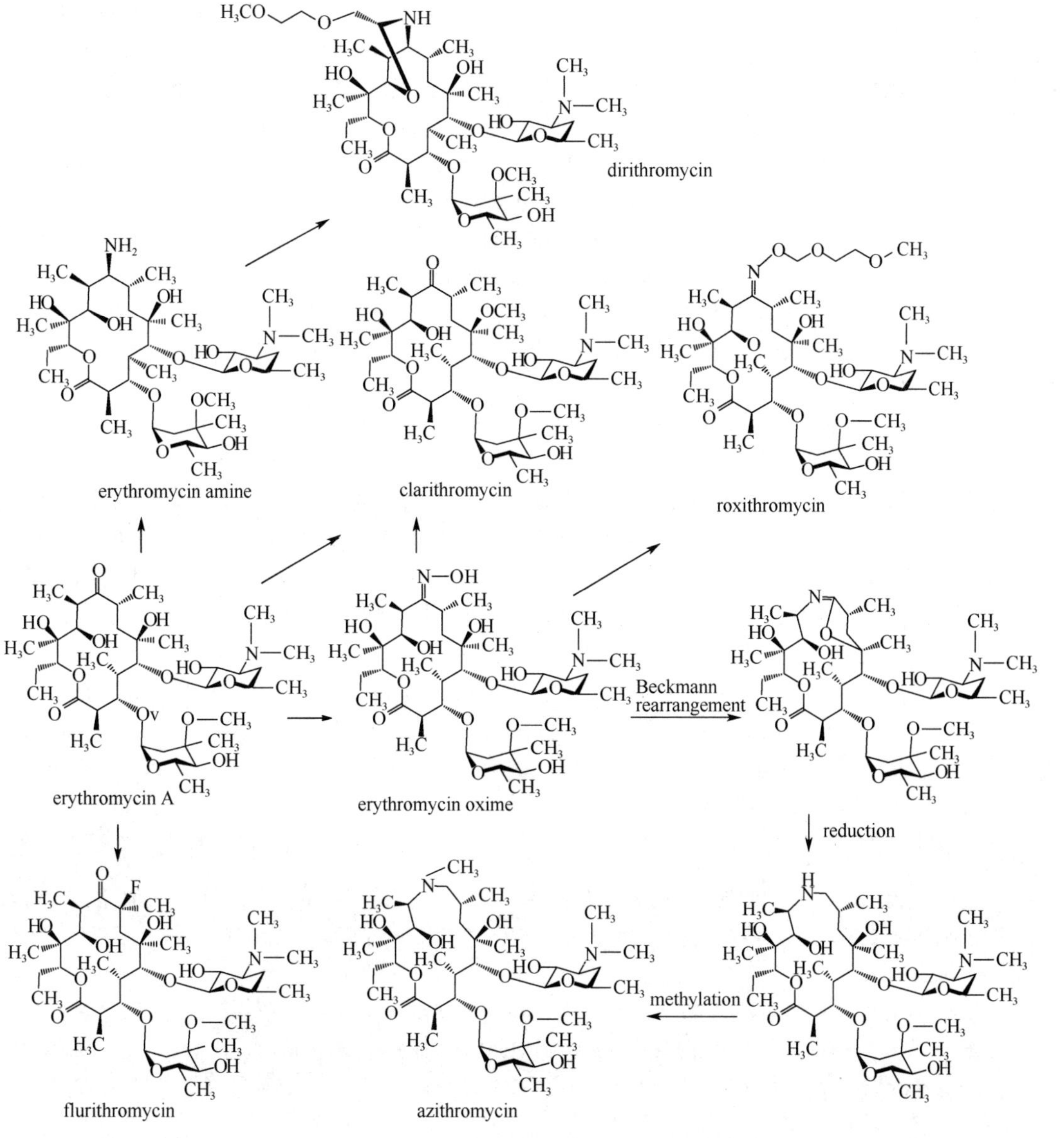

dirithromycin

erythromycin amine

clarithromycin

roxithromycin

erythromycin A

erythromycin oxime

Beckmann rearrangement

reduction

flurithromycin

azithromycin

methylation

（roxithromycin），其具有较好的化学稳定性，抗菌作用比红霉素强 6 倍。罗红霉素在组织中分布广，特别是在肺组织中的浓度高，作用时间比红霉素持久。将红霉肟经贝克曼重排（Beckmann rearrangement）得到扩环产物，再经还原、N-甲基化反应，得到第一个 15 元氮杂环内酯衍生物阿奇霉素（azithromycin），可用于治疗多种病原微生物所致的感染，特别是性传染疾病。

案例 18-2

患者，男性，72 岁，右下肺炎。医师处方：阿奇霉素注射液+头孢哌酮钠-舒巴坦钠。

问题：
1. 医师开具的处方是否合理？
2. 根据你所学的药学知识，给予药物治疗建议。

阿奇霉素（azithromycin）

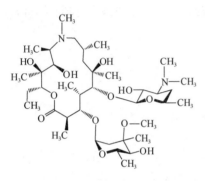

化学名为(2R, 3S, 4R, 5R, 8R, 10R, 11R, 12S, 13S, 14R)-13-[(2, 6-二脱氧-3-C-甲基-3-O-甲基-α-L-吡喃核糖基)氧]-2-乙基-3, 4, 10-三羟基-3, 5, 6, 8, 10, 12, 14-七甲基-11-[[3, 4, 6-三脱氧-3-(二甲氨基)-β-D-吡喃木糖基]氧]-1-氧杂-6-氮杂环十五烷-15-酮，[(2R, 3S, 4R, 5R, 8R, 10R, 11R, 12S, 13S, 14R)]-13-[(2, 6-dideoxy-3-C-methyl-3-O-methyl-α-L-ribohexopyranosyl)oxy]-2-ethyl-3, 4,10-trihydroxy-3, 5, 6, 8, 10, 12, 14-heptamethyl-11-[[3, 4, 6-trideoxy-3-(dimethylamino)-β-D-xylo-hexopyranosyl]oxy]-1-oxa-6-azacyclopentadecan-15-one。

本品为白色或类白色结晶性粉末；无臭，味苦，微有引湿性。在甲醇、丙酮、三氯甲烷、无水乙醇或稀盐酸中易溶，水中几乎不溶。对酸稳定。$[\alpha]_D^{20}$ = –49°～–45°（20mg/ml，无水乙醇）；熔点 155℃。

本品的 C-9α 位上插入一个甲氨基，阻碍分子内形成半缩酮的反应，对酸性介质稳定。分子的碱性增强，对细菌细胞膜的穿透力较 14 元大环内酯类抗生素强。由于氮原子的引入，内酯环构象发生改变，与核糖体结合更加紧密，抗菌活性增强，是红霉素的 2～4 倍。本品与红霉素相比，抗菌谱更广，特别是增强了对革兰氏阴性菌的活性，对流感嗜血杆菌和 β-内酰胺酶产生菌有很强的抑制作用。用于治疗鼻窦炎、咽炎、扁桃体炎等上呼吸道感染，支气管炎、肺炎等下呼吸道感染，皮肤和软组织感染，中耳炎等；可用于治疗性传播疾病中由淋球菌或沙眼衣原体所致的单纯性生殖器感染；还可用于治疗艾滋病患者的分枝杆菌感染。

本品口服后吸收迅速，生物利用度为 37%，半衰期长达 35～48h，在各组织中浓度可达同期血浓度的 10～100 倍。在巨噬细胞及纤维母细胞内浓度高，前者能将阿奇霉素转运至炎症部位。给药量的 50% 以上以原药经胆道排出。本品的抗菌后效应（postantibiotic effect，PAE）较长，可达 2.3～4.7h，优于 β-内酰胺类抗生素。

知识拓展 18-3

抗菌药物后效应是指细菌接触抗菌药物一定时间后，药物浓度下降到最低抑菌浓度（minimum inhibitory concentration，MIC）以下或者药物被清除后，细菌的生长仍然受到持续抑制的效应。

目前产生抗菌药物后效应确切的机制尚不清楚，有两种不同的学说：①认为残余药物与靶蛋白结合、细菌代谢恢复延迟及形态学改变时间延长可能起一定作用，后效应的长短可能反映了药物与其靶位占领程度及亲和力。②应用抗菌药后，细菌对人体白细胞的敏感性提高，使之更易被吞噬，由此产生抗菌药与白细胞的协同作用。

以红霉素为代表的第一代大环内酯类抗生素和以克拉霉素和阿奇霉素为代表的第二代大环内酯类抗生素，尽管在治疗呼吸道感染、软组织感染以及支原体、衣原体肺炎方面发挥着重要作用，但对耐药菌却无作用。Allen 等发现 16 元大环内酯类抗生素即使没有 C-3 位糖基，仍能保持良好的抗菌活性，而且没有 14 元大环内酯类抗生素的诱导耐药性。为此，将红霉素 C-3 位克拉定糖水解脱去，并将生成的羟基氧化为酮羰基得到酮内酯（ketolides），其特点为：①克服 14、15 元大环内酯类抗生素的诱导耐药性，对大环内酯耐药菌有较强的抗菌作用；②对耐甲氧西林金黄色葡萄球菌（MRSA）、多数耐药肺炎链球菌和呼吸道感染细菌均有较强的活性；③对肠球菌和嗜血流感杆菌有显著的活性。因此，酮内酯抗生素是大环内酯类抗生素研究领域中的一个重要里程碑。

泰利霉素（telithromycin）是第一个上市的酮内酯抗生素。其结构特征 C-3 位为酮基，C-11、C-12 位间形成环状的氨基甲酸酯，氨基甲酸酯环上的氮原子连接一条芳基侧链。作用机制与其他大环内酯类化合物类似，均可与核糖体 50S 亚基 23S RNA 的 V 结构区核苷酸结合，更为重要的是其芳基侧链可与 23SRNA 的 II 结构区核苷酸 A752 结合，产生抗耐药菌活性。本品抗革兰氏阳性菌的活性优于红霉素和第二代大环内酯类抗生素，而且对部分革兰氏阴性菌也有较好活性，特别是对诱导型耐药金黄色葡萄球菌、肺炎链球菌、固有型耐药肺炎链球菌以及流感嗜血杆菌显示良好的活性。本品用于治疗肺炎链球菌（包括多药耐药菌株）、流感嗜血杆菌、卡他莫拉菌、肺炎衣原体、嗜肺军团菌、肺炎支原体、金黄色葡萄球菌引起的轻至中度社区获得性肺炎。

telithromycin

16 元大环内酯类抗生素主要包括柱晶白霉素（leucomycin）、麦迪霉素（midecamycin）、交沙霉素（josamycin）、螺旋霉素（spiramycin）等。这类抗生素无诱导耐药性，较少药物间相互作用，尤其是对一些 14、15 元大环内酯类抗生素耐药菌有较好的活性。

	—R₁	—R₂
leucomycin:	—H	—COCH₂CH(CH₃)₂
midecamycin:	—COCH₂CH₃	—COCH₂CH₃
josamycin:	—COCH₃	—COCH₂CH(CH₃)₂

16 元内酯环分子或去氧糖分子中的羟基酰化后，可增加对酸的稳定性，增加血药浓度，延长作用时间，或降低毒性，如乙酰螺旋霉素（acetylspiramycin），其作用机制主要是抑制细菌蛋白质的合成。将麦迪霉素和乙酸酐反应得到乙酰麦迪霉素（acetylmidecamycin），可改善大环内酯抗生素特有的苦味，而且吸收好，可以长时间维持高的组织浓度，因而具良好的抗菌活性（表 18-10）。此外，其肝毒性等副作用减轻，使用范围广。

16 元大环内酯类抗生素的抗菌谱和抗菌活性相似，对革兰氏阳性菌和某些革兰氏阴性菌、支原体等有较强的活性，主要用于治疗敏感菌所致的呼吸道感染和皮肤软组织感染。毒性较低，无严重不良反应，与临床常用的其他抗生素之间无交叉耐药性，但细菌对同类药物仍可产生耐药性。

表 18-10 螺旋霉素及其衍生物

名称	—R₁	—R₂	—R₃
螺旋霉素Ⅰ（spiramycin Ⅰ）	—H	—H	—H
螺旋霉素Ⅱ（spiramycin Ⅱ）	—COCH₃	—H	—H
螺旋霉素Ⅲ（spiramycin Ⅲ）	—COCH₂CH₃	—H	—H
乙酰螺旋霉素Ⅰ（acetylspiramycin Ⅰ）	—H	—H	—OCCH₃
乙酰螺旋霉素Ⅱ（acetylspiramycin Ⅱ）	—COCH₃	—H	—OCCH₃
双乙酰螺旋霉素Ⅲ（diacetylspiramycin Ⅲ）	—COCH₂CH₃	—OCCH₃	—OCCH₃

案例 18-2 分析

1. 头孢哌酮为繁殖期杀菌剂，阿奇霉素为繁殖期抑菌剂，两者不宜联用。否则可使细菌呈抑制状态，妨碍头孢哌酮的杀菌作用，不但疗效低，而且肝毒性增加。抗菌药物的联合应用要有明确指征，凡单一药物可有效治疗的感染，则不宜联用。

2. 可以应用阿奇霉素注射液 0.5 g，静滴，1 次/日。

第三节　氨基糖苷类

氨基糖苷类抗生素（aminoglycoside antibiotics）具有碱性、抗菌谱广以及抗生素后效应等特点，主要通过抑制细菌蛋白质的生物合成而发挥杀菌作用，对需氧革兰氏阴性菌（包括铜绿假单胞菌）和革兰氏阳性菌均有抗菌作用，对耐酸性结核分枝杆菌也有抑制作用。但有交叉耐药性、肾毒性、对第八对脑神经引起不可逆耳聋等缺点。主要代表药物有链霉素（streptomycin）、卡那霉素（kanamycin）和庆大霉素（gentamycin）等。

一、链霉素及其衍生物

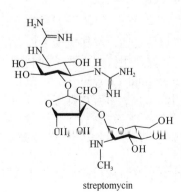

streptomycin

链霉素（streptomycin）是 1943 年从 *Streptomyces griseus* 的发酵液中分离得到的第一个氨基糖苷类抗生素，由链霉胍、链霉糖和 *N*-甲基葡萄糖组成。其分子结构中有三个碱性中心，可与各种酸成盐，临床用其硫酸盐。

本品是继青霉素后第 2 个生产并用于临床的抗生素，对结核杆菌具有特效作用，开创了结核病治疗的新纪元。对结核杆菌的抗菌活性强，而非结核分枝杆菌对本品大多耐药。主要与其他抗结核药联合用于治疗结核杆菌所致的各种结核病，特别是对结核性脑膜炎和急性浸润型肺结核有显著疗效，或其他敏感分枝杆菌感染，也可单用于治疗土拉菌病，或与其他抗菌药物联合用于鼠疫、腹股沟肉芽肿、布鲁菌病、鼠咬热等的治疗，还可与青霉素或氨苄西林联合治疗草绿色链球菌或肠球菌所致的心内膜炎。

作用机制是与结核杆菌菌体核糖核酸蛋白体蛋白质结合，干扰结核杆菌蛋白质合成，从而杀灭或者抑制结核杆菌生长。

本品肌内注射后吸收良好，主要分布于细胞外液，并可分布于全身器官组织，到达脑脊液、脑组织和支气管分泌液中的量很少，但可到达胆汁、胸水、腹水、结核性脓肿和干酪样组织，并可通过胎盘进入胎儿组织。其蛋白结合率为 20%～30%。血消除半衰期为 2.4～2.7h，肾功能减退时可显著延长。本品在体内不代谢，主要经肾小球滤过排出，给药后 24h 尿中排出 80%～98%，约 1%从胆汁排出，少量从乳汁、唾液和汗液中排出。

二、卡那霉素及其衍生物

1957 年，从放线菌（*Streptomyces kanamyceticus*）的发酵液中发现卡那霉素 A（kanamycin A），1958年后又分离得到卡那霉素 B 和卡那霉素 C，其中卡那霉素 A 是主要成分，是由氨基去氧-*D*-葡萄糖与脱氧链霉胺缩合而成的碱性苷。稳定性好，在加热或酸碱条件下不失去抗菌活性，临床上用其硫酸盐。

卡那霉素为广谱抗生素，对革兰氏阴性杆菌、革兰氏阳性菌和结核杆菌有效。作用机制是与细菌核糖体 30S 亚单位结合，抑制细菌蛋白质的合成。由于其具有耳毒性和肾毒性，临床上仅用于治疗对第一线药物有耐药性的多药耐药菌感染。

卡那霉素在细菌诱导产生的某些酶的催化下，其羟基和氨基发生乙酰化、腺苷酰化和磷酰化反应，结构的改变阻止其与细菌核糖体 RNA 结合从而产生耐药性。为了克服卡那霉素的耐药性，对其分子内的羟基或氨基进行化学修饰，设计合成了抗耐药菌氨基糖苷类抗生素，如阿米卡星（amikacin）、阿贝卡星（arbekacin）和妥布霉素（tobramycin）等，卡那霉素及其衍生物见表 18-11。

表 18-11 卡那霉素及其衍生物

名称	—R	—R$_1$	—R$_2$	—R$_3$	—R$_4$
卡那霉素 A（kanamycin A）	—H	—OH	—OH	—OH	—NH$_2$
卡那霉素 B（kanamycin B）	—H	—NH$_2$	—OH	—OH	—NH$_2$
卡那霉素 C（kanamycin C）	—H	—NH$_2$	—OH	—OH	—OH
妥布霉素（tobramycin）	—H	—NH$_2$	—H	—OH	—NH$_2$
地贝卡星（dibekacin）	—H	—NH$_2$	—H	—H	—NH$_2$
阿米卡星（amikacin）	—C(=O)—CHCH$_2$CH$_2$NH$_2$ (OH)	—OH	—OH	—OH	—NH$_2$
阿贝卡星（arbekacin）	—C(=O)—CHCH$_2$CH$_2$NH$_2$ (OH)	—NH$_2$	—H	—H	—NH$_2$

三、庆大霉素及其衍生物

庆大霉素（gentamycin）是从小单孢菌（*Micromonospora puspusa*）发酵液中分离得到的一类抗生素，包括庆大霉素 C$_1$、C$_{1a}$ 和 C$_2$，三者的抗菌活性和毒性相似，临床用其硫酸盐。庆大霉素及其衍生物见表18-12。

表 18-12　庆大霉素及其衍生物

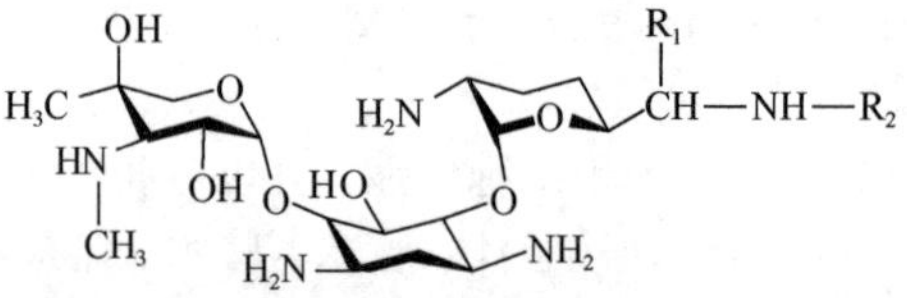

名称	—R$_1$	—R$_2$
庆大霉素 C$_1$（gentamycin C$_1$）	—CH$_3$	—CH$_3$
庆大霉素 C$_{1a}$（gentamycin C$_{1a}$）	—H	—H
庆大霉素 C$_2$（gentamycin C$_2$）	—CH$_3$	—H
沙加霉素（sagamicin）	—H	—CH$_3$

庆大霉素肌内注射后吸收迅速而完全，在 0.5～1h 达到血药峰值浓度，消除半衰期为 2～3h。在体内不代谢，以原型经肾小球滤过随尿排出，给药后 24h 内排出给药量的 50%～93%。

庆大霉素为广谱抗生素，对各种革兰氏阴性菌及革兰氏阳性菌均有抗菌作用，特别是对大肠埃希菌、克雷伯菌属、变形杆菌属及铜绿假单胞菌等有良好的抗菌作用。主要用于治疗铜绿假单胞菌或某些耐药阴性菌引起的感染和败血症、尿路感染、脑膜炎和烧伤感染等，对听觉和肾脏的毒性较卡那霉素小。与 β-内酰胺类抗生素合用时，多数可获得协同抗菌作用，但应注意两者混合时有体外灭活作用，即 β-内酰胺抗生素可使庆大霉素 C-1 位氨基酰基化，所得产物失去抗菌活性，故不可同时将两种药物混合注射或滴注。其反应如下：

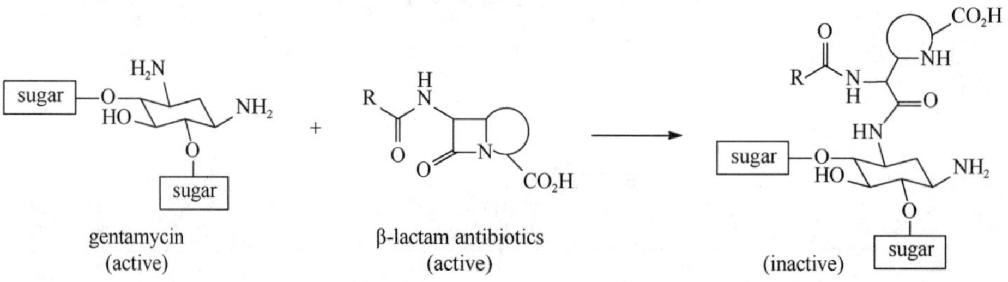

gentamycin (active) + β-lactam antibiotics (active) → (inactive)

其他庆大霉素衍生物还有小诺米星（micronomicin）、异帕米星（isepamicin）、西索米星（sisomicin）和奈替米星（netilmicin）等。

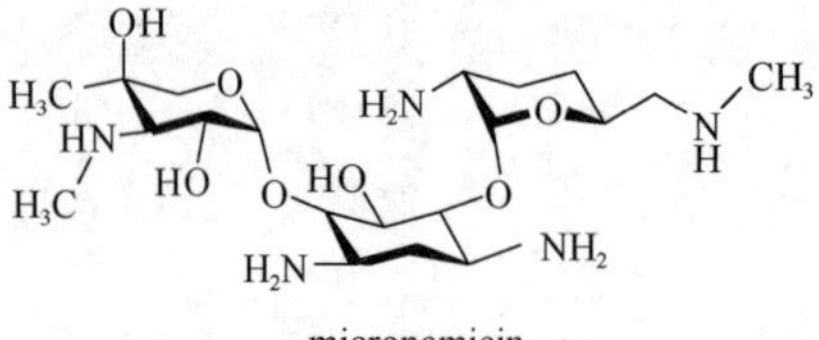

micronomicin

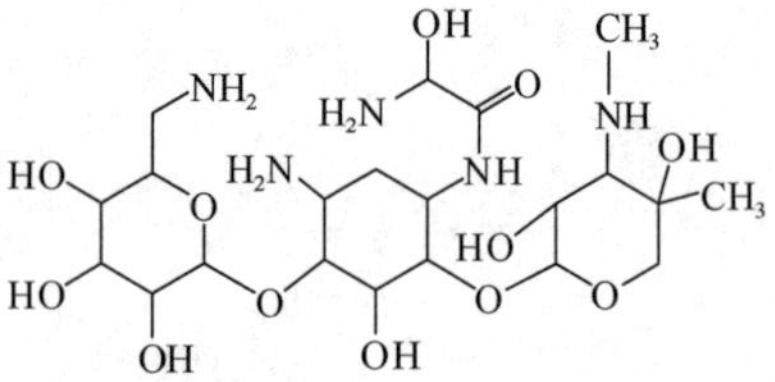

isepamicin

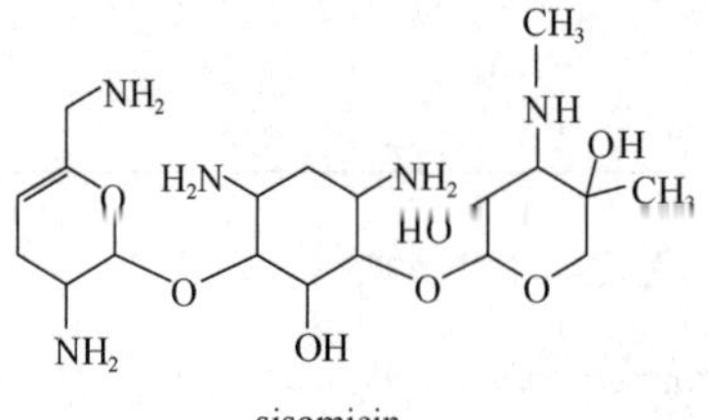

sisomicin

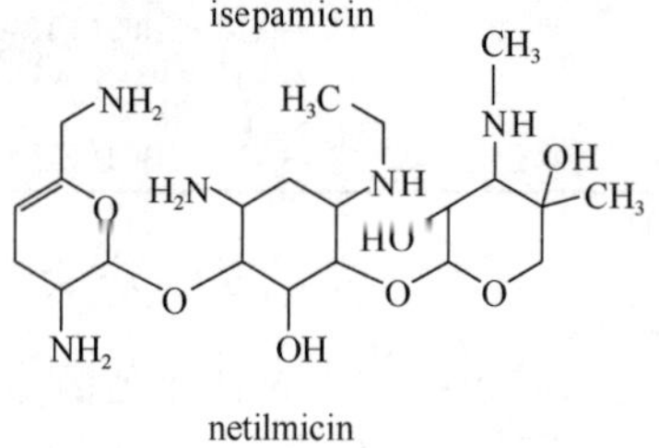

netilmicin

第四节 其 他 类

一、四环素类抗生素

案例 18-3

2002 年的"梅花 K"事件引发了人们对假药劣药监管的关注。2001 年 8～9 月间，株洲市先后有 71 名患者因服用"梅花 K"黄柏胶囊引起范科尼综合征。其中 6 人昏迷，经医院抢救，患者病情基本好转，但仍有 2 人病情严重，其中 1 人处于"植物人"状态。经检验发现"梅花 K"黄柏胶囊中添加了过期的四环素，其中四环素降解产物远远超过国家允许的安全范围，特别是脱水差向四环素。

问题："梅花 K"黄柏胶囊中引起范科尼综合征的成分是什么？

四环素类抗生素（tetracycline antibiotics）是由放线菌（*Streptomyces rimosus*）产生的一类口服广谱抗生素，其结构均含有菲烷基本骨架，见表 18-13。

表 18-13　四环素类抗生素

名称	—R$_1$	—R$_2$	—R$_3$	—R$_4$
金霉素（chlortetracycline）	—OH	—OH	—CH$_3$	—Cl
土霉素（oxytetracycline）	—OH	—OH	—CH$_3$	—H
四环素（tetracycline）	—H	—OH	—CH$_3$	—H
地美环素（demeclocycline）	—H	—OH	—H	—Cl
多西环素（doxycycline）	—H	—H	—CH$_3$	—H
米诺环素（minocycline）	—H	—H	—H	—N(CH$_3$)$_2$
美他环素（metacycline）	—OH	—CH$_3$	—H	—H

四环素类抗生素结构中均含有酸性的酚羟基和烯醇羟基以及碱性的二甲氨基，其 pK_a 分别为 2.8～3.4、7.2～7.8 和 9.1～9.7，为两性化合物。C-10、C-12 位共轭的酚羟基和烯醇羟基为中性基团，pK_a 约为 7.5；而 C-1 位与 C-3 位共轭的三羰基系统显弱酸性，其等电点为 pH 5，相当于乙酸的酸性。临床上常用其盐酸盐。

四环素类抗生素具有可口服、抗菌谱广、毒性小和极少发生过敏反应等特点。对革兰氏阴性菌和革兰氏阳性菌、立克次体、衣原体、支原体及某些原虫等均有抑制活性，为许多细菌感染的首选药，如布鲁菌病、霍乱、斑疹伤寒和出血热等。

四环素类抗生素结构中含有多个羟基、烯醇羟基和羧基，在近中性条件下能与金属离子形成不溶性络合物。例如，与钙或镁离子形成不溶性钙盐或镁盐，与铝离子形成黄色络合物，与铁离子形成红色络合物。与金属离子形成络合物这一特性，可能干扰口服时的血药浓度，特别是在体内能与钙离子形成黄色络合物，沉积在骨骼和牙齿上，这是导致小儿服用四环素后牙齿变黄的主要原因，故小儿和孕妇应慎用或禁用。

四环素类抗生素能特异性地与细菌核糖体 30S 亚基的 A 位置结合，阻止氨基酰-tRNA 在该位上的结合，从而抑制肽链的增长和影响蛋白质的合成。细菌对四环素类抗生素的耐药性主要是由其抗性造成的，敏感菌获得抗性基因后就形成耐药菌，这种抗性基因存在于质粒或易位子中。

　　四环素类抗生素在酸、碱条件下不稳定，C-6 位的羟基极性大，是其化学不稳定因素之一，并影响药代动力学性质。通过结构修饰除去 C-6 位羟基得到多西环素（doxycycline），其稳定性、抗菌活性和药代动力学性质均优于天然产物。对四环素结构中 C-6 位甲基进行结构修饰得到了米诺环素（minocycline）、美他环素（metacycline）等。四环素类抗生素的构效关系如图 18-6 所示。

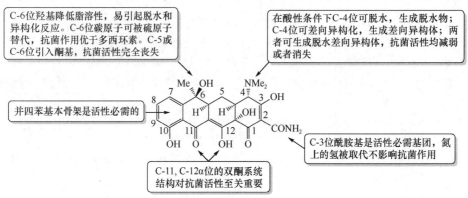

图 18-6　四环素类抗生素的构效关系

案例 18-3 分析

　　四环素在酸性条件下，C-6 位羟基与 C-5α 位氢处于反式构型，易发生消除反应，生成无活性的脱水四环素（anhydrotetracycline）；在 pH 2～6 条件下，C-4 位二甲氨基易发生可逆性差向异构化，生成差向异构体（4-epitetracycline），在酸性条件下会进一步脱水生成脱水差向异构体（4-epianhydrotetracycline）。该脱水差向异构体活性减弱，毒性增强，其主要毒性为范科尼综合征，导致肾小管的吸收功能受损，产生糖尿、氨基酸尿、蛋白尿、低血钾、高尿酸血症和酸中毒。

tetracycline

anhydrotetracycline(inactive)

4-epitetracycline(inactive)

4-epianhydrotetracycline(inactive)

二、氯霉素类抗生素

　　氯霉素（chloramphenicol）是 1947 年从委内瑞拉链霉菌（Streptomyces venezuelae）培养液中得到的一种抗生素，1948 年人工全合成，是第一个应用于临床的全合成抗生素。为了避免氯霉素的苦味，增强抗菌活性，延长作用时间或减少毒性，设计合成了氯霉素衍生物，见表 18-14。

表 18-14 氯霉素及其衍生物

名称	—R₁	—R₂	作用特点
氯霉素（chloramphenicol）	—NO₂	—H	抗菌谱广
琥珀氯霉素（chloramphenicol succinate）	—NO₂	—COCH₂CH₂COOH	能与碱形成水溶性盐。用前加注射用水溶解供注射用
棕榈氯霉素（chloramphenicol palmitate）	—NO₂	—COC₁₅H₃₁	消除了氯霉素的苦味，适合儿童服用
甲砜霉素（thiamphenicol）	—SO₂CH₃	—H	作用增强，副作用相对较少。用于治疗呼吸道感染、尿路感染、败血症、脑炎和伤寒等
乙酰氯霉素（acetyl chloramphenicol）	—COCH₃	—H	作用与氯霉素相似

氯霉素类药物的构效关系如图 18-7 所示。

具有高度的立体专属性。仅(1R,2R)-D-(−)异构体才有抗菌活性

苯环是必需基团，被其他杂环或脂环取代，抗菌活性下降

二氯乙酰胺基为侧链时活性最强，其他取代基削弱活性

苯环上对位硝基是活性必需的，邻位或间位取代时均无效。强吸电基团取代时，有较好的活性，如甲砜霉素；乙酰基替代硝基得到乙酰氯霉素，作用相似。硝基被—CN、—CONH₂、—NH₂、—NHR或—OH等取代时活性消失

图 18-7 氯霉素类抗生素的构效关系

氯霉素（chloramphenicol）

化学名为 D-苏式-(−)-N-[α-(羟基甲基)-β-羟基-对硝基苯乙基]-2,2-二氯乙酰胺，2, 2-dichloro-N-[(1R, 2R)-2-hydroxy-1-(hydroxymethyl)-2-(4-nitrophenyl)ethyl]acetamide。

本品为白色或微带黄绿色的结晶或结晶性粉末；味苦。在甲醇、乙醇、丙酮或丙二醇中易溶，水中微溶。$[\alpha]_D^{20}=-25.5°$（5%溶液，乙酸乙酯），+18.5°～+21.5°（5%溶液，无水乙醇）；熔点 149～152℃。本品含有 1,3-丙二醇结构，存在两个手性碳原子，有四个旋光异构体。其中仅(1R, 2R)-(−)或称 D-(−)-苏阿糖型（threo）异构体有抗菌活性，为临床使用的氯霉素。早期应用的合霉素（synthomycin）是氯霉素的外消旋体，疗效为氯霉素的一半。

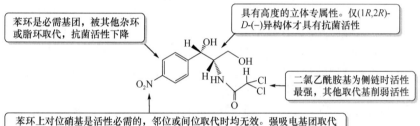

1R,2R-(−)	1S,2S-(+)	1S,2R-(+)	1R,2S-(−)
D-(−)-threo	L-(+)-threo	D-(+)-erythro	L-(−)-erythro

本品性质稳定，耐热。在干燥状态下可保持抗菌活性 5 年以上，水溶液煮沸 5h 对抗菌活性无影响。在中性、弱酸性（pH 4.5～7.5）条件下较稳定，但在强碱（pH 9 以上）或强酸（pH 2 以下）溶液中，可引起水解。酸水解产物对硝基苯基-2-氨基-1, 3-丙二醇，能被过碘酸氧化生成对硝基苯甲醛，可与 2, 4-二硝基苯肼缩合生成苯腙。

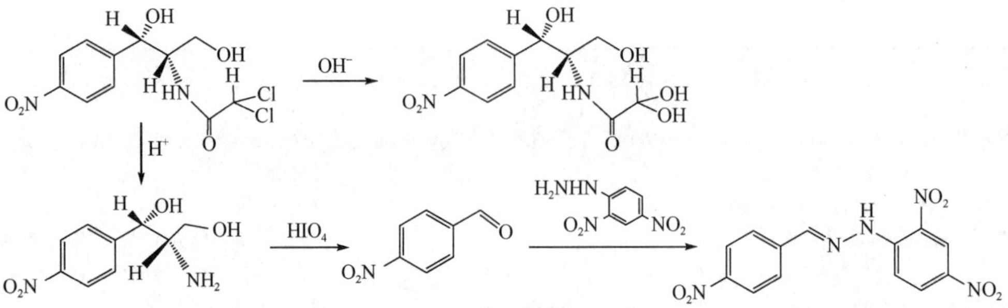

本品的抗菌谱广，对需氧革兰氏阴性菌及革兰氏阳性菌、厌氧菌、立克次体、螺旋体和衣原体均有抑制作用，特别是对流感嗜血杆菌、肺炎链球菌和脑膜炎奈瑟菌具有杀菌作用。主要用于治疗伤寒、副伤寒和斑疹伤寒等，对百日咳、沙眼、细菌性痢疾及尿道感染等也有疗效。

本品的结构与 5′-磷酸尿嘧啶核苷相似，可与 mRNA 分子中的 5′-磷酸尿嘧啶核苷竞争核糖体上的结合位点，使 mRNA 与核糖体的结合受阻，从而抑制蛋白质的合成；还可抑制转肽酶使肽链不能增长。本品对哺乳动物真核细胞的蛋白合成也有较弱的抑制作用，并抑制线粒体蛋白的合成，造血细胞对氯霉素特别敏感。因此，长期使用可产生可逆性骨髓抑制，引起再生障碍性贫血。细菌对本品的耐药主要是通过质粒介导的乙酰转移酶使氯霉素转化为乙酰化产物而失活。

三、多肽类抗生素

多肽类抗生素（polypeptide antibiotics）是由链霉菌或放线菌所产生的具有多肽结构特征的一类抗生素，主要有万古霉素（vancomycin）、去甲万古霉素（norvancomycin）、替考拉宁（teicoplanin）和达托霉素（daptomycin）等。该类抗生素抗菌谱窄、杀菌作用强、不易产生耐药性。其中万古霉素、去甲万古霉素和替考拉宁属于糖肽类抗生素，通过与细胞壁黏肽合成过程中的 D-丙氨酰-丙氨酸形成复合物，从而抑制细菌细胞壁的合成，主要用于治疗革兰氏阳性菌感染。

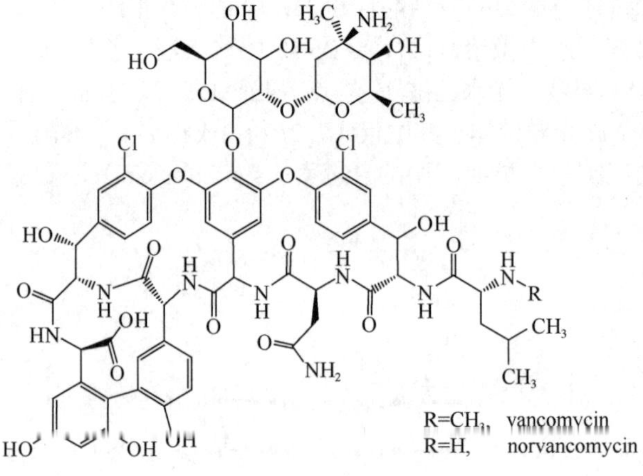

R=CH₃, vancomycin
R=H, norvancomycin

四、磷　霉　素

磷霉素（fosfomycin, phosphonomycin）是从西班牙土壤链丝菌（*Streptomyces fradicle*）中发

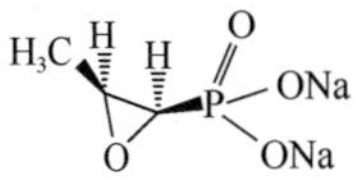

现的一种广谱抗生素，具有不同于其他任何一种抗生素的全新结构。由于近年来在世界范围内出现了具有耐药性的"超级细菌"，磷霉素已成为我国卫生部门推荐治疗超级细菌的药物之一。

磷霉素抗菌谱广，对葡萄球菌属、大肠杆菌、沙雷菌属和志贺菌属等均有较高抗菌活性，对铜绿假单胞菌、变形杆菌、气产杆菌、肺炎杆菌、链球菌和部分厌氧菌也具有一定的抗菌作用。主要用于治疗肺炎、脑膜炎、骨髓炎、盆腔炎、痢疾、尿路和皮肤软组织感染、子宫内感染等。可与其他抗生素联合应用治疗由敏感菌所致的重症感染，也可与万古霉素合用，以治疗耐甲氧西林金葡菌（MRSA）感染。

磷霉素抗菌作用机制独特，其分子结构与磷酸烯醇丙酮酸相似，因此可与之竞争同一转移酶，干扰细菌细胞壁的早期合成。磷霉素 2 位 C 原子可以与烯醇式丙酮酸转移酶的 115 位半胱氨酸（Cys115）的 S 原子不可逆地结合形成 C—S 键，使该酶活性受到抑制，从而发挥抗菌活性。与其他抗生素无交叉耐药性，且多呈现协同作用，组织分布良好，不与血浆蛋白结合，无抗原性，毒性低。

思 考 题

1. 天然青霉素 G 有哪些缺点？举例说明如何对其进行结构改造以改善这些缺点。

2. 奥格门汀是由哪两种药物组成？说明两者联合使用发挥增效的作用机制。

3. 针对红霉素的结构特点，简述半合成红霉素的结构改造方法。

4. 四环素类抗生素的基本结构为氢化并四苯。根据其基本结构，推测四环素应该是酸性、碱性还是两性的？并简要说明为什么小儿应慎用或禁用四环素类抗生素。

5. 氯霉素的结构中有两个手性碳原子，临床使用的是哪一种光学异构体？在全合成过程中如何得到该光学异构体？

（梁经纬）

第十九章 抗菌药物

本章主要介绍除抗生素以外的抗菌药物，包括合成抗菌药物、抗真菌药物和抗结核药物。

第一节 合成抗菌药物

合成抗菌药指通过化学合成方法获得具有抑菌或杀菌作用的药物，主要包括：磺胺及磺胺增效剂类药物、喹诺酮类药物和噁唑烷酮类药物。

一、磺胺类抗菌药及磺胺增效剂

磺胺类药为一类含有对氨基苯磺酰胺结构的化合物。本类药物的发现、应用，使得死亡率极高的细菌感染性疾病得到控制。其作用机制的阐明是化学治疗史上的一个重要里程碑，也开辟了应用代谢拮抗原理寻找新药的新途径。

案例 19-1

在磺胺药物问世之前，医学对于细菌感染，尤其是对流行性脑膜炎、肺炎、败血症等，常束手无策。到 19 世纪后半叶，微生物学家发明细菌染色法后，有人发现某些染料具有杀菌作用。1932 年，德国化学家合成了一种名为"百浪多息（prontosil）"的红色染料。同年，德国生物化学家 Domagk 在试验偶氮染料过程中，发现 prontosil 对于感染了溶血性链球菌的小白鼠具有很高的疗效，后来他又用兔、狗试验，均获得成功。此间，Domagk 的小女儿因手被刺破引起感染，不久发生了败血症，虽经名医多方医治，均无济于事。Domagk 在焦急不安之中决定用"prontosil"给女儿试一试，结果她竟从九死一生中得救，从而开启了磺胺时代。磺胺药物拯救了无数生命，迄今仍然是人类抗菌的重要"武器"之一。Domagk 因此于 1939 年获得了诺贝尔生理学或医学奖。

问题：

1. 你认为上述染料分子的哪部分结构发挥了抗菌作用？
2. 磺胺药物的作用机制是什么？

早在 1908 年作为偶氮类染料中间体的对氨基苯磺酰胺就被合成出来，但其抗菌活性并未被发现。1932 年，德国科学家 Domagk 发现偶氮类染料百浪多息（prontosil）可使鼠、兔免受溶血性链球菌和葡萄球菌的感染，这一发现引起了广泛关注。

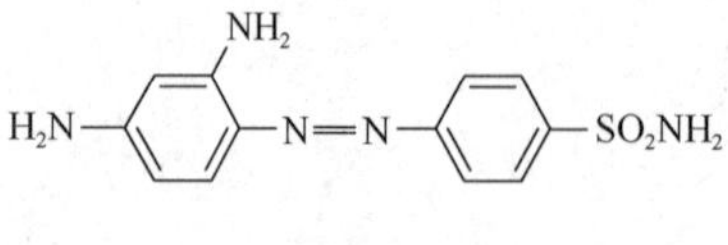

prontosil 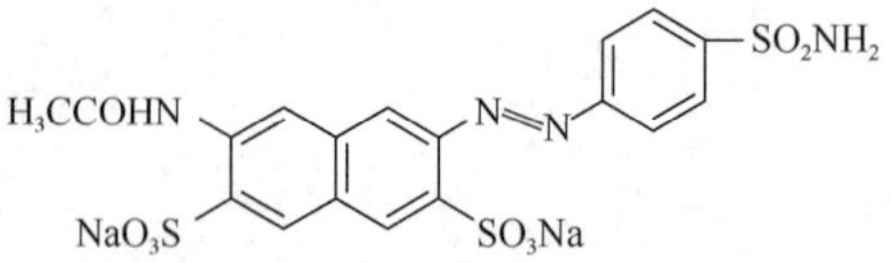   prontosil soluble

由于受到当时盛行的发色团和助色团学说的影响，人们普遍认为偶氮基是产生抗菌作用的药效基团。为此法国巴斯特研究所合成了一系列含有偶氮基的化合物进行构效关系研究，其结果表明，只有含磺酰胺基的偶氮化合物才有抗菌活性。进一步研究还发现，无论是"百浪多息"还是"水溶性百浪多息（prontosil soluble）"在体外均无抗菌活性，只有在体内才有效，后来从服用该药患者的尿液中分离得到了对乙酰氨基苯磺酰胺。由于乙酰化是药物在人体内常见的代谢反应，由此推断百浪多息在体内代谢成对氨基苯磺酰胺而产生抗菌作用，后来又进一步证明了对氨基苯磺酰胺在体外和体内均有抗菌作用。到1946年，约有5500种磺胺类化合物被合成出来，并有20余种在临床上使用，如磺胺醋酰（sulfacetamide）、磺胺嘧啶（sulfadiazine）、磺胺二甲嘧啶（sulfadimidine）、磺胺噻唑（sulfathiazole）等。在此期间，阐明了磺胺类药物的作用机制。

20世纪40年代之初，以青霉素为代表的抗生素类药物开始用于细菌感染性疾病的治疗，并引起人们的普遍重视，抗菌药物研究重点也随之转移，使磺胺类药物的研究工作曾一度中止。直到20世纪50年代初，青霉素的过敏、耐药和稳定性等方面的缺陷逐渐被发现，使磺胺类药物研究工作又重新受到重视。为了提高磺胺类药物的溶解度，降低其对肾脏的损害和毒副作用，先后发现了磺胺异噁唑等溶解度大、副作用较小的磺胺类药物。后来又发现了具有口服吸收快、代谢慢、血药浓度维持时间较长的磺胺甲氧嗪(sulfamethoxypyridazine，SMP)、磺胺甲氧嘧啶(sulfametoxydiazine，SMD)、磺胺甲噁唑（sulfamethoxazole，SMZ）等作用强，抗菌谱广的长效磺胺类药物。临床常用的磺胺类药物见表19-1。

知识拓展 19-1

磺胺类药物是指具有对氨基苯磺酰胺结构的一类药物的总称，磺酰胺基上的氢，可被不同杂环取代，形成不同种类的磺胺药，这些药物均需在体内代谢后生成活性成分对氨基苯磺酰胺而发挥药理活性。由于对氨基苯磺酰胺的分子大小、电荷分布与对氨基苯甲酸（PABA）类似，能与PABA竞争二氢蝶酸合成酶，影响了细菌二氢叶酸的合成，因而使细菌生长和繁殖受到抑制。磺胺类药物是一类用于预防和治疗细菌感染性疾病的化学治疗药物，其抗菌谱较广，对大多数革兰氏阳性菌以及革兰氏阴性菌均有抑制作用。

表 19-1　临床常用的磺胺类药物

$$H_2N\!-\!\!\bigcirc\!\!-\!SO_2NH\!-\!R$$

名称	—R	半衰期/h	作用特点
磺胺脒（sulfamidinum，SG）	—C—NH₂ ‖ NH		用于治疗肠道菌感染
磺胺醋酰（sulfacetamide，SA）	—COCH₃		一般用其钠盐，外用药。用于治疗结膜炎，沙眼等
磺胺嘧啶（sulfadiazine，SD）		17	为治疗流脑的首选药
磺胺二甲嘧啶 (sulfadimidine，SM₂)		7	作用与用途同 SD，但较弱，可透入脑脊液，对流脑有效
磺胺噻唑（sulfathiazole，ST）		4	主要用于治疗肠炎、菌痢、溃疡性结肠炎及肠管手术前准备
磺胺甲氧嗪 （sulfamethoxypyridazine，SMP）		37	主要用于治疗肠炎、菌痢、肠炎及肠管手术前准备
磺胺甲氧嘧啶 （sulfametoxydiazine，SMD）		37	用于治疗菌痢、肠炎、扁桃体炎、肺炎、泌尿道感染及皮肤化脓感染等
磺胺甲噁唑 （sulfamethoxazole，SMZ）		11	常与增效剂甲氧苄啶（TMP）制成复方制剂（复方新诺明），抗菌效能可增加数倍至数十倍。用于治疗尿路感染、呼吸道感染等

知识拓展 19-2

革兰氏染色法是 1884 年由丹麦医师 Gram 所创立的在细菌学中广泛使用的一种鉴别染色法。细菌先经碱性染料结晶紫染色，而后经碘液媒染后，用乙醇脱色，在一定条件下有的细菌紫色不被脱去，有的可被脱去，因此可把细菌分为两大类，前者称为革兰氏阳性菌，后者称为革兰氏阴性菌。为观察方便，脱色后再用一种红色染料如碱性蕃红等进行复染。阳性菌仍带蓝紫色，阴性菌则被染上红色。细菌对革兰氏染色的不同反应，是由于它们细胞壁的成分和结构不同而造成的。

在研究 5-取代苄基-2, 4-二氨基嘧啶类化合物对疟原虫二氢叶酸还原酶的抑制作用过程中，发现甲氧苄啶（trimethoprim，TMP）对细菌二氢叶酸还原酶有很强的抑制作用。当 TMP 与磺胺类药物合用时可使其抗菌作用增强，还可减少耐药性的产生，称之为磺胺增效剂。通过对 TMP 进行结构改造，得到了四氧普林（tetroxoprim）、美替普林（metioprim）、溴莫普林（brodimoprim）等更优的一类磺胺增效剂，见表 19-2。

表 19-2 临床常用的磺胺增效剂

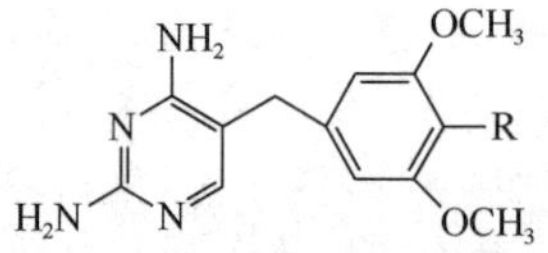

名称	R	作用特点
甲氧苄啶（trimethoprim，TMP）	OCH_3	与磺胺类药物合用时，可增强其疗效。用于治疗呼吸道感染、支气管炎、菌痢、尿路感染、肠炎、伤寒、疟疾等
四氧普林（tetroxoprim）	$OCH_2CH_2OCH_3$	抗菌作用略低于 TMP，与磺胺嘧啶合用时可增效并延缓耐药性的产生
美替普林（metioprim）	SCH_3	抗菌作用为 TMP 的 3～4 倍，与磺胺嘧啶按 1∶1 的比例合用时增效作用最强
溴莫普林（brodimoprim）	Br	抗菌作用比 TMP 强 3 倍，用于治疗各种呼吸道感染、细菌性胃肠炎、尿路感染和伤寒等

早在 20 世纪 30 年代后期，Wood-Fields 就提出磺胺类药物可与细菌生长所必需的物质对氨基苯甲酸（*p*-aminobenzoic acid，PABA）产生竞争性拮抗，干扰了细菌的酶系统对 PABA 的利用，从而产生抗菌作用。后来 Bell-Roblin 也指出，磺胺类药物之所以能与 PABA 产生竞争性拮抗，是由于两者的分子大小和电荷分布极为相似。

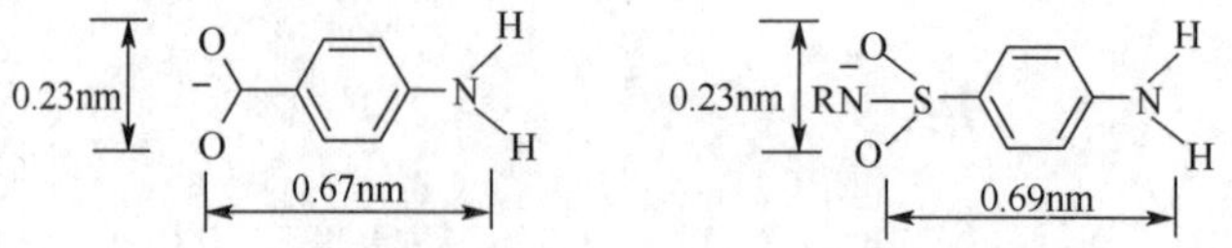

PABA 为叶酸（folic acid）结构的组成部分，叶酸是生物生长繁殖过程所必需的物质。叶酸在体内被叶酸还原酶还原成二氢叶酸（dihydrofolic acid），二氢叶酸再被二氢叶酸还原酶进一步还原成四氢叶酸（tetrahydrofolic acid），四氢叶酸为 DNA 合成中所必需的嘌呤碱基和嘧啶碱基的合成提供一个碳单位。

PABA 在二氢蝶酸合成酶的催化下与二氢蝶啶焦磷酸酯作用生成二氢蝶酸，再与谷氨酸在二氢叶酸合成酶作用下生成二氢叶酸，后者在二氢叶酸还原酶作用下被还原成四氢叶酸，即辅酶 F，如图 19-1 所示。

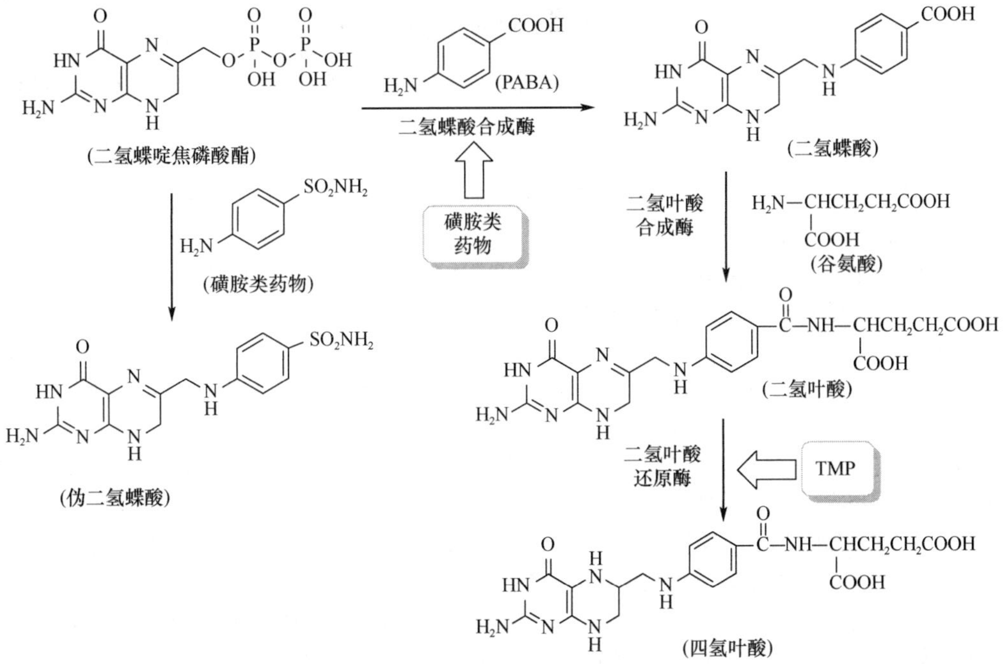

图 19-1 磺胺类药物和 TMP 的抗菌作用机制

案例 19-1 分析

1. 百浪多息在体内代谢成对氨基苯磺酰胺而发挥抗菌作用。

2. 磺胺类药物可与细菌生长所必需的物质 PABA 产生竞争性拮抗, 干扰了细菌的酶系统对 PABA 的利用, 从而产生抗菌作用。

在叶酸的合成中, 磺胺类药物可以替代 PABA 的位置, 合成无生物功能的伪叶酸 (false folic acid), 阻止细菌的核酸合成, 抑制其生长繁殖。人和哺乳动物可以从食物中获取二氢叶酸, 因此不受磺胺类药物的影响; 而细菌等微生物只能依靠自身的酶系统合成所需的二氢叶酸, 一旦二氢叶酸的合成受阻, 生长繁殖就不能继续, 所以它们对磺胺类药物非常敏感。

TMP 等磺胺增效剂是二氢叶酸还原酶抑制剂, 使二氢叶酸不能被还原成四氢叶酸, 从而阻断辅酶 F 的合成。TMP 与磺胺类药物合用可以对四氢叶酸的合成起双重阻断作用。虽然, 人和细菌具有相同的由二氢叶酸还原成四氢叶酸的体内过程, 但 TMP 等磺胺增效剂对细菌的二氢叶酸还原酶的亲和力比对人和哺乳动物二氢叶酸还原酶的亲和力强 10 000~60 000 倍。因此, 对人和哺乳动物的影响和毒性甚小。

综上所述, 有关磺胺类药物作用机制的 Wood-Fields 学说开辟了利用代谢拮抗原理寻找新药的新途径, 也是磺胺类药物在药物化学理论研究中的巨大贡献。

知识拓展 19-3

代谢拮抗 (metabolic antagonist) 也称抗代谢物, 是指与生物体内基本代谢物结构有一定或某种程度相似的化合物, 该化合物能与基本代谢物竞争性或非竞争性地作用于体内的特定酶, 抑制酶的催化作用, 或干扰基本代谢物的利用, 或掺入生物大分子的合成中形成伪生物大分子, 导致"致死合成"(lethal synthesis), 从而影响细胞的正常代谢, 许多抗菌、抗病毒和抗肿瘤药物都是根据这一原理设计而来的。

磺胺嘧啶（sulfadiazine，SD）

化学名为 4-氨基-*N*-(嘧啶-2-基)苯磺酰胺，4-amino-(pyrimidin-2-yl) benzensulfonamide。

本品为白色或类白色的结晶或粉末；无臭、无味；遇光色渐变暗。在乙醚或三氯甲烷中不溶，在水中几乎不溶，在乙醇或丙酮中微溶，在稀盐酸、强碱或氨溶液中溶解。pK_a 为 6.5；熔点 252～256℃。

本品为两性化合物，即结构中磺酰氨基上的氢，由于受磺酰基吸电子作用影响易于解离，而显弱酸性；结构中苯氨基显碱性，嘧啶环显弱碱性。因此，本品可溶于稀盐酸试液，也可溶于氢氧化钠试液或氨试液。

本品含有芳伯氨基，可采用重氮化-偶合反应鉴别；也可将其溶于稀氢氧化钠液中，与硫酸铜试液反应，生成黄绿色沉淀，放置后变为紫色，而鉴别。

本品可与硝酸银溶液反应，生成的磺胺嘧啶银可用于预防和治疗轻度烧伤继发创面感染，其类似物磺胺嘧啶锌也有类似作用。

本品主要用于预防及治疗流行性脑炎。本品口服可吸收给药量的 70%以上，但吸收较缓慢，3～6h 血药浓度达峰值，与血浆蛋白结合率低（38%～48%），易穿过血-脑脊液屏障。脑膜无炎症时，脑脊液中药物浓度约为血药浓度的 50%；脑膜有炎症时，脑脊液中药物浓度可达血药浓度的 50%～80%。肾功能正常者消除半衰期为 8～13h，肾衰竭者消除半衰期延长，给药后 48～72h 内以原型自尿中排出给药量的 60%～85%。本品在尿中溶解度低，易产生结晶尿。

本品的合成是以对乙酰氨基苯磺酰氯（ASC）为原料，在碱性条件下与 2-氨基吡啶进行 *N*-酰化，再经水解脱去乙酰基制得。

甲氧苄啶（trimethoprim，TMP）

化学名为 5-[(3,4,5-三甲氧基苯基)甲基]-2,4-嘧啶二胺，5-[(3,4,5-trimethoxy phenyl)methyl]-2,4-pyrimidinediamine。

本品为白色或类白色结晶性粉末；无臭，味苦。在水中几乎不溶，在乙醇或丙酮中微溶，在冰醋酸中易溶。pK_a 为 7.2；熔点 199～203℃。

本品为广谱抗菌药，对革兰氏阳性菌和革兰氏阴性菌均有抑制作用。其作用机制为抑制细菌的二氢叶酸还原酶，阻碍细菌的叶酸代谢。单独使用时，易产生耐药性。与磺胺类药合用时，对四氢叶酸的合成起双重阻断作用，从而增强抗菌效果，并可减少耐药菌株的产出。本品主要与磺胺药合用于治疗呼吸道、泌尿道和软组织等感染。

本品的合成是以 3,4,5-三甲氧基苯甲醛为原料，与 β-甲氧基丙腈缩合得 3-甲氧基-2-（3,4,5-三甲氧基苯亚甲基）丙腈，用硝酸胍在甲醇钠催化下环合制得。

寻找具有高效抗菌活性的磺胺类药物的同时，通过对磺胺类药物副作用的观察和深入研究，从中发现了一些具有利尿、降压或降糖作用的磺胺类药物，使得磺胺类药物的应用范畴进一步扩大。

磺胺类药物的构效关系如图 19-2 所示。

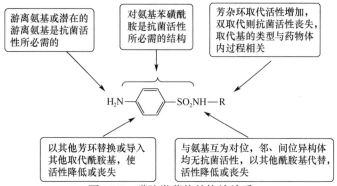

图 19-2 磺胺类药物的构效关系

二、喹诺酮类抗菌药

喹诺酮类抗菌药是指一类含有吡啶酮酸（pyridone carboxylic acid）结构的合成抗菌药，该类药物的化学结构、作用机制均不同于其他抗生素或抗菌药，对临床常见的革兰氏阴性菌具有较强抗菌作用，已成为一类重要的抗菌药。

nalidixic acid   piromidic acid

根据喹诺酮类抗菌药的发展进程，可将该类药物分成四代。第一代始于 20 世纪 60 年代初期，以萘啶酸（nalidixic acid）、吡咯米酸（piromidic acid）为代表药物，对革兰氏阴性菌有作用，但抗菌谱窄，易产生耐药性，作用时间短，中枢副作用较大，现已很少应用。

> **知识拓展 19-4**
>
> 喹诺酮类抗菌药物的基本结构为 4-吡啶酮酸并联苯、吡啶或嘧啶环等芳香环所组成的芳杂环。喹诺酮类抗菌药物的抗菌机制是通过选择性地抑制细菌 DNA 螺旋酶或拓扑异构酶Ⅳ而起到抗菌作用，是一类对人类相对安全的合成抗菌药物。喹诺酮类抗菌药物具有抗菌谱广，与其他抗菌药物间无交叉耐药性（此类药物之间有交叉耐药性），口服吸收良好，体内分布广，血浆半衰期较长，不良反应少而轻微，价格较低等优点。

20 世纪 60 年代中期，发现了第一个 7 位上连有碱性基团哌嗪环的喹诺酮类抗菌药吡哌酸（pipemidic acid），在尿中有较高的药物浓度，虽然仅对革兰氏阴性菌有作用，但其副作用较少，在体内较稳定，药物以原型从尿中排出，对尿路及肠道感染也有作用。

pipemidic acid   cinoxacin

1978 年 Kyorin 公司的研究人员发现，在保留 7 位哌嗪基的同时，引入 6 位氟原子，不仅可以增强药物的广谱抗菌活性，且药代动力学性质明显改善，从此诞生了以诺氟沙星（norfloxacin）等为代表的第二代喹诺酮类抗菌药，该类药物的分子结构中的 6 位或 6,8 位均含有 1～2 个氟原子。

主要代表药物除了诺氟沙星外还有环丙沙星（ciprofloxacin）、氧氟沙星（ofloxacin）、左氧氟沙星（levofloxacin）、依诺沙星（enoxacin）、培氟沙星（pefloxacin）、芦氟沙星（rufloxacin）、氟罗沙星（fleroxaxin）、洛美沙星（lomefloxacin）等几十种。后续的作用机制研究证明，氟原子的引入改善了该类药物的进入细菌细胞的通透性，同时增强了与靶酶 DNA 螺旋酶的亲和力。

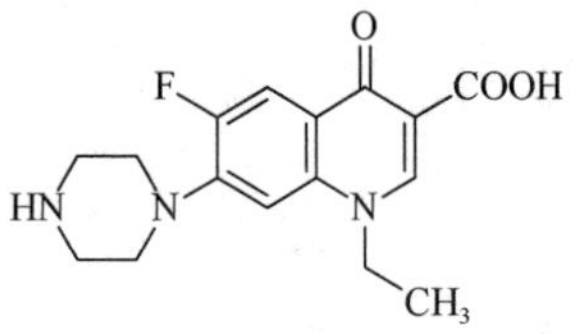

norfloxacin 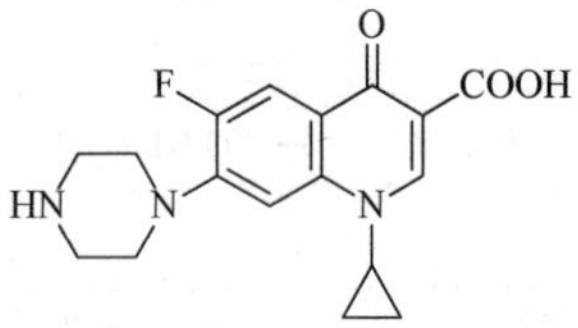　　　　ciprofloxacin 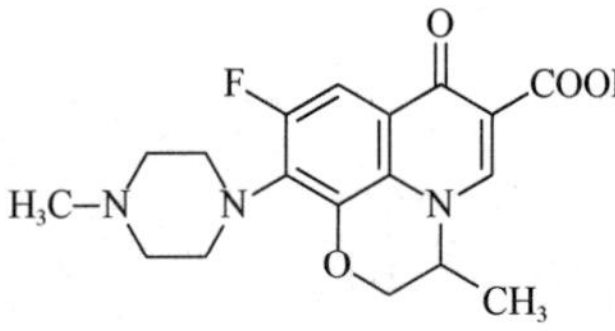　　　　ofloxacin

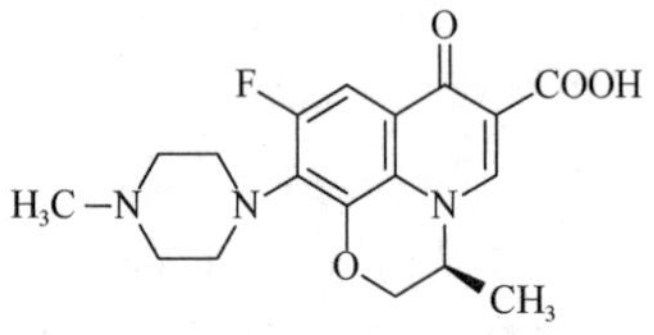

levofloxacin 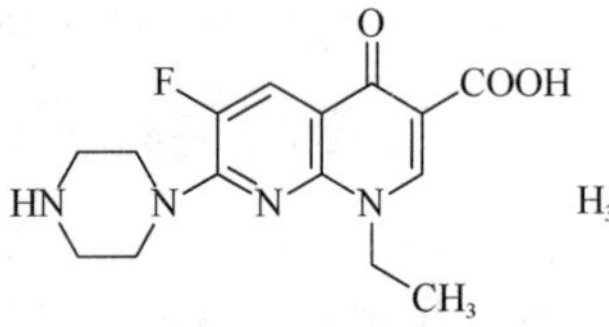　　　　enoxacin 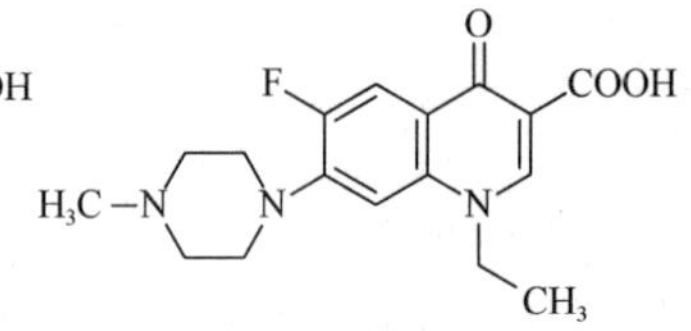　　　　pefloxacin

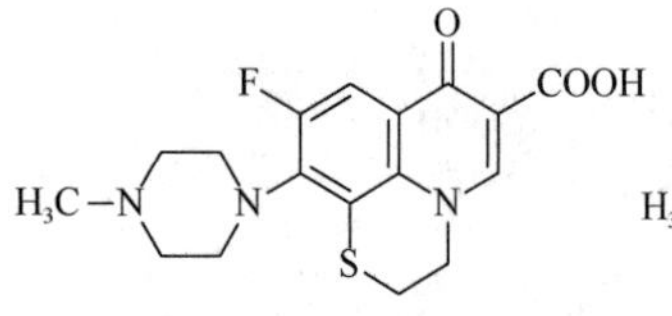

rufloxacin 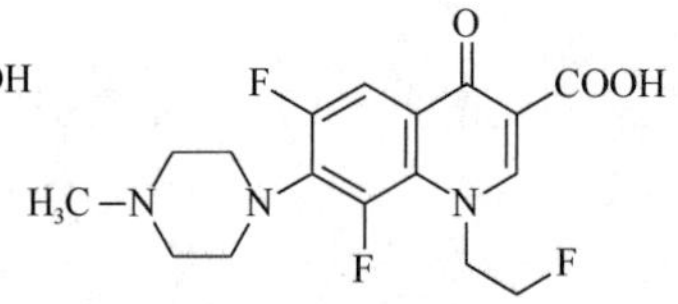　　　　fleroxaxin 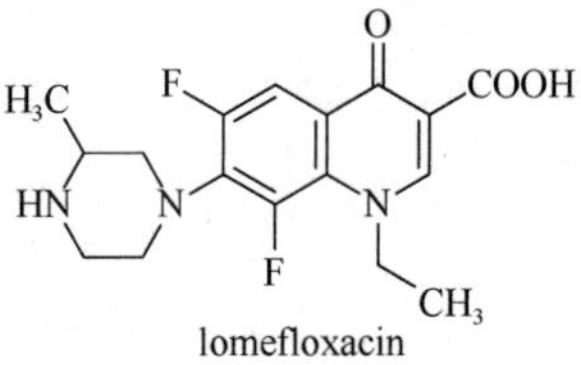　　　　lomefloxacin

第二代喹诺酮类抗菌药物具有抗菌谱广、活性强的优势，使之成为临床上应用的主要品种。20世纪 90 年代后，通过对其进一步结构改造，通过引入更加复杂的含氮杂环结构，得到了第三代喹诺酮类抗菌药物。例如，通过对环丙沙星 7 位哌嗪基的改造和 8 位甲氧基的引入得到了加替沙星（gatifloxacin）和巴洛沙星（balofloxacin）；通过对左氧氟沙星的 7 位改造得到了帕珠沙星（pazufloxacin）。

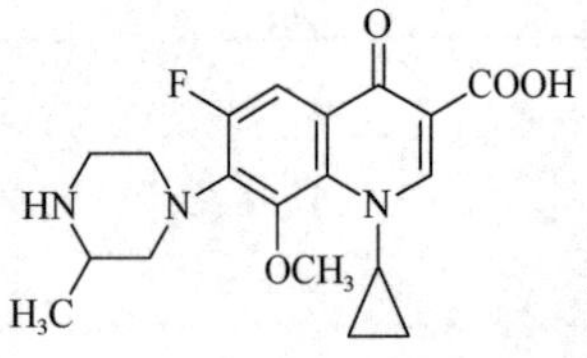

gatifloxacin 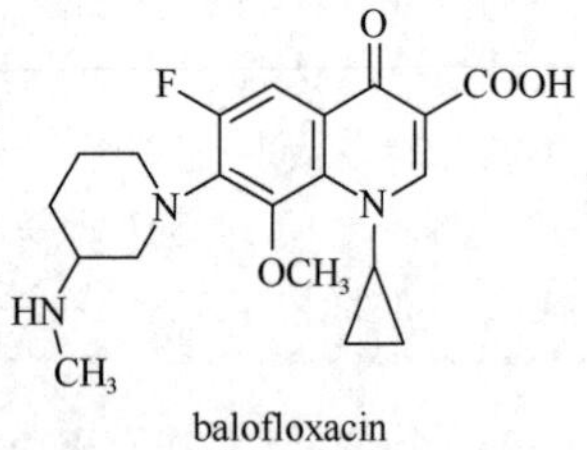　　　　balofloxacin 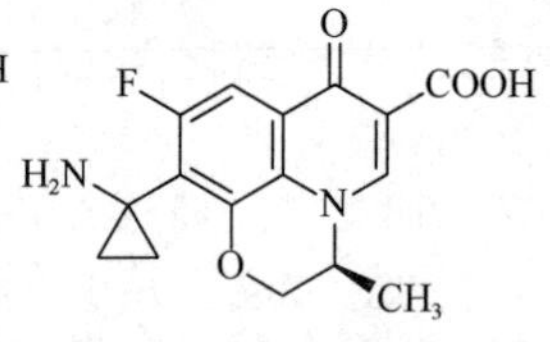　　　　pazufloxacin

第四代喹诺酮类药物在第三代的基础上，抗菌谱进一步扩大，对部分厌氧菌、革兰氏阳性菌和铜绿假单胞菌的抗菌活性明显提高，且具有明显抗菌后效应。与前三代同类药物相比，其药代动力学特点是吸收快、体内分布广、血浆半衰期长，可以一天给药一次。代表药物有：莫西沙星（moxifloxacin）、吉米沙星（gemifloxacin）和格帕沙星（grepafloxacin）。

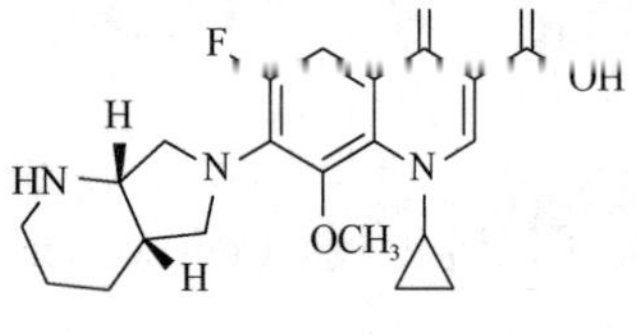

moxifloxacin 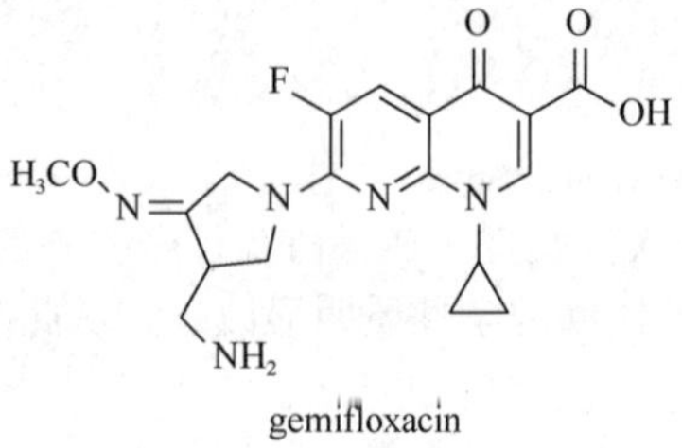　　　　gemifloxacin 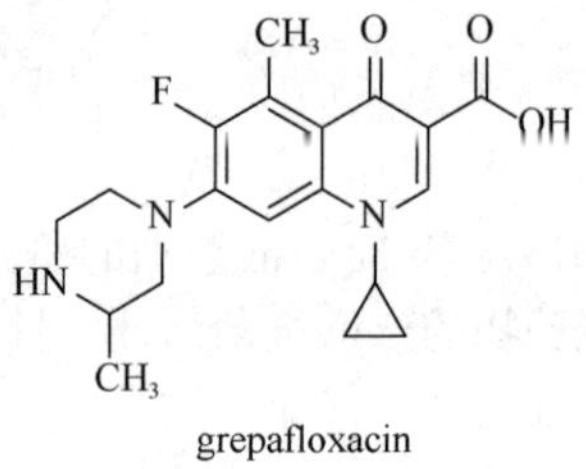　　　　grepafloxacin

目前喹诺酮类抗菌药物已发展至第四代，表现出更强的抗菌作用和更广的抗菌谱，其市场占有率仅次于β-内酰胺类抗菌药物。但随着该类药物临床广泛使用，耐药问题频现，同时也发现部分氟喹诺酮类药物具有心脏毒性、肝脏毒性和光毒性等不良反应，致其应用受限。

喹诺酮类药物的抗菌作用机制是抑制细菌 DNA 螺旋酶（gyrase）和拓扑异构酶Ⅳ（topoisomerase Ⅳ）的活性，影响 DNA 的正常形态与功能，阻碍 DNA 的正常复制、转录、转运与重组，从而产生抗菌作用。喹诺酮类抗菌药对于 DNA 螺旋酶和拓扑异构酶Ⅳ这 2 个靶点的作用强度，在革兰氏阳性球菌与革兰氏阴性杆菌之间有所不同，在不同品种之间也不同。对于大肠埃希菌等革兰氏阴性杆菌，主要作用靶点为 DNA 螺旋酶，次要靶点为拓扑异构酶Ⅳ；对于链球菌属、葡萄球菌属等革兰氏阳性球菌，主要作用靶点为拓扑异构酶Ⅳ，次要靶点为 DNA 螺旋酶；一些新品种如加替沙星等则可均衡作用于 DNA 螺旋酶和拓扑异构酶Ⅳ。在哺乳动物真核细胞中不含 DNA 螺旋酶，含有拓扑异构酶Ⅱ，故喹诺酮类药物对细菌的选择性高，而对人体的不良反应少。

细菌对喹诺酮类药物产生耐药性的作用机制主要包括：①细菌作用靶点的改变。编码组成 DNA 螺旋酶的 A 亚单位和 B 亚单位以及组成拓扑异构酶Ⅳ的 *parC* 和 *parE* 亚单位中的任一亚基发生基因突变，均可引起细菌喹诺酮类药物的耐药性。②细菌细胞壁通透性的改变。喹诺酮类药物与其他抗菌药一样，依靠革兰氏阴性菌的外膜蛋白和脂多糖的扩散作用而进入细菌体内。因此外膜蛋白与脂多糖的变异，均可使细菌摄取药物的量减少而导致耐药性的产生。通过对大量喹诺酮类药物的研究，其构效关系总结见图 19-3。

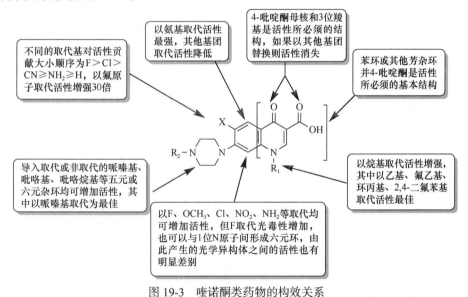

图 19-3 喹诺酮类药物的构效关系

案例 19-2

光毒性是喹诺酮类药物中较为严重的毒性反应。在研究中发现其 8 位取代基决定光毒性的大小，如 8 位卤素取代可提高吸收度从而增强抗菌活性，但其光毒性极大。当引入甲氧基时可降低光毒性，且对抗革兰氏阳性菌和革兰氏阴性菌的活性影响不大；当引入乙氧基时光毒性最低，但抗菌活也降低。此外 5 位取代类型也与光毒性有关，有报道 5 位取代基引起光毒性大小的顺序为 $CH_3 \gg H > NH_2$。

问题：根据上述研究结果并结合喹诺酮类药物的构效关系，设计一个新结构以降低其光毒性、增加活性。

诺氟沙星（norfloxacin）

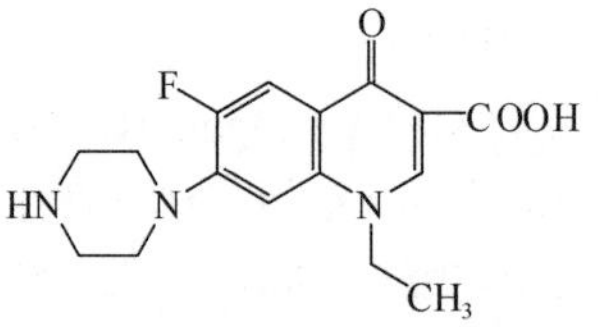

化学名为 1-乙基-6-氟-4-氧代-7-(哌嗪-1-基)-1H-喹啉-3-羧酸，1-ethyl-6-fluoro-4-oxo-7-(piperazin-1-yl)-1H-quinoline-3-carboxylic acid，又称氟哌酸。

本品为白色结晶性粉末；无臭，味微苦；遇光色渐变深。在水或乙醇中微溶，在 DMF 中略溶，在乙酸、盐酸或氢氧化钠溶液中易溶。熔点 218～224℃。

本品的母核结构为喹酮环，由于 3 位有羧基和 7 位有哌嗪基，故具有酸、碱两性。本品室温下相对稳定，光照下分解，得 7 位的哌嗪环开环产物，且颜色变深。在酸性下回流可得 3 位脱羧产物。

本品具有抗菌谱广、作用强的特点，尤其对革兰氏阴性菌如绿脓杆菌、大肠杆菌、变形杆菌属、沙门菌属、淋球菌等有较强抑制作用，其活性比庆大霉素强；对金黄色葡萄球菌的作用也较庆大霉素强。本品口服吸收迅速，但在脑组织中浓度低。主要用于治疗敏感菌所致的尿路、肠道和呼吸道感染。

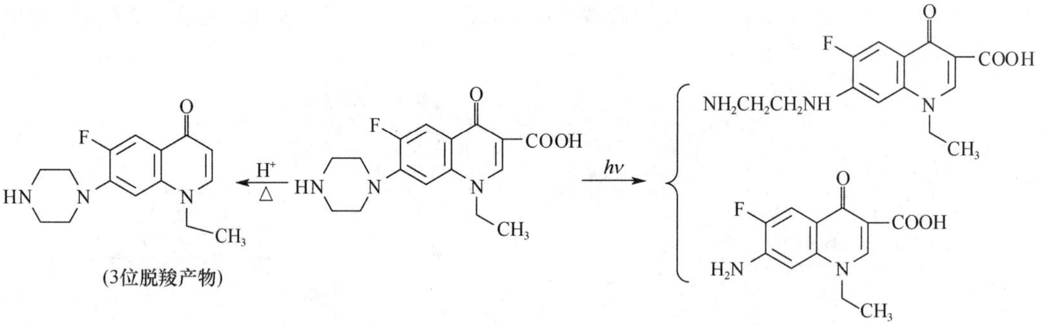

本品的合成是以 3-氯-4-氟苯胺和乙氧亚甲基丙二酸二乙酯为原料，经 N-烃化、环合等反应制得喹诺酮环，然后经烃化反应引入乙基和哌嗪环制得。

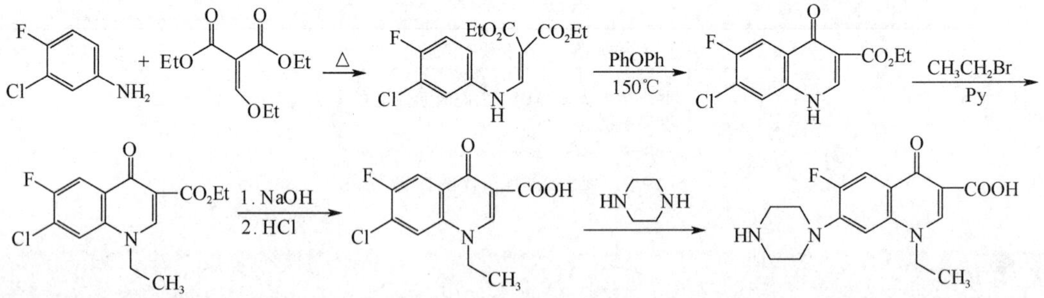

案例 19-2 分析

　　根据上述研究结果并结合喹诺酮类药物的构效关系，在 8 位引入甲氧基取代，得到了加替沙星（gatifloxacin）和莫西沙星（moxifloxacin），几乎无潜在的光毒性。另有文献报道将氨基引入加替沙星和莫西沙星的 5 位得到的下面衍生物，能降低光毒性且抗菌活性远高于先导化合物。

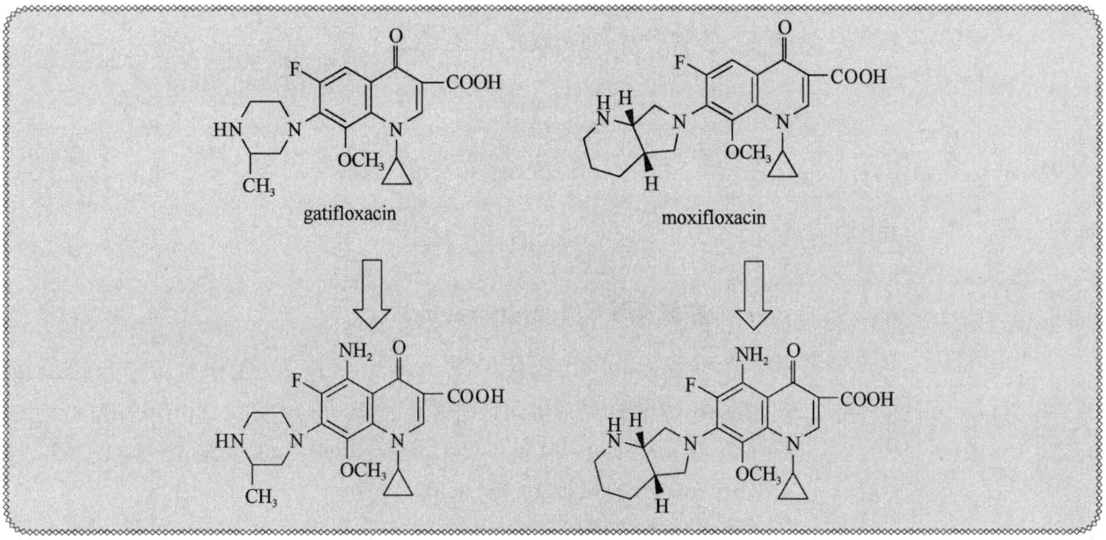

gatifloxacin

moxifloxacin

环丙沙星（ciprofloxacin）

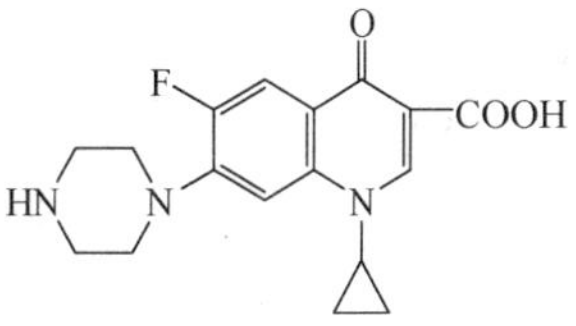

化学名为 1-环丙基-6-氟-4-氧代-7-(哌嗪-1-基)-喹啉-3-羧酸，1-cyclopropyl-6-fluoro-4-oxo-7-(piperazin-1-yl)quinoline-3-carboxylic acid，又称环丙氟哌酸。

本品为白色或微黄色结晶性粉末；在水或乙醇中几乎不溶，在乙酸或稀盐酸或氢氧化钠溶液中溶解。熔点 255～257℃。临床以其盐酸盐一水合物制成片剂供口服，以其乳酸盐供注射用。性质稳定，但加热或光照可致分解。

本品抗菌谱广，对革兰氏阳性菌、革兰氏阴性菌、沙眼衣原体、肺炎支原体、某些厌氧菌、结核杆菌、绿脓杆菌均有效，其抗菌活性比头孢拉啶强 8 倍；对耐药绿脓杆菌、淋球菌、流感杆菌也有效；治疗脑膜炎时脑脊液药物浓度可达血药浓度的 40%。适用于治疗敏感菌所致的呼吸道感染、尿路感染、前列腺炎、淋病及革兰氏阴性杆菌所致的各种感染。

案例 19-3

某医师为一位患有细菌性上呼吸道感染的患者开了口服环丙沙星片，用药 3 天后患者回访，感觉病情没有明显好转，经医生询问得知该患者没有仔细阅读药品说明书，而在服药同时还服用补钙剂葡萄糖酸钙，导致疗效下降。

问题：

1. 葡萄糖酸钙+环丙沙星导致抗菌疗效下降的原因是什么？
2. 环丙沙星的药理学特点有哪些？

本品的合成是以 2,4-二氯氟苯为原料，经 Friedel-Crafts 酰基化、氧化等，得到 2,4-二氯-5-氟苯甲酰氯，再与丙二酸二乙酯缩合、酸催化水解、脱羧得到 2,4-二氯-5-氟苯甲酰乙酸酯，与原甲酸三乙酯和环丙胺缩合，在碱性条件下环合制得喹诺酮环，最后引入哌嗪环制得。

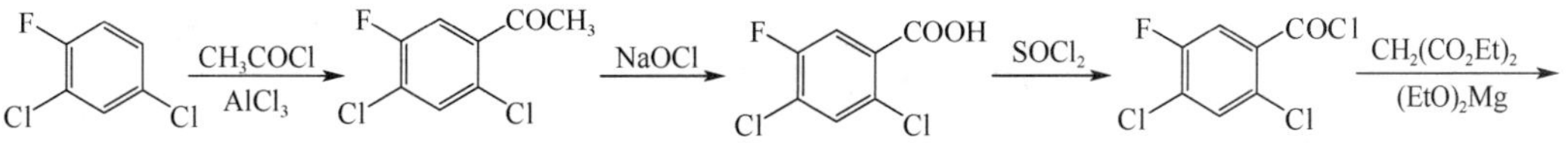

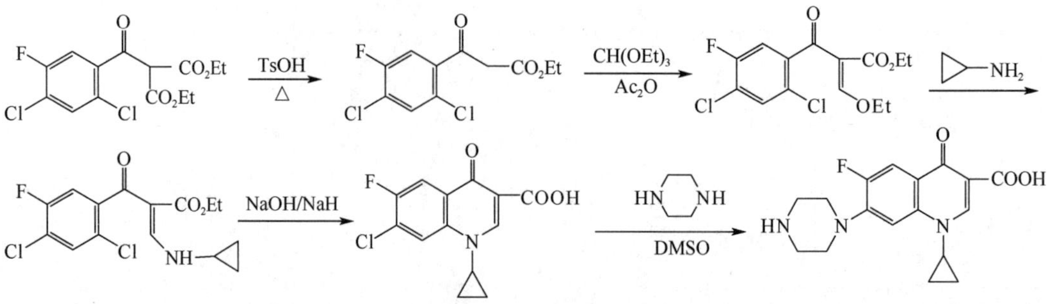

左氧氟沙星（levofloxacin）

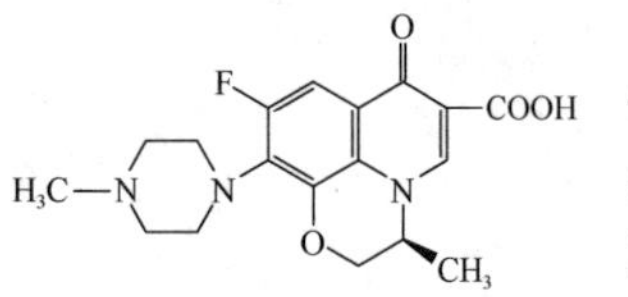

化学名为(S)-(−)-9-氟-2, 3-二氢-3-甲基-10-(4-甲基-1-哌嗪基)-7-氧代-7H-吡啶并[1, 2, 3-de][1, 4]苯并噁嗪-6-羧酸，(S)-(−)-9-fluoro-2, 3-dihydro-3-methyl-10-(4-methyl-1-piperazinyl)-7-oxo-7H-pyrido[1, 2, 3-de]-1, 4-benzoxazine-6-carboxylic acid。

本品为黄色或灰黄色结晶性粉末，遇光色渐变深；无臭，味苦。在水、乙醇、甲醇或丙酮中微溶，在乙酸中易溶。熔点225～227℃（分解）。

本品通过抑制细菌 DNA 螺旋酶的活性，阻止细菌 DNA 的合成和复制而导致细菌死亡。本品的抗菌活性比氧氟沙星强 2 倍；水溶性好，更易制成注射剂；不良反应发生率较氧氟沙星低。本品适用于敏感菌引起的泌尿生殖系统感染、呼吸道感染、胃肠道感染以及败血症等全身感染。

本品口服后吸收完全，相对生物利用度接近 100%，与蛋白结合率为 30%～40%。t_{max} 约 1h，$t_{1/2\beta}$ 为 5.1～7.1h。口服 48h 内尿中排出量为给药量的 80%～90%，主要以原型自肾排泄，在体内代谢很少。本品在体内广泛分布至各组织和体液，在扁桃体、痰液、唾液、泪液、前列腺组织和妇女生殖道组织等组织和体液中的浓度与血药浓度之比在 1.1～2.1。

本品的合成是以 2, 3, 4-三氟硝基苯为原料，经水解、烃化、还原、环合四步反应得到中间体（Ⅰ），再经不对称还原制得手性中间体（Ⅱ），Ⅱ与乙氧亚甲基丙二酸二乙酯经缩合、环合、水解等反应制得喹诺酮环，最后引入哌嗪基得本品。

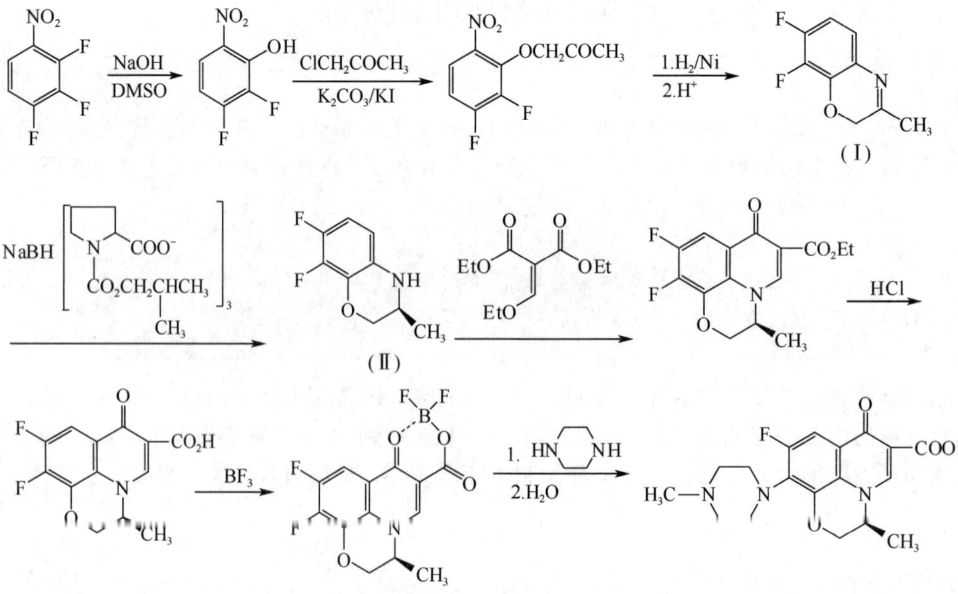

1. 喹诺酮类药物分子结构中的 3-羧基和 4-羰基可以与钙、镁、铁、锌等金属离子形成螯合物,药物的抗菌活性降低,导致药效下降。同时也可使体内金属离子流失,易引起老人及妇儿的缺钙、贫血、缺锌等副作用。因此,喹诺酮类药不宜与含有这些离子的食品和药物同时服用。

2. 略。

案例 19-4

第一代喹诺酮类药物结构不含氟原子(被称为"无氟喹诺酮"),但其活性差且抗菌谱窄,从第二代开始其 C-6 位引入氟原子(被称为"氟喹诺酮"),其药理学特性显著改善,疗效得到很大提升,被认为是喹诺酮类药物发展史上的里程碑。而今氟喹诺酮耐药性快速增加和近年陆续报告的严重毒副作用,特别是严重的神经损坏,导致临床使用受到限制。近年研究发现,许多新的具有传统母核的"无氟喹诺酮"类药物在对抗耐药菌和减少毒副作用方面具有突出优势,临床疗效确切,安全性高。这些研究成果在某种程度上"颠覆"了喹诺酮类药物经典的构效关系,也使得"无氟喹诺酮"的研发成为喹诺酮类抗菌药物研发的热点领域。

问题:

1. C-6 位氟原子的引入,可极大提高喹诺酮类药物抗菌活性的机制是什么?

2. 有关"无氟喹诺酮"类药物的研发目前取得了哪些进展?

三、噁唑烷酮类抗菌药

噁唑烷酮类抗菌药是继磺胺类和氟喹诺酮类之后发现的一类新型合成抗菌药,具有抑制多重耐药革兰氏阳性菌的作用。

早在 1978 年,杜邦公司就报道了一类对植物真菌和细菌有活性的噁唑烷酮类化合物。通过对此类化合物进行结构优化,合成了化合物 S-6123。体外试验表明它对葡萄球菌、链球菌及大肠埃希菌有中等强度的抗菌活性。进一步对 S-6123 结构优化,在 1987 年又合成了 DUP-721 和 DUP-105,这两个化合物对革兰氏阳性菌和革兰阴性厌氧菌及结核杆菌均有活性。虽然这 3 个化合物最终都没能成功上市,但它们不同于现有抗菌药物的全新结构,引起了人们的重视。1995 年,美国 Pharmacia & Upjohn 公司通过对 DUP721 的化学结构进行改造,得到了两个衍生物依哌唑胺(eperezolid)与利奈唑酮(linezolid),其中利奈唑酮因具有明显的药理学优势而进入临床研究,于 2000 年在美国上市,主要用于治疗由耐药革兰氏阳性菌引起的感染性疾病,也可用于外科感染性疾病的治疗。

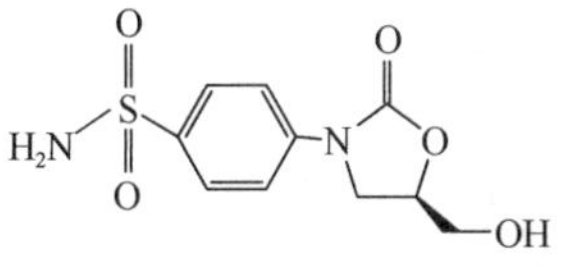

S-6123

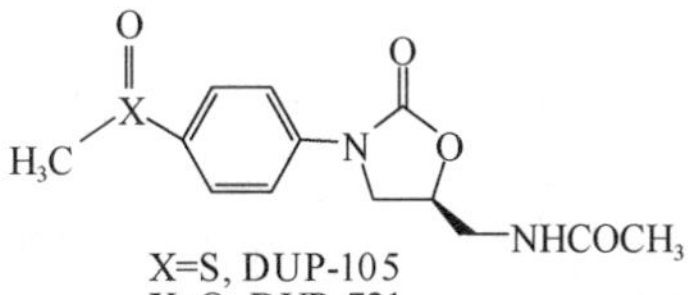

X=S, DUP-105
X=O, DUP-721

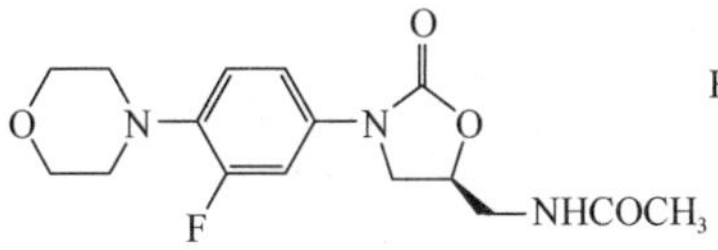

linezolid

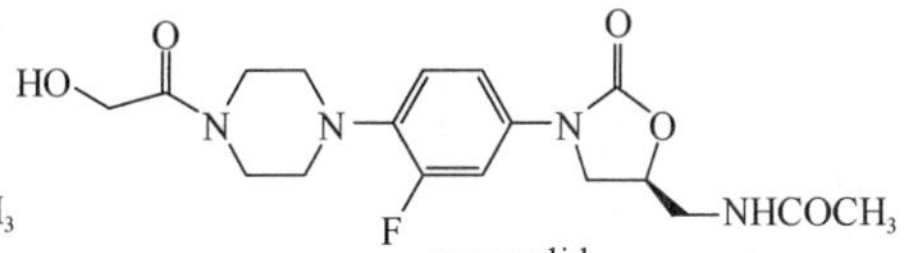

eperezolid

1. 喹诺酮类药物作用的靶点是细菌的 DNA 螺旋酶和拓扑异构酶Ⅳ,作用机制研究证明,氟原子的引入改善了该类药物的进入细菌细胞的通透性，同时增强了与靶酶的亲和力，因此，C-6 位氟原子的引入可以极大提升其抗菌活性。但同时也发现，氟喹诺酮类抗菌药物可导致心脏毒性(司帕沙星、格雷沙星)、肝脏毒性和光毒性等不良反应 ，使其应用受到一定限制。

2. 最新药物化学研究发现，C-6 位氟原子并非抗革兰氏阳性菌活性所必需，通过结构修饰，新的无氟喹诺酮如奈诺沙星和加雷沙星等开发和成功应用于临床，展现的优点包括抗菌谱拓展（抗耐甲氧西林金黄色葡萄球菌），对某些喹诺酮靶位突变耐药菌株依然具有较高活性，临床疗效确切，安全性高，尚未发现常见的心血管、肝脏和糖代谢方面的毒副作用，成为喹诺酮类药物发展史上的新标识，为解决氟喹诺酮类药物的缺点提供了全新的选择。主要代表药物有：奈诺沙星（nemonoxacin）、加雷沙星（garenoxacin）及奥泽沙星（ozenoxacin）。

nemonoxacin　　　　garenoxacin　　　　ozenoxacin

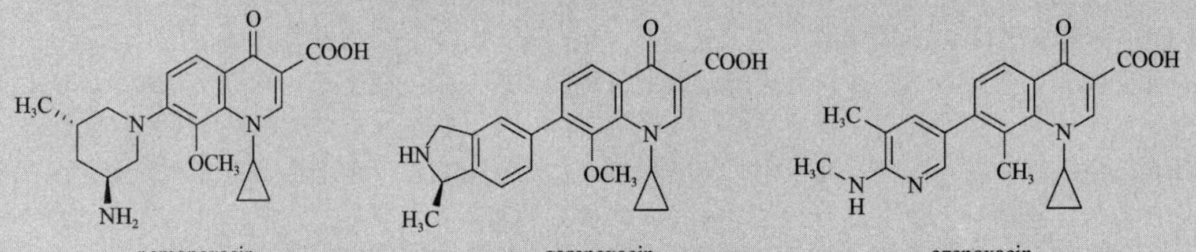

第二节　抗真菌药物

真菌（fungi）是一种低等植物，分单细胞真菌和多细胞真菌，有明显的细胞核，常形成菌丝和孢子。目前发现的真菌有 30 多万种，但其中能引起疾病的致病真菌有 300 余种，根据其侵害人体的部位可分成浅部真菌和深部真菌。浅部真菌主要侵害人体的毛发、指（趾）及皮肤等，深部真菌侵害人体的黏膜深处、内脏、泌尿系统、脑和骨骼等。近年来由于广谱抗菌药物、免疫抑制剂的过度使用，大型器官移植手术开展以及艾滋病的蔓延等，临床上深层真菌感染的患者日益增多，而有效的抗真菌感染药并不多，且毒性较大，治疗效果不够满意。因此，抗真菌药（antifungal agents）的研究与开发日益受到关注。

根据药物的来源，抗真菌药可分为抗真菌抗生素和合成抗真菌药两大类。根据其作用机制可将其分为角鲨烯环氧合酶抑制剂、羊毛甾醇 14α-去甲基化酶（CYP51）抑制剂、麦角甾醇结合剂等，见图 19-4。

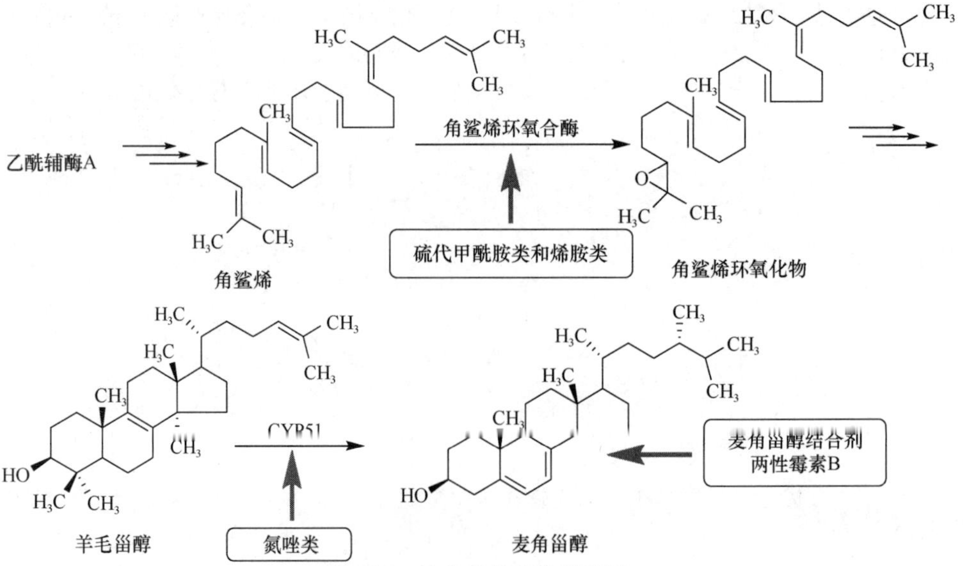

图 19-4　抗真菌药的作用机制

一、抗真菌抗生素

抗真菌抗生素（antifungal antibiotics）主要包括多烯类的两性霉素 B（amphotericin B）、制菌霉素 A$_1$（nystatin A$_1$）、纳他霉素（natamycin）、曲古霉素（hachimycin）、哈霉素（hamycin）以及非多烯类的灰黄霉素（griseofulvin）、西卡宁（siccanin）。

多烯类抗生素由放线菌产生，其结构为含有多个共轭烯键的大环内酯，通常连有一个氨基糖，具有亲脂性。多烯类抗生素为麦角甾醇结合剂，其作用机制是与真菌细胞膜上的麦角甾醇结合而形成甾醇-多烯络合物，损伤膜的通透性，导致细胞内的重要物质外泄而起到杀菌作用。这类药物一般用于治疗各种严重的真菌感染，但其毒副作用非常严重。

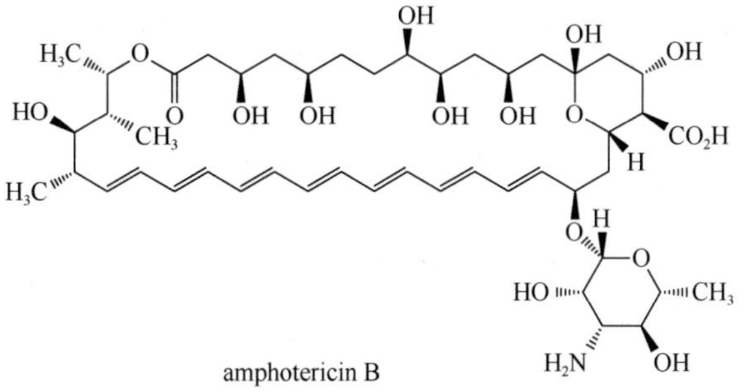

amphotericin B

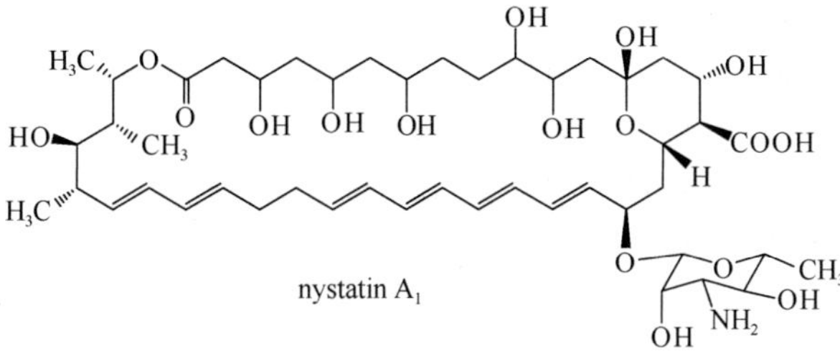

nystatin A$_1$

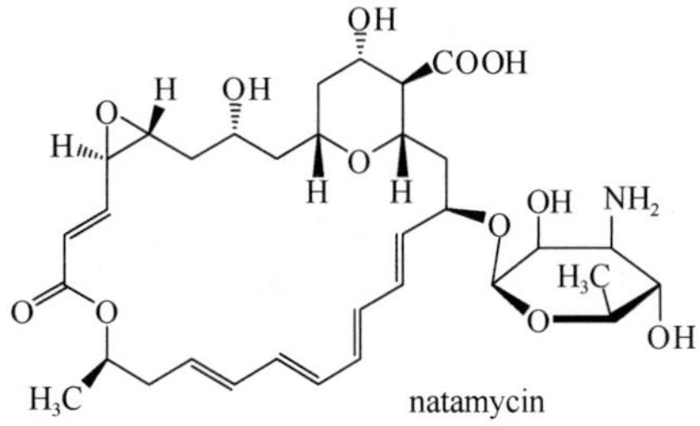

natamycin

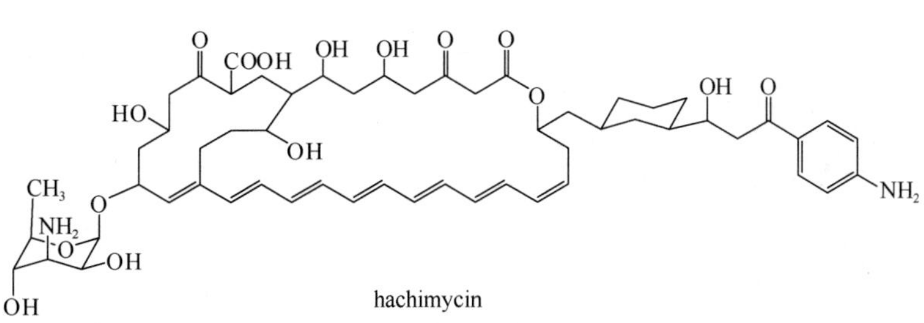

hachimycin

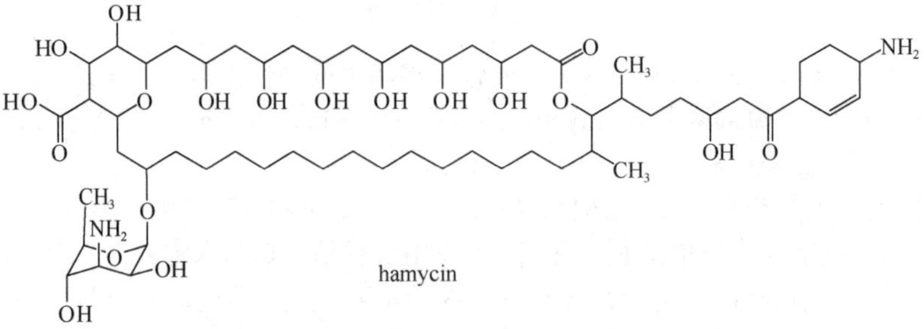

hamycin

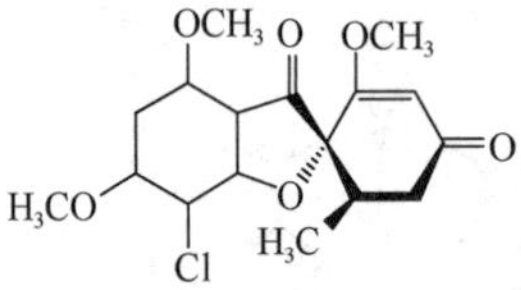

griseofulvin

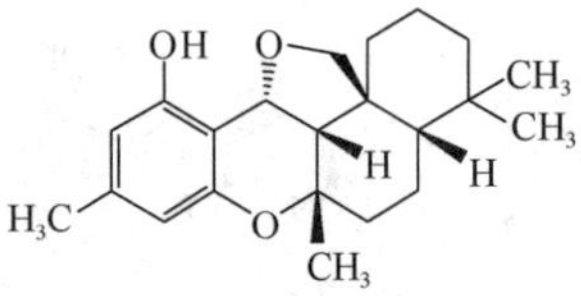

siccanin

二、合成抗真菌药

（一）唑类抗真菌药

唑类抗真菌药的作用机制是通过竞争性抑制真菌 P450 酶系的羊毛甾醇 14α-去甲基化酶（CYP51），使羊毛甾醇蓄积，细胞结构功能组成成分麦角甾醇的生物合成缺乏，导致膜通透性和膜上许多酶活性改变，从而抑制真菌生长。由于人体内普遍存在 P450 酶系，该类药物也可与人体内其他 P450 酶系的血红蛋白辅基 Fe 离子配位结合，这是该类药物普遍存在一定肝肾毒性的重要原因。依据化学结构将其分为咪唑类和三氮唑类。

唑类药物的发现始于 20 世纪 60 年代末，首先上市的药物是克霉唑（clotrimazole）和咪康唑（miconazole），其优良的抗真菌活性引起人们对该结构类型关注，之后大量的唑类化合物被设计合成，其中酮康唑（ketoconazole）是第一个可口服的唑类抗真菌药。20 世纪 90 年代相继推出的三氮唑类抗真菌药氟康唑（fluconazole）和伊曲康唑（itraconazole）是唑类抗真菌药物的又一新进展，较咪唑类抗真菌药显示出更广谱的抗真菌活性且毒性更小。伏立康唑（voriconazole）是新型广谱三唑类抗真菌药，大量的临床研究数据证明它是目前氟康唑结构改造最为成功的化合物，对许多致病性真菌包括曲霉菌、克鲁斯念珠菌等耐氟康唑的真菌都显示抗真菌活性。泊沙康唑（posaconazole）是伊曲康唑类似物，体外抑真菌研究发现对大多数真菌的活性高于氟康唑、伊曲康唑和酮康唑。唑类抗真菌药的构效关系如图 19-5 所示。

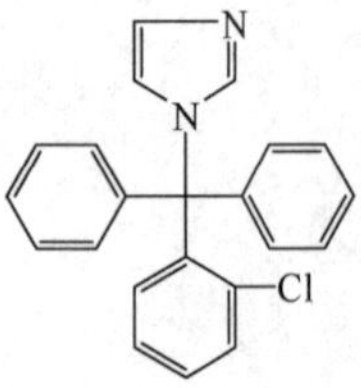

clotrimazole

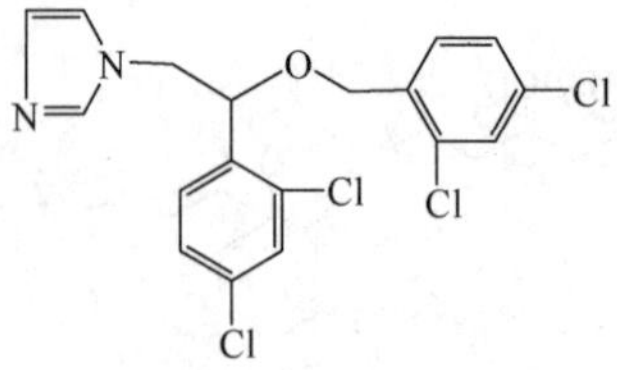

miconazole

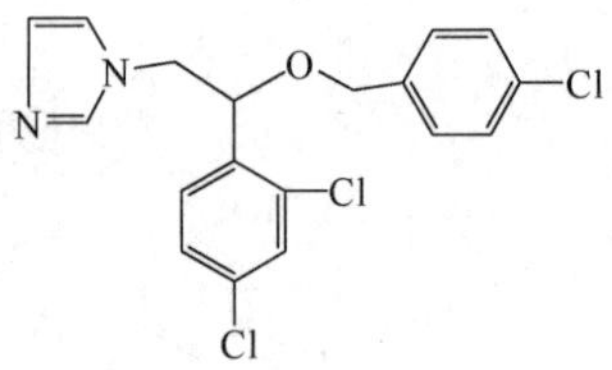

econazole

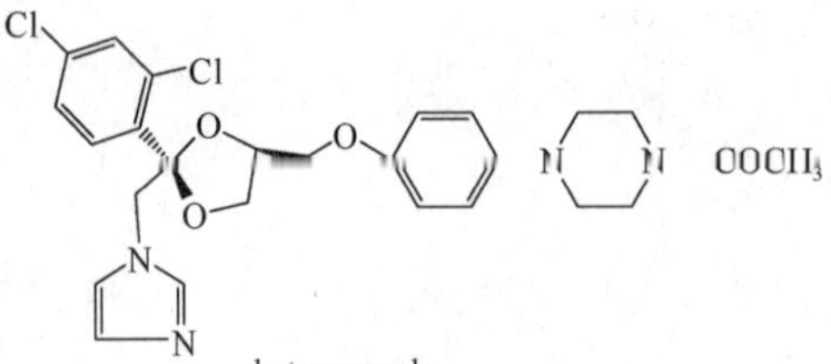

ketoconazole

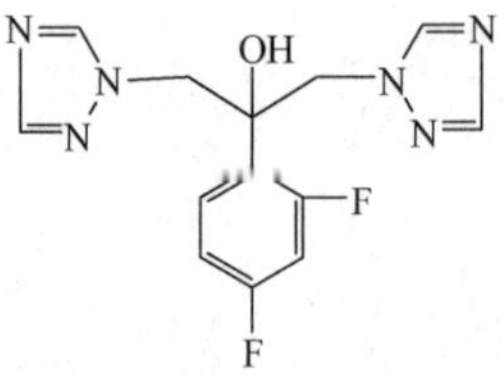

fluconazole

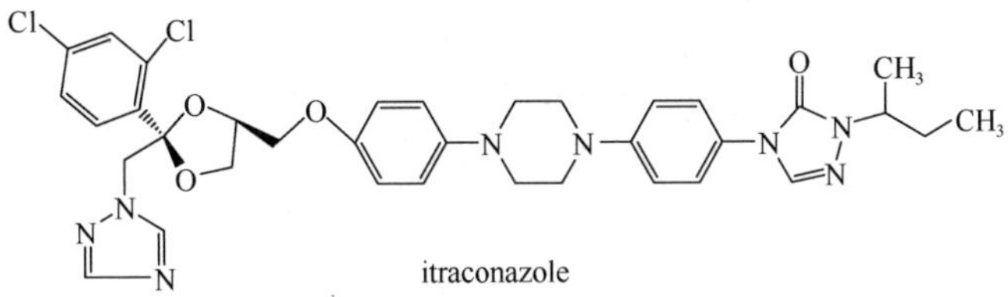

itraconazole

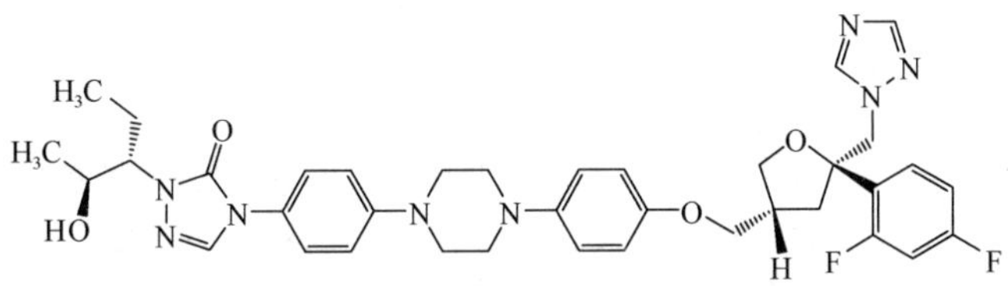

posaconazole

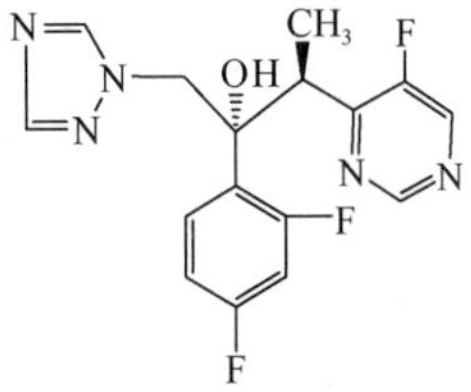

voriconazole

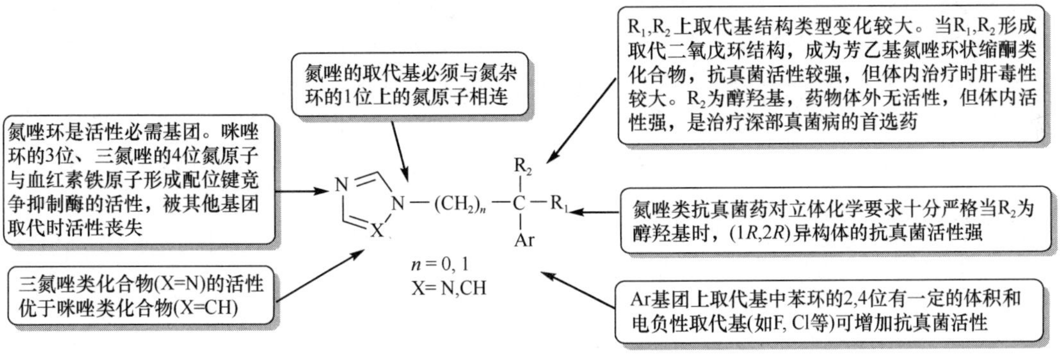

图 19-5 唑类抗真菌药的构效关系

氟康唑（fluconazole）

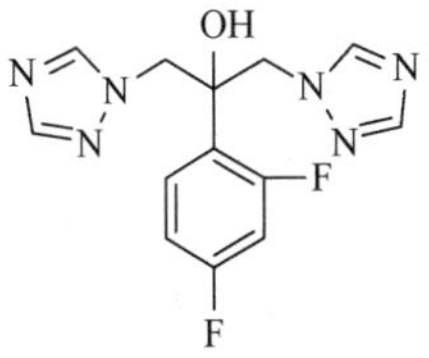

化学名为 2-(2, 4-二氟苯基)-1, 3-双(1*H*-1, 2, 4-三氮唑-1-基)-2-丙醇，2-(2, 4-difluorophenyl)-1, 3-bis(1*H*-1, 2, 4-triazol-1-yl)-2-propanol。

本品为白色或类白色结晶或结晶性粉末；无臭或微带异臭，味苦。在甲醇中易溶，在乙醇中溶解，在二氯甲烷、水或乙酸中微溶，在乙醚中不溶。熔点 137~141℃。

本品是在咪唑类抗真菌药构效关系研究基础上，以三氮唑环取代咪唑环，以 2, 4-二氟苯基替代 2, 4-二氯苯基而得到的抗真菌药物。口服吸收良好，服药 1h 血药浓度达峰，蛋白结合率低，在体内分布广，可渗入脑脊液中（为血清浓度的 60%~80%）；体内代谢很少，约有 63%药物以原型药由尿中排出，血浆半衰期约为 25h。

本品对白色念珠菌、小孢子菌、新型隐球菌、表皮癣菌及荚膜组织胞浆菌等均有强力抗菌活性，主要用于治疗阴道念珠菌病、鹅口疮、萎缩性口腔念珠菌病、真菌性脑膜炎、肺部真菌感染、腹部感染、泌尿道感染及皮肤真菌感菌等。

本品的合成以 2, 4-二氟苯和氯乙酰氯为原料，经弗里德-克拉夫酰基化反应、*N*-烃化、氧化和开环四步反应制得氟康唑。

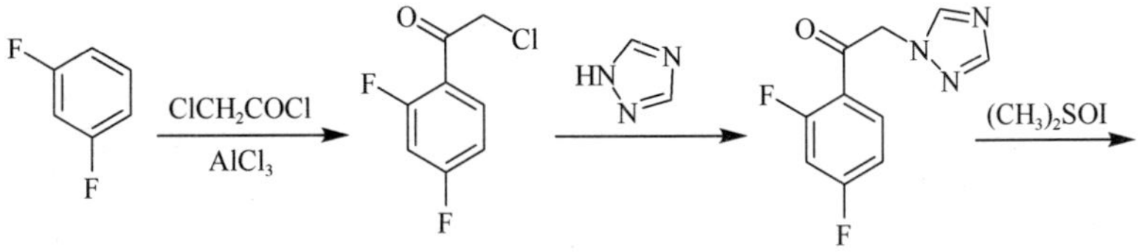

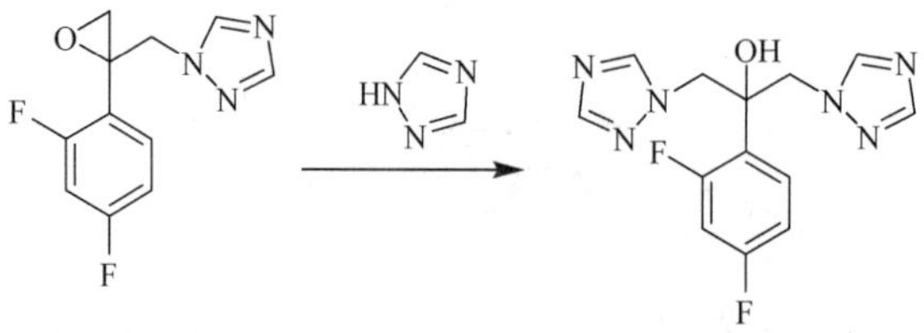

案例 19-5

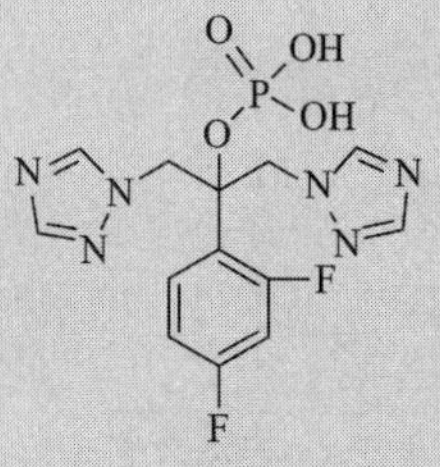

fosfluconazole

福司氟康唑 (fosfluconazole) 是美国辉瑞公司研发的三氮唑类抗真菌药物, 2003 年 10 月在日本上市, 商品名为 Prodif®, 上市剂型为注射小水针剂, 用于念珠菌属和隐球菌属所致的真菌血症、呼吸器官真菌症、真菌性腹膜炎、真菌性食管炎、真菌性尿路感染、真菌性髓膜炎等。

问题：

1. 福司氟康唑在结构上与氟康唑有何关联？与氟康唑相比它有何优势？

2. 福司氟康唑设计中体现了哪种药物设计原理？其主要作用有哪些？

伏立康唑（voriconazole）

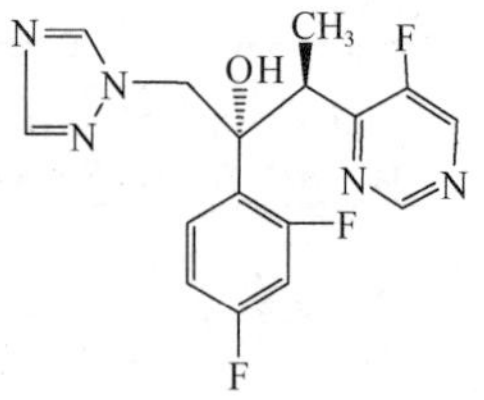

化学名为(2R, 3S)-2-(2, 4-二氟苯基)-3-(5-氟嘧啶-4-基)-1-(1H-1, 2, 4-三唑 -1- 基)-2- 丁醇， (2R, 3S)-2-(2, 4-difluorophenyl)-3-(5-fluoropyrimidin-4-yl)-1-(1H-1, 2, 4- triazol-1-yl)-2-butanol。

本品为白色结晶性粉末；无臭，无味。在甲醇、乙醇或丙酮中溶解，在二氯甲烷、水或乙酸中微溶。熔点 127～130℃。

本品结构与氟康唑类似，即用氟嘧啶环取代了氟康唑中的三唑环部分，并增加了一个甲基。

本品既可静脉注射又可口服。口服具有良好的生物利用度；血浆蛋白结合率为 58%，体内分布容积大；主要代谢途径是经 CYP2C19 酶将其代谢成无抗菌活性嘧啶环的 N-氧化物。

本品对深部真菌的疗效优于氟康唑和两性霉素 B，对耐氟康唑的多种真菌如曲霉菌、克柔念珠菌、光滑念珠菌等有效。临床上用于侵袭性曲霉病、氟康唑耐药的念珠菌引起的严重侵袭性感染（包括克柔念珠菌）、足放线菌病菌属和镰刀菌属引起的严重感染等。

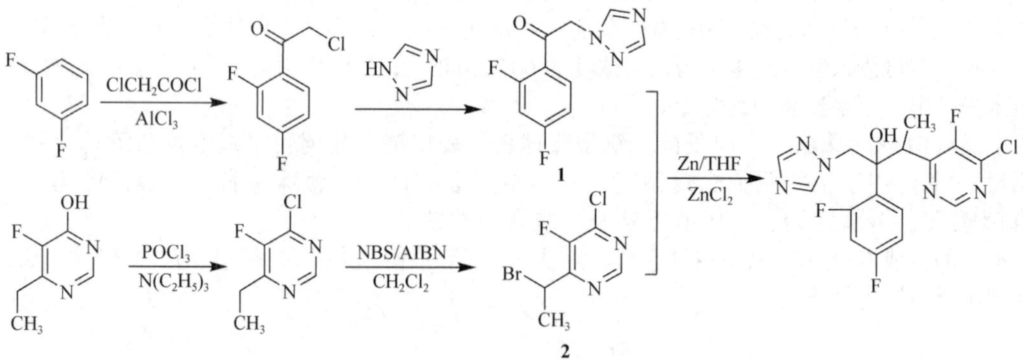

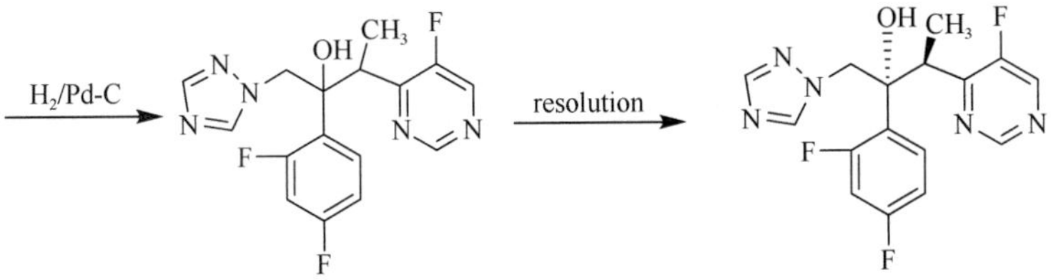

（二）烯丙胺类和硫代氨基甲酸酯类药

与氮唑类抗真菌药的作用机制不同，烯丙胺类和硫代氨基甲酸酯类抗真菌药均为角鲨烯环氧合酶抑制剂，通过阻止角鲨烯的环氧化反应致使角鲨烯积聚，影响真菌细胞膜的形成，从而抑制真菌生长。本品对哺乳动物的角鲨烯环氧合酶的作用较低，有很好的选择性。萘替芬（naftifine）是第一个上市的烯丙胺类角鲨烯环氧合酶抑制剂，通过对其结构修饰又相继得到抗真菌活性和性质更优的特比萘芬（terbinafine）和布替萘芬（butenafine）。托萘酯（tolnaftate）、托西拉酯（tolciclate）和利拉萘酯（liranaftate）属于硫代氨基甲酸类抗浅表皮肤真菌感染药。

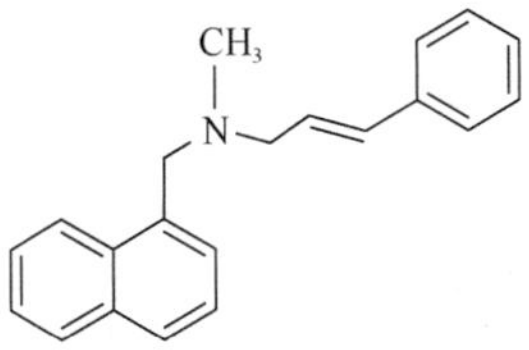

naftifine 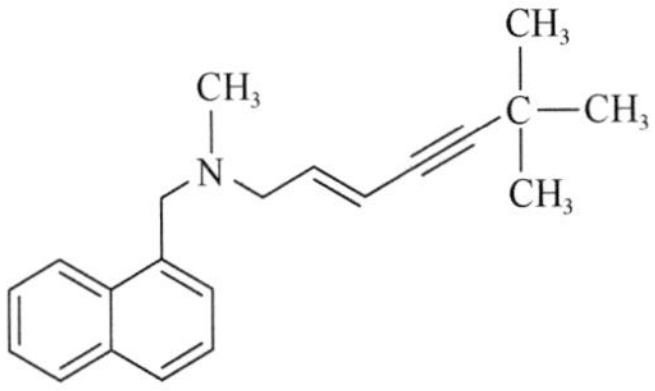   terbinafine 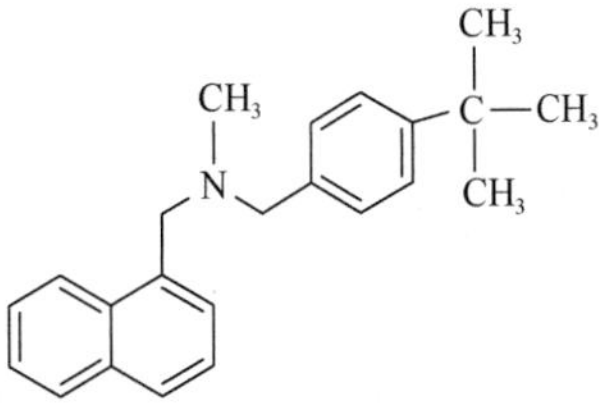   butenafine

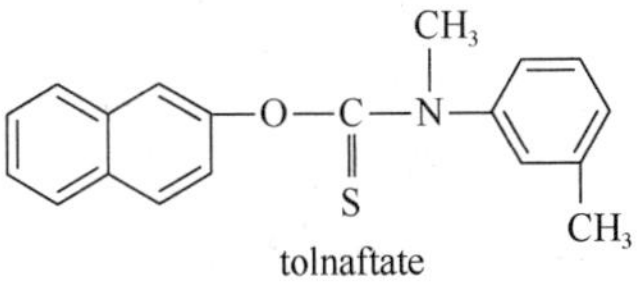

tolnaftate 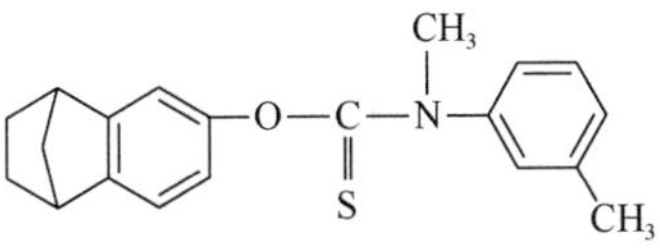   tolciclate 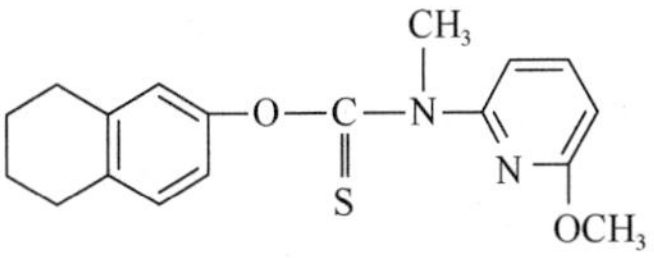   liranaftate

（三）其他类抗真菌药

真菌细胞壁在真菌的存活、增殖、应激适应和免疫逃避中发挥重要作用，而且其组成成分是真菌特异性的，与唑类和多烯类等其他机制的抗真菌药相比，针对细胞壁成分而设计的抗真菌药通常更具选择性且毒性更小，真菌细胞壁是抗真菌药更加理想的靶标。目前临床应用的以真菌细胞壁为靶点的抗真菌药主要是 β-(1, 3)-D-葡聚糖合成酶（glucan synthase，GS）抑制剂，主要是棘白菌素（echinocandin）类抗真菌抗生素。该类药物中的卡泊芬净（caspofungin，CFG）、米卡芬净（micafungin，MFG）和阿尼芬净（anidulafungin，AFG）已批准上市，用于侵袭性真菌感染的治疗，也用于对氮唑类或多烯类药物产生耐药性的真菌侵袭性感染的治疗。

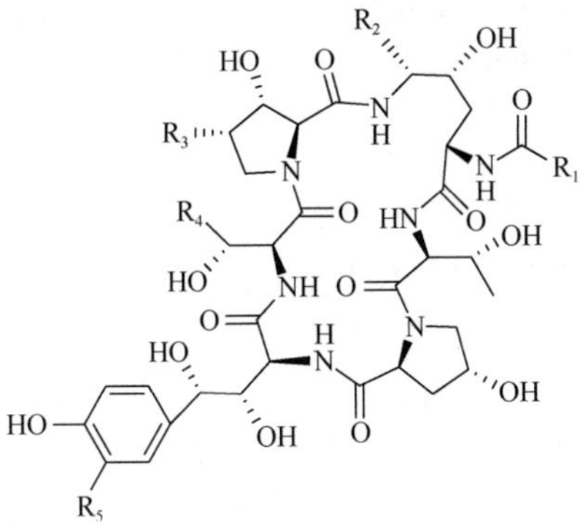

R₁ (CFG): 结构式

$R_1=$

CFG
$R_2=NH(CH_2)_2NH_2$
$R_3=H$
$R_4=(CH_2)_2NH_2$
$R_5=H$

MFG
$R_2=OH$
$R_3=CH_3$
$R_4=CH_2C(=O)NH_2$
$R_5=OSO_3H$

AFG $R_1=$

$R_2=OH$
$R_3=CH_3$
$R_4=CH_3$
$R_5=H$

其他类抗真菌药还有 5-氟胞嘧啶（5-fluorocytosine）、环吡酮胺（ciclopirox olamine）、阿莫罗芬（amorolfine）等。

5-fluorocytosine　　ciclopirox olamine　　amorolfine

案例 19-5 分析

1. 福司氟康唑是氟康唑的磷酸酯衍生物，是其水溶性前药。静脉给药后在体内酯酶作用下完全水解成氟康唑而发挥药理作用。福司氟康唑具有优良的水溶性，溶解度在弱碱性溶液中比氟康唑高 80～100 倍，过去给药 400mg 氟康唑则需 200ml 体积，而给药等同于 400mg 氟康唑的福司氟康唑仅需 5ml 溶液，用药体积降低了，减少输液量，从而减轻患者循环系统负担。

2. 福司氟康唑设计中体现了药物设计的"前药原理"，即药物经过化学结构修饰后在体外无活性或活性很低的化合物，在体内经酶促或非酶促作用又释放出原药发挥药理作用。利用前药原理可以提高药物生物利用度，增加药物稳定性，减小毒副作用，促进药物长效化，掩饰不适臭味等。

第三节　抗结核药物

结核病是由结核杆菌感染引起的慢性传染病，结核杆菌可侵入人体全身各种器官，但主要侵犯肺脏，又称肺结核病。结核杆菌为一种具有特殊细胞壁结构的耐酸杆菌，对醇、酸、碱和某些消毒剂高度稳定。自 20 世纪 50 年代以来，不断发现有效的抗结核药物（antitubercular agents），使其流行得到了一定的控制。但近年来结核病在全球范围内又死灰复燃，仍为重要的传染病。依据其来源，抗结核药可分为合成抗结核药和抗结核抗生素两大类。

案例 19-6

氟喹诺酮类化合物是经典的抗菌药物，近年来其"非经典"生物活性不断拓展，在抗结核领域的研究引起了科学家的极大兴趣，其中的某些品种作为抗结核药物与其他抗结核药物联合使用，在临床上对治疗耐多药或对一线抗结核药物不耐受的患者中发挥着重要作用。为寻找活性更高、疗程更短和毒副作用更小的抗结核先导物，药物化学家设计并评价了多个系列的氟喹诺酮衍生物。例如，下式的化合物就是近年文献报道的具有较强抗结核杆菌活性的化合物，其体外抗 MTB 和 MDR-TB 的 MIC_{90} 分别为 0.39μg/ml 和 0.2μg/ml，目前处于临床研究。

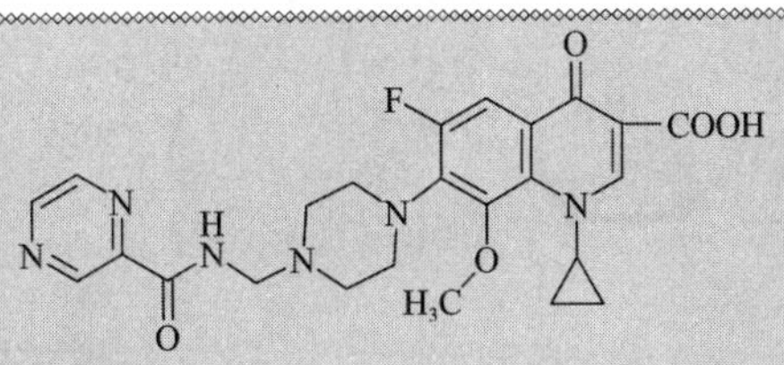

问题：
1. 这个具有抗结核活性的目标化合物的结构特征是什么？
2. 这一目标分子设计中体现了何种药物设计原理？

一、合成抗结核药

20世纪40年代，人们发现苯甲酸盐、水杨酸盐能有效地增强致病结核分枝杆菌的呼吸，这些化合物可能与细菌的氧化代谢有关，于是合成了大量类似物进行抗结核菌的实验，结果发现对氨基水杨酸（p-aminosailcylic acid）对结核杆菌有很强的抑制作用，并很快用于临床。其抗菌机制被认为是类似于磺胺类药物，即与对氨基苯甲酸（PABA）竞争二氢叶酸合成酶，但随后发现有耐药菌产生并伴有严重的胃肠道副作用，限制了其应用。

1945年，首先报道了烟酰胺（nicotinamide）具有抗结核作用，但因其剂量过大而最终未被用于临床。通过对其结构改造发现了吡嗪酰胺（pyrazinamide）、异烟肼（isoniazid）和对氨基水杨酸与异烟肼复合物帕司烟肼（pasiniazid），其中异烟肼对结核杆菌显示出极强的抗菌作用，用于各型肺结核的进展期、溶解播散期、吸收好转期，也可用于结核性脑膜炎和其他肺外结核等，是临床上首选的抗结核药物之一，常需和其他抗结核病药联合应用，以增强疗效和克服耐药菌。构效关系见图19-6所示。

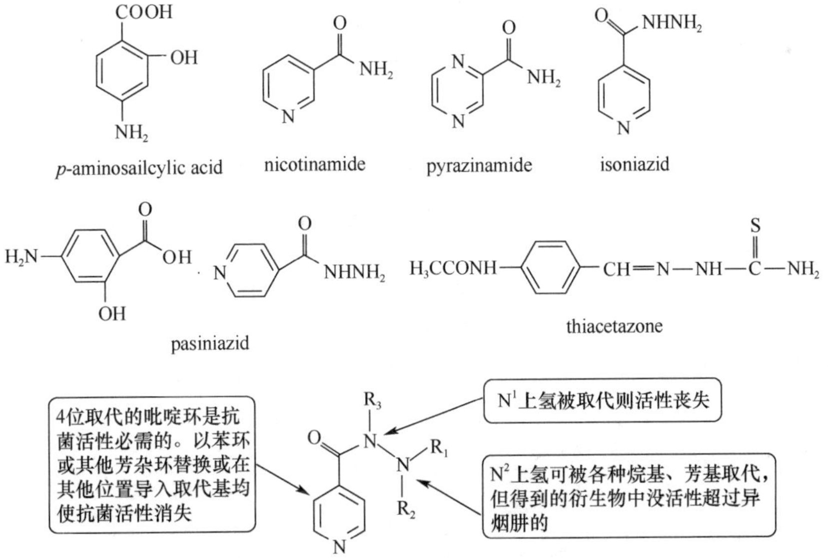

图19-6 异烟肼衍生物的构效关系

在异烟肼与醛缩合生成的腙类衍生物中，异烟腙（ftivazide）、葡烟腙（glyconiazide）、丙酮酸异烟腙钙（pyruvic acid calcium isoniazone）均与异烟肼有相似的抗结核作用，毒性有所降低，且不损伤肝脏，也作为临床上的抗结核药物。

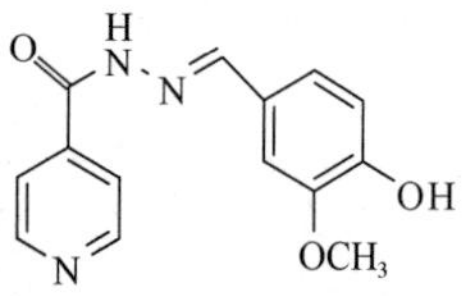

ftivazide

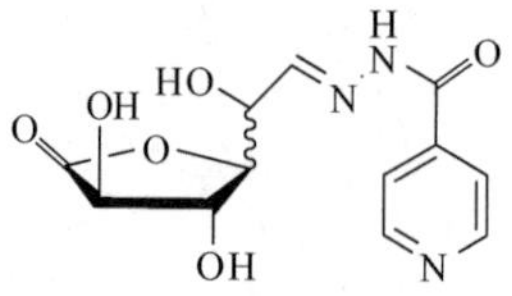

glyconiazide

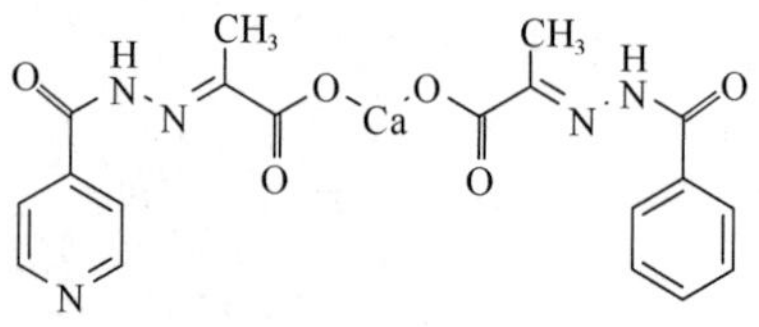

pyruvic acid calcium isoniazone

1946 年，Domagk 发现磺胺噻二唑类有较弱的抗结核作用，而合成该类化合物的一些中间体衍生物仍然有抗结核活性。通过对大量缩氨基硫脲类化合物的筛选及进一步的结构改造，发现了对乙酰氨基苯甲醛缩氨基硫脲具有较强的抗结核作用，命名为氨硫脲（thiacetazone，TB1）。

盐酸乙胺丁醇（ethambutol hydrochloride）是通过随机筛选得到的抗结核药物，其分子结构中有两个手性碳原子，药用为其右旋体，右旋体的活性为内消旋体的 16 倍，左旋体的 200～500 倍。主要用于其他抗结核药治疗无效的患者，与其他抗结核药联合应用，可以增强疗效和减少耐药性。

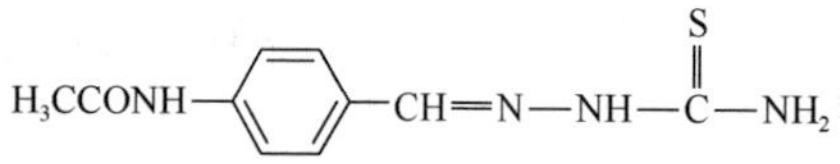

thiacetazone

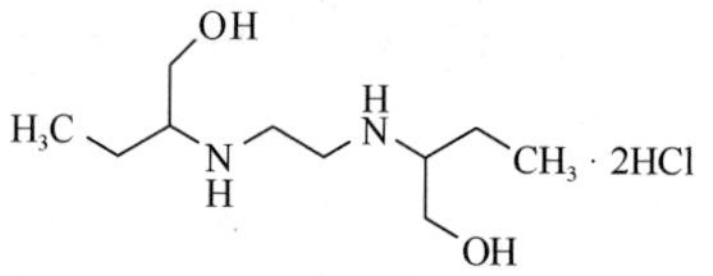

ethambutol hydrochloride

案例 19-6 分析

1. 这个目标分子由一分子的氟喹诺酮类药物和一分子抗结核药物吡嗪酰胺通过共价键缀合而成，具有典型的"孪药"结构特征。

2. 这一目标分子的设计采用了"分子杂合原理"，即将两种药物的药效结构单元拼合在一个分子中，或将二者的药效团通过共价键整合在一个分子中，以期获得毒副作用降低，药效增强的新药分子。这种原理一般情况下是将两个药物分子结合在一起，因此有时也称之为"孪药"。

异烟肼（isoniazid）

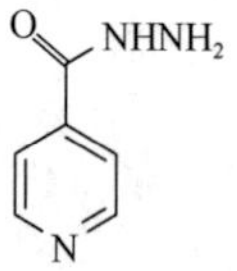

化学名为 4-吡啶甲酰肼，4-pyridinecarboxylic acid hydrazide，又称雷米封（rimifon）。

本品为无色或白色结晶性粉末；无臭，味微甜后苦；遇光渐变质。在水中易溶，在乙醇或三氯甲烷中微溶，在乙醚中不溶。熔点 170～173℃。

本品结构中有肼基，与香草醛缩合生成黄色异烟腙，熔点 228～231℃（分解），用于鉴别。

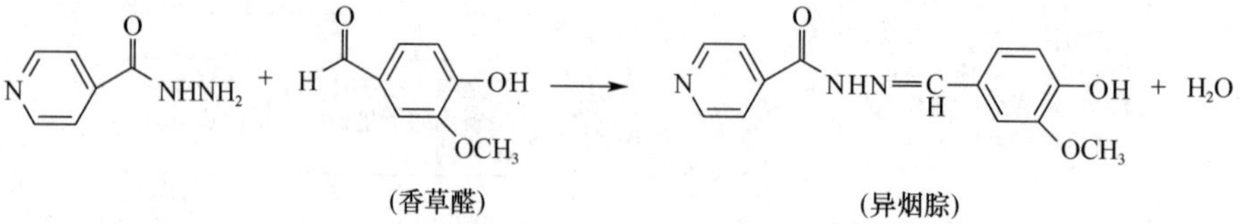

（香草醛）　　　　　　　　　　（异烟腙）

本品还具有还原性，与硝酸银氨试液反应，发生银镜反应。

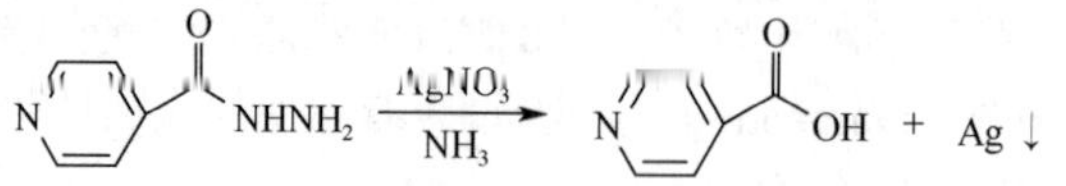

本品在酸性或碱性条件下，可水解生成异烟酸和肼。光、温度、酸碱度、重金属离子等可使水解加速。游离肼毒性大，故变质后的异烟肼不可再供药用。

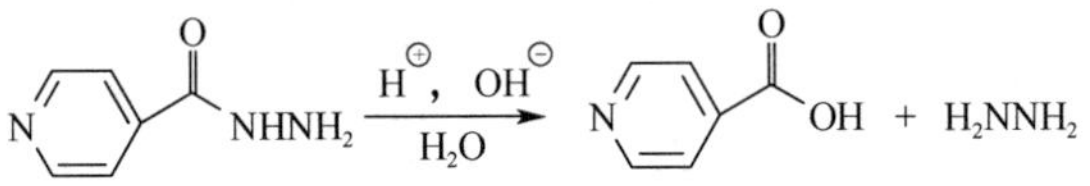

本品在酸性溶液中可被溴酸钾氧化，生成异烟酸、溴化钾和氮气。此反应可用于含量测定。

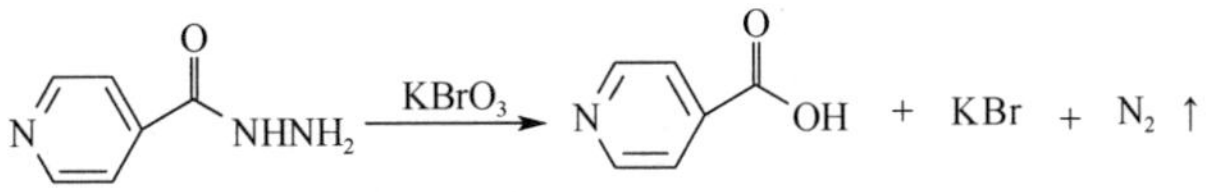

本品可与酮、铁、锌等离子络合，生成有色螯合物，即使有微量的金属离子存在也可使异烟肼溶液变色。因此，配制溶液时要避免与金属器皿接触。

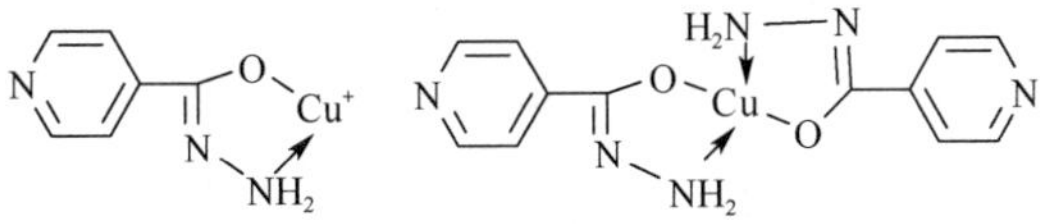

本品作用机制比较复杂，目前关于其靶标尚无定论。一种机制认为异烟肼是前体药物，在体内经内源性酶 kat G 所激活，使之生成活性中间体异烟酰自由基或过氧异烟酸，再进一步转化成异烟醛、异烟酸和异烟酰胺。也有人认为异烟肼在体内转化成异烟酸，异烟酸作为烟酸的代谢拮抗物，干扰烟酰胺腺嘌呤二核苷酸（NAD⁺）的合成，从而干扰细菌正常的氧化、还原反应。主要用于各型肺结核的进展期、溶解播散期、吸收好转期，也可用于结核性脑膜炎和其他肺外结核等。本品常需和其他抗结核病药联合应用，以增强疗效和克服耐药菌。

本品口服吸收率为 90%，服后 1～2h 血清药物浓度达峰值，蛋白结合率低，易通过血-脑屏障。在体内主要通过乙酰化代谢生成 *N*-乙酰异烟肼（占 50%～90%），并由尿排出，其抗结核活性仅为异烟肼的 1%。*N*-乙酰异烟肼的进一步水解产物是异烟酸和乙酰肼，后者一般被认为是产生肝毒性的主要原因。另有部分通过水解代谢成异烟酸和水合肼、异烟肼与甘氨酸的结合物等，见图 19-7。

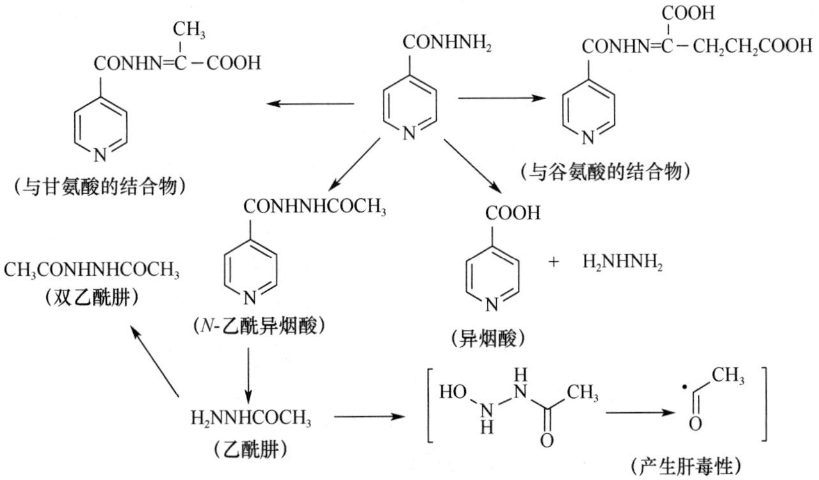

图 19-7 异烟肼的体内代谢图

本品的合成是以 4-甲基吡啶为原料，可通过各种方法将其氧化生成 4-吡啶甲酸（异烟酸），再与水合肼进行酰化反应制得。常用的氧化剂有高锰酸钾、硝酸、次亚氯酸钠以及金属催化剂存在下的空气氧化等。

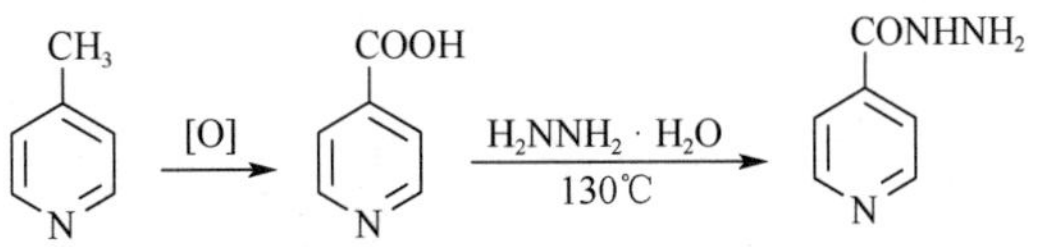

案例 19-7

2004 年 WHO 抑制结核病联盟发出警告：一线和二线治疗肺结核病的药物都已出现严重抗药性问题。如果我们不能及时研制出新药，后果将非常可怕。

问题：

1. 什么是抗结核病的一线药物和二线药物？
2. 什么是抗菌药物的耐药性（antibacterial drug resistance）？
3. 理想的抗结核药应具备哪些因素？

近年来，发现一些氟喹诺酮类抗菌药物如氧氟沙星（ofloxacin）、环丙沙星（ciprofloxacin）、左氧氟沙星（levofloxacin）、莫西沙星（moxifloxacin）、司氟沙星（sparfloxacin）等有很强的抗结核杆菌的作用，副作用较少，与其他抗结核药之间无交叉耐药性，这类药物已成为治疗耐药结核杆菌感染的主要药物之一。

二、抗结核抗生素

抗结核抗生素主要包括大环内酰胺类如利福平（rifampin）、利福定（rifandin）、利福喷丁（rifapentine），氨基糖苷类如链霉素（streptomycin）、卡那霉素（kanamycin），其他类抗生素如环丝氨酸（cycloserine）、紫霉素（viomycin）、卷曲霉素（capreomycin）等。

知识拓展 19-5

耐多药结核病（multidrug-resistant tuberculosis，MDR-TB）是指体外试验证实结核病患者感染的结核杆菌至少同时对异烟肼和利福平两种或两种以上药物耐药的结核病。

广泛耐药结核病（extensively drug-resistant tuberculosis，XDR-TB）是指是对氟喹诺酮类以及三种二线注射剂（卷曲霉素、卡那霉素和丁胺卡那霉素）中的至少一种耐药的 MDR-TB。

全世界约有 2/3 的结核病患者处于发生 MDR-TB 的危险之中，且呈增加趋势，MDR-TB 的治疗已成为结核病防控工作中亟待解决的问题。所以，研究和优化的 MDR-TB 化疗方案，以提高 MDR-TB 的治愈率，阻断其向更加难于治愈的 XDR-TB 发生与发展迫在眉睫。

利福霉素（rifamycin）类是大环内酰胺类抗结核抗生素的代表。天然利福霉素是由链丝菌（*Streptomyces mediterranei*）所产生的含有 27 个碳原子的大环内酰胺，结构中有一个萘环和脂肪族侧链，分子显碱性，性质不稳定。其中利福霉素 B（rifamycin B）活性较强，性质较稳定，但临床药效不够理想。经结构修饰，得到一系列药效更强的半合成利福霉素类抗生素，如利福霉素 SV（rifamycin SV）是通过氧化、水解、还原反应制得。而利福平（rifampin）则是其中药效最好、应用最广的一种，抗菌谱广，能用于多种细菌感染性疾病，而且与其他药物之间无交叉抗药性，可缩短结核病的治疗时间，已成为治疗对其他抗结核药产生抗药性的结核病最有用的药物之一，也是异烟肼最有效的合用药物。在利福平的基础上，通过进一步的结构改造又相继发现了利福定（rifandin）、利福喷丁（rifapentine）等更为优秀的新品种。

利福霉素类抗生素的作用机制是通过与依赖于 DNA 的 RNA 聚合酶的 β 亚单位牢固结合，抑制细菌 RNA 的合成，防止该酶与 DNA 连接，从而阻断 RNA 转录过程，导致细菌生长繁殖停止而发挥抗菌作用。本品在宿主细胞内、外均有明显的杀菌活性。利福霉素类抗生素的构效关系如图 19-8 所示。

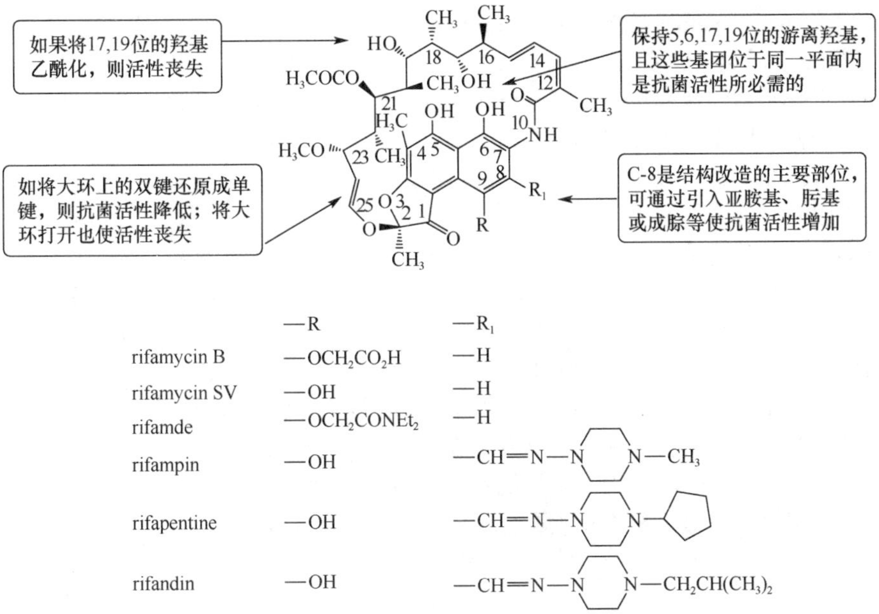

图 19-8 利福霉素类抗生素的构效关系

如果将17,19位的羟基乙酰化，则活性丧失

保持5,6,17,19位的游离羟基，且这些基团位于同一平面内是抗菌活性所必需的

如将大环上的双键还原成单键，则抗菌活性降低；将大环打开也使活性丧失

C-8是结构改造的主要部位，可通过引入亚胺基、肟基或成腙等使抗菌活性增加

	—R	—R$_1$
rifamycin B	—OCH$_2$CO$_2$H	—H
rifamycin SV	—OH	—H
rifamde	—OCH$_2$CONEt$_2$	—H
rifampin	—OH	—CH=N—N(piperazine)N—CH$_3$
rifapentine	—OH	—CH=N—N(piperazine)N—cyclopentyl
rifandin	—OH	—CH=N—N(piperazine)N—CH$_2$CH(CH$_3$)$_2$

> **案例 19-7 分析**
>
> 1. 异烟肼、链霉素、利福平、乙胺丁醇、对氨基水杨酸等疗效好而副作用少，是治疗各种结核病的首选药，被称为抗结核病的一线药物；而氨硫脲、卡那霉素、卷曲霉素等疗效差，副作用大，不适宜长期用药，多用于对第一线药物出现耐药的复治患者，故称为二线药物。
>
> 2. 抗菌药物的耐药性又称抗药性，一般是指细菌与药物多次接触后，对药物的敏感性下降甚至消失，致使药物对耐药菌的疗效降低或无效。长期应用抗菌药物后，由于病原体通过各种方式使药物作用减弱，如产生使药物失去作用的酶，改变膜通透性阻滞药物进入，改变靶结构或改变原有代谢过程等。这些方法都能使病原体对药物产生抵抗性能，亦即抗药性，导致治疗失败。
>
> 3. 理想的抗结核药应具备以下条件：①抗菌效果好；②不易产生耐药性；③副作用小，患者容易耐受，能坚持长期用药；④服用方便，价格便宜，货源充足。

环丝氨酸（cycloserine）是从链霉菌（*Streptomyces orchidaceus*）中分离得到，为抗结核病二线药物。能抑制结核杆菌的生长，但作用较弱，单用可产生耐药性，常与其他抗结核药如异烟肼、链霉素和对氨基水杨酸等联用。

紫霉素（viomycin）从放线菌紫霉菌（*Streptomyces puniceus*，*S. floridae*）的培养液中分离出来的碱性抗菌素，能抑制结核杆菌蛋白质的合成，其抗结核作用近似卷曲霉素，且有交叉耐药性。适用于治疗链霉素、卡那霉素及异烟肼耐药的结核病，属二线抗结核药。

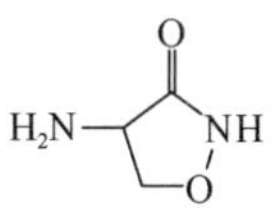

cycloserine

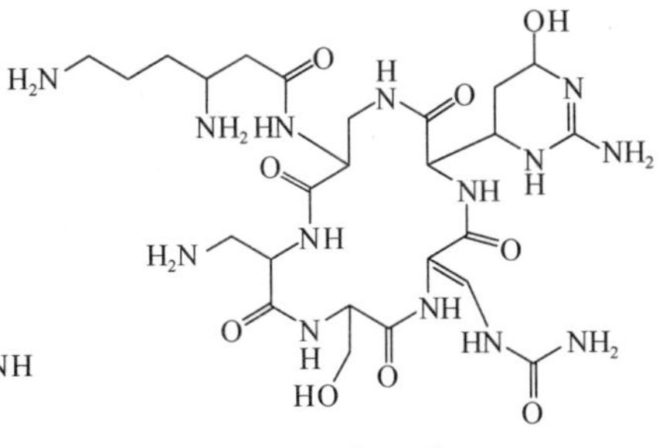

viomycin

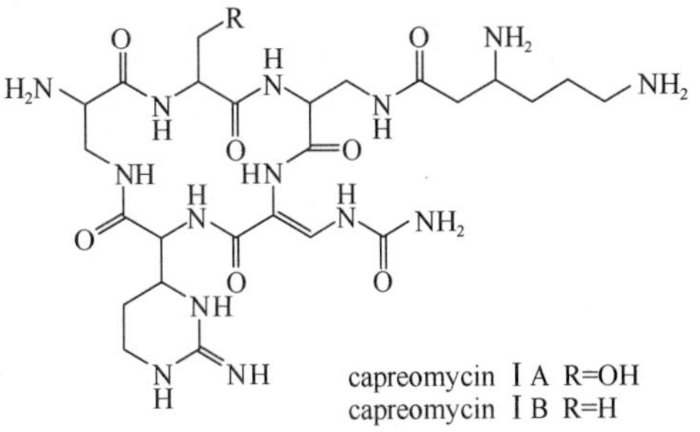

capreomycin Ⅰ A R=OH
capreomycin Ⅰ B R=H

卷曲霉素（capreomycin）是链霉菌（*Streptomyces capreolus*）产生的由多肽类抗生素，由 I A、I B、II A 和 II B 四个组分，临床使用以 I A、I B 为主。本品对结核杆菌有抑制作用，机理尚不明确，作用较卡那霉素和紫霉素强，毒性与氨基苷类相似。单用本品易产生耐药性，需与异烟肼、对氨基水杨酸钠及乙胺丁醇等合用。

知识拓展 19-6

喹诺酮类药物的抗结核作用：WHO 于 1996 年推荐早期氟喹诺酮类药物环丙沙星、氧氟沙星和司帕沙星作为二线抗结核药，与其他抗结核药联合使用治疗耐多药结核病以及对不能耐受一线抗结核药的患者使用。许多氟喹诺酮类药物在体外显示有较好的抗分枝杆菌活性。体外活性试验显示，司氟沙星抗结核分枝杆菌的 MIC 低于环丙沙星、氧氟沙星 $2\sim4$ 倍，低于左氧氟沙星 1 倍。莫西沙星也是最有效的具有抗结核杆菌作用的氟喹诺酮类药物之一，其次为加替沙星、西他沙星、洛美沙星。经过临床实践的检验，这类药物的抗结核疗效已获得普遍肯定，但由于广泛使用以及不合理用药，目前结核分枝杆菌已对该类药物出现耐药性。近年上市的某些新氟喹诺酮类抗菌药物（如莫西沙星和加替沙星）抗结核活性显著增强。

思 考 题

1. 甲氧苄啶的结构中含有哪种杂环？简述其作用机理，为什么常与磺胺甲噁唑合用？

2. 磺胺类药物是如何发现的？它在人类化学治疗史上有何意义？

3. 依据代谢拮抗原理，设计出一个抗代谢药物，并给出合成路线（应不少于 3 步化学反应）。

4. 经典的喹诺酮类药物合成最后一步一般为 *N*-烃化反应，即 7 位导入哌嗪基的反应，如诺氟沙星的合成，中间体 I 与哌嗪 *N*-烃化反应时，不仅收率较低，且有 6 位 *N*-烃化产物的生成，影响产品纯度，并导致合成路线的总收率不超过 60%。为优化此步反应工艺，可以在 *N*-烃化时加入一定量的三氟化硼-乙醚复合物作为催化剂，不仅可提高此步反应收率，且可消除副产物氯哌酸的生成。请从反应机理的角度解释这一工艺优化策略的原理。

5. 抗真菌药氟康唑是典型的具有叔醇结构化合物，基于这一结构特征，通过逆合成分析设计氟康唑的合成路线（至少设计 3 条以上路线）。

（郭　春）

第二十章　抗病毒药物和抗寄生虫病药物

第一节　抗病毒药物

病毒是一类具有遗传、复制等生命特征而不具有细胞结构的微生物，是一种体积微小、结构极其简单的生命形式，利用宿主细胞的代谢系统进行寄生和增殖，病毒一旦进入宿主细胞立即开始循环式感染或停留在宿主细胞内。病毒仅由核酸（DNA 或 RNA）组成核心，外包以蛋白质外壳组成。病毒在病毒基因提供的遗传信息调控下合成病毒核酸和蛋白质，在胞浆内装配为成熟的感染性病毒体，以各种方式自细胞释出而感染其他细胞。病毒能够干扰宿主细胞的代谢，又深藏于细胞内不易被一般抗菌药物所消灭，因而理想的抗病毒药应有高度的选择性，在阻断病毒复制的同时，又要能避免对正常细胞的影响。

人类的病毒性感染十分普遍，严重危害人类的健康。常见的由病毒引起的疾病包括流行性感冒、腮腺炎、麻疹、水痘、小儿麻痹、病毒性肝炎、流行性出血热等。近年来流行的 SARS 病毒、高致病性禽流感病毒、中东呼吸综合征冠状病毒（MERS‐CoV）、埃博拉病毒也给人类的生命健康带来了巨大威胁。由人体免疫缺陷病毒（HIV）引起的艾滋病已经成为一种高致死性传染病。病毒感染引起的人类新疾病的不断出现，使得抗病毒药物的研究任重而道远。

病毒侵入易感的宿主细胞，依靠宿主细胞的酶系统、原料和能量复制病毒的核酸，借助宿主细胞的核糖体翻译病毒的蛋白质，这种增殖的方式称为复制。病毒复制的过程分为吸附、穿入、脱壳、生物合成及组装和释放 6 个步骤，又称复制周期。抗病毒药（antiviral agents）正是作用于上述复制环节，从而抑制病毒的复制。依据化学结构可分为三环类、核苷类和其他类。

> **要点提示 20-1**
>
> 1. 病毒繁殖的复制周期：①吸附病毒利用表面的吸附蛋白与宿主细胞的特定部位相互作用，侵染宿主细胞；②侵入病毒颗粒以胞饮方式或直接跨膜进入宿主细胞的胞浆中；③脱壳病毒外壳被胞浆中酶降解，释放 DNA 或 RNA；④生物合成核酸为模板，复制、转录、蛋白质合成，所需的能源和原料均由宿主细胞提供；⑤成熟（装配）子代病毒的核酸、蛋白质等进行组装，转化成成熟的子代病毒；⑥裂解释放大量的病毒挤破细胞膜，一起释放，或以出芽的方式，逐个释放。抗病毒药主要针对病毒复制的各个阶段进行干预，包括干扰病毒吸附、阻止病毒穿入细胞、抑制病毒生物合成、抑制病毒释放或增强宿主抗病毒能力等。
>
> 2. 抗病毒药按其作用方式可分为：①阻止病毒吸附和穿入宿主细胞，如金刚烷胺类药物；②抑制病毒核酸（DNA 或 RNA）的复制，如核苷类药物；③抑制病毒颗粒表面神经氨酸酶活性，阻止病毒释放，如异喹啉类药物；④激发宿主细胞合成抗病毒蛋白，抑制病毒繁殖，如干扰素类药物。

一、三　环　类

金刚烷胺（amantadine）为一类含有对称三环结构的胺类化合物，也是一类最早用于抗病毒的药物。

盐酸金刚烷胺（amantadine hydrochloride）可抑制病毒颗粒穿入宿主细胞，也可以抑制病毒早期复制和阻断病毒细胞的脱壳及核酸宿主细胞的侵入过程，用于治疗和预防 A 型流感病毒，抗病毒谱较窄，对其他病毒无效，易产生耐药性。盐酸金刚烷乙胺（rimantadine hydrochloride）是金刚烷胺的衍生物，对 A 型流感病毒作用强于金刚烷胺，且中枢神经副作用较小。

amantadine hydrochloride　　rimantadine hydrochloride

二、核 苷 类

近年来，新的抗病毒药不断上市，但是病毒性感染的疾病发病率居高不下。所有抗病毒的药物中，核苷类（nucleosides）抗病毒药物占主导地位。依据其结构可以分为非开环类和开环类。

病毒在复制过程中的一个很重要步骤是将 RNA 逆转录为 DNA，而这种逆转录过程，需要 RNA 的 DNA 聚合酶（逆转录酶）参与，而核苷类抗病毒药正是基于这样的代谢拮抗原理设计的。在病毒产生的胸腺嘧啶核苷激酶（thymidine kinase，TK）作用下，核苷类抗病毒药转化成三磷酸核苷类似物，并通过与底物的竞争，对病毒的聚合酶或逆转录酶产生抑制，作用于酶活性中心或嵌入正在合成的病毒 DNA 链中，终止 DNA 链的延长，从而抑制病毒的复制和增殖。

> **知识拓展 20-1**
>
> 病毒转录和逆转录：DNA 分子将遗传信息传递到 RNA 分子上，称为转录。转录过程是由 RNA 聚合酶催化进行的，分 4 个步骤：聚合酶与模板结合、聚合作用启动、RNA 链延长、聚合作用停止进行。
>
> 有些病毒的转录过程是以 RNA 为模板，在逆转录酶作用下合成新的 DNA，称为逆转录，而这类病毒也称逆转录病毒。

碘苷（idoxuridine，IDU）是第一个核苷类抗病毒药物，其结构与胸腺嘧啶脱氧核苷相似，与其竞争性抑制磷酸化酶，特别是 DNA 聚合酶，从而抑制病毒 DNA 中胸腺嘧啶核苷的合成，或代替胸腺嘧啶核苷渗入病毒 DNA 中，产生有缺陷的 DNA，使其失去感染力或不能重新组合，使病毒停止繁殖或失去活性而得到抑制。毒性大，只能局部应用，用于治疗角膜炎、其他疱疹性眼炎、病毒性黏膜炎、单纯疱疹病毒引起的黏膜损伤等。

三氟胸苷（trifluorothymidine）又称曲氟尿苷（trifluridine），是胸腺嘧啶核苷的三氟化衍生物。其作用机制与碘苷相似，主要抑制 DNA 病毒的复制，并影响晚期 RNA 的合成，形成缺陷蛋白质，从而抑制病毒的生长繁殖。其抗病毒作用比碘苷强，用于治疗单纯疱疹病毒、腺病毒、带状疱疹病毒等引起的结膜炎、角膜炎和上皮角膜炎复发等，也可用于碘苷无效或对阿糖腺苷耐药的患者。

阿糖腺苷（vidarabine，adenine arabinoside）及其单磷酸酯（vidarabine monophosphate）均属嘌呤核苷，其作用机制是抑制病毒 DNA 聚合酶的活性，对 DNA 病毒（如痘疹病毒、疱疹病毒）有显著抑制作用；对腺病毒、E-B 病毒、牛痘病毒、巨细胞病毒也有作用；对 RNA 病毒无作用。本品用于治疗单纯疱疹病毒性脑炎、免疫抑制患者的带状疱疹和水痘感染。其单磷酸酯可用于治疗病毒性乙型肝炎。

idoxuridine　　trifluorothymidine　　cytarabine　　vidarabine　　vidarabine monophosphate

阿昔洛韦（acyclovir）

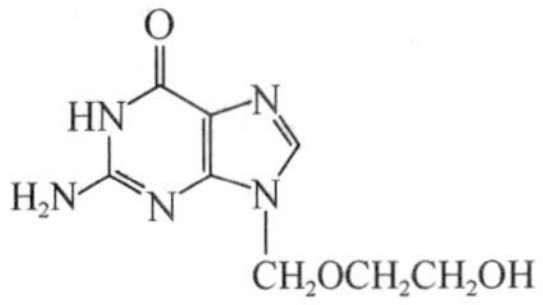

化学名为 9-[(2-羟乙氧基)甲基]鸟嘌呤，9-[(2-hydroxyethoxy)methyl]-guanine。

本品为白色或类白色结晶性粉末；无臭，无味，在水中微溶，在氢氧化钠溶液中易溶。熔点 256～257℃，1 位氮上的氢具有酸性，可制成钠盐供注射使用。5%钠盐溶液的 pH 11，pH 降低可析出沉淀。

本品是第一个特异性抗疱疹类病毒的开环核苷类药物，于 1981 年上市。在病毒感染细胞中能选择性地阻断疱疹病毒复制，且毒性较小，能被病毒的胸腺嘧啶核苷激酶选择性地磷酸化转化为单磷酸酯（在未被感染细胞中不被磷酸化），后者受细胞酶的作用再转化为二磷酸酯和三磷酸酯，三磷酸酯是其主要的活性形式，抑制病毒的 DNA 聚合酶。也是链终止剂，一旦掺入病毒正在延长的 DNA、由于结构中不含 3'-羟基，因此不能再进行 5'，3'-磷酸二酯键的结合，即导致 DNA 的合成终止。对疱疹病毒有很高的治疗活性，对腺病毒无活性，对未感染的宿主细胞仅有很低的活性。本品是抗疱疹病毒的首选药物，临床用于治疗疱疹性角膜炎、生殖器疱疹、全身性带状疱疹和疱疹性脑炎治疗，也可用于治疗乙型肝炎。

本品口服生物利用度较低，15%～30%由胃肠道吸收，而静脉滴注可显著提高血药浓度。在体内能广泛分布至各组织与体液中，主要经肾由肾小球滤过和肾小管分泌而排泄，约 14%的药物以原型由尿排泄，约 2%经粪便排出，呼出气中含微量药物。

本品的合成方法较多，工业生产中多以鸟嘌呤为原料，经乙酐酰化后再与二氧戊环缩合，最后经氨解脱去乙酰基得到。

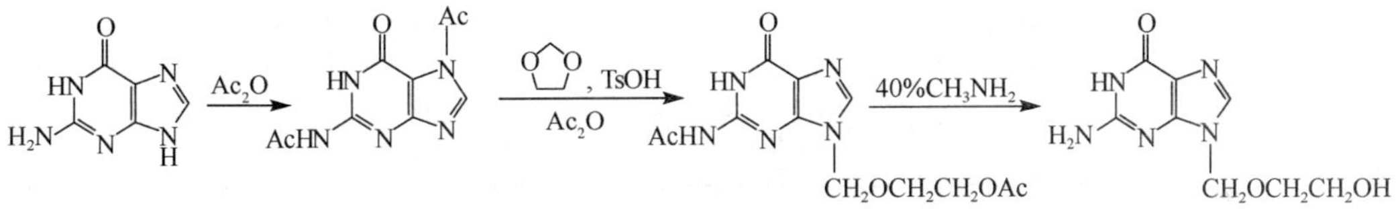

自本品广泛用于临床后，为进一步克服其口服生物利用度低、水溶性差、代谢快、抗药性、不良反应多等缺陷，利用生物电子等排原理和前药设计原理对其进行结构改造，先后开发了一系列核苷类抗病毒药物，见表 20-1。

表 20-1 核苷类抗病毒药物

名称	结构	特点
地昔洛韦 （desciclovir）	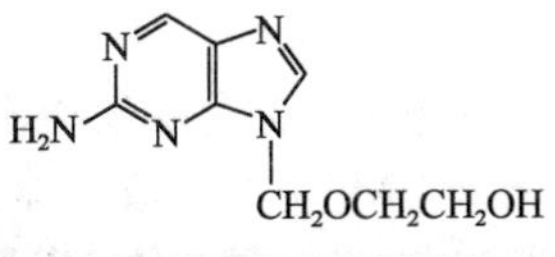	阿昔洛韦的前药，水溶性比阿昔洛韦大 18 倍，口服吸收好，进入体内后被黄嘌呤氧化酶转化为阿昔洛韦，用于治疗单纯疱疹病毒所致的各种感染
伐昔洛韦 （valaciclovir）	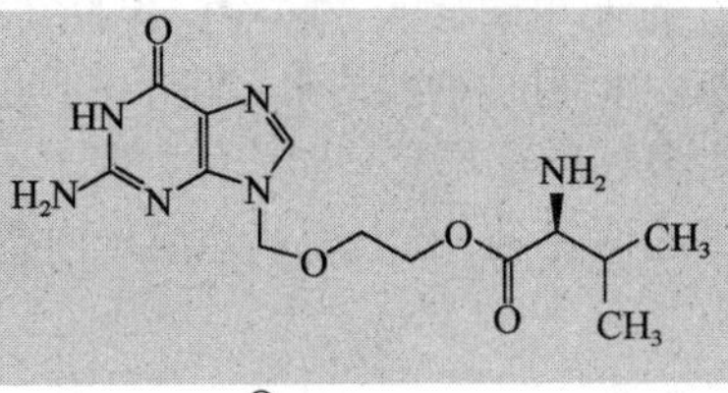	阿昔洛韦的 L-缬氨酸酯前药，用于治疗急性的局部带状疱疹
更昔洛韦 （ganciclovir）	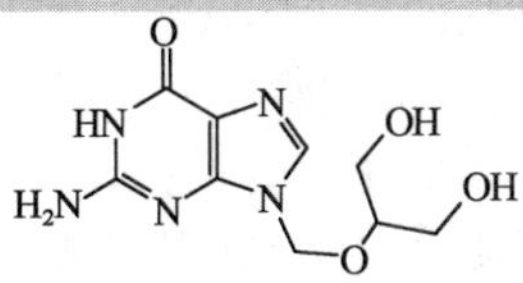	阿昔洛韦的类似物，也可看成是具有 C-3 和 C-5 位羟基的开环脱氧鸟苷衍生物，治疗巨细胞病毒感染的首选药物

名称	结构	特点
喷昔洛韦（penciclovir）		更昔洛韦的电子等排体，与aciclovir有相同的抗病毒谱，在细胞内存留时间长，可持续抑制病毒复制，停药后仍可保持较长时间的活性
泛昔洛韦（famciclovir）		喷昔洛韦的口服前药，6-脱氧喷昔洛韦的二乙酰酯，治疗急性带状疱疹
西多福韦（cidofovir）		胞嘧啶核苷膦酰基甲醚衍生物，进入体内后被宿主细胞的酶转化为活性的西多福韦二磷酸酯而发挥作用。用于治疗艾滋病患者巨细胞病毒（CMV）性视网膜炎。对痤疮病毒HSV-1、HSV-2、VZV、CMV及EBV有较强的抑制作用，对耐aciclovir的HSV病毒株和耐ganciclovir的病毒株也有效
阿德福韦酯（adefovir dipivoxil）		单磷酸腺苷非环核苷类似物，通过两种方式抑制HBV DNA多聚酶（逆转录酶）：一是与自然底物脱氧腺苷三磷酸竞争；二是整合到病毒DNA后引起DNA链延长终止。对DNA病毒、逆转录病毒及疱疹病毒都具有很强的抑制作用，用于治疗慢性乙型肝炎，对拉米夫定耐药病毒株敏感高效
替诺福韦酯（tenofovir disoproxil）		与阿德福韦酯结构相似，但较阿德福韦酯有更强的抑制HBV的作用。用于HIV感染的治疗；对HBV野生株和拉米夫定耐药株均有很强的抑制作用。另外，对ADV耐药的慢性乙型肝炎患者TDF也有很好的治疗效果

三、其 他 药 物

利巴韦林（ribavirin）

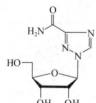

化学名为 1-β-D-呋喃核糖基-1H-1,2,4-三氮唑-3-甲酰胺，1-β-D-ribofuranosyl-1H-1,2,4-triazole-3-carboxamide，又称三氮唑核苷、病毒唑。

本品为白色结晶性粉末；无臭，无味。在水中易溶，在乙醇中微溶、三氯甲烷或乙醚中不溶。有两种晶型，生物活性相同，熔点 166～168℃（乙醇-水），174～176℃（乙醇）。

本品为非核苷类抗病毒药，其作用机制是单磷酸次黄嘌呤核苷（IMP）脱氢酶的抑制剂。由于其化学和分子空间结构与鸟苷酸（GMP）的合成前体氨基咪唑酰胺核苷非常相似，进入病毒感染细胞后被转化成三磷酸酯，抑制单磷酸次黄嘌呤核苷脱氢酶，阻止 IMP 转变为鸟苷酸，从而阻碍病毒 RNA 和蛋白质的合成，达到抗病毒作用。本药并不改变病毒的吸附、侵入和脱壳过程，也不诱导干扰素的产生。本品对多种病毒均有抑制作用，但主要对甲、乙型流感病毒及出血热病毒有较好的临床疗效。口服吸收迅速而完全，在肝或其他组织内磷酸化后即产生活性代谢物，有首过效应。动物试验有致畸作用。

膦甲酸钠（foscarnet sodium）为无机焦磷酸盐的有机同系物，作用机制与核苷类药物不同，对阿昔洛韦等耐药病毒株仍有抑制作用。可抑制包括细胞肥大病毒、单纯疱疹病毒 HSV-1 和 HSV-2、人疱疹病毒 HHV-6、EB 病毒（EBV），可与水痘-带状疱疹病毒（VZV）等的 DNA 聚合酶及流感病毒等的 RNA 多聚酶结合，也可通过非竞争性抑制逆转录酶，阻抑病毒的复制。可用于敏感病毒所致的皮肤感染、黏膜感染及肝炎、肺炎、结肠炎等治疗，也用于艾滋病的治疗。其同系物膦乙酸钠（fosfonet sodium）和磷丙酸钠（sodium phosphonopropionate）也具有抗病毒活性，但较膦甲酸钠弱。

foscarnet sodium　　　　fosfonet sodium　　　　sodium phosphonopropionate

磷酸奥司他韦（oseltamivir phosphate）又称达菲，是流感病毒的神经氨酸酶抑制剂，是在第一个上市的神经氨酸酶抑制剂扎那米韦（zanamivir）基础上设计并合成的全碳六元环结构衍生物。临床上用于预防和治疗 A 和 B 型流感病毒导致的流行性感冒，是预防和治疗 H5N1 禽流感的首选药物。

zanamivir　　　　　　　　　oseltamivir phosphate

美替沙腙（metisazone）和酞丁安（ftibamzone）为缩氨基硫脲类抗病毒药，分别用于治疗牛痘、天花等病毒感染疾病和沙眼、单纯疱疹、带状疱疹以及尖锐湿疣等。

metisazone　　　　　　　　　ftibamzone

乙型肝炎病毒（HBV）和丙型肝炎病毒（HCV）感染是一个世界性问题，是引起慢性肝炎、肝硬化的主要病毒类型。中国是世界上肝炎患者人数最多的国家，约有 8600 万乙肝病毒携带者，占全球总数的 1/3，而 450 万丙肝病毒携带者人数则占全球总数的 1/4。2020 年全球有 83 万人死于肝癌，其中中国为 39.1 万，占 47%。科学研究证明，我国 80% 的肝癌和乙肝相关。每年乙型肝炎给中国带来的直接经济损失，高达 9000 亿元人民币，已成为中国经济社会发展的沉重负担。乙型病毒性肝炎和丙型肝炎治疗药物备受瞩目，现用于乙型肝炎的药物主要有核苷类似物、干扰素和免疫调节剂三大类。丙型肝炎治疗的基础方案是干扰素联合利巴韦林，而直接抗病毒药物的出现，为慢性丙型肝炎的治疗带来了革命性的变化。相对于传统的干扰素联合利巴韦林的治疗方案，直接抗病毒药物治疗慢性丙型肝炎效果更佳，直接抗病毒药物分共为三类：NS3 /4A 蛋白酶抑制剂、NS5A 抑制剂、NS5B 聚合酶抑制剂。

干扰素是一组具有多种功能的活性蛋白质（主要是糖蛋白），具有广泛的抗病毒、抗肿瘤和免疫调节作用。干扰素 α、β、γ 分别由白细胞、成纤维细胞和免疫细胞产生。干扰素 α 和干扰素 β 疗效相似、临床应用较广泛，干扰素 γ 疗效差、应用受限，用于病毒性肝炎治疗的主要是干扰素 α。干扰素主要是通过与细胞膜上干扰素受体结合，诱生多种抗病毒蛋白，抑制 HBV 复制而起作用。

博赛泼维（boceprevir）是在对酮酰胺十一肽上氨基酸残基进行系统性截短和修饰过程中发现的一种具有高 NS3 抑制活性的小分子抑制剂。直接作用于病毒酶功能区，通过与 HCV NS3 /4A 丝氨酸蛋白酶结合，起到抑制 HCV 病毒复制的作用。

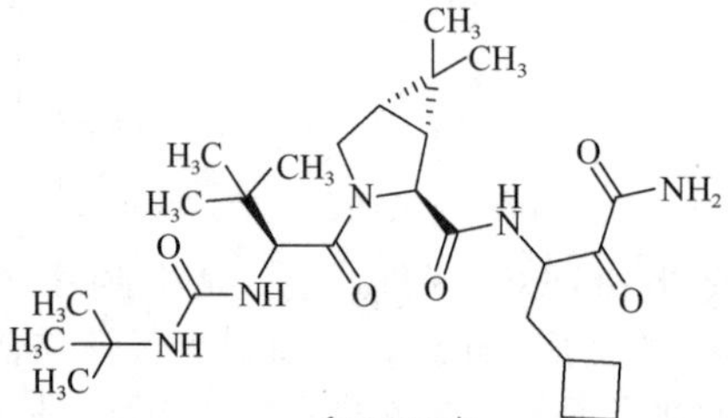

boceprevir

达卡他韦（daclatasvir）是 HCV 编码的非结构蛋白 NS5A 抑制剂，能够结合到 NS5A 的 N-端，抑制病毒 RNA 复制和病毒组装从而发挥作用。本品是第一个无需同时给予干扰素或利巴韦林即可有效治疗基因型 3 HCV 感染的药物，为该类患者提供了一个新选择。

索非布韦（sofosbuvir）是一种尿嘧啶核苷类似物的前体药物，作用于病毒 RNA 复制的核苷酸类似物 NS5B 聚合酶位点，中止 HCV 复制，是以 NS5B 聚合酶为靶点的唯一药物。核苷类似物在宿主肝细胞内磷酸化后成为有活性的三磷酸核苷，并与 HCV RNA 复制所用的核苷竞争，从而导致 HCV 基因组复制中止。与聚乙二醇干扰素/利巴韦林或单独与利巴韦林联用，与标准治疗方案干扰素联合利巴韦林相比，治愈率更高且缩短给药时间，有广阔的应用前景。

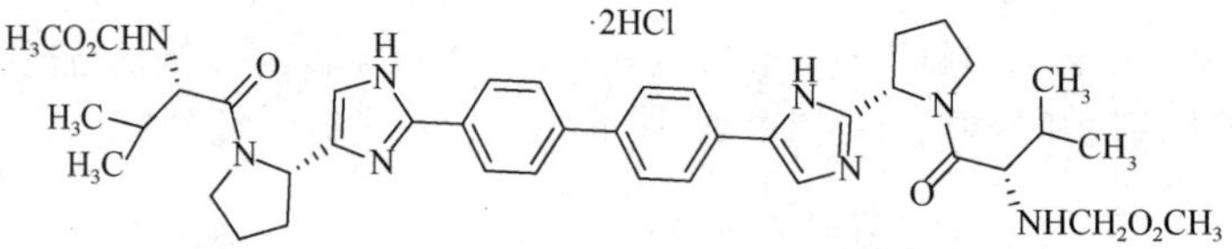

daclatasvir

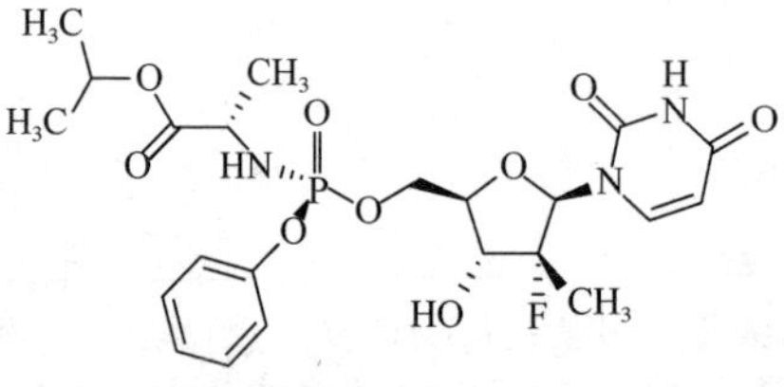

sofosbuvir

盐酸拉维达韦（ravidasvir hydrochloride）是 NS5A 抑制剂，可抑制病毒 RNA 复制，NS5A 是一种多功能蛋白，是 HCV 复制复合体的基本组成部分。联合利托那韦强化的达诺瑞韦钠片和利巴韦林，用于治疗初治的基因 1b 型慢性丙型肝炎病毒感染的非肝硬化成人患者，不得作为单药治疗；联合用药后疗效不受基线 NS5A 耐药相关替换影响，同时具有良好的耐受性。

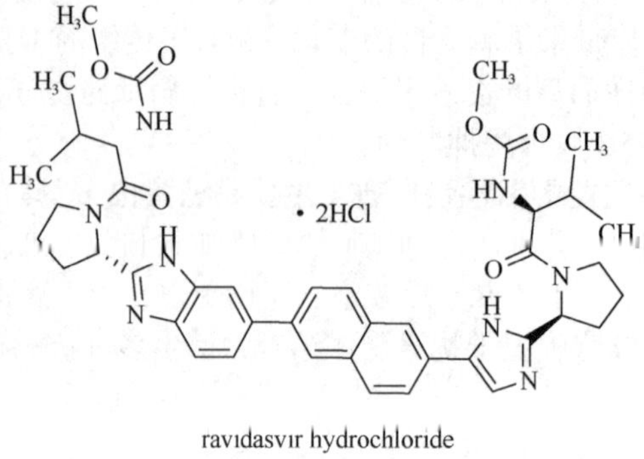

ravidasvir hydrochloride

第二节　抗艾滋病药物

艾滋病全称为获得性免疫缺陷综合征（acquired immune deficiency syndromes，AIDS），是由人类免疫缺陷病毒（human immunodeficiency virus，HIV，又称艾滋病病毒）感染所导致的传染病。HIV 属于逆转录酶病毒（retroviruses），目前已发现两种 HIV，分别为 HIV-1 和 HIV-2，两者具有相似的病毒结构和传播途径。HIV-1 广泛分布于世界各地，是引起 AIDS 流行的病原；HIV-2 主要分布于非洲西部，其毒力和传播力低于 HIV-1；AIDS 是一种危害性极大的传染病，尚无有效的根治药物。目前对艾滋病的治疗主要采用"鸡尾酒疗法"，即针对艾滋病病毒感染人体的不同环节，联合使用三种或三种以上的抗病毒药物来治疗艾滋病。该疗法可以减少单一用药产生的抗药性，最大限度地抑制病毒的复制，延缓病程进展。

> **案例 20-1**
> 　　艾滋病是 1981 年才被人们认识的一种新的传染病，是从撒哈拉以南的非洲地区传播出来的。截至 2021 年底，全球感染 HIV/AIDS 6600 万余人，现存活 3300 余万，其中我国现存活 110 余万，到目前为止还没有特别好的方法治愈艾滋病患者，因此预防是关键。
> **问题：** 为什么没有治愈艾滋病的药物？艾滋病是怎么传播的？

HIV 具有极强和极快的变异能力，即人体产生相应抗体的能力总落后于病毒的变异能力，因而无法阻止病毒的繁殖和扩散，给人类生命健康带来极大的威胁，也给特效药物和疫苗研制工作造成了极大困难。在病毒的复制过程中，逆转录酶、蛋白酶和整合酶是关键酶，任何一个酶的失活都会阻碍病毒的复制。目前临床上使用的抗艾滋病药（anti-AIDS agents）以逆转录酶抑制剂（reverse transcriptase inhibitors）和 HIV 蛋白酶抑制剂（HIV protease inhibitors）为主，近年来也有新型抗 HIV-1 整合酶抑制剂批准上市。

一、逆转录酶抑制剂

逆转录酶（reverse transcriptaes，RT）是 HIV 所特有的酶，在其复制过程中起关键作用，而人类细胞在正常情况下并无此酶，其主要功能是将单链 RNA 合成双链 DNA。因此以 RT 作为药物作用靶点，通过对其抑制剂的设计发现新药，已经成为抗艾滋病药物研究的重要领域，同时也是目前临床上使用的抗艾滋病药中品种和数量最多的一类。逆转录酶抑制剂（reverse transcriptase inhibitors）按其化学结构又可分为核苷逆转录酶抑制剂（nucleosides reverse transcriptase inhibitors，NRTIs）和非核苷逆转录酶抑制剂（non-nucleosides reverse transcriptase inhibitors，NNRTIs）两类。

（一）核苷逆转录酶抑制剂（NRTIs）

NRTIs 是最先发现且品种较多的一类抗 AIDS 药物，临床证实对 HIV 复制具有很强的抑制作用。该类药物的化学结构为脱氧核苷衍生物，其本身无抗 HIV 活性，需在体内被宿主的酶系统活化成各自的核苷 5′-三磷酸核苷衍生物后，与天然三磷酸脱氧核苷竞争性地与 HIV 逆转录酶（RT）结合或作为可替换底物，抑制 RT 的作用，阻碍前病毒的合成。

齐多夫定（zidovudine，AZT）

化学名为 3′-叠氮-3′-脱氧胸腺嘧啶，3′-azido-3′-deoxythymidine，又称叠氮胸苷。

本品为白色或类白色针状结晶；无臭，无味；见光易分解。在水中微溶，在乙醇中溶解，熔点 106～108℃（乙醚），118～120℃（水）。对光、热敏感，在 15～25℃以下避光保存。

本品为 2′,3′-双脱氧核苷衍生物，即以叠氮基代替 3′-位的羟基，由一对苏型和赤型异构体组成，由于苏型异构体不能进行磷酸化，因而没有活性。同时，药物结合到病毒 DNA 的 3′末端，由于 3 位没有羟基，导致磷酸二酯键不能形成，从而终止 DNA 链的延长，阻抑病毒的复制。三磷酸齐多夫定是 HIV-1 逆转录酶底物的竞争性抑制剂，对 HIV-1 逆转录酶的亲和力比细胞 DNA 聚合酶强 100 倍，故其抗病毒作用有高度选择性。本品是第一个上市的抗艾滋病药，也是唯一被 FDA 批准用于预防 HIV-1 母婴传播的药物。

本品口服吸收迅速，生物利用度为 52%～75%，蛋白结合率 34%～38%，可透过血-脑屏障，主要经肝脏代谢成非活性的葡萄糖醛酸化物，约 14%原药通过肾小球滤过和肾小管主动渗透排泄，代谢物 74%由肾脏排出。

本品的合成首先以对甲氧基苯甲酰基保护 5′位羟基,再以三苯基膦和偶氮羧酸二乙酯进行分子内脱水形成氧桥物，以叠氮化锂取代生成叠氮基，最后在甲醇钠作用下脱保护基制得。

本品上市后，采用生物电子等排原理，对 2′,3′-双脱氧核苷的核糖部分做进一步修饰，陆续发现了扎西他滨（zalcitabine）等核苷逆转录酶抑制剂，作用机制与齐多夫定相似。

| zalcitabine | stavudine | lamivudine | didanosine |

扎西他滨（zalcitabine）为 2′,3′-双脱胸腺嘧啶核苷（2′,3′-dideoxycytidine, DDC），作用于 HIV 逆转录酶，或作为 RT 反应中链终止剂，在细胞内被磷酸化为 5′-三磷酸，并插入病毒 DNA 链的 3′-端形成 5′-单磷酸。本品主要用于 HIV 感染，一般与其他抗 HIV 药联合或交替使用。

司他夫定（stavudine）为脱氧胸腺嘧啶核苷的 2′,3′-脱水产物（2′-3′-didehydro-2′-3′-dideoxythymidine, d4T），用于治疗 HIV 感染，特别适用于对齐多夫定、扎西他滨等不能耐受或治疗无效的艾滋病及相关综合征，也可用于治疗 3 个月至 12 岁的儿童 HIV 感染患者。

拉米夫定（lamivudine）为 2′,3′-双脱氧-3′-硫代嘧啶核苷（2′,3′-dideoxy-3′-thiacytidine, 3TC），抑制病毒 DNA 多聚酶和逆转录酶活性，并对病毒 DNA 链的合成和延长有竞争性抑制作用。本品可迅速有效降低血清乙型肝炎病毒（HBV）DNA 的水平，但是停药后复发率高，长期应用可导致病毒变异。本品用于治疗乙型肝炎病毒复制的慢性乙型肝炎，也可作为抗 HIV 药物用于艾滋病的"鸡尾酒"疗法中。

地丹诺幸（去羟肌苷）为 2′, 3′-双脱氧肌苷（didanosine，2′, 3′-dideoxyinosine，DDI），是嘌呤核苷的衍生物，单用或与其他药物联合用于治疗成人及儿童艾滋病患者不能耐受 AZT 者，或已应用 AZT 长期治疗（14 个月以上）病情更趋加重的严重患者。

近年来，通过对天然核苷结构的核糖和碱基部分进行修饰，先后发现了阿巴卡韦（abacavir）、恩曲他滨（emtricitabine）、艾立西他滨（apricitabine）等药物。

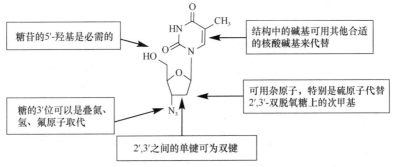

abacavir　　　　　　　emtricitabine　　　　　　　apricitabine

NRTIs（以齐多夫定为例）构效关系如图 20-1。

糖苷的5′-羟基是必需的

结构中的碱基可用其他合适的核酸碱基来代替

可用杂原子，特别是硫原子代替2′,3′-双脱氧糖上的次甲基

糖的3′位可以是叠氮、氢、氟原子取代

2′,3′之间的单键可为双键

图 20-1　NRTIs 的构效关系

案例 20-1 分析

艾滋病病毒（HIV）是 RNA 病毒，单链没有双螺旋结构，不稳定，在传播过程中容易发生变异，导致开发治疗艾滋病的药物比较困难。

传播途径：①性接触传播是 HIV/AIDS 的主要传播途径。目前全世界 HIV 感染者中，2/3 以上是通过性接触传播的。②血液传播包括：输入污染了 HIV 的血液、血液成分或血液制品；移植或接受了 HIV 感染者或高危人群的器官、组织或精液；静脉吸毒者使用了被 HIV 污染的未经消毒的针头与注射器等。③母婴传播也称围产期传播，即感染了 HIV 的母亲生产前、分娩过程中因接触血液与体液及产后哺乳而传给小儿。

（二）非核苷逆转录酶抑制剂（NNRTIs）

NNRTIs 是一类在结构上差异较大，但作用机制相似的药物。它们都结合于 HIV-1 逆转录酶上一个非底物结合的变构部位，形成一种蝴蝶状的构型（butterfly like configuration），这一构型正好嵌入到 RT 上变构部位的袋状结构中。该类药物与酶结合后可以削弱酶亚基的聚合作用，从而阻断酶活性，最终抑制 HIV 的复制。NNRTIs 对 RT 的抑制为非竞争性抑制，这类抑制剂的优点在于不需先转化为磷酸酯形式，也不会整合到病毒 DNA 中，而且与 NRTIs 相比毒性低，因为不影响细胞聚合酶的生物活性；缺点是易使 HIV 的 RT 产生突变形成抗性，限制了 NNRTIs 抗病毒潜力的发挥，故临床上非核苷逆转录酶抑制剂通常不单独使用，而是和核苷类药物联合应用。

案例 20-2

美籍华裔科学家何大一于 1996 年被美国《时代》周刊评选为当年的年度风云人物，并且是自 1960 年以来首位当选《时代》周刊年度风云人物的科学家。1996 年 12 月，美国《科学》杂志把何大一提出的抗艾滋病"鸡尾酒疗法"评为当年最有影响的十大科研突破之首，称之为对付艾滋病的新武器。

问题：
1. 什么是抗艾滋病"鸡尾酒疗法"？
2. "鸡尾酒疗法"的主要依据是什么？

奈韦拉平（nevirapine）

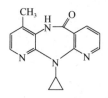

化学名为 11-环丙基-5, 11-二氢-4-甲基-6*H*-二吡啶并[3, 2-*b*, 2′, 3′-*e*][1, 4]-二氮䓬-6-酮, 11-cyclopropyl-5, 11-dihydro-4-methyl-6*H*-dipyrido[3, 2-*b*, 2′, 3′-*e*][1, 4]-diazepine-6-one。

本品为白色粉末状结晶；无臭，无味。在水中微溶，在稀酸中溶解。熔点 247～249℃（吡啶-水）；pK_a = 23.8。

本品是第一个上市的二吡啶并二氮䓬酮类 NNRTIs，其作用不是与底物或三磷酸核苷产生竞争，而是与 HIV-1 RT 直接连接，并通过使此酶的催化端破裂，来抑制 RNA 依赖和 DNA 依赖的 DNA 聚合酶活性。能抑制多种 HIV-1 型病毒株，但对其他逆转录病毒如 HIV-2 型病毒的逆转录酶及人体内源性 DNA 多聚酶没有抑制作用。使用中最大的问题是快速诱导抗药性，与核苷类抑制剂联合使用治疗成年晚期 HIV 感染患者。

本品的合成是以 2-氯-3-氨基-4-甲基吡啶为原料，与 2-氯烟酰氯进行酰胺化反应，再与环丙胺进行亲核取代和闭环反应制得。

依非韦伦（efavirenz）是 HIV-1 RT 非竞争性抑制剂，作用于模板、引物或三磷酸核苷，兼有小部分竞争性的抑制作用，为现行国际艾滋病治疗指导方针推荐的 NNRTIs 类首选药物。适用于 HIV-1 感染的成人、青少年和儿童的抗病毒联合治疗。

利匹韦林（rilpivirine）是新型二芳基嘧啶类抗 HIV-1 非核苷逆转录酶抑制剂，具有抗病毒活性强、口服生物利用度高、安全性好等特点，抗 HIV-1 活性显著强于奈韦拉平和依非韦伦，适用于 HIV-1 感染的成年患者的初始治疗。

efavirenz

rilpivirine

案例 20-2 分析

1. "鸡尾酒疗法"是将核苷逆转录酶抑制剂、非核苷逆转录酶抑制剂、蛋白酶抑制剂中的 2~3 种药组合在一起使用，又称高效抗逆转录病毒治疗方法（HAART），因其与鸡尾酒配制形式相似而得名。

2. 尽管 HIV 在体内半衰期很短，但其在患者体内的复制速度非常惊人，且新病毒在复制过程中会产生很多可以逃避药物治疗的变异株。单一药物治疗可很快产生抗药性，针对病毒感染人体的不同环节，用 3 种或 3 种以上的药物，即通过联合用药可提高治疗效果。

二、HIV 蛋白酶抑制剂

HIV 蛋白酶是人类免疫缺陷病毒基因编码中的一种特异天冬酰蛋白酶，由两条相同的肽链组成，具有 C-2 对称轴，每条肽链由 99 个氨基酸残基构成。HIV 蛋白酶的活性中心位于两条辅肽之间，由两个起催化的天冬氨酸[Asp 25 和 Asp 25chr（128）]组成。在这两个天冬氨酸残基的附近有一个水分子，在催化过程中此水分子作为亲核体。HIV 蛋白酶是病毒成熟所不可或缺的，在 HIV 病毒复制过程中起着关键作用。因此，HIV 蛋白酶为抗 HIV 的药物靶点之一。

HIV 蛋白酶抑制剂（HIV protease inhibitors）包括肽类、拟肽类和非肽类化合物。其中拟肽类和非肽类 HIV 蛋白酶抑制剂是根据 HIV 蛋白酶三维空间结构而设计出来的小分子化合物，在保留肽类抑制剂的基本活性部位同时，使分子结构大为简化，降低了人工合成的难度，目前已经成为 HIV 蛋白酶抑制剂研究的重点。

20 世纪 90 年代初，HIV 蛋白酶结构被成功解析，罗氏公司的研究人员首先设计了 HIV 蛋白酶的底物模拟物，在此基础上成功研制了第一个拟肽类 HIV 蛋白酶抑制剂沙奎那韦（saquinavir）。本品是一种小分子多肽衍生物，与苯丙氨酸-脯氨酸肽键过渡态结构类似，苯丙氨酸-脯氨酸蛋白酶的水解过程在哺乳动物体内较少见，所以一般不会抑制哺乳动物的蛋白酶活性。竞争性抑制 HIV 蛋白酶对 gag 和 pol 的裂解，而生成无感染活性的未成熟 HIV 颗粒，与其他核苷类药物合用治疗严重的 HIV 感染。

saquinavir

利托那韦（ritonavir）是 Abbot 公司开发的拟肽类 HIV 蛋白酶抑制剂，能阻断形成成熟 HIV 颗粒所需的聚蛋白，使 HIV 颗粒保持在未成熟的状态，从而减慢 HIV 在细胞中蔓延，以防止新一轮感染的发生和延迟疾病的发展。对齐多夫定敏感的和齐多夫定与沙喹那韦耐药的 HIV 株一般均有效，单独或与抗逆转录病毒的核苷类药物合用治疗晚期或非进行性的艾滋病患者。

ritonavir

茚地那韦（indinavir）为高效特异性 HIV 蛋白酶抑制剂，抑制 HIV 复制，显著减少其传染性及扩散。主要用于成人 HIV-1 感染，单独使用适用于治疗临床中不宜使用核苷类或非核苷类转录酶抑制剂治疗的成年患者，与齐多夫定和拉米夫定联合用药是目前国外广泛使用的"三联疗法"。

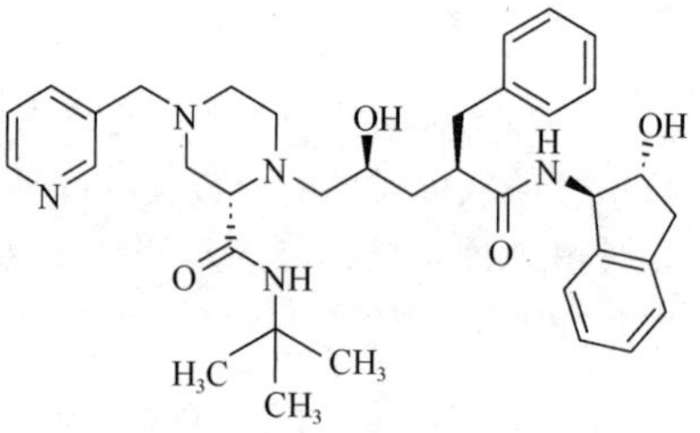

indinavir

安普那韦（amprenavir）的体外抗病毒作用与茚地那韦相当，与其他抗逆转录病毒药联合应用治疗 HIV 感染疾病。半衰期比其他所有蛋白酶抑制剂长，可每日给药 2 次。因此，易于被患者接受。

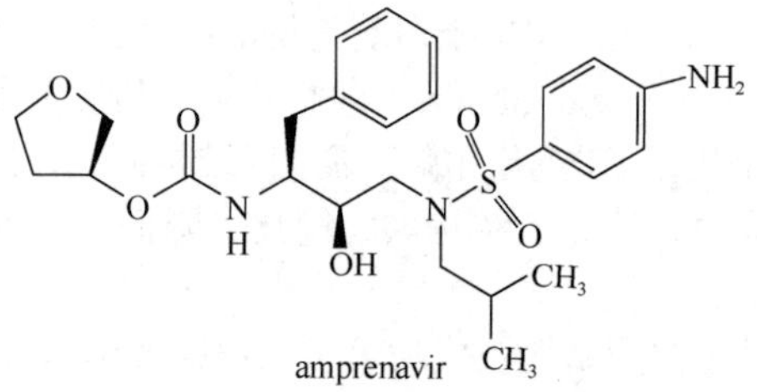

amprenavir

替拉那韦（tipranavir）具有全新的结构，是非肽类 HIV 蛋白酶抑制剂，可用于治疗产生抗药性的成人 HIV 感染。对于耐沙奎那韦、茚地那韦、利托那韦等拟肽类蛋白酶抑制剂的 HIV-1 变异株，以及耐齐多夫定的 HIV-1 变异株，都有比较理想的抑制活性。

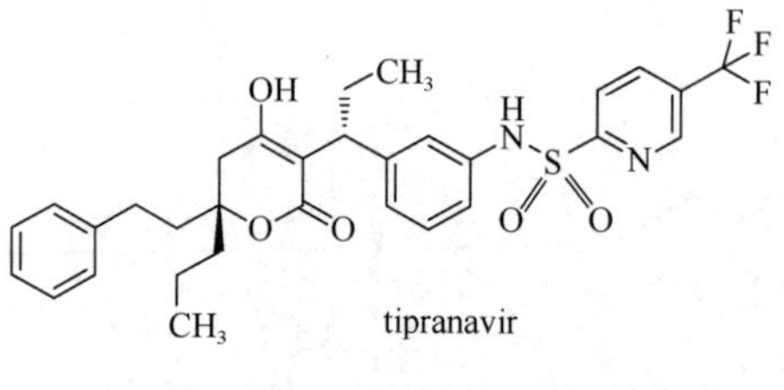

tipranavir

三、HIV 整合酶抑制剂

作为 HIV 病毒复制过程中的三个重要酶之一，由于长期以来缺少可靠的筛选模型，HIV-1 整合酶抑制剂的发展远落后于 RTIs 和 PIs，随着病毒对逆转录酶抑制剂和蛋白酶抑制剂耐药性的产生，整合酶成为最具有吸引力的抗 HIV 药物研发靶点。抑制整合酶可防止感染早期 HIV 基因组共价插入或整合到宿主细胞基因组上，整合失败的 HIV 基因组无法引导生成新的感染性病毒颗粒，因此抑制整合可预防病毒感染的传播。并且目前尚未在哺乳动物体内发现整合酶的功能类似物，因而 HIV 整合酶抑制剂已成为当前抗艾滋病药物的主要研究方向。

拉替拉韦（raltegravir）是第一个被批准的整合酶抑制剂，为治疗 HIV-1 的一线药物，是继鸡尾酒疗法出现 10 年之后，抗艾滋病治疗领域的又一个里程碑。

埃替怡韦（elvitegravir）是第一个喹诺酮类的抗艾滋病药物，由酮-烯醇酸类化合物发展而来，作用机理与拉替拉韦相同。

　　度鲁特韦（dolutegravir）是新一代 HIV-1 整合酶链转移抑制药，2013 年由 FDA 批准上市，可与其他抗逆转录病毒药联用治疗成年及 12 岁以上质量至少 40kg 儿童的 HIV-1 感染。

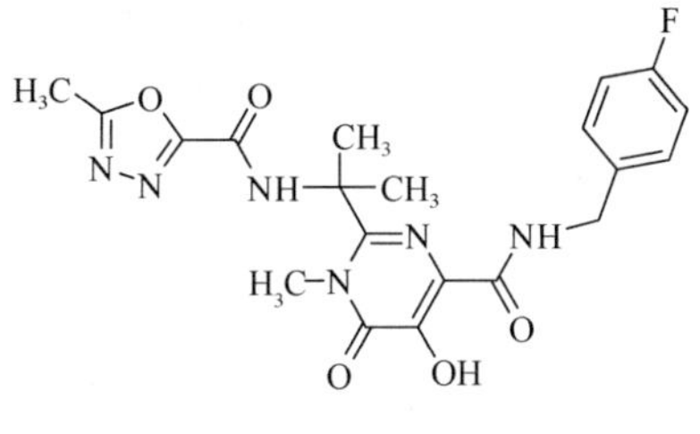

raltegravir

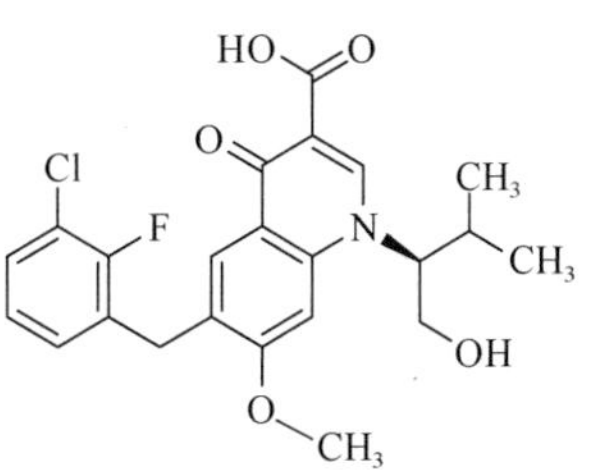

elvitegravir

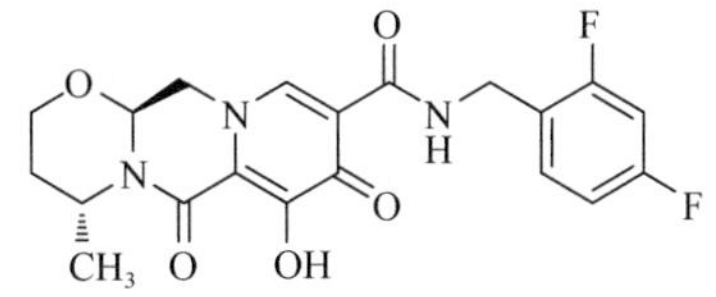

dolutegravir

第三节　抗寄生虫病药物

　　寄生虫病是由各种寄生虫感染所引起的常见而多发性的疾病，其中疟疾、血吸虫病等寄生虫病曾给人类健康和社会发展造成了极大的危害。寄生虫病的种类众多，常见的有疟疾、血吸虫病、鞭虫病、丝虫病、黑热病、阿米巴病和滴虫病等。在化学治疗药物中，寄生虫病的治疗药物发展最早，早在 2000 多年前，《神农本草经》就列出了 30 多种驱虫药物。本节主要讨论抗疟药、抗血吸虫病药和抗肠蠕虫病药。

一、抗　疟　药

　　疟疾是由疟原虫引起的寄生虫病，是世界上最严重的虫媒传染病，表现为周期性规律发作，全身发冷、发热、多汗，长期多次发作后可引起贫血和脾大。寄生于人体的疟原虫有四种：间日疟原虫（*P. vivax*）、卵形疟原虫（*P. ovale*）、三日疟原虫（*P. malariae*）和恶性疟原虫（*P. falciparum*）。疟原虫的生活周期分为在人体内进行无性增殖、在雌蚊体内有性增殖与孢子增殖。疟原虫在人体内的发育又包括红细胞内期和红细胞外期，红外期肝细胞内迟发型子孢子引起复发，红细胞内期中的裂殖子及其代谢产物引起发作，称为"临床复发"（包括再燃和复发）。抗疟药（antimalarial drugs）通过影响疟原虫不同发育阶段而发挥抗疟效果，或破坏疟原虫的组织结构以及阻止复发传播。不同生长阶段的疟原虫对不同抗疟药的敏感性不同，现有的抗疟药中尚无一种能对疟原虫生活史的各个环节都有杀灭作用。按化学结构，抗疟药可分为喹啉类、萜内酯类和嘧啶类。

案例 20-3

　　传说有一个印第安人得了严重的疟疾，口渴得要命，当他爬到厄瓜多尔南部洛哈省的马拉托斯地区的一个小池塘边畅饮后，顿时觉得舒服了很多，病情也好转了起来。后来他发现，这个池塘里浸泡了许多树，池塘的水很苦。从此印第安人用这种水和树治疗疟疾。

问题：

1. 为什么用这种树浸泡过的水可以治疗疟疾？
2. 使用这种水治疗疟疾是否安全？有无不良反应？

（一）喹啉类

喹啉类抗疟药主要杀灭红细胞内期疟原虫。奎宁（quinine）是从金鸡纳树皮中提得的一种生物碱，金鸡纳树原产南美洲，自古当地居民即用其树皮治疗疟疾。1820 年分离出奎宁后迅即用于临床，1945 年实现了全合成，是治疗疟疾的主要药物，在治疗和预防疟疾中起到了重要作用。

奎宁（quinine）

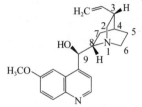

化学名为 (8S, 9R)-6′-甲氧基-金鸡纳-9-醇，(8S, 9R)-6′-methoxycinchonan-9-ol。

本品为白色结晶性粉末；无臭，有微苦味，遇光易变色。在水中微溶，在乙醇、三氯甲烷、乙醚、稀酸或稀氨水中溶解，在硫酸中呈蓝色荧光。熔点 173～177℃。

本品是二元生物碱，其中奎宁环上的氮原子（1 位）碱性较强（pK_a 8.8），喹啉环上的氮原子（1′位）碱性较弱（pK_a 4.2）；其分子结构中有 4 个手性碳，即 C-3、C-4、C-8 和 C-9，各异构体间的活性有所不同。

奎宁治疗疟疾通常用其硫酸盐和二盐酸盐。前者微溶于水，供口服，后者易溶于水，供注射使用。本品对各种疟原虫红细胞内期裂殖体都有杀灭和抑制作用，同时具有解热和子宫收缩作用，能较快控制疟疾发作症状，其中对间日疟作用最强。本品与氯喹无交叉耐药性，可用于治疗耐氯喹虫株所致的感染。

本品口服后在肠道迅速吸收，血浆蛋白结合率 70%～80%。广泛分布于全身组织，一次服药后 1～3h 血药浓度达到峰值，$t_{1/2}$ 为 8.5h。在肝中被氧化分解，迅速失效，其代谢产物（主要为喹啉环 2 位和奎宁环 6 位的羟基化产物）及少量原型药（约 10%）经肾排出，24h 内几乎全部排泄，故连续给药无蓄积性。日用量超过 1g 时产生金鸡纳反应，即头痛、耳鸣、眼花、恶心、呕吐、视力和听力减退等。

优奎宁（euquinine）是奎宁的碳酸乙酯前药，在体内经水解释放出奎宁，用于抑制或杀灭良性间日疟、三日疟及恶性疟原虫的红内期，能控制疟疾症状，无苦味，适用于小儿服用。

通过构效关系的研究，确认氨基侧链是喹啉类抗疟药的基本药效基团。1932 年从吖啶类染料中发现了具有抗疟活性的奎纳克林（quinacrine），通过奎宁和奎纳克林的结构相似性的分析，先后发现了氯喹（chloroquine）、羟氯喹（hydroxychloroquine）、扑疟喹（plasmoquine）、伯氨喹（primaquine）、甲氟喹（mefloquine）等合成抗疟药。

euquinine

quinacrine

chloroquine

hydroxychloroquine

plasmoquine

primaquine

mefloquine

案例 20-3 分析

1. 金鸡纳树的树皮中含有 20 多种生物碱，奎宁含量最高（20%～40%），其次是辛可宁（cinchonine）、辛可尼丁（cinchonidine）、奎尼丁（quinidine）等，都有一定的抗疟活性。浸泡了金鸡纳树的水中含有这些成分，喝了这种水可以治疗疟疾。

quinidine quinine cinchonidine cinchonine

2. 这种水中所含的奎宁和奎尼丁等都是低治疗指数和可引起毒性的药物，这种毒性反应称为金鸡纳反应，主要表现为恶心、呕吐、耳鸣、头痛、听力和视力减弱，甚至发生暂时性耳聋。低血糖是使用金鸡纳生物碱的另一个重要症状，其原因是金鸡纳生物碱能刺激胰腺释放胰岛素，故使用时需注意。

磷酸氯喹（chloroquine phosphate）

化学名为 N^4-(7-氯-4-喹啉基)-N',N'-二乙基-1,4-戊二胺二磷酸盐，N^4-(7-chloro-4-quinolinyl)-N',N'-diethyl-1,4-pentanediamine diphosphate。

本品为白色结晶性粉末；无臭，味苦；遇光渐变色。在水中易溶，在乙醇、三氯甲烷、乙醚或苯中几乎不溶。熔点 193～196℃（分解）。

本品为 4-氨基喹啉类抗疟药，对疟原虫红细胞内期裂殖体起作用，能迅速控制临床症状，可根治恶性疟。对原发性红细胞外期无效，故不宜作病因性预防，也不能阻止传播。虽然其分子结构中有一个手性碳，但光学异构体间的活性差别不大，临床上用其外消旋体。用于治疗恶性疟、间日疟及三日疟，也用于治疗肠外阿米巴病、结缔组织病、光敏感性疾病等。

本品口服吸收迅速而完全，服药后 1～2h 血药浓度可达峰值，约 55% 的药物在血中与血浆成分结合；血药浓度维持较久，$t_{1/2}$ 为 2.5～10 日；在红细胞中的浓度为血浆内浓度的 10～20 倍，而在被疟原虫侵入的红细胞内的浓度比正常细胞高约 25 倍；与组织蛋白结合力高，在肝、脾、肾、肺中的浓度高于血浆浓度达 200～700 倍，在脑组织及脊髓组织中的浓度为血浆浓度的 10～30 倍；在肝内代谢转化，主要代谢产物是去乙基氯喹，仍有抗疟作用；10%～15% 以原型经肾排泄，其排泄速度可因尿液酸化而加快，碱化而降低，约 8% 随粪便排泄，也可由乳汁中排出。

（二）萜内酯类

青蒿素（artemisinin）是从菊科植物黄花蒿（*Artemisia annua* L.）中提取得到的活性成分，是一种含有过氧键的倍半萜内酯。

青蒿素（artemisinin）

化学名为(3R, 5aS, 6R, 8aS, 9R, 12S, 12aR)-八氢-3, 6, 9-三甲基-3, 12-桥氧-12H-吡喃[4, 3-j]-1, 2-苯并二塞平-10(3H)-酮，(3R, 5aS, 6R, 8aS, 9R, 12S, 12aR)-3, 6, 9-trimethyloctahydro-12H-3, 12-epoxy[1, 2]dioxepino[4, 3-j]isochromen-10(3H)-one。

本品为无色针状晶体，味苦。在丙酮、乙酸乙酯、三氯甲烷及冰醋酸中易溶，在乙醇和甲醇、稀乙醇、乙醚及石油醚中可溶解，在水中几乎不溶。熔点 150~153℃。

本品结构中含过氧键，具有氧化性。内酯结构使其具有水解性，加氢氧化钠试液加热后水解，遇盐酸羟胺试液及三氯化铁试液生成深紫红色的异羟肟酸铁。

青蒿素的作用机制尚未完全清楚，但普遍认为该类药物是通过血红素或铁催化产生自由基而杀死疟原虫，疟原虫寄生于宿主红细胞内，依靠消化酶解宿主血红蛋白提供虫体需要的氨基酸，内过氧化物经血红蛋白分解后产生的游离铁所介导，产生不稳定的有机自由基。与疟原中的蛋白质形成共价加合物，而使疟原虫死亡。

本品口服后吸收迅速，$t_{1/2}$ 为 0.5~1h。吸收后分布于组织内，可透过血-脑屏障，体内的代谢产物为双氢青蒿素、脱氧双氢青蒿素、3α-羟基脱氧双氢青蒿素和 9,10-二羟基双氢青蒿素。主要自肾脏和肠道排出，24 小时可排出 84%。由于代谢和排出均较快，有效血药浓度维持时间较短，故复燃率较高。

为进一步克服其代谢和排除均较快等缺陷，以青蒿素为先导化合物，通过对其进行结构改造得到了一系列具有萜内酯结构的青蒿素衍生物。例如，将其结构中的 C-10 位羰基还原成羟基得到二氢青蒿素（dihydroartemisinin），抗疟活性是青蒿素的 2 倍；在此基础上将二氢青蒿素的 C-10 羟基进行醚化得到蒿甲醚（artemether），克服了青蒿素在临床试验中存在的复发率高、溶解性差、疗效尚不够理想等缺点，其抗疟活性比青蒿素提高了 6 倍，临床复发率由 48%降至 7%，而且油溶性好，便于制成油针剂用于抢救凶险型疟疾患者。将 C-10 羟基进行酯化得到青蒿琥酯（artesunate），作用强度与青蒿素相当，可制成钠盐供注射使用。

dihydroartemisinin　　　　artemether　　　　artesunate

萜内酯类抗疟药的构效关系如图 20-2。

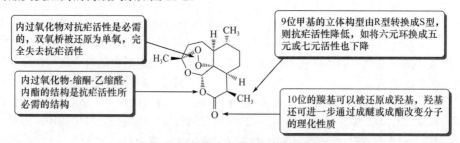

内过氧化物对抗疟活性是必需的，双氧桥被还原为单氧，完全失去抗疟活性

内过氧化物-缩酮-乙缩醛-内酯的结构是抗疟活性所必需的结构

9位甲基的立体构型由R型转换成S型，则抗疟活性降低，如将六元环换成五元或七元活性也下降

10位的羰基可以被还原成羟基，羟基还可进一步通过成醚或成酯改变分子的理化性质

图 20-2　萜内酯类药物的构效关系

案例 20-4

青蒿素我国科学家屠呦呦率领"中医中药专业组"团队成员从中医药古籍中搜寻并筛选中草药抗疟成分，并从东晋葛洪《肘后备急方》中记载的青蒿用法得到启发，以乙醚低温提取的。青蒿素的发现和相关药物的发明，开创了治疗疟疾的新篇章，拯救了数以百万计患者的生命。因其在青蒿素研究中的突出贡献，屠呦呦于 2011 年 9 月获得拉斯克奖，2015 年 10 月获得诺贝尔生理学或医学奖。

问题： 青蒿素的水溶性差，不能作为注射用药，试用药物结构修饰的方法改变药物的水溶性；随着青蒿素的广泛应用，疟原虫对青蒿素产生耐药性，如何解决这一难题？

（三）嘧啶类

乙胺嘧啶（pyrimethamine，息疟定）和硝喹（nitroquine）是二氢叶酸还原酶抑制剂，疟原虫不能直接利用环境中的叶酸，必须自身合成叶酸并在二氢叶酸还原酶作用下还原为四氢叶酸，乙胺嘧啶等能抑制疟原虫的二氢叶酸还原酶，使四氢叶酸的生成受阻，进而影响疟原虫的核酸合成，导致疟原虫的生长繁殖受到抑制。此外，该类药物也能抑制疟原虫在蚊体内的发育，故可阻断传播。目前作为病因性预防的首选药。与磺胺类或砜类合用，还可在叶酸合成的两个环节上起双重阻断作用，增强疗效的同时又可减少抗药性的产生。

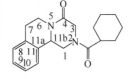

pyrimethamine　　　　　　　nitroquine

二、抗血吸虫病药

血吸虫病（Schistosomiasis）是一类由血吸虫的成虫寄生于人体所引起的寄生虫病。寄生于人体的血吸虫主要有三种：流行于非洲北部的埃及血吸虫（Schistosoma haematobium）；流行于拉丁美洲及非洲中部的曼氏血吸虫（Schistosoma mansoni）以及流行于亚洲的日本血吸虫（Schistosoma japonicum）。

最早用于血吸虫病治疗的药物主要是酒石酸锑钾（antimony potassium tartrate）和没食子酸锑钠（antimony sodium subgallate）等，但该类药物毒性大、疗程长，必须静脉注射，限制了在临床的应用。20世纪70年代发现了吡喹酮（praziquantel）为代表的非锑剂抗血吸虫病药，具有高效、低毒、疗程短、能口服等优点，是血吸虫病防治史上的一个重大突破，现已成为治疗各型人血吸虫病的首选药物。另外，该类药物还有呋喃丙胺（furapromide）、硝硫氰胺（nithiocyanamine）、硝硫氰酯（nitroscanate）等。

furapromide　　　　　nithiocyanamine　　　　　nitroscanate

吡喹酮（**praziquantel**）

化学名为　2-环己基甲酰基-1, 2, 3, 6, 7, 11b-六氢-4H-吡嗪并[2, 1-α]异喹啉-4-酮，2-(cyclohexylcarbonyl)-1, 2, 3, 6, 7, 11b-hexahydro-4H-prazino[2, 1-α]isoquinolin-4-one。

本品为白色或类白色结晶性粉末；味苦。在三氯甲烷中易溶，在乙醇中溶解，在水或乙醚中不溶。熔点136～138℃。

本品为异喹啉类广谱抗寄生虫病药物，有两个手性中心，其中左旋体的疗效高于消旋体，药用外消旋体。

本品口服后易被肠道迅速吸收，广泛分布于人体各组织和体液，以肝脏中的浓度最高，在肝脏中迅速代谢灭活，其主要的代谢产物为单羟基化和二羟基化产物。吡喹酮对日本血吸虫、曼氏血吸虫、埃及血吸虫、华支睾吸虫、肺吸虫、姜片虫、绦虫和囊虫均有显著的杀虫作用，且毒性低，使用方便。其作用机制有多种解释，主要是认为其能够激活虫体细胞慢钙通道，使钙离子内流增加，虫体产生兴奋、收缩和痉挛，最后导致痉挛性麻痹而从血管壁上脱落，迅速进入肝内而被消灭。另外，吡喹酮对虫体糖代谢有明显抑制作用，影响虫体摄入葡萄糖，促进糖原分解，致能量耗竭，使虫体死亡。吡喹酮的研制成功和广泛应用，开创了寄生虫病尤其是血吸虫病化学治疗的新篇章，具有里程碑的意义。

案例 20-4 分析

可将青蒿素结构中的 C-10 位羰基还原成羟基得到二氢青蒿素，后将 C-10 位的羟基进行修饰形成酯键或醚键，以增加药物的水溶性，如青蒿琥酯、蒿醚林酸。青蒿琥酯制成钠盐，水溶性增加，但水溶液不稳定需要制成粉针剂；蒿醚林酸溶于水，在 2.5% 的 K_2CO_3 溶液中也稳定存在，并且有更高的抗疟性。

解决青蒿素耐药性的可能方案有：①需要寻找新的配伍药，临床疟疾患者的规范治疗（包括定时定量服药）以及适当延长用药时间等，优化治疗方案可更大程度地挖掘青蒿素类药物的潜能；②开展青蒿素及其衍生物的随机临床试验，在高质量证据的支持下完善用药方案，合理使用抗疟药，减少耐药性传播，限制不必要抗疟药的使用，这些都是保护抗疟药物的必要措施；③开发高效价廉抗疟新药，包括青蒿素类药物的优化剂型以及新型衍生物。

三、抗肠蠕虫病药

肠蠕虫病是常见的一类寄生虫病，它不仅可使消化功能紊乱，还能引起并发症，如胆道蛔虫症或蛔虫性肠梗阻，对人体危害很大。在肠道寄生的蠕虫有线虫类（如蛔虫、蛲虫、钩虫、鞭虫等）、绦虫类（猪肉绦虫、牛肉绦虫等）和吸虫类（布氏姜片吸虫、异形吸虫等）。

抗肠蠕虫病药（anthelmintic drugs）一般是指驱除或杀灭肠道蠕虫的药物，主要用于治疗肠道线虫感染和绦虫感染，可起到治疗和控制传染源的双重作用。抗肠蠕虫病药通过干扰蠕虫活动，引起虫体麻痹或痉挛，将其驱逐出体外，或影响虫体糖代谢和直接消化活的蠕虫组织。抗肠蠕虫病药的化学结构多样，但一般均含有嘧啶、咪唑等杂环。

阿苯达唑（albendazole）

化学名为[(5-丙硫基)-1*H*-苯并咪唑-2-基]氨基甲酸甲酯，[(5-propylthio)-1*H*-benzimidazol-2-yl]carbamic acid methyl eater，又称丙硫咪唑、肠虫清。

本品为白色或类白色粉末；无臭，无味。在丙酮或三氯甲烷中微溶，几乎不溶于乙醇，在水中不溶，在冰醋酸中溶解。熔点 208～210℃。

本品为苯并咪唑类化合物，具有广谱、高效、低毒的特点，对蛔虫、钩虫、蛲虫感染疗效显著，其作用机制是干扰虫体依赖微管的葡萄糖摄取和利用，使虫体内源性糖源耗竭，并抑制延胡索酸还原酶，阻碍腺苷三磷酸的产生，引起虫体能源发生障碍而逐渐死亡。

本品不溶于水，故口服吸收缓慢，被吸收的部分在肝脏迅速代谢并从胆汁排出，主要代谢物是阿苯达唑亚砜（albendazole sulfoxide）和阿苯达唑砜（albendazole sulfone），其中前者具有较强的抗虫活性，后者几乎无抗虫活性。本品有致畸和胚胎毒作用，孕妇及 2 岁以下儿童禁用。

albendazole sulfoxide

albendazole sulfone

该类药物还有甲苯达唑（mebendazole）、奥苯达唑（oxibendazole）、噻苯达唑（thiabendazole）、帕苯达唑（parbendazole）和环苯达唑（ciclobendazole）等。

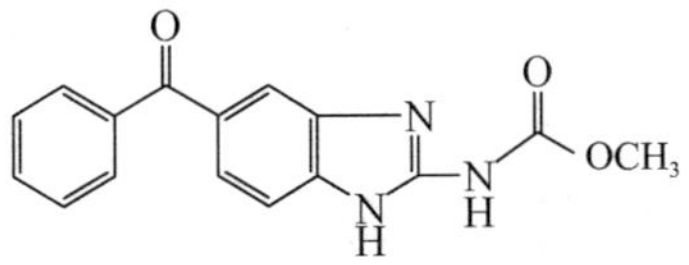

mebendazole 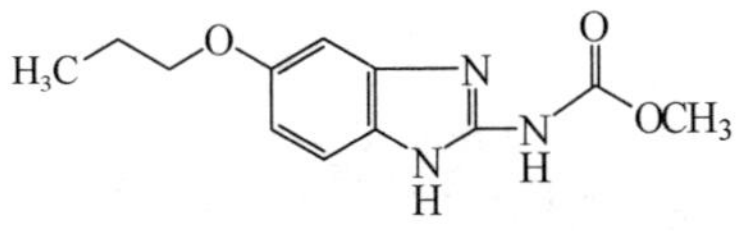　　　　　　　　　oxibendazole 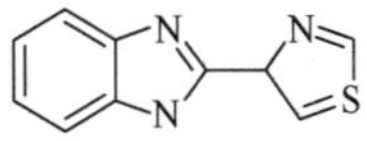　　　　　　　thiabendazole

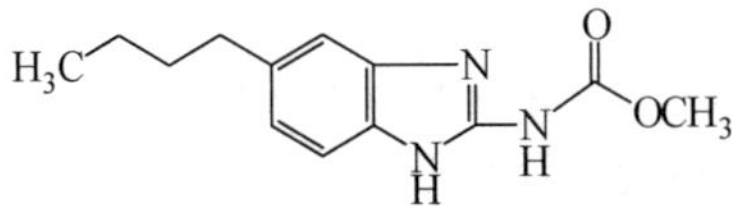

parbendazole 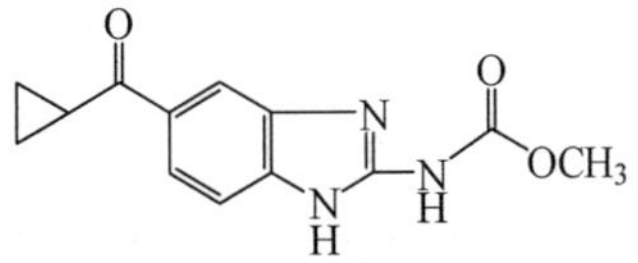　　　　　　　　ciclobendazole

噻嘧啶（pyrantel）和奥克太尔（间酚嘧啶，oxantel）为嘧啶类抗虫药，作用机制是通过抑制胆碱酯酶，对寄生虫的神经肌产生阻滞作用而麻痹虫体，使其能安全排出体外，不致引起胆道梗阻或肠梗阻。临床上主要用于治疗蛔虫、钩虫、蛲虫及混合感染。

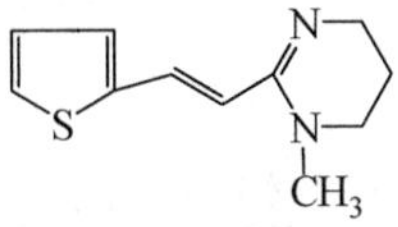

pyrantel 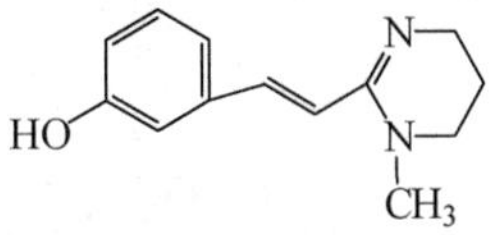　　　　　　　　　　oxantel

鹤草酚（agrimophol）为我国首先发现的由蔷薇科龙牙草属植物仙鹤草（*Agrimonia pilosa*）冬芽中分离得到的用于治疗绦虫、滴虫感染的有效成分。其抗虫机制是抑制虫体细胞代谢，阻断能量供应，使绦虫体痉挛麻痹而死。

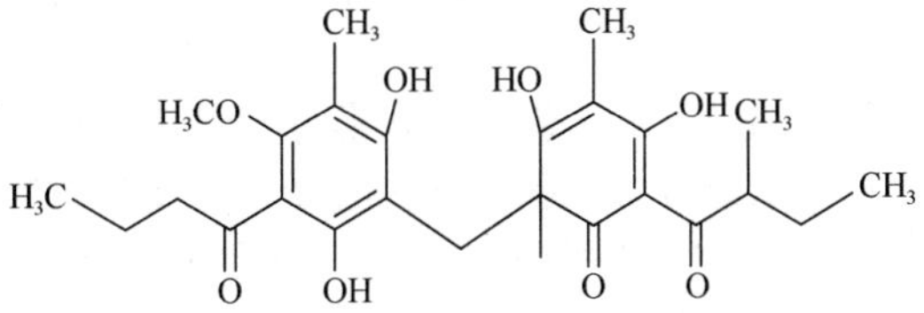

agrimophol

思 考 题

1. 一般抗菌药物是否可用于抗病毒治疗？为什么？
2. 理想的抗病毒药物有哪些特征？
3. 可针对哪些环节进行抗病毒药物的设计？
4. 对核苷类抗病毒药物进行结构改造以克服其生物利用度等方面缺陷时，可考虑采用哪些原理？
5. 使用抗寄生虫病药物时应注意哪些事项？

（王　涛）

第二十一章 抗肿瘤药物

恶性肿瘤（malignant tumor）是一种严重威胁人类健康的重大疾病。自 20 世纪 40 年代氮芥用于治疗淋巴瘤及白血病以来，肿瘤的化学治疗已取得了巨大的进步，其不仅能使肿瘤患者生存时间明显延长、愈后生活质量明显提高，而且对不少癌症能够实现完全治愈。随着现代生物医学科技的快速发展，抗肿瘤药物（antineoplastic agents）的研发正从传统的细胞毒药物转向结构新颖、作用机制独特的新型分子靶向药物，如以细胞信号转导分子为靶点的蛋白酪氨酸激酶抑制剂、法尼基转移酶抑制剂、MAPK 信号转导通路抑制剂等；以新生血管为靶点的血管生成抑制剂；以端粒酶为靶点的端粒酶抑制剂等。此外，近年来出现的基因治疗、生物治疗以及免疫疗法，使得肿瘤治疗由单一的化学治疗进入了联合治疗与综合治疗的新阶段。

第一节 抗肿瘤药物的生物学基础和分类

人体正常细胞的生长、分裂与凋亡均是在受控条件下进行的。但是，在一定因素（如环境因素、个体差异以及不良生活习惯等）的影响下，细胞受控状态失去平衡，细胞就可能进入无休止的生长繁殖状态，这种细胞的异常病变称为癌变。肿瘤的发生与发展是一个长期的过程，需要数年甚至数十年的时间。在此期间，人体内患有的肿瘤体积会逐渐增大，肿瘤细胞也可以通过血液、淋巴液以及腔道向人体其他部位扩散，形成肿瘤的转移。

肿瘤细胞增殖是指肿瘤细胞通过有丝分裂生成和本身相同的细胞群体，是肿瘤生长的基础。细胞增殖周期是指一个细胞自上一次分裂结束起到下一次分裂完成的一个完整生长周期，简称为细胞周期。可分为有丝分裂间期和有丝分裂期两个阶段，前者包括 G_1 期、S 期和 G_2 期，后者包括前期、中期、后期和末期。正常细胞的生长依赖于生长因子的调节，能够保持有限的分裂增殖能力；而肿瘤细胞内生长因子水平失衡，有丝分裂不受控制，因而能够保持无限增殖的能力。

几乎所有肿瘤细胞具有的一个共同特点是与细胞增殖有关的基因被开启或激活，而与细胞分化有关的基因被关闭或抑制，从而使肿瘤细胞表现为不受机体约束的无限增殖状态。因此，凡是能诱导肿瘤细胞分化、抑制肿瘤细胞增殖或者能导致肿瘤细胞死亡的药物均可发挥抗肿瘤的作用。

就作用机理而言，目前的抗肿瘤药主要是通过破坏 DNA 结构和功能、影响核酸生物合成、抑制转录过程阻止 RNA 合成、影响蛋白质合成与功能、影响纺锤丝形成、干扰核蛋白体功能、干扰氨基酸供应、抑制细胞信号转导的关键分子及其信号转导通路、抑制新生血管生成，或者抑制端粒酶等环节，而起到抗肿瘤的作用。

1. 抗肿瘤药物按作用机制分类

（1）干扰 DNA 合成的药物：①抗嘧啶代谢类抗肿瘤药，如氟尿嘧啶；②抗嘌呤代谢类抗肿瘤药，如 6-巯基嘌呤；③抗叶酸代谢类抗肿瘤药，如甲氨蝶呤。

（2）直接作用于 DNA 的药物：①烷化剂类抗肿瘤药，如环磷酰胺；②博来霉素类抗肿瘤药；③金属铂配合物类抗肿瘤药，如顺铂。

（3）干扰 RNA 合成的药物：放线菌素 D。

（4）干扰微管蛋白的药物：①抑制微管蛋白聚合的抗肿瘤药，如长春新碱；②抑制微管蛋白解聚的抗肿瘤药，如紫杉醇。

（5）基于肿瘤信号转导分子为靶点的药物：①作用于 DNA 拓扑异构酶的抗肿瘤药，如喜树碱；②蛋白酪氨酸激酶抑制剂，如甲磺酸伊马替尼；③蛋白酶体抑制剂，如硼替佐米；④核苷酸还原酶抑制剂，如羟基脲。

（6）表观遗传学类药物：①组蛋白脱乙酰酶抑制剂，如伏立诺他、西达本胺等；②DNA 甲基化酶抑制剂，如 5-阿扎胞苷、地西他滨等。

（7）调节体内激素平衡的药物：①雌激素类，如己烯雌酚；②抗雌激素类，如他莫昔芬、托瑞米芬等；③雄激素类，如苯丙酸诺龙；④抗雄激素类，如氟他胺；⑤孕激素类，如醋酸甲羟孕酮；⑥肾上腺皮质激素类，如氢化可的松；⑦肾上腺皮质激素抑制剂，如氨鲁米特等。

2. 按药物来源和结构分类

（1）烷化剂：①氮芥类，如环磷酰胺等；②乙撑亚胺类，如塞替哌等；③甲基磺酸酯类，如白消安等。

（2）抗代谢药：①嘧啶类，如氟尿嘧啶等；②嘌呤类，如巯嘌呤等；③叶酸类，如甲氨蝶呤等。

（3）天然产物：①多肽类抗生素，如博来霉素等；②醌类抗生素，如阿霉素等；③植物有效成分，如紫杉醇等。

（4）金属配合物，如顺铂等。

（5）激素类：①雌、雄激素类，如己烯雌酚等；②抗雄激素，如氟他胺等；③抗雌激素，如他莫昔芬等；④促黄体激素激动剂，如亮丙瑞林等；⑤芳香酶抑制剂，如氨鲁米特等。

（6）生物反应调节剂，如干扰素等。

（7）其他药物，如丙亚胺等。

第二节 抗代谢药物

干扰 DNA 合成的抗肿瘤药物（antineoplastic agents interfering with DNA synthesis）的化学结构与 DNA 合成中的必需代谢物相似，它通过抑制 DNA 合成中所必需的嘧啶、嘌呤与叶酸途径，从而抑制肿瘤细胞的繁殖，导致肿瘤细胞死亡。因此，这类药物又称抗代谢药（antimetabolites），属于细胞周期特异性药物，主要作用于 S 期，其作用点各异，一般无交叉耐药性。临床上主要用于治疗白血病，对某些实体瘤也有一定作用。对一般正常细胞影响不大，但对增殖较快的细胞如骨髓细胞、消化道黏膜上皮细胞等也呈现毒性。

抗代谢药物包括抗嘧啶代谢类、抗嘌呤代谢类和抗叶酸代谢类药物。

一、抗嘧啶代谢类抗肿瘤药物

尿嘧啶和胞嘧啶是核酸的重要组成部分之一，其拮抗物能干扰 DNA 合成，抑制肿瘤细胞生长。

（一）抗尿嘧啶代谢类抗肿瘤药

根据生物电子等排原则，利用氟原子与氢原子半径相近的特点，将尿嘧啶的 5 位氢用氟替代，设计合成了氟代尿嘧啶类衍生物，如 5-氟尿嘧啶（5-fluorouracil，5-FU）、替加氟（tegafur）、双呋氟尿嘧啶（tegadifur）、氟铁龙（furtulon）和卡莫氟（carmofur）等。这些药物能被肿瘤细胞利用并掺入 DNA 合成中，形成无生物功能的伪分子，或与其竞争相应的酶，形成代谢拮抗，从而阻断肿瘤细胞的生长。

5-fluorouracil   tegafur   tegadifur   furtulon   carmofur

5-氟尿嘧啶（5-fluorouracil，5-FU）

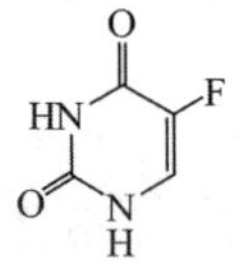

化学名为 5-氟-2, 4(1H, 3H)-嘧啶二酮，5-fluoro-2, 4(1H, 3H)-pyrimi-dinedione。

本品为白色或类白色结晶或结晶性粉末；在水中略溶，在乙醇中微溶，在三氯甲烷中几乎不溶，在稀盐酸或氢氧化钠溶液中溶解。

本品为作用于细胞 S 期的周期性特异抗癌药，对多种肿瘤有效，特别是对消化道癌症和乳腺癌疗效较好。本品在细胞内转变为 5-氟尿嘧啶脱氧核苷酸（5F-dUMP）而抑制脱氧胸苷酸合成酶，阻止脱氧脲苷酸（dUMP）甲基化为脱氧胸苷酸（dTMP），从而影响 DNA 的合成（图 21-1）。另外，5-FU 转化为 5-氟尿嘧啶核苷（5-FUR）后，能掺入 RNA 中干扰蛋白质合成，故对其他各期细胞也有作用。

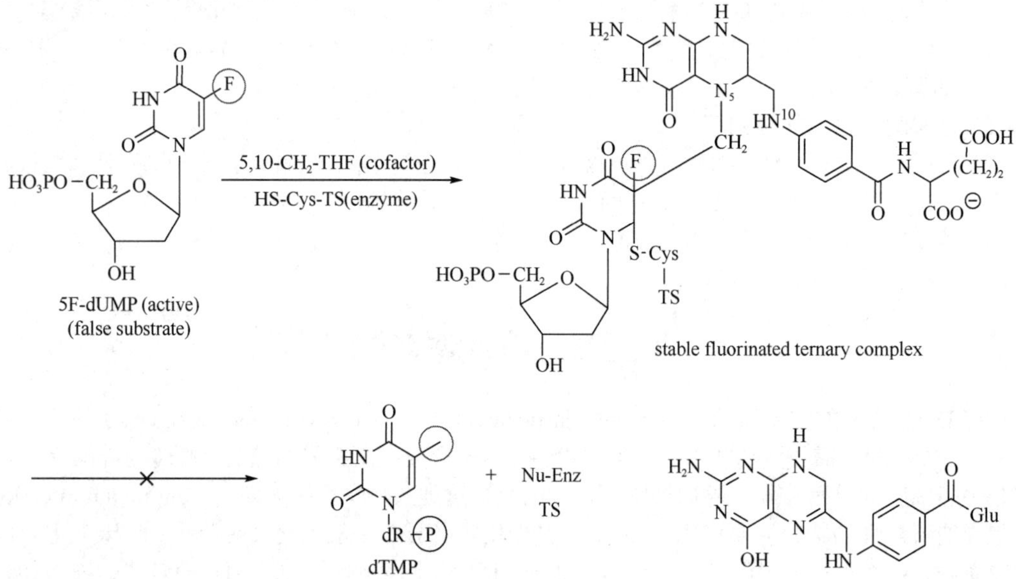

图 21-1　5-氟尿嘧啶抗肿瘤机制

本品口服吸收不规则，常静脉给药，快速静脉注射后血药浓度达 0.1～1mol/L，人体的分布半衰期仅 10～20min，消除半衰期为 20h，在肝与肿瘤中的浓度较高，能透过血-脑屏障进入脑脊液内。本品在肝中代谢，分解为二氧化碳（80%）和尿素（20%），分别由肺和尿排出。本品毒性较大，主要为胃肠道反应和骨髓抑制等。为了提高疗效，并降低毒性，对 5-FU 进行结构优化，得到一系列衍生物，如替加氟、卡莫氟等。

（二）抗胞嘧啶代谢类抗肿瘤药物

本类药物主要是阿拉伯糖替代正常核苷的核糖或去氧核糖的衍生物和胞嘧啶环的氮杂化、酰胺化的衍生物，见表 21-1。

表 21-1　抗胞嘧啶类抗肿瘤药物

药物	结构	作用靶酶	作用
阿糖胞苷（cytarabine），又称阿糖胞嘧啶（cytosine arabinoside，AraC）	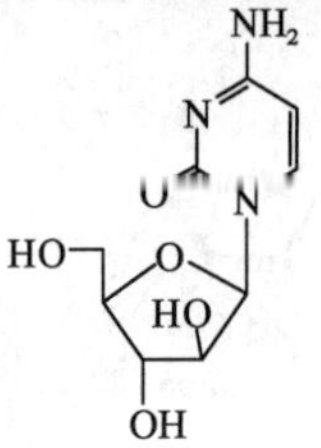	DNA 多聚酶	在体内经脱氧胞苷激酶活化成二或三磷酸胞苷，抑制 DNA 多聚酶的活性而影响 DNA 合成；也可掺入 DNA 中干扰其复制，使细胞死亡。用于治疗成人急性粒细胞或单核细胞白血病

续表

药物	结构	作用靶酶	作用
棕榈酰阿糖胞苷（N-palmitoyl-AraC）	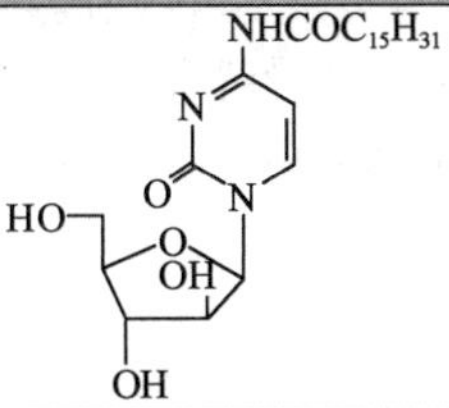 NHCOC₁₅H₃₁ 结构式	DNA 多聚酶	本品在体内转变为阿糖胞苷
环胞苷（cyclocytidine）	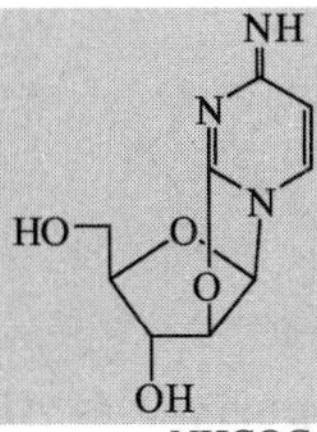 结构式	DNA 多聚酶	本品在体内转变为阿糖胞苷
依诺他滨（enocitabine）	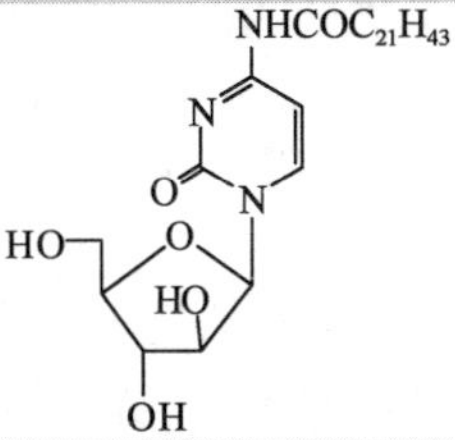 NHCOC₂₁H₄₃ 结构式	DNA 多聚酶	阿糖胞苷的前药，本品进入体内后，在肝、脾、肾及白血病细胞中代谢并转化为阿糖胞苷
5-氮杂胞苷（5-azacytidine）	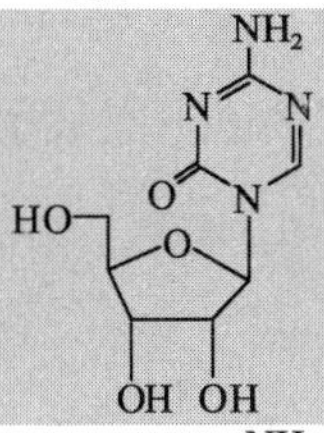 结构式	甲基转移酶	本品是以伪代谢物替代胞嘧啶掺入 DNA 及 RNA，干扰 DNA、RNA 的生理功能而产生细胞毒抗肿瘤作用
吉西他滨（gemcitabine）	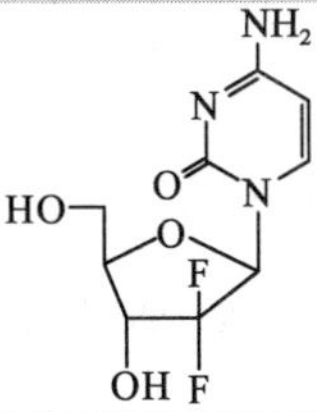 结构式	脱氧胸苷激酶	前药，本品是细胞内脱氧胸苷激酶磷酸化的底物

吉西他滨（gemcitabine）

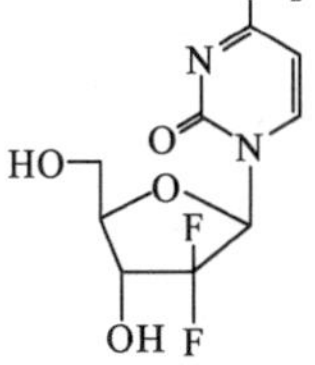

化学名为 4-氨基-1-[3,3-二氟-4-羟基-5-(羟甲基)氧杂环戊-2-基]嘧啶-2-酮，4-amino-1-[3,3-difluoro-4-hydroxy-5-(hydroxymethyl)oxolan-2-yl]pyrimidin-2-one，又称双氟胞苷。

本品盐酸盐为类白色结晶；熔点 286～292℃。

本品静注后，很快分布到体内各组织，输液时间越长，分布体积就越广，半衰期也越长，血浆峰浓度为 3.2～45.5μg/ml，仅有少数与蛋白质结合，能被胞苷脱氨酸在肝脏、肾、血液和其他组织中快速、完全的代谢，只有不到 10%的原药与代谢物从尿中排泄。

本品作为前药，进入人体内后由脱氧胞嘧啶激酶活化为吉西他滨一磷酸盐（dFdCMP）、吉西他滨二磷酸盐（dFdCDP）和吉西他滨三磷酸盐（dFdCTP）3 种代谢物。其中 dFdCDP 和 dFdCTP 为活性产物。dFdCDP 抑制核糖核苷酸还原酶，减少 DNA 合成修复所需脱氧核苷酸的量；dFdCTP 直接抑制脱氧胞苷酶，阻止 DNA 链合成。吉西他滨作用于 G1/S 期，对多种实体瘤有效。

二、抗嘌呤代谢类抗肿瘤药物

鸟嘌呤和腺嘌呤是核酸的组成部分之一，而次黄嘌呤是鸟嘌呤和腺嘌呤合成的重要中间体。因此，嘌呤类抗代谢物（purine antimetabolites）主要是次黄嘌呤和鸟嘌呤的衍生物，如 6-巯基嘌呤（6-mercaptopurine，6-MP）、6-硫鸟嘌呤（6-thioguanine，6-TG）、溶癌呤（tisupurine）和喷司他汀（pentostatin）等。

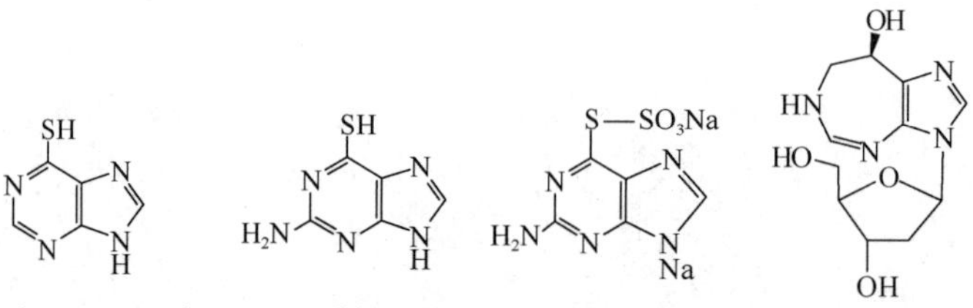

| 6-mercaptopurine | 6-thioguanine | tisupurine | pentostatin |

6-巯基嘌呤（6-mercaptopurine，6-MP）

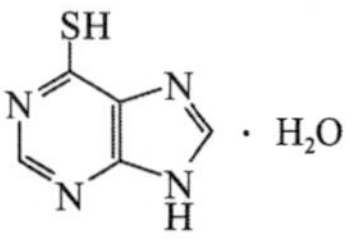

化学名为 6-嘌呤巯醇一水合物，purine-6-thiol monohydrate。

本品为黄色结晶性粉末；无臭，味微甜。本品在水或乙醇中极微溶解，易溶于碱液，在乙醚中几乎不溶。

本品口服吸收良好，体内分布广泛，在体内经酶催化变成硫代肌苷酸，阻止肌苷酸转变为腺苷酸和鸟苷酸，干扰嘌呤代谢、阻碍核酸合成。本品对儿童急性淋巴性白血病疗效好，因起效慢，多作维持药用。大剂量用于治疗绒毛上皮癌。

本品的合成是以 4,5-二氨基-6-羟基嘧啶为原料，与甲酸回流得到 6-羟基嘌呤，再与五硫化二磷反应制得。

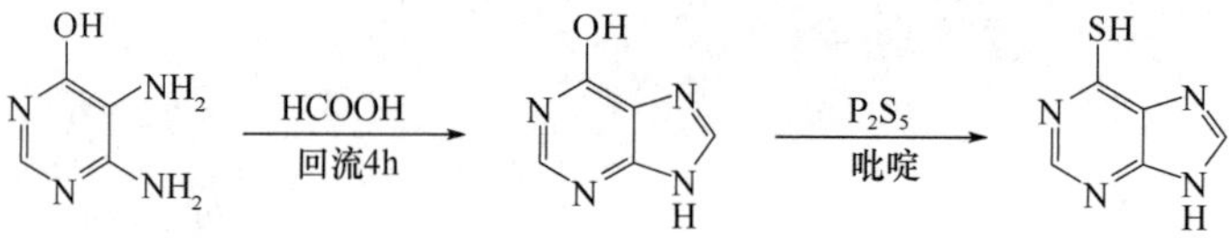

三、抗叶酸代谢类抗肿瘤药物

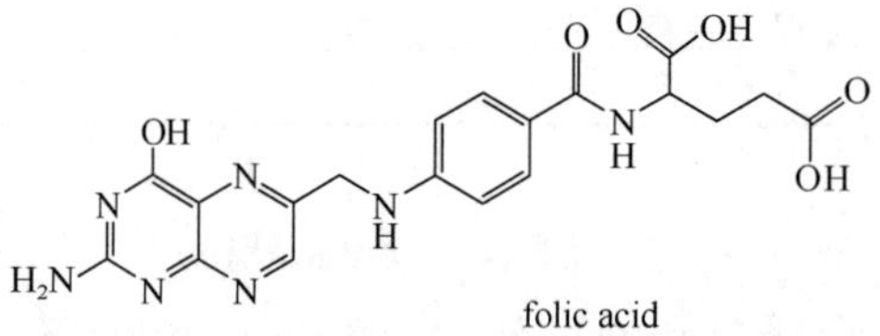

folic acid

叶酸（folic acid）是核酸生物合成的代谢物，也是红细胞发育生长的重要因子，临床上用作抗贫血病。当叶酸缺乏时，白细胞减少，因此本品可用于缓解急性白血病。

甲氨蝶呤（methotrexate，MTX）

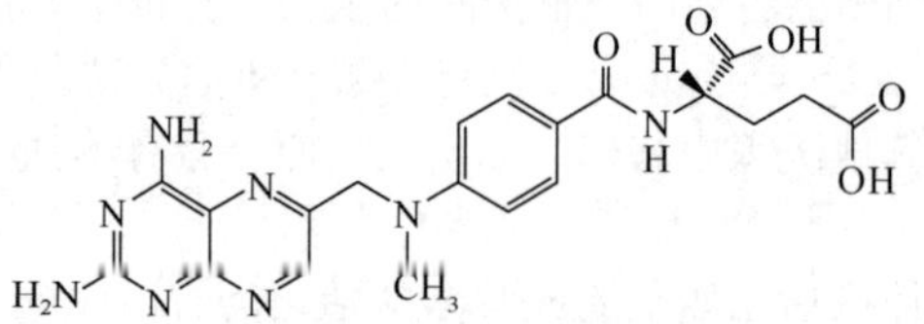

甲氨蝶呤结构与叶酸相似，由叶酸蝶啶环中羟基被胺基取代而来，属于抗叶酸药。化学名为 *L*-(+)-*N*-[4-[[(2,4-二氨基-6-蝶啶基)甲基]甲氨基]苯甲酰基]谷氨酸，*L*-(+)-*N*-[4-[[(2,4-diamino-6-

pteridinyl) methyl]methylamino]benzoyl]-*L*-glutamic acid，又名氨甲蝶呤、氨甲叶酸。

本品为橙黄色结晶性粉末；在水、乙醇、三氯甲烷或乙醚中几乎不溶，在稀碱溶液中易溶，在稀盐酸中溶解。其 *S* 型为一水合物，mp. 108~204℃。本品在强酸溶液中不稳定，酰胺键水解，生成喋啶酸和谷氨酸。

甲氨蝶呤喋啶环上的 1 位 N 原子与二氢叶酸还原酶（DHFR）上 27 位天门冬氨酸的羧基结合（图 21-2），靶标亲和力比底物二氢叶酸高 1000 倍，使二氢叶酸不能转化为 5,10-甲撑四氢叶酸，影响辅酶 F 的生成，阻止脱氧胸苷酸（dTMP）和嘌呤核苷酸合成，干扰 DNA、RNA 和蛋白质的合成，从而阻碍肿瘤细胞的生长。本品对所有细胞的核酸代谢都有干扰，主要用于治疗急性白血病、绒毛膜上皮癌和恶性葡萄胎，对头颈部肿瘤、乳腺癌、宫颈癌、成骨肉瘤等有一定疗效。

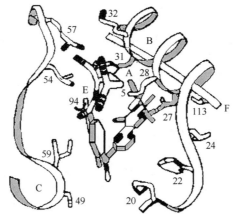

图 21-2　甲氨蝶呤与二氢叶酸还原酶的结合示意图

本品口服吸收良好，1h 血药浓度达峰值，$t_{1/2}$ 约 2h，与血浆蛋白质结合率为 50%，由肾脏排出原型药约 50%，不易透过血-脑屏障。本品常见骨髓抑制，粒细胞、白细胞减少；可致口腔及胃肠道黏膜损害；大剂量长时间使用可能出现肝、肾损害，儿童及青少年会出现肺毒性反应。可用亚叶酸钙（calcium folinate）解毒，不降低抗肿瘤活性。

calcium folinate

第三节　烷　化　剂

烷化剂（alkylating agents）又称烃化剂或生物烷化剂，是最早使用化学性质很活泼的一类抗肿瘤药物。按化学结构可分为氮芥类、亚乙基亚胺类、甲磺酸酯类及多元醇类、亚硝基脲类、金属铂配合物类等。烷化剂类抗肿瘤药物（alkylating antineoplastic agents）在体内产生的亲电性基团能与细胞中 DNA 或蛋白质中的氨基、巯基、羟基和磷酸基等发生烷基化反应，使 DNA 链内或链间交联、DNA 与蛋白质交联，从而抑制 DNA 合成，导致肿瘤细胞死亡（图 21-3）。本类药物不仅可抑制或破坏增殖活跃的肿瘤细胞，同样可抑制或影响其他较活跃的正常细胞，如骨髓细胞、毛发细胞、肠上皮细胞以及生殖细胞等。临床上可见骨髓抑制、脱发、恶心、呕吐等副作用。

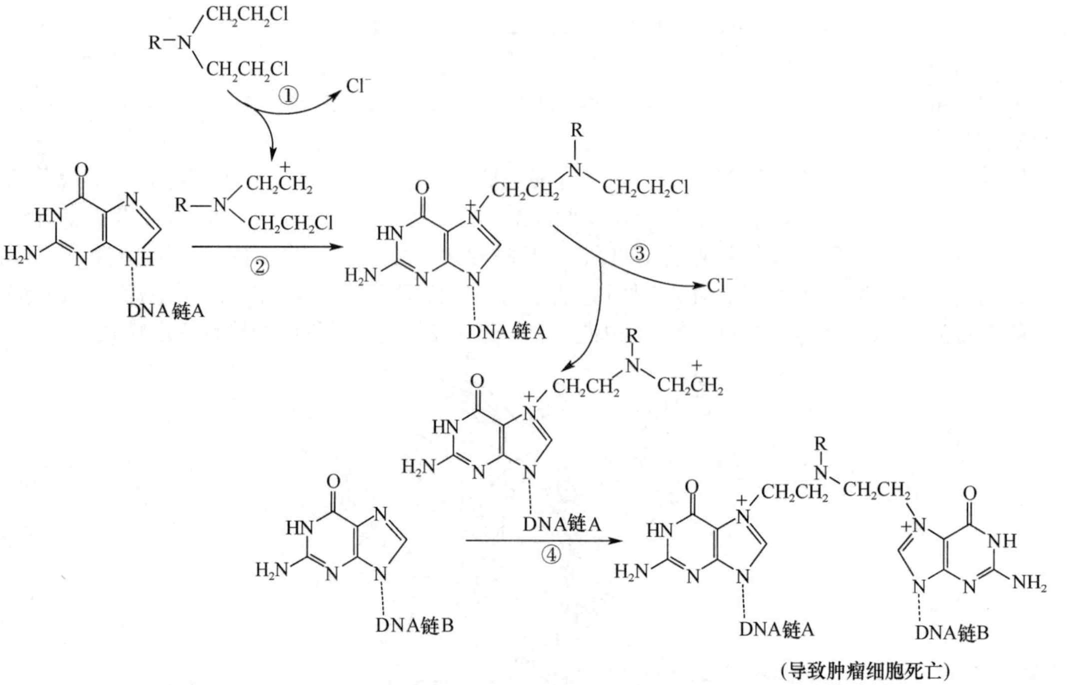

图 21-3　烷化剂与 DNA-鸟嘌呤的 *N*-7 烷基化交叉联结作用

①经释放 Cl⁻，并形成具有活性的碳鎓（carbonium）离子；②随即与 DNA 链 A-鸟嘌呤的 N-7 反应生成 7-烷基化鸟嘌呤；③具有双功能基团的烷化剂再产生一个碳鎓离子；④与 DNA 链 B 链上的鸟嘌呤形成链间交叉连接

一、氮 芥 类

氮芥类药物是 β-氯乙胺类化合物的总称，其化学结构可分为烷基化部分和载体部分。烷基化部分是抗肿瘤作用的功能基团，即结构中的双 β-氯乙胺基，也称氮芥基；载体部分主要是影响药物在体内的吸收、分布等药代动力学性质，通过选择不同的载体，可增加药物作用的选择性，达到提高疗效、降低毒副作用的目的。

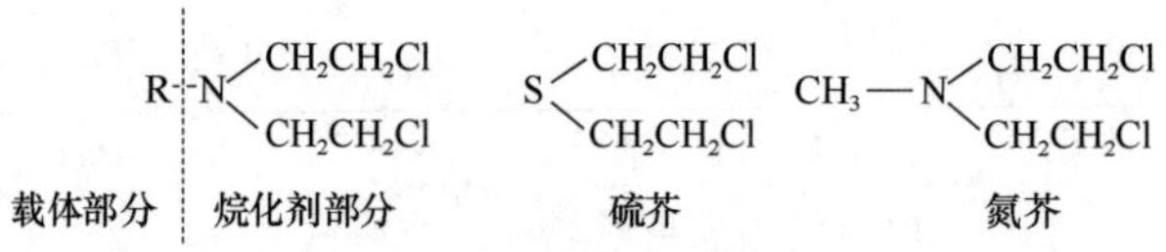

载体部分｜烷化剂部分　　　　硫芥　　　　　　氮芥

根据载体部分结构的不同，本类药物可分为脂肪氮芥、芳香氮芥、氨基酸氮芥、杂环氮芥以及甾体氮芥等，见表 21-2。

表 21-2　氮芥类抗肿瘤药物

类别	药物	结构	作用特点
脂肪氮芥类	氮芥 （mechlorethamine）	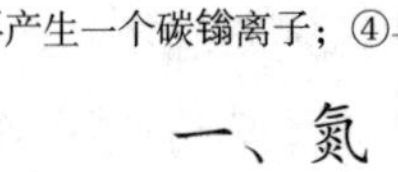	本品与鸟嘌呤第 7 位氮共价结合。用于恶性淋巴瘤，尤其是霍奇金病治疗
	氧氮芥 （nitromin）	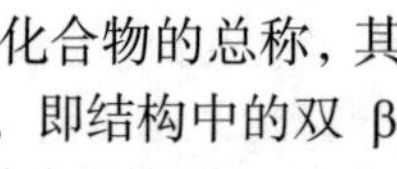	本品为氮芥的氧化物。用于治疗慢性白血病、乳腺癌等
芳香氮芥类	苯丁酸氮芥 （chlorambucil）	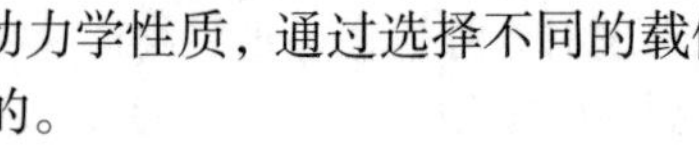	本品作用与环磷酰胺相似

续表

类别	药物	结构	作用特点
氨基酸氮芥类	美法仑（melphalan）	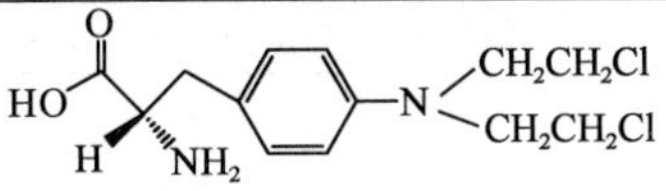	本品与鸟嘌呤第 7 位氮共价结合，阻止细胞复制
	氮甲（formylmerphalan）	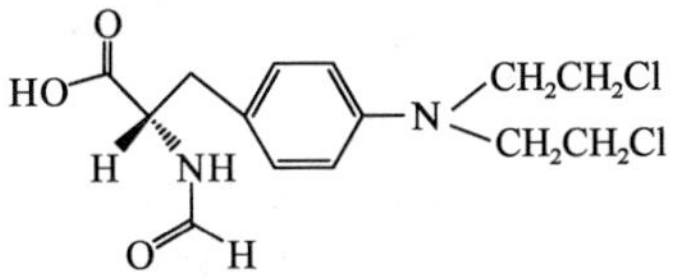	本品作用与美法仑相似，但毒性较低
	邻脂苯芥（ocaphane）	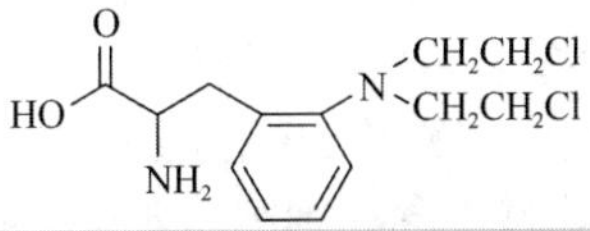	本品在水溶液中极不稳定，90% 在血中 1min 内消失，24h 内 50%以代谢物形式排出
杂环氮芥类	环磷酰胺（cyclophosphamide）	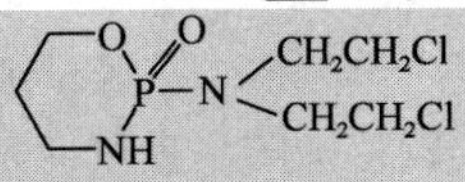	本品潜伏化型烷化剂
	异环磷酰胺（ifosfamide）	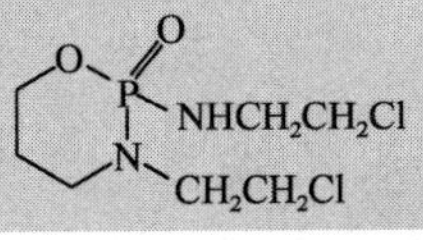	本品与环磷酰胺作用相似
甾体氮芥类	雌二醇氮芥（estramustine）	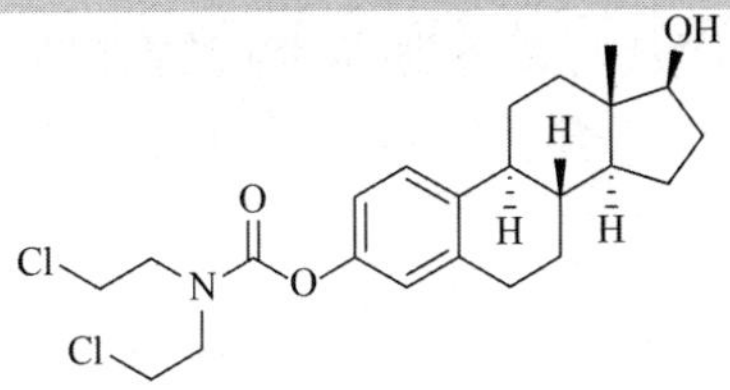	本品具有烷化剂和雌二醇的双重作用
	泼尼莫司汀（prednimustine）	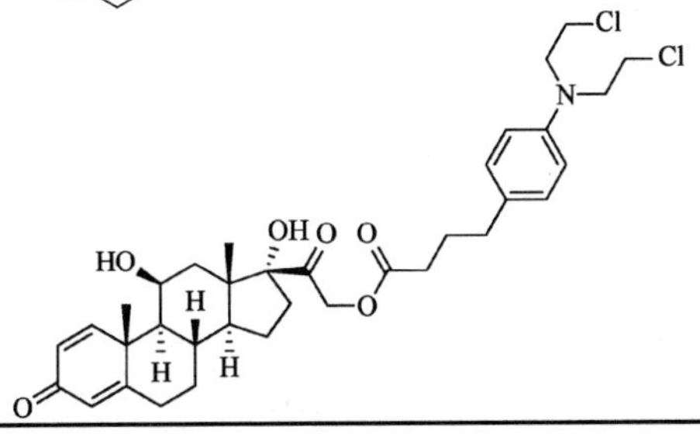	本品具有烷化剂与激素的双重作用

环磷酰胺（cyclophosphamide，CTX，CPM）

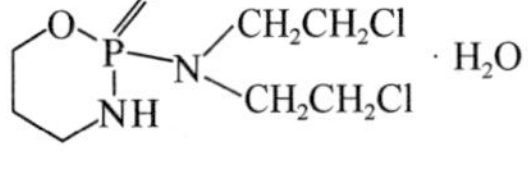

化学名为 P-[N, N-双(β-氯乙基)]-1-氧-3-氮-2-磷杂环己烷-P-氧化物一水合物，di(2-chloroethyl)amino-1-oxa-3-aza-2-phosphacyclohexane-2-oxide monohydrate，又称环磷氮芥、癌得散。

本品为白色结晶或结晶性粉末；失去结晶水即液化。本品在乙醇中易溶，在水或丙酮中溶解。本品不经干燥，熔点 48.5～52℃。

本品水溶液不稳定，易水解生成去甲氮芥和磷酸-3-氨基丙酯两种产物，遇热更易分解。因此，本品应在溶解后短期内使用。

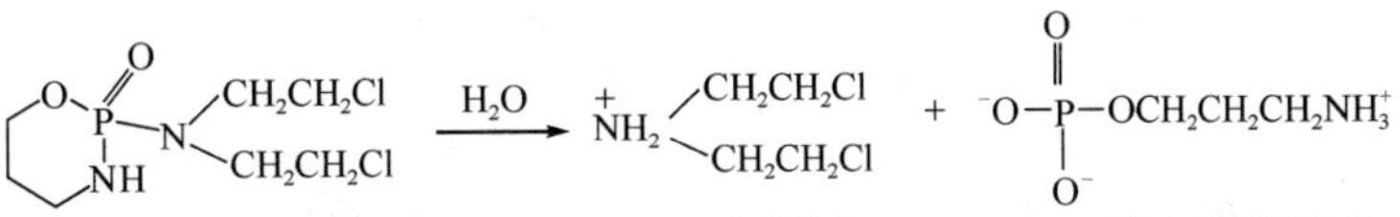

去甲氮芥　　磷酸-3-氨基丙酯

本品的合成是以二乙醇胺为原料，用三氯氧磷同时氯化和磷酰化生成氮芥磷酰二氯，再与 3-

氨基丙醇缩合制得。

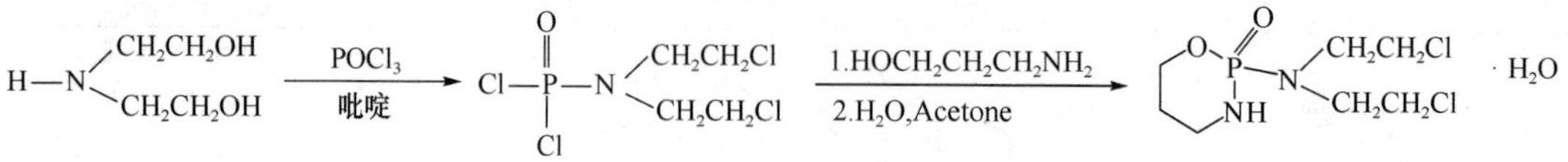

环磷酰胺在体外时无抗肿瘤活性，当进入体内被肝脏内细胞色素 P450 氧化生成 4-羟基环磷酰胺，通过互变异构生成开环的醛基化合物，两者在正常组织中分别经酶促反应进一步氧化为无毒的 4-酮基环磷酰胺和羧基化合物，对正常组织无影响。在肿瘤组织中因缺乏正常组织所具有的代谢酶不能进行上述转化，而经 β-消除生成具有活性的化合物磷酰胺氮芥、丙烯醛和去甲氮芥，三者都是较强的烷化剂，因此产生细胞毒性，发挥选择性抗肿瘤作用，见图 21-4。本品口服吸收快，迅速分布全身，约 1h 后血浆浓度达峰值，代谢产物约 50%与蛋白结合。

本品应用广泛，对恶性淋巴瘤、急性或慢性淋巴细胞白血病、多发性骨髓瘤有较好的疗效，对乳腺癌、睾丸肿瘤、卵巢癌、肺癌、头颈部鳞癌、鼻咽癌、神经母细胞瘤、横纹肌肉瘤及骨肉瘤均有一定的疗效。本品毒性比其他氮芥类药物小，较特殊的不良反应是化学性膀胱炎，为代谢产物丙烯醛刺激尿路所致，与剂量有关。

二、亚乙基亚胺类

在研究氮芥类药物的代谢过程中发现，氮芥类药物特别是脂肪氮芥在体外多无抗肿瘤作用，必须在体内经酶活化转变成亚乙基亚胺活性中间体而发挥作用。为此，设计合成了亚乙基亚胺类药物，常见药物见表 21-3。

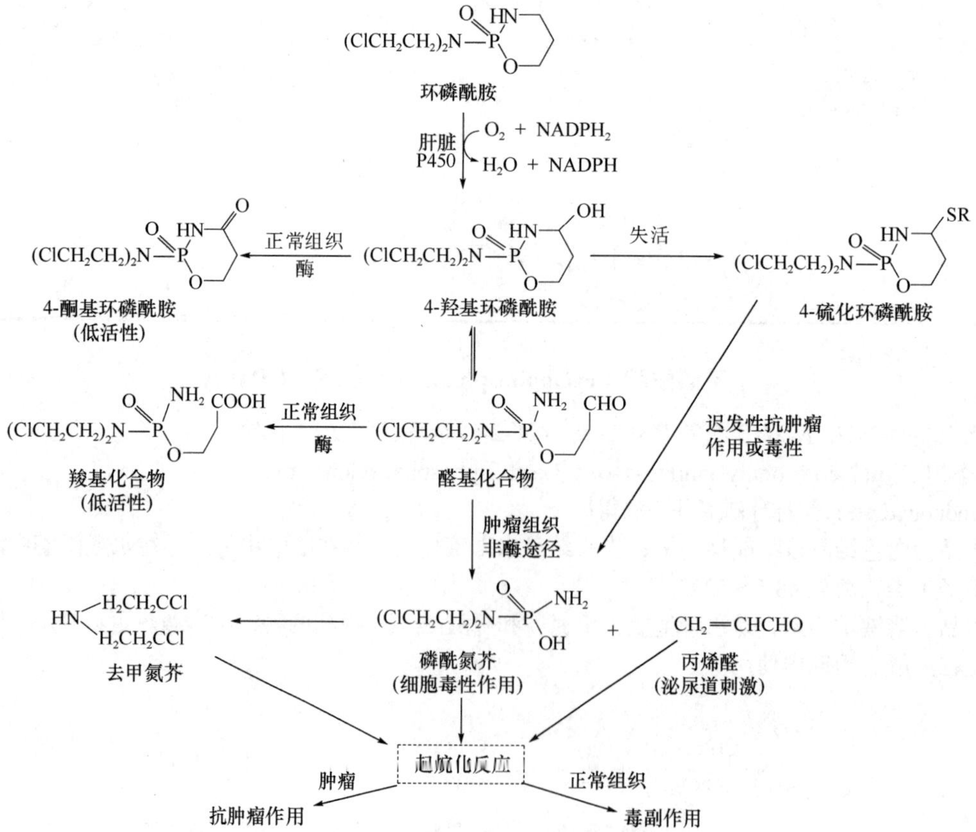

图 21-4 环磷酰胺的体内代谢

表 21-3 亚乙基亚胺类抗肿瘤药物

药物	结构	作用特点
替派 （tepa）	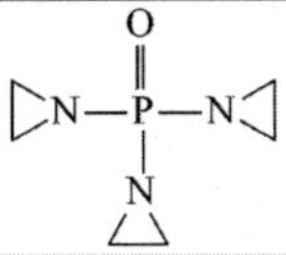	本品是塞替派体内代谢的活性物
塞替派 （thiotepa）	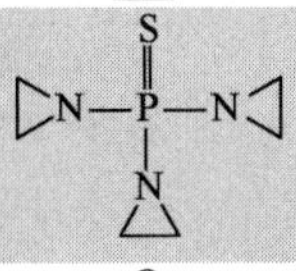	前体药物。用于治疗乳腺癌、卵巢癌、肺癌、膀胱癌等
亚胺醌 （ethyleniminoquinone）	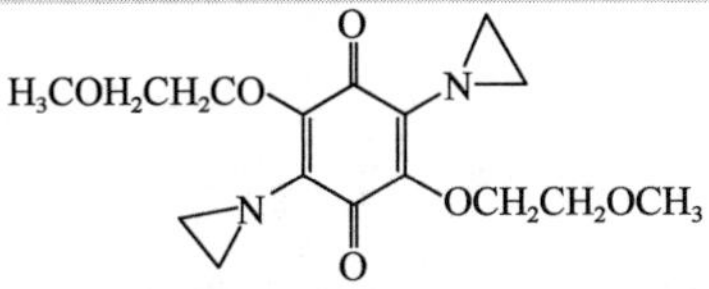	本品对霍奇金病、慢性淋巴白血病、网状细胞肉瘤疗效较好；对淋巴肉瘤、乳腺癌、卵巢癌、肺癌、胃癌、直肠癌等有效
三亚胺醌 （triaziquone）	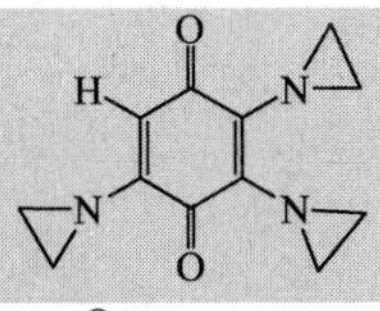	本品适用于治疗恶性淋巴瘤、网织细胞肉瘤、真性红细胞增多症，也可用于治白血病、乳腺癌、卵巢癌、宫颈癌等
卡波醌 （carboquone）	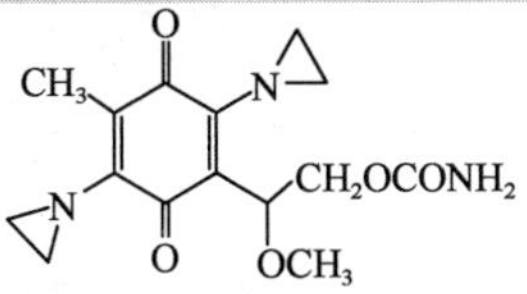	本品适用于治疗肺癌、恶性淋巴瘤、慢性骨髓性白血病等
丝裂霉素 C （mitomycin C）	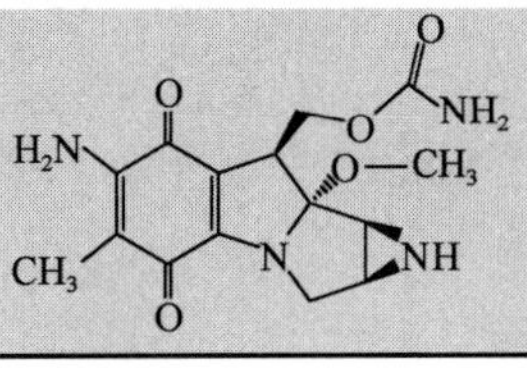	本品对各种腺癌均有效，如胃腺癌、胰腺癌、乳腺癌等。由于骨髓抑制较严重，较少单独使用，通常与其他抗肿瘤药联合应用

塞替派（thiotepa）

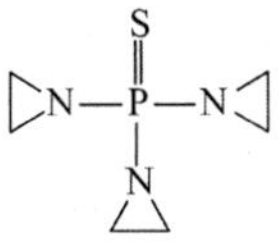

化学名为 1, 1′, 1″-硫次膦基三氮丙烷，1, 1′, 1″-phosphinothioyli-dynetrisaziridine，又称三胺硫磷、乙硫磷胺。

本品为白色结晶性粉末；无臭或几乎无臭；对酸不稳定。本品在水、甲醇、乙醇、三氯甲烷、丙酮或乙醚中易溶，在石油醚中略溶，在己烷中难溶。熔点 52～57℃。

本品可静脉注射、肌内注射、动脉内给药或胸（腹）腔内给药。进入体内被肝 P450 酶系代谢生成替派，形成有活性的碳三离子与 DNA 的碱基烷基化结合，使 DNA 发生交叉联结，影响肿瘤细胞的分裂。本品抗瘤谱较广，主要用于治疗乳腺癌、卵巢癌、肝癌和恶性黑色素瘤等；对骨髓有抑制作用，引起白细胞和血小板减少，但毒副作用比氮芥类轻。

本品的合成是以硫氯化磷与乙烯亚胺缩合而得。

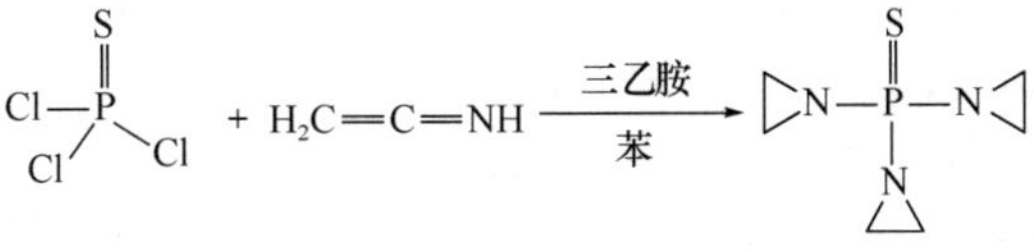

三、亚硝基脲类

亚硝基脲类具有 β-氯乙基亚硝基脲的结构，具有较强的亲脂性，易通过血-脑屏障进入脑脊液中。因此，广泛用于脑瘤和其他中枢神经系统肿瘤的治疗。主要副作用是迟发性和积累性骨髓抑制。由于 N-亚硝基的存在，该氮原子和邻近羰基之间的键变得不稳定，在生理 pH 条件下发生分解，生成亲电试剂，对 DNA 进行烷基化而发挥抗肿瘤活性。常见药物见表 21-4。

表 21-4　亚硝基脲类抗肿瘤药物

药　物	结构	主要作用与特点
卡莫司汀 （carmustine，BCNU）		本品脂溶性大，能透过血-脑屏障进入脑组织。用于治疗原发性脑瘤、脑转移瘤、脑膜白血病等
罗莫司汀 （lomustine，CCNU）		本品较 BCNU 为优，对静止细胞的杀灭作用较强，能延长 S 期
司莫司汀 （semustine，meCCNU）		本品多用于治疗肺癌、肠癌，对脑瘤和肺癌脑转移、骨转移也有效
链佐星 （streptozocin，STZ）		本品为糖载体。主要用于治疗胰岛细胞瘤，对其他癌也有缓解作用
丙卡巴肼 （procarbazine，PCZ）		本品对霍奇金病、淋巴瘤有效
达卡巴嗪 （dacarbazine，DTIC）		本品对黑色素瘤，脑瘤，淋巴瘤类有效
六甲密胺 （hexamethylmelamine，HMM）		本品抑制核酸合成。对小细胞肺癌、卵巢癌、乳癌有效

卡莫司汀（carmustine，BCNU）

　　化学名为 1,3-双(α-氯乙基)-1-亚硝基脲，1,3-bis(2-chloroethyl)-1-nitrosourea，又称卡氮芥、氯乙亚硝胺。

　　本品为无色或微黄绿色的结晶或结晶性粉末；无臭；对热极不稳定，应在 5℃以下保存。在甲醇、乙醇、三氯甲烷或乙醚中溶解，在水中不溶。熔点 30～32℃（分解）。

本品结构中的亚硝基使得分子整体结构不稳定，生理 pH 条件下易分解，与亲核试剂 DNA 发生烷基化，达到抗肿瘤作用。本品脂溶性强，可通过血-脑屏障进入脑脊液。用于脑部原发肿瘤（如成胶质细胞瘤）及继发肿瘤、霍奇金病、急性白血病的治疗。大剂量可产生脑脊髓病，长期治疗可产生肺间质或肺纤维化。

本品静注后迅速分解，$t_{1/2}$ 为 15～30min，由肝脏代谢，代谢物可在血浆中停留数日，造成延迟骨髓毒性。60%～70%由肾排出，10%以二氧化碳形式由呼吸道排出，1%由粪排出。

本品的合成是以尿素和氨基乙醇为原料，经环合制得唑烷酮，再经开环、氯化、亚硝化而得。

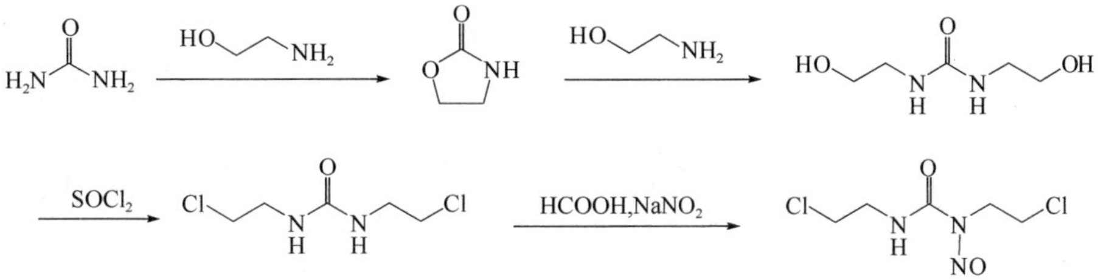

四、磺酸酯类

白消安（busulfan）属甲磺酸酯类烷化剂，作用机制是甲磺酸酯基团离去所产生的正碳离子与 DNA 中嘌呤结合产生烷化作用，导致肿瘤细胞死亡。小剂量即可明显抑制粒细胞生成，对慢性粒细胞白血病疗效显著。口服吸收良好，绝大部分代谢成甲烷磺酸由尿排出。

二溴甘露醇（dibrommannitol）和二溴卫矛醇（dibromidulcitol）是卤代多元醇，在体内脱溴化氢所产生的双环氧化与 DNA 产生烷化反应，用于慢性粒细胞白血病及真性红细胞增多症的治疗，疗效较好。

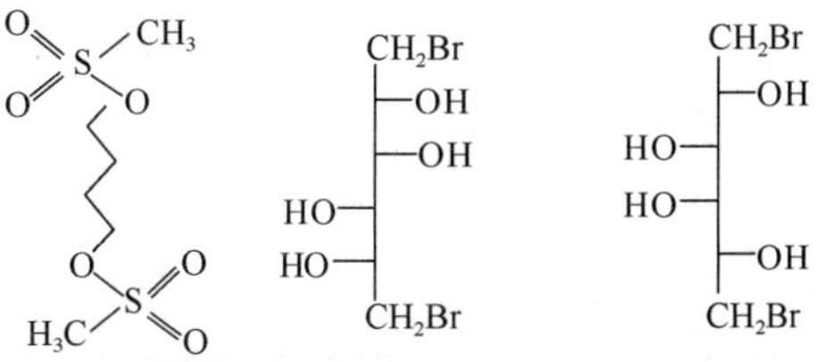

busulfan   dibrommannitol   dibromidulcitol

五、金属铂配合物类

1969 年，Rosenberg 偶然发现顺-二氯二氨合铂（顺铂）可以抑制细胞的分裂；1971 年，顺铂进入 I 期临床试验；1978 年，批准治疗睾丸肿瘤和卵巢癌。迄今为止，顺铂仍然是广泛应用的抗肿瘤药之一，但存在抗肿瘤谱较窄、抗药性、水溶性较低、顺应性较差以及毒副作用等问题。

自顺铂发现后，金属铂配合物类抗肿瘤药物（platinum antineoplastic agents）的研究主要是依据 Cleare 和 Hoeschele 概括的构效关系进行的，即改变其平面正方形周围的基团。卡铂是 20 世纪 80 年代研制的第二代金属铂类配合物，并作为常规临床用药。奥沙利铂是 1996 年上市的第一个手性金属铂配合物类抗肿瘤药。

按铂原子的价态与个数、配体基团的结构特征，可分为四价铂配合物、多核铂（Ⅱ）配合物、具有空间位阻的铂（Ⅱ）配合物、反式铂配合物和具有生物活性非离去基团的铂（Ⅱ）配合物等，见表 21-5。

表 21-5　金属铂配合物类抗肿瘤药物

类别	药物	结构	作用特点
单核铂（Ⅱ）配合物	顺铂（cisplatin）	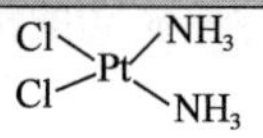	与 DNA 单链上相邻两个的鸟嘌呤 N-7 位或鸟嘌呤 N-7 位与腺嘌呤 N-7 的烷基化，对 RNA 和蛋白质合成的抑制作用较弱
	卡铂（carboplatin）	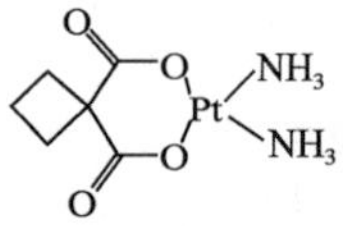	与 DNA 链内及链间交联，是一种细胞周期非特异性药物
	奥沙利铂（oxaliplatin）	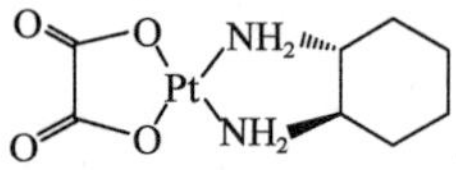	含有 2 个相同手性碳原子的铂配合物，只有（R，R）异构体可以与 DNA 形成链内和链间交联
	奈达铂（nedaplatin）	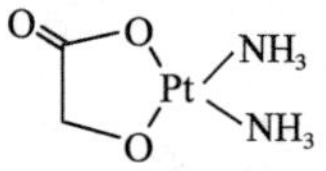	毒性谱与顺铂不同，骨髓抑制、肾毒性和胃肠道不良反应有所降低
四价铂类配合物	异丙铂（iproplatin）	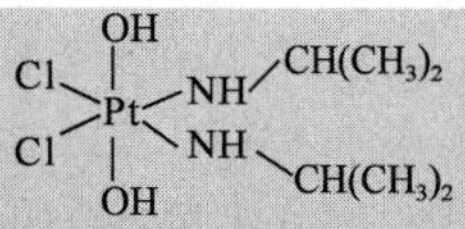	作用机制与顺铂不同，作用与顺铂相当，与顺铂基本无交叉耐药性；用于卵巢癌症、小细胞肺癌症，对顺铂耐药者有效
多核铂（Ⅱ）配合物	三核配合物（BBR3464）	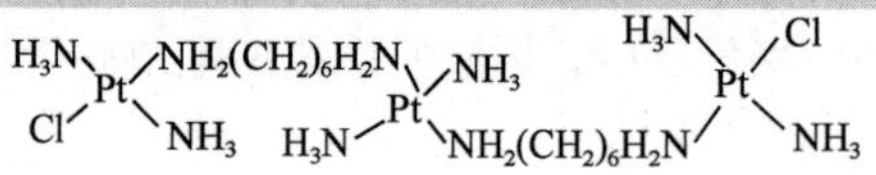	与顺铂无交叉耐药性
	四核配合物（PA-TPtCl）4	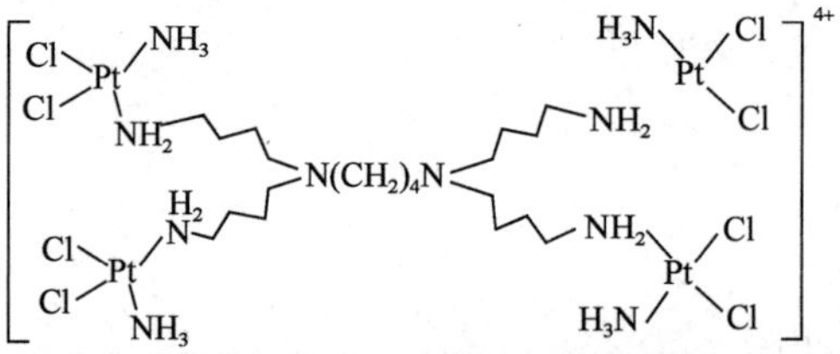	与顺铂无交叉耐药性

顺铂（cisplatin，CDDP，DDP）

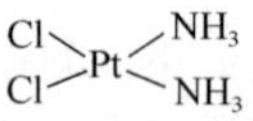

　　化学名为顺式-二氨二氯铂，*cis*-diaminodichloroplatinum，又称顺氨铂、氯氨铂、顺氯氨铂。

本品为黄色结晶性粉末；无臭。加热至 170℃时转化为反式，继续加热至 270℃熔融同时分解为金属铂。在 DMSO 中易溶，DMF 中略溶，水中微溶。在水溶液中可逐渐转化为反式和水解，在遮光无水条件下稳定。

本品为无机金属铂配合物，对 RNA 和蛋白质合成的抑制作用较弱，属于周期非特异性抗肿瘤药。抗瘤谱广，临床用于治疗卵巢癌、睾丸肿瘤、膀胱癌、肺癌、鼻咽癌、淋巴癌、乳腺癌等，该药物水溶性差，仅能注射给药，缓解周期短，并伴有肾毒性、胃肠道反应、耳毒性及神经毒性，长期使用容易产生耐药性。本品进入肿瘤细胞内水解为阳离子的水合物及羟基配合物，与 DNA 单链上相邻两个的鸟嘌呤 N-7 位或鸟嘌呤 N-7 位与腺嘌呤 N-7 位发生烷基化，形成 DNA 链内交联，抑制 DNA 复制，阻碍细胞的分裂，从而抑制肿瘤细胞分裂和生长，见图 21-5。

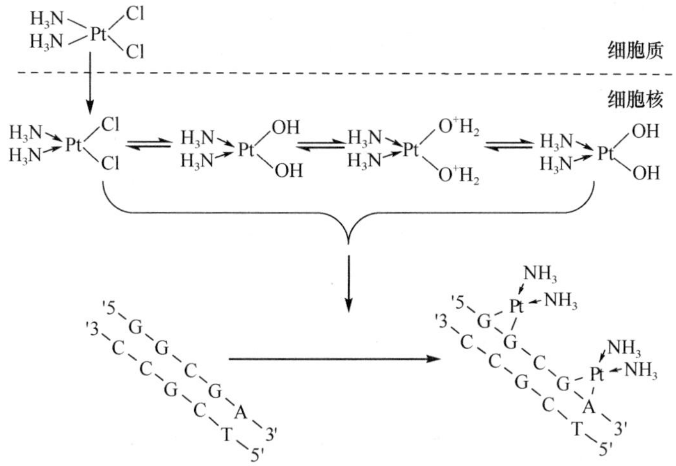

图 21-5 顺铂的作用机制

本品静脉注射，血浆清除符合二室模型，半衰期 α 相 25～49min，β 相 58～73h，在 β 相 90% 与血浆蛋白结合。主要经肾脏排泄，1 天内尿中排出 19%～34%，4 天排出 25%～44%。本品与血浆蛋白结合有昼夜节律性，预先水化的患者在下午本品与血浆蛋白结合速度更快，游离铂水平较低，故下午给药时可降低一些患者的肾毒性。

本品的合成是用草酸钾或盐酸肼还原六氯铂酸二钾制得四氯铂酸二钾，再与乙酸铵和氯酸钾在 pH 为 7 的条件下回流 1.5h 即得。

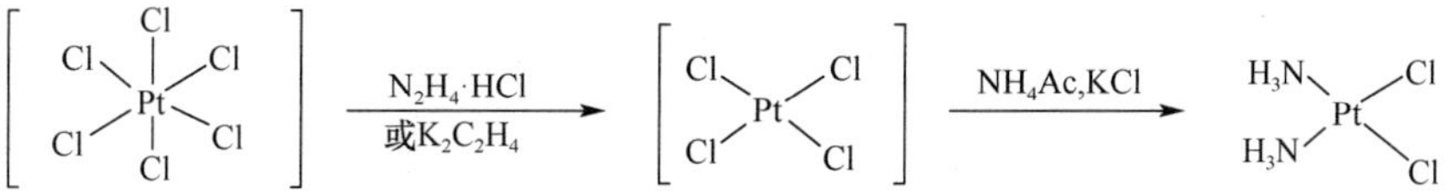

奥沙利铂（oxaliplatin）

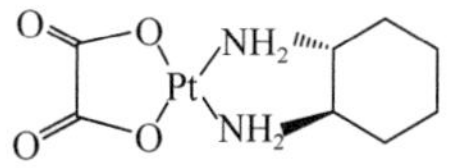

化学名为[(1*R*, 2*R*)-1, 2-环己二胺-*N*，*N′*][乙二酸(2-)-*O*, *O′*]合铂，[1, 2-cyclohexanediamine-*N*, *N′*][ethanedioato(2-)-*O*, *O′*]-platinu[sp-4-2-(1*R*-*trans*)]-1-ohp oxalato，又称乐沙定、草酸铂。

本品为白色或类白色冻干疏松块状物或粉末。

本品为左旋反式二氨环己烷草酸铂，在体液中通过非酶反应取代不稳定的草酸盐配体，然后转化为具有生物活性的一水合和二水合 1, 2-二氨基环己烷铂衍生物。有 2 个手性碳原子，三个立体异构体[（*R*, *R*），（*S*, *S*）和内消旋体（*R*, *S*）]。实验表明只有（*R*, *R*）异构体可以与 DNA 形成链内和链间交联，抑制 DNA 的复制和转录。

本品属于第三代铂的非周期特异性抗肿瘤药，用于经氟尿嘧啶治疗失败后的结、直肠癌转移患者，也可单独或联合氟尿嘧啶使用。

本品的合成是以氯亚铂酸钾与 *trans-L*-1, 2-环己二胺反应生成 *cis*-二氯[*trans-L*-1, 2-环己二胺]铂，再与草酸银反应制得。整个反应需在避光条件下进行。

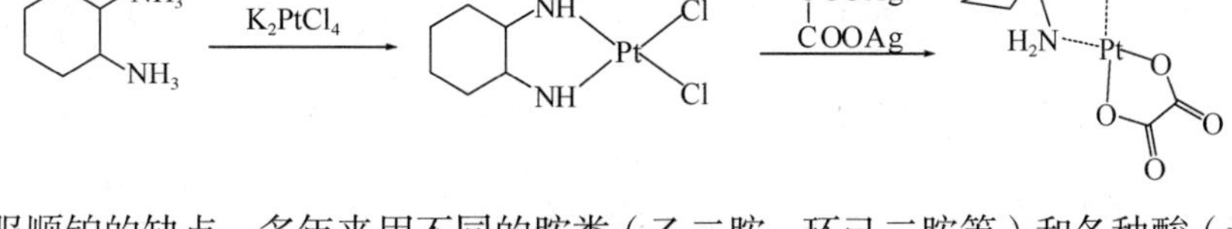

为了克服顺铂的缺点，多年来用不同的胺类（乙二胺、环己二胺等）和各种酸（无机酸、有机

酸）与铂（Ⅱ）作用，合成了一系列铂的配合物，构效关系归纳如图 21-6 所示。

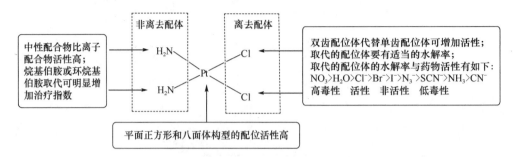

图 21-6　金属铂配合物类抗肿瘤药物的构效关系

第四节　抗肿瘤抗生素

抗肿瘤抗生素是从微生物培养液中提取出来的一类具有抗肿瘤活性的化学物质。当前已知的抗肿瘤抗生素均为细胞周期非特异性药物，直接作用于 DNA 或嵌入 DNA 双螺旋结构，抑制核酸的合成，从而达到抗肿瘤作用。抗肿瘤抗生素主要分为多肽类如放线菌素 D、博来霉素，以及蒽醌类如柔红霉素、米托蒽醌等。见表 21-6。

表 21-6　干扰 RNA 合成的抗肿瘤抗生素

药物	结构	作用特点
放线菌素 D（dactinomycin D）		插入 DNA 中相邻两个 G-C 碱基对中间，阻止 RNA 特别是 mRNA 的合成
博来霉素（bleomycin）		抑制胸腺嘧啶核苷掺入 DNA，干扰 DNA 的合成

续表

药物	结构	作用特点
柔红霉素 （daunorubicin）	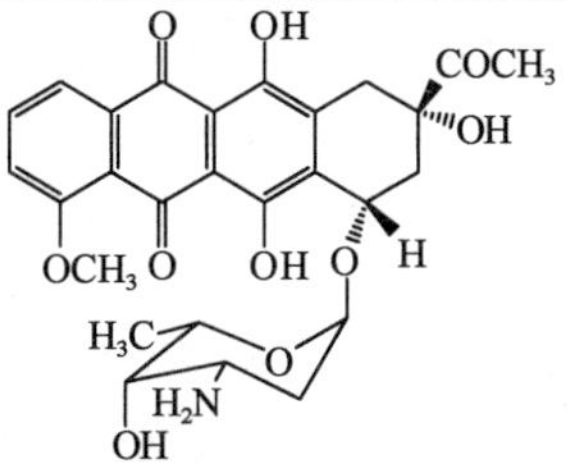	插入 DNA 中相邻两个 G-C 碱基对中间，破坏 DNA 的模板功能，抑制 DNA 及 RNA 的合成。心脏毒性较大
表阿霉素 （pharmorubicin）	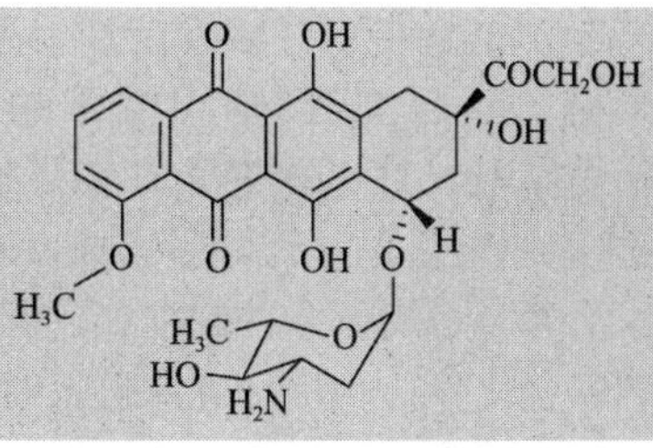	心脏毒性比阿霉素低
米托蒽醌 （mitoxantrone）	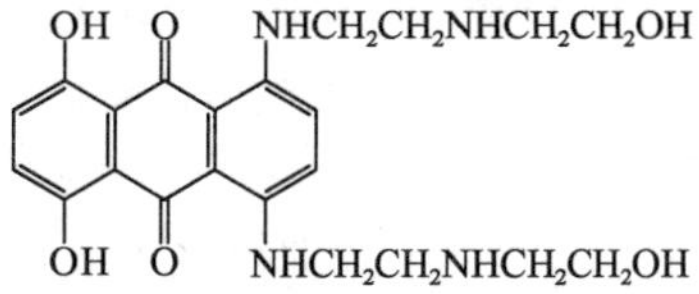	与阿霉素相比，本品无氨基糖结构，不能产生自由基，并且有抑制脂质过氧化作用，故对心脏毒性较低
比生群 （bisantrene）	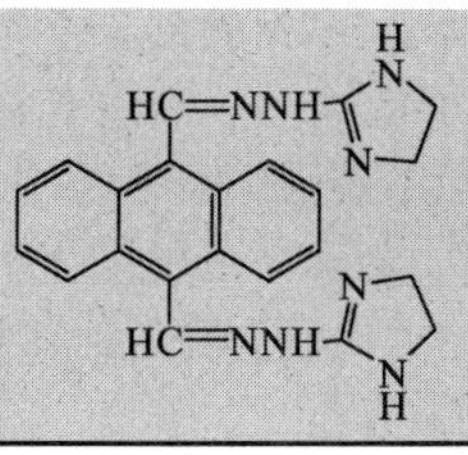	抑制 DNA 及 RNA 的合成。作用与米托蒽醌相似，无明显心脏毒性

博来霉素类抗肿瘤药物（bleomycin antitumor agents）是从轮枝链霉菌（*Str.verticillus*）和 72 号放线菌分离出的水溶性碱性糖肽抗生素，临床使用其混合物。其中以 bleomycin A_5 为主，还含有 bleomycin A_2、bleomycin B_2 等。

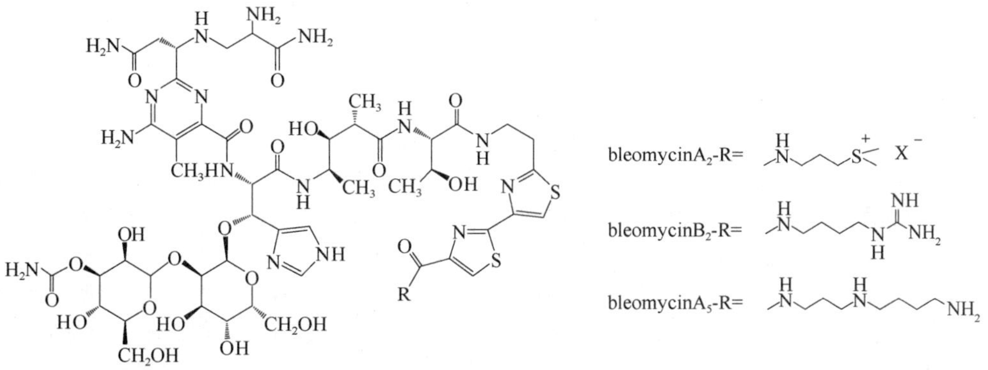

博来霉素（bleomycin，BLM）又称平阳霉素、争光霉素，为广谱抗肿瘤药。对鳞癌，包括头颈部、皮肤、食道、肺、宫颈、阴茎和甲状腺等癌肿以及恶性淋巴瘤等有效。本品没有骨髓抑制及免疫抑制副作用，但会伤害肺部造成肺纤维化或严重的间质性肺炎，并与用量有关。口服无效，须经肌内或静脉注射。

阿霉素（doxorubicin，DOX，ADM，ADR）

化学名为(1S, 3S)-3-乙醇酰基-1, 2, 3, 4, 6, 11-六氢-3, 5, 12-三羟基-10-甲氧基-6, 13-二氧并四苯-1-基-3′-氨基-2′, 3′, 6′-三去氧-3′-氯基-α-L-来苏糖吡喃苷，10-((3-amino-2, 3, 6-trideoxy-α-L-lyso- hexopyranosyl)oxy)-7, 8, 9, 10-tetrahydro-6, 8, 11-trihydroxy-8-(hydroxyacetyl)-1-methoxy-5, 12-naphthacenedione，又称多柔比星。

本品为橘红色针状结晶或结晶性粉末；无臭。在水中易溶，在甲醇中微溶，在丙酮、乙醚或三氯甲烷中几乎不溶。熔点 204～205℃。0.5%水溶液 pH 3.8～6.5，在酸性水溶液中较稳定，在碱性溶液中迅速分解。

本品是从 *Streptomycer peucetisu* var. *caerius* 的发酵液中提取的一种糖苷抗生素，为细胞周期非特异性药物，对细胞增殖各期均有杀伤作用。对 S 早期及 M 期最显著，G_1 期及 S 晚期则不敏感，并对 G_1、G_2 期有延缓作用。本品既含有脂溶性的蒽环配基，又有水溶性的柔红糖胺，并有酸性酚羟基和碱性氨基，具有很强的抗肿瘤活性。可用于多种癌症如乳腺癌、非霍奇金淋巴瘤、卵巢癌、小细胞肺癌、胃癌、肝癌、膀胱癌的联合化疗，为治疗乳腺癌最有效的药物之一。因其抗瘤谱广，对乏氧细胞有效，又为放射增敏剂，故在肿瘤治疗中占有重要地位。

本品通过主动转运进入细胞，大部分集中于细胞核，其配基嵌入 DNA 双螺旋碱基对（主要为 G-C 碱基对）之间，配基中的 B 环和 C 环与碱基发生作用，使 DNA 双螺旋链解开，抑制 DNA 聚合酶的活性，阻碍 DNA 和 RNA 的合成。另外，也通过影响拓扑异构酶Ⅱ的活性而发挥抗肿瘤作用。本品与铜、铁形成的螯合物可增强其与 DNA 的结合，与细胞膜的磷脂结合，破坏膜酶（如腺苷酸环化酶）的活性、细胞膜的结构与功能。

本品口服不吸收，肌肉或皮下注射能引起组织坏死，仅供静脉给药。静注后迅速分布于心、肾、肝、脾、肺组织中，但不能透过血-脑屏障，与血浆蛋白结合率较低，血浆半衰期呈三相，α 相 0.5h，β 相 3h，γ 相 40h 左右。主要在肝内代谢，代谢产物为阿霉素醇和脱氧配基（与心脏毒性有关）。主要经胆汁排泄，50%为原药，23%为阿霉素醇。

米托蒽醌（mitoxantrone，MIT）

化学名为 1, 4-二羟基-5, 8-双[2-[(2-羟乙基)氨基]乙基]氨基-9, 10-蒽醌，1, 4-dihydroxy-5, 8-bis[2-(2-hydroxyethylamino)ethylamino]-anthracene-9, 10-dione，又称丝裂蒽醌。

本品为蓝黑色结晶性粉末，无臭。在水中溶解，在乙醇中微溶，在丙酮或三氯甲烷中几乎不溶。熔点 160～162℃。在室温下稳定，可长期保存。本品二盐酸盐为蓝黑色固体。熔点 203～205℃。

本品作用与阿霉素相似，进入人体细胞后主要聚集在细胞核内，抑制 DNA 拓扑异构酶Ⅱ，阻断 DNA 与 RNA 的合成而产生细胞毒性作用。可杀灭任何细胞周期的癌细胞，且对 S 后期癌细胞最敏感。主要用于治疗晚期乳腺癌。与阿霉素相比，本品无氨基糖结构，不能产生自由基，并且有抑制脂质过氧化作用，故对心脏毒性较低。

本品经静脉注射后，迅速而广泛分布在体内各组织中。在血浆的消除呈三室模型，半衰期 α 相为 0.1h，β 相为 1.1h，γ 相为 42h。主要经胆排泄，给药后 5 天由粪便排出 25%，由尿排出 6%～11%，排出物主要为原药。

本品的合成是以 1, 8-二羟基蒽醌为原料，经硝酸氧化，硫化物还原得 1, 4, 5, 8-四羟基蒽醌，在四氯苯醌催化下与 2-（2-氨基乙氨基）乙醇缩合制得。

第五节 干扰微管蛋白的抗肿瘤药物

案例 21-1

杨女士，47 岁，有"乳腺增生"史 3 年，定期复查。此次来院查体：双侧乳房体积小，触及散在片状、颗粒状腺体增生，左乳内下象限触及直径 0.8cm 结节，界限清楚，质地韧，活动度小；腋窝未触及淋巴结肿大。乳腺彩色多普勒超声检查提示为低回声结节，局部边界欠规则，可见少量血流信号；乳腺钼靶摄片提示乳腺增生性改变，未见异常钙化或结节影。入院后行空芯针穿刺活检、病理学诊断：乳腺癌。后又确诊为左乳腺浸润性导管癌。

问题：

1. 目前治疗乳腺癌较好的药是什么药？
2. 简述出其作用机制，并指出不良反应有哪些。

微管蛋白以其特有的聚集和解聚的特性，在细胞运动、细胞分裂与增殖等方面发挥着不可或缺的作用，特别是在细胞有丝分裂过程中，α-微管蛋白与 β-微管蛋白不断地聚合与解聚从而引起微管运动，运动的微管将复制出的两套 DNA 分别迁移至细胞两极，最终完成细胞的分裂与增殖。直接干扰微管蛋白的药物可分为三类：第一类是抑制微管蛋白聚合的药物，干扰有丝分裂中纺锤体的形成，使细胞停止于分裂中期，即抗有丝分裂的抗肿瘤药（antimitotic agents）；第二类是抑制微管蛋白解聚的药物，也能使肿瘤细胞周期阻滞于分裂中期；第三类是抑制微管蛋白。

一、抑制微管蛋白聚合的抗肿瘤药物

秋水仙碱（colchicine）又称秋水仙素，是由百合科植物秋水仙（*Colchicum autumnale L.*）球茎和叶子中提取得到的生物碱，也可化学合成。本品与微管蛋白二聚体的 β-亚基和 α-亚基之间的秋水仙碱位点结合，阻止微管蛋白的聚合及纺锤体形成，染色体不能向两极移动，有丝分裂异常导致肿瘤细胞死亡。本品对乳腺癌有显著疗效，也可用于治疗宫颈癌、食道癌、肺癌、胃癌及慢性粒细胞性白血病，还可用于治疗痛风急性发作，有消炎止痛作用。

本品为手性化合物，只有 7S-构型的左旋体具有抗肿瘤作用，该类药物还有鬼臼毒素类药物如鬼臼毒素（podophyllotoxin）、替尼泊苷（teniposide）等，鬼臼毒素类药物也是非嵌入型作用于 Topo II 的抗肿瘤药物。

| colchicine | podophyllotoxin | teniposide |

长春碱（vinblastine，VLB）、长春地辛（长春花碱酰胺，vindesine，VDS）、长春新碱（vincristine，VCR）、长春瑞滨（navelbine，NVB）等长春碱类抗肿瘤药是从夹竹桃科植物长春花中分离得到的天然或半合成生物碱，本类药物能结合于微管蛋白长春碱位点，从而阻断肿瘤细胞中的微管蛋白

单体（monomers）聚集形成微管（microtubules），阻止肿瘤细胞的有丝分裂，从而发挥抗肿瘤作用；还可干扰蛋白质代谢及抑制 RNA 多聚酶的活力，并抑制细胞膜类脂质的合成和氨基酸在细胞膜上的转运。本品静脉给药，血浆消除呈双相型。主要用于治疗急性白血病、乳腺癌、消化道肿瘤等。长春碱类抗肿瘤药的构效关系如图 21-7 所示。

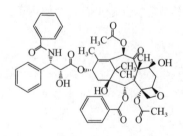

	—R_1	—R_2	—R_3
vinblastine	—CH_3	—OCH_3	—$COCH_3$
vincristine	—CHO	—OCH_3	—$COCH_3$
vindesine	—CH_3	—NH_2	—H

navelbine

C-2'和C-18'位上取代基的改变、其立体构型的改变以及环的破坏，均会引起其抗肿瘤活性的完全丧失

N-1上可取代甲基和甲酰基，神经性毒性上有差异

C-3和C-4位上酯化对微管蛋白的结合亲和力影响较小或基本无影响；对药物在细胞内的聚集和潴留有显著的改变

图 21-7 长春碱类抗肿瘤药物的构效关系

二、抑制微管蛋白解聚的抗肿瘤药物

紫杉醇（taxol，paclitaxel，TAX）

化学名为5β, 20-环氧-1α, 2α, 4α, 7β, 10β, 13α-六羟基紫杉-11-烯-9-酮-4, 10-二乙酸酯-2-苯甲酸酯-13-[(2′R, 3′S)-N-苯甲酰-3-苯基异丝氨酸酯]，5β, 20-epoxy-1α, 2α, 4α, 7β, 10β, 13α-hexahydroxytaxanes-11-ene-9-one-4, 10-diacetates-2-benzoate-13-[(2′R, 3′S)-N-benzoyl-3-phenyliso-serine ester]，又称泰素、红豆杉醇、紫杉酚。

本品为白色或淡黄色粉末；在甲醇中溶解，在乙醚中难溶，在水中不溶。熔点 216～217℃。

20 世纪 60 年代，研究人员发现美国西部紫杉（Taxus brevifolia）树干的粗提物具有抗肿瘤活性；1971 年，Wall 等分离得到紫杉醇；现已半合成或全合成。本品为乳腺癌的一线和二线治疗药物，对 ADM 耐药和放疗后复发的患者也有效。主要作用机制是与 β 微管蛋白 N 端第 31 位和第 217～231 位氨基酸结合，促进微管二聚体 α 和 β 管蛋白聚合装配成微管，抑制微管解聚，导致微管的异常排列，从而抑制细胞正常有丝分裂的纺锤体形成，将细胞周期阻断于 G₂ 和 M 期，导致癌细胞的死亡。

本品静注后血浆浓度呈双相消除，半衰期 α 为 0.27h；β 为 5.3～17.4h，与蛋白结合率 89%～98%。主要在肝脏代谢，随胆汁进入肠道，经粪便排出体外。

多西紫杉醇（docetaxel，taxotere）

化学名为 *N*-去苯甲酰基-*N*-叔丁基氧甲酰基-10-去乙酰紫杉醇，*N*-debenzoyl-*N*-*tert*-butoxycarbonyl-10-deacetyl taxol，又称多烯紫杉醇、紫杉特尔、多西他赛。

本品为黄色至棕色的黏稠液体，配有溶剂，溶剂为 13%的注射用乙醇水溶液。

本品为 M 期周期特异性药物，有促进小管聚合成为稳定的微管并抑制其解聚，从而使小管的数目显著减少，并可破坏微管的网状结构，其稳定微管作用比紫杉醇大 2 倍。对晚期乳腺癌有较好疗效。

本品静注后血浆浓度符合三室模型，半衰期 α 相为 4h，β 相为 36h，γ 相为 11.1h；与蛋白结合率超过 95%；从粪便和尿排出的量分别为所给剂量的 75%和 6%，仅有少部分以原药形式排出。

对紫杉醇的构效关系研究如图 21-8 所示。

案例 21-1 分析

1. 紫杉醇。

2. 紫杉醇的作用机制是诱导和促使微管蛋白聚合成微管，同时抑制所形成的微管解聚，从而导致微管束的排列异常，形成星状体，使细胞有丝分裂时不能形成正常的有丝分裂纺锤体，从而抑制了细胞分裂和增殖，导致癌细胞死亡。

主要不良反应是过敏反应、骨髓抑制、心血管系统反应、神经系统反应、消化系统反应（胃肠道反应以恶心、呕吐较为常见）、关节肌肉疼痛等。

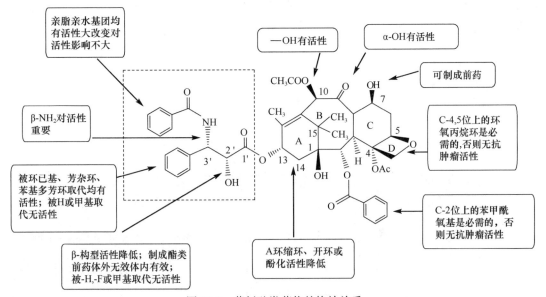

图 21-8 紫杉醇类药物的构效关系

三、影响微管蛋白合成的抗肿瘤药物

三尖杉酯碱（harringtonine）是从粗榧科植物三类杉 *Cephalotaxus fortunei* Hook.f 或其同属植物的枝、叶和树皮中提取而得，为细胞周期非特异性药物，对急性粒细胞白血病疗效较好，对急性单核细胞白血病也有效。抑制蛋白质合成的起始阶段，抑制 DNA 聚合酶 α 活性，导致 DNA 合成下降。还诱导细胞分化，提高 cAMP 含量，抑制糖蛋白质的合成。

harringtonine

第六节　基于肿瘤信号转导分子为靶点的抗肿瘤药物

肿瘤细胞信号转导是指肿瘤细胞将胞外信号传导为细胞内各种信号转导的途径。基于肿瘤信号转导分子为靶点的抗肿瘤药物（antineoplastic agents on signal transduction mechanism of tumor）主要是通过 DNA 拓扑异构酶、蛋白酪氨酸激酶（PTK）、法尼基转移酶（FTase）、丝裂原活化的蛋白激酶（MAPK）、环腺嘌呤核苷酸-蛋白激酶 A（cAMP-PKA）通路、酶联受体信号通路、磷脂酰肌醇信号通路、钙和钙调蛋白通路等几个通路，阻断其中某一个或多个环节，干预肿瘤细胞信号转导途径，可抑制肿瘤细胞增殖、分化和转移，从而导致肿瘤细胞死亡。

一、作用于 DNA 拓扑异构酶的抗肿瘤药物

作用于 Topo I 的抗肿瘤药主要是喜树碱及其衍生物，见表 21-7。喜树碱是由珙桐科旱莲属植物喜树的根、皮、果实提取制得的生物碱，能影响脱氧核糖核酸的合成和癌细胞的分裂。作用于 Topo II 的抗肿瘤药包括干扰 RNA 合成的抗肿瘤药如（放线菌素 D、阿霉素、表阿霉素、比生群等）和抑制微管蛋白聚合的抗肿瘤药（如鬼臼毒素、替尼泊苷等）。

表 21-7　喜树碱类抗肿瘤药物及作用特点

药物	—R$_1$	—R$_2$	—R$_3$	—R$_4$	作用特点
喜树碱（camptothecin, CPT）	—H	—H	—H	—H	对肠胃道和头颈部癌等有较好的疗效
10-羟基喜树碱（10-hydroxycamptothecin）	—H	—OH	—H	—H	抗癌活性高而毒性低，此药对多种恶性肿瘤有效
拓扑替康（topotecan）	—H	—OH	—N（CH$_3$）$_2$	—H	易于进入脑脊液，用于其他化疗药无效的卵巢癌治疗
伊立替康（irinotecan）	—H	（见结构式）	—H	—C$_2$H$_5$	一般用于癌症（晚期大肠癌）和肝硬化晚期患者

续表

药物	—R₁	—R₂	—R₃	—R₄	作用特点
鲁比替康（rubitecan）	—H	—H	—NO₂	—H	可口服，无神经毒性
9-氨基喜树碱（9-aminocamptothecin）	—H	—H	—NH₂	—H	无肺毒性，不引起出血性膀胱炎，与其他抗癌药有交叉耐药性

二、小分子激酶抑制剂

目前，人体内已知激酶的数量超过 500 个，它们通过催化 ATP 的磷酸基团转移至底物蛋白使其磷酸化，并参与细胞增殖、分化、凋亡等重要生命过程。恶性肿瘤的发生与发展通常被认为与激酶信号通路异常密切相关，因此激酶作为新型有效的抗肿瘤靶点被广泛研究。截至目前，已有二十多个小分子激酶抑制剂被批准上市用于各种类型肿瘤的治疗，其中大多数为蛋白酪氨酸激酶（protein tyrosine kinases, PTK）抑制剂，此外还有一大批药物正处于临床开发阶段。蛋白酪氨酸激酶分为受体型和非受体型，它们的异常表达与肿瘤的发生、侵袭、转移等过程相关。甲磺酸伊马替尼（imatinib mesylate）是第一个获得批准的靶向非受体蛋白酪氨酸激酶 Bcr-Abl 的小分子抑制剂，于 2002 年上市，用于胃肠间质肿瘤与慢性骨髓性白血病（CML）的治疗。

甲磺酸伊马替尼（imatinib mesylate）

imatinib mesylate

化学名为 4-[(4-甲基-1-哌嗪基)甲基]-N-[4-甲基-3-[[4-(3-吡啶基)-2-嘧啶基]氨基]-苯基]苯甲酰胺甲磺酸盐，4-[(4-Methyl-1-piperazinyl)methyl]-N-[4-methyl-3-[[4-(3-pyridinyl)-2-pyr-imidinyl]amino]phenyl]-benzamide monomethanesulfonate。

本品为白色结晶粉末；熔点为 214℃；在 pH<5.5 缓冲溶液中可溶，在二甲亚砜、甲醇中可溶解。

20 世纪 60～90 年代的研究发现许多慢性粒细胞白血病细胞内存在一种异常的费城染色体（Philadelphia chromosome），该异常染色体由正常的 9 号染色体的长臂移至 22 号染色体的短臂而形成，并导致 Bcr 和 Abl 融合基因的生成。该基因能够编码一种定位于胞质的 Bcr-Abl 融合蛋白，从而激活细胞内相关信号通路，最终导致慢性粒细胞白血病的发生。

甲磺酸伊马替尼能够结合于 Bcr-Abl 融合蛋白的 ATP 结合位点，从而有效地抑制该激酶的活性。口服给药剂量在 25～1000mg 范围内，半衰期为 18h，其活性代谢产物-N-去甲基哌嗪衍生物半衰期为 40h，其平均曲线下面积（AUC）的增加与剂量间存在比例性关系。重复给药的药物累积量可达稳态时的 1.5～2.5 倍。成人人群药代动力学研究表明，性别与体重对药代动力学无影响。伊马替尼体内能够抑制 CYP3A4 等细胞色素酶，与其他药物联合用药时会干扰药物的代谢。常见不良反应有皮疹、肌肉酸痛、胃肠道反应、疲乏等。

临床数据显示，长期使用伊马替尼可通过不同的机制产生耐药性，如靶蛋白突变、上下游分子激活、旁路效应等。随后，研究人员开发了一系列新一代的 Bcr-Abl 激酶抑制剂用于治疗对伊马替尼耐药的慢性粒细胞白血病，包括第二代的达沙替尼（dasatinib）、博舒替尼（bosutinib）等，以及第三代的普纳替尼（ponatinib）、奥雷巴替尼（olverembatinib）等。

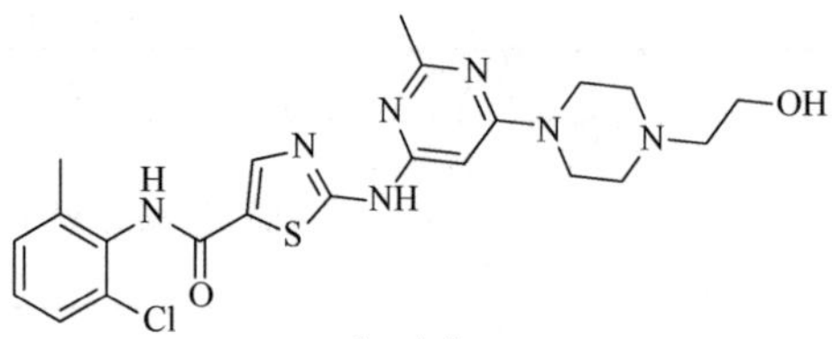

dasatinib

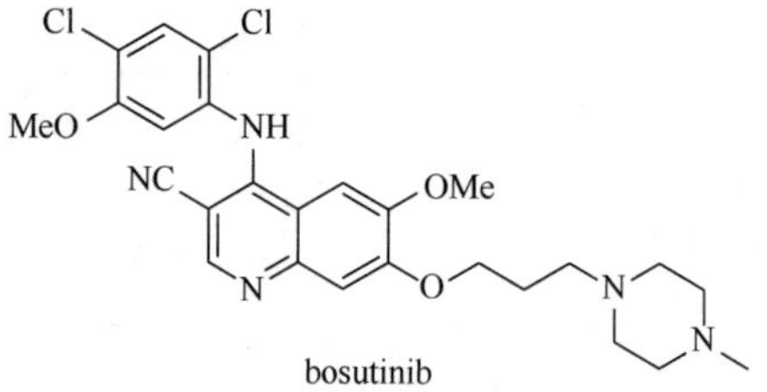

bosutinib

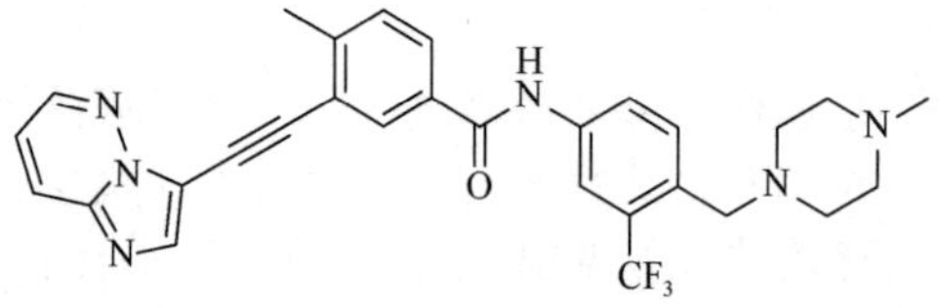

ponatinib

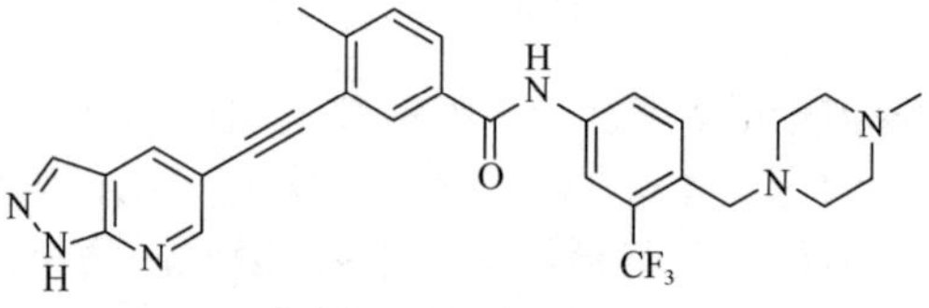

olverembatinib

表皮生长因子受体（epidermal growth factor receptor, EGFR）是酪氨酸激酶表皮生长因子受体（HER）家族成员之一。EGFR 属于一种跨膜糖蛋白，其胞外区与配体结合后被激活发生磷酸化，由单体转化为二聚体，并激活下游多种信号通路，参与调节细胞增殖、分化与迁移等重要生命过程。研究表明，EGFR 的异常表达在恶性肿瘤的发生发展中起重要作用，肾癌、肺癌、前列腺癌、胰腺癌、乳腺癌等组织中都有 EGFR 的过表达，因此它是治疗肿瘤的理想靶标之一。

吉非替尼（gefitinib）是第一个选择性 EGFR 酪氨酸激酶抑制剂，于 2003 年被批准上市。它竞争 EGFR-TK 催化区域上 ATP 结合位点，阻断肿瘤细胞信号通路，抑制有丝分裂原活化蛋白激酶的活化，促进细胞凋亡。同时也能够抑制肿瘤血管的生成。用于治疗非小细胞型腺肺癌。吉非替尼上市后，又有几个 EGFR 抑制剂被批准上市，如厄洛替尼（erlotinib）、埃克替尼（icotinib），它们均为第一代 EGFR 抑制剂。与 Bcr-Abl 激酶抑制类似，第一代 EGFR 抑制剂长期使用后容易产生耐药性，因此研究人员陆续开发了第二代 EGFR 抑制剂如阿法替尼（afatinib）、来那替尼（neratinib），以及第三代 EGFR 抑制剂如奥希替尼（osimertinib）、阿美替尼（almonertinib）等。

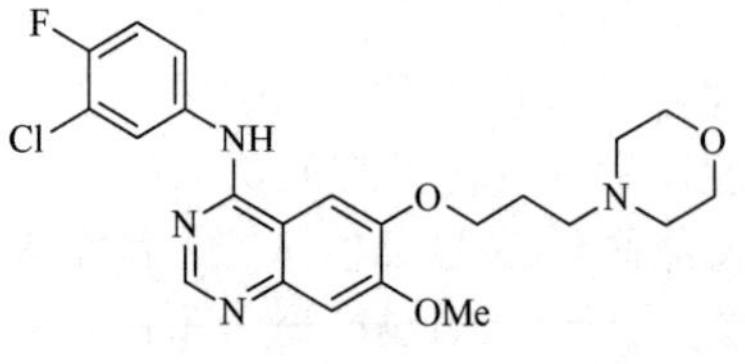

gefitinib

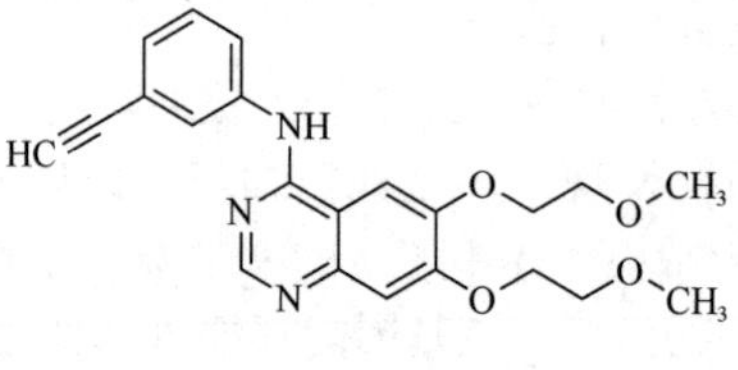

erlotinib

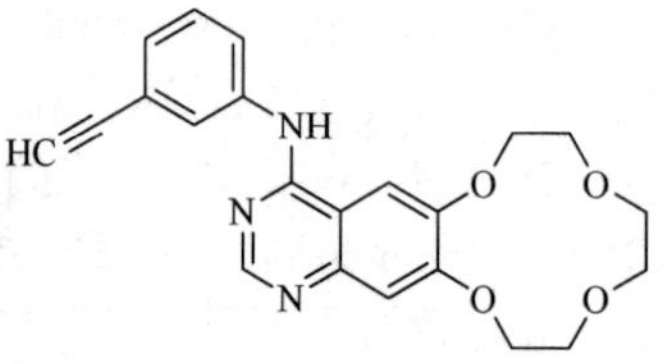

icotinib

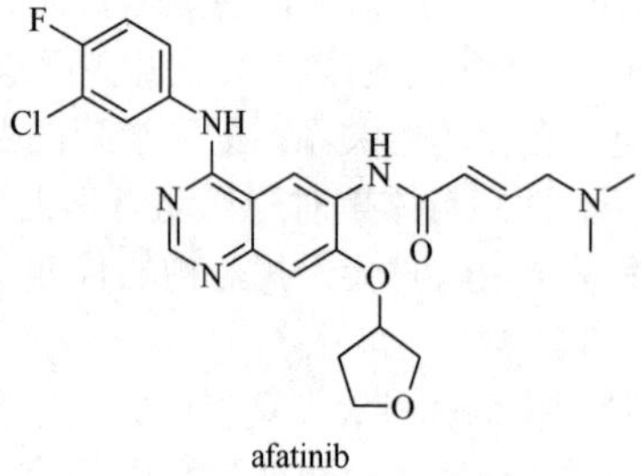

afatinib

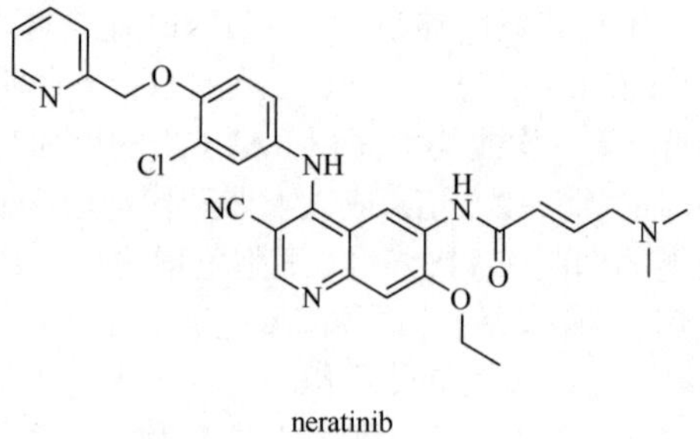

neratinib

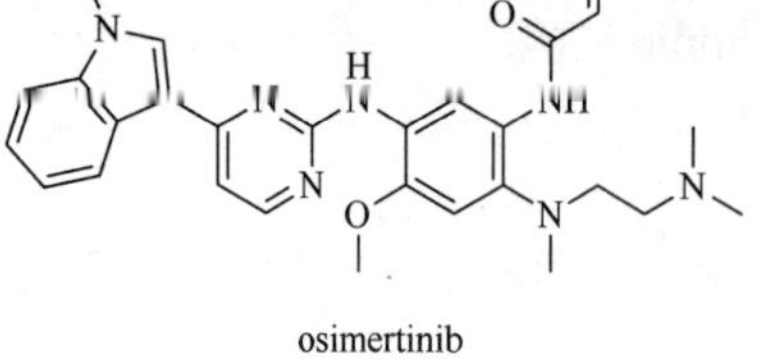

osimertinib

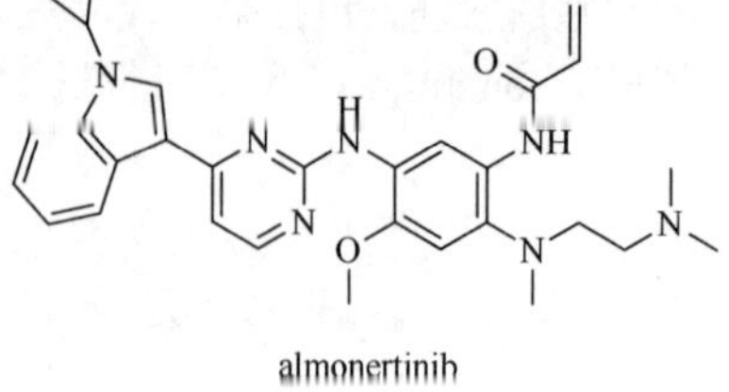

almonertinih

　　除了上述经典的 Bcr-Abl 和 EGFR 酪氨酸激酶抑制剂,针对其他酪氨酸激酶如 VEGFR、PDGFR、HER2、C-MET、C-KIT、JAK、ALK、BTK 等,丝氨酸\苏氨酸激酶如 CDK、MEK、C-Raf、B-Raf,以及脂激酶 PI3K 等开发了大量的小分子抑制剂,并获得批准上市,用于治疗各类型的肿瘤。这些小分子抑制剂往往作用于多个靶标。见表 21-8。

表 21-8　小分子激酶抑制剂

药物	上市时间	结构	作用靶点	适应证
索拉菲尼 (sorafenib)	2005	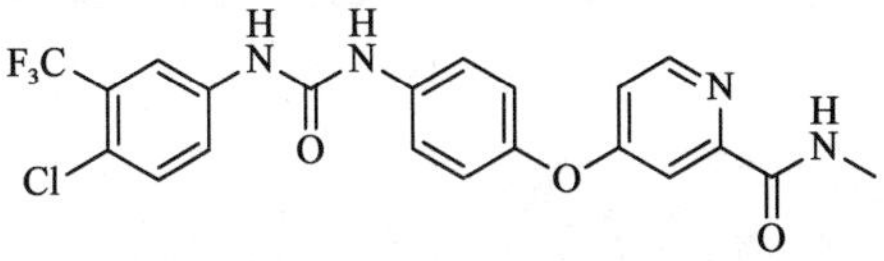	VEGFR\PDGFR \C-Raf\B-Raf	肝癌、肾癌、转移性甲状腺癌
舒尼替尼 (sunitinib)	2006	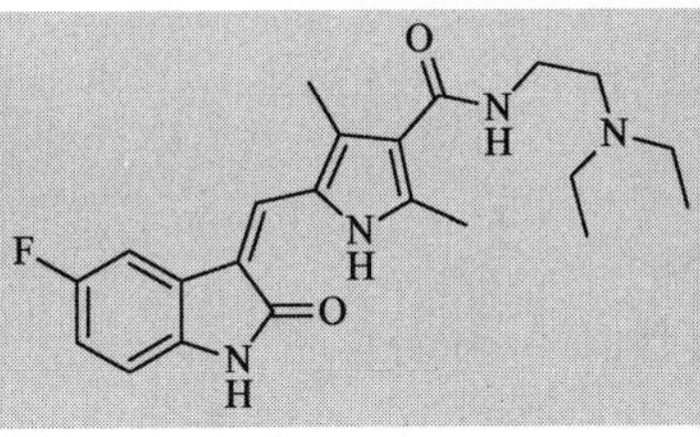	VEGFR\PDGFR \RET	肾癌、胰腺癌
帕唑帕尼 (pazopanib)	2009	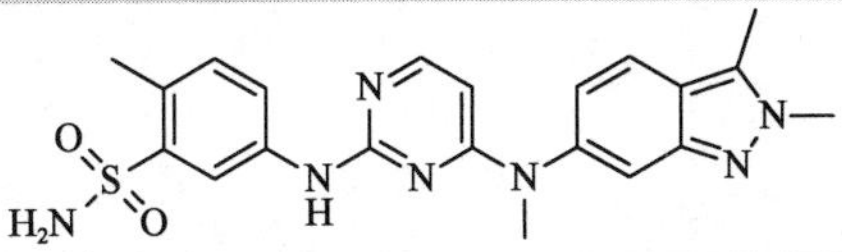	VEGFR\PDGFR \FGFR\C-Kit	晚期肾癌、软组织肉瘤
凡德他尼 (vandetanib)	2011	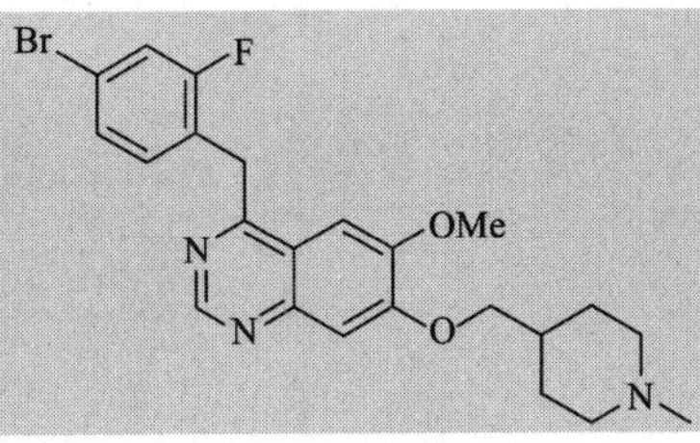	EGFR\VEGFR	进展性甲状腺癌
维罗非尼 (vemurafenib)	2011	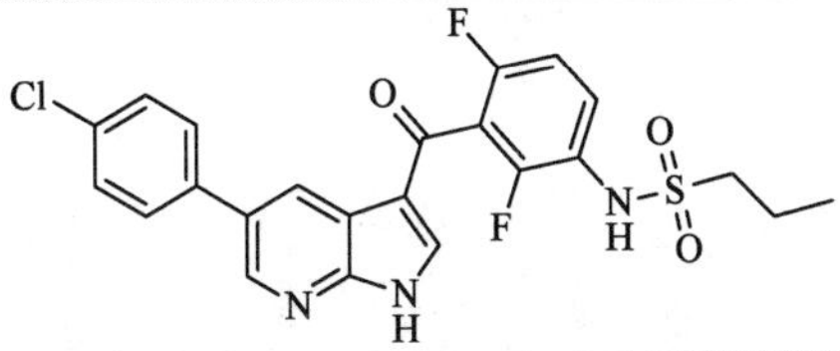	B-Raf	BRAF V600E 突变型黑色素瘤
克唑替尼 (crizotinib)	2011	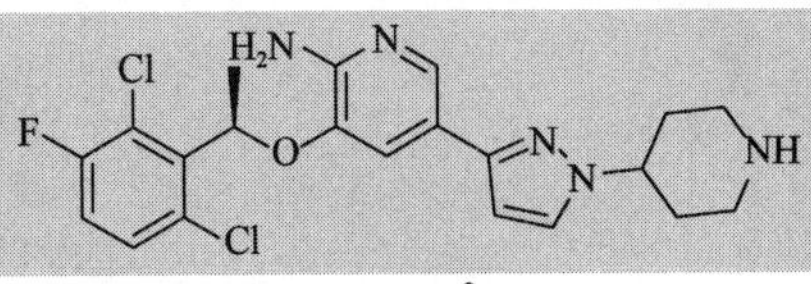	C-Met\ALK	ALK 阳性的局部晚期或转移性非小细胞肺癌
鲁索利替尼 (ruxolitinib)	2011	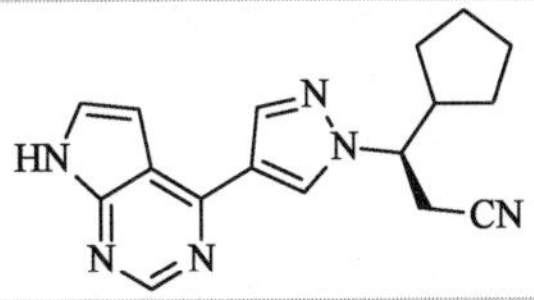	JAK1\2	中间或高危骨髓纤维化
阿西替尼 (axitinib)	2012	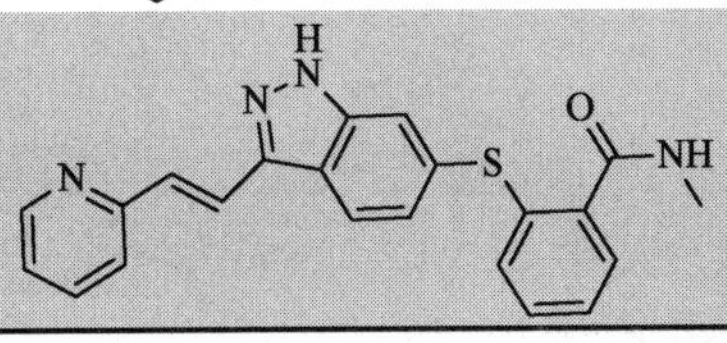	VEGFR\PDGFR \C-Kit	晚期肾细胞癌

续表

药物	上市时间	结构	作用靶点	适应证
瑞戈非尼（regorafenib）	2012		VEGFR	胃肠道间质性肿瘤、转移性结直肠癌、肝癌
卡博替尼（cabozantinib）	2012		VEGFR\C-Met	进展性、转移性甲状腺髓样癌，肾癌、前列腺癌
曲美替尼（trametinib）	2013		MEK1/2	BRAF V600E 或 V600K 突变的不可切除或转移性黑色素瘤
达拉非尼（dabrafenib）	2013		B-Raf	不可切除或已经转移的 BRAF V600E 基因突变型黑色素瘤
依布替尼（ibrutinib）	2013		BTK	套细胞淋巴瘤、小淋巴细胞淋巴瘤、慢性淋巴细胞白血病
色瑞替尼（ceritinib）	2014		ALK	ALK 阳性转移对克唑替尼进展或不能耐受的非小细胞肺癌
艾德拉尼（idelalisib）	2014		PI3Kδ	复发慢性淋巴细胞性白血病、复发滤泡 B-细胞非霍奇金淋巴瘤、复发性小淋巴细胞淋巴瘤
帕博替尼（palbociclib）	2015		CDK4/6	ER+/HER2- 绝经后晚期乳腺癌

续表

药物	上市时间	结构	作用靶点	适应证
乐伐替尼（lenvatinib）	2015	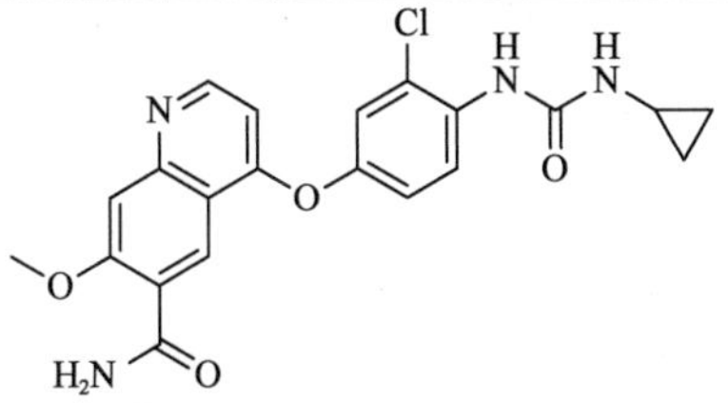	VEGFR\PDGFR	晚期放射性-碘难治性分化型甲状腺癌
阿卡替尼（acalabrutinib）	2017	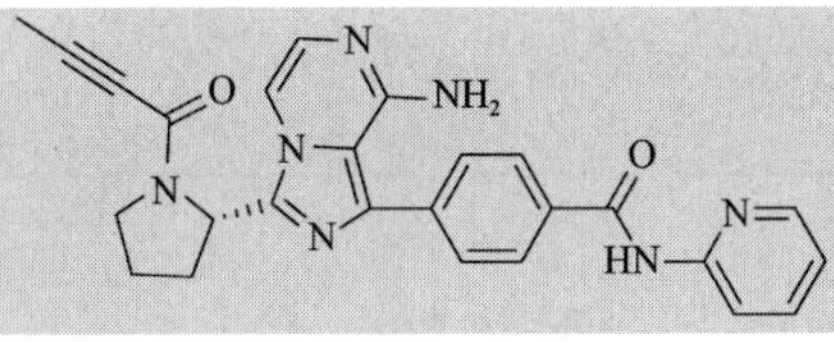	BTK	慢性淋巴细胞白血病、小淋巴细胞淋巴瘤、套细胞淋巴瘤
安罗替尼（anlotinib）	2018	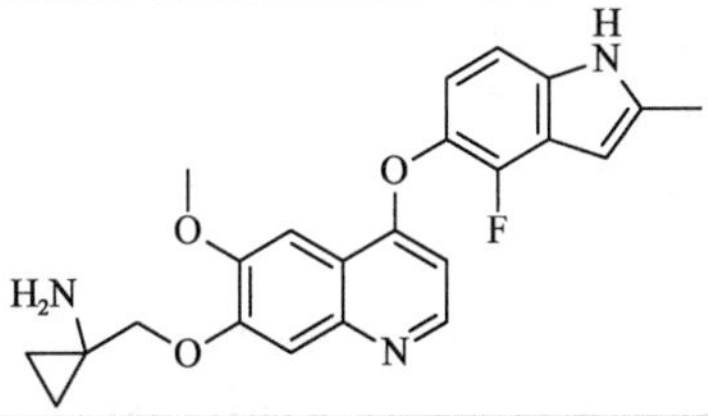	VEGFR\PDGFR\C-Kit	非小细胞肺癌、小细胞肺癌、软组织肉瘤、甲状腺髓样瘤
呋喹替尼（fruquintinib）	2018	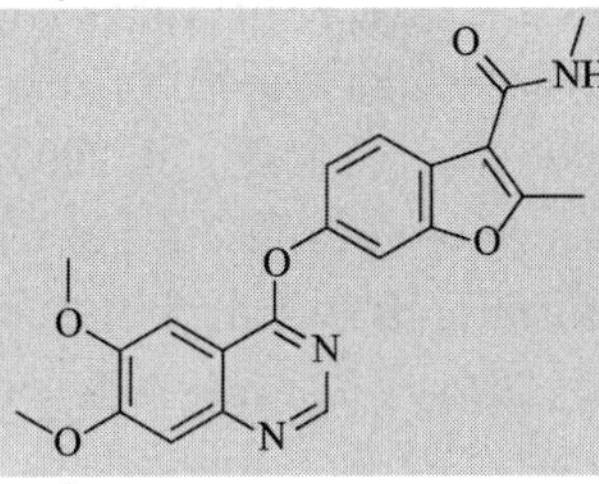	EGFR\VEGFR	转移性结直肠癌
吡咯替尼（pyrotinib）	2018	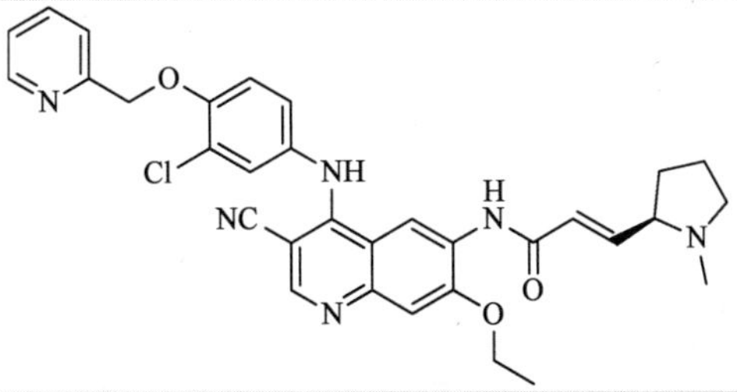	EGFR\HER2	(HER2)阳性、既往未接受或接受过曲妥珠单抗的复发或转移性乳腺癌
泽布替尼（zanubrutinib）	2019	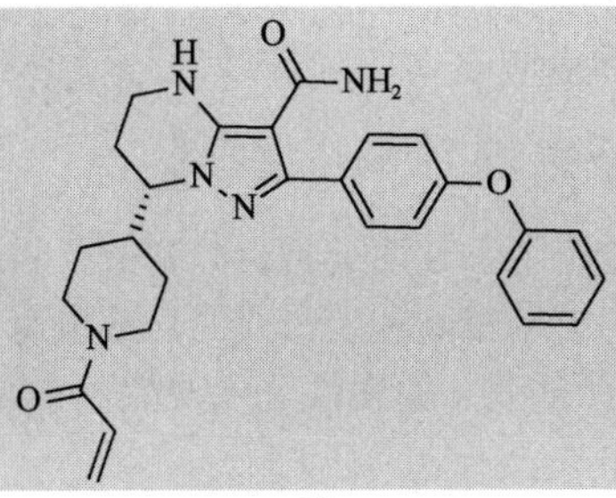	BTK	套细胞淋巴瘤、慢性淋巴细胞白血病/小淋巴细胞淋巴瘤、华氏巨球蛋白血症
替拉鲁替尼（tirabrutinib）	2020	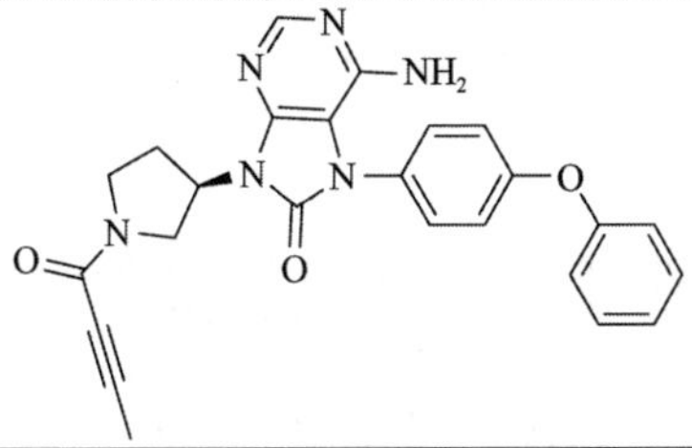	BTK	复发或难治性原发性中枢神经系统淋巴瘤

续表

药物	上市时间	结构	作用靶点	适应证
赛沃替尼 （savolitinib）	2021	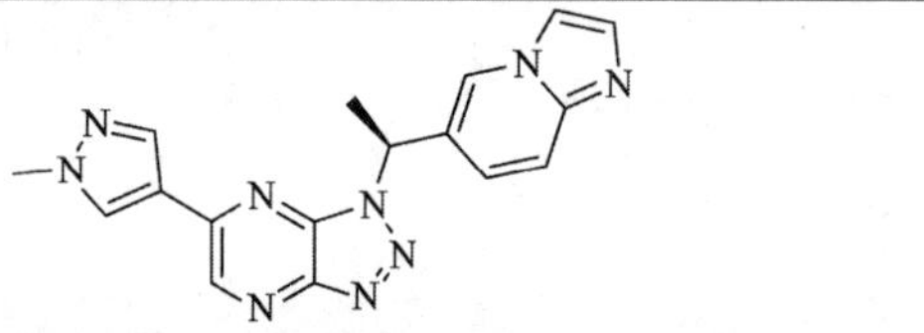	MET	局部晚期或转移性非小细胞肺癌
多纳非尼 （donafenib）	2021	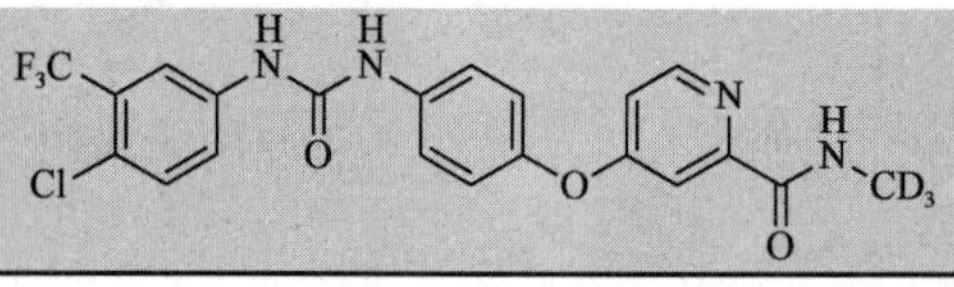	VEGFR\PDGFR\C-Raf\B-Raf	既往未接受过全身系统性治疗的不可切除肝细胞癌患者

三、蛋白酶体抑制剂

蛋白酶体（proteasome）是一个广泛分布于真核细胞细胞质和细胞核中的多亚基大分子复合物，具有多种催化功能，可以选择性地降解细胞内被泛素标记的蛋白质，是细胞代谢的一个重要组成部分。泛素-蛋白酶体通路被阻断，将影响细胞内多个周期蛋白的降解，导致不相容蛋白的大量堆积，最终激活细胞凋亡信号通路，诱发细胞生长阻滞和死亡。肿瘤细胞新陈代谢异常旺盛，具有比正常细胞更高的蛋白酶体降解活性，这使得肿瘤细胞对阻断泛素-蛋白酶体通路较正常细胞更加敏感。因此，泛素-蛋白酶体通路已成为肿瘤预防和研究抗肿瘤药物新靶点。

硼替佐米（bortezomib）是目前首个上市的蛋白酶体抑制剂，于 2003 年被 FDA 批准用于治疗多发性骨髓瘤和非霍奇金淋巴瘤。卡非佐米（carfilzomib）是第二个上市的第二代蛋白酶体抑制剂，于 2012 年被 FDA 批准，它作为新型免疫调节药，治疗复发难治性多发性骨髓瘤。依沙佐米（ixazomib）是首款可口服的蛋白酶体抑制剂，于 2015 年被 FDA 批准上市，它可选择性地结合蛋白酶体的 PSMB5 亚基，抑制其活性，作为新型免疫调节药，用于治疗复发难治性多发性骨髓瘤。

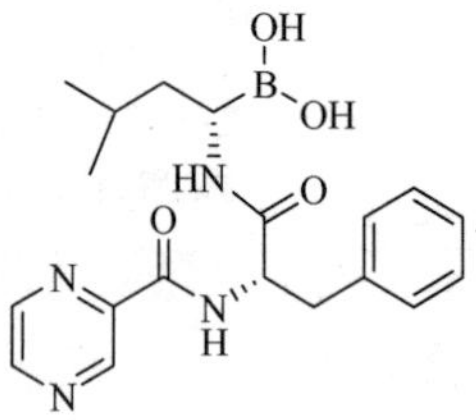

bortezomib 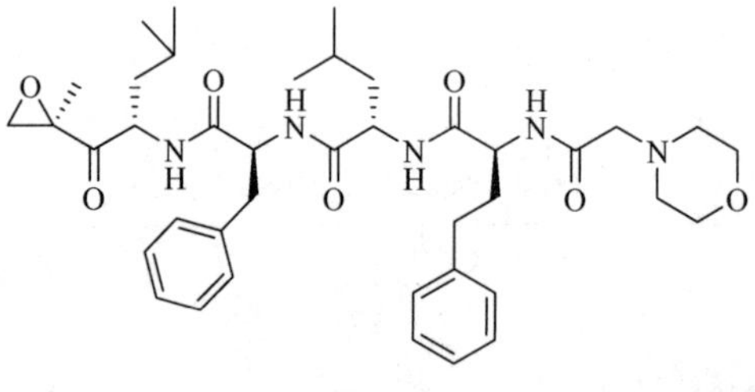　　　　　　carfilzomib 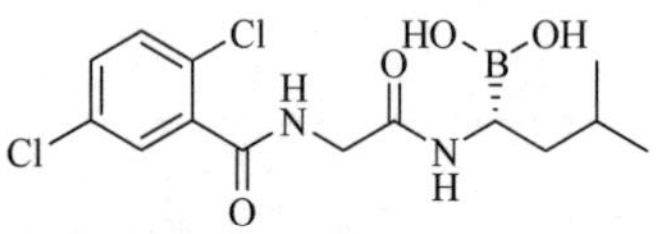　　　　　　ixazomib

四、核苷酸还原酶抑制剂

羟基脲（hydroxycarbamide）能选择性地作用于 S 期细胞，抑制核苷酸还原酶，阻止胞苷酸转变为脱氧胞苷酸，从而抑制 DNA 的合成，而对核糖核酸和蛋白质的合成没有干扰。用于慢性粒细胞白血病的治疗，对胃、肠、乳腺、膀胱、头、颈部癌、原发性肝癌及黑色素瘤也有效。

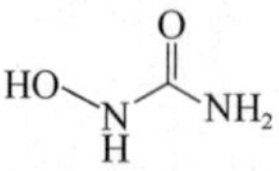

hydroxycarbamide

第七节　表观遗传学类抗肿瘤药物

表观遗传学（epigenetics）是研究基因水平上无 DNA 序列变化而通过 DNA 辅助分子可引起遗传

基因功能变化的科学，它对细胞的正常发育是必需的，但并不参与基因表达的动态调控，其主要研究内容涉及 DNA 甲基化、组蛋白修饰、基因组印记、表观基因组学和人类表观基因组计划等问题。

众所周知，遗传性的变化是固定的，基因突变是不可逆转的，但表观遗传并不影响基因的序列，在肿瘤发生中的 DNA 甲基化和组蛋白修饰等表观遗传学的改变是可以逆转的，为此，对于表观遗传所致的基因失活可通过抑制 DNA 甲基化和抑制组蛋白去乙酰化等作用进行治疗，因此，这些具有抑制表观遗传学改变的药物被称为表观遗传学类抗肿瘤药（epigenetic agents as anticancer drugs），如组蛋白脱乙酰酶抑制剂和 DNA 甲基化酶抑制剂等。

一、组蛋白脱乙酰酶抑制剂

组蛋白的乙酰化调节作用是基因表达调控的一种重要机制，它参与了机体生理和病理水平等多方面的调节，组蛋白乙酰转移酶和组蛋白脱乙酰酶共同决定了组蛋白的乙酰化水平。其中组蛋白脱乙酰酶（histone deacetylase，HDAC）是一类催化脱去组蛋白的赖氨酸上乙酰基的酶，并且在染色质固缩和基因调控上起着关键作用，为此，被作为抗肿瘤作用的新靶点。HDAC 抑制剂（histone deacetylase inhibitor，HDACi）可以提高组蛋白的乙酰化水平，从而调节某些特定基因的表达。

HDACi 是一类新型的抗肿瘤药，其作用机制是通过抑制组蛋白的过度去乙酰化，诱导肿瘤细胞分化、阻断肿瘤细胞周期、诱导肿瘤细胞凋亡。本类药物的最大优点在于对肿瘤细胞的选择性大于正常细胞。

伏立诺他（SAHA）是首个组蛋白脱乙酰酶（HDAC）抑制剂，于 2005 年被 FDA 批准上市，用于治疗加重、持续和复发或用两种全身性药物治疗后无效的皮肤 T 细胞淋巴瘤。此后，多个 HDAC 抑制剂陆续被批准上市，包括罗米地辛（romidepsin，2009）、贝利司他（belinostat，2014）、西达苯胺（chidamide，2014）、帕比司他（panobinostat，2015），用于治疗多种非实体瘤。

SAHA

romidepsin

belinostat

chidamide

panobinostat

二、DNA 甲基化酶抑制剂

DNA 甲基化（DNA methylation）是最早发现的表观遗传修饰途径之一，该作用是在 DNA 甲基转移酶（DNMT）催化下以 *S*-腺苷甲硫氨酸作为甲基供体，对胞嘧啶和腺嘌呤二核苷酸的甲基化位点进行甲基化，其主要代谢物为 5-甲基胞嘧啶、N_6-甲基腺嘌呤和 7-甲基鸟嘌呤，由此能引起染色质结构、DNA 构象、DNA 稳定性以及 DNA 与蛋白质相互作用方式的改变，从而控制基因的表达。

本类药物主要包括两类：一类是胞嘧啶类似物及其脱氧类似物，如 5-阿扎胞苷（5-azacitidine）和地西他滨（decitabine），它们可以有效地抑制 DNMT 的活性及抑制 DNA 甲基化，被广泛应用于研究 DNA 甲基化的生物过程和治疗急性粒细胞白血病；另一类是肼屈嗪（hydralazine），可诱导去甲基化，能使抑癌基因 ER、PAR 及 p16 去甲基化，重新激活这些基因的表达，对宫颈癌有治疗效果。

5-azacitidine   5-aza-2'-deoxycytidine   hydralazine

第八节　调节体内激素平衡的抗肿瘤药物

激素是由机体内分泌细胞合成分泌并且对机体起调节作用的一类极微量化学物质。激素的水平与体内肿瘤发生和发展有着密切的关系，可以通过调节体内激素的平衡作为抗肿瘤的支持疗法，抑制肿瘤的生长。本类药物的结构与作用特点，见表 21-9。

表 21-9　调节体内激素平衡的抗肿瘤药物

类型	药物	结构	作用特点
雌激素类	己烯雌酚（diethylstilbestrol）		用于治疗前列腺癌
抗雌激素类	他莫昔芬（tamoxifen）		用于早期乳腺癌术后的辅助治疗、晚期乳腺癌的姑息治疗
	托瑞米芬（toremifene）		用于治疗晚期乳腺癌和卵巢癌
雄激素类	苯丙酸诺龙（nandrolone phenylpropionate）		用于治疗绝经后乳腺癌晚期
抗雄激素类	氟他胺（flutamide）		用于治疗前列腺癌
孕激素类	醋酸甲羟孕酮（medroxyprogesterone acetate）		用于治疗晚期乳腺癌

续表

类型	药物	结构	作用特点
肾上腺皮质激素类	氢化可的松（hydrocortisone）		用于治疗恶性淋巴瘤、多发性骨髓瘤
肾上腺皮质激素抑制剂	氨鲁米特（aminoglutethimide）		用于治疗绝经后或卵巢除后妇女的转移乳腺癌（需与氢化可的松合用）

思 考 题

1. 抗肿瘤药物是如何分类的？
2. 简述环磷酰胺体内代谢途径，并解释为何较其他烷化剂毒副作用更低？
3. 抗代谢药物的设计原理是什么？请结合一例实例加以说明。
4. 氮芥类抗肿瘤药是如何发展而来？其药效团由哪两部分组成？并简述两部分的主要作用。
5. 写出卡莫司汀（carmustine）的合成路线，并简述其作用机制。

（张　翔）

第二十二章　甾体激素

甾体激素（steroid hormone）是广泛存在于动植物体内的内源性活性物质，在维持生命、调节性功能、控制生育与发育、调节免疫以及治疗疾病等方面具有明确的生理活性作用，并且其作用具有高度的选择性。在体内，激素分泌过多或不足均使机体因内分泌活动失衡而引起疾病。

甾体激素的甾体母核基本结构是环戊烷并多氢菲（甾烷），甾烷是由三个六元脂环（A 环、B 环、C 环）和一个五元脂环（D 环）构成。按化学结构可分为雌甾烷类、雄甾烷类以及孕甾烷类等。甾烷的四个环分别用 A、B、C、D 表示，环上碳原子有固定的编号顺序；一般在 C-10 和 C-13 上各连有一个甲基，称为角甲基；在 C-17 上连有一个不同碳原子数的碳链。A、B 和 C 三个六元环通常均为椅式构象，D 环为五元环，其构象取决于 D 环上的取代基及其位置。

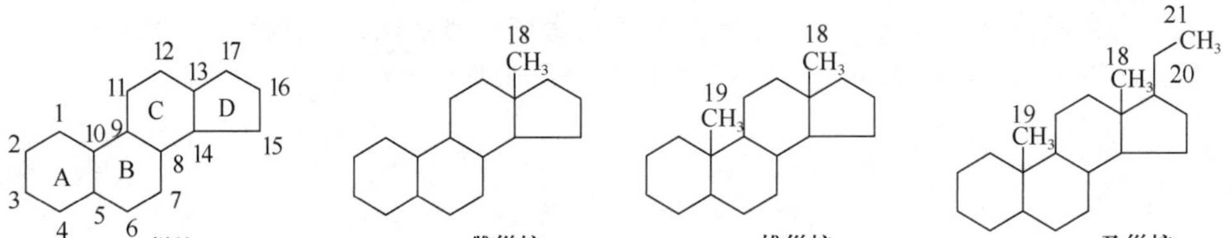

甾体激素的基本结构中一般有 7 个手性碳原子（C-5、C-8、C-9、C-10、C-13、C-14 、C-17），理论上应有许多旋光异构体，但在天然甾体激素中，B 环与 C 环之间总是反式稠合，以"B/C 反"表示；C 环与 D 环之间也几乎都是反式稠合（强心苷元按顺式稠合）；只有 A 环与 B 环之间可以顺式稠合，也可以反式稠合。

根据 C-5-H 构型的不同，甾体激素可分为 5β-系和 5α-系两大类。5β-系即 C-5 上的氢原子与 C-10 角甲基在环平面同侧，用实线表示，即 A 环与 B 环为顺式稠合；5α-系即 C-5 上的氢原子与 C-10 角甲基在环平面异侧，用虚线表示，即 A 环与 B 环为反式稠合。

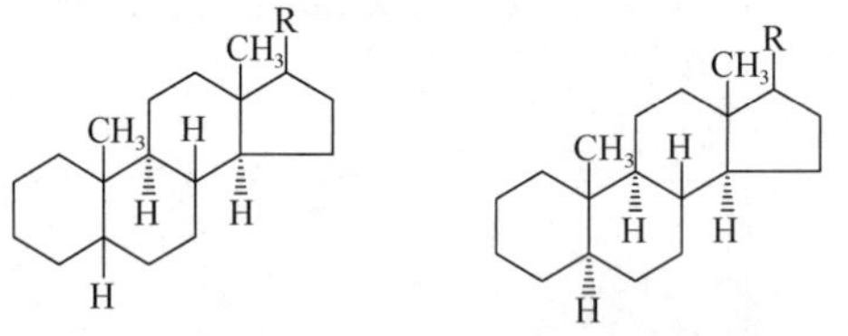

甾体激素按药理作用可分为性激素（雌激素、雄性激素及蛋白同化激素、孕激素）和肾上腺皮质激素（盐皮质激素、糖皮质激素）两大类五小类。

案例 22-1

乳腺小叶增生是一种常见而多发的乳腺良性疾病，临床表现为乳房肿块和乳房胀痛，月经前 1~2 周症状明显，月经后胀痛消失或减轻，肿块缩小或变软。病因尚不十分明确，一般认为可能是孕酮的分泌减少、雌激素的分泌量相对增多、雌孕激素比例失衡所致。有学者研究了抗肿瘤药物他莫昔芬联用维生素 E 用于治疗乳腺小叶增生，发现具有较好的效果。

> **问题：**
>
> 1. 他莫昔芬是一种抗雌激素药物，不具有甾体母核基本结构，为什么具有雌激素活性？其 *E* 型异构体的活性为何要弱于 *Z* 型？
>
> 2. 试根据乳腺小叶增生的可能病因，说明抗肿瘤药物他莫昔芬可以有效治疗乳腺小叶增生的原因。

第一节　雌激素和抗雌激素药物

雌激素是促进和维持女性第二性征和性器官发育与成熟的激素，对体内分泌代谢、网状内皮系统、心血管系统、骨骼、皮肤等方面都有作用。雌激素按结构可分为甾体雌激素和非甾体雌激素。本节相关药物主要是用于绝经期综合征、卵巢功能不全或卵巢激素不足引起的各种症状、功能性子宫出血、原发性闭经、晚期乳腺癌、前列腺癌、骨质疏松症以及女性避孕等。

一、甾体雌激素

一些常见的甾体雌激素（estrogen hormones）见表 22-1。

表 22-1　甾体雌激素及其作用特点

类型	药物	结构	作用特点
天然雌激素	雌二醇（estradiol）	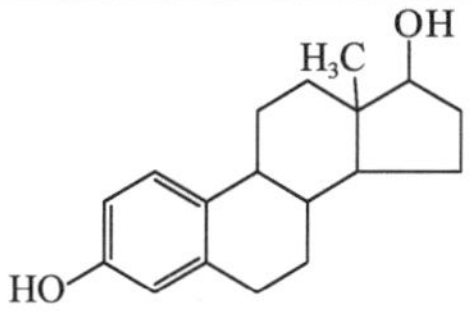	本品是卵巢分泌的原始激素，在天然激素中作用最强
	雌（酚）酮（estrone）	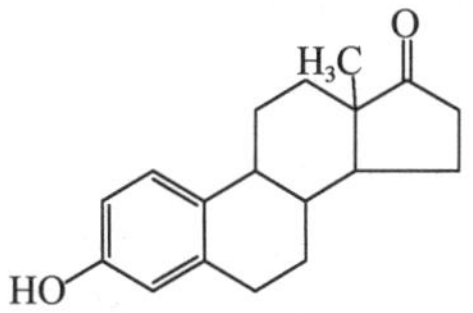	本品是卵巢分泌的原始激素，活性是雌二醇的 1/10
	雌三醇（estriol）	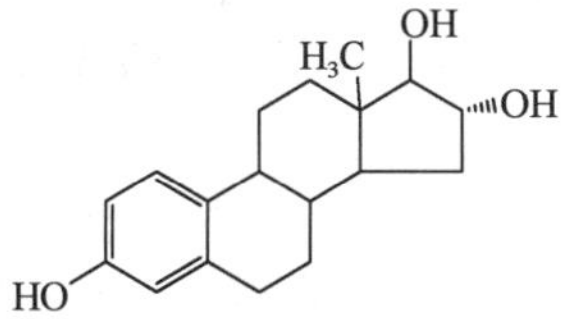	本品是雌二醇和雌酮的代谢产物，活性是雌二醇的 1/30
合成雌激素	炔雌醇（ethinylestradiol）	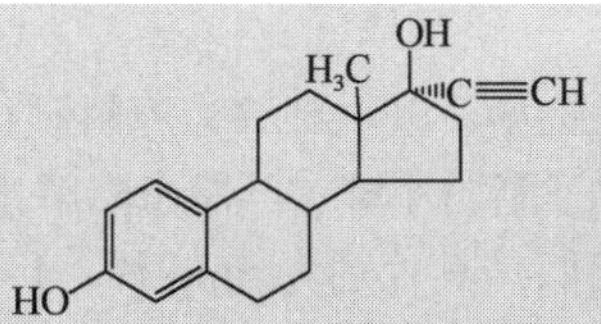	本品对下丘脑和垂体有正、负反馈作用。小剂量可刺激促性腺素分泌；大剂量则抑制其分泌，从而抑制卵巢排卵，达到抗生育作用。活性是雌二醇的 10～20 倍
	炔雌醚（quinestrol）	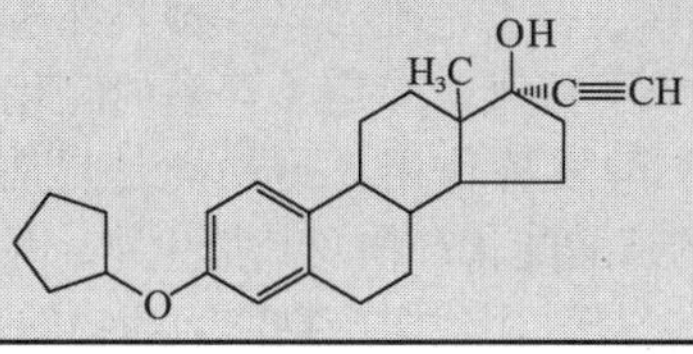	本品可以口服，脂溶性高，代谢慢，可以做成长效制剂

续表

类型	药物	结构	作用特点
合成雌激素	尼尔雌醇 （nilestriol）	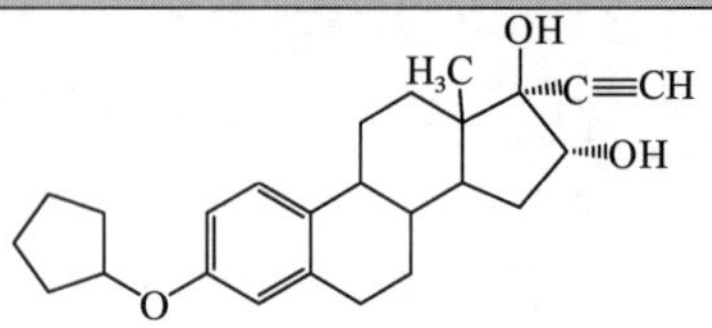	本品可作为口服长效制剂
	苯甲酸雌二醇 （estradiol benzoate）	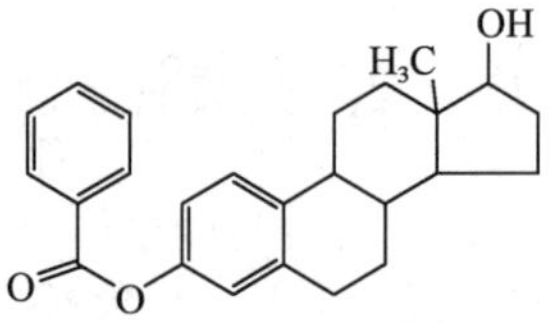	本品脂溶性高，可以做成长效制剂
	戊酸雌二醇 （estradiol valerate）	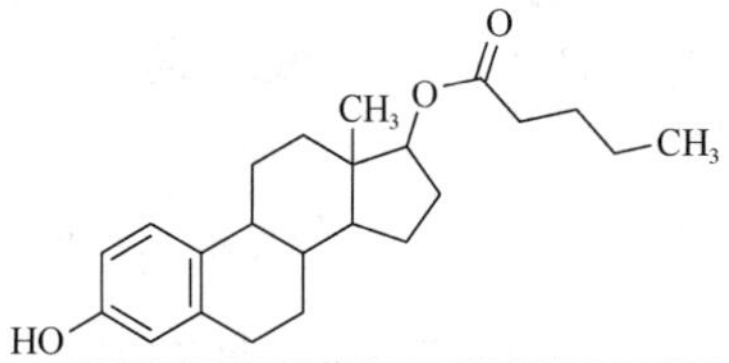	本品脂溶性高，可以做成长效制剂

雌二醇（estradiol）

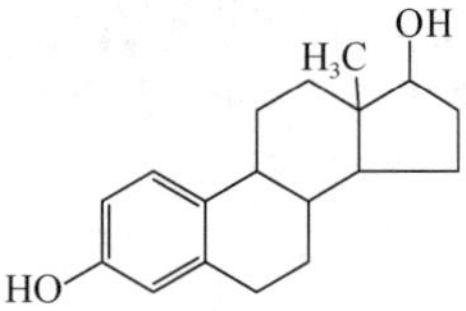

化学名为雌甾-1, 3, 5(10)-三烯-3, 17β-二醇，(17β)-estra-1, 3, 5(10)-triene-3, 17-diol。

本品为白色或乳白色结晶性粉末；无臭。在二氧六环或丙酮中溶解，在乙醇中略溶，在水中不溶。$[\alpha]_D^{20}$ =+75°～+82°（1%，二氧六环）；熔点175～180℃。

本品临床上用于治疗卵巢机能不全或卵巢激素不足引起的各种症状，主要包括功能性子宫出血、原发性闭经、绝经期综合征以及前列腺癌等。口服无效，主要采用透皮剂或栓剂，以避免胃肠道中微生物和肝脏的破坏。经皮肤和黏膜进入体内主要储存于脂肪组织，或与性激素球蛋白或白蛋白结合后，再释放出来而起作用。人体皮肤平均渗透量为每日50μg，本品贴片（透皮剂）应用后，t_{max}为22h，C_{max}达43.8pg/ml；停药24h后，血清雌二醇水平即恢复到给药前水平。本品经肝脏氧化代谢为活性较弱的雌酮和雌三醇，并与葡萄糖醛酸或硫酸盐结合后灭活，从尿中排泄，如图22-1所示。

在雌二醇 17α-位的炔基化结构修饰中，以雌酮为原料制得的炔雌醇口服有效，其活性为雌二醇的10～20倍，这可能是由于17α-位引入炔基后，避免了其在胃肠道中被微生物降解以及在肝脏中17β-OH的硫酸酯化受阻所致。

在雌二醇 3 位醚化的结构修饰中，以炔雌醇为原料制得的炔雌醚，因脂溶性增大，可作为注射或口服长效制剂；在体内能储存于脂肪小球，再慢慢降解出炔雌醇起作用。以乙炔雌三醇为原料制得的尼尔雌醇，与炔雌醚作用相似，其片剂为5mg/片，1月1片。

在雌二醇的酯化结构修饰中，一类是雌二醇 3-或 17β-羟基的有机酸酯化产物，它们能在植物油中溶解制成长效针剂，其中苯甲酸雌二醇是 3-羟基的酯化产物，戊酸雌二醇是 17β-羟基的酯化产物，注射后慢慢降解出雌二醇发挥作用。另一类是目前使用较多的结合雌激素（conjugated estrogens），即雌激素 3-羟基的磺酸酯化产物及其衍生物，见表 22-2。结合雌激素口服经胃肠道吸收，再释放出雌激素产生作用，是平用代谢产物作为药物的一种典型实例。

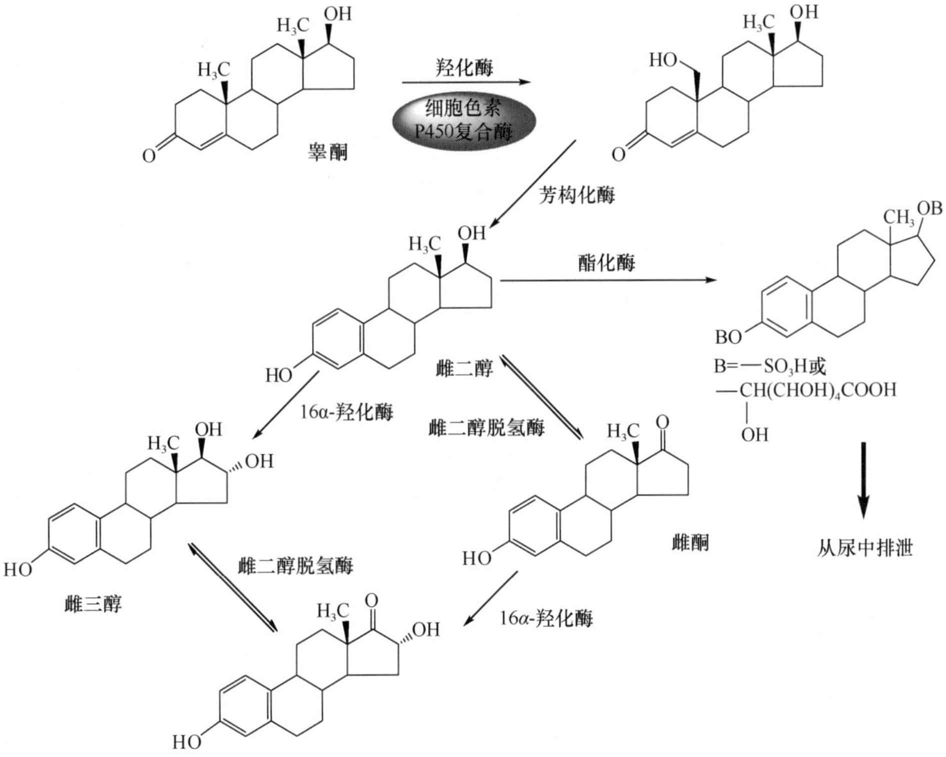

图 22-1 雌二醇的体内代谢

表 22-2 结合雌激素的主要成分、结构和比例

成分名称	结构	比例
雌酮硫酸钠 （sodium estrone sulfate）	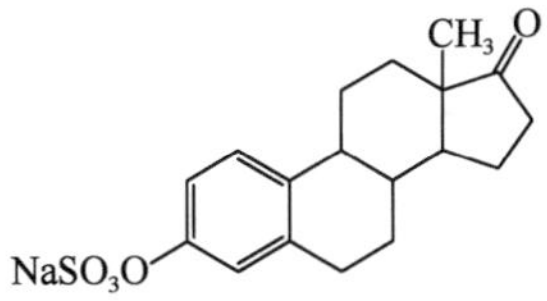	50%～63%
马烯雌酮硫酸钠 （sodium equilin sulfate）	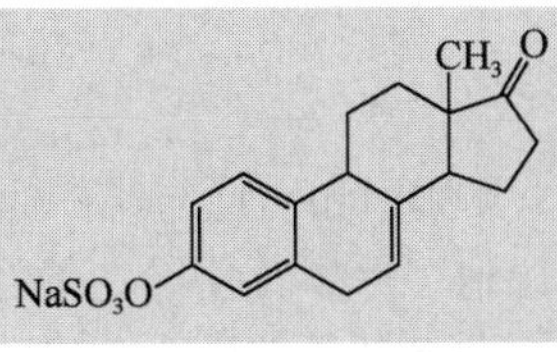	22.5%～32.5%
马萘雌酮硫酸钠 （sodium equilenin sulfate）	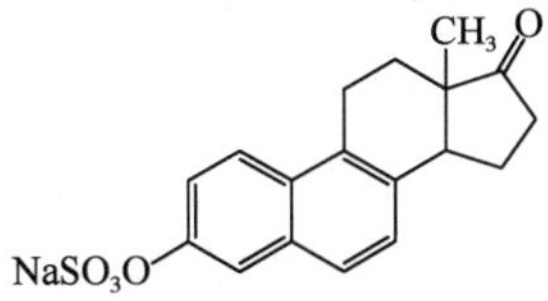	少量
17α-雌二醇硫酸钠 （sodium 17α-estradiol sulfate）	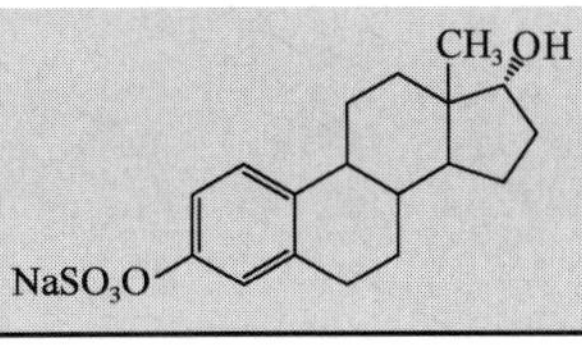	少量

案例 22-1 分析

1. 他莫昔芬是以己烯雌酚类激素为先导物发展而来的抗雌激素药物。该类药物 Z 型异构体的两端间距与雌二醇两端羟基距离相似，易于与雌激素受体结合，因而能够发挥雌激素活性。而其 E 型异构体的两端间距远小于雌二醇两端羟基的间距，不利于与雌激素受体结合，从而活性较低。

2. 他莫昔芬与雌二醇竞争雌激素受体，形成复合物并转位入细胞核内，阻止染色体基因活化，从而抑制肿瘤细胞生长。他莫昔芬是一种抗雌激素药，可减少体内雌激素含量，调节雌孕激素比例，因此可用于治疗乳腺小叶增生病。

二、非甾体雌激素药物

己烯雌酚（diethylstilbestrol）

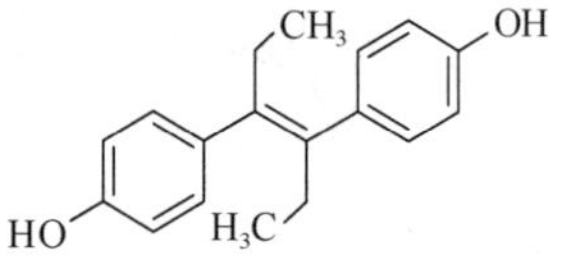

化学名为(E)-4, 4'-(1, 2-二乙基-1, 2-亚乙烯基)双苯酚，(E)-4, 4'- [1,2-diethyl-1, 2-ethenediyl]bisphenol。

本品为无色结晶或白色结晶性粉末；几乎无臭。在乙醇、乙醚或脂肪油中溶解，在三氯甲烷中微溶，在水中几乎不溶；在稀氢氧化钠溶液中溶解。熔点 169～172℃。

本品的合成是以对甲氧基苯甲醛为原料，经安息香缩合得 2-羟基-1, 2-二(4-甲氧基苯基)乙酮，用锌粉还原得 1, 2-二(4-甲氧基苯基)乙酮，再经烷基化和加成反应引入双乙基，最后经脱水、脱甲基制得。

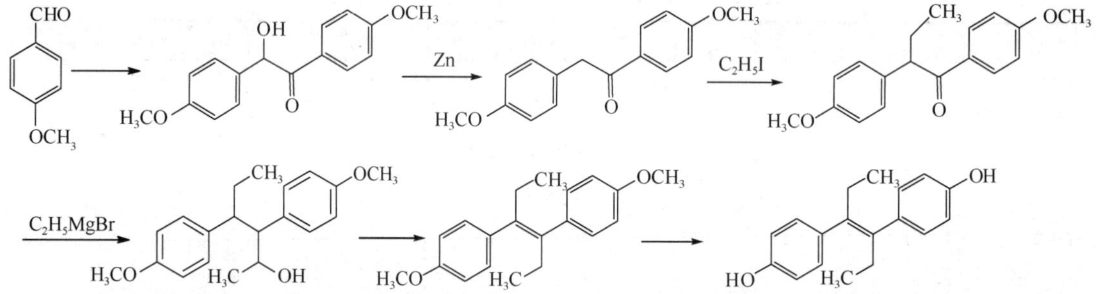

本品是人工合成的雌二醇代用品，其作用和活性与雌二醇相似，用于治疗卵巢功能不全或雌激素不足引起的各种症状（功能性子宫出血、原发性闭经、绝经期综合征等）。本品的反式异构体有效，这是因为反式构型与雌二醇相似，两端羟基的间距为 1.45nm，易与靶激素受体结合，其活性为顺式的 14 倍，而顺式异构体的两个羟基间距离为 0.72nm，生理活性低。

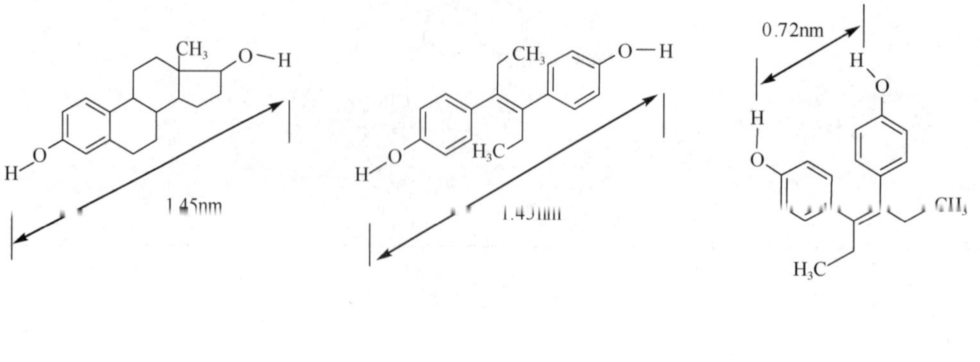

本品是二苯乙烯类药物，同类药物还有丙酸己烯雌酚（diethylstilbestrol dipropionate）和磷酸己烯雌酚（diethylstilbestrol diphosphate）。

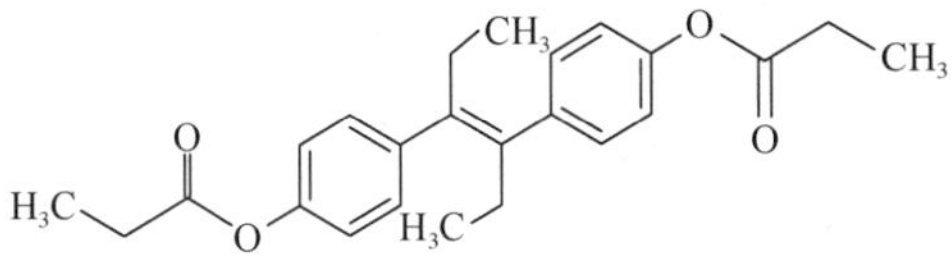

diethylstilbestrol dipropionate 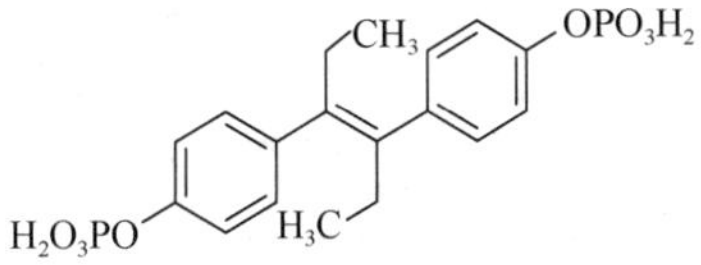　　　　　　　　diethylstilbestrol diphosphate

三、抗雌激素药物

枸橼酸他莫昔芬（tamoxifen citrate）

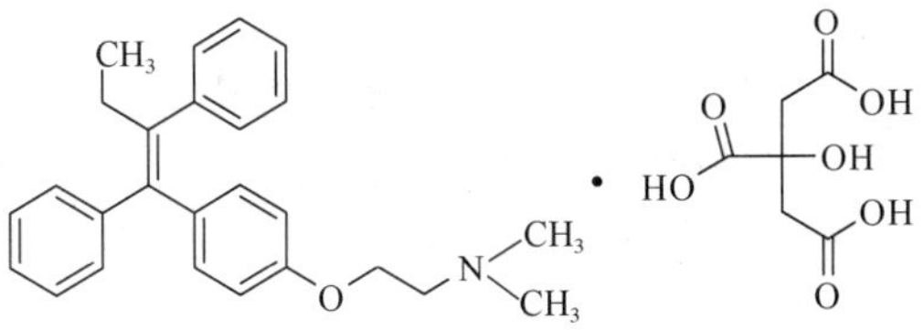

化学名为 (Z)-N, N-二甲基-2-[4-(1, 2-二苯基-1-丁烯基)苯氧基]-乙胺枸橼酸盐，(Z)-2-[4-(1, 2-diphenyl-1-butenyl)phenoxy]-N, N-dimethylethanamine citrate，又称三苯氧胺。

本品为白色或类白色结晶性粉末；无臭。在甲醇或冰醋酸中溶解，在乙醇或丙酮中微溶，在三氯乙烷中极微溶解，在水中几乎不溶。遇光不稳定，对紫外光敏感，特别是在溶液状态时，光解产物为 E 型异构体和两种异构体环合而成的菲。熔点 142～148℃（分解）。

本品是雌激素的部分激动剂，具有雌激素样作用，但活性仅为雌二醇的 1/2，能促使阴道上皮角化和子宫重量增加，并能防止受精卵着床，延迟排卵。

本品与雌二醇竞争雌激素受体形成复合物并转位进入细胞核内，阻止染色体基因活化，从而抑制肿瘤细胞生长。用于治疗晚期乳腺癌和卵巢癌、女性复发转移乳腺癌，用作乳腺癌手术后转移的辅助治疗，预防复发。对雌激素受体阳性者，效果更好。

本品口服 4～7h 血药浓度达到峰值（C_{max}），消除半衰期长达 7 天，这是由于其与白蛋白结合力高以及存在肠肝循环所致。其代谢产物为 N-去甲基他莫昔芬和 4-羟基他莫昔芬，大部分以结合物形式由粪便排出，少量从尿中排出。

枸橼酸氯米芬（clomifene citrate）主要用于治疗雌激素依赖型乳腺癌，无排卵型不育症和精子缺乏的男性不育症等，也可用于治疗避孕药引起的闭经及月经紊乱等。

雷洛昔酚（raloxifene）主要用于治疗骨质疏松症、雌激素依赖型乳腺癌。

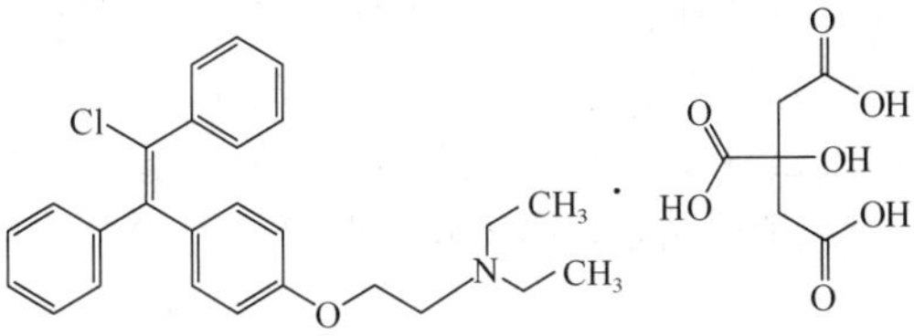

clomifene citrate 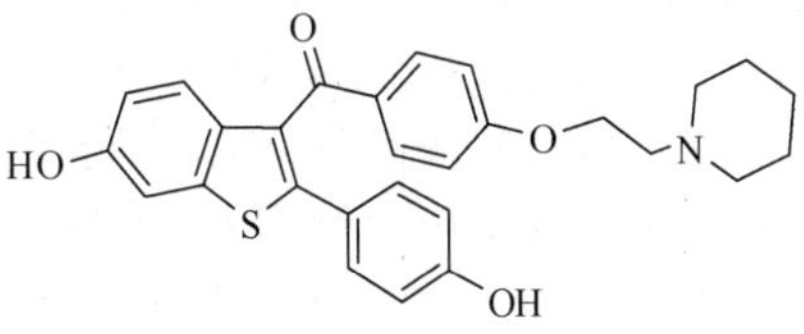　　　　　　　　　　　　　　raloxifene

他莫昔芬类药物的构效关系见图 22-2。

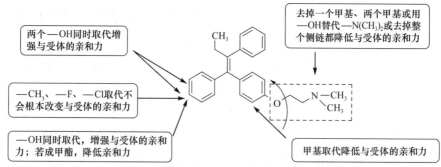

两个—OH同时取代增强与受体的亲和力

去掉一个甲基、两个甲基或用—OH替代—N(CH₃)₂或去掉整个侧链都降低与受体的亲和力

—CH₃、—F、—Cl取代不会根本改变与受体的亲和力

—OH同时取代，增强与受体的亲和力；若成甲酯，降低亲和力

甲基取代降低与受体的亲和力

图 22-2　他莫昔芬类药物的构效关系

第二节　雄激素、同化激素和抗雄激素药物

对男性而言，雄激素的主要功能为刺激雄性副性器官使其发育成熟，促进第二性征形成，维持正常性欲；促进精子发育成熟；促进蛋白质合成与骨骼肌生长，抑制体内脂肪增加，使肌肉发达；刺激红细胞生成和长骨生长。雄激素分泌不足，不仅会影响男性生长发育，造成性功能低下，而且会导致女性化表现。

对女性而言，雄激素是合成雌激素的前体，具有维持女性正常生殖功能、促进全身正常发育以及少女在青春期生长迅速功能。如果女性体内雄激素分泌过多，则会抑制下丘脑对促性腺激素释放激素的分泌，且有对抗雌激素的作用，可使卵巢功能受到抑制而出现闭经，甚至有男性化的表现。与此同时还会导致内分泌失调，引发痤疮、多毛等症状。

一、雄　激　素

众所周知，女性到了更年期需要补充一定量的雌激素，以改善失眠、烦躁、焦虑等更年期综合征症状。其实，男性也需补充雄激素，以改善神经紧张、易怒、失眠、过度出汗，甚至潮热等症状。临床上使用的雄激素（androgens）均为人工合成品，如丙酸睾酮、甲基睾丸素等。

丙酸睾酮（testosterone propionate）

化学名为 17β-羟基雄甾-4-烯-3-酮丙酸酯，(17β)-17-hydroxyandrost-4-en-3-one propionate，又称丙酸睾丸素、睾酮丙酸酯。

本品为白色或类白色结晶性粉末；无臭。在三氯甲烷中极易溶解，在乙醇或乙醚中易溶，在乙酸乙酯中溶解，在植物油中略溶，在水中不溶。$[\alpha]_D^{20} = +84°\sim+90°$（1%，乙醇）；熔点 118～123℃。

本品口服在肝内迅速破坏而失效，故一般采用肌内注射。本品肌内注射后，吸收较慢，其延效时间 2～4 天。在血中 98% 的睾酮与性激素球蛋白结合，$t_{1/2}$ 为 10～20min。睾酮在肝内代谢为二氢睾酮、Δ^4-雄烯二酮、雄酮以及原胆烷醇酮等（图 22-3），其中二氢睾酮∶丙酸睾酮∶Δ^4-雄烯二酮的活性比为 150∶100∶10；大多数与葡萄糖醛酸或硫酸结合排出体外，约 6% 非结合形式由胆汁排出，其中少部分仍可再吸收，形成肠肝循环。

本品主要用于治疗无睾症、隐睾症、月经过多、功能性子宫出血、再生障碍贫血、老年骨质疏松等，也可用于治疗绝经前或绝经 5 年以内的晚期癌症，尤其是伴有骨转移者效果较好，还可用于治疗子宫肌瘤、卵巢癌、肾癌、多发性骨髓瘤等。

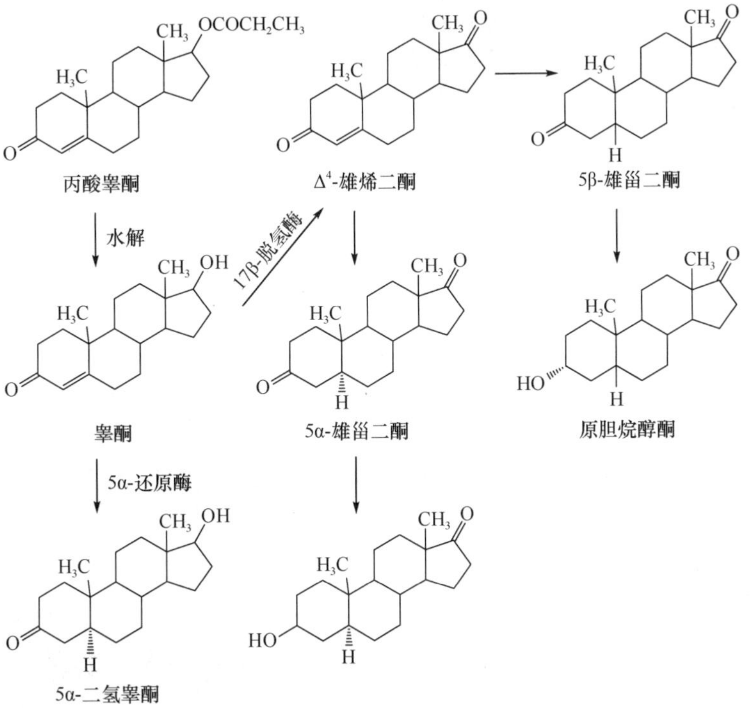

图 22-3 丙酸睾酮的体内代谢（注："Δ^4"表示第 4 位为碳碳双键）

对本品进行结构修饰的目的是使用方便和长效，同类药物见表 22-3。

表 22-3 睾酮类药物

母体结构	—R	药物	作用特点
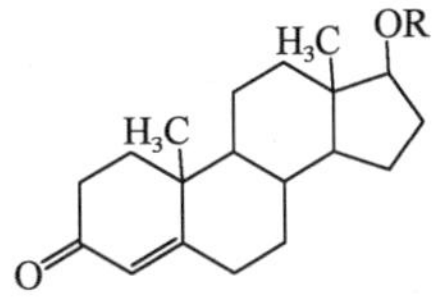	—COC₂H₅	丙酸睾酮（testosterone propionate）	口服
	—COC₄H₉	戊酸睾酮（testosterone pentanoate）	长效
	—COC₁₀H₁₉	十一烯酸睾酮（testosterone undecylenate）	长效
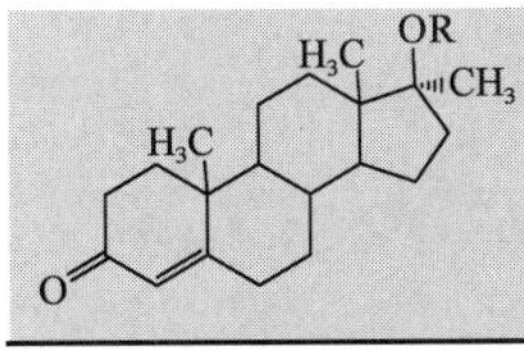	—H	甲睾酮（methyltestosterone）	口服，吸收快，生物利用度好

二、蛋白同化激素

蛋白同化激素（anabolic hormones）是一类以蛋白同化作用为主的外源性甾体激素，属于雄激素家族。具有促进蛋白质合成和减少氨基酸分解的特征，促进肌肉增生，提高动作力度和增强男性性特征。

本类药物按化学结构可分为睾酮类、氢睾酮类、去甲睾酮类和其他类，见表 22-4，表中 M（雄激素活性）和 A（蛋白同化活性）数据来源于不同资料，仅供参考。

表 22-4　常用蛋白同化激素的类型与剂量表

类型	药物	结构	M/A	剂量
睾酮类	氯司替勃 （clostebol）	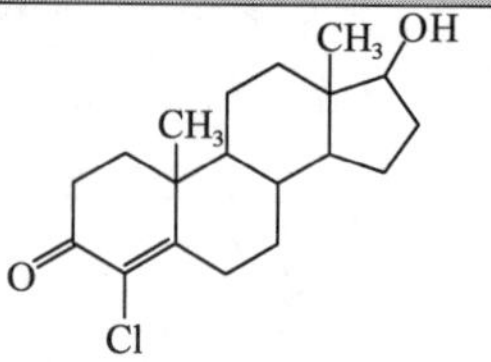	0.85/0.10	50mg/d
	美雄酮 （metandienone）	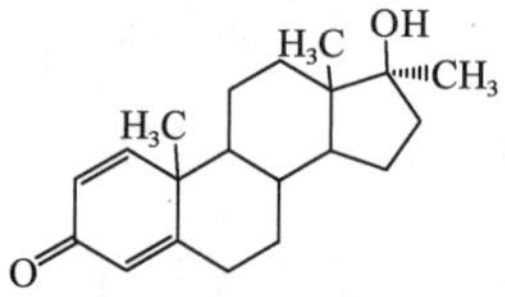	2.14/0.57	5mg/d
氢睾酮类	屈他雄酮丙酸酯 （drostanolone propionate）	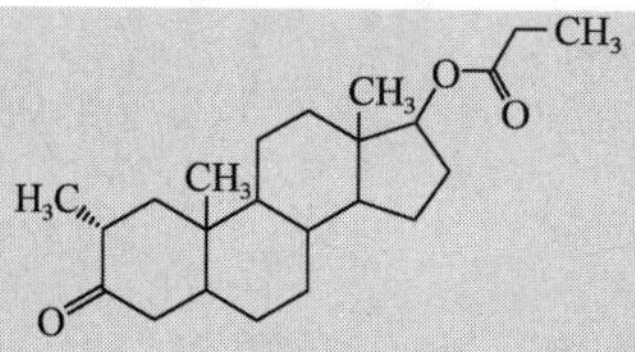	2.00/0.50	100mg/月
	羟甲烯龙 （oxymetholone）	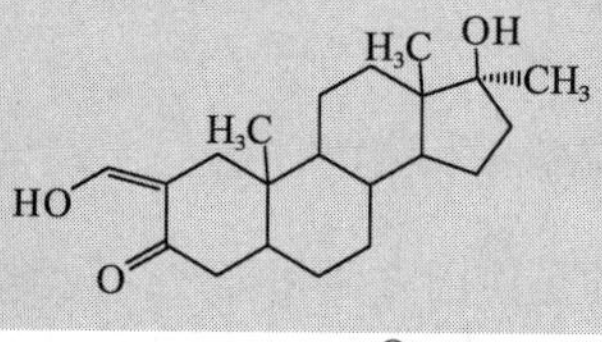	4.09/0.39	5～10mg/d
去甲睾酮类	苯丙酸诺龙 （nandrolone phenylpropionate）	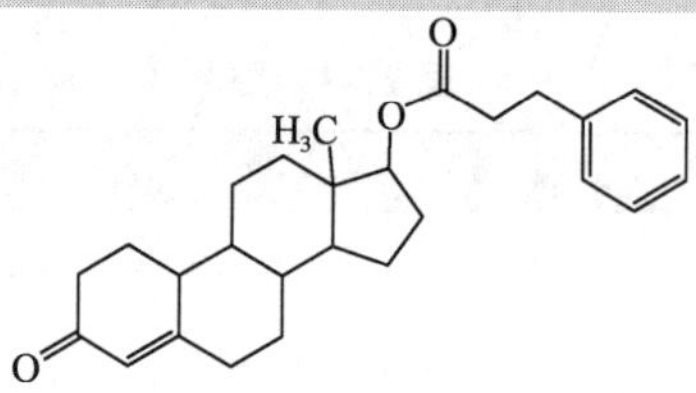	1.50/0.15	10～25mg/月
	乙雌烯醇 （ethylestrenol）	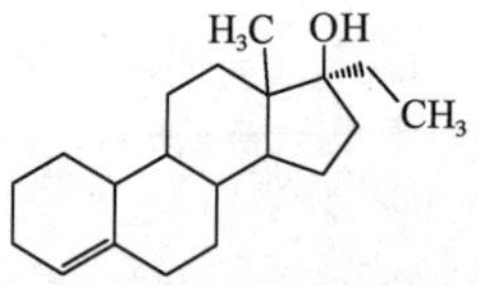	3.00/0.20	2～16mg/d
其他类	司坦唑醇 （stanozolol）	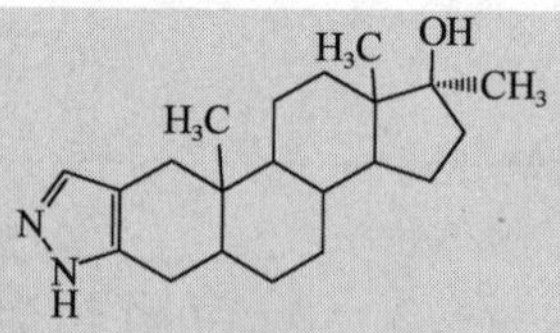	30 /0.25	4～6mg/d

三、抗雄激素药物

抗雄激素药物（antiandrogenic agents）按作用机制可分为两类：一类是抑制雄激素生物合成的 5α 还原酶抑制剂，代表药物为非那雄胺（finasteride），用于治疗良性前列腺增生；一类是雄激素受体拮抗剂，代表药物为氟他胺（flutamide），用于治疗前列腺增生、前列腺癌和痤疮。按药物结构可分为类固醇类（主要是孕激素类）和非类固醇类，见表 22-5。

表 22-5 抗雄激素药物的类型、结构与作用特点

类型	药物	结构	作用特点
类固醇类	醋酸环丙氯地孕酮（cyproterone acetate）	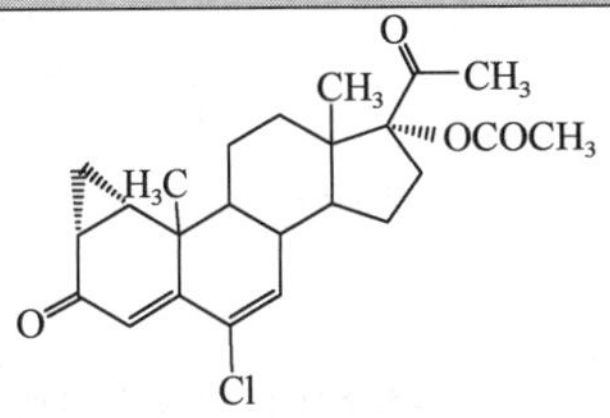	可阻止双氢睾酮进入细胞核内与受体结合成复合物，能抑制垂体 LH 的释放
	醋酸甲地孕酮（megestrol acetate）	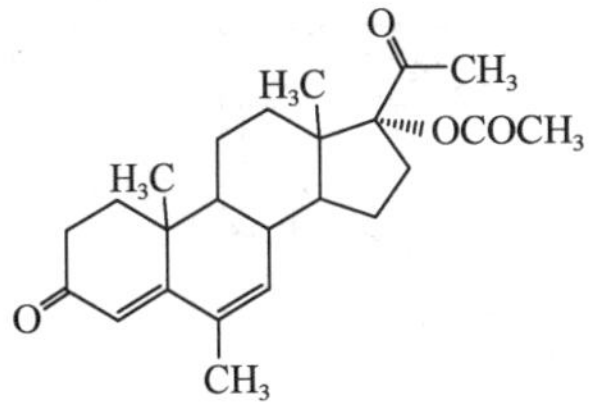	抑制垂体促性腺激素的释放，抑制血清睾酮浓度和竞争细胞受体，及阻滞 5α 还原酶而降低前列腺双氢睾酮的浓度
	醋酸甲羟孕酮（medroxyprogesterone acetate）	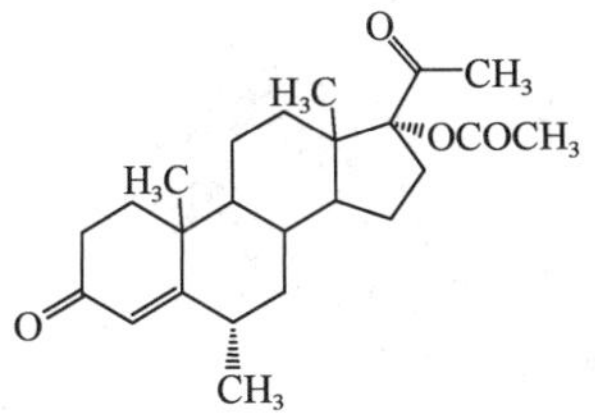	具有中枢及外周抗雄激素作用
	非那雄胺（finasteride）	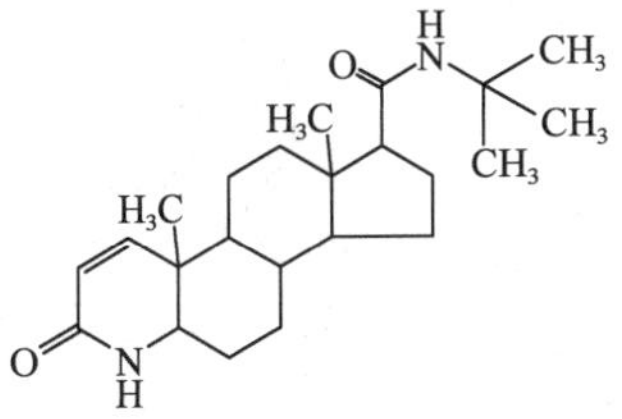	5α 还原酶抑制剂，可降低前列腺中双氢睾酮的浓度
非类固醇类	氟他胺（氟硝丁酰胺，flutamide）	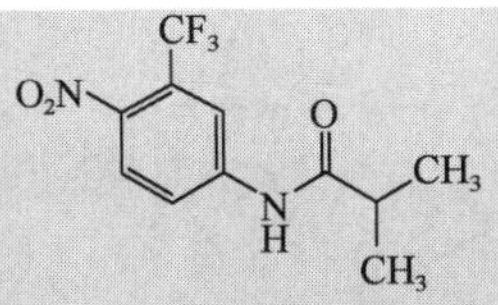	非甾体抗雄性激素药，阻断双氢睾酮与雄激素受体的结合，抑制雄激素对前列腺的生长刺激作用
	比卡鲁胺（bicalutamide）	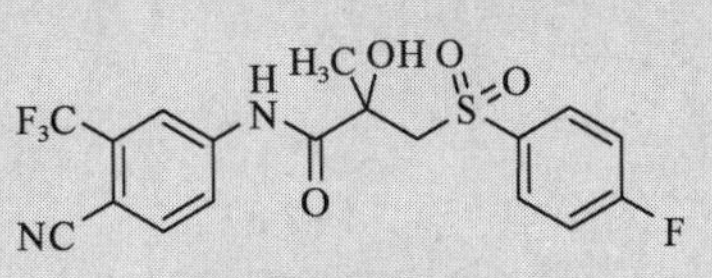	抗雄激素比氟他胺强 4 倍，中枢作用轻，毒副作用少，半衰期长
	尼鲁米特（nilutamide）	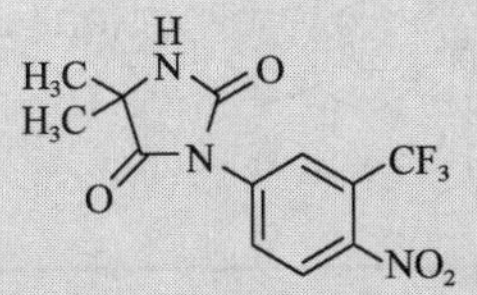	非甾体抗雄激素药，与受体的作用较持久
	酮康唑（ketoconazole）	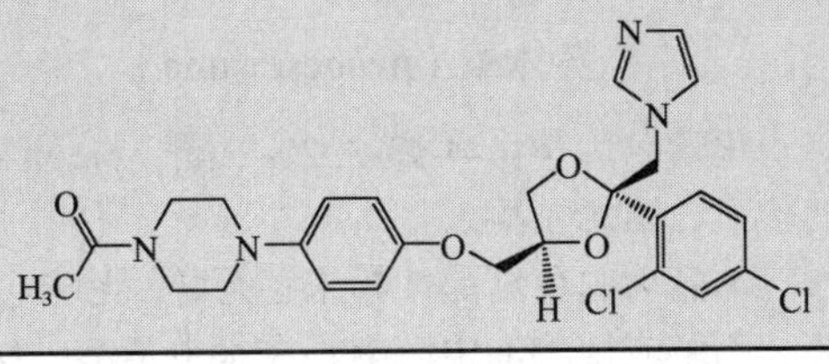	抗真菌药物，大剂量可阻滞睾丸和肾上腺睾酮合成

第三节　孕激素、甾体避孕药物和抗孕激素药物

一、孕　激　素

　　孕激素（progestins）是雌性动物卵巢黄体细胞分泌的甾体激素，又称黄体激素或女性激素，天然孕激素见表 22-6。

表 22-6　天然孕激素的结构与作用特点

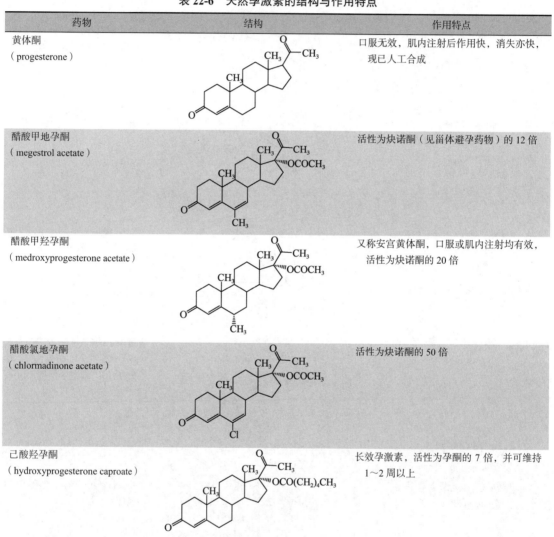

药物	结构	作用特点
黄体酮 （progesterone）		口服无效，肌内注射后作用快，消失亦快，现已人工合成
醋酸甲地孕酮 （megestrol acetate）		活性为炔诺酮（见甾体避孕药物）的 12 倍
醋酸甲羟孕酮 （medroxyprogesterone acetate）		又称安宫黄体酮，口服或肌内注射均有效，活性为炔诺酮的 20 倍
醋酸氯地孕酮 （chlormadinone acetate）		活性为炔诺酮的 50 倍
己酸羟孕酮 （hydroxyprogesterone caproate）		长效孕激素，活性为孕酮的 7 倍，并可维持 1～2 周以上

黄体酮（**progesterone**）

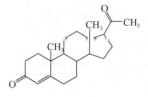

　　化学名为孕甾-4-烯-3, 20-二酮，pregn-4-ene-3, 20-dione，又称孕酮、助孕素、孕烯二酮。

　　本品为白色结晶性粉末；无臭，无味。在三氯甲烷中极易溶解，在乙醇、乙醚或植物油中溶解，在水中不溶。$[\alpha]_D^{20} = +186°\sim+198°$（1%，乙醇）；熔点 128～131℃。

本品在月经周期后期使子宫黏膜内腺体生长、子宫充血、内膜增厚，为受精卵植入做好准备；受精卵植入后则使之产生胎盘，并减少妊娠子宫的兴奋性，抑制其活动，使胎儿安全生长；在与雌激素共同作用下，促使乳房充分发育，为产乳作准备；使子宫颈口闭合，黏液减少变稠，使精子不易穿透，大剂量时通过对下丘脑的负反馈作用，抑制垂体促性腺激素的分泌，产生抑制排卵作用。

本品主要用于治疗习惯性流产、痛经、经血过多或血崩症、闭经等。口服大剂量也用于治疗黄体酮不足所致疾患，如经前综合征、排卵停止所致月经紊乱、良性乳腺病、绝经前和绝经期等。阴道给药可替代口服，特别适用于肝病患者。

本品口服经 1～3h 血药浓度达峰值，在吸收过程中经肠黏膜和肝脏中的 4-烯还原酶和 20-羟甾脱氢酶迅速代谢失活。故一般采用注射给药，但舌下含用或阴道、直肠给药也有效。本品油注射液肌内注射后迅速吸收，可持续 48h，在肝内代谢，约 12%代谢为孕二醇，代谢物与葡萄糖醛酸结合随尿排出。其代谢途径如图 22-4 所示。

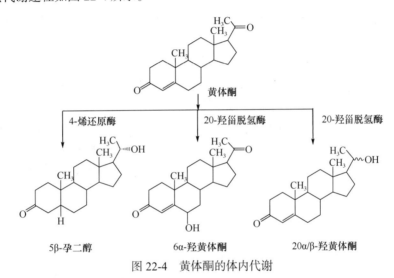

图 22-4　黄体酮的体内代谢

以黄体酮为代表的孕激素类药物的构效关系如图 22-5 所示。

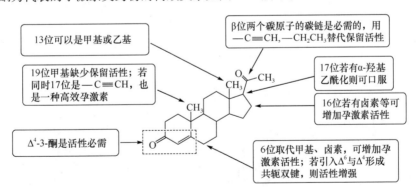

图 22-5　孕激素类药物的构效关系

二、甾体避孕药物

甾体避孕药物（sterodial contraceptive drugs）的结构与作用特点见表 22-7。

表 22-7　甾体避孕药物的结构与作用特点

药物	结构	作用特点
炔诺酮 （norethisterone）		第一个口服强效孕激素，除具有孕酮作用外，还具有轻微的雄激素和雌激素活性。用于月经不调、子宫功能性出血、子宫内膜异位症等；单方或与雌激素合用能抑制排卵，用作避孕药
左炔诺孕酮 （levonorgestrel）		作用与炔诺酮相似。主要用于女性紧急避孕，即在无防护措施或其他避孕方法偶然失误时使用
醋炔诺酮 （norethisterone acetate）		孕激素作用为炔诺酮的 5～10 倍，并有雄激素、雌激素和抗雌激素活性
双醋炔诺醇 （ethynodiol diacetate）		具有抑制排卵作用，故可用作短效口服避孕药
醋炔醚 （醋奎孕醇, quingestanol acetate）		大剂量可作为女性长效避孕药，不受月经周期限制，任何一天服用均可产生避孕效果
异炔诺酮 （norethynodrel）		孕激素作用较弱，无雄激素作用
醋炔诺酮肟 （norethisterone oxime acetate）		活性为炔诺酮的 100 倍
孕三烯酮 （gestrinone）		第三代新型高效孕激素，雄激素活性弱，无雌激素活性
地索高诺酮 （desogestrel）		第三代孕激素类口服避孕药，周期控制好，无雌激素和雄激素作用
18-甲基炔诺酮肟 （18-levonorgestrel oxime）		第二代孕激素类口服避孕药，无雌激素和雄激素作用

案例 22-2

自古以来，如何避孕一直是困扰人类的一个难题。在古代，人们曾使用汞（俗称水银）、砒霜以及一些特殊的植物（如薄荷类植物、野生胡萝卜种子等）来避孕。直到 20 世纪中期，随着有机合成技术的不断发展，现代口服避孕药才得以问世。1951 年，人们首次合成了第一代口服强效孕激素炔诺酮。炔诺酮与炔雌甲醚的复方于 1956 年问世，是人类生育史上第一个口服避孕药。随后，科学家对避孕药进行结构优化，得到了一系列长效避孕药。例如，庚酸炔诺酮（norethisteroni enanthate）每月只需注射一针，提高了使用者的依从性和满意度。

问题：

1. 试分析炔诺酮与孕激素配伍作为避孕药的原理。
2. 长效避孕药的研发原理是什么？

三、抗孕激素药物

米非司酮（mifepristone）

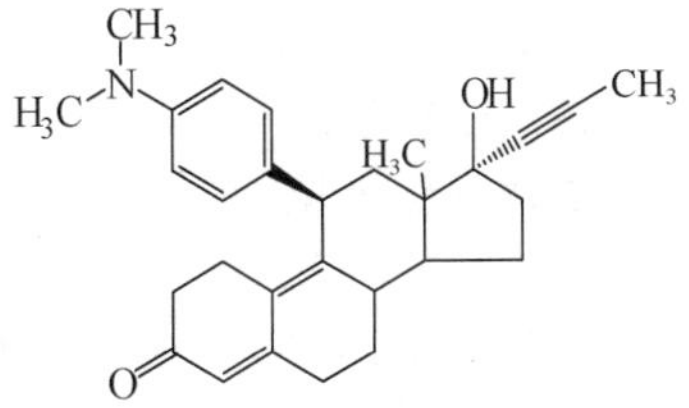

化学名为 11β-(4-*N*, *N*-二甲氨基苯基)-17β-羟基-17α-(1-丙炔基)-雌甾-$\Delta^{4,9}$-二烯-3-酮，11β-[4-(*N*, *N*-dimethylamino)phenyl]-17β-hydroxy-17α-(prop-1-ynyl)-$\Delta^{4,9}$-estradiene-3-one。

本品为淡黄色结晶性粉末；无臭，无味。在甲醇或二氯甲烷中易溶，在乙醇或乙酸乙酯中溶解，在水中几乎不溶。$[\alpha]_D^{20}$ = +124°～+129°（5%，二氯甲烷）；熔点 192～196℃。

本品口服吸收迅速，肝脏首过效应显著。体内消除缓慢，消除半衰期约 20～34h，服药后 72h 血药水平仍可维持在 0.2 mg/L 左右。口服 1～2h 后血中代谢产物水平已超过母体药物，代谢产物为 *N*-去甲基化物、*N*-双去甲基化物和丙炔醇。主要代谢产物 *N*-去甲基化物与孕酮受体结合为米非司酮的 74.9%，抗早孕作用为米非司酮的 1/3，见图 22-6。

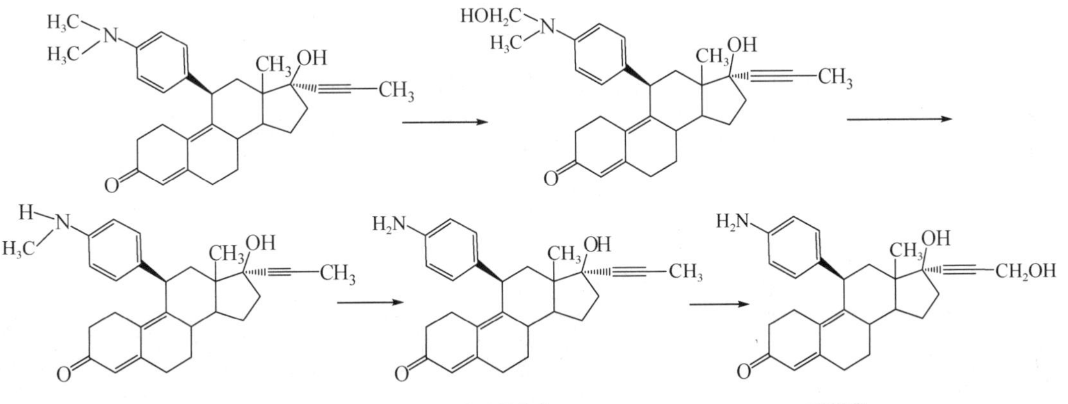

N-去甲基化物（主要代谢物，有活性）　　*N*-双去甲基化物　　丙炔醇

图 22-6　米非司酮的体内代谢

本品与孕酮竞争受体而达到拮抗孕酮的作用，从而终止早孕、抗着床、诱导月经及促进宫颈成熟等。同时，本品能明显增高妊娠子宫对前列腺素的敏感性。本品是迄今最成功的抗早孕药，不仅促进了抗孕激素及抗皮质激素药的发展，而且是甾体药物研究历史上的里程碑。以米非司酮为代表的抗孕激素（anti-progestogen drugs）构效关系见图 22-7。

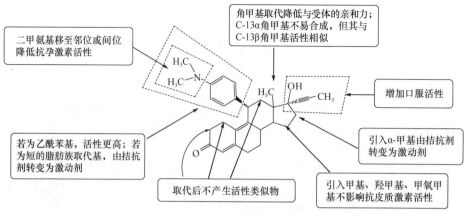

图 22-7 抗孕激素药的构效关系

案例 22-2 分析

1. 作为甾体孕激素，炔诺酮本身具有抑制排卵的作用，但它作为睾酮的乙炔化物，仍保留有睾酮的 1/10 雄性活性，长期使用有男性化不良反应。与孕激素配伍，一方面可以抑制炔诺酮的雄激素活性，减少男性化不良反应；另一方面，联用后对抑制排卵具有协同作用，抑制下丘脑促黄体释放激素（LHRH）的分泌，并作用于垂体前叶，降低其对 LHRH 的敏感性，从而阻断促性腺激素的释放，产生排卵抑制作用，主要作为短效口服避孕药用。

2. 长效避孕药，如本案例中庚酸炔诺酮，通常是在分子中引入长链的脂肪酸酯使其脂溶性增加，制成油剂后注射，可贮存于脂肪组织内，并缓慢释放出激素成分，与戊酸雌二醇配伍，组成复方庚炔诺酮针剂，每月注射 1 次，作用可维持 30 天，对月经周期的控制效果明显优于单用庚炔诺酮针。

第四节 肾上腺皮质激素

肾上腺皮质激素（adrenocorticoid hormones）是指由动物肾上腺皮质分泌的甾体类激素，简称皮质激素。具有环戊烷多氢菲甾体母核结构，其母核共有 21 个碳原子；A 环均有 Δ^4-3-酮基，为共轭体系，具有紫外吸收；C-17 位上有 α-醇酮基，具有还原性，有的药物 C-17 位上还有 α-羟基；部分药物 C-11 位上有羟基或酮基，C-1、C-2 之间有双键，C-6α 或 C-9α 位有卤素取代，或有 C-16α 羟基等。本类药物按生理功能可分为糖皮质激素（glucocorticoids）、盐皮质激素（mineral corticoids）和少量性激素，见表 22-8。

表 22-8 天然肾上腺皮质激素的类型与相对活性

类型	药物	结构	相对活性		
			肝糖原沉积	抗炎	钠潴留
糖皮质激素	可的松（cortisone）		1.00	1.00	1.00
	氢化可的松（皮质醇，cortisol）		1.55	1.25	1.50

续表

类型	药物	结构	相对活性		
			肝糖原沉积	抗炎	钠潴留
糖皮质激素	皮质酮（corticosterone）		0.54	0.03	2.55
	11-脱氢皮质酮（11-dehydrocorticosterone）		0.45	0.0	—
盐皮质激素	醛固酮（aldosterone）		0.3	0.0	600
	11-去氧皮质酮（11-deoxycorticosterone）		0.0	0.0	30

在结构上，盐皮质激素通常不同时具有 17α-羟基和 11-氧（羟基或氧代），主要作用是调节机体水、盐代谢，对糖和蛋白质影响较小。醛固酮通过与远曲肾小管上皮细胞内醛固酮结合蛋白相结合，促进远曲肾小管对钠离子的重吸收，并使远曲肾小管中钾离子大量分泌入尿中，从而维持体内的电解质钠和钾离子的平衡，即留钠、留水、排钾的作用。醛固酮的分泌主要受血管紧张素Ⅱ的调节，当肾血流量不足或血中钠离子浓度下降时，血中血管紧张素水平升高，促使肾上腺皮质分泌醛固酮。去氧皮质酮的作用仅相当于醛固酮的 1%～3%。

糖皮质激素通常同时具有 17α-羟基和 11-氧（羟基或氧代），主要是在生理剂量下参与糖、脂肪、蛋白质和生长发育等代谢。当糖皮质激素药物超过生理剂量、剂量过大或长期应用时，一方面可产生一些药理作用，如抗炎、抗免疫以及抗毒等作用；另一方面可导致各种物质代谢紊乱。如对糖代谢可增加肝糖原异生、肌糖原合成，同时抑制细胞对糖的摄取和氧化利用，使血糖升高；对蛋白质代谢可合成、分解-负氮平衡，导致肌肉萎缩、皮肤变薄、生长发育迟缓、伤口难愈；对脂肪代谢可影响脂肪合成、分解诱发酮症酸中毒，同时脂肪再分布造成向心性肥胖；对水和电解质代谢可留钠排钾水钠潴留，引起低血钾、高血压，同时增加钙磷排泄，导致骨质疏松；起雄激素样作用，发生痤疮、多毛等。

氢化可的松（hydrocortisone）

化学名为 11β, 17α, 21-三羟基孕甾-4-烯-3, 20-二酮，11β, 17α, 21-trihydroxypregn-4-ene-3, 20-dione，又称皮质醇、氢化皮质酮。

本品为白色或几乎白色结晶性粉末；无臭，初无味，随后有持续的苦味；遇光渐变质。在乙醇或丙酮中略溶，在三氯甲烷中微溶，在乙醚中几乎不溶，在水中不溶。$[\alpha]_D^{20} = +162°\sim+169°$（1%，无水乙醇）。本品的乙酸酯为白色或几乎白色结晶性粉末；无臭。在乙醇或三氯甲烷中微溶，在水中不溶。

本品原是一种天然糖皮质激素，现已人工合成。其作用十分复杂，主要是影响糖、蛋白质、脂肪的合成与代谢。主要用于过敏性皮炎、湿疹、脂溢性皮炎、神经性皮炎和瘙痒症。眼科用于虹膜睫状体炎、角膜炎、上巩膜炎、结膜炎等。防止或抑制炎症反应产生的局部发热、发红、肿胀及触痛。

本品外用可经皮肤吸收，尤其在皮肤损伤处吸收更快。主要经肝脏代谢后从尿中排出。本品的体内代谢见图 22-8。

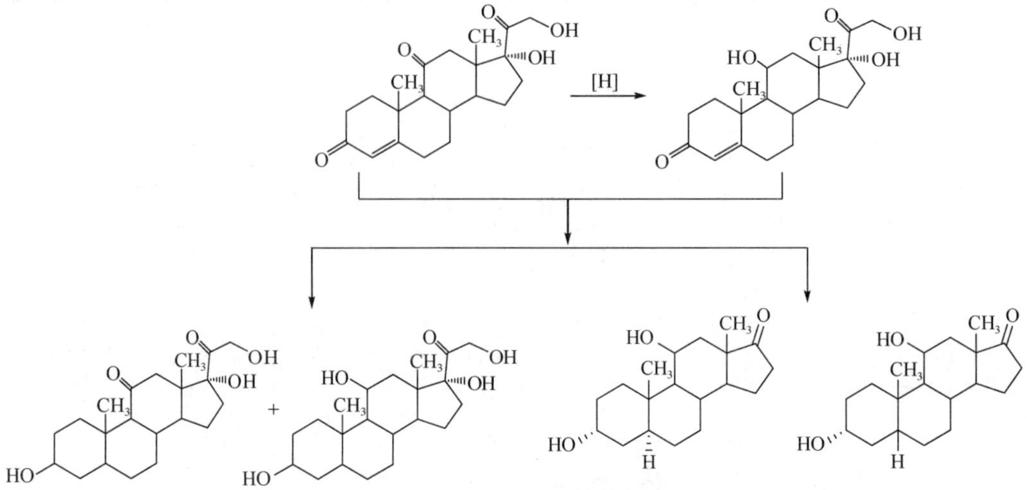

urocortisone   urocortisol   3α,11β-dihydro-5α-androstan-17-one   3α,11β-dihydro-5β-androstan-17-one

图 22-8   可的松和氢化可的松的体内代谢

本品的结构修饰主要是 C-21 酯化和 C-1 引入双键。

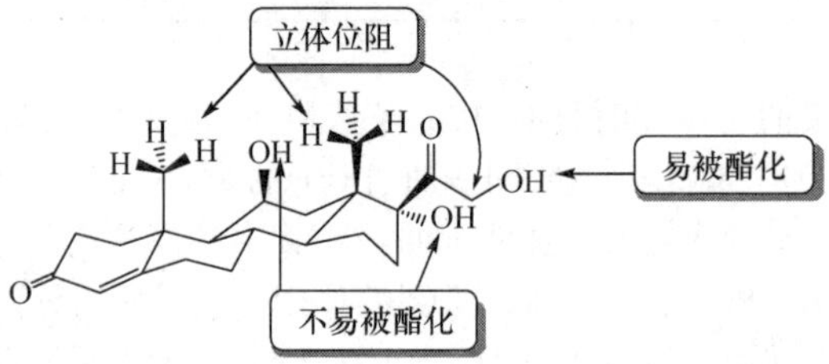

C-21 的修饰：在氢化可的松分子中的 C-11、C-17α 和 C-21 分别有一个羟基，但由于两个角甲基造成 C-11 上的羟基位阻、C-17 上侧链造成 C-17α 上羟基位阻，在一般条件下这两个羟基不易被酯化，只有 C-21 羟基能与各种酸成酯，如醋酸氢化可的松和琥珀酸钠氢化可的松。

C-1 的修饰：1,2 位之间成双键，如氢化泼尼松，其抗炎作用增大，主要可能是 A 环由椅式变为船式所致。

案例 22-3

人工合成的肾上腺皮质激素类药物地塞米松，具有抗炎、应激保护、增强化疗药物诱导肿瘤细胞凋亡、促进细胞分化等药理作用。但在临床大剂量使用时，有致过敏、休克等不良反应。在对地塞米松进行结构修饰中，以期对地塞米松氧化合成目标物 9-氟-16α-甲基-11β,17-二羟基-3-氧-1,4-雄二烯-17β-羧酸，反应如下：

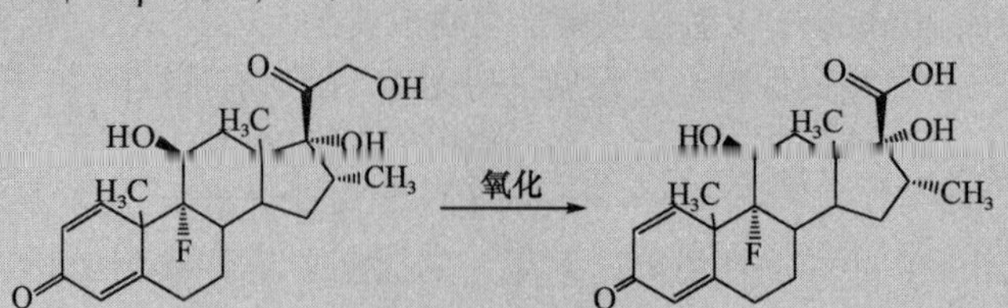

用高碘酸氧化的产率为 92.6%；而用高锰酸钾氧化的产率只有 54.5%。

问题:
1. 地塞米松按化学结构属于哪类甾体激素?
2. 为什么两种氧化剂的氧化产率会有如此差距?

醋酸地塞米松(dexamethasone acetate)

化学名为 16α-甲基-11β, 17α, 21-三羟基-9α-氟孕甾-1, 4-二烯-3, 20-二酮-21-乙酸酯, (11β, 16α, 17α)-9-fluoro-11, 17, 21-trihydroxy-16-methylpregna-1, 4-diene-3, 20-dione-acetate, 又称醋酸氟美松、醋酸氟甲强的松龙。

本品为白色或类白色结晶或结晶性粉末; 无臭, 味微苦。在丙酮中易溶, 在甲醇或无水乙醇中溶解, 在三氯甲烷中略溶, 在乙醚中极微溶解, 在水中不溶。$[\alpha]_D^{20} = +82° \sim +88°$ (1%, 二氧六环); 熔点 223~233℃。

本品在空气中稳定, 但需避光保存。其溶液在碱催化下, C-17 侧链的酮基及羟基在碱性下会互变异构成为羟基醛。

本品用于治疗风湿性关节炎、湿疹、神经性皮炎及各种皮肤病。其作用与醋酸可的松相似, 能抑制结缔组织增生, 降低毛细血管壁和细胞壁的通透性, 减少炎性渗出, 并能抑制组胺和其他毒性物质的形成和释放。但对糖代谢作用强, 对电解质作用弱, 为目前甾体皮质激素中作用较强、副作用(如水肿、高血压、肌无力等)较轻的一种药物。其抗炎作用约为氢化可的松的 20~25 倍, 不引起钠潴留或钾损失。其注射液吸收缓慢、作用持久, 几乎没有可的松、氢化可的松或醋酸氟氢可的松的盐代谢皮质激素作用。因此, 不能用作补充疗法治疗肾上腺皮质激素不足症(如艾迪生病)。

以地塞米松为代表的皮质激素类药物的构效关系如图 22-9 所示。

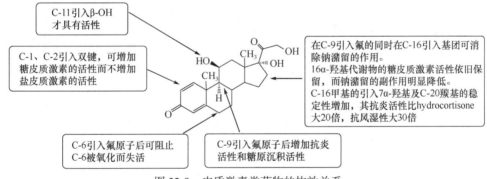

图 22-9　皮质激素类药物的构效关系

案例 22-3 分析
1. 地塞米松按化学结构属于孕甾烷类的人工合成肾上腺皮质激素类药物。
2. 这是因为高碘酸氧化选择性较好, 氧化得到的目标化合物产率达到 96.2%; 高锰酸钾氧化性强, 在氧化地塞米松 C-21 羟甲基的同时, C-11 羟基也发生副作用, 而使目标物的产率降低至 54.5%。

思考题

1. 甾体激素类药物是如何分类的, 每一类具有哪些结构特征?
2. 简述雌激素和孕激素联用作为避孕药物的原理。
3. 简述皮质激素类药物的构效关系, 并提出降低该类药物副作用的策略。

(盛春泉)

第二十三章　维　生　素

维生素（vitamin）一词是 1912 年由波兰科学家 Funk 提出，并称它为"维持生命的营养素"。维生素不是构成机体组织的原料，也不是体内供能的物质，而是维持人体正常代谢所必需的微量营养物质，广泛存在于各种食物中，在调节机体物质代谢、促进生长发育和维持生理功能等方面发挥着重要作用。维生素的每日需要量甚少（常以毫克或微克计），多数不能在体内合成，或者所合成的量难以满足机体的需要，因此必须由食物供给。

人体对于维生素的需求与维生素的种类密切相关，如维生素 B_{12} 每天需要 $2\mu g$ 左右，而对于维生素 C 则每天需要 $50\sim100mg$。人体对维生素的需求量也与其性别、年龄、生理状况、所处环境以及职业等因素有关。维生素的缺乏与过量均会造成疾病，因此，补充维生素必须适量，不能把维生素作为补品过量服用。

维生素在体内的作用大体可分为四个方面：①作为辅酶与蛋白质构成许多酶类，或作为酶的辅助因子，发挥生理作用；②维护机体组织的正常结构与功能；③参与体内重要生物化学反应，促进生化反应正常进行；④维生素 D 等可发挥类似激素的作用，调节体内营养吸收等功能。

维生素种类很多，化学结构各异，理化性质和活性各不相同。据维生素的溶解性质，维生素分为脂溶性维生素和水溶性维生素两大类，见表 23-1。

表 23-1　各类维生素的作用及正常成人每日需求量表

名称		结构	每日需求量/mg	主要作用
脂溶性维生素	维生素 A_1（vitamin A_1）	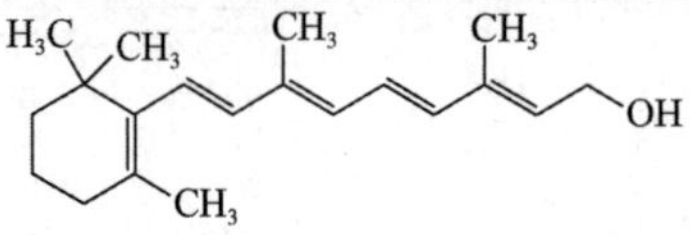	2.0	临床上用于治疗夜盲症、结膜软化症、角膜干燥症等
	维生素 A_2（vitamin A_2）	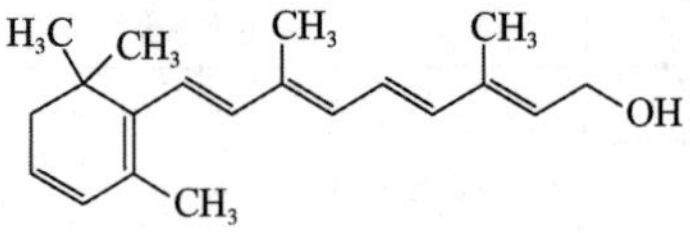		
	维生素 D_2（vitamin D_2）	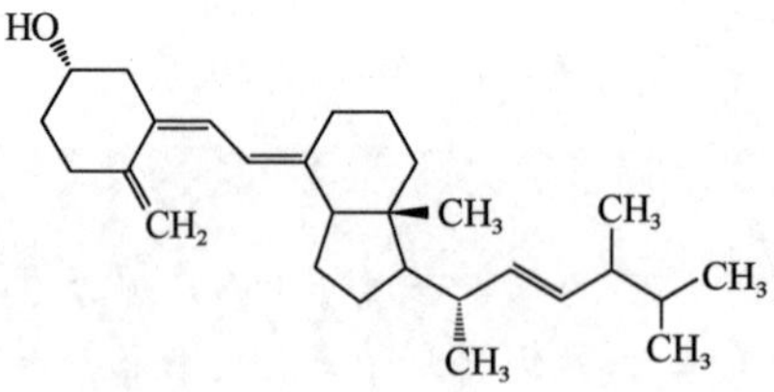	0.025	预防佝偻病，骨质疏松等维生素 D 缺乏症
	维生素 D_3（vitamin D_3）	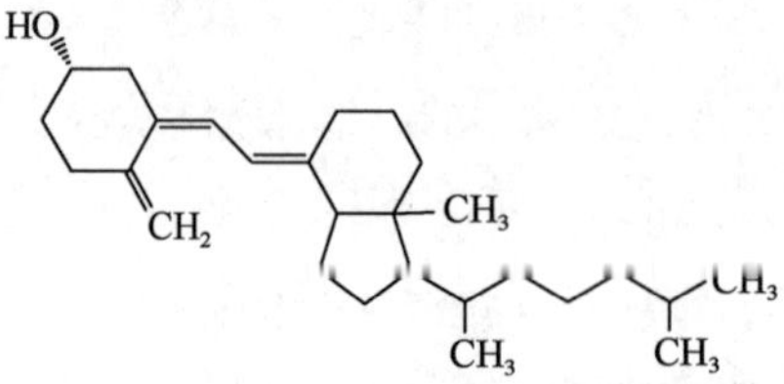		

续表

	名称	结构	每日需求量/mg	主要作用
脂溶性维生素	维生素 E（vitamin E）	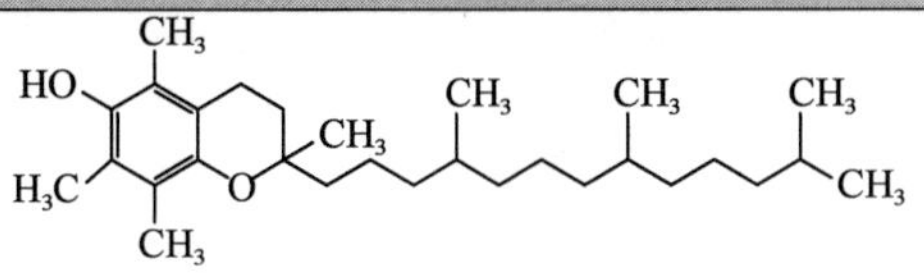	10.0	维持正常的生殖能力和肌肉正常代谢；维持中枢神经和血管系统的完整
	维生素 K_1（vitamin K_1）	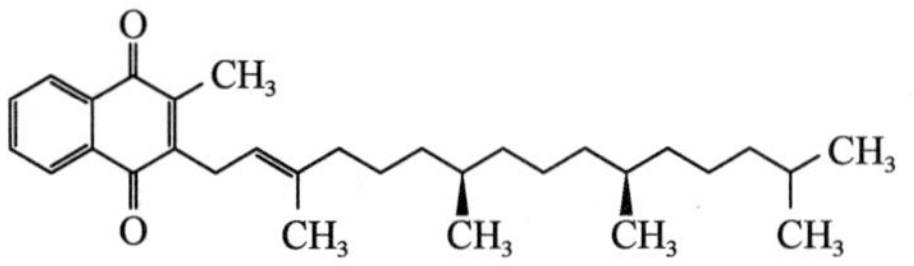	0.08	用于新生儿出血病，维持凝血酶原正常水平，也用于治疗因服用抗生素所致的维生素 K 缺乏症
	维生素 K_2（vitamin K_2）	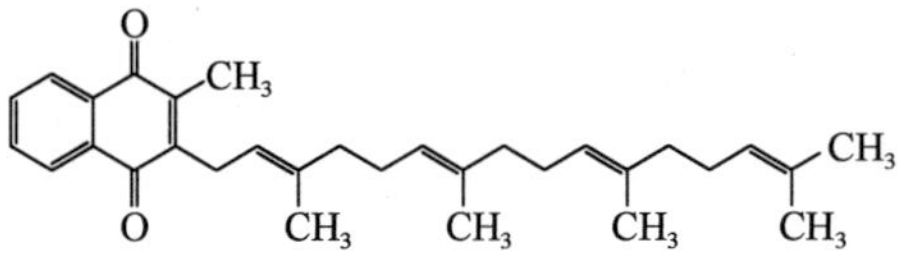		
	维生素 K_3（vitamin K_3）	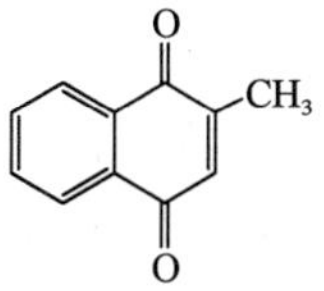		
	维生素 K_4（vitamin K_4）	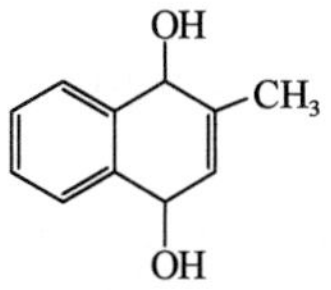		
水溶性维生素	维生素 B_1（vitamin B_1）	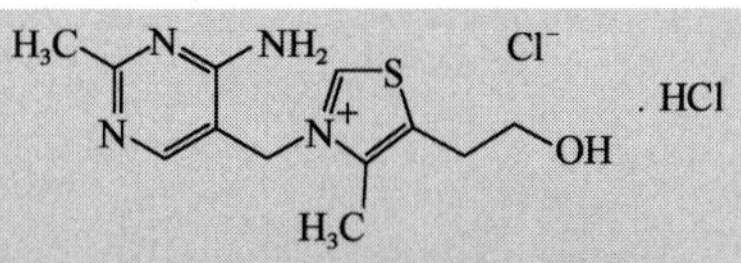	1.5	预防脚气病，皮肤粗糙，对神经系统有调节作用
	维生素 B_2（vitamin B_2）	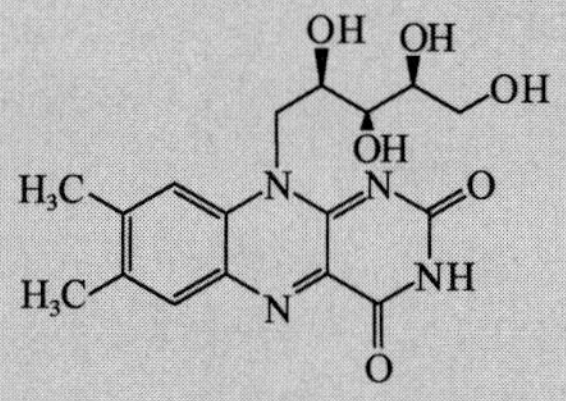	2.0	促使皮肤、指甲、毛发的正常生长。帮助消除口腔内、唇、舌的炎症
	维生素 B_6（vitamin B_6）	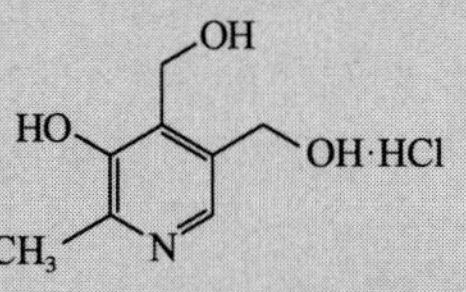	2.0	抗贫血、解毒，治疗孕妇早孕反应。若缺乏时引起皮肤粗糙、神经过敏失眠、贫血、麻疹皮肤感染
	维生素 B_7（维生素 H，生物素，biotin）	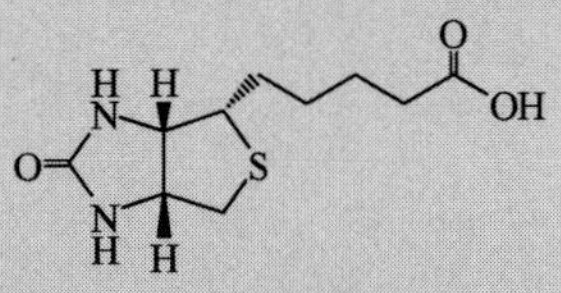	0.3	防止脱发，促进脂肪的代谢，治疗倦息、厌食和轻度贫血
	维生素 B_9（叶酸，folic acid）	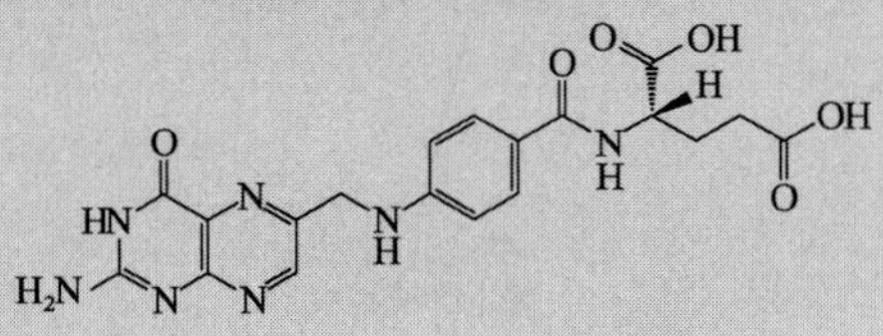	0.4	和维生素 C 共同参与红细胞与血红蛋白的生成，防止贫血，保肝解毒等

续表

名称	结构	每日需求量/mg	主要作用
水溶性维生素 维生素 C（vitamin C）	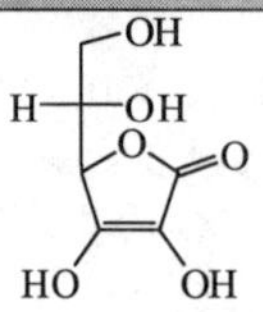	80	在生物氧化还原过程中起重要作用，参与氨基酸代谢，神经递质的合成，也用作药品和食品工业的抗氧化剂

第一节　脂溶性维生素

脂溶性维生素（lipophilic vitamins）主要有维生素 A、维生素 D、维生素 E 和维生素 K 等，在食物中脂溶性维生素常和脂类共同存在，它们在肠道被吸收时，也与脂类的吸收密切相关，脂类吸收不良时，脂溶性维生素的吸收也会减少。

一、维生素 A 类

1913 年，McCollum 等美国学者发现牛油和鱼肝油内存在一种营养必需品，即现在所指的维生素 A（vitamin A）。瑞士有机化学家 Karrer 于 1931 年从鱼肝油中分离出视黄醇（retinol），并首次确定其结构，现命名为 vitamin A_1。维生素 A 一般即指 vitamin A_1。后来，从淡水鱼的鱼肝中分离到另一种 vitamin A_1 类似物，即 3-脱氢视黄醇（3-dehydroretinol），称为 vitamin A_2。Vitamin A_2 的生物活性为 vitamin A_1 的 30%～40%，见表 23-1。

维生素 A 是具有醌环的不饱和一元醇，可由植物来源的 β-胡萝卜素（β-carotene）合成，β-胡萝卜素含有两个维生素 A_1 的环结构，转换率最高。一分子 β-胡萝卜素，加两分子水可生成两分子维生素 A_1。

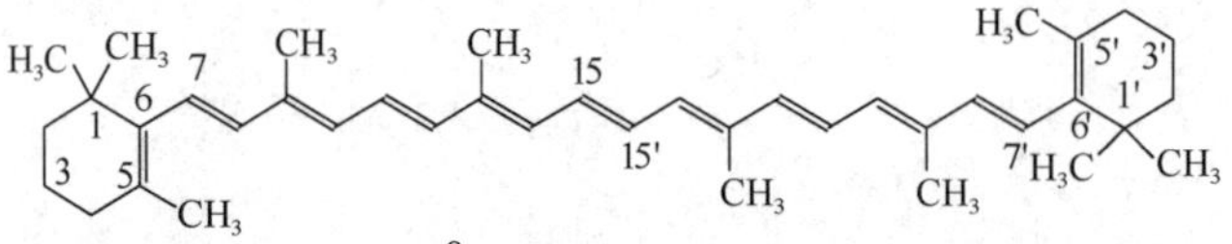

β-carotene

维生素 A 结构中含烯丙型醇，对酸不稳定，遇路易斯酸或无水氯化氢乙醇溶液，可脱水，生成脱水维生素 A，其活性仅为维生素 A 的 0.4%；对紫外线不稳定，易被空气氧化，氧化的初步产物为环氧化物，加热、重金属离子可加速其氧化。维生素 A 在含维生素 E 或加入稳定剂如叔丁基对苯甲酸（BHT）的油中较为稳定；但若长期储存可发生异构化，活性下降。

维生素 A 活性与其结构有高度的相关性，其构效关系见图 23-1。

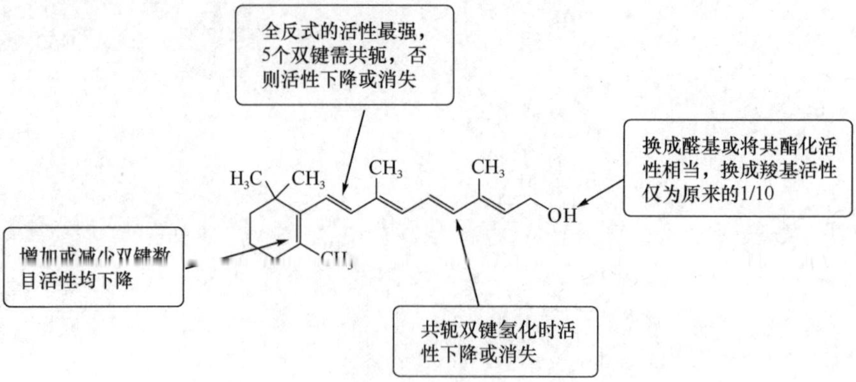

图 23-1　维生素 A 的构效关系

知识拓展 23-1

对维生素 A 进行结构改造,获得了多种视黄酸类似物,统称维 A 酸(retinoic acid,tretinoin)。维 A 酸及其几何异构体异维 A 酸(异维甲酸 isotretinoin)都是维生素 A 的活性代谢物,用于治疗结节性或聚合性痤疮,也可外用治疗鱼鳞病等,但不良反应很多,应控制使用。用苯环替换维 A 酸中的环己烯碳环,得到阿维 A(acitretin)和阿维 A 酯(etretinate),主要应用于毛囊角化病、毛发红糠疹、脓疱性银屑病、红皮病型银屑病和鱼鳞病等的治疗。

tretinoin

isotretinoin

acitretin

etretinate

阿达帕林(adapalene)和他扎罗汀(tazarotene)是多芳香维 A 酸类似物。其中,他扎罗汀是一种新型特异性受体选择性维 A 酸类药物,它与细胞核维 A 酸 β-和 γ-受体有很高的亲和力,但不激活 α-受体或视黄醇 X 受体。治疗浓度低,不良反应少,可用于治疗银屑病、鱼鳞病、毛囊角化病、角化棘皮瘤、T 淋巴细胞瘤、扁平苔藓和掌跖角化病等。

adapalene

tazarotene

维生素 A 醋酸酯(vitamin A acetate)

化学名为(全-*E* 型)-3, 7-二甲基-9-(2, 6, 6-三甲基-1-环己烯-1-烯基)-2, 4, 6, 8-壬四烯-1-醇乙酸酯,(all-*E*)-3, 7-dimethyl-9-(2, 6, 6-trimethyl-1-caclohexen-1-yl)-2, 4, 6, 8-nonatetraen-1-yl acetate。

本品为淡黄色结晶;在空气中易氧化。在乙醇中微溶,在三氯甲烷、乙醚、脂肪或油中溶解,在水中不溶。熔点 57~60℃。

本品的化学稳定性比维生素 A 好,常将维生素 A 制成醋酸酯或棕榈酸酯供药用,维生素 A 醋酸酯在体内经酶催化水解生成维生素 A。《中华人民共和国药典》收载的维生素 A 实际上是维生素 A 醋酸酯。

维生素 A 溶于三氯甲烷后与三氯化锑反应即显蓝色,渐变成紫红色,可供鉴别。

本品在体内被酶水解成维生素 A,进而氧化成全反式视黄醛,全反式视黄醛可以被视黄醛异构酶催化为 4-顺式-视黄醛,4-顺-视黄醛可以和视蛋白结合成为视紫红质,它是感受弱光的视色素,以维持弱光中人的视觉。维生素 A 可以调节上皮组织细胞的生长,维持上皮组织的正常形态与功能。保持皮肤湿润,防止皮肤黏膜干燥角质化,免受细菌伤害。临床上用于治疗夜盲症、结膜软化症、角膜干燥症等。

本品的合成是以 β-紫罗兰酮为原料,在甲醇钠下用氯乙酸甲酯缩合,再经缩合、还原、酯化、溴代、重排等反应制得。

$$\text{（第一步反应式）} \xrightarrow[\text{CH}_3\text{ONa}]{\text{ClCH}_2\text{COOCH}_3} \text{（产物）} \xrightarrow{\text{BrMg}\cdots\text{OH}}$$

$$\text{（中间体）} \xrightarrow{[\text{H}]} \text{（产物）} \xrightarrow{\text{CH}_3\text{COCl}}$$

$$\text{（乙酸酯中间体）} \xrightarrow[\text{2. 重排, 脱HBr}]{\text{1. HBr}} \text{（终产物）}$$

二、维生素 D 类

维生素 D（vitamin D）为固醇类衍生物，具抗佝偻病作用，是抗佝偻病类维生素的总称。维生素 D 与动物骨骼的钙化有关，故又称钙化醇。维生素 D 种类很多，其中最重要的是维生素 D_2 和 D_3，二者结构十分相似，D_2 比 D_3 在侧链上多一个甲基和双键。植物中的麦角甾醇（ergosterol）为维生素 D_2 原，经紫外照射后可转变为维生素 D_2（vitamin D_2），又称麦角骨化醇（ergocalciferol）；人和动物皮下含有的 7-脱氢胆固醇（7-dehydrocholesterol）为维生素 D_3 原，在日光或紫外线照射下可转变成维生素 D_3（vitamin D_3），又称胆骨化醇（colecalciferol），所以多晒太阳可防止维生素 D 缺乏。

ergosterol $\xrightarrow{\text{UV}}$ vitamin D_2

胆固醇(cholesterol) $\xrightarrow{-2\text{H}}$ 7-dehydrocholesterol $\xrightarrow{\text{UV}}$ vitamin D_3

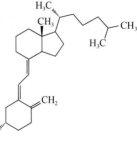

维生素 D₃（vitamin D₃）

化学名为 9,10-开环胆甾-5,7,10(19)-三烯-3β-醇，9,10-seco-choiesta-5,7,10(19)-trien-3β-ol，又称胆骨化醇（colecalciferol）。

本品为无色针状结晶或白色结晶性粉末；无臭，无味。在醇、醚、丙酮、三氯甲烷或植物油中易溶，在水中不溶。熔点 84～85℃。

本品本身无活性，须经肝、肾细胞的两次转化生成 1α,25-二羟基维生素 D₃（骨化三醇，calcitriol）后，才能促进钙、磷在小肠内的吸收。其主要功能是调节体内钙、磷代谢，维持血钙和血磷的水平，从而维持牙齿和骨骼的正常生长发育。用于预防及治疗佝偻病、骨软化病和婴儿手足搐搦症等。但过多或大剂量服用将引起高血钙、软组织异位钙化和食欲减退、呕吐、腹泻、多尿等。

成年人和儿童体内的肝脏和肾脏羟化酶活性大，足够用于转化维生素 D₃ 为骨化三醇，而老年人肾脏中的 1α-羟化酶活性几乎消失，体内难以达到维生素 D₃ 转化为骨化三醇的目的。活性中间体 25-羟基维生素 D₃（阿法骨化醇，骨化二醇，alfacalcidol）和 1α,25-二羟基维生素 D₃（骨化三醇，calcitriol）已成功开发上市，适用于肝肾功能衰退者。

图 23-2 维生素 D₃ 的体内代谢

三、维生素 E 类

维生素 E（vitamin E）有抗不育作用，故又称生育酚（tocopherol），有 α、β、γ 和 δ 四种异构体，其中 α-生育酚活性最大，δ-生育酚活性最小，通常以 α-生育酚代表维生素 E。当生育酚侧链上有三个双键时，称为生育三烯酚（tocotrienol）。生育酚和生育三烯酚大多存在于植物中，以麦胚油、花生油、玉米油中含量最丰富。

维生素 E 在无氧的条件下对热稳定，甚至加热到 200℃也不被破坏；但对氧十分敏感，在空气中极易被氧化，其氧化产物为 α-生育醌（α-tocoquinone）和 α-生育酚二聚体。维生素 E 异构体见表 23-2。

表 23-2 维生素 E 异构体

异构体名称	—R₁	—R₂	—R₃
α-tocopherol	—CH₃	—CH₃	
β-tocopherol	—CH₃	—H	

续表

异构体名称	—R₁	—R₂	—R₃
γ-tocopherol	—H	—CH₃	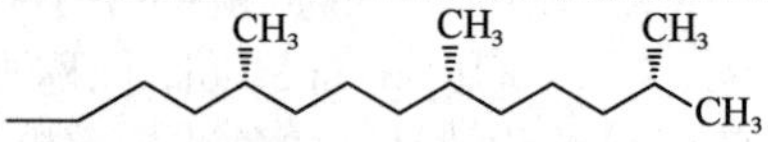 （侧链结构式）
δ-tocopherol	—H	—H	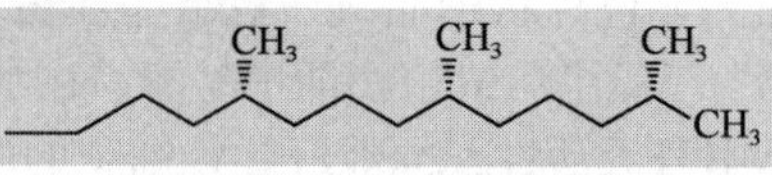 （侧链结构式）
α-tocotrienol	—CH₃	—CH₃	（侧链结构式）
β-tocotrienol	—CH₃	—H	（侧链结构式）
γ-tocotrienol	—H	—CH₃	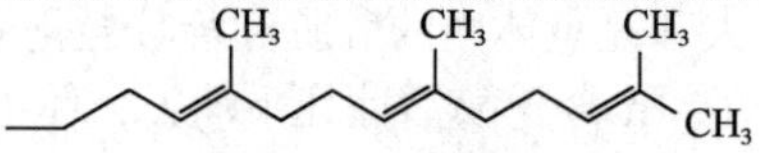 （侧链结构式）
δ-tocotrienol	—H	—H	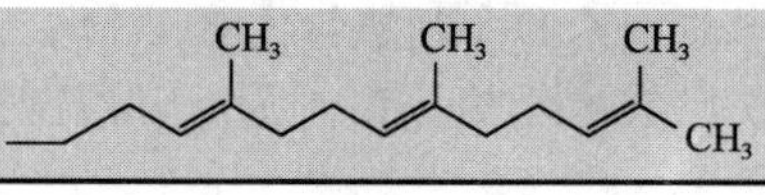 （侧链结构式）

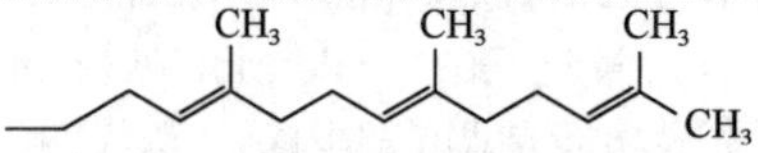

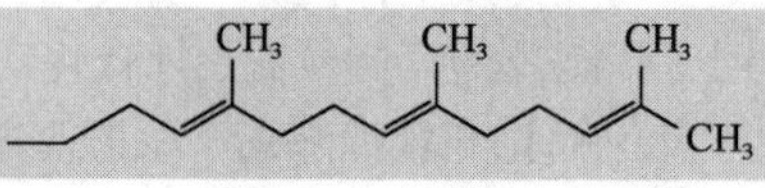

维生素 E 母核为苯并二氢吡喃，分子中羟基为活性基团，且必须位于二氢吡喃环氧原子对位，苯环上甲基数目减少或位置改变，均使活性降低，缩短或去掉分子中的侧链，活性降低或消失。结构中含有三个手性碳原子，天然右旋体的活性最强，左旋体的活性为右旋体的 42%。

维生素 E 醋酸酯（vitamin E acetate）

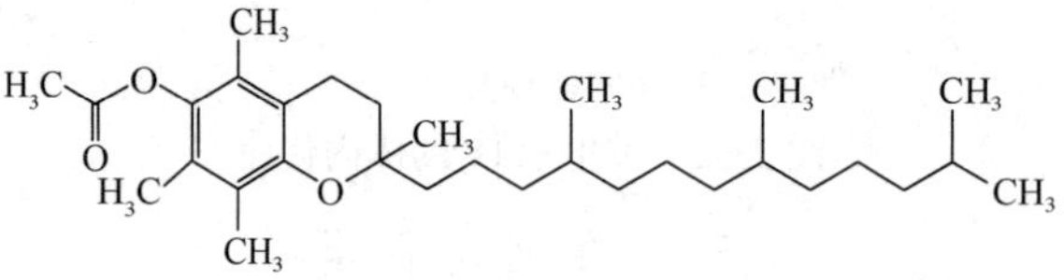

化学名为(±)-3, 4-二氢-2, 5, 7, 8-四甲基-2-(4, 8, 12-三甲基十三烷基)-6-苯并二氢吡喃醇醋酸酯，(±)-3, 4-dihydro-2, 5, 7, 8-tetramethyl-2-(4, 8, 12-trimethyl-tridecyl)-2H-1- benzo-pyran-6-ol acetate。

本品为微绿黄色或黄色的黏稠状透明液体，几乎无臭，遇光色渐变深。在无水乙醇、丙酮、三氯甲烷、乙醚或石油醚中易溶，在水中几乎不溶。

本品与氢氧化钾溶液共热时，水解得到维生素 E，与三价的铁离子作用，生成对生育醌和 Fe^{2+}，Fe^{2+} 与联吡啶生成血红色络离子，可用于鉴别。

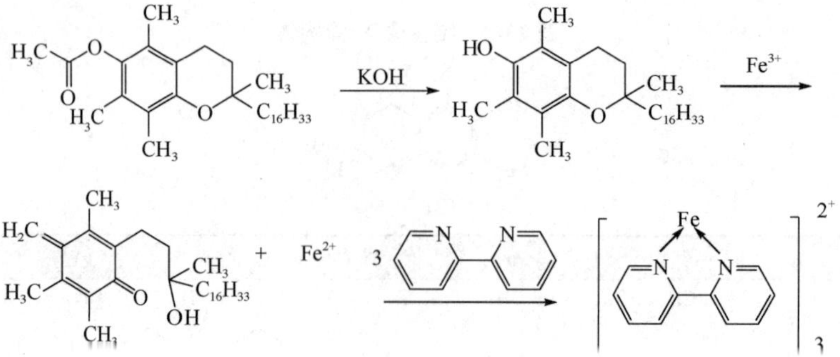

本品在体内迅速转化为维生素 E，再经相关酶作用转化为 α-生育醌和 α-生育酚二聚体，最后与葡萄糖醛酸结合以胆汁和肾排出。维生素 E 的抗氧化作用，能消除细胞膜内产生的自由基，从而保持生物膜的正常结构与功能，并且防止产生毒性物质。

本品具有抗不育作用。用于治疗习惯性流产和先兆流产,防治冠状动脉硬化、心绞痛、脑血管疾病、神经肌肉病变等。当长期过量服用本品可能产生眩晕、视力模糊,并可能导致血小板聚集及血栓的形成等。

四、维生素 K 类

维生素 K(vitamin K)是一类具有凝血作用的维生素的总称,主要有维生素 K_1、维生素 K_2、维生素 K_3、维生素 K_4、维生素 K_5 等,基本化学结构均为 2-甲基萘醌衍生物(表 23-1)。维生素 K_1 来源于植物性食物和动物性食物;维生素 K_2 来源于细菌产物,如人体肠道寄生菌的合成产物;维生素 K_3 和维生素 K_4 都是根据天然维生素 K 的化学结构采用人工方法合成的药物。新生儿因肠道中细菌不足或吸收不良,可出现维生素 K 缺乏症。

维生素 K_1 化学名为 2-甲基-3-(3,7,11,15-四甲基-2-十六碳烯基)-1,4-萘二酮,是反式和顺式异构体的混合物;为黄色至橙色透明的黏稠液体,不溶于水,遇光易分解。临床上主要用于治疗因凝血酶原活性过低所引起的出血症,如新生儿出血、因服用抗生素所致的维生素 K 缺乏症等。

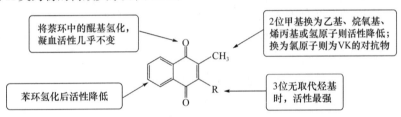

维生素 K 类药物的构效关系见图 23-3。

将萘环中的醌基氢化,凝血活性几乎不变

2位甲基换为乙基、烷氧基、烯丙基或氢原子则活性降低;换为氯原子则为 VK 的对抗物

苯环氢化后活性降低

3位无取代烃基时,活性最强

图 23-3 维生素 K 类的构效关系

第二节 水溶性维生素

一、B 族维生素

知识拓展 23-2

1886 年,荷兰军医 Eijkman 在荷属东印度研究亚洲普遍流行的脚气病,最初企图找出引起该病的细菌,但是没有成功。1890 年,在他的实验鸡群中暴发了神经性皮炎,表现与脚气病极为类似。直到 1907 年,Eijkman 才终于查明,脚气病起因于白米。鸡吃白米得了脚气病,将丢弃的米糠放回饲料中即可治愈。他自己也开始改吃糙米,于是感染的脚气病随后也好了。Eijkman 于是推测白米中含有一种毒素,而米糠中则含有一种解毒的物质。有学者却从另一个角度推测:白米中缺少一种关键的成分,而这种成分就在米糠里。事实证明,格林的推测是正确的,白米中缺少的正是维生素 B_1。

维生素 B(vitamin B)是由许多结构和功能不同的维生素组成的大家族,主要包括维生素 B_1、维生素 B_2、维生素 B_6、维生素 B_{11} 等(表 23-1)。B 族维生素之间在化学结构上差异较大,多数结构中含吡啶环,属于水溶性维生素(hydrophilic vitamins),但并不是所有成员都溶于水。B 族维生素多来源于米糠、豆皮、酵母和动物肝脏;在体内,均作为辅基或作为辅酶的结构单元而发挥作用。

维生素 B_1 又称盐酸硫胺(thiamine hydrochloride),是最早发现和确定功能的 B 族维生素。在

碱性溶液中加热极易被破坏，而在酸性溶液中则对热稳定。氧化剂及还原剂也可使其失去作用，熔点 248℃（分解）。

维生素 B_1 经氧化后转变为脱氢硫胺素（又称硫色素），后者在紫外光下可呈现蓝色荧光，利用这一特性可对维生素 B_1 进行检测及定量。维生素 B_1 在体内转变成硫胺素焦磷酸（又称辅羧化酶），参与糖在体内的代谢。长期缺乏维生素 B_1 可造成脚气病以及临床上以消化系统、神经系统及心血管系统的症状为主的如情绪低落、肠胃不适、手脚麻木等。

维生素 B_2 又称核黄素（riboflavine），为橙黄色针状晶体，味微苦。维生素 B_2 能支持组织的修复和细胞的呼吸，对食物的顺利消化、铁的吸收以及与维生素 A 协同作用，对保持视力良好都至关重要。

维生素 B_6（vitamin B_6）

化学名为 6-甲基-5-羟基-3,4-吡啶二甲醇盐酸盐，5-hydroxy-3,4-pyridimethanol hydrochloride，又称盐酸吡多醇（pyridoxol）、盐酸吡哆辛（pyridoxine）。

本品为白色结晶性粉末；味微咸苦。在水中易溶，在乙醇中微溶，在三氯甲烷或乙醚中不溶；熔点 205～209℃。

本品在干燥的条件下对空气和光稳定，但在水溶液中遇空气渐被氧化变色，溶液 pH 升高，其氧化加速。由于与三氯化铁作用显红色，因此，在制备注射剂时，不能用含微量铁的沙芯漏斗过滤。

本品可维持钠、钾的平衡，调节体液，增进神经和骨骼肌肉系统正常功能，是天然的利尿剂。

本品口服吸收很快，在体内转变成吡哆醛，吡哆醛与吡哆胺可相互转变，与磷酸结合成为磷酸吡哆醛或磷酸吡哆胺，参与氨基酸的代谢。用于预防和治疗维生素 B_6 缺乏症，如唇干裂、脂溢性皮炎等；也可用于减轻妊娠呕吐等。

叶酸（folic acid）

化学名为 N-[4-[(2-氨基-4-氧代-1,4-二氢-6-蝶啶)甲氨基]苯甲酰基]-L-谷氨酸，N-[4-[[(2-amino-1,4-dihydro-4-oxo-6-peteridinyl)methyl]amino]benzoyl]-L-glutamic acid，又称维生素 B_9。

本品为黄色至橙黄色结晶性粉末；无臭。在氢氧化钠试液或 10%碳酸钠溶液中易溶，在水、乙醇、丙酮、三氯甲烷或乙醚中不溶。

本品结构由蝶啶、对氨基苯甲酸和 L-谷氨酸组成，也称蝶酰谷氨酸，是机体细胞生长和繁殖所必需的物质，也是人体利用糖和氨基酸的必要物质，参与蛋白质代谢，并与维生素 B_{12} 共同促进红细胞生成和成熟；是体内生化反应中一碳单位转移酶系的辅酶，起着一碳单位传递体的作用，参与嘌呤和胸腺嘧啶的合成，进一步合成 DNA 和 RNA。主要在十二指肠及近端空肠部位吸收，经门静脉进入肝脏，在肝内还原酶的作用下，转变为具有生理活性的四氢叶酸。

主要用于治疗叶酸缺乏症。人体缺乏叶酸可导致红细胞异常、未成熟细胞增加、贫血及白细胞减少。

二、维生素 C

案例 23-1

针对某脑出血患者，医师开出如下处方：5%葡萄糖注射液 100ml+维生素 C 针剂 3g+维生素 K_1 针剂 10mg，静脉滴注，每日 1 次。

问题：你认为是否合理，为什么？

维生素 C（vitamin C）

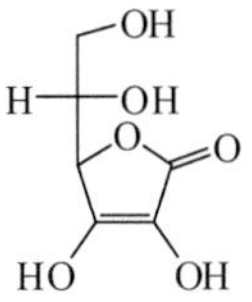

化学名为 *L*-(+)-苏阿糖型-2, 3, 4, 5, 6-五羟基-2-己烯酸-4-内酯，*L*-(+)-threo-2, 3, 4, 5, 6- pentahydroxy-2-hexenoic acid-4-lactone，又称抗坏血酸（ascorbic acid）。

本品为无色结晶或结晶性粉末；无臭，味酸。在水中易溶，在乙醇中微溶，在三氯甲烷或乙醚中不溶。$[\alpha]_D^{20}$ =+20.5°～21.5°；熔点 190～192℃。

本品遇到空气中的氧、热、光、碱性物质，特别是有氧化酶及痕量铜、铁等金属离子存在时，可促进其氧化破坏，呈现强还原性。

本品分子结构中有两个手性碳原子，故有四个光学异构体。其中以 *L*-(+)-抗坏血酸的活性最高，*D*-(−)-抗坏血酸活性仅为 *L*-(+)-抗坏血酸活性的 1/20。其他两个异构体几乎无活性。

本品在酸性条件下可被碘氧化，故可用碘量法测含量。在醋酸的条件下，以淀粉为指示剂用碘滴定，终点为蓝色。

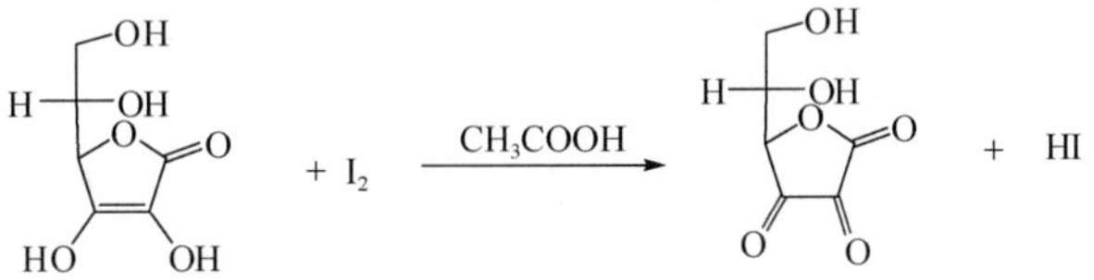

本品在水溶液中可发生酮式-烯醇式互变，有三个互变异构体，即烯醇式、2-氧化物和 3-氧化物，主要以烯醇式存在。

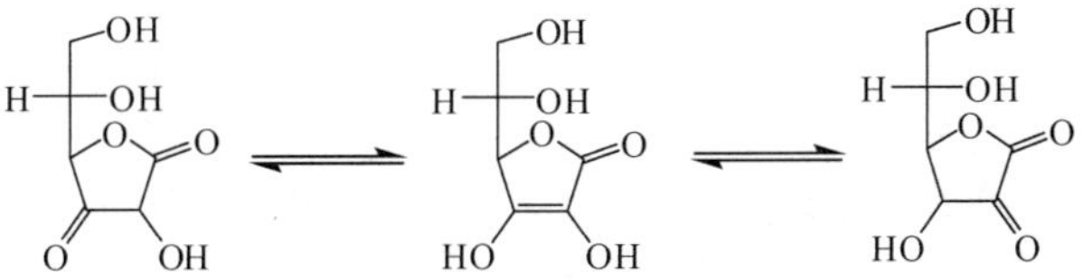

本品为抗体及胶原形成，组织修补某些氧化还原作用，维持免疫功能，保持血管的完整，促进非血红素铁吸收等。

本品口服胃肠道吸收，与蛋白结合率低，在腺体组织、白细胞、肝、眼球晶体中含量较高。在肝内代谢，极少量以原型或代谢产物经肾排泄。当血浆浓度大于 14μg/ml 时，尿内排出量增多，可经血液透析清除。

本品用于防治坏血病，辅助治疗各种急慢性传染性疾病及紫癜等，治疗慢性铁中毒症，特发性高铁血红蛋白血症，肝硬化、急性肝炎和砷、汞、铅、苯等慢性中毒时肝脏的损害。

案例 23-1 分析

维生素 K 为醌式结构物质，维生素 C 是酸性多羟基化合物，有强还原性，维生素 K_1 可被维生素 C 还原破坏，从而失去止血作用，所以上述处方不合理。

思 考 题

1. 将维生素 A 和维生素 E 制成酯的目的是什么？
2. 维生素 D_3 是否为前体药物，为什么？
3. 适用于肝肾功能衰退者的维生素 D 有哪些？为什么？

（王 琳）

第二十四章　多肽和蛋白质药物

多肽（peptide）是 α-氨基酸以肽键连接在一起而形成的化合物，多条多肽链按一定的空间结构缠绕纠结就构成了蛋白质，而大分子蛋白质水解会生成多肽。多肽和蛋白质是生物体中结构和功能最多样化的生物大分子，具有独特的三维结构和生理功能，形成受体、酶等各种生物活性中心，精确高效介导体内的各个生理过程。因此，多肽和蛋白质药物（peptides and protein drugs）在血压调节、神经传递、生长、消化、生殖以及代谢调节方面有着巨大潜力。

按照分子量，通常将分子量在 1000Da 以下的肽称为寡肽，也称小肽、低聚肽，一般由 2～9 个氨基酸组成。而含有 10～50 个氨基酸残基的肽称为多肽，50 个以上的称为蛋白质。按照来源，多肽和蛋白质药物主要包括天然肽、合成肽和化学修饰肽模拟物，内源性蛋白和重组蛋白。与传统的小分子药物相比，多肽和蛋白质药物具有体内作用明确、药理作用特异性强、副作用小等优点；也具有生物利用度低、半衰期短、稳定性差、膜通透性差、生产成本高等缺点。多肽药物和蛋白质药物的化学本质是一致的，因此它们的许多功能相同。本章根据分子量的大小和功能，阐述用于免疫、抗病毒及抗菌的寡肽药物、作为激素替代物的多肽药物、细胞因子类蛋白质药物，以及具有较大分子量的抗体、疫苗及血液制品等。

知识拓展 24-1

成功用于临床治疗的蛋白质类药物的典型案例是胰岛素，其发现来源于人们对激素类药物的本质认知：对于某些激素分泌不足引起的生理紊乱或者疾病，也许能够通过补充外源性激素以达到治疗的目的。早在 1922 年，人们就从牛和猪的胰腺中获得胰岛素用于治疗，但这一方法的成本高且有可能导致部分患者产生免疫反应，造成严重后果。直到重组 DNA 技术的产生，问题才得以解决。1982 年，Eli Lilly 公司的重组人胰岛素 Huminsulin™ 被 FDA 批准上市，成为第一个商业化的重组蛋白药物，一直是治疗 1 型和 2 型糖尿病的主要药物。此后，为了提高药物疗效，延长体内作用时间，胰岛素的类似物不断被合成出来，包括速效、中效和长效重组胰岛素以及肺吸入型胰岛素纷纷问世。

第一节　寡　肽　类

肽在人体及所有生物体系中起着至关重要的作用，控制和调节着最基本的细胞过程和生理活动。已知有 100 多种活性肽在中枢和外周神经系统、内分泌系统、心血管系统、免疫系统和消化系统中起重要作用，具有强大的信号传导和控制的功能，表现出对靶受体极高的活性和选择性。与其他肽不同，寡肽（oligopeptide）在人体内不须消化，即可直接吸收，具有速度快、耗能低、不易饱和，且各种肽之间运转无竞争性与抑制性的特点。此外，寡肽能直接参与蛋白质的合成，因此可提高动物对蛋白质的利用率，具有免疫调节、抗菌、抗病毒等作用。

一、免　疫　肽

谷胱甘肽（glutathione）

化学名为 5-*L*-谷氨酰-*L*-半胱氨酰甘氨酸，5-*L*-glutamyl-*L*-cysteinylglycine。

本品是一种天然三肽，由谷氨酸、半胱氨酸及甘氨酸组成。外观为白色或几乎白色结晶性粉末或无色的结晶，呈细长条状，等电点为 5.93。在水中易溶，乙醇及二氯甲烷中微溶。熔点 189～193℃。

本品与氢氧化钠和亚硝基铁氰化钠混合试液反应，即显深红色，放置后渐显黄色，上层留有红色，摇匀后又变成红色，可用于鉴别。

谷胱甘肽存在于身体的每一个细胞，能帮助保持正常的免疫系统的功能，并具有抗氧化作用和整合解毒作用。半胱氨酸上的巯基为其活性基团（故常简写为 G-SH），易与某些药物（如对乙酰氨基酚）、毒素（如自由基、碘乙酸、芥子气）、重金属（铅、汞、砷等）等结合，而具有广谱解毒作用。本品不仅可用于药物，也可作为功能性食品的基料，在延缓衰老、增强免疫力、抗肿瘤等功能性食品中广泛应用。

本品临床上用于脂肪肝、中毒和病毒性肝炎等疾病的辅助治疗。

胸腺五肽（thymopentin）

化学名为 N-[N-[N-[N^2-L-精氨酰-L-赖氨酰]-L-α-天门冬氨酰]-L-缬氨酰]-L-酪氨酸，L-arginyl-L-lysyl-L-α-aspartyl-L-valyl-L-tyrosine。

本品为白色或类白色粉末或疏松块状物；在水中极易溶，在乙醇中微溶，在乙酸乙酯、乙醚或石油醚中不溶。

本品是由 Arg-Lys-Asp-Val-Tyr 五个氨基酸组成的合成多肽，在水溶液中与双缩脲试液（取硫酸铜 0.15g，加酒石酸钾钠 0.6g，加水 50ml，搅拌下加入 10%氢氧化钠溶液 30ml，加水至 100ml，即得）反应，即显蓝紫色或紫红色，可用于鉴别。

本品半衰期很短，在体内只有 1min 左右，但能引起较长时间的免疫调节效果。本品具有双向调节免疫系统的功能，能使过强或受到抑制的免疫反应趋向于正常，同时对胸腺、肌体免疫功能低下、自身免疫病具有很好的调节作用。故而对正在接受免疫抑制治疗的患者（如器官移植受者）应慎重使用本品。

本品是胸腺生成素 2（thymopopolet Ⅱ）第 32～36 位的氨基酸片段，其保留了胸腺生成素 2 的生物活性。可用于恶性肿瘤患者经放化疗后的免疫功能损伤者；乙型肝炎的治疗；重大外科手术及严重感染；自身免疫性疾病，如类风湿性关节炎，红斑狼疮；2 型糖尿病；更年期综合征；年老体衰免疫功能低下等免疫相关的疾病治疗。

本品的化学改造主要是将 D-氨基酸引入肽链或者将线性结构改造成环肽结构，以提高肽类化合物稳定性。含有 D-氨基酸的肽链在体内不易被蛋白酶降解，因此与天然肽链相比，稳定性和抗性都有所增加，从而有效地提高药物的生物活性、延长生物半衰期。而将多肽环化一方面可以减少非折叠状态的构象熵值，具有较高的构象稳定性和活性稳定性；另一方面，没有氨基端和羧基端，对氨肽酶和羧肽酶均具有抗性。

二、抗 菌 肽

抗菌肽（antibacterial peptide）是各种生物防御系统的一个组成部分，是为抵抗微生物等有害环境因子的侵袭而产生的免疫应答反应产物，与人工合成抗生素相比，具有分子量低、抗菌谱广、热稳定性好、水溶性好、强碱性、抗菌机理独特等优点。

抗菌肽大多属于天然多肽，如毒蛇、昆虫、蟾蜍、毒蛙等生物的分泌物，以及微生物发酵液等都是抗菌肽的丰富源泉。目前临床上应用的抗菌肽多来源于微生物发酵，主要有环肽、糖肽和脂肽三类。

万古霉素（vancomycin）

本品为氨基糖肽类抗生素，由放线菌（*Amycolatopsis orientalis*）的发酵液中分离得到。为白色或类白色粉末；易吸湿。在水中易溶，在甲醇中极微溶解，在乙醇或丙酮中几乎不溶。

本品在临床上广泛用于治疗耐药病原菌引起的严重感染，一度被认为是人类对付细菌的最后一道防线。其主要作用机理是通过与细菌细胞壁的肽聚糖前体的末端二肽结合，抑制其转糖、转肽过程，最终杀死细菌。对金黄色葡萄球菌、化脓链球菌、肺炎链球菌等作用强，对难辨梭状芽孢杆菌、炭疽杆菌、白喉杆菌等作用也良好。本品主要用于耐药菌感染的治疗，也用于治疗结肠炎和肠道炎症。此外，本品也用于安装心脏导管、静脉导管等装置时的感染预防。

本品口服不吸收，静滴时必须先用注射用水溶解，滴注时间不得少于 1h。静滴过快有皮肤反应，浓度过高可致血栓性静脉炎；肌注可致剧烈疼痛，故不可肌注；有严重耳毒性及肾毒性，故只宜短期用于抢救。

本品与许多药物（如氯霉素、甾体激素、甲氧苯青霉素等）可发生沉淀反应。

达托霉素（daptomycin）

本品是继万古霉素之后第二代糖肽类抗生素，是自 *Reseosporus* 链霉菌发酵液中提取得到的一个环脂肽类物质。其含有 13 个氨基酸，其中 10 个氨基酸形成环十脂肽，另外 3 个氨基酸与癸酰基相连形成侧链。主要用于治疗由一些革兰氏阳性敏感菌株引起的并发性皮肤及皮肤结构感染，如脓肿、手术切口感染和皮肤溃疡。其作用机制与其他抗生素不同，本品通过扰乱细胞膜对氨基酸的转运，从而阻碍细菌细胞壁肽聚糖的生物合成，改变细胞质膜的性质。另外，还能通过破坏细菌的细胞膜，使其内容物外泄而达到杀菌的目的。因此细菌对本品产生耐药性可能会比较困难。

案例 24-1

患者，男性，78 岁，肺部感染。先用莫西沙星联合哌拉西林他唑巴坦抗感染，氨溴索祛痰，控制血压、血糖，及其他对症治疗。之后，根据痰培养和药敏结果，调整抗生素为万古霉素，患者发热且身上出现皮疹、伴搔，退烧后病情好转。

问题：

1. 简述使用万古霉素的原因？
2. 为什么使用万古霉素后会出现间断性的发热、皮疹症状？

三、抗病毒肽

病毒感染宿主的过程一般要经历吸附、穿入、脱壳、核酸复制、转录翻译、组装等多个阶段。理论上，只要阻止其中任一步骤就可抑制病毒复制，从而达到抗病毒的作用。抗 HIV-1 病毒多肽药物是针对病毒复制后期阶段的多聚蛋白切割的蛋白酶抑制剂，是最成熟和最成功的抗 HIV-1 病毒药物。HIV 蛋白酶属于天冬氨酸蛋白酶，能催化特定肽键的断裂，HIV 蛋白酶对于 Phe-Pro 和 Tyr-Pro 肽键有高度特异性。抗 HIV-1 病毒多肽是根据 Phe-Pro 被

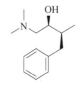

pheψ[CH(OH)CH₂N]Pro
类似结构片段

酶水解时反应过渡态的结构（ phe ψ [CH(OH)CH₂N]Pro ），运用生物电子等排理论设计出来的抑制剂，其基本原理是以非剪切的羟基乙基键取代可剪切的肽键，从而保留肽段高亲和力的同时，又阻止蛋白酶对目标肽键的裂解作用。

四、来源及制备

在生物体中天然存在各类生物活性肽，因此从动物、植物、微生物及部分海洋生物中提取分离是肽类药物的主要来源之一，通常具有高效、低毒、无污染等特点。但活性肽在生物体内的含量较低，因此，分子量较低的肽通常通过化学合成的方法来制备。

肽的合成实质是氨基酸间的酰胺键形成，为避免氨基酸的消旋，主要采用缩合试剂活化羧基的方法。缩合试剂分为碳二亚胺型和镓盐型。

碳二亚胺型缩合试剂主要包括二环己基碳二亚胺（dicyclohexylcarbodiimide，DCC）、*N, N'*-二异丙基碳二亚胺（*N, N'*-diisopropyl carbodiimide，DIC）和 1-乙基-(3-二甲基氨基丙基)碳酰二亚胺盐酸盐（1-ethyl-3-(3-dimethylaminopropyl)carbodiimide hydrochloride，EDC·HCl）等。采用 DCC 进行反应时，产生的 1,3-二环己基脲（DCU）溶解度很小，产生白色沉淀，在液相合成中，可以通过过滤除去，所以应用仍然相当广泛。EDC·HCl 因为其生成的产物具有较高的水溶性，在固相合成中使用比较多。其单独使用时常有副产物，在其活化过程中添加 1-羟基苯并三唑（HOBT）、1-羟基-7-偶氮苯并三氮唑（HOAT）等试剂，可减少副作用的发生，其反应机理如下所示。

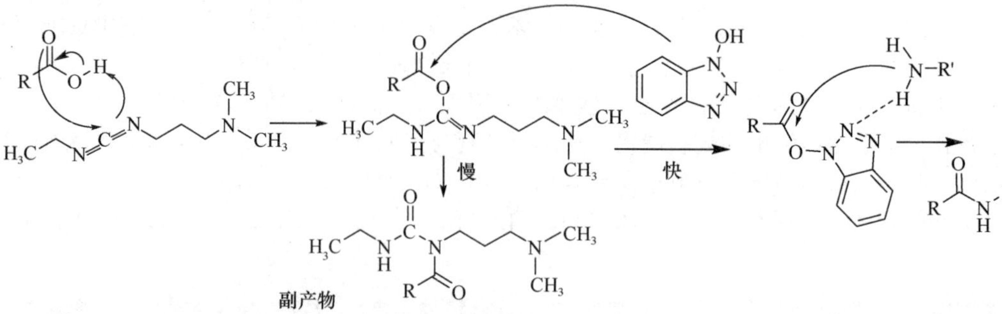

镓盐型（uronium）缩合试剂主要包括苯并三氮唑-*N*, *N*, *N'*, *N'*-四甲基脲六氟磷酸盐（*O*-benzotriazole-*N*, *N*, *N'*, *N'*-tetramethyl-uronium-hexafluorophosphate，HBTU）和 2-(7-偶氮苯并三氮唑)-*N*, *N*, *N'*, *N'*-四甲基脲六氟磷酸酯（1-[bis(dimethylamino)methylene]-1*H*-1, 2, 3-triazolo[4, 5-*b*]pyridinium-3-oxid hexafluorophosphate，HATU）等，反应活性高，速度快，应用非常广泛，其反应机理如下所示。

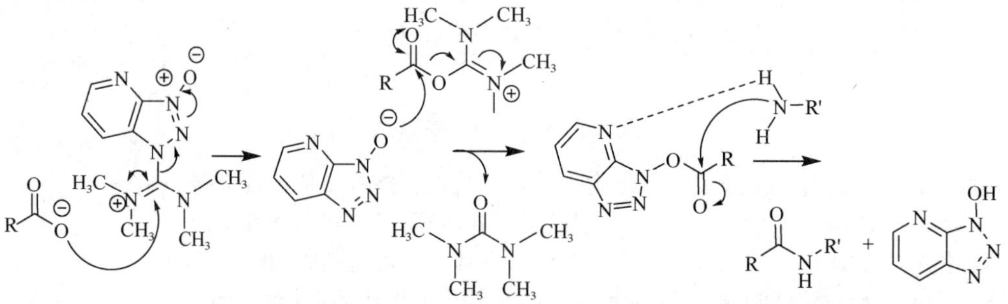

　　除了缩合试剂外，多肽化学合成中氨基酸的保护非常关键。20 种常见氨基酸，根据侧链可以分为如下几类：脂肪族氨基酸（Ala，Gly，Val，Leu，Ile）、芳香族氨基酸（Phe，Tyr，Trp，His）、酰胺或羧基侧链氨基酸（Asp，Glu，Asn，Gln）、碱性侧链氨基酸（Lys，Arg）、含硫氨基酸（Cys，Met）、含醇氨基酸（Ser，Thr）和亚氨型氨基酸（Pro）。含有活性侧链的氨基酸包括 Cys，Asp，Glu，His，Lys，Asn，Gln，Arg，Ser，Thr，Trp 和 Tyr，在缩合反应时，需要进行保护。在特殊的情况下，有些氨基酸也可以不保护，如 Trp，Asn，Gln，Thr 和 Tyr。

　　肽的合成方法主要有液相合成法和固相合成法两种，复杂多肽的合成经常采用固-液相结合的方法进行。

　　液相肽合成（liquid phase peptide synthesis）在溶液中进行的多肽合成称为液相合成法，在合成短肽和多肽片段上具有合成规模大、合成成本低的优点，应用广泛。此外，在均相中进行反应可以选择的反应条件更加丰富，可以进行催化氢化、碱性水解等反应。

　　固相肽合成（solid phase peptide synthesis）的原理是将肽连接在一个固体载体上，这种载体在反应溶剂中不溶，待反应完成后将带有肽链的载体从溶剂中分离出来，简化了多肽合成的纯化步骤，提高了合成效率。固相合成顺序一般从 C 端（羧基端）向 N 端（氨基端）合成，如图 24-1 所示。首先将 Nᵅ 和侧链保护的氨基酸与树脂反应，将羧基锚定在树脂上，在脱去 Nᵅ 的保护基后，再与第二个 Nᵅ 和侧链保护的氨基酸进行缩合反应，然后重复去保护和偶联，直到目标肽的氨基酸组装完成。再将目标肽从树脂上切除，脱去 Nᵅ 和侧链保护基，最后经过纯化，得到所需的目标肽。

　　根据保护策略的不同，固相肽合成分为 Boc 化学方法（Boc chemistry）和 Fmoc 化学方法（Fmoc chemistry）。Boc 化学方法是最早使用的固相肽合成方法，由于使用不方便，且容易产生副作用，目前较少使用。Fmoc 方法反应条件温和，在一般的实验条件下就可以进行合成，因此，应用非常广泛。

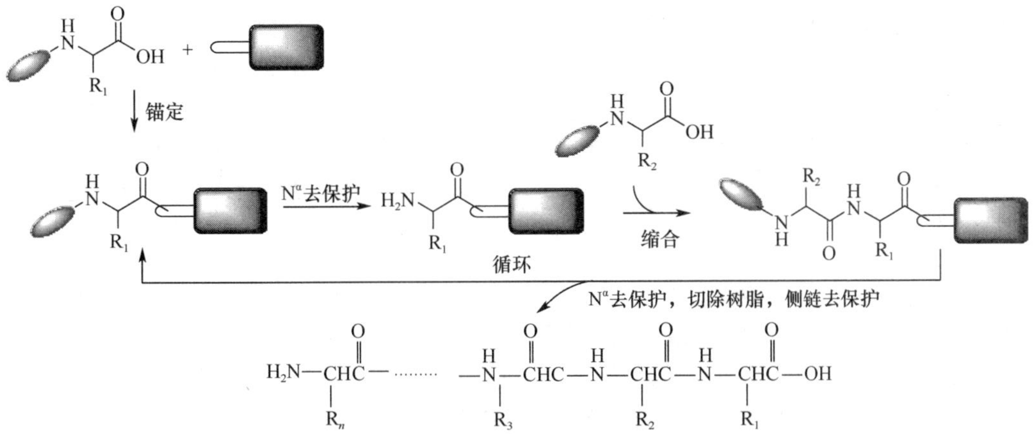

图 24-1 固相肽合成的流程

案例 24-2

恩福韦地（enfuvirtide）是一个含有 36 个氨基酸残基的多肽，通过选择性地抑制 HIV-1 与细胞膜的融合，阻止 HIV-1 侵入细胞。早期的合成方案是利用固相合成法线性地进行氨基酸残基的组装，能成功地得到目标肽，但总体收率只有 6%～8%。由于对该药物的需求量逐年增长（每年需要超过 3 吨），较低的收率难以满足市场的需要，也导致药物价格高昂。

问题：

1. 为什么固相合成恩福韦地的收率较低？
2. 如何提高恩福韦地的合成收率？

第二节 激 素 类

激素（hormones）是高度分化的内分泌细胞合成并直接分泌入血的化学信息物质，通过调节各种组织细胞的代谢活动来影响人体的生理活动。多肽和蛋白质类激素主要包括胰岛素、降钙素、催产素、加压素、生长激素、促肾上腺皮质激素、甲状旁腺素、促甲状腺素、促黄体激素（LH）等。

催产素（oxytocin）

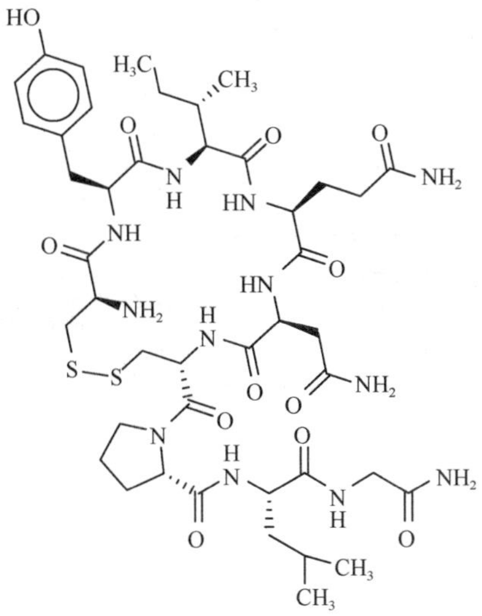

本品为白色或类白色冻干疏松块状物或粉末，有吸湿性，易溶于水。

本品又称缩宫素，是一种哺乳动物激素，由下丘脑视上核和室旁核的巨细胞自然分泌。对子宫平滑肌有选择性兴奋作用，能在分娩时引发子宫收缩，刺激乳汁排出。临产子宫对本品最敏感（雌激素分泌增加），未成熟子宫对本品无反应性，妊娠早期或中期子宫对催产素的反应性较低，妊娠后期则逐渐升高，至临产前达最高。此外，它还能减少人体内肾上腺酮等压力激素的水平，以降低血压。本品可从动物脑垂体后叶中提取或化学合成，化学合成品不含加压素，无升压作用。

本品口服无效，易被消化液破坏，但能被口腔黏膜吸收，半衰期仅 2.5～3min。用于引产、催产、产后及流产后因宫缩无力等引起的子宫出血，滴鼻可促使排乳。

本品是第一个人工合成的活性多肽激素，其合成方法是由三肽异亮氨酰谷氨酰胺酰门冬酰胺、四肽半胱氨酰脯氨酰亮氨酰甘氨酰胺和二肽半胱氨酰酪氨酸依次缩合成七肽、九肽，再经过金属钠在液态氨中处理和进一步氧化形成具有生理活性的催产素。完成该工作的 Vincent Du Vigneaud 于 1955 年获得诺贝尔化学奖。

本品的 2-位酪氨酸残基上的酚羟基被认为是催产活性位点，将其替换成 Tyr（OCH_3）后具有拮抗活性。将 2-位替换成 D-型酪氨酸后，其活性大大降低。从构象的角度来看，本品的 3-、4-位和 7-位分别处于催产素立体结构 β-转角的两个拐角位置（图 24-2）。对本品 4-位和 7-位的修饰，如 [4-苏氨酸]催产素和[7-（四氢噻唑-4-羧酸）]催产素，均是具有催产素活性的类似物。而 3-位异亮氨酸的修饰使其活性降低。构效关系见图 24-3。

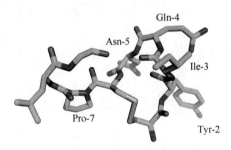

图 24-2 催产素的三维结构

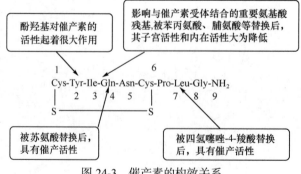

图 24-3 催产素的构效关系

生长激素（human growth hormone，hGH）

H-Phe-Pro-Thr-Ile-Pro-Leu-Ser-Arg-Leu-Phe-Asp-Asn-Ala-Met-Leu-Arg-Ala His-Arg-Leu-

His-Gln-Leu-Ala-Phe-Asp-Thr-Tyr-Gln Glu-Phe-Glu-Glu-Ala-Tyr-Ile-Pro-Lys Glu-Gln-

Lys-Tyr-Ser-Phe-Leu-Gln Asn-Pro-Gln-Thr-Ser-Leu-Cys-Phe-Ser-Glu-Ser-Ile-Pro-Thr-

Pro-Ser-Asn-Arg Glu-Glu-Thr-Gln-Gln-Lys-Ser-Asn-Leu-Glu-Leu-Leu-Arg-1-Ser-Leu-

Leu-Leu-Ile-Gln-Ser-Trp-Leu-Glu-Pro-Val-Gln-Phe-Leu-Arg-Ser-Val-Phe-Ala-Asn-Ser-

Leu-Val-Tyr Gly-Ala-Ser-Asp-Ser-Asn-Val-Tyr-Asp-Leu-Leu-Lys-Asp-Leu-Glu-Glu-Gly-

Ile-Gln-Thr Leu-Met-Gly-Arg-Leu Glu-Asp-Gly-Ser-Pro-Arg-Thr-Gly-Gln Ile-Phe-Lys-

Gln-Thr-Tyr-Ser-Lys-Phe-Asp-Thr-Asn-Ser-His-Asn-Asp-Asp-A-Leu-Leu-Lys Asn-Tyr-

Gly-Leu-Leu-Tyr-Cys-Phe-Arg-Lys Asp-Met-Asp-Lys-Val-Glu-Thr-Phe-Leu-Arg-Ile-Val-

Gln-Cyas-Arg-Ser-Val-Glu-Gly-Ser-Cys-Gly-Phe-OH

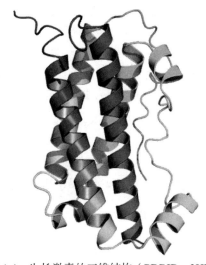

　　本品是一种肽类激素，由 191 个氨基酸残基组成，分子量 22 124Da，具有 4 个 α-螺旋结构。从蛋白质序列上来说，生长激素和泌乳激素以及绒毛膜促乳素在演化上同源。同时，人类的生长激素具有一定程度的专一性（图 24-4）。

　　本品是腺垂体细胞分泌的蛋白质，通过重组 DNA 技术制造的生长激素简称 r-HGH。正常情况下，生长激素呈脉冲式分泌，其分泌受下丘脑产生的生长激素释放素（GHRH）和生长激素抑制激素（GHIH，也称生长抑素 SS）的调节，还受性别、年龄和昼夜节律的影响，睡眠状态下分泌明显增加。主要生理功能是促进神经组织以外的所有其他组织生长，促进机体合成代谢和蛋白质合成，促进脂肪分解，对胰岛素有拮抗作用，抑制葡萄糖利用而使血糖升高等。

图 24-4　生长激素的三维结构（PDBID：3HHR）

　　人重组生长激素主要用于治疗内源性生长激素分泌不足或先天性性腺发育不全（特纳氏综合征）所引起的生长发育障碍，青春期前慢性肾功能不全儿童的生长发育障碍，成人生长激素不足的替代疗法。此外，也可用于治疗烧伤、骨折、创伤、出血性溃疡、肌萎缩症、骨质疏松等疾病。

生长抑素（somatostatin）

H-Ala-Gly-Cys-Lys-Asn-Phe-Phe-Trp-Lys-Thi-Phe-Thr-Ser-Cys-OH

　　本品为化学合成的由 14 个氨基酸组成的环状多肽，与抑制人生长激素释放的下丘脑激素结构相同。本品适用于肝硬化门脉高压所致的食管静脉出血；消化性溃疡、应激性溃疡、糜烂性胃炎所致的上消化道出血；预防和治疗急性胰腺炎及其并发症；胰、胆、肠瘘的辅助治疗；也用于治疗肢端肥大症、胃泌素瘤、胰岛素瘤及血管活性肠肽瘤。

案例 24-1 分析

1. 因为前期使用莫西沙星联合哌拉西林他唑巴坦抗感染，未痊愈，根据痰培养和药敏结果，使用万古霉素。

2. 过敏反应是万古霉素常见的不良反应，与药物浓度及输注速度有关。间断性的发热可能与使用时的滴速过快有关。

一些天然多肽，特别是蛋白质药物，虽然可从动物、植物、微生物和昆虫等生物体内经分离提取得到。较短的多肽类激素也能够通过人工合成或者半合成的方法制备。但这种制备方法可能存在周期长、成本高的问题。随着现代生物技术的发展和疾病分子机制的深入了解，通过基因工程、蛋白质工程、抗体工程、细胞工程、发酵工程等现代工程技术来进行设计、修饰和合成相应的多肽与蛋白质，相应的药物称为重组蛋白药物。

第三节　细胞因子类

细胞因子（cytokines，CK）种类繁多，生物学作用各异，通常细胞因子是在细胞接受刺激后合成并释放到细胞外的多肽或小分子蛋白质，通过结合细胞表面的受体发挥生物学作用，具有调节免疫和多种细胞生理功能的作用，是一类非特异性免疫效应物质。其生物半衰期和发挥作用的时间均较短，在细胞间发生短距离作用。

重组细胞因子是利用基因工程技术产生的细胞因子产品，作为药物用于治疗肿瘤、感染、造血障碍等，主要包括白细胞介素类、干扰素、血细胞刺激因子和肿瘤坏死因子等。

重组人白细胞介素-2（recombinant human interleukin，rhIL-2）

H-Met-Tyr-Arg-Met-Gln-Leu-Leu-Ser-Cys-Ile-Ala-Leu-Ser-Leu-Ala-Leu-Val-Thr-Asn-Ser-

Ala-Pro-Thr-Ser-Ser-Ser-Thr-Lys-Lys-Thr-Gln-Leu-Gln-Leu-Glu-His-Leu-Leu-Leu-Asp-

Leu-Gln-Met-Ile-Leu-Asn-Gly-Ile-Asn-Asn-Tyr-Lys-Asn-Pro-Lys-Leu-Thr-Arg-Met-Leu-

Thr-Phe-Lys-Phe-Tyr-Met-Pro-Lys-Lys-Ala-Thr-Glu-Leu-Lys-His-Leu-Gln-Cys-Leu-Glu-

Glu-Glu-Leu-Lys-Pro-Leu-Glu-Glu-Val-Leu-Asn-Leu-Ala-Gln-Ser-Lys-Asn-Phe-His-Leu-

Arg-Pro-Arg-Asp-Leu-Ile-Ser-Asn-Ile-Asn-Val-Ile-Val-Leu-Glu-Leu-Lys-Gly-Ser-Glu-

Thr-Thr-Phe-Met-Cys-Glu-Tyr-Ala-Asp-Glu-Thr-Ala-Thr-Ile-Val-Glu-Phe-Leu-Asn-Arg-

Trp-Ile-Thr-Phe-Cys-Gln-Ser-Ile-Ile-Ser-Thr-Leu-Thr-OH

本品是基因重组产品，含有 133 个氨基酸残基，具有 4 个 α-螺旋结构（图 24-5）。在体内主要分布于肾脏、肝脏、脾脏和肺脏，肾脏是其主要代谢器官。血清中分布和消除半衰期分别为 13min 和 85min 左右。

白细胞介素（interleukin，IL）又称白介素，是由多种细胞产生并作用于多种细胞的一类细胞因子。由于最初是由白细胞产生又在白细胞间发挥作用，所以得名白细胞介素，并一直沿用至今。白介素-2 是辅助型 T 淋巴细胞（TH）活化产生的细胞因子，具有双重调控免疫应变的能力，可有效诱导细胞免疫和体液免疫应答，主要用于肾癌、恶性黑色素瘤及癌性胸、腹腔积液的治疗。

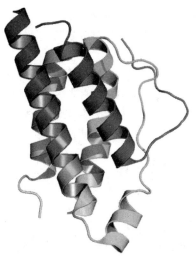

图 24-5　白细胞介素-2 的三维结构（PDBID：IM47）

白细胞介素是非常重要的细胞因子家族，其成员超过 38 个，在免疫细胞的成熟、活化、增殖和免疫调节等一系列过程中均发挥重要作用。许多白介素类细胞因子已进入临床开发阶段，其中白介素 11 已上市，用于实体瘤、非髓系白血病化疗后Ⅲ、Ⅳ度血小板减少症的治疗。

案例 24-2 分析

1. 虽然固相合成有很多优点，但其主要缺点是固相载体上中间体杂肽无法分离，这样造成最终产物的纯度不如液相合成物，需通过分离手段纯化，而导致反应效率低。

2. 首先使用酸超敏的 Barlos 树脂（使用 1% TFA/DCM 即可切除树脂，而侧链保护基不会被脱除），利用 Fmoc 固相合成发合成侧链全保护的片段 AA^1-AA^{16}、AA^{17}-AA^{26} 和 AA^{27}-AA^{35}（AA 表示氨基酸残基），先在液相中将 AA^{27}-AA^{35} 与 AA^{36} 偶合得到 AA^{27}-AA^{36}，再将 AA^{27}-AA^{36} 依次与 AA^{17}-AA^{26} 和 AA^1-AA^{16} 连接，就得到侧链保护的福恩韦地，最后在液相中将侧链保护基脱除即得到目标肽，总收率达到 30% 以上。

重组人干扰素 α2a（recombinant interferon α2a）

H-Cys-Asp-Leu-Pro-Gln-Thr-His-Ser-Leu-Gly-Ser-Arg-Arg-Thr-Leu-Met-Leu-Leu-Ala-Gln-

Met-Arg-Lys-Ile-Ser-Leu-Phe-Ser-Cys-Leu-Lys-Asp-Arg-His-Asp-Phe-Gly-Phe-Pro-Gln-

Glu-Glu-Phe-Gly-Asn-Gln-Phe-Gln-Lys-Ala-Glu-Thr-Ile-Pro-Val-Leu-His-Glu-Met-Ile-

Gln-Gln-Ile-Phe-Asn-Leu-Phe-Ser-Thr-Lys-Asp-Ser-Ser-Ala-Ala-Trp-Asp-Glu-Thr-Leu-

Leu-Asp-Lys-Phe-Tyr-Thr-Glu-Leu-Tyr-Gln-Gln-Leu-Asn-Asp-Leu-Glu-Ala-Cys-Val-Ile-

Gln-Gly-Val-Gly-Val-Thr-Glu-Thr-Pro-Leu-Met-Lys-Glu-Asp-Ser-Ile-Leu-Ala-Val-Arg-

Lys-Tyr-Phe-Gln-Arg-Ile-Thr-Leu-Tyr-Leu-Lys-Glu-Lys-Lys-Tyr-Ser-Pro-Cys-Ala-Trp-

Glu-Val-Val-Arg-Ala-Glu-Ile-Met-Arg-Ser-Phe-Ser-Leu-Ser-Thr-Asn-Leu-Gln-Glu-Ser-

Leu-Arg-Ser-Lys-Glu-OH

本品为白色或微黄色疏松体，重溶后为澄明液体。

本品采用肌内注射或皮下注射方式给药，肾脏分解代谢是主要清除途径，胆汁分泌与肝脏代谢的清除是次要途径，半衰期为 3.7～8.5h。

干扰素（interferon，IFN）是指一类由病毒进入机体后诱导宿主细胞产生的结构相似并且功能相近的低分子糖蛋白。发现于 1957 年，因最初发现某一种病毒感染的细胞能产生一种干扰另一种病毒的感染和复制的物质，而得名。根据干扰素产生的来源和结构不同，可分为 IFN-α、IFN-β 和 IFN-γ，它们分别由白细胞、成纤维细胞和活化 T 细胞产生。

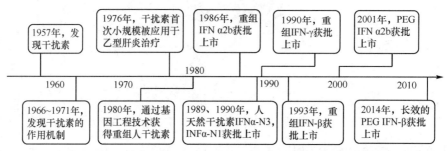

各种不同的 IFN 生物学活性基本相同，具有抗病毒、抗肿瘤和免疫调节等作用。IFN 与细胞表面受体结合（图 24-6），诱导细胞产生多种抗病毒蛋白，抑制病毒在细胞内繁殖，提高免疫功能包括增强巨噬细胞的吞噬功能，增强淋巴细胞对靶细胞的细胞毒性和天然杀伤性细胞的功能。

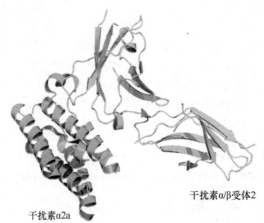

图 24-6　干扰素 α2a 与干扰素 α/β 受体 2 相互作用示意图（PDBID：3S9D）

重组人干扰素 α2a 具有广谱抗病毒、抗肿瘤及免疫调节功能，主要用于病毒性疾病，包括伴有病毒复制标志的成年慢性活动性乙型肝炎患者、伴有 HCV 抗体阳性和谷丙转氨酶（GPT）增高，但不伴有肝功能代偿失调（Child 分类 A）的成年急慢性丙型肝炎患者、尖锐湿疣、带状疱疹、小儿病毒性肺炎及上呼吸道感染、慢性宫颈炎、丁型肝炎等；也用于肿瘤的治疗，包括毛状细胞白血病、多发性骨髓瘤、非霍奇金淋巴瘤、慢性白血病以及卡波济氏肉瘤、肾癌、喉乳头状瘤、黑色素瘤、蕈样肉芽肿、膀胱癌、基底细胞癌等。

除了干扰素 α2a 外，还有多种干扰素已用于临床，如干扰素 α2b、干扰素 β1a、干扰素 β1b、干扰素 γ1b 等。β-干扰素除具有抗病毒、抗肿瘤的功效外，也是治疗多发性硬化症（MS）的重要药物。γ-干扰素具有最强的免疫调节作用，可活化 CTL、单核巨噬细胞、NK 细胞等，并通过增强 MHC 类和类抗原的表达，抑制 TH2 细胞产生 IgE 和 IgA，发挥免疫调节作用。

第四节　抗体、疫苗和其他生物药

一、抗　　体

抗体（antibody）是指机体在抗原性物质的刺激下所产生的一种免疫球蛋白，能与细菌、病毒或毒素等异源性物质结合而发挥预防和治疗疾病的作用。抗体类药物是以细胞工程技术和基因工程技术为主体的抗体工程技术制备的药物，具有特异性高、性质均一及可针对特定靶点定向制备等优点。主要用于恶性肿瘤、免疫性疾病、移植排斥反应、感染性疾病和心血管疾病等的治疗。

西妥昔单抗（cetuximab）是人源化人/鼠嵌合型（human/mouse chimeric）单克隆抗体（humanized mAb），由鼠抗 EGFR 抗体和人 IgG1 的重链和轻链的恒定区域组成。本品在靶剂量时具有较长的清除半衰期，为 70～100h。

本品单用或与伊立替康（irinotecan）联用，用于表皮生长因子受体（epithelial growth factor receptor，EGFR）过度表达的，对以伊立替康为基础的化疗方案耐药的转移性直肠癌的治疗。

西妥昔单抗可与表达于正常细胞和多种癌细胞表面的 EGFR 特异性结合，并竞争性阻断 EGFR 和其他配体，如其配体 EGF 和 α 转化生长因子（trans-forming growth factor-α，TGF-α）的结合，见图 24-7。进而抑制与 EGFR 结合的酪氨酸激酶（TK）的活性，阻断细胞内信号转导途径，从而抑制癌细胞的增殖，诱导癌细胞的凋亡。此外，西妥昔单抗可促发 EGFR 的内吞降解，减少细胞表面的受体密度，减弱细胞生长信号的转导，从而抑制肿瘤生长。

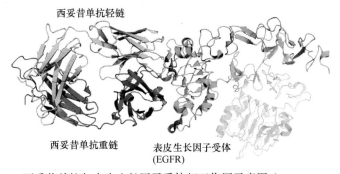

西妥昔单抗轻链

西妥昔单抗重链　　　表皮生长因子受体
（EGFR）

图 24-7　西妥昔单抗与表皮生长因子受体相互作用示意图（PDBID：1YY9）

同样作用机理的抗体还有治疗结直肠癌的第一个完全人源化的单抗——帕尼单抗（panitumumab）。完全人源化抗体的优势在于可以减少由于鼠蛋白作为异物被人体免疫系统识别引起免疫应答。其他临床使用的抗肿瘤单抗还包括贝伐珠单抗（bevacizumab）、阿伦单抗（alemtuzumab）、利妥昔单抗（rituximab）和曲妥珠单抗（trastuzumab，赫赛汀）。

免疫检查点疗法（immune checkpoint therapy）是一类通过抗体调节 T 细胞活性来提高抗肿瘤免疫反应的治疗方法。T 细胞是机体免疫功能的主要执行者，而 T 细胞的活化首先需要抗原提呈细胞提供的第一信号来刺激，同时还需要协同刺激分子提供的第二信号来启动。协同刺激分子包括增强免疫的共刺激信号分子和抑制免疫的共抑制信号分子，其功能是调节免疫细胞的作用。这些免疫共抑制性的分子即为免疫检查点。免疫检查点的生理学功能是调节免疫反应的强度和广度，从而避免正常组织的损伤和破坏。而肿瘤细胞往往利用免疫检查点的特性来逃避免疫细胞的攻击。因此应用免疫检查点抑制剂可以解除 T 细胞对肿瘤逃逸机制、激活 T 细胞对肿瘤的识别，恢复或者增强免疫功能。作用于免疫检查点的药物是不直接作用于肿瘤细胞，而是通过作用于 T 细胞间接杀伤肿瘤细胞；它们并不是针对肿瘤表面的某些特定物质，而是系统性地增强全身的抗肿瘤免疫反应。

Ipilimumab 是 2011 年上市的第一个免疫检查点抑制剂，为全人源化 IgG1 单克隆抗体，其作用靶点为 T 细胞表面的细胞毒性 T 淋巴细胞相关抗原-4 受体（cytotoxic Tlymphocyte-associated antigen-4，CTLA-4），能够阻止 CTLA-4 与其配体（CD80 和 CD86）的结合，从而增加 T 细胞的活性和增殖能力。Ipilimumab 主要用于不可切除或者转移性黑色素瘤。Nivolumab 是程序性死亡蛋白-1 受体（programmed death protein-1，PD-1）的阻断剂，能够结合 PD-1 并解除 PD-1 通路对 T-细胞的抑制作用。Nivolumab（Opdivo）单抗为全人源 IgG4 单抗，用于治疗晚期黑色素瘤，成为全球首个批准上市的 PD-1 抑制剂，其他适应证还包括晚期或转移性肾细胞癌、转移性鳞状非小细胞肺癌等。Pembrolizumab（keytruda）也是 PD-1 阻断剂，人源化的 IgG4 单克隆抗体。所批准上市的适应证包括晚期不可切除的或者转移性黑色素瘤、非小细胞肺癌。另外，Pembrolizumab 还可以用于治疗 Ipilimumab 无效的 BRAV V600E 突变的黑色素瘤。

单抗靶向 CTLA-4 和 PD-1 的免疫检查点疗法在肿瘤治疗的成功应用为通过免疫学途径控制肿瘤提供了有力的支持。随着临床试验的不断深入，受益于这一疗法的癌症患者除最初的黑色素瘤外，还有肾细胞癌、肺癌、膀胱癌、卵巢癌、霍奇金淋巴瘤以及与 DNA 错配修复失调相关的胃肠道和子宫内膜癌等。

此外，抗体药物在多种自身免疫疾病、心脑血管疾病、眼科疾病等治疗领域中都显示出卓越的优势。

瑞百安（Repatha）是一种可抑制 PCSK9 的全人源化单克隆抗体。低密度胆固醇 LDL-C 升高是血液中胆固醇和/或脂肪发生异常，被视为心血管疾病（CVD）的重要风险因素，很多患者在使用最大耐受剂量他汀时仍不能控制其 LDL-C 水平。前白蛋白转化酶枯草菌素 9（proprotein convertase subtilisin kexin 9，PCSK9），又称神经细胞凋亡调节转化酶 1（neural apoptosis-regulated convertase，NARC-1）是丝氨酸蛋白酶的一种，主要在肝脏、肾脏及小肠中表达量较多。PCSK9 可特异结合细胞膜上的 LDLR，促进 LDLR 的降解，从而抑制 LDLR 对 LDL-C 的摄取作用。在 PCSK9 缺失的条件下，肝脏表面的 LDL 受体水平更高，从而能够更有效地清除血液中的 LDL-C。Repatha 用于结合 PCSK9，从而抑制 PCSK9 与肝脏表面 LDL 受体的结合，进而使得 LDL-C 能够与 LDLR 结合而被清除。主要用于治疗高胆固醇血症和混合性血脂异常和纯合子家族性高胆固醇血症。

二、疫　苗

疫苗（vaccine）是可以针对特定的疾病产生免疫活性的一类生物制品，它通过刺激人体的免疫系统识别病原体的威胁，记录相关病原体特征，使免疫系统更容易地识别和消灭具有相关特征的病原体。传统疫苗使用的是减毒或者灭活的病原体来刺激免疫系统，如脊髓灰质炎疫苗或麻疹疫苗，但是，不可避免存在一定的感染或毒副性的风险。随着生物技术的发展，各种分子水平的疫苗不断产生，一方面是在避免被感染或引起有毒反应的风险的同时保留其刺激免疫细胞产生免疫力的能力，另一方面是突破疫苗在预防疾病上的局限进而得到治疗性疫苗，主要包括基因工程亚单位疫苗、合成肽疫苗、抗体疫苗、基因工程活疫苗、DNA 疫苗及细胞疫苗等。

乙肝疫苗（HBV vaccine）是利用转基因技术，构建含有乙肝病毒表面抗原 HBsAg 基因的重组质粒，转入酵母（啤酒酵母、毕赤酵母或汉逊酵母）或重组中国仓鼠卵巢细胞（CHO）表达的乙型肝炎表面抗原，在繁殖过程中产生未糖基化的 HBsAg 多肽，经破碎酵母菌体，颗粒形未糖基化的 HBsAg 多肽释放，经纯化，灭活，加氢氧化铝后制成，是 HBV 的非感染性蛋白。乙肝疫苗的上市有效地降低了乙肝病毒的传播和感染。

HPV 病毒（人乳头瘤病毒）是一种属于乳多空病毒科的乳头瘤空泡病毒 A 属，是球形 DNA 病毒，能引起人体皮肤黏膜的鳞状上皮增殖，目前已分离出 130 多种，该病毒只侵犯人类，性传播是其感染的主要渠道。HPV 疫苗上市后短短几年时间里，就有 100 多个国家应用 HPV 疫苗，大幅降低 HPV 患病率和癌前病变发生率。

2019 年底，全球暴发了新冠疫情，为应对 SARS-Cov-2 感染，接种新冠疫苗是最佳的预防方式，现有新冠疫苗种类包括灭活疫苗、减毒活疫苗、重组蛋白疫苗、载体疫苗以及核酸疫苗等。

灭活疫苗（inactivated virus vaccine）是将 SARS-Cov-2 毒株进行培养后，采用理化方法进行灭活后而制成的疫苗。我国针对新冠病毒的灭活疫苗研究较早，2020 年 4 月，我国研制的 3 个新冠灭活疫苗被批准进入临床试验。

减毒活疫苗（live-attenuated vaccines）是对活病毒进行基因改造或化学处理后，获得毒性减弱或无毒性的病原体变异株，将其接种到人体，仍然具有诱导与自然感染病毒相似的抗病毒免疫应答的能力，这种疫苗一般会同时诱导抗体免疫和细胞免疫。

重组蛋白疫苗（recombinant protein vaccine）是将所需目的基因构建在表达载体上，常用的表达载体有细菌、酵母、哺乳动物或昆虫细胞等，在一定的诱导条件下，表达出具有免疫原性的抗原，将其纯化后制备成疫苗。

病毒载体疫苗（viral vector-based vaccine）是以非致病病毒为载体，将外源保护性抗原基因嵌入载体而形成的疫苗，分为复制型和非复制型两类。常用载体：腺病毒、流感病毒、疱疹病毒、沙门菌等。Ad5-nCoV 由军事医学研究院和康希诺共同研发，是我国研发的第一个腺病毒载体新冠疫苗。

核酸疫苗是"第三代疫苗"，是一种新兴的疫苗，分为 DNA 疫苗和 mRNA 疫苗两种。核酸疫苗是在宿主细胞内表达外源抗原，诱导机体产生免疫应答。

三、其他生物药

血液制品（blood products）是指利用人血浆生产的各种人蛋白药物，常见的血液制品有人血白蛋白、人凝血因子、免疫球蛋白等。人血白蛋白适用于失血创伤或烧伤引起的休克、脑水肿及损伤引起的颅压升高、肝硬化及肾病引起的水肿或腹水、低蛋白症的预防、新生儿高胆红素血症以及用于心肺分流术、烧伤的辅助治疗、血液透析的辅助治疗和成人呼吸窘迫综合征等多种疾病治疗。人凝血因子主要用于血友病等凝血机能障碍疾病治疗。免疫球蛋白用于原发性免疫球蛋白缺乏症、继发性免疫球蛋白缺陷病、自身免疫性疾病，也可用于预防乙肝病毒、狂犬病毒的感染。

乙肝免疫球蛋白（HBIg）是一种浓缩的预防乙肝病毒入侵复制的被动免疫制剂。它是由含有滴度较高的乙肝表面抗体（抗-HBs）的血浆，经过生物浓缩工艺制成的高效价乙肝免疫球蛋白。让人体被动地接受这种高效价的外源性抗体，可使机体迅速获得被动保护免疫力，能短期内迅速起效，中和并清除血清中游离的乙肝病毒，避免乙肝病毒定位感染。乙型肝炎免疫球蛋白主要用于乙型肝炎表面抗原（HBsAg）阳性以及 HBsAg 和 e 抗原双阳性的母亲及其所生婴儿、意外感染 HBV 的人群、与乙型肝炎患者或 HBsAg 携带者密切接触者、免疫功能低下者等人群对乙肝病毒的预防。

四、细　胞　治　疗

机体的肿瘤细胞治疗（cell therapy）是指将来源自体（或异体）的正常人细胞或经过生物工程改造（重塑 T 细胞后）的人体细胞输入患者体内，新输入的细胞可以替代受损细胞，或者具有更强的免疫杀伤功能，从而达到治疗疾病的目的。细胞治疗在治疗癌症、血液病、心血管病、糖尿病、老年痴呆症等方面取得非常显著的抑制肿瘤疗效。目前细胞治疗主要包括过继免疫细胞治疗和干细胞治疗两大类。

过继免疫细胞疗法（adoptive immunotherapy）是将供体的淋巴细胞转移给受体，增强其细胞免疫功能。目前主要的过继免疫细胞疗法包括 CAR-T（chimeric antigenreceptor T cell immunotherapy）细胞治疗技术、TCR-T 细胞治疗技术、CAR-NK 细胞治疗技术、NK 细胞治疗技术、Super CAR-T 细胞治疗技术等。本章主要介绍应用较为成熟的 CAR-T 细胞治疗技术和 TCR-T 细胞治疗技术。CAR-T 免疫细胞疗法，即嵌合抗原受体修饰的 T 细胞疗法。经过嵌合抗原受体（scFv 抗体）链修饰的 T 细胞具有特异性识别肿瘤相关抗原的能力。这种抗体工程化的效应 T 细胞在靶向性、杀伤活性和持久性方面均比天然 T 细胞高。同时，可克服肿瘤局部免疫抑制微环境，同时打破宿主免疫耐受状态。CAR-T 细胞对肿瘤的杀伤作用不依赖抗原提呈阶段，同时也不受 MHC 分子的限制性，因此 T 细胞的杀伤活性得到最大化。T 细胞受体嵌合型免疫细胞治疗（TCR-engineered T-cell immunotherapy，TCR-T）是把识别肿瘤细胞特异性靶点的功能基团，通过基因工程技术用 T 细胞受体（TCR）替代 scFv 结构的一种免疫细胞治疗方法。

干细胞（stem cell）是原始且未分化的细胞，存在许多细胞组织中。干细胞具有自我更新能力以及多向分化能力，可实现各种组织器官和人体的再生。干细胞治疗药物已有 10 种上市，采用的均是间充质干细胞（MSC），如治疗儿童急性移植物抗宿主病的 prochymal、治疗急性心梗的 hearticellgram-AMI、治疗肛门瘘的 cupistem、治疗退行性骨关节病和关节软骨损伤的 cartistem 等。在组织工程骨生物产品中，上市有 osteocel、trinity、liquidGen 等产品，干细胞治疗将广泛用于骨髓移植、晚期肝硬化、股骨头坏死、恶性肿瘤、急性心肌梗死、糖尿病、帕金森病、慢性心肌缺血、充血性心力衰竭、严重腿缺血症等疾病。

第五节　药物偶联物

一、抗体-药物偶联物

抗体-药物偶联物（antibody-drug-conjugate，ADC）是将抗体靶向识别功能与药物治疗功效偶联，实现药物的靶向运送，减少药物的用量，降低药物的毒副作用。ADC 中使用的药物包括细胞毒性抗肿瘤药、蛋白毒素（多肽）和放射性核素 3 种。结构上，ADC 是由"弹头"药物（细胞毒性药物）、抗体及偶联链三部分组成。ADC 利用抗体的特异性，以抗体作为载体，将"弹头"药物送至靶部位，从而提高"弹头"药物的靶向性，同时降低药物对机体的毒副作用，增强"弹头"药物对肿瘤细胞的杀伤，更好地解决靶向抗体耐药性的问题。小分子化药可以通过与抗体分子中的特定基团，如氨基、巯基、或羧基共价定点定量结合，目前 ADC 药物已经成为肿瘤药物的研发重点之一。

在抗体部分，早期的 ADC 主要使用鼠源单克隆抗体（简称单抗）。由于存在免疫反应差异，一部分药物难以到达标靶。另外，早期使用药物，如多柔比星（doxorubicin）、长春碱（vinblastine）、甲氨蝶呤（methotrexate）等，其生物活性相对较低、选择性也较差。

随着人源化抗体开发成功及细胞毒性更高的化合物的应用，第一个 ADC 药物 gemtuzumab ozogamicin（商品名为 Mylotarg®）于 2000 年上市。Gemtuzumab ozogamicin 是一种靶人源化抗体与奥佐米星的偶联药物，其与表达于造血干细胞上的 CD33 抗原特异性结合，并介导 DNA 双链断裂和细胞死亡，该药用于治疗 CD33 阳性的急性髓细胞白血病。由于该药物可增加患者死亡的风险，2010 年已撤市。

无论如何，Mylotarg 的成功，都预示着 ADC 全面发展的时代已经来临。在继续使用人源单抗，对各种肿瘤细胞特异性靶点、活性更强的细胞毒药物以及更加稳定的连接方式进行了大量研究。在药物方面，目前应用较多的包括美登素（maytansine）、卡奇霉素（calicheamicin）和 auristatin 及其衍生物。Brentuximab vedotin（SGN-35）和 trastuzumab emtansine 分别于 2011 年和 2013 年获得 FDA 批准上市。Brentuximab vedotin 的适应证为霍奇金淋巴瘤（hodgkin lymphoma，HL）/系统性间变性大细胞淋巴瘤（anaplastic large cell lymphoma，ALCL）的治疗，而 trastuzumab emtansine 则用于治疗 HER2 阳性转移性乳腺癌。

在偶联药物领域，除了众所周知的抗体偶联药物之外，还包括小分子偶联药物（Small Molecule-Drug Conjugate，SMDC）、多肽偶联药物（Peptide-Drug Conjugate，PDC）、抗体片段偶联药物（Antibody-Drug Conjugate，ADC）、抗体免疫刺激偶联药物（Immune-Stimulating Antibody gemtuzumab ozogamicin

Ado-trastuzumab emtansine

Conjugate，ISAC）、抗体细胞偶联药物（Antibody-Cell Conjugate，ACC）、病毒样药物偶联物（Virus-like Drug Conjugate，VDC）、抗体寡核苷酸偶联物（Antibody-Oligonucleotide Conjugate，AOC）、抗体生物聚合物偶联物（Antibody-Biopolymer Conjugate，ABC）、放射性核素偶联药物（Radionuclide Drug Conjugate，RDC）等。

二、放射性核素偶联药物

放射性核素偶联药物（RDC）是一种新兴的肿瘤精准治疗药物，利用肿瘤抗原特异性的分子载体递送，引导放射性核素精准靶向肿瘤，进行近距离放射治疗。与 ADC 药物不同，RDC 载荷是放射性核素，既可用于诊断也能实现治疗功能。在组成上，RDC 也略有差异，需要添加螯合毒素的特定官能团结构（Chelator）。当前常用的配体包括小分子、抗体等，放射性同位素包括作为示踪剂的 ^{68}Ga、^{64}Cu，以及用于治疗的 ^{177}Lu，^{213}Bi 等，主要包括抗体-同位素偶联物、多肽-同位素偶联物、小分子-同位素偶联物。

抗体-同位素偶联物。利用抗体具有靶向高度专一性的特点，将同位素偶联到抗体上，从而达到可以更方便地将同位素直接运送到靶位、减少副作用、增强对肿瘤的杀伤力的目的。由于放射性治疗除了对肿瘤有杀伤作用外，同时一般会在机体引起免疫作用，所以这种抗体-同位素偶联物也称放射免疫治疗药物。唯美生即碘-131 肿瘤细胞核嵌合单克隆抗体（^{131}I-chTNT），为同位素碘-131（^{131}I）与肿瘤坏死治疗抗体（tumor necrosis treatment，TNT）的偶联物，对于放化疗失效的晚期肺癌患者有明显的疗效；注射后可以通过核素扫描进行检查，使得医生能够方便地观察药物释放准确到达肿瘤部位，进一步判断治疗效果。唯美生是第一个上市的放射免疫治疗药物。

利卡汀（碘[^{131}I]美妥昔单抗注射液）是一种用于导向放射治疗肝癌的碘-131 标记的新型单抗，在前期的临床应用中已经获得令人鼓舞的疗效，安全性高，为肝癌治疗开拓出新的希望。美妥昔单抗——HAb18 F（ab'）2 可与分布在肝癌细胞膜蛋白中的 HAb18G 抗原结合，将其荷载的放射性碘-131 输送到肿瘤部位，从而产生抗肿瘤作用。

　　多肽-同位素偶联物。多肽具有抗体类似的靶向性，因此，近年来多肽-同位素偶联物陆续上市。Lutathera 是第一个上市用于治疗胃肠胰神经内分泌肿瘤的放射性药物，通过与一种具有生长激素抑制素受体的细胞结合而起作用，该生长抑素受体在一些肿瘤细胞中高表达。Lutathera 是一种 Lu-177 标记的生长抑素类似物，结构主要包括生长激素抑制素为靶向多肽，另外的 DOTA 部分能够与放射性核素 ^{177}Lu 结合。当 Lutathera 与受体结合之后，Lutathera 可进入细胞，释放核素产生辐射来损伤肿瘤细胞，从而发挥治疗效果。同时，类似物 ^{68}Ga dotatoc 显像剂也获批上市，用于定位生长抑素受体阳性的神经内分泌肿瘤，与 Lutathera 不同的是，结合的核素为 ^{68}Ga，其半衰期较短。

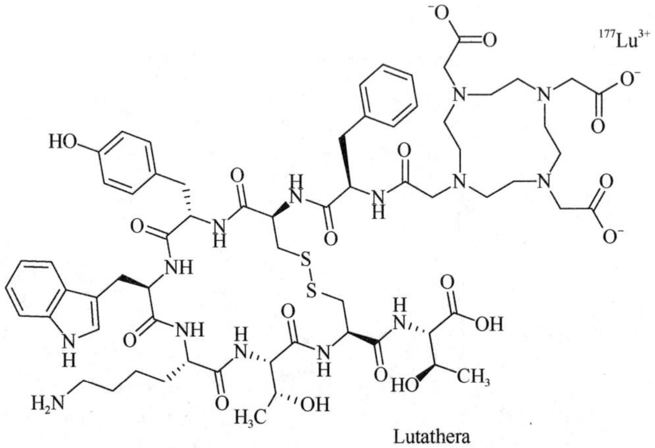

Lutathera

　　小分子-同位素偶联物。^{68}Ga-PSMA-11 是第一个用于前列腺特异性膜抗原（PSMA）阳性病灶PET 成像的药物，适用于疑似前列腺癌转移的患者，以及血清 PSA 升高疑似前列腺癌复发的患者。靶向同一靶点的 ^{177}Lu-PSMA-617 也获批上市，用于治疗前列腺特异性膜抗原(PSMA)阳性去势抵抗性前列腺癌(mCRPC)患者。

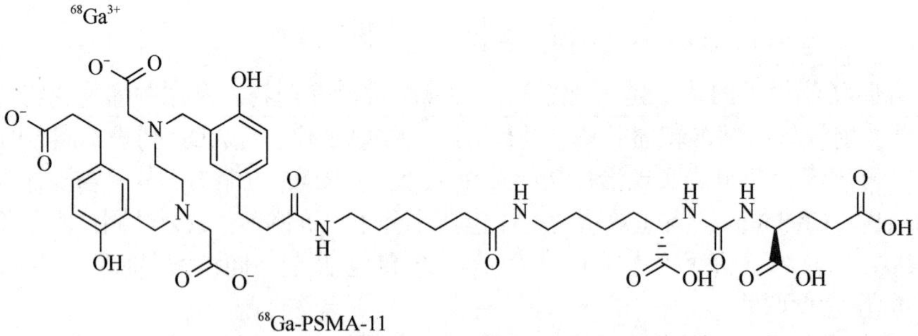

^{68}Ga-PSMA-11

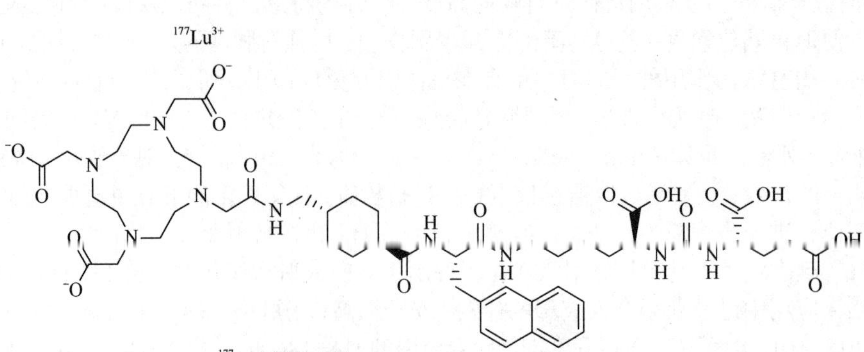

^{177}Lu-PSMA-617

思 考 题

1. 请指出多肽药物的优缺点。
2. 多肽药物的制备方法有哪些？分别有哪些优点？
3. 通过本章的学习，试比较小分子药物和生物药的优缺点，并举例说明。

（欧阳勤）

参 考 文 献

阿伦·戈什(Arun K.Ghosh), 桑德拉·吉玛(Sandra Gemma). 2019. 基于结构的药物和生物活性分子设计. 北京: 科学出版社.

白东鲁, 陈凯先. 2011. 高等药物化学. 北京: 化学化工出版社.

白东鲁, 沈竞康. 2020. 新药研发案例研究——明星药物如何从实验室走向市场. 北京: 化学工业出版社.

本杰明·E. 布拉斯(Benjamin E. Blass). 2019. 药物研发基本原理. 北京: 科学出版社.

陈新谦, 金有豫, 汤光. 2019. 新编药物学. 第 18 版. 北京: 人民卫生出版社.

法布里齐奥·乔达内托. 2022. 早期药物开发: 将候选药物推向临床. 北京: 科学出版社.

方浩. 2016. 药物设计学. 第 3 版. 北京: 人民卫生出版社.

宫平. 2014. 药物化学. 第 2 版. 北京: 人民卫生出版社.

郭宗儒. 2019. 药物化学总论. 第 4 版. 北京: 科学出版社.

国家药典委员会. 2014. 中国药品通用名称. 北京: 化学工业出版社.

国家药典委员会. 2020. 中华人民共和国药典(二部). 北京: 中国医药科技出版社.

国家药典委员会. 2022. 化学药品通用名称词干及其应用. 北京: 中国医药科技出版社.

国家药品监督管理局执业药师资格认证中心. 2022. 国家执业药师职业资格考试指南. 北京: 中国医药科技出版社.

梅森(Mason J.S.). 2007. 计算机辅助药物设计. 北京: 科学出版社.

孟繁浩, 李念光. 2021. 药物化学. 第 2 版. 北京: 中国医药科技出版社.

孟繁浩, 余瑜. 2016. 药物化学(案例版). 第 2 版. 北京: 科学出版社.

彭司勋. 2011. 药物化学进展. 北京: 化学工业出版社.

盛春泉, 李剑. 2018. 药物结构优化—设计策略和经验规则. 北京: 化学工业出版社.

王德心. 2018. 活性多肽与药物开发. 北京: 中国医药科技出版社.

王军志. 2018. 生物技术药物研究开发和质量控制. 第 3 版. 北京: 科学出版社.

王小燕. 2013. 常用药物的化学结构与系统命名. 第 2 版. 上海: 第二军医大学出版社.

魏敏杰, 杜智敏. 2014. 临床药理学. 第 2 版. 北京: 人民卫生出版社.

吴基良, 姚继红. 2020. 药理学(案例版). 第 3 版. 北京: 科学出版社.

许军, 孟繁浩, 杨明. 2018. 新编中药成分学. 北京: 清华大学出版社.

杨宝峰, 陈建国. 2018. 药理学. 第 9 版. 北京: 人民卫生出版社.

尤启东. 2021. 药物化学. 第 4 版. 北京: 化学工业出版社.

余蓉, 郭刚. 2021. 生物制药学. 北京: 科学出版社.